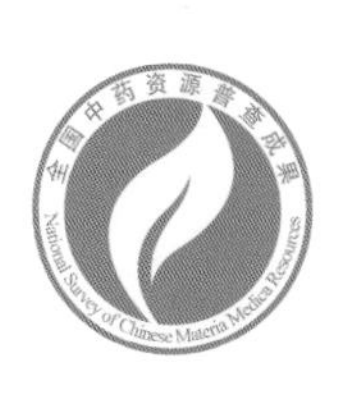

广西科学技术出版社

广西中药资源大典

GUANGXI ZHONGYAO ZIYUAN DADIAN

广西中药资源普查专家委员会 编著

缪剑华 余丽莹 刘 演 总主编

荔浦卷

邹春玉 黄俞淞 林春蕊 刘 演 主编

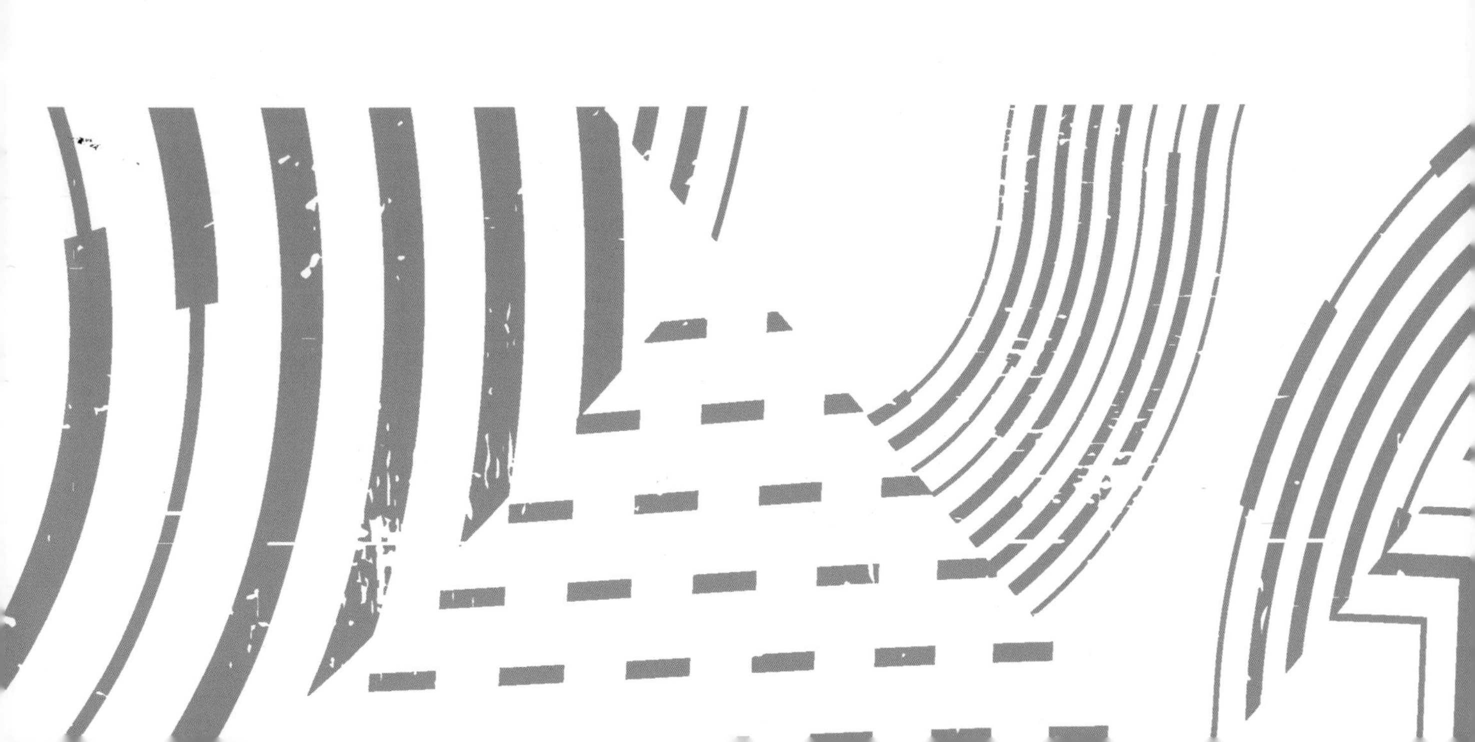

图书在版编目（CIP）数据

广西中药资源大典．荔浦卷／邹春玉等主编．—南宁：广西科学技术出版社，2022.12
ISBN 978-7-5551-1869-5

Ⅰ.①广… Ⅱ.①邹… Ⅲ.①中药资源—中药志—荔浦市 Ⅳ.①R281.467

中国版本图书馆CIP数据核字（2022）第217610号

广西中药资源大典·荔浦卷
邹春玉　黄俞淞　林春蕊　刘　演　主编

责任编辑：黎志海　韦秋梅　　封面设计：李寒林
责任印制：韦文印　　责任校对：夏晓雯

出 版 人：卢培钊
出版发行：广西科学技术出版社　　地　址：广西南宁市东葛路66号
网　址：http://www.gxkjs.com　　邮政编码：530023

经　销：全国各地新华书店
印　刷：广西民族印刷包装集团有限公司
地　址：南宁市高新区高新三路1号　　邮政编码：530007

开　本：890 mm × 1240 mm　1/16
字　数：595千字　　印　张：24.75
版　次：2022年12月第1版　　印　次：2022年12月第1次
书　号：ISBN 978-7-5551-1869-5
定　价：248.00元

《广西中药资源大典》编委会

总主编

缪剑华　余丽莹　刘　演

学术委员会

主 任 委 员： 黄璐琦　肖培根

副主任委员： 段金廒　赵润怀　缪剑华　朱　华　李　锋　余丽莹

委　员（按姓氏笔画排序）：

韦松基　韦家福　邓家刚　刘　演
李　力　李　彤　范航清　林　江
周　放　冼寒梅　莫运明　黄荣韶
黄瑞松　梁士楚　梁学金　童万平
温远光　赖茂祥　滕红丽　潘红平

荔浦卷编委会

主　编： 邹春玉　黄俞淞　林春蕊　刘　演

副主编： 苏钰岚　蒙　涛　陈海玲　苏春兰

委　员（按姓氏笔画排序）：

韦修剑　古　技　史艳财　刘新钊

许为斌　李宗庆　何雪峰　张艳成

陆昭岑　陈　驰　罗　干　罗气良

罗林杰　钟　玲　郭伦发　宾祝芳

诸葛芳　黄林舟　黄雪奎　黄德青

符龙飞　覃　庆　覃　营　谢　高

主　审： 韦发南

凡 例

一、《广西中药资源大典》是第四次全国中药资源普查广西普查成果著作，分为综合卷、县卷、专题卷和山脉卷。

二、综合卷为广西中药资源普查的总体情况总结分析及规划。

三、县卷按县（区、市）行政区划划分，共108卷；专题卷为广西新增普查的壮药卷、瑶药卷、海洋药卷，共3卷；山脉卷为十万大山卷、大明山卷、九万山卷、大瑶山卷、岑王老山卷，共5卷。

四、县卷总论内容为各县（区、市）自然地理概况、自然资源概况、药用资源多样性、药用资源应用、药用资源保护与管理等。

五、县卷各论中的植物药各科的排列，蕨类植物按秦仁昌1978年系统编排，裸子植物按郑万钧、傅立国1977年《中国植物志》系统编排，被子植物按哈钦松1926年、1934年系统编排。

六、县卷各论中药材条目内容包括药材名、基原、别名、形态特征、分布、性能主治、采收加工、附注等，依次著述，资料不全者项目从略，并附有药材基原植物的彩色照片。

1. 药材名为药用部位的名称，优先选择《中国药典》收载药物的药材名称，如无收载则依次参考《中华本草》《广西中药志》等权威本草著作及地方药志收录的药材名称。

2. 基原为该药材的原植物学名，附拉丁名，并注明药用部位。学名首选《中国药典》收载的学名，其次参考《中国植物志》中文版和英文版（FOC）。

3. 形态特征描述基原植物的主要特征。

4. 性能主治描述该药材的性味、作用及主治功能，参考《中国药典》《中华本草》《广西中药志》等权威典籍、本草著作、药志、标准等。

5. 采收加工主要描述该药材的采收时间、季节以及初加工的方法。

6. 附注根据资料整理情况而定，可以是标准收录情况、药材流通、民间使用及利用情况等。

7. 基原植物的彩色照片包含植株、花、果实、种子和药用部位等。

七、县卷总名录包括药用植物名录、药用动物名录、药用矿物名录。药用植物名录，按照门、科、属、种进行排序，种的内容包括中文名、别名、学名、凭证标本、功效、功效来源等。名录以第四次全国中药资源普查的结果为基础，同时通过搜索国家标本平台

（NSII）和中国数字植物标本馆（CVH）中收载的全国各标本馆的馆藏标本，筛选分布地在县域内的凭证标本进行比对和补充。

1. 一般植物不写药材名。

2. 学名按照《中国药典》、地方标准、《中国植物志》、FOC的优先顺序进行排列。如FOC有修订，且确为行业热议的类群或物种，如苦苣苔科、新发表的物种按照旧的分类方法进行排序。

3. 凭证标本格式为采集人、采集号和馆藏标本馆缩写。

4. 功效记录用药部位及其作用特征。

八、药用动物名录，属于广西新增普查范围涉及的县域的，则以第四次全国中药资源普查结果为准，如不涉及则整理第三次全国中药资源普查的结果。按门、纲、目、种进行排序，内容包括中文名、学名、功效来源。

九、药用矿物名录，内容包括药材名（按拼音首字母排序）、主含成分、功效、功效来源等。

十、通用参考书籍未列入参考文献，通用参考书籍为《中国药典》（2020年版）、《中华本草》、《广西中药志》、《中国植物志》中文版和英文版。参考文献格式按照《信息与文献　参考文献著录规则》（GB/T 7714—2015）的要求著录。

前 言

中药资源是中药产业和中医药事业发展的重要物质基础，也是关系国计民生的战略资源。20世纪60年代、70年代、80年代，我国先后开展了3次全国性的中药资源普查。除矿物药外，中药资源作为可再生性资源，具有周期长、分布地域广、动态性强的特点，易受人为因素及自然力的影响，蕴藏量易发生变化，为此，国家中医药管理局于2011年组织开展第四次全国中药资源普查，旨在通过新一轮的普查来摸清中药材资源家底，形成中药资源调查、研究、监测和服务体系。

中医药的传承与发展全靠丰富的中药资源支撑。广西地跨北热带、南亚热带和中亚热带，地形地貌复杂，水热条件优越，土壤类型多样，为各类生物的生存繁衍提供了有利的因素，孕育了丰富的中药资源，中药产业发展潜力巨大。根据第三次全国中药资源普查结果统计，广西中药物种已记载有4623种，其中药用植物4064种，中药物种不仅数量位居我国第二，道地药材也十分丰富，民族特色突出鲜明。广西2012年启动第四次中药资源普查，先后分6批对全区108个县（市、区）组织开展了普查，并在对普查成果全面总结基础上，组织编写《中国中药资源大典》系列重要著作《中国中药资源大典·广西卷》，同时，还组织编写《广西中药资源大典》县域卷。

荔浦市是广西启动中药资源普查的第三批县域，自2017年实施至2020年通过国家验收，历时3年多完成了全市中药资源文献整理、药用物种种类调查、重点物种资源量调查、栽培药用植物调查、药材市场及传统知识调查、中药发展规划编制、数据汇总上传、标本提交等工作。荔浦市中药资源调查取得了丰硕成果，记载到中药资源1388种，药用资源总数比第三次中药资源普查增加746种，全面摸清了荔浦市中药资源的家底，在此基础上，荔浦市中药资源普查队组织编写了《广西中药资源大典·荔浦卷》（以下简称《荔浦卷》）。

《荔浦卷》包含总论、各论与总名录三部分。总论介绍荔浦市的自然地理、人文资源、社会经济、药用资源等情况；各论收录295种区域内重要的药用植物的药材名、基原、形态特征、分布、性能主治及采收加工等，并附有彩色照片；总名录共收录荔浦市中药资源1388种，其中药用植物1158种、药用动物221种、药用矿物9种。《荔浦卷》是一部首次全面反映荔浦市中药资源现状的学术专著，可作为了解荔浦市中药资源的工具书。《荔浦卷》的编研出版，对于推广中药资源普查成果，传承和发展民族医药传统文化，深入开展中药资源研究、保护与利用，服务本地区中药产业高质量发展具重要意义。

荔浦市中药资源普查工作的开展以及《荔浦卷》的编写，是由国家中医药管理局、广西壮族自治区中医药管理局立项，广西壮族自治区中国科学院广西植物研究所作为技术依托单位，联合荔浦市卫生健康局、荔浦市中医院等单位共同完成的，并得到中国科学院植物研究所、中国科学院华南植物园、中国科学院昆明植物研究所、上海辰山植物园、广西大学、广西师范大学、广西药用植物园、广西中医药研究院、荔浦市林业局、荔浦荔江国家湿地公园等单位及人员的大力支持，在此谨致以衷心的感谢！在野外考察和编研资料整理过程中，还得到国家自然科学基金项目（31560088、41661012）、广西植物功能物质与资源持续利用重点实验室项目（ZRJJ2015-6）、桂林市科技重大专项项目（20180102-4）、广西重点研发计划项目（GK-AB22080057）等的资助。

中药资源涉及种类多，内容广泛，鉴于编者的知识水平有限，书中错误和遗漏之处在所难免，敬请读者批评指正。

编著者

2022年10月

目 录

总论

各论

总名录

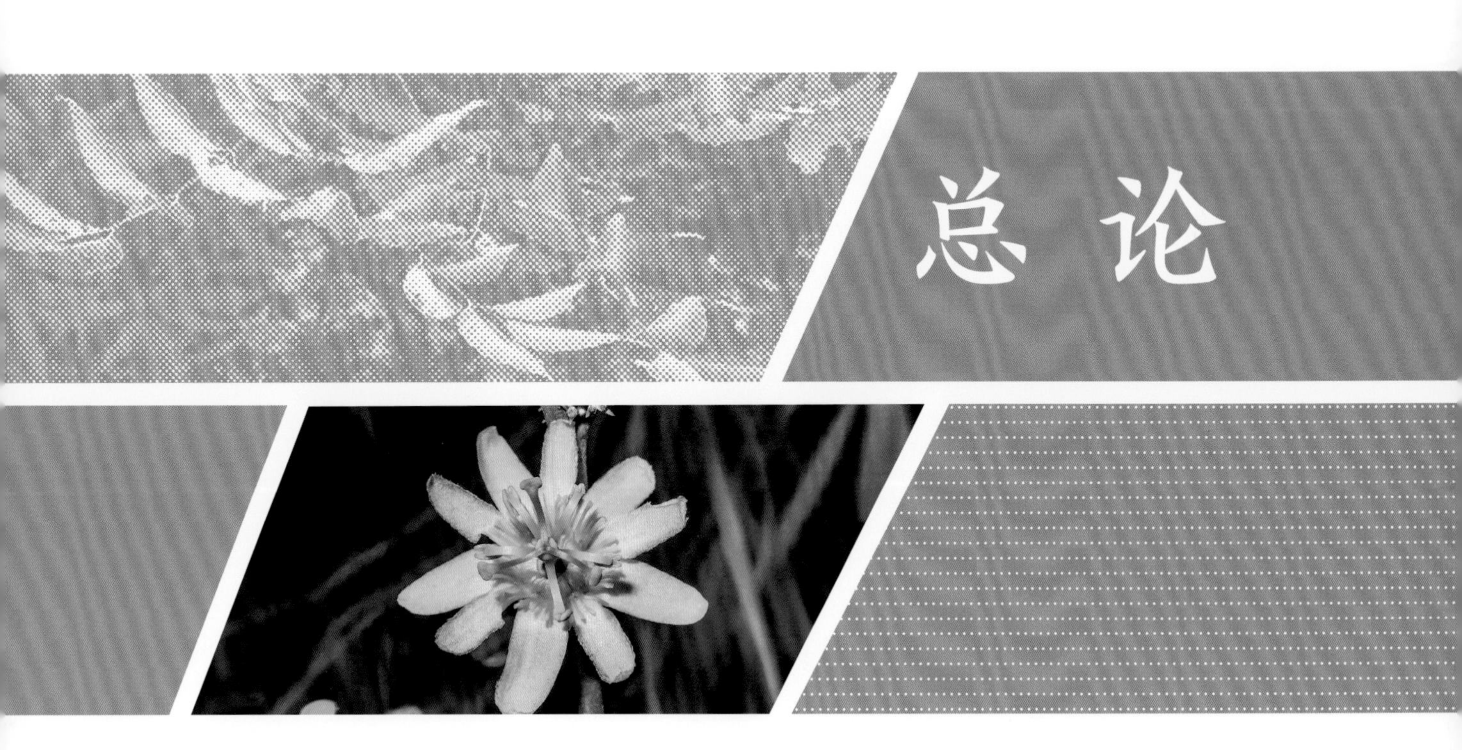
总 论

第一章 自然地理概况

一、地理位置

荔浦市地处广西东北部、桂林市南面，位于北纬24°18′~24°46′、东经110°06′~110°41′，居北回归线北侧，在柳州、桂林、梧州、贺州、来宾五市之间，距南宁400 km，距桂林104 km，距柳州140 km，距梧州228 km。北至界牌22.7 km，与阳朔交界；南至田尾村21.3 km，与蒙山交界；西至八里塘23.1 km，与金秀交界；东至分水坳23.4 km，与平乐县交界。全市东西最远距离为58 km，南北宽距为52.1 km。

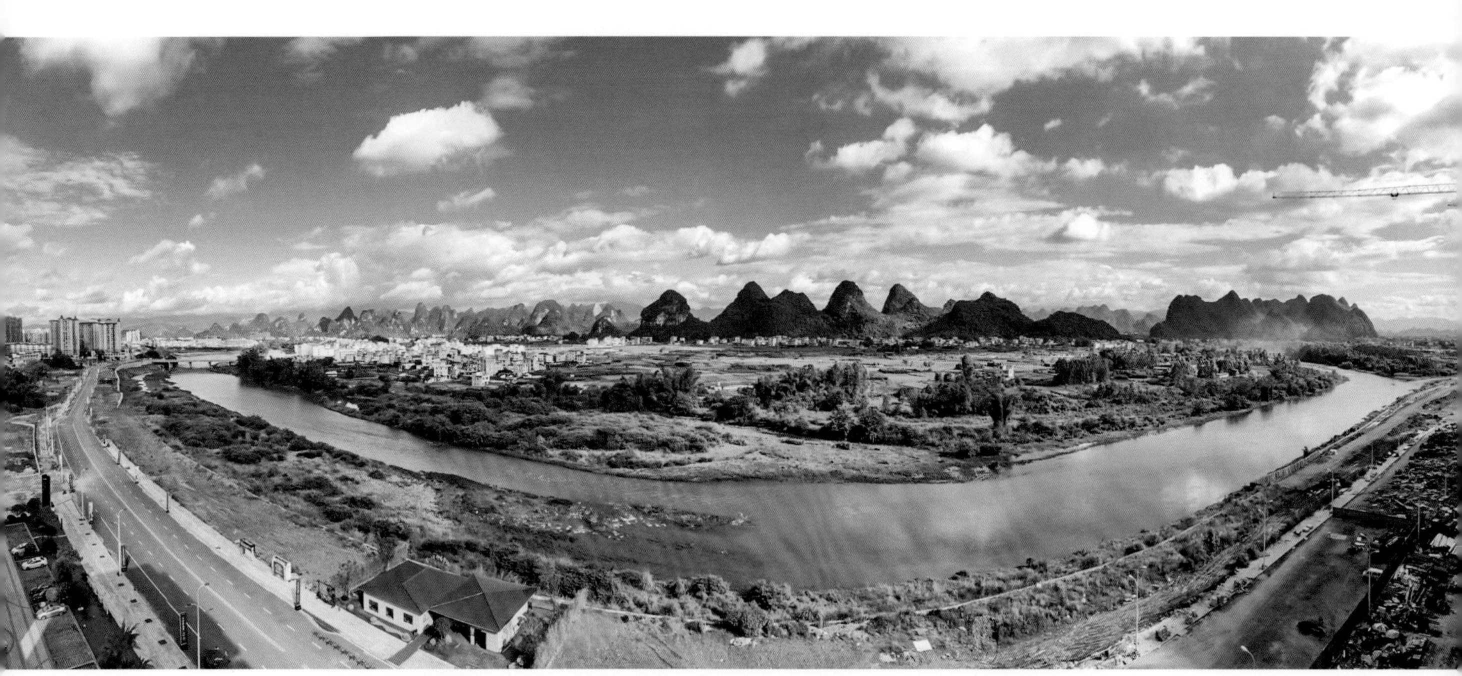

荔浦市自然风光

二、地质地貌

荔浦市境内出露的地层从老到新有寒武系、泥盆系、石炭系、二叠系及第四系。其中二叠系分布极为有限，泥盆系分布最广，泥盆系也是地质灾害主要发育层位，如56.3%的滑坡地质灾害均发育于信都组泥页岩分布区。按构造单元划分，境内属南华准地台桂中—桂东台陷桂东北凹陷的海洋山断褶带，经历了四次主要构造运动的影响，其中以加里东、印支、燕山三次运动最强烈，表现为明显的褶皱断裂运动。境内总体上属溶蚀侵蚀中低山地貌区，地势上四面环山，四周高中间低，自西向东倾斜，中部是起伏的低中丘台地，一部分是石山峰林，将市境切割成数块小盆地。市境内以侵蚀地貌、构造剥蚀地貌、剥蚀溶蚀地貌、侵蚀堆积地貌为主，地貌类型较多，形态复杂。

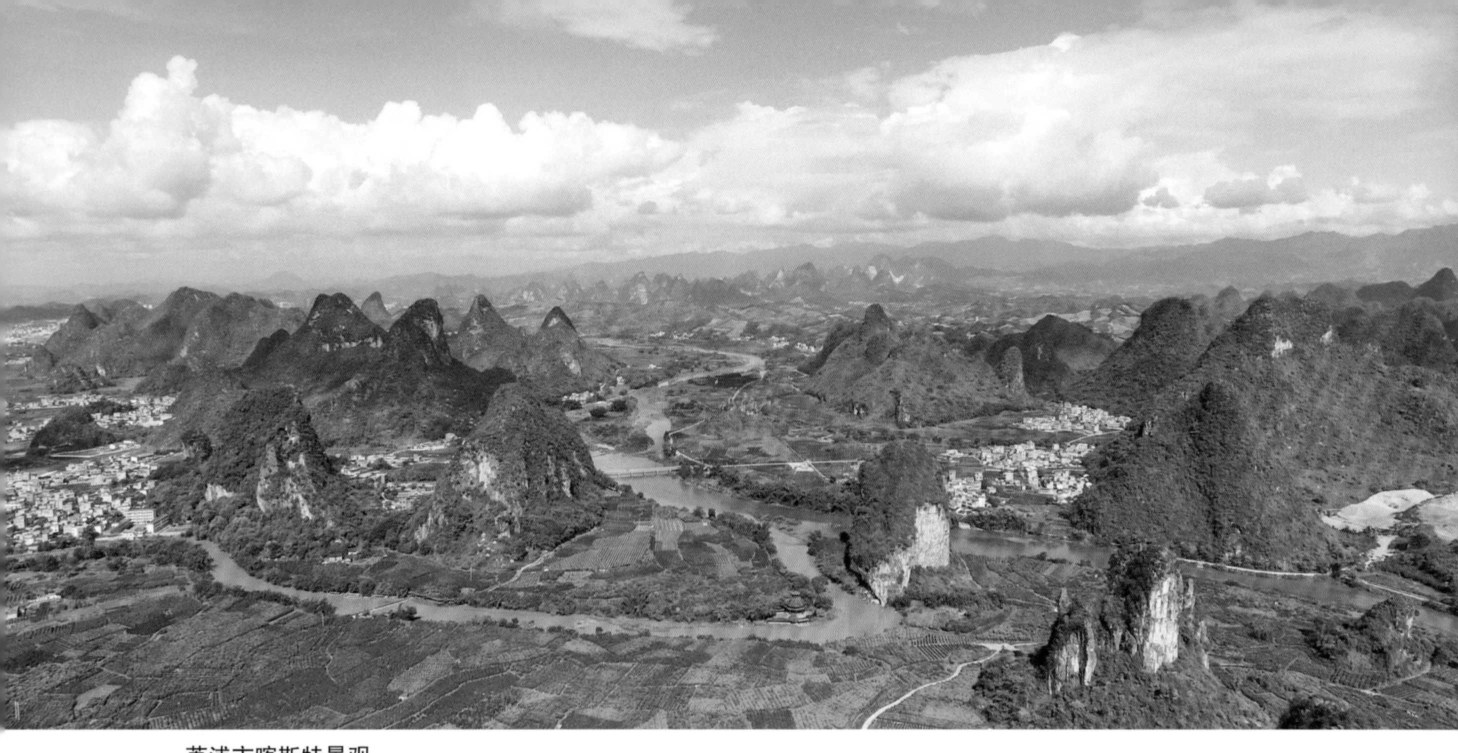

荔浦市喀斯特景观

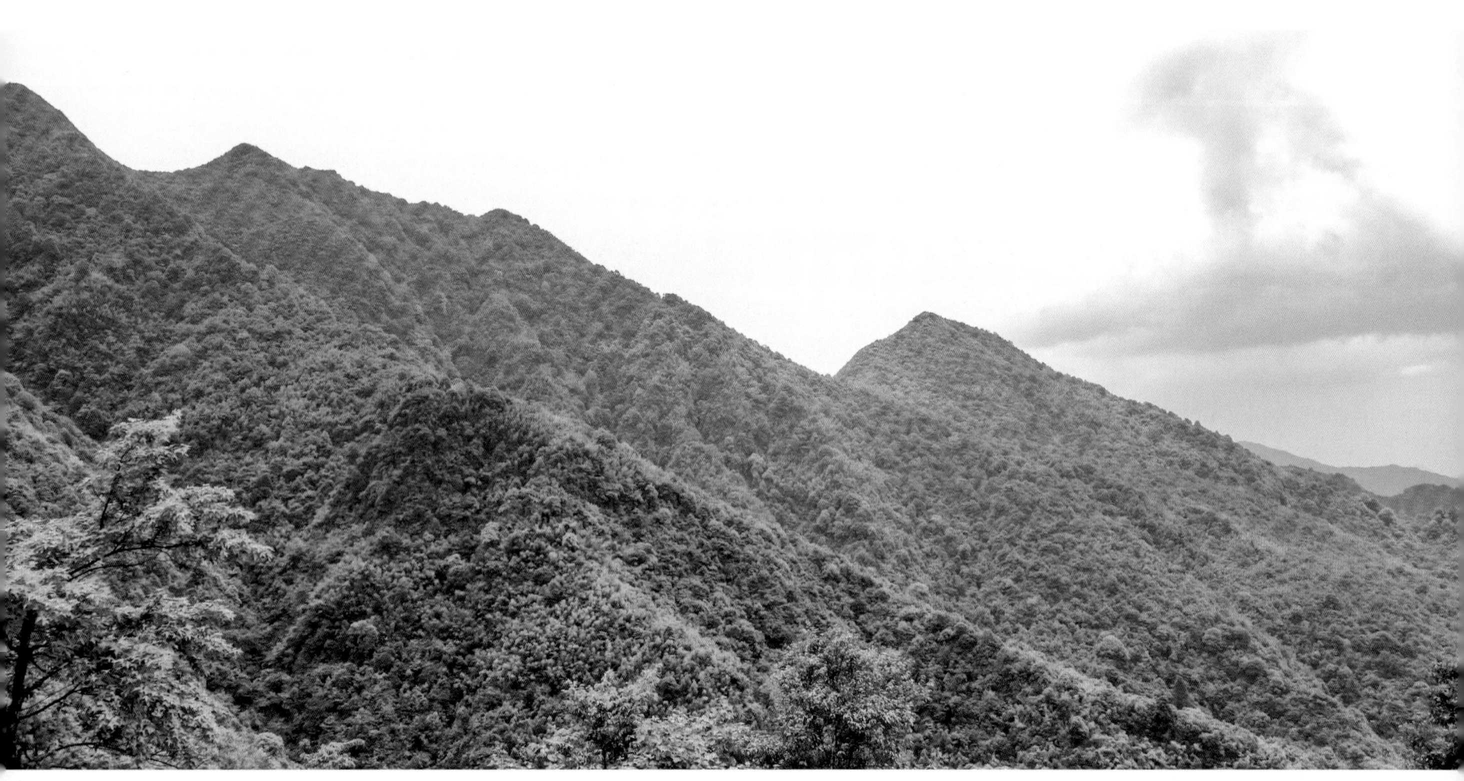

荔浦市山地景观

三、气候

荔浦市地处北回归线北侧，受东南季风影响，属亚热带湿润气候，热量丰富，雨量充沛，日照充足。在季风的影响下，一年的旱、涝、冷、热变化大，四季分明。春暖光少，夏热多雨，秋高气爽，冬冷干旱。伴随的主要气象灾害有雷暴、干旱、大风、冰雹、高温、暴雨、霜冻等。气象灾害对社会经济发展、人民群众生产生活及生态环境造成很大影响，特别是近年来，随着全球气候变暖的影响，特大干旱、持续性强降雨等极端天气气候事件发生的频率越来越高，破坏程度越来越大，造成的损失和影响也越来越重。

四、土壤类型

荔浦市主要土壤类型有砖红壤、红壤、黄壤，隐域性土壤有石灰（岩）土、紫色土。石灰土分布面积较广。石灰土虽然属于隐域性土壤，但由于全市各地气候不同而有明显差异，又分为黑色石灰土、棕色石灰土、黄色石灰土和红色石灰土4种。黑色石灰土面积不大，只零散分布在石灰岩山地上部岩缝中和坡麓低洼地，是石灰土肥力最高的类型；棕色石灰土分布于石山下坡或山弄槽谷，为最常见的石灰土类型；红色石灰土是棕色石灰土，分布于石山平缓麓地和溶谷的剥蚀地或石牙平地；黄色石灰土主要分布在海拔较高的石灰岩山地。砖红壤面积不大，仅分布于低平丘陵区，原生植被为季节性雨林。红壤分布于境内海拔700 m以下的低山丘陵和海拔700 m以上的山地，原生植被为亚热带常绿阔叶林，人工林有竹、油茶等。黄壤一般分布在境内海拔800~1300 m的中山，原生植被为山地常绿阔叶林、针阔混交林，人工林有杉、松、毛竹等。紫色土分布零星，面积不大，主要分布于境内海拔250 m以下的低丘。

五、水文

荔浦市河流属珠江流域西江水系，总流域面积为1759.67 km^2，主要河流是荔浦河，发源于金秀瑶族自治县大瑶山的老山北麓，流域面积为1602.65 km^2，占全市总流域面积91%。外县流入的河流有7条，流域面积共348 km^2。荔浦市流出外县的河流有10条，流域面积156 km^2，占全市总流域面积9%。

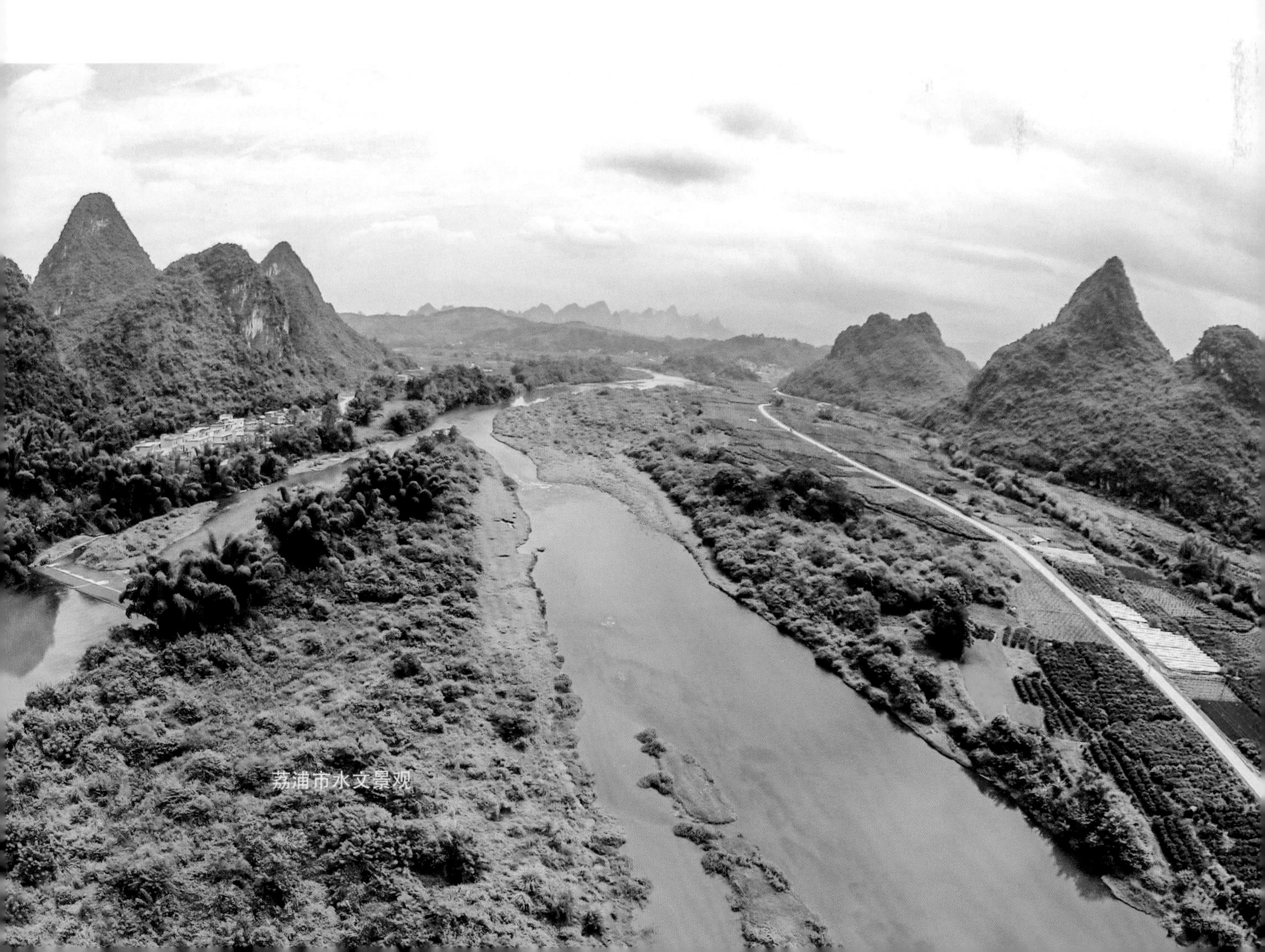
荔浦市水文景观

第二章　自然资源概况

一、植被资源

荔浦市境内植被，土山（岭）为亚热带天然常绿阔叶林，石山为常绿、落叶混交林。有天然林和人工林植被2种，主要分布在西北部架桥山脉的蒲芦河、马岭河和两江河源头地带（属自治区级架桥岭水源林自然保护区范畴），大瑶山山脉的荔浦河干流发源地（与广西大瑶山国家级自然保护区相连）和栗木河、兴坪河源头地域，另外还有中部的石山地区。从垂直分布来看，海拔1000 m以上的山地多为矮林及灌木丛，以锥*Castanopsis* spp.、栎*Quercus* spp.、苦竹*Pleioblastus amarus*、枫香*Liquidambar formosana*、芒*Miscanthus sinensis*、蕨类等种类为主；1000 m以下的为马尾松*Pinus massoniana*、杉*Cunninghamia lanceolata*、毛竹*Phyllostachys edulis*、油茶*Camellia oleifera*及禾本科草类群落等。在丘陵地区，以马尾松为主，其次是杉、油茶、毛竹、果树及五节芒*Miscanthus floridulus*、铁芒萁*Dicranopteris dichotoma*等。

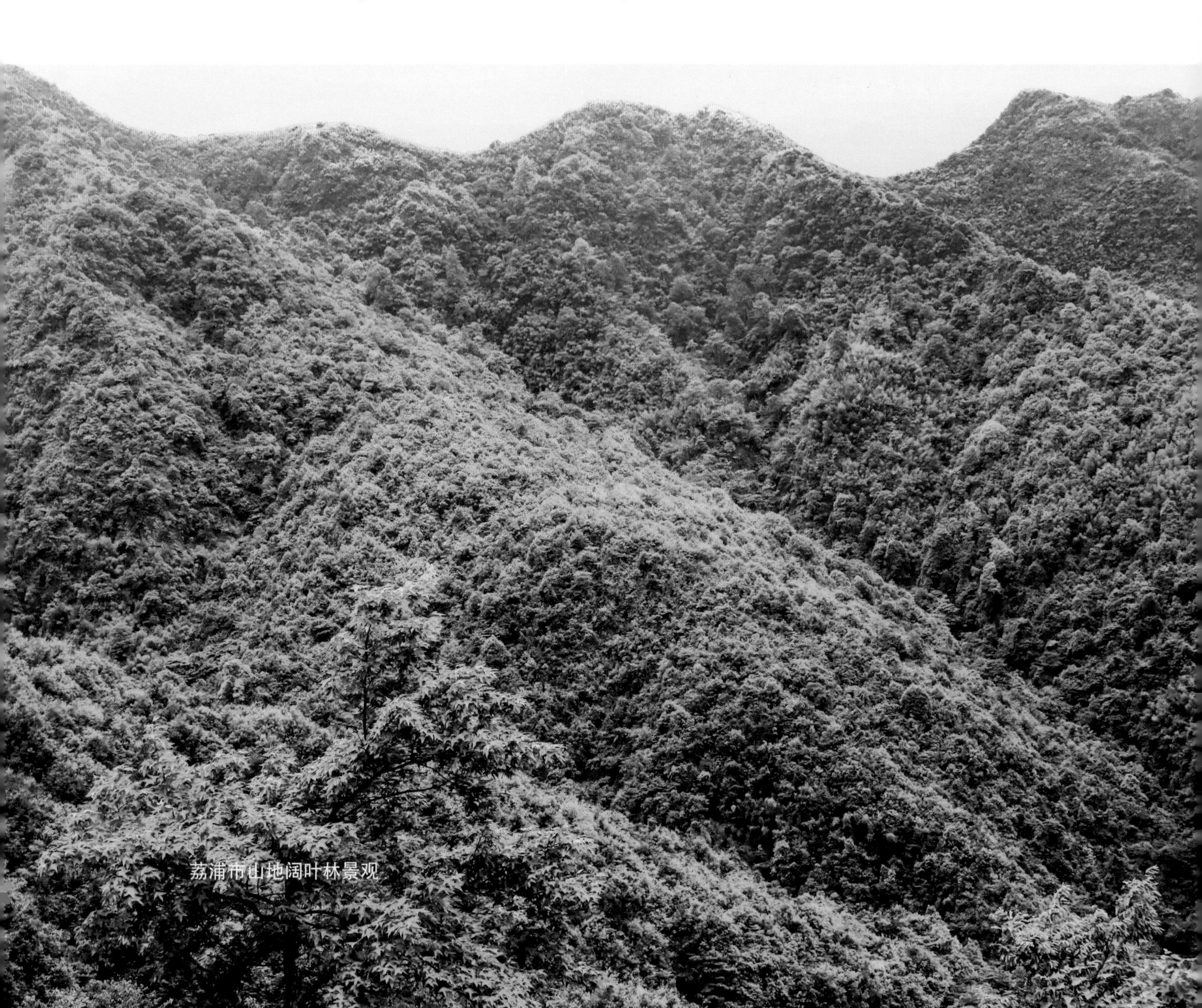

荔浦市山地阔叶林景观

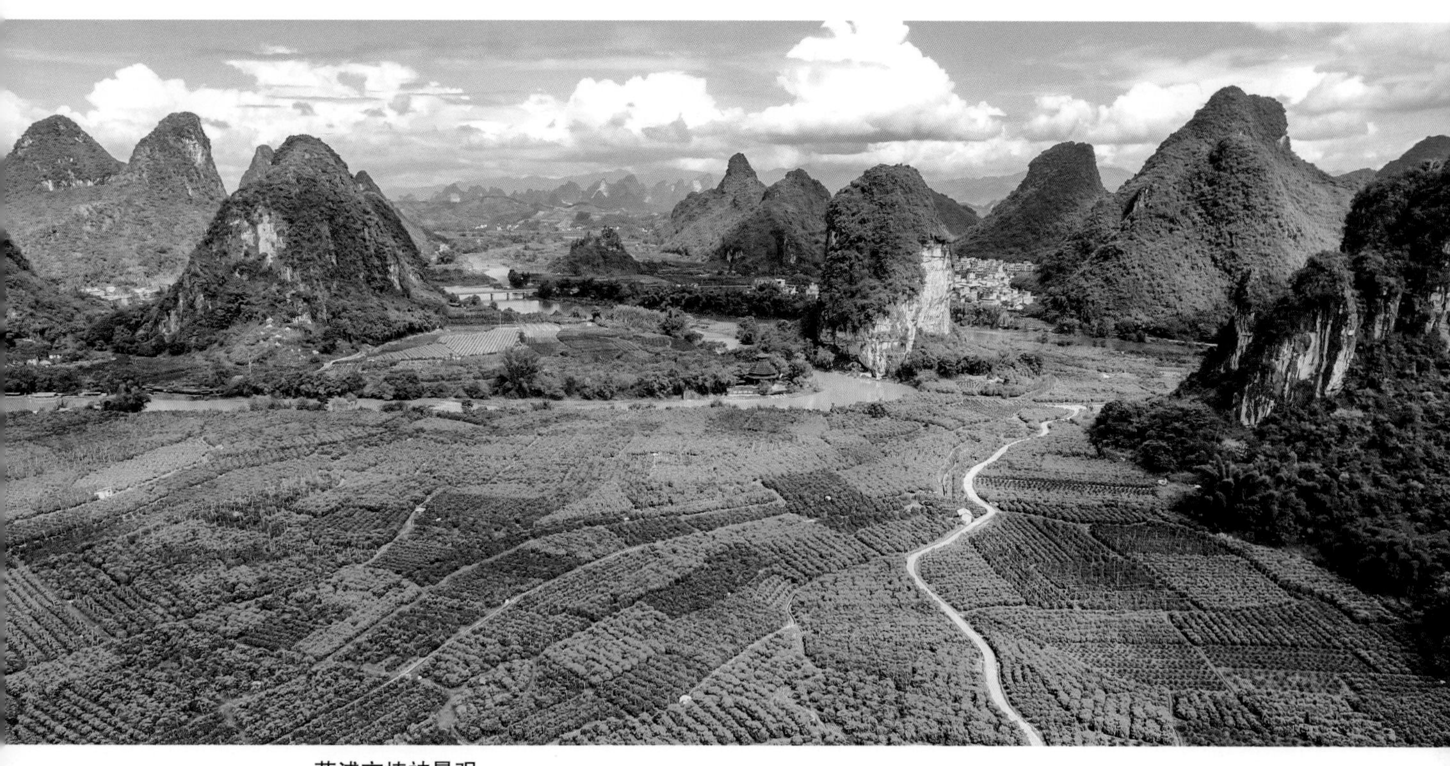

荔浦市植被景观

荔浦市土山、石山交汇景观

二、植物资源

境内土地肥沃，雨量适中，气候温和，适宜各种植物生长。植物种类繁多，根据它们的用途，可分为药用植物、纤维植物、油脂植物、淀粉植物、芳香植物、食用植物、观赏植物、珍稀植物等。

药用植物主要有黄花倒水莲*Polygala fallax*、苦楝 *Melia azedarach*、鸭脚木 *Schefflera heptaphylla*、八角 *Illicium verum*、山胡椒 *Lindera glauca*、黄荆 *Vites negundo*、九里香*Murraya exotica*、算盘子 *Glochidion puberum*、大驳骨、八月炸 *Akebia trifoliata*、水田七*Schizocapsa plantaginea*、大血藤*Sargentodoxa cuneata*、樟树 *Cinnamomum burmannii*、八角枫*Alangium chinense* 等。

纤维植物主要以各种竹类、黄茅草*Saccharum fallax*、五节芒、苎麻*Boehmeria nivea* 等为主。

油脂植物主要有油桐*Vernicia fordii*、油茶、蓖麻*Ricinus communis*、山苍子*Litsea cubeba*、马尾松*Pinus massoniana*等。

淀粉植物主要有野葛根*Pueraria montana* var. *lobata*、山薯*Dioscorea fordii*、魔芋 *Amorphophallus konjac*等。

芳香植物主要有山苍子*Litsea cubeba*、吴茱萸*Tetradium ruticarpum*、滇白珠 *Gaultheria leucocarpa* var. *yunnanensis*、樟等。

食用植物主要有黑老虎*Kadsura coccinea*、猕猴桃属*Actinidia* spp.、杨梅*Myrica rubra*、悬钩子属*Rubus* spp.、山楂*Crataegus scabrifolia*、山板栗*Castanea mollissima*、八月炸*Akebia trifoliata*等。

观赏植物主要有榕属*Ficus* spp.、杜鹃花属*Rhododendron* spp.、凤仙花属*Impatiens* spp.和多种兰科植物等。

珍稀植物主要有金毛狗*Cibotium barometz*、伯乐树*Bretschneidera sinensis*等。

第三章　人文资源概况

一、历史文化

荔浦市已有2000多年历史，是个历史悠久、文化积淀深厚、风景秀美的城市。荔浦市建制于汉元鼎六年即公元前111年，隶属苍梧郡；晋时，荔浦市属始安郡；南北朝时期荔浦市属始建国。不同的历史时期，荔浦市行政区划的级次和名称有所不同。最近一次变更为2018年，撤销荔浦县，设立县级荔浦市，以原荔浦县的行政区域为荔浦市的行政区域。荔浦市由自治区直辖，桂林市代管。截至2021年，荔浦市下辖10个镇、3个乡（包含1个民族乡），即荔城镇、东昌镇、新坪镇、杜莫镇、青山镇、修仁镇、大塘镇、花篢镇、双江镇、马岭镇、龙怀乡、茶城乡、蒲芦瑶族乡。

二、民俗文化

悠久的历史文化，丰富的历史底蕴，造就了荔浦市独特的人文资源，其中以文物古迹、戏曲文化、特色节庆、传统手工艺、特色物产为典型。

荔浦市有文物古迹多个，如位于荔浦市荔城镇城东社区宝塔脚巷的荔浦文塔，可追溯到南宋时期的魁星楼，明正德十四年（1519 年）贡生张宪在此建魁星阁，后历经雷雨侵袭及人为破坏。荔浦文塔在1981年被定为自治区级重点文物（保护单位），随后几年荔浦文塔得到了全面的整修。此外，还有始于明景泰七年（1456年）的迎薰门、清康熙四十七年（1708年）修建的荔川书院、建于清嘉庆年间的燃藜书室等。

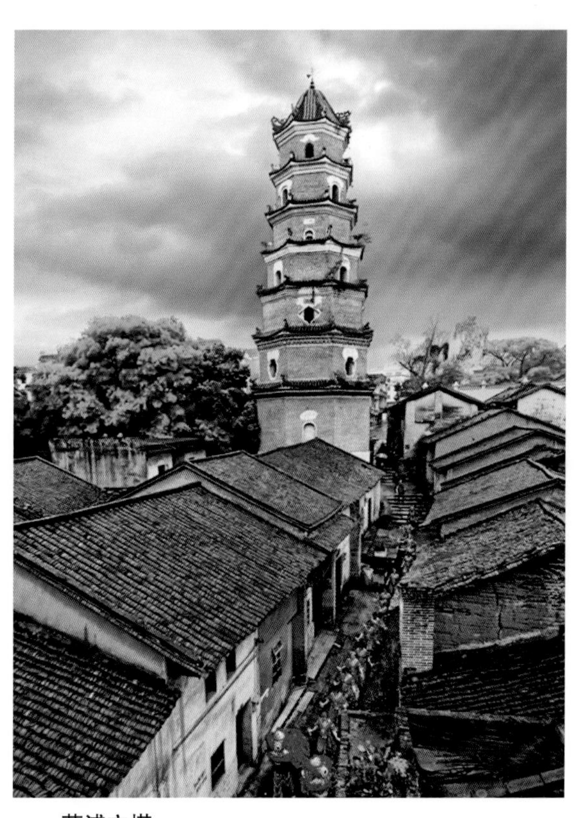
荔浦文塔

在荔浦市盛行过的戏曲文化有荔浦文场、桂剧、彩调、山歌，其中尤以文场在荔浦市传播最广，影响最大，喜爱者最多。

荔浦市的特色节庆以“三月三”歌节、瑶族盘王节较为隆重，每年的农历十月十六为瑶族盘王节。

荔浦市传统手工艺主要以民间纸扎、邱氏传统竹艺为代表，民间纸扎工艺被列为自治区级非物质文化遗产，邱氏传统竹艺是以传统手工艺来制作各类竹编工艺品，融艺术性、观赏性和适用性于一体，竹编技艺代表人邱燕珍制作的作品获得联合国教科文组织颁发的世界手工艺品徽章认证。

荔浦芋、荔浦马蹄、荔浦砂糖橘是享誉全国的荔浦物产，其中以荔浦芋最具代表性，其种植已有340多年的历史，因为荔浦市独特的自然环境和土壤条件，产出的荔浦芋肉质细腻、香甜、松软、粉糯，具有特殊风味。荔浦芋作为广西的首选贡品在清代康熙年间每年岁末进贡皇家大典，2014年获农业部批准的地理标志产品。

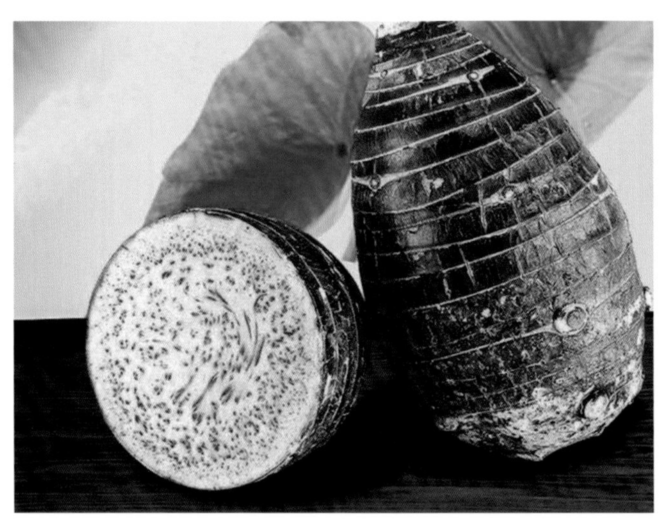

荔浦芋

第四章 社会经济条件

一、经济发展

近年来，荔浦市围绕“两个建成”，以建设富裕荔浦、宜居荔浦、幸福荔浦发展为目标，以“无中生有、敢为人先、开放包容、大众创业”的精神气概，勇破发展瓶颈，抢抓机遇，真抓实干，全市经济及社会各项事业保持平稳健康持续发展态势，先后被评为中国衣架之都、中国曲艺之乡、国家知识产权强县工程示范县、全国国土资源节约集约模范县、全国科技进步先进县、全国电子商务进农村综合示范县、全国绿化模范县、广西科学发展先进县、自治区文明城市等，获批国家第三批新型城镇化综合试点县、全国城乡交通运输一体化示范县第一批创建县、“四好农村路”全国示范县，获桂林市工业发展先进县区一等奖等荣誉，成功打造国家外贸转型升级专业型示范基地、国家级出口竹木家居用品质量安全示范区等。2018年获批“国家首批创新型县（市）”建设单位，成为全国52个、广西唯一上榜的县域，荔浦市的美誉度和知名度不断提高，经济社会大跨步发展。

二、产业结构

近年来，荔浦市在社会主义新农村建设中十分注重产业结构调整，荔浦市新农村建设办公室和荔浦市农业农村局积极引导各乡镇不断调整和优化农业生产结构，在巩固提升荔浦芋、马蹄、食用菌、夏橙等传统优势产业的基础上，积极培育壮大花卉苗木、中草药材、茭白、双季旱莲藕等新兴优势产业；把农业产业化经营作为推进农业转型升级和农业现代化建设的重要抓手，按照“产业化发展、特色化推进、工业化带动”的思路，通过强化基地建设、培植龙头企业、推进企农合作、突出品牌创建、加大配套服务等措施，全市农业产业化经营水平不断提升，有效带动了农业和农村经济健康快速发展。

三、人口概况

荔浦市是一个多民族聚居地区，辖10镇2乡1民族乡，有汉、壮、苗、瑶等15个民族。全市人口以汉族为主，少数民族众多，但人口少，约占总人口的24%。2021年末全市常住人口33.5万人，其中城镇人口14.96万人，占常住人口比重（常住人口城镇化率）为44.66%。

四、城镇化建设

荔浦市城镇化发展较快，目前城镇化率已达52%，户籍人口城镇化率达38%以上；新型城镇化建设全面提速，制定和落实了以人为核心的新型城镇化目标任务和举措，通过市、县、乡镇构建上下及部门之间联动，推动新型城镇化工作形成机制，搭建一、二、三产业融合发展服务平台，做大做强工业，从而稳定促进农民“市民化”，实现农民就近城镇化、就地城镇化、产业转移城镇化。

文明是城市发展的灵魂，是城市进步的标志。在实施城乡绿化、亮化、美化的同时，荔浦市紧紧围绕建设桂林南部副中心城市，加快城乡一体化建设进程，扩大城市框架，完善城市配套设施，高标准提升城市品位，加快“智慧荔浦”管理模式建设，创新实行环卫清洁、园林绿化管护、停车有偿管理等三个市场化运作，提升城市精细化管理水平。

五、环境保护

荔浦市环境保护一直以来坚持以环境质量改善为核心，以落实气、水、土“三个十条”为内容，以问题整治为抓手，以确保环境安全为底线，开启全面治污新征程，围绕重点项目环评审批、中央环境保护督察组反馈问题整改、大气污染治理、生态建设、人居环境安全等重点工作，齐心协力、开拓进取，全市环境管理能力和依法行政水平得到显著提高。

当前，荔浦市进一步加大生态文明创建工作，加强架桥岭自然保护区、荔江国家湿地公园、银子岩、荔江湾、丰鱼岩等自然保护区和景区的生态环境保护，推进荔江流域及市域主要河流环境保护和生态建设。积极争取桂林漓江流域生态修复和保护项目，推进实施荔江湿地公园生态治理修复和保护提升项目，以实现荔浦市山水林田草湿一体化建设。加快城乡融合建设步伐，切实改善城乡人居环境，营造生态秀美的生产、生活空间，加快建成桂林南部副中心城市和宜居宜业生态文明城市。

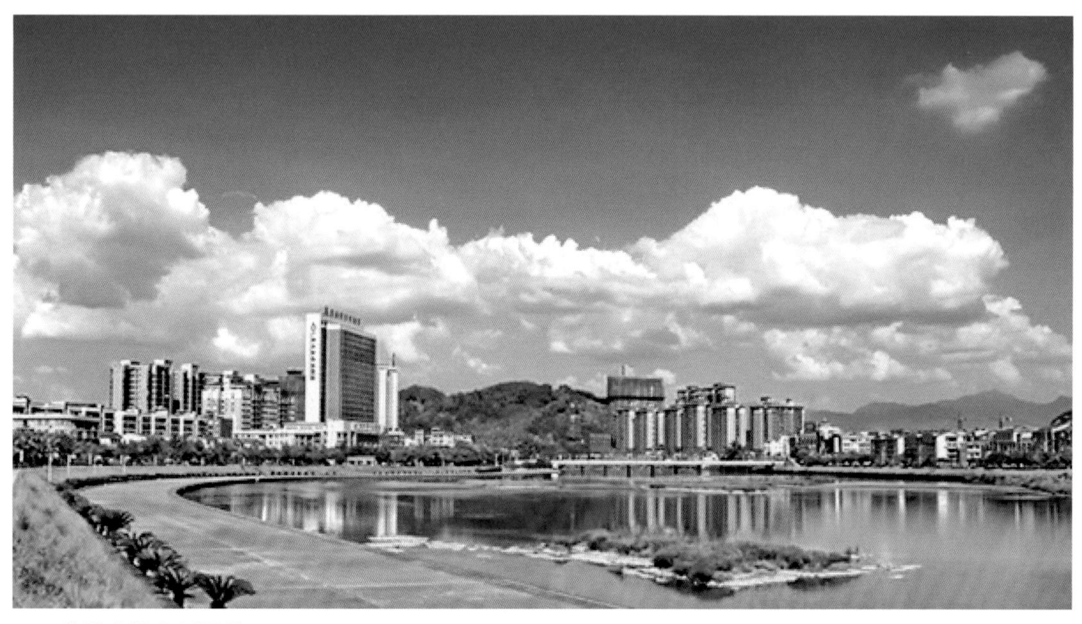

荔浦市城市新面貌

第五章　药用资源多样性

一、药用植物资源

药用植物资源是自然资源的重要组成部分，是我国传统医学宝库的物种基础。荔浦市类型多样的地势地貌，丰富的水文条件，孕育和保存了丰富的物种。通过系统的野外资源调查、数据整理和统计，荔浦市药用植物共有1140种（包括种下单位），隶属193科647属（表5-1），分别占广西药用植物资源总科数的59.57%，总属的42.79%，总种数的28.05%。

表5-1　荔浦市药用植物种数统计表

类别	科	属	种
荔浦药用植物	193	647	1140
广西药用植物	324	1512	4064
荔浦药用植物占广西药用植物的比例	59.57%	42.79%	28.05%

广西药用植物数据来源：《广西中药资源名录》。

荔浦市药用植物资源主要以药用维管植物为主，菌物类和藓类占比较小。通过对荔浦维管药用植物科、属、种数量与广西药用植物科、属、种数量进行比较可知（表5-2），各分类群在科水平上所占比例均达到50%以上，药用蕨类植物、药用裸子植物在属水平上所占比例均达到50%以上，说明广西分布的药用蕨类、药用裸子植物在荔浦市大部分均有分布。

表5-2　荔浦市维管药用植物分类群统计

<table>
<tr><th colspan="2">分类群</th><th>荔浦市</th><th>广西</th><th>占广西比例</th></tr>
<tr><td rowspan="3">药用蕨类植物</td><td>科</td><td>32</td><td>46</td><td>69.57%</td></tr>
<tr><td>属</td><td>49</td><td>88</td><td>55.68%</td></tr>
<tr><td>种</td><td>82</td><td>225</td><td>36.89%</td></tr>
<tr><td rowspan="3">药用裸子植物</td><td>科</td><td>7</td><td>9</td><td>77.78%</td></tr>
<tr><td>属</td><td>9</td><td>17</td><td>52.94%</td></tr>
<tr><td>种</td><td>10</td><td>34</td><td>29.41%</td></tr>
<tr><td rowspan="3">药用植物被子植物</td><td>科</td><td>154</td><td>212</td><td>72.64%</td></tr>
<tr><td>属</td><td>589</td><td>1326</td><td>44.42%</td></tr>
<tr><td>种</td><td>1048</td><td>3680</td><td>28.48%</td></tr>
</table>

广西药用植物数据来源：《广西中药资源名录》。

（一）野生药用植物

1. 分布特点

荔浦市位于广西东北部，地貌总体上是起伏的低中丘台地与石山峰林交错。气候类型为亚热带季风气候，自然条件优越，物种繁多，不仅保存有丰富的野生药用资源，而且还有一些古老、孑遗植物在这里生息繁殖，如罗汉松*Podocarpus macrophyllus*、粗榧*Cephalotaxus sinensis*、鹅掌楸*Liriodendron chinense*、桫椤*Alsophila spinulosa*等。境内分布的药用植物具有明显的亚热带特色，主要蕴藏有半枫荷*Semiliquidambar cathayensis*、黑老虎*Kadsura coccinea*、三叶木通*Akebia trifoliata*、黄花倒水莲*Polygala fallax*、金毛狗*Cibotium barometz*、蛇足石杉*Huperzia serrata*、多花黄精*Polygonatum cyrtonema*、八角莲*Dysosma versipellis*、滇白珠*Gaultheria leucocarpa* var. *yunnanensis*、钩藤*Uncaria rhynchophylla*、五指毛桃*Ficus hirta*、金耳环*Asarum insigne*等特色药材。

荔浦市药用植物资源受地貌、海拔、气候等自然因素以及人类活动的影响，其分布与植被分布规律基本一致。蕴藏的野生药材主要集中在四周的蒲芦瑶族乡、花篢镇、龙怀乡山区，该区域山体连绵、庞大、沟壑纵横，药材的分布受海拔梯度影响较大，海拔1000 m以上主要为矮林及部分常绿落叶混交林，分布的药用植物主要有烟斗柯*Lithocarpus corneus*、中华杜英*Elaeocarpus chinensis*、牯岭藜芦*Veratrum schindleri*、黑老虎、紫花前胡*Angelica decursiva*、滇白珠、广防风*Anisomeles indica*、灵芝等；海拔500~1000 m主要为常绿阔叶林及次生阔叶林，分布的药用植物主要有黄花倒水莲、钩藤、蛇足石杉、川续断*Dipsacus asper*、罗伞*Brassaiopsis glomerulata*、野百合*Crotalaria sessiliflora*、蕺菜*Houttuynia cordata*等；海拔500 m以下的丘陵多为针叶林及经济林，主要分布有千里光*Senecio scandens*、何首乌*Fallopia multiflora*、金樱子*Rosa laevigata*、五指毛桃、算盘子*Glochidion puberum*、栀子*Gardenia jasminoides*等药用植物。

荔浦市中部主要为喀斯特地貌，植被多为石山灌丛、草地，分布的药用植物资源也是喀斯特地貌常见物种，主要有龙须藤*Bauhinia championii*、粗糠柴*Mallotus philippinensis*、黄荆*Vitex negundo*、野菊*Chrysanthemum indicum*、大百部*Stemona tuberosa*、天葵*Semiaquilegia adoxoides*等。

2. 种类组成

荔浦市药用植物以野生为主，经统计野生药用植物有1082种，栽培药用植物有58种。在野生药用植物中，蕨类植物有82种，隶属32科49属；裸子植物6种，隶属4科6属；被子植物992种，隶属147科551属（表5-3），占据绝对优势。

表5-3 荔浦市维管野生药用植物分类群统计

分类群	科	属	种
药用蕨类植物	32	49	82
药用裸子植物	4	6	6
药用被子植物	147	551	992
合计	183	606	1080

从药材的药用部位来分析，根据最主要的药用部位可划分为8大类（表5-4），其中全草（株）类、根及根状茎类占绝大多数，分别占总数的37.55%和32.18%，其余的依次为叶类、果种子类、皮类、藤茎类、花类，药用部位的多样化也反映了荔浦市药用植物资源的丰富多样。但是对于全草类、根及根状茎类的药材，在采收时应兼顾药用植物资源的繁衍更新，保证资源的可持续利用。

表5-4 荔浦市野生药用植物的药用部位统计

类型	入药部位	频次	占总频次比例	代表物种
全草（株）类	全草、全株	454	37.55%	千里光、杠板归、阴行草、石仙桃、飞扬草
根及根状茎类	根、根状茎、块根、块茎、鳞茎、球茎	389	32.18%	金毛狗、黄精、百合、土茯苓、何首乌、粉葛、五指毛桃
叶类	叶、嫩叶、叶芽、茎叶、枝叶、叶柄	121	10.01%	扶芳藤、板蓝、桑寄生、山香圆、艾叶、紫苏
果种子类	果实、种子、种仁、种子油	115	9.51%	八角、金樱子、山鸡椒、木鳖子、决明子、栀子、皂荚、青葙、枳椇
皮类	根皮、树皮、茎皮	54	4.47%	厚朴、杜仲藤、香皮树
藤茎类	茎、藤茎、心材、茎髓	38	3.14%	钩藤、鸡血藤、龙须藤、十大功劳
花类	花、花序、花蕾	34	2.81%	野菊、山银花、黄花倒水莲
其他	花粉、虫瘿	4	0.33%	盐麸木、五节芒、马尾松

（二）栽培药用植物

1. 种植种类

荔浦市的中药资源以野生资源为主，栽培品种不多，已形成一定栽培面积及栽培历史的药材主要是姜。由于境内土山面积较大，加上较高的海拔具有发展中草药种植的自然条件和气候优势，全市对中药材产业发展的重视程度不断加强，陆续引种了一些品种，包括绞股蓝*Gynostemma pentaphyllum*、铁皮石斛、千斤拔、栀子、吴茱萸*Tetradium ruticarpum*、黄花倒水莲、多花黄精*Polygonatum cyrtonema*等，但种植规模不大。

2. 种植历史

20世纪60~70年代，荔浦市各乡镇均种植不同规模的中药材，主要有穿心莲*Andrographis paniculata*、茯苓、山栀子、半夏*Pinellia ternata*、鱼腥草*Houttuynia cordata*、千斤拔、黄花倒水莲等。近年来，荔浦市引种罗汉果*Siraitia grosvenorii* 、金银花、吴茱萸、多花黄精等。

3. 种植现状

荔浦市栽培的中药材品种主要有姜*Zingiber officinale*、千斤拔*Flemingia prostrata*、山栀子*Gardenia jasminoides*、铁皮石斛*Dendrobium officinale*等。

姜：一年生药食两用品种，全市各地均有种植。

千斤拔：3年生药用品种，近年来种植面积为200~300亩。

山栀子：2年生药食两用品种，近年种植面积为500~700亩。

铁皮石斛：各乡镇均有种植，尤以双江镇、马岭镇、龙怀乡种植较多，多采用大棚种植方式，大棚种植累计约150多亩，林下种植约50亩。

（三）珍稀濒危及特有药用植物

1. 珍稀濒危药用植物

中国的中药文化有着数千年的悠久历史，长期以来，人们对合理开发利用中药植物资源的认识不足，存在诸多不合理的采收现象，如抢采、抢收及掠夺式利用。尤其是野生药用植物资源，其采收的成本低、质量好、价格较高，常遭到较严重的采挖和破坏。目前，多数药用植物由于其特殊的生长环境和习性，难以实现实质性的人工栽培，这些种类往往成为珍稀的药用植物，经济和药用价值均较高，因此几乎所有此类药用植物资源都面临严重的威胁，具有衰退或濒危灭绝的风险。

根据野外调查及室内资料整理，对荔浦市国家与自治区重点保护野生药用植物进行统计。根据《国家重点保护野生植物名录》（2021）及《广西壮族自治区重点保护野生植物名录》（第一批），对荔浦市的野生珍稀濒危药用植物进行统计。

通过统计，荔浦市共有珍稀濒危药用植物22种，其中药用蕨类植物3种，药用裸子植物1种和药用被子植物18种。国家二级重点保护植物8种，广西重点保护植物14种。根据《中国物种红色名录》第一卷，结合IUCN濒危植物红色名录分级标准体系（3.1版）以及IUCN物种红色名录标准在地区水平的应用指南（3.0版），对荔浦市22种重点保护野生药用植物进行初步评估，其划分等级：灭绝Extinct （EX）、野生灭绝Extinct in the Wild （EW）、极危Critically Endangered（CR）、濒危Endangered（EN）、易危Vulnerable（VU）、近危Near Threatened（NT）、无危Least Concern（LC）、数据不足Data Deficient（DD）和未予评估 Not Evaluated（NE）。评估结果详见表5-5。

表5-5 荔浦市重点保护野生药用植物

序号	中文名	科名	学名	保护等级	濒危程度
1	蛇足石杉	石杉科	*Huperzia serrata*	二级	VU
2	福建观音座莲	观音座莲科	*Angiopteris fokiensis*	二级	NT
3	金毛狗	蚌壳蕨科	*Cibotium barometz*	二级	NT
4	罗汉松	罗汉松科	*Podocarpus macrophyllus*	二级	VU
5	金荞麦	蓼科	*Fagopyrum dibotrys*	二级	LC
6	光叶红豆	蝶形花科	*Ormosia glaberrima*	二级	LC
7	伯乐树	伯乐树科	*Bretschneidera sinensis*	二级	NT
8	花叶开唇兰	兰科	*Anoectochilus roxburghii*	二级	VU
9	密花虾脊兰	兰科	*Calanthe densiflora*	广西重点	LC

续表

序号	中文名	科名	学名	保护等级	濒危程度
10	长距虾脊兰	兰科	*Calanthe sylvatica*	广西重点	LC
11	兔耳兰	兰科	*Cymbidium lancifolium*	广西重点	LC
12	半柱毛兰	兰科	*Eria corneri*	广西重点	LC
13	多叶斑叶兰	兰科	*Goodyera foliosa*	广西重点	LC
14	鹅毛玉凤花	兰科	*Habenaria dentata*	广西重点	LC
15	线瓣玉凤花	兰科	*Habenaria fordii*	广西重点	LC
16	橙黄玉凤花	兰科	*Habenaria rhodocheila*	广西重点	LC
17	镰翅羊耳蒜	兰科	*Liparis bootanensis*	广西重点	LC
18	大花羊耳蒜	兰科	*Liparis distans*	广西重点	LC
19	见血青	兰科	*Liparis nervosa*	广西重点	LC
20	纤叶钗子股	兰科	*Luisia hancockii*	广西重点	NT
21	石仙桃	兰科	*Pholidota chinensis*	广西重点	LC
22	苞舌兰	兰科	*Spathoglottis pubescens*	广西重点	LC

2. 特有药用植物

特有植物是一个区域最重要的物种资源之一，除具有药用价值和科学研究价值外，由于当地居民的长期使用和经验积累，使其也具有丰厚的文化底蕴，属于当地传统文化的组成部分。

荔浦市特有药用植物有194种，隶属83科149属。其中广西特有药用植物8种，分别为羽裂小花苣苔、狭叶山姜、三脉叶荚蒾、蝴蝶藤、广西蜘蛛抱蛋、广西石楠、广西斑鸠菊、白萼素馨；中国特有药用植物195种，详见表5-6。

表5-6 荔浦市特有药用植物

序号	中文名	科名	学名	特有程度
1	银杏	银杏科	*Ginkgo biloba*	中国特有
2	马尾松	松科	*Pinus massoniana*	中国特有
3	侧柏	柏科	*Platycladus orientalis* f. *orientalis*	中国特有
4	粗榧	三尖杉科	*Cephalotaxus sinensis*	中国特有
5	深山含笑	木兰科	*Michelia maudiae*	中国特有
6	厚朴	木兰科	*Houpoea officinalis*	中国特有
7	含笑花	木兰科	*Michelia figo*	中国特有
8	八角	八角科	*Illicium verum*	中国特有
9	翼梗五味子	五味子科	*Schisandra henryi*	中国特有
10	绿叶五味子	五味子科	*Schisandra arisanensis* subsp. *viridis*	中国特有
11	瓜馥木	番荔枝科	*Fissistigma oldhamii*	中国特有

续表

序号	中文名	科名	学名	特有程度
12	鸭公树	樟科	*Neolitsea chui*	中国特有
13	石山楠	樟科	*Phoebe calcarea*	中国特有
14	毛桂	樟科	*Cinnamomum appelianum*	中国特有
15	建润楠	樟科	*Machilus oreophila*	中国特有
16	大叶新木姜子	樟科	*Neolitsea levinei*	中国特有
17	檫木	樟科	*Sassafras tzumu*	中国特有
18	尾叶铁线莲	毛茛科	*Clematis urophylla*	中国特有
19	山木通	毛茛科	*Clematis finetiana*	中国特有
20	盾叶唐松草	毛茛科	*Thalictrum ichangense*	中国特有
21	钝齿铁线莲	毛茛科	*Clematis apiifolia*	中国特有
22	打破碗花花	毛茛科	*Anemone hupehensis*	中国特有
23	白木通	木通科	*Akebia trifoliata* subsp. *australis*	中国特有
24	血散薯	防己科	*Stephania dielsiana*	中国特有
25	广西地不容	防己科	*Stephania kwangsiensis*	中国特有
26	地花细辛	马兜铃科	*Asarum geophilum*	中国特有
27	柔毛堇菜	堇菜科	*Viola fargesii*	中国特有
28	黄花倒水莲	远志科	*Polygala fallax*	中国特有
29	大叶金牛	远志科	*Polygala latouchei*	中国特有
30	凹叶景天	景天科	*Sedum emarginatum*	中国特有
31	星毛冠盖藤	虎耳草科	*Pileostegia tomentella*	中国特有
32	短毛金线草	蓼科	*Antenoron filiforme* var. *neofiliforme*	中国特有
33	黄金凤	凤仙花科	*Impatiens siculifer*	中国特有
34	长柱瑞香	瑞香科	*Daphne championii*	中国特有
35	网脉山龙眼	山龙眼科	*Helicia reticulata*	中国特有
36	小果海桐	海桐花科	*Pittosporum parvicapsulare*	中国特有
37	薄萼海桐	海桐花科	*Pittosporum leptosepalum*	中国特有
38	蝴蝶藤	西番莲科	*Passiflora papilio*	广西特有
39	中华栝楼	葫芦科	*Trichosanthes rosthornii* var. *rosthornii*	中国特有
40	长萼栝楼	葫芦科	*Trichosanthes laceribractea*	中国特有
41	罗汉果	葫芦科	*Siraitia grosvenorii*	中国特有
42	两广栝楼	葫芦科	*Trichosanthes reticulinervis*	中国特有
43	紫背天葵	秋海棠科	*Begonia fimbristipula*	中国特有
44	周裂秋海棠	秋海棠科	*Begonia circumlobata*	中国特有
45	掌裂秋海棠	秋海棠科	*Begonia pedatifida*	中国特有
46	癞叶秋海棠	秋海棠科	*Begonia leprosa*	中国特有

续表

序号	中文名	科名	学名	特有程度
47	微毛柃	山茶科	*Eurya hebeclados*	中国特有
48	四角柃	山茶科	*Eurya tetragonoclada*	中国特有
49	毛花连蕊茶	山茶科	*Camellia fraterna*	中国特有
50	亮叶杨桐	山茶科	*Adinandra nitida*	中国特有
51	尖萼厚皮香	山茶科	*Ternstroemia luteoflora*	中国特有
52	贵州毛柃	山茶科	*Eurya kueichowensis*	中国特有
53	贵州连蕊茶	山茶科	*Camellia costei*	中国特有
54	短柱柃	山茶科	*Eurya brevistyla*	中国特有
55	川杨桐	山茶科	*Adinandra bockiana* var. *bockiana*	中国特有
56	华南蒲桃	桃金娘科	*Syzygium austrosinense*	中国特有
57	叶底红	野牡丹科	*Bredia fordii*	中国特有
58	锦香草	野牡丹科	*Phyllagathis cavaleriei* var. *cavaleriei*	中国特有
59	风车子	使君子科	*Combretum alfredii*	中国特有
60	薄果猴欢喜	杜英科	*Sloanea leptocarpa*	中国特有
61	粉苹婆	梧桐科	*Sterculia euosma*	中国特有
62	翻白叶树	梧桐科	*Pterospermum heterophyllum*	中国特有
63	石山巴豆	大戟科	*Croton euryphyllus*	中国特有
64	绿背山麻杆	大戟科	*Alchornea trewioides* var. *sinica*	中国特有
65	白背算盘子	大戟科	*Glochidion wrightii*	中国特有
66	毛脉鼠刺	鼠刺科	*Itea indochinensis* var. *pubinervia*	中国特有
67	云南山楂	蔷薇科	*Crataegus scabrifolia*	中国特有
68	悬钩子蔷薇	蔷薇科	*Rosa rubus* f. *rubus*	中国特有
69	小叶石楠	蔷薇科	*Photinia parvifolia*	中国特有
70	石灰花楸	蔷薇科	*Sorbus folgneri*	中国特有
71	深裂悬钩子	蔷薇科	*Rubus reflexus* var. *lanceolobus*	中国特有
72	软条七蔷薇	蔷薇科	*Rosa henryi*	中国特有
73	柔毛路边青	蔷薇科	*Geum japonicum* var. *chinense*	中国特有
74	全缘火棘	蔷薇科	*Pyracantha atalantioides*	中国特有
75	麻梨	蔷薇科	*Pyrus serrulata*	中国特有
76	灰白毛莓	蔷薇科	*Rubus tephrodes var. tephrodes*	中国特有
77	华南悬钩子	蔷薇科	*Rubus hanceanus*	中国特有
78	光萼林檎	蔷薇科	*Malus leiocalyca*	中国特有
79	广西石楠	蔷薇科	*Photinia kwangsiensis*	广西特有
80	皂荚	苏木科	*Gleditsia sinensis*	中国特有
81	中南鱼藤	蝶形花科	*Derris fordii* var. *fordii*	中国特有

续表

序号	中文名	科名	学名	特有程度
82	野百合	蝶形花科	*Crotalaria sessiliflora*	中国特有
83	藤黄檀	蝶形花科	*Dalbergia hancei*	中国特有
84	黄檀	蝶形花科	*Dalbergia hupeana*	中国特有
85	光叶红豆	蝶形花科	*Ormosia glaberrima*	中国特有
86	华南桦	桦木科	*Betula austrosinensis*	中国特有
87	银毛叶山黄麻	榆科	*Trema nitida*	中国特有
88	青檀	榆科	*Pteroceltis tatarinowii*	中国特有
89	岩木瓜	桑科	*Ficus tsiangii*	中国特有
90	藤构	桑科	*Broussonetia kaempferi* var. *australis*	中国特有
91	白桂木	桑科	*Artocarpus hypargyreus*	中国特有
92	密球苎麻	荨麻科	*Boehmeria densiglomerata*	中国特有
93	盾叶冷水花	荨麻科	*Pilea peltata*	中国特有
94	毛冬青	冬青科	*Ilex pubescens*	中国特有
95	满树星	冬青科	*Ilex aculeolata*	中国特有
96	矮冬青	冬青科	*Ilex lohfauensis*	中国特有
97	窄叶南蛇藤	卫矛科	*Celastrus oblanceifolius*	中国特有
98	大苞寄生	桑寄生科	*Tolypanthus maclurei*	中国特有
99	皱叶雀梅藤	鼠李科	*Sageretia rugosa*	中国特有
100	铜钱树	鼠李科	*Paliurus hemsleyanus*	中国特有
101	钩齿鼠李	鼠李科	*Rhamnus lamprophylla*	中国特有
102	薄叶鼠李	鼠李科	*Rhamnus leptophylla*	中国特有
103	巴东胡颓子	胡颓子科	*Elaeagnus difficilis*	中国特有
104	羽叶蛇葡萄	葡萄科	*Ampelopsis chaffanjonii*	中国特有
105	异叶地锦	葡萄科	*Parthenocissus dalzielii*	中国特有
106	三裂蛇葡萄	葡萄科	*Ampelopsis delavayana* var. *delavayana*	中国特有
107	绿叶地锦	葡萄科	*Parthenocissus laetevirens*	中国特有
108	牯岭蛇葡萄	葡萄科	*Ampelopsis glandulosa* var. *kulingensis*	中国特有
109	大果俞藤	葡萄科	*Yua austro-orientalis*	中国特有
110	枳	芸香科	*Poncirus trifoliata*	中国特有
111	蜜茱萸	芸香科	*Melicope pteleifolia*	中国特有
112	九里香	芸香科	*Murraya exotica*	中国特有
113	复羽叶栾树	无患子科	*Koelreuteria bipinnata*	中国特有
114	灰背清风藤	清风藤科	*Sabia discolor*	中国特有
115	锐尖山香圆	省沽油科	*Turpinia arguta*	中国特有
116	黄连木	漆树科	*Pistacia chinensis*	中国特有

续表

序号	中文名	科名	学名	特有程度
117	小花八角枫	八角枫科	*Alangium faberi*	中国特有
118	喜树	珙桐科	*Camptotheca acuminata*	中国特有
119	长刺楤木	五加科	*Aralia spinifolia*	中国特有
120	单毛桤叶树	桤叶树科	*Clethra bodinieri*	中国特有
121	多花杜鹃	杜鹃花科	*Rhododendron cavaleriei*	中国特有
122	刺毛杜鹃	杜鹃花科	*Rhododendron championiae*	中国特有
123	黄背越桔	乌饭树科	*Vaccinium iteophyllum*	中国特有
124	短尾越桔	乌饭树科	*Vaccinium carlesii*	中国特有
125	油柿	柿科	*Diospyros oleifera*	中国特有
126	野柿	柿科	*Diospyros kaki* var. *silvestris*	中国特有
127	月月红	紫金牛科	*Ardisia faberi*	中国特有
128	九管血	紫金牛科	*Ardisia brevicaulis*	中国特有
129	陀螺果	安息香科	*Melliodendron xylocarpum*	中国特有
130	赛山梅	安息香科	*Styrax confusus*	中国特有
131	垂珠花	安息香科	*Styrax dasyanthus*	中国特有
132	白花龙	安息香科	*Styrax faberi*	中国特有
133	黄牛奶树	山矾科	*Symplocos cochinchinensis* var. *laurina*	中国特有
134	醉鱼草	马钱科	*Buddleja lindleyana*	中国特有
135	光萼小蜡	木犀科	*Ligustrum sinense* var. *myrianthum*	中国特有
136	白萼素馨	木犀科	*Jasminum albicalyx*	广西特有
137	毛杜仲藤	夹竹桃科	*Urceola huaitingii*	中国特有
138	链珠藤	夹竹桃科	*Alyxia sinensis*	中国特有
139	筋藤	夹竹桃科	*Alyxia levinei*	中国特有
140	尖山橙	夹竹桃科	*Melodinus fusiformis*	中国特有
141	羊角藤	茜草科	*Morinda umbellata* subsp. *obovata*	中国特有
142	西南粗叶木	茜草科	*Lasianthus henryi*	中国特有
143	毛钩藤	茜草科	*Uncaria hirsuta*	中国特有
144	剑叶耳草	茜草科	*Hedyotis caudatifolia*	中国特有
145	华腺萼木	茜草科	*Mycetia sinensis*	中国特有
146	粗毛玉叶金花	茜草科	*Mussaenda hirsutula*	中国特有
147	粗毛耳草	茜草科	*Hedyotis mellii*	中国特有
148	白毛鸡矢藤	茜草科	*Paederia pertomentosa*	中国特有
149	皱叶忍冬	忍冬科	*Lonicera reticulata*	中国特有
150	台东荚蒾	忍冬科	*Viburnum taitoense*	中国特有
151	伞房荚蒾	忍冬科	*Viburnum corymbiflorum*	中国特有

续表

序号	中文名	科名	学名	特有程度
152	南方荚蒾	忍冬科	*Viburnum fordiae*	中国特有
153	三脉叶荚蒾	忍冬科	*Viburnum triplinerve*	广西特有
154	广西斑鸠菊	菊科	*Vernonia chingiana*	广西特有
155	五岭龙胆	龙胆科	*Gentiana davidii*	中国特有
156	双蝴蝶	龙胆科	*Tripterospermum chinense*	中国特有
157	福建蔓龙胆	龙胆科	*Crawfurdia pricei*	中国特有
158	穿心草	龙胆科	*Canscora lucidissima*	中国特有
159	狭叶落地梅	报春花科	*Lysimachia paridiformis* var. *stenophylla*	中国特有
160	石山细梗香草	报春花科	*Lysimachia capillipes* var. *cavaleriei*	中国特有
161	落地梅	报春花科	*Lysimachia paridiformis*	中国特有
162	大叶过路黄	报春花科	*Lysimachia fordiana*	中国特有
163	杏叶沙参	桔梗科	*Adenophora petiolata* subsp. *hunanensis*	中国特有
164	球果牧根草	桔梗科	*Asyneuma chinense*	中国特有
165	台湾泡桐	玄参科	*Paulownia kawakamii*	中国特有
166	四方麻	玄参科	*Veronicastrum caulopterum*	中国特有
167	石上莲	苦苣苔科	*Oreocharis benthamii* var. *reticulata*	中国特有
168	牛耳朵	苦苣苔科	*Primulina eburnea*	中国特有
169	华南半蒴苣苔	苦苣苔科	*Hemiboea follicularis*	中国特有
170	羽裂小花苣苔	苦苣苔科	*Primulina bipinnatifida*	广西特有
171	长柄紫珠	马鞭草科	*Callicarpa longipes*	中国特有
172	四棱草	马鞭草科	*Schnabelia oligophylla*	中国特有
173	老鸦糊	马鞭草科	*Callicarpa giraldii* var. *giraldii*	中国特有
174	尖齿臭茉莉	马鞭草科	*Clerodendrum lindleyi*	中国特有
175	广东大青	马鞭草科	*Clerodendrum kwangtungense*	中国特有
176	小野芝麻	唇形科	*Galeobdolon chinense*	中国特有
177	香茶菜	唇形科	*Isodon amethystoides*	中国特有
178	细柄针筒菜	唇形科	*Stachys oblongifolia* var. *leptopoda*	中国特有
179	南丹参	唇形科	*Salvia bowleyana*	中国特有
180	庐山香科科	唇形科	*Teucrium pernyi*	中国特有
181	长柄山姜	姜科	*Alpinia kwangsiensis*	中国特有
182	狭叶山姜	姜科	*Alpinia graminifolia*	广西特有
183	开口箭	百合科	*Campylandra chinensis*	中国特有
184	多花黄精	百合科	*Polygonatum cyrtonema*	中国特有
185	广西蜘蛛抱蛋	百合科	*Aspidistra retusa*	广西特有
186	云南肖菝葜	菝葜科	*Heterosmilax yunnanensis*	中国特有

续表

序号	中文名	科名	学名	特有程度
187	黑果菝葜	菝葜科	*Smilax glaucochina*	中国特有
188	文殊兰	石蒜科	*Crinum asiaticum* var.*sinicum*	中国特有
189	山薯	薯蓣科	*Dioscorea fordii*	中国特有
190	马肠薯蓣	薯蓣科	*Dioscorea simulans*	中国特有
191	露兜草	露兜树科	*Pandanus austrosinensis*	中国特有
192	线瓣玉凤花	兰科	*Habenaria fordii*	中国特有
193	纤叶钗子股	兰科	*Luisia hancockii*	中国特有
194	高粱	禾本科	*Sorghum bicolor*	中国特有

二、药用动物资源

在我国传统医学中，应用动物药的历史悠久，最早的本草学专著《神农本草经》已收录动物药67种，对其应用及疗效均有明确记载。《本草纲目》中收录动物药461种，并将其分为虫、鳞、介、禽、兽、人各部。我国最新出版的《中国药用动物志》第二版收载了多达2341 种动物药，而《中国药典》（2015年版）中收载药材618种，其中动物药有51种。

荔浦市野生动物种类繁多，已知药用动物有221种，隶属4门15纲43目102科，主要为节肢动物，这些种类绝大部分在广西各地均有分布。

三、药用矿物资源

我国的矿物入药由来已久，最早的本草学专著《神农本草经》中收录矿物药46种。明代李时珍所著的《本草纲目》中，仅金石部就收录矿物药161种，另附录72种，书中对每种矿物的来源、产地、形态、功效等都做了详细说明。矿物药在我国因药源常备、疗效显著，历代医药业者均非常重视其临床应用，其在医疗、养生和保健等方面发挥着重大的作用，是我国医药宝库中的重要组成部分。

荔浦市药用矿物资源较少，根据第三、第四次全国中药资源普查结果统计，共有药用矿物9种，包括伏龙肝、黄土、钟乳石、钟乳鹅管石、石灰、绿青、铜绿、寒水石、无名异。

第六章 药用资源应用

一、市场流通

1. 流通方式

荔浦市药材市场流通主要有定点药材收购和端午药市两种方式。定点药材收购交易的药材量多，主要集中在荔浦市原生中草药市场。收购的药材大多销往外地，如销往广西玉林市、桂林市以及香港、澳门、台湾等地的药材市场或制药公司。端午药市交易药材较少，仅有少量交易。

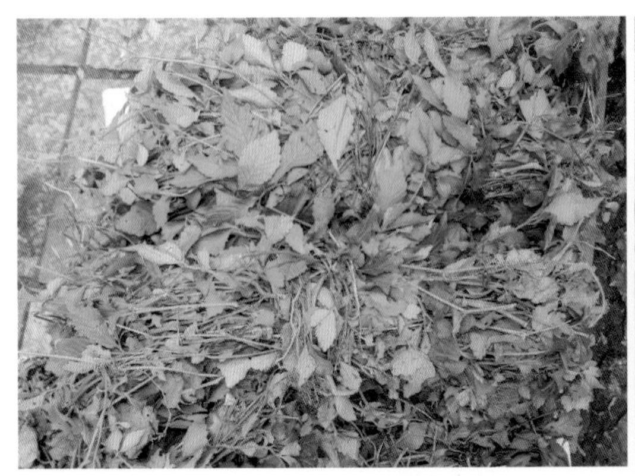

绞股蓝 *Gynostemma pentaphyllum*

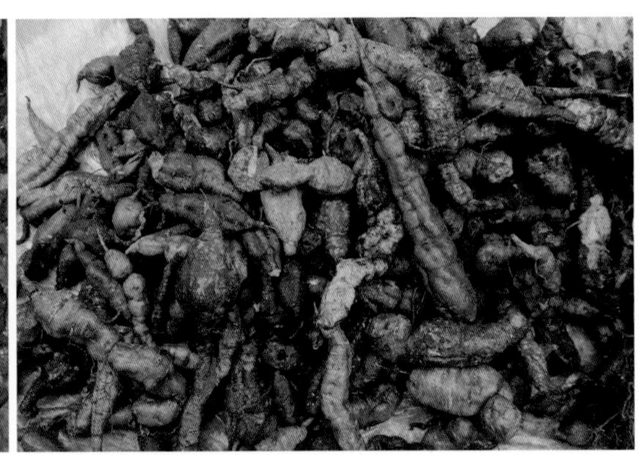

何首乌 *Pleuropterus multiflorus*

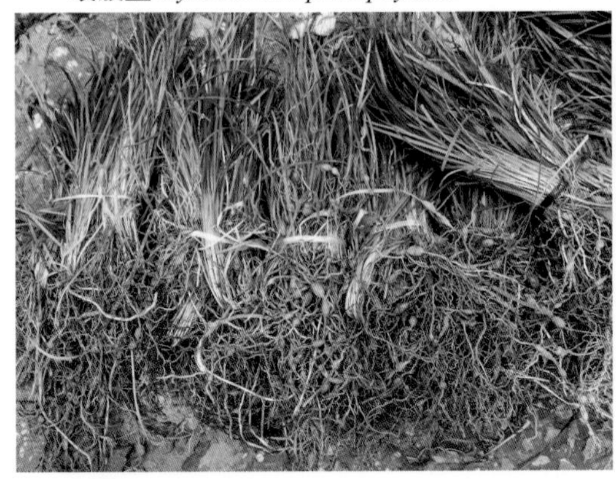

麦冬 *Ophiopogon japonicus*

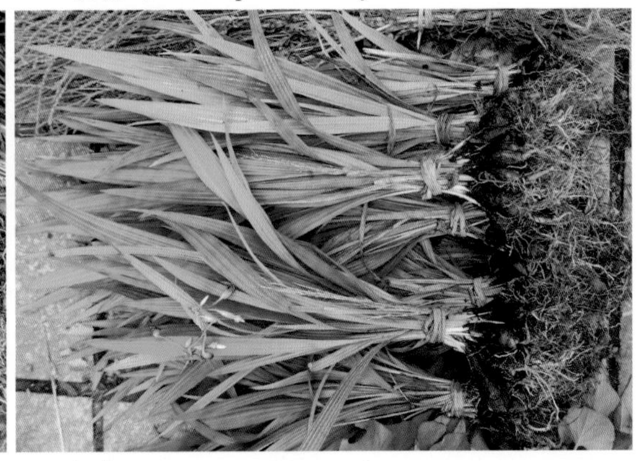

红葱 *Eleutherine plicata*

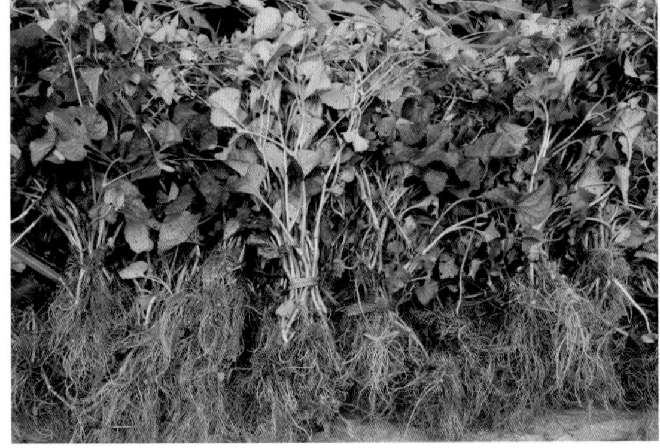

裸蒴 *Gymnotheca chinensis*

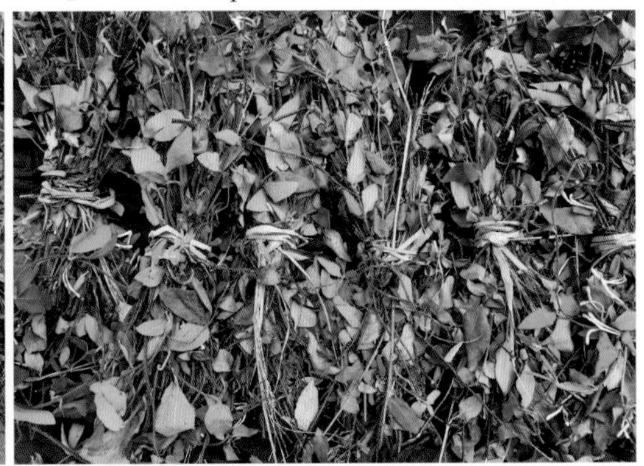

忍冬 *Lonicera japonica*

荔浦端午药市常见药材

2. 流通药材

荔浦市原生中药材市场，是全国草药品种最多的市场，集中了广西大部分的中草药材品种。通过本市原生中药材市场调查，记录有药用植物550多种，其中每年交易超过1000 kg的大宗药材有28种（见表6-1）。

表6-1 荔浦县市场每年交易超过1000 kg大宗药材信息表

序号	科名	植物名	学名
1	卷柏科	深绿卷柏	*Selaginella doederleinii*
2	五味子科	翼梗五味子	*Schisandra henryi*
3	毛茛科	威灵仙	*Clematis chinensis*
4	蓼科	何首乌	*Fallopia multiflora*
5	蓼科	杠板归	*Polygonum perfoliatum*
6	蓼科	虎杖	*Reynoutria japonica*
7	葫芦科	绞股蓝	*Gynostemma pentaphyllum*
8	葫芦科	苦瓜	*Momordica charantia*
9	蔷薇科	龙芽草	*Agrimonia pilosa*
10	蔷薇科	枇杷	*Eriobotrya japonica*
11	金缕梅科	枫香树	*Liquidambar formosana*
12	桑科	粗叶榕	*Ficus hirta*
13	桑科	桑	*Morus alba*
14	冬青科	毛冬青	*Ilex pubescens*
15	茜草科	水团花	*Adina pilulifera*
16	茜草科	白马骨	*Serissa serissoides*
17	忍冬科	忍冬	*Lonicera japonica*
18	菊科	鬼针草	*Bidens pilosa* var. *pilosa*
19	菊科	野菊	*Chrysanthemum indicum*
20	菊科	佩兰	*Eupatorium fortunei*
21	菊科	羊耳菊	*Inula cappa*
22	茄科	枸杞	*Lycium chinense*
23	马鞭草科	臭牡丹	*Clerodendrum bungei*
24	唇形科	益母草	*Leonurus japonicus*
25	唇形科	夏枯草	*Prunella vulgaris*
26	禾本科	白茅	*Imperata cylindrica*
27	禾本科	淡竹叶	*Lophatherum gracile*
28	禾本科	狼尾草	*Pennisetum alopecuroides*

二、传统知识

荔浦市中药传统知识广泛，如菖蒲、艾蒿煮水洗澡（常见于端午节前后）可祛风除湿、舒筋活络，猪尾煲千斤拔、杜仲治腰痛，饿蚂蝗蒸猪肉治小儿疳积等。

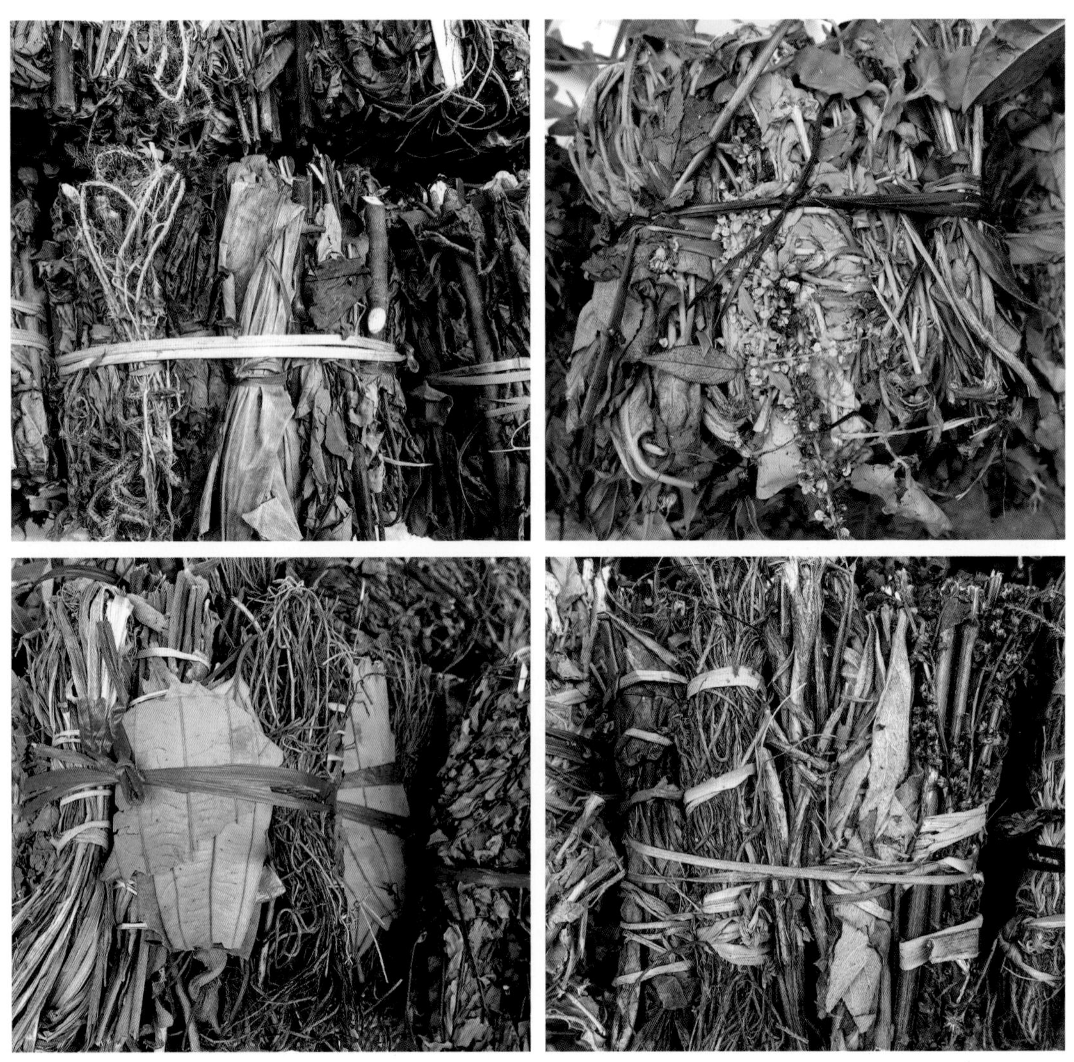

荔浦市端午药市常见药浴植物

第七章 药用资源保护与管理

一、保护与管理现状

荔浦市以改善环境质量为目的，对大气污染防治、水污染防治和土壤污染管控和修复方面进行全面监控和管理。在大气污染防治方面，制定污染物排放总量减排措施，有效控制污染物排放总量，持续改善环境质量。在水污染防治方面，积极推进和加强饮用水源保护区的规范化建设和常态化环境监管，同时积极推进污水处理厂及配套管网工程进程，保障全市城乡居民饮用水安全，防止饮用水源突发环境污染事件的发生。在土壤污染管控和修复方面，开展土壤污染调查，掌握土壤环境质量状况；实施土地分类别分用途管理；加强重点污染源监管，控制土壤污染源头。

二、存在的主要问题

1. 过度采挖，资源遭到破坏

荔浦市原生中药材市场是全国重要的中药材市场，主要收购大瑶山及及其周边原生中药材。荔浦市及周边县种植的药材种类有限，大部分药材主要依赖野生资源，草医、药农会在不同季节采收野生药材，采收种类多、量大。荔浦市原生中药材市场长期收购野生药材，每年端午节当天有200多个摊位出售野生药材，导致掠夺式利用现象严重。

2. 过度开垦，生态环境遭到破坏

荔浦市农业发达，商品蔬菜、花卉、中药材、速生林、桑蚕新兴优势产业发展速度快。荔浦芋、马蹄、夏橙、砂糖橘、柿子、李子、食用菌、生猪是传统特色产业，近几年夏橙、砂糖橘的种植面积大大增加。大面积开垦原生境，种植果树以及杉木，尤其是砂糖橘，导致自然环境遭到破坏，野生药用植物资源生境受到威胁甚至丧失。

3. 农药使用过度，土壤污染严重

农地、林地、园地等农用土地施肥频繁。农作物施用农药时，大部分农药散落在土壤中，有些性质稳定的农药在土壤中可残留数十年；部分农药通过空气飘散或被冲刷至水体中污染水源。在被农药污染的土壤中种植农作物，残存的农药也会被农作物吸收，造成农作物污染。

4. 植物自身原因

对于药用部位以根类、全草类为主的种类，部分种类资源量小、生长缓慢、繁殖缓慢，过度利用将会导致其濒危。例如毛茛科的短萼黄连，小檗科的八角莲，百合科的野百合，兰科的天麻、金线兰等，它们生境特殊、生长和繁殖缓慢，由于近年来被过度利用，野外已经很难见到。

三、发展策略与建议

1. 合理开发，提高综合利用

生态环境与人们的日常生活息息相关，促进乡镇发展的同时，将土地利用规划和环境保护规划衔接起来，确保在经济发展的同时也能保护生态环境。减少对自然环境的破坏，保护现有的野生药用植物栖息地。

2. 合理规划产业，保护生态环境

科学使用农药。在保障粮食安全的前提下，遵循生态学、生态经济学规律，依靠科技进步，推进生态农业、绿色防控、统防统治和无公害标准化生产。

3. 建立培育基地，保护濒危植物

对少见、珍稀濒危的药用植物加大科学研究投入，在相对集中分布的区域建立就地保护点和长期固定监测样地。同时开展科学合理的迁地保护，通过植物园、保育中心对少见、珍稀濒危的药用植物进行迁地保护。

4. 加强宣传教育，提高保护意识

加强对环境保护和植物资源保护的宣传力度，进行知识宣讲、宣传，让当地居民了解环境保护的重要性，让群众了解非法采挖、盗卖珍稀濒危植物是违法行为，将会受到法律制裁。此外，加速促进旅游业发展，降低对农业、林业的依赖。相关部门加强法制法规的建设，完善对野生生物资源的保障体系，着重强调采挖、出售、收购保护植物等违法行为，对违反保护法规的个人或团体应按照法律追究其应有的法律责任。要特别加强对当地居民的法制教育，提高居民对物种保护、环境保护的意识。

各论

千层塔

【基原】为石杉科蛇足石杉*Huperzia serrata* (Thunb. ex Murray) Trevis. 的全草。

【别名】蛇足草、虱婆草、虱子草。

【形态特征】多年生草本。常丛生。茎直立或斜升，高10~30 cm。叶螺旋状排列；叶片纸质，披针形，长1~3 cm，宽1~8 mm，基部楔形，下延有柄，先端急尖或渐尖，边缘有不规则齿。孢子叶与不育叶同形。孢子囊肾形，淡黄色，横生于叶腋。

【分布】生于山谷、山坡或林荫下湿地。产于广西、广东、云南、福建、四川、浙江等地。

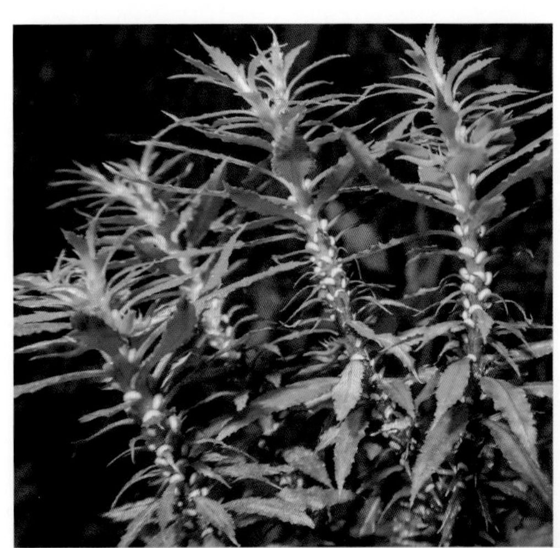

【性能主治】全草味辛、甘、微苦，性平；有小毒。具有清热解毒、燥湿敛疮、止血定痛、散瘀消肿的功效。主治肺炎，肺痈，劳伤吐血，痔疮便血，白带异常，跌打损伤，肿毒，水湿膨胀，溃疡久不收口，烧烫伤。

【采收加工】夏末秋初采收，去泥土，晒干。

【附注】现代研究表明蛇足石杉可提取石杉碱甲等生物碱，因市场需求量不断增加而遭到掠夺式采摘，野生资源量逐年减少，为珍稀濒危药用植物。

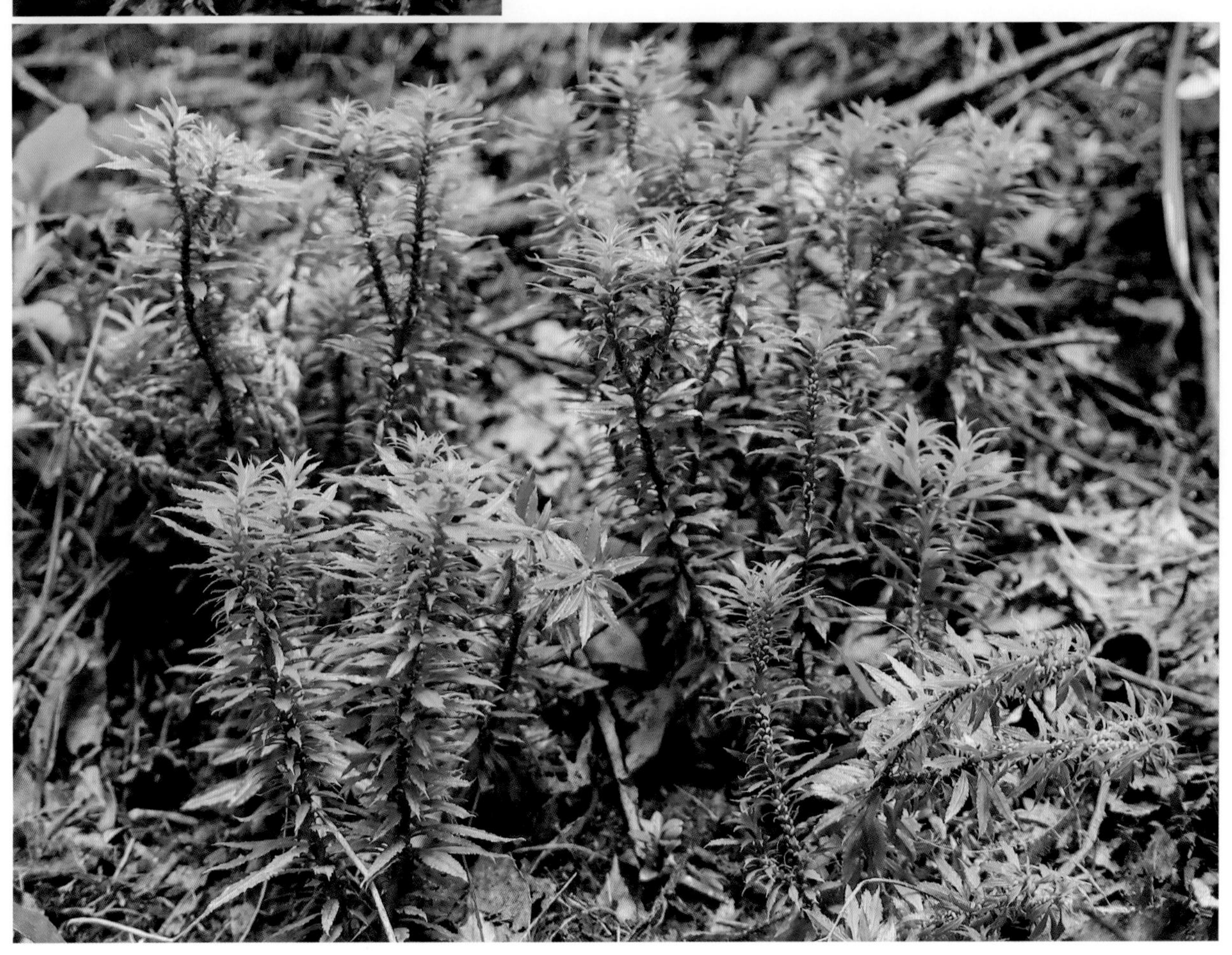

舒筋草

【基原】为石松科藤石松*Lycopodiastrum casuarinoides* (Spring) Holub ex Dixit的地上部分。

【别名】吊壁伸筋、浸骨风、伸筋草。

【形态特征】攀缘藤本植物。地上圆柱状主枝可达数米，侧枝柔软，多回二叉分枝；小枝扁平，柔软下垂，常分化为营养枝和孢子枝。叶片革质，钻形，基部下延贴生枝上。孢子囊穗每簇6~12个，排成复圆锥状，顶生，具直立小柄。孢子囊内藏于孢子叶腋，圆肾形；孢子表面粗糙，具颗粒状纹饰。

【分布】生于灌木丛及疏林中，常攀缘于林中树冠上。产于华南、华东、华中及西南大部分省区。

【性能主治】地上部分味微甘，性温。具有舒筋活血、祛风湿的功效。主治风湿关节痛，跌打损伤，月经不调，盗汗，夜盲症。

【采收加工】全年均可采收，除去杂质，晒干。

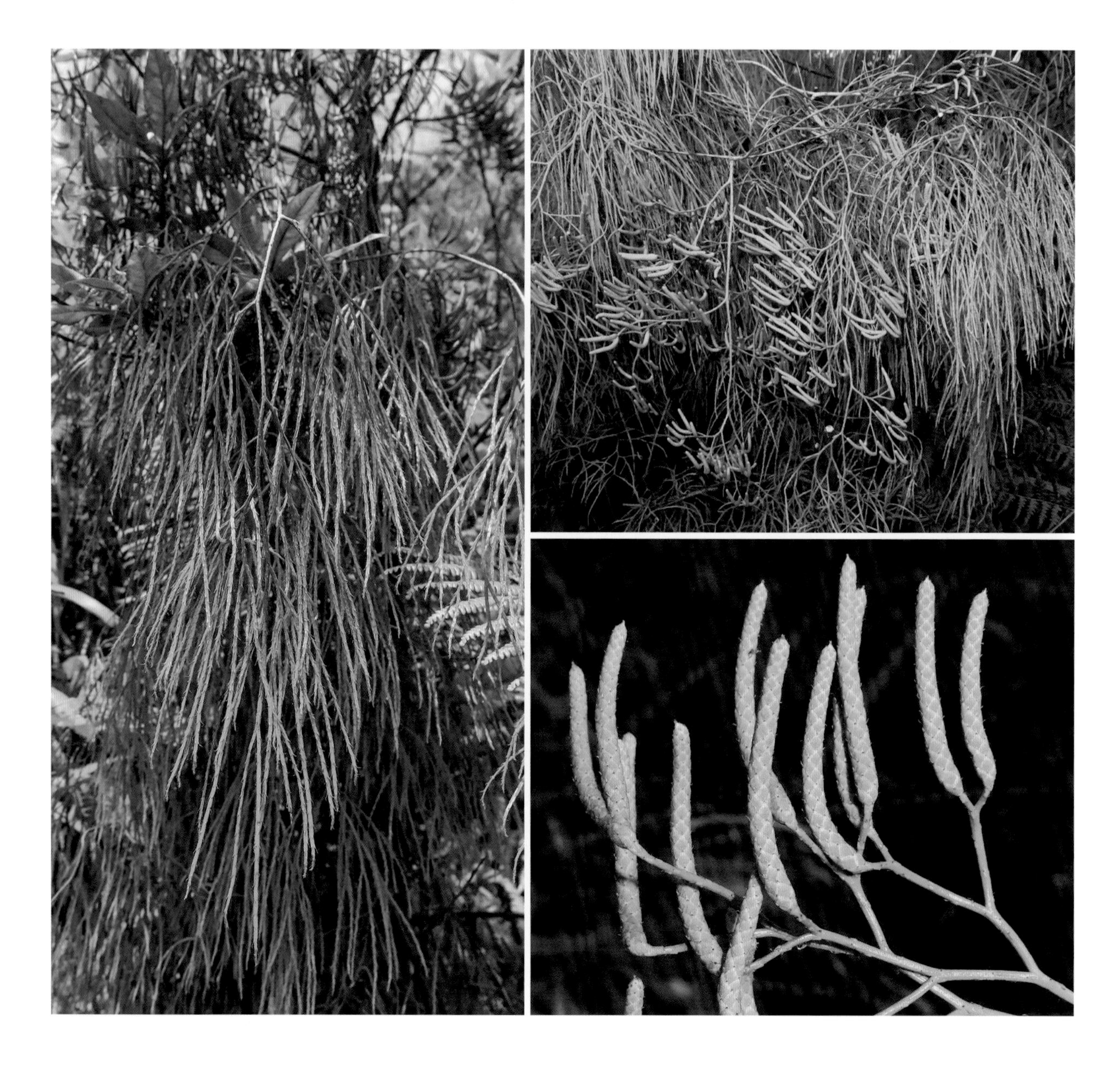

伸筋草

【基原】为石松科石松*Lycopodium japonicum* Thunb. ex Murray的全草。

【别名】绿毛伸筋、小伸筋、舒筋草。

【形态特征】多年生草本。主茎横卧，长可达数米，侧枝斜升，分枝较稀疏。叶稀疏；叶片薄而软，钻形或针形。孢子囊穗圆柱形，长2~5 cm，有柄，通常2~6个生于总柄顶部成总状囊穗序，远高出不育枝。孢子叶阔卵形，先端急尖，具芒状长尖头，纸质；孢子囊内藏于孢子叶腋，圆肾形。

【分布】生于林下、灌木丛中、草坡、路边或岩石上。产于全国除东北、华北外的其他地区。

【性能主治】全草味微苦、辛，性温。具有祛风除湿、舒筋活络的功效。主治关节酸痛。

【采收加工】夏、秋季茎叶茂盛时采收，除去杂质，晒干。

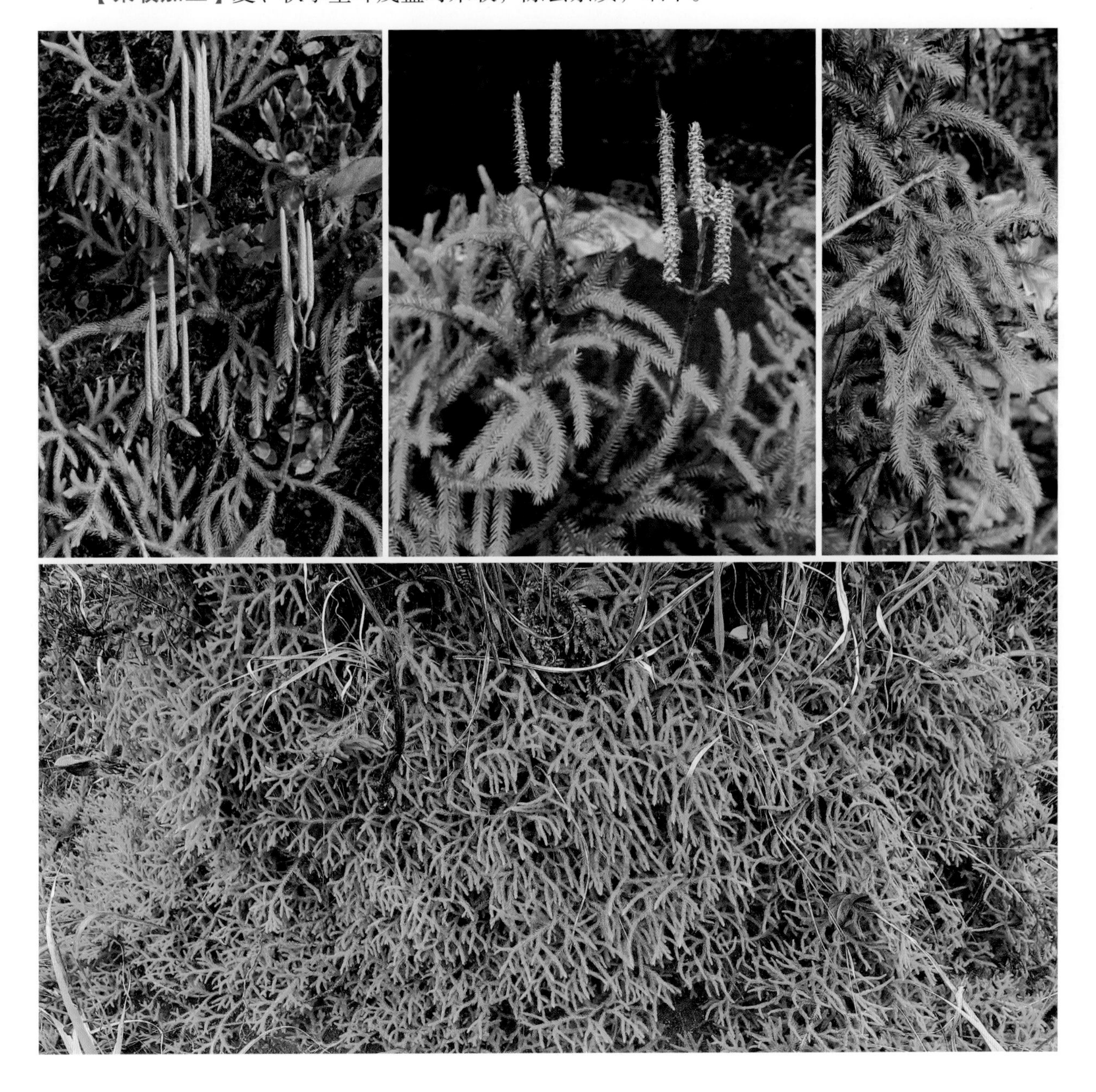

铺地蜈蚣

【基原】为石松科垂穗石松*Palhinhaea cernua* (L.) Vasc et Franco. 的全草。

【别名】灯笼草、小伸筋。

【形态特征】蔓生草本。主茎高20~50 cm，向上叉状分枝，质地柔软匍匐于地上。主茎上的叶螺旋状排列，线形，先端尖锐。孢子叶覆瓦状排列，阔卵形。孢子囊穗单生于小枝顶端，短圆柱形，成熟时通常下垂。孢子囊圆肾形，生于小枝顶部，成熟则开裂，放出黄色孢子。

【分布】生于林下、林缘及灌木丛中阴处或岩石上。产于广西、广东、海南、云南、贵州、四川、重庆、湖南、香港、福建、台湾、江西、浙江等地。

【性能主治】全草味苦、辛，性温。具有祛风散寒、除湿消肿、舒筋活血、止咳、解毒的功效。主治风寒湿痹，关节酸痛，皮肤麻木，水肿，跌打损伤，黄疸，咳嗽，疮疡，疱疹，烧烫伤。

【采收加工】夏季采收，连根拔起，去净泥土、杂质，晒干。

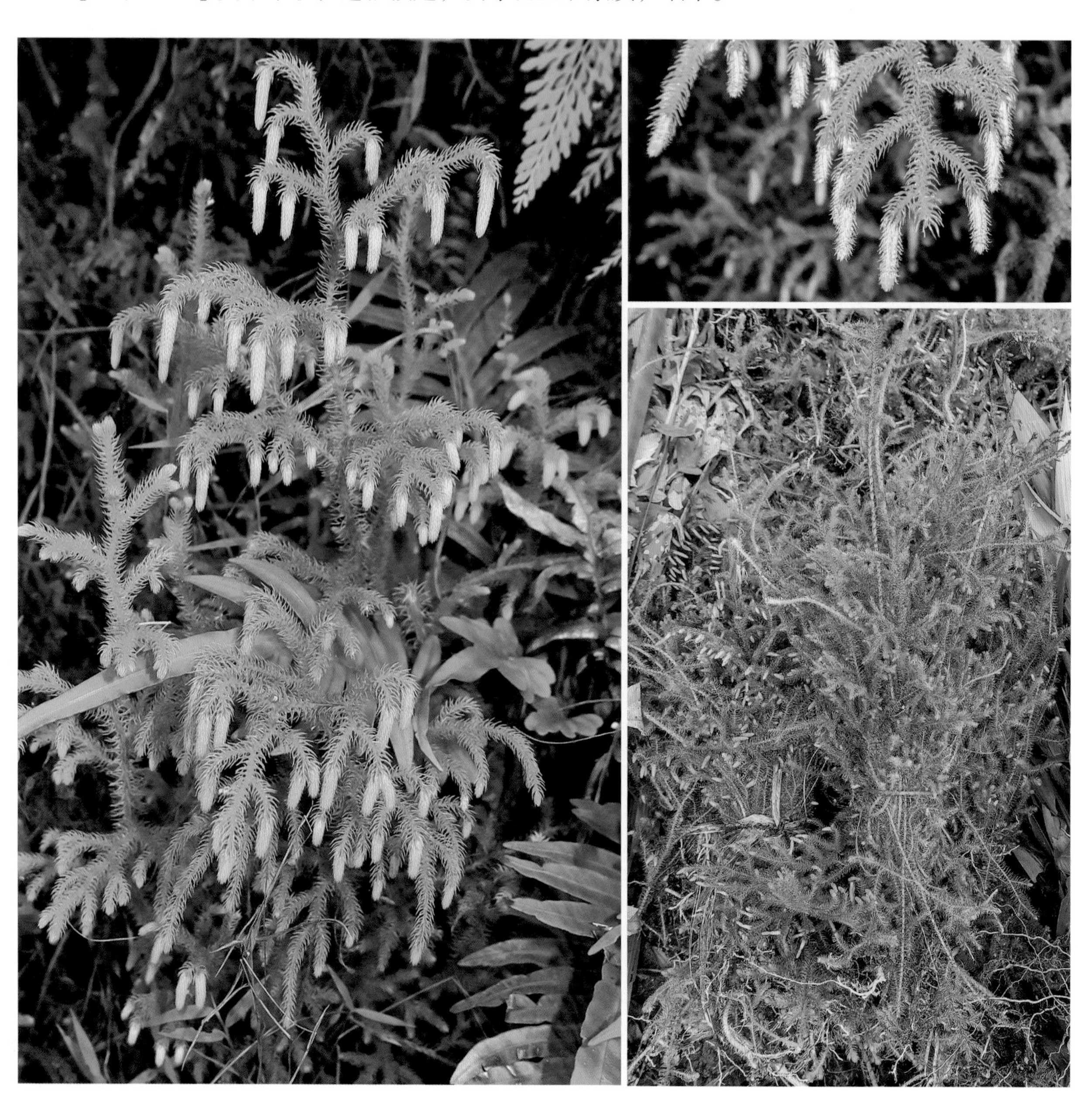

翠云草

【基原】为卷柏科翠云草*Selaginella uncinata* (Desv.) Spring 的全草。

【别名】细风藤、金猫草、铁皮青。

【形态特征】草本植物。主茎伏地蔓生，节上生不定根。主茎上的叶较大，叶片卵形或卵状椭圆形；分枝上的叶二型，排成一平面，叶片边缘具白边，边缘全缘。孢子囊穗单生于枝顶，四棱柱形。孢子叶一型，密生，卵状三角形，边缘全缘。大孢子灰白色或暗褐色；小孢子淡黄色。

【分布】生于常绿阔叶林下。产于广西、广东、贵州、重庆、湖南、湖北、安徽、福建等地。

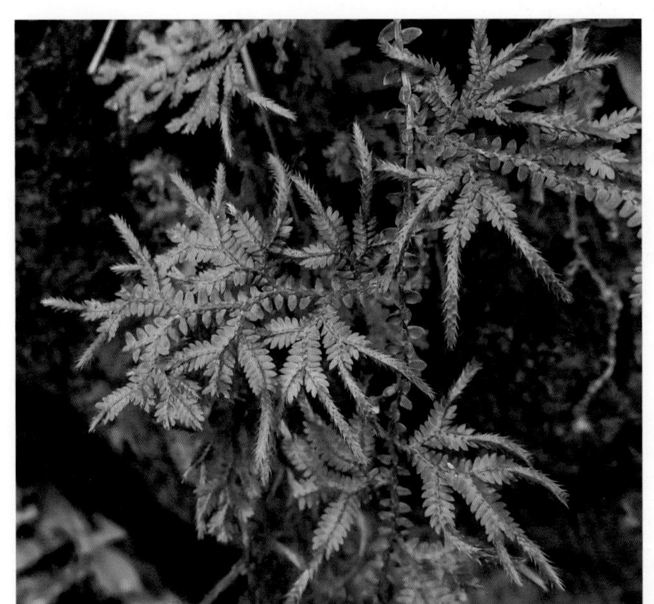

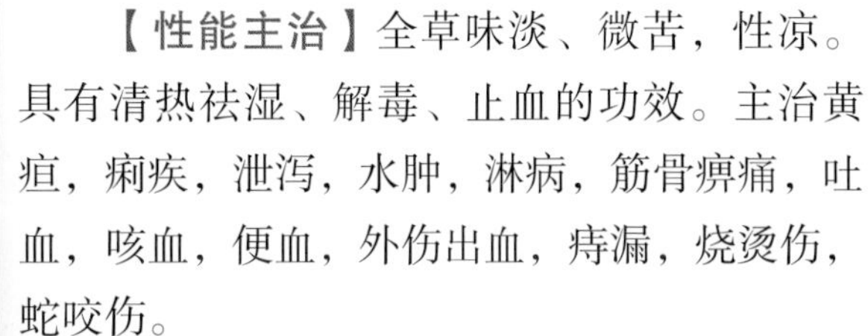

【性能主治】全草味淡、微苦，性凉。具有清热祛湿、解毒、止血的功效。主治黄疸，痢疾，泄泻，水肿，淋病，筋骨痹痛，吐血，咳血，便血，外伤出血，痔漏，烧烫伤，蛇咬伤。

【采收加工】全年均可采收，洗净，鲜用或晒干。

【附注】羽叶密似云纹，一般有蓝绿色荧光，且嫩叶为翠蓝色，故名翠云草。

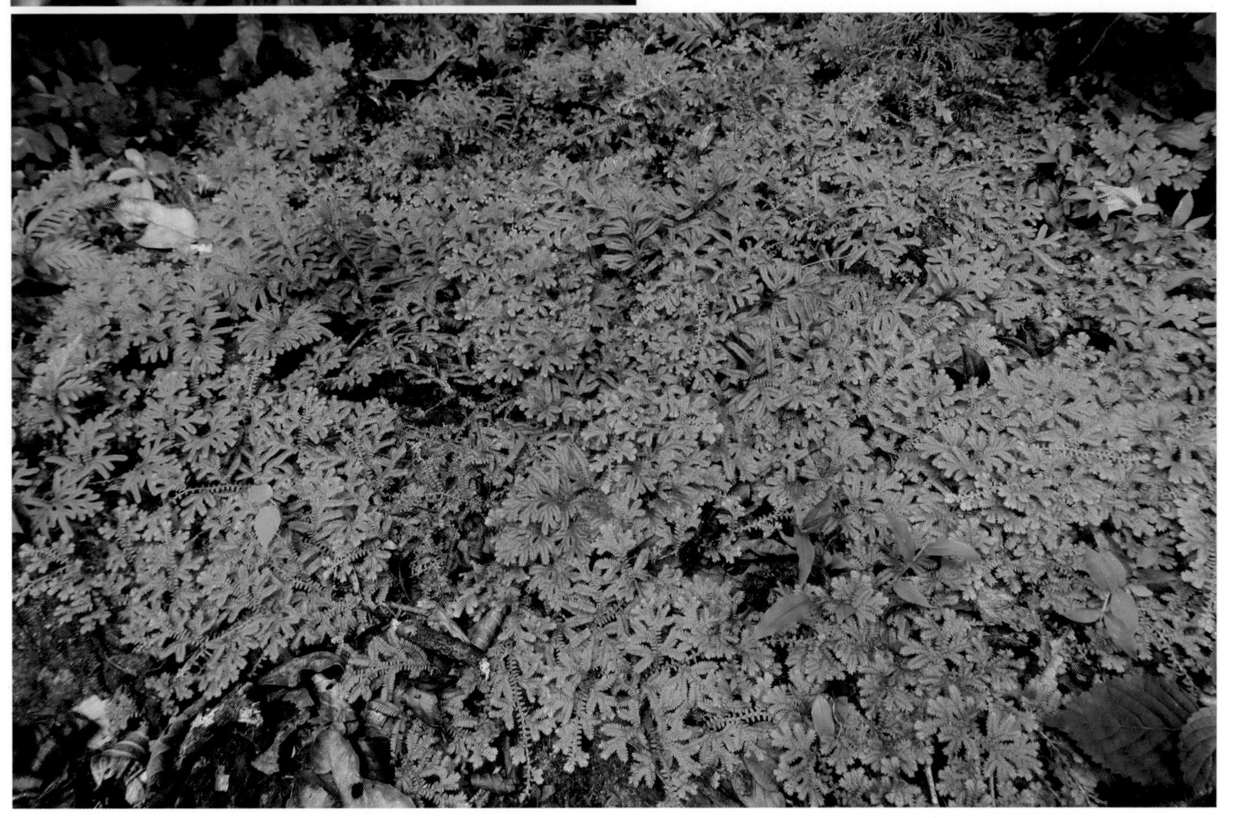

笔筒草

【基原】为木贼科笔管草*Equisetum ramosissimum* Desf. subsp. *debile* (Roxb. ex Vauch.) Hauke的全草。

【别名】节节菜、木贼草。

【形态特征】多年生草本。根状茎直立或横走，黑棕色，地上茎单生或簇生；主茎粗壮，直径4~6 mm，具沟槽。叶退化成细小的鳞片状，在节上轮生，互相毗连形成管状鞘。鞘筒较短，长宽几乎相等，鞘齿黑灰棕色，披散，脱落。孢子囊穗生于枝顶，椭圆形或短棒状。

【分布】生于灌木丛或草丛中。产于广西、广东、海南、云南、贵州、四川、重庆、湖南、湖北、福建、台湾、陕西、甘肃、山东、江苏、西藏等地。

【性能主治】全草味甘、苦，性平。具有清肝明目、止血、利尿通淋的功效。主治风热感冒，咳嗽，目赤肿痛，云翳，鼻出血，尿血，肠风下血，淋证，黄疸，带下，骨折。

【采收加工】夏、秋季采挖，洗净，鲜用或晾通风处阴干。

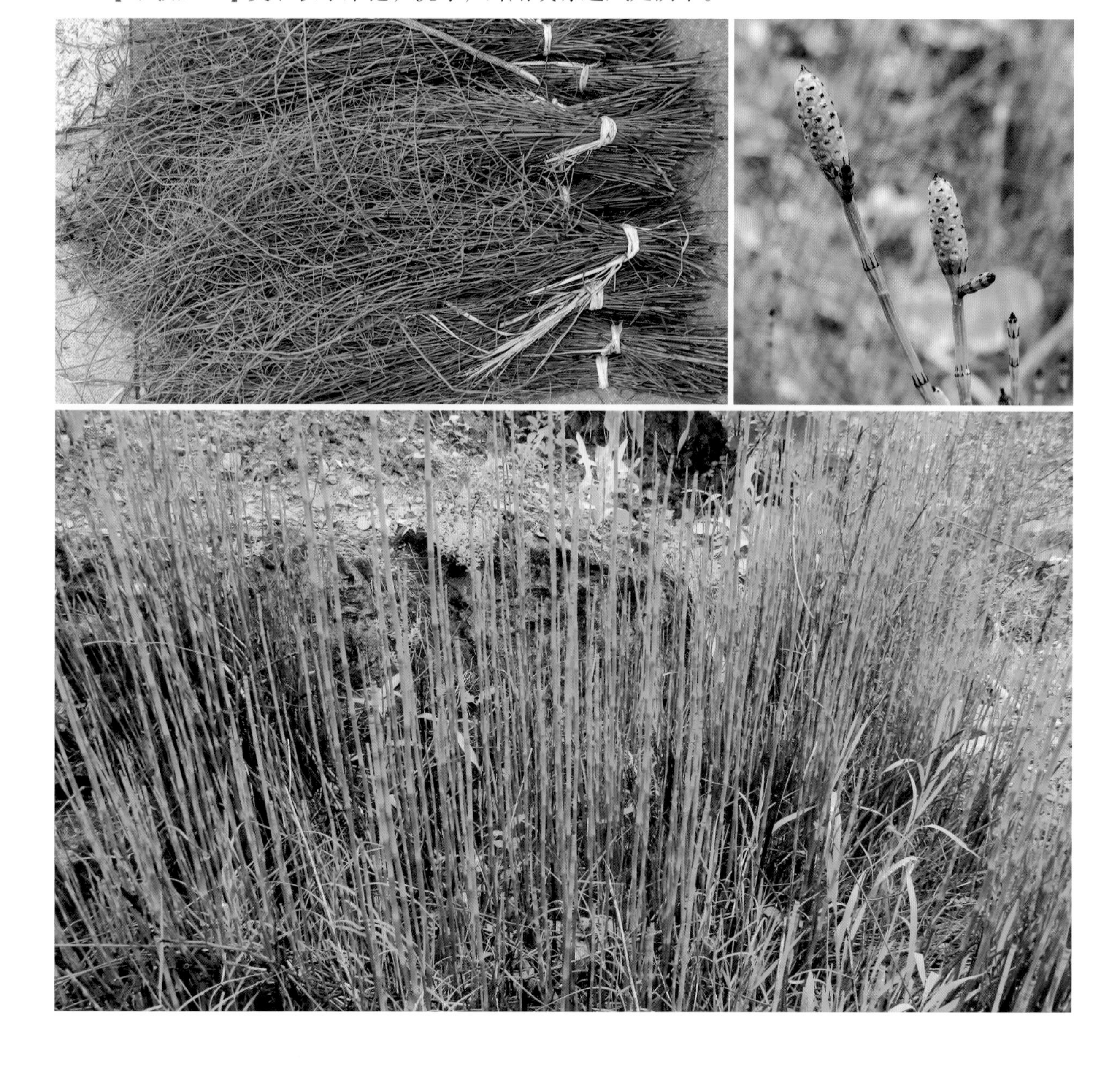

马蹄蕨

【基原】为观音座莲科福建观音座莲*Angiopteris fokiensis* Hieron. 的根状茎。

【别名】马蹄树、马蹄附子、马蹄香。

【形态特征】植株高2 m。根状茎肥大肉质，直立，突出地面高20 cm，宿存的叶柄基部聚生呈莲座状。叶簇生，具粗壮的长柄，叶轴及叶柄具瘤状凸起，奇数二回羽状，叶缘具小齿，叶脉开展，背面明显。孢子囊群长圆形，棕色，由10~15个孢子囊组成。

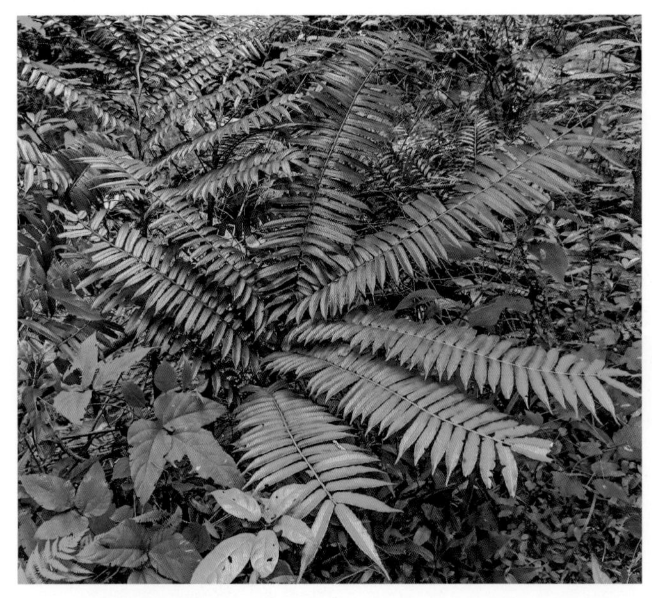

【分布】生于林中湿润处及山谷沟旁。产于广西、广东、贵州、湖北等地。

【性能主治】根状茎味苦，性凉。具有清热凉血、祛瘀止血、镇痛安神的功效。主治痄腮，痈肿疮毒，毒蛇咬伤，跌打肿痛，外伤出血，崩漏，风湿痹痛，产后腹痛，心烦失眠。

【采收加工】全年均可采收，洗净，去须根，切片，鲜用或晒干。

华南紫萁

【基原】为紫萁科华南紫萁*Osmunda vachellii* Hook. 的根状茎及叶柄的髓部。

【别名】贯众、疯狗药、大凤尾蕨。

【形态特征】多年生草本。植株高达1 m，坚强挺拔。根状茎直立，粗壮，成圆柱状主轴。叶簇生于主轴顶部，叶一型，羽片二型，一回羽状；叶柄棕禾秆色；叶片长圆形，一回羽状，厚纸质。背部3~4对羽片能育，羽片紧缩为线形，中肋两侧密生圆形孢子囊穗，穗上着生孢子囊，深棕色。

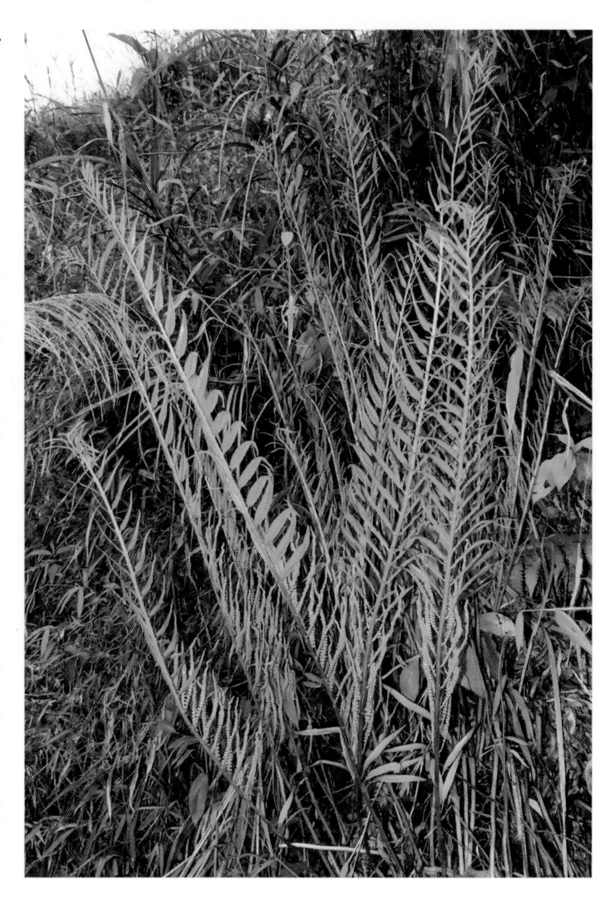

【分布】生于草坡和溪边阴处。产于广西、广东、云南、海南、贵州、福建等地。

【性能主治】根茎及叶柄的髓部味微苦、涩，性平。具有祛湿舒筋、清热解毒、驱虫的功效。主治带下，筋脉拘挛，流感，痄腮，痈肿疮疖，胃痛，肠道寄生虫病。

【采收加工】全年均可采收，除去须根、茸毛，鲜用或晒干。

芒萁

【基原】为里白科芒萁*Dicranopteris pedata* (Houtt.) Nakaike 的幼叶、叶柄、根状茎。

【别名】草芒、山蕨、乌萁。

【形态特征】多年生草本。根状茎横走，褐棕色，被棕色鳞片及根。叶远生；叶柄褐棕色，无毛；叶片重复假两歧分叉；羽片披针形或宽披针形，先端渐尖，羽片深裂；裂片长线形，边缘干后稍反卷；背面白色，与羽轴、裂片轴均被棕色鳞片。孢子囊群着生于细脉中段，有孢子囊6~8个。

【分布】生于强酸性的红壤丘陵、荒坡林缘或马尾松林下。产于广西、广东、湖南、湖北、安徽、台湾、福建、江苏、江西、浙江等地。

【性能主治】幼叶、叶柄味苦、涩，性凉。具有化瘀止血、清热利尿、解毒消肿的功效。主治妇女血崩，跌打损伤，热淋涩痛，白带异常，小儿腹泻，痔瘘，目赤肿痛，外伤出血，烧烫伤，毒虫咬伤。根状茎味苦，性凉。具有清热利湿、化瘀止血、止咳的功效。主治湿热膨胀，小便涩痛，阴部湿痒，白带异常，跌打损伤，外伤出血，血崩，鼻出血，肺热咳嗽。

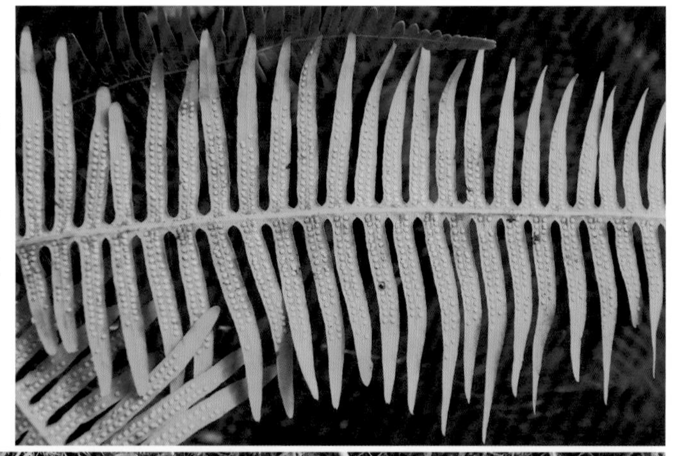

【采收加工】幼叶、叶柄、根状茎全年均可采收，洗净，晒干或鲜用。

【附注】《中华本草》记载芒萁以幼叶、叶柄及根状茎入药的药材名分别为芒萁骨、芒萁骨根。

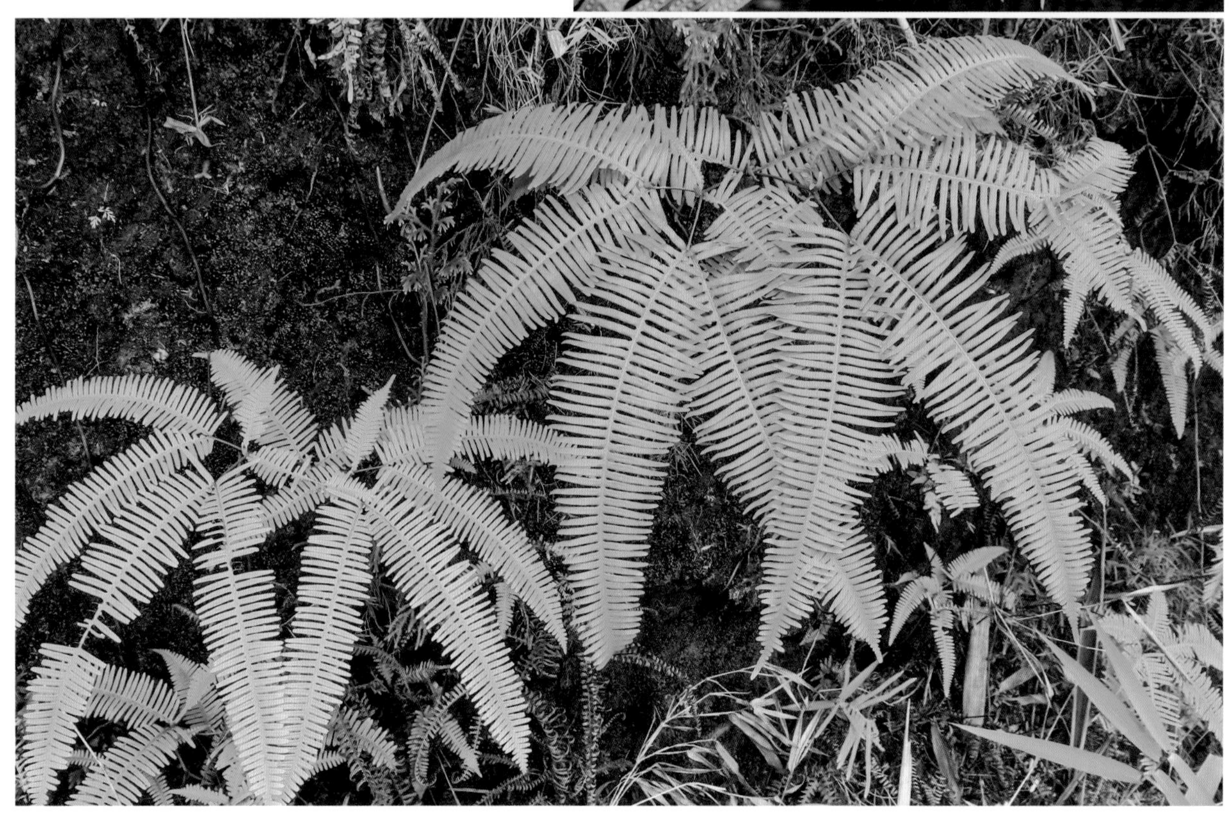

海金沙

【基原】为海金沙科海金沙*Lygodium japonicum* (Thunb.) Sw. 的成熟孢子、地上部分。

【别名】金沙藤、望骨风。

【形态特征】攀缘草本。长可达4 m。茎细弱。叶轴有2条狭边，羽片多数，对生于叶轴上的短距两侧，平展。叶为一回至二回羽状复叶；小叶卵状披针形，边缘具齿或不规则分裂；能育羽片卵状三角形，长宽几乎相等。孢子囊生于能育羽片的背面，排列稀疏。孢子表面有小疣。

【分布】生于林缘或灌木丛中。产于广西、广东、四川、湖南、江西、福建、陕西等地。

【性能主治】成熟孢子味甘、咸，性寒。具有清利湿热、通淋止痛的功效。主治热淋，石淋，血淋，膏淋，尿道涩痛。地上部分味甘，性寒。具有清热解毒、利水通淋的功效。主治热淋，砂淋，石淋，血淋，膏淋，尿道涩痛，湿热黄疸，风热感冒，咳嗽，咽喉肿痛，泄泻，痢疾。

【采收加工】秋季孢子未脱落时采割藤叶，晒干，搓揉或打下孢子，除去藤叶。夏、秋季采收全草，除去杂质，晒干。

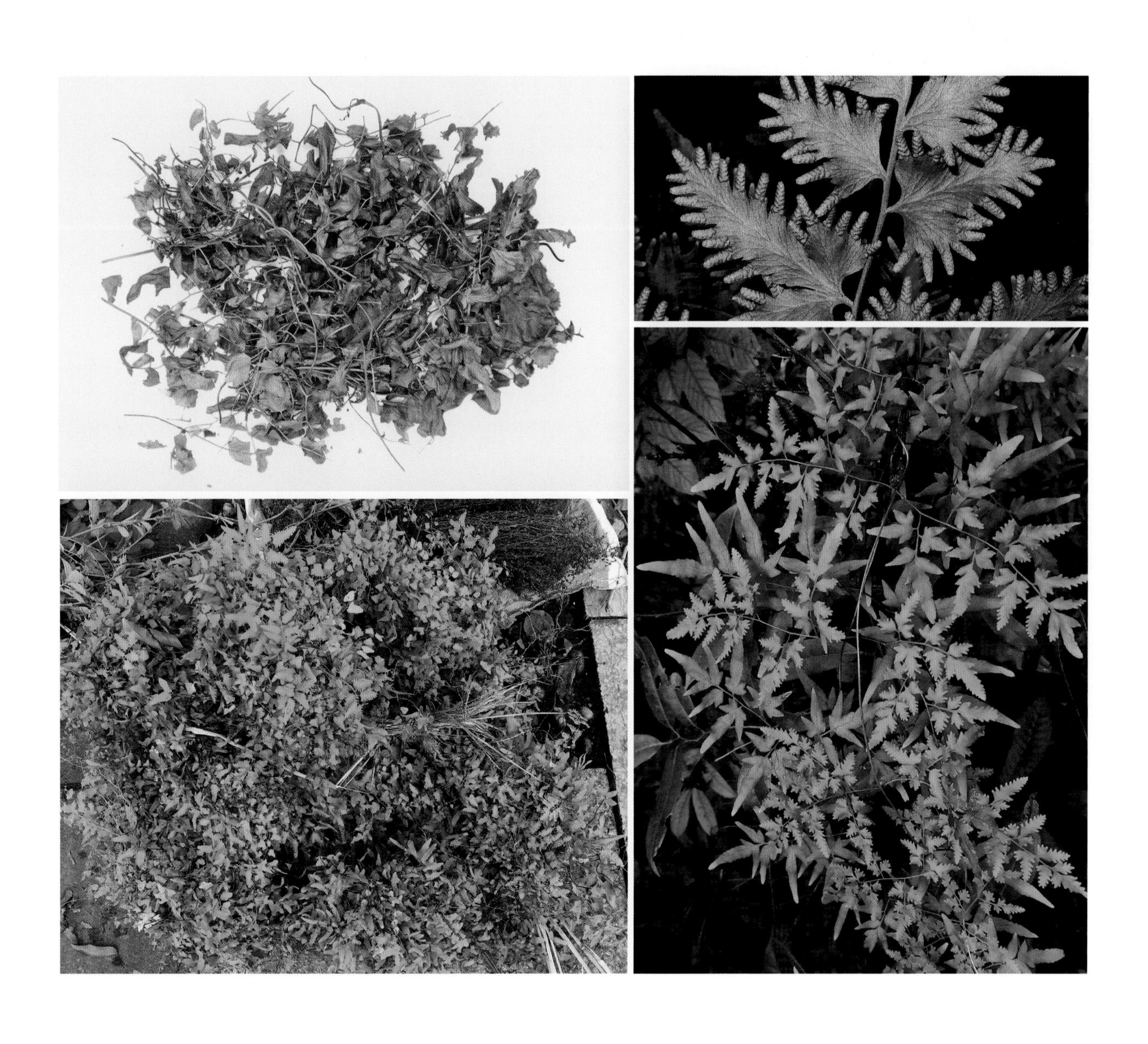

凤尾草

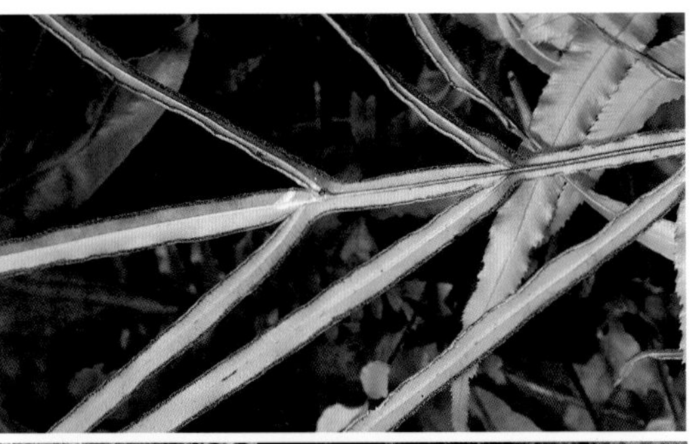

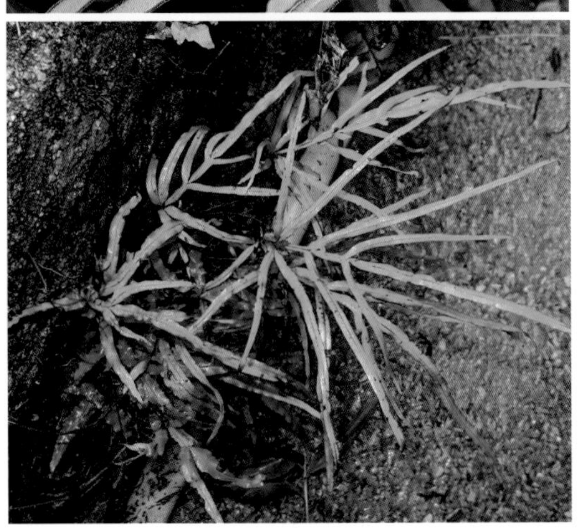

【基原】为凤尾蕨科井栏凤尾蕨*Pteris multifida* Poir. 的全草。

【别名】井栏边草、井边凤尾、井栏草。

【形态特征】多年生草本。根状茎短而直立，先端被黑褐色鳞片。叶多数，密而簇生，二型；不育叶卵状长圆形，一回羽状，羽片常具3对，线状披针形，边缘具不整齐的尖齿。孢子叶狭线形，其上部几对的羽片基部下延，在叶轴两侧形成狭翅。孢子囊群沿叶缘连续分布。

【分布】生于井边沟边、墙缝及石灰岩缝隙中。产于全国各地。

【性能主治】全草味淡、微苦，性寒。具有清热利湿、凉血止血、解毒止痢的功效。主治痢疾，胃肠炎，肝炎，泌尿系感染，感冒发烧，咽喉肿痛，白带异常，崩漏，农药中毒；外用治外伤出血，烧烫伤。

【采收加工】全年均可采收，洗净，鲜用或晒干。

半边旗

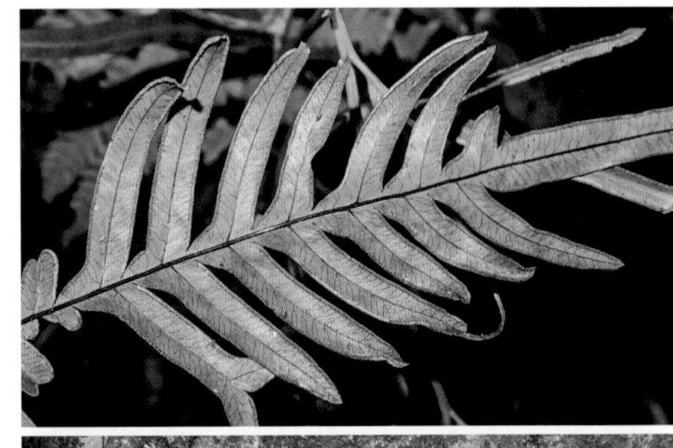

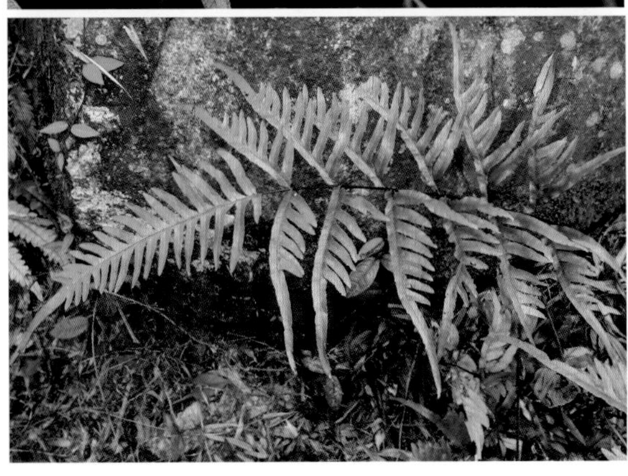

【基原】为凤尾蕨科半边旗*Pteris semipinnata* L. 的全草。

【别名】半边蕨、半边莲、半凤尾草。

【形态特征】多年生草本。植株高30~80 cm。根状茎长而横走，先端及叶柄基部被褐色鳞片。叶柄四棱，叶近簇生，二回半边羽状深裂；顶生羽片阔披针形至长三角形，裂片6~12对，对生；侧生羽片4~7对，半三角形而略呈镰刀状；不育叶缘具细锯齿。孢子囊群线形，连续排列于叶缘。

【分布】生于疏林或路边的酸性土上。产于广西、广东、云南、贵州、四川、湖南、江西等地。

【性能主治】全草味苦、辛，性凉。具有清热解毒、消肿止痛的功效。主治细菌性痢疾，急性肠炎，黄疸型肝炎，结膜炎；外用治跌打损伤，外伤出血，疮疡疖肿，湿疹，毒蛇咬伤。

【采收加工】全年均可采收，洗净，鲜用或晒干。

川层草

【基原】为中国蕨科毛轴碎米蕨*Cheilosoria chusana* (Hook.) Ching et K. H. Shing 的全草。

【别名】献鸡尾、舟山碎米蕨、细凤尾草。

【形态特征】多年生草本。植株高18~30 cm。根状茎短而直立，被栗黑色披针形鳞片。叶簇生；叶柄、叶轴深棕色，且叶柄和叶轴腹面两侧隆起的狭边上有粗短毛；叶片草质，二回羽状细裂，顶部渐尖，羽片10~15对，近对生，略斜上。孢子囊群生于叶边小脉顶端。

【分布】生于林下石壁上或村边墙上。产于广西、湖南、湖北、贵州、四川、江苏、浙江、安徽、江西、河南、甘肃、陕西等地。

【性能主治】全草味微苦，性寒。具有清热利湿、解毒的功效。主治湿热黄疸，泄泻，痢疾，小便涩痛，咽喉肿痛，痈肿疮疖，毒蛇咬伤。

【采收加工】全年均可采收，鲜用或晒干。

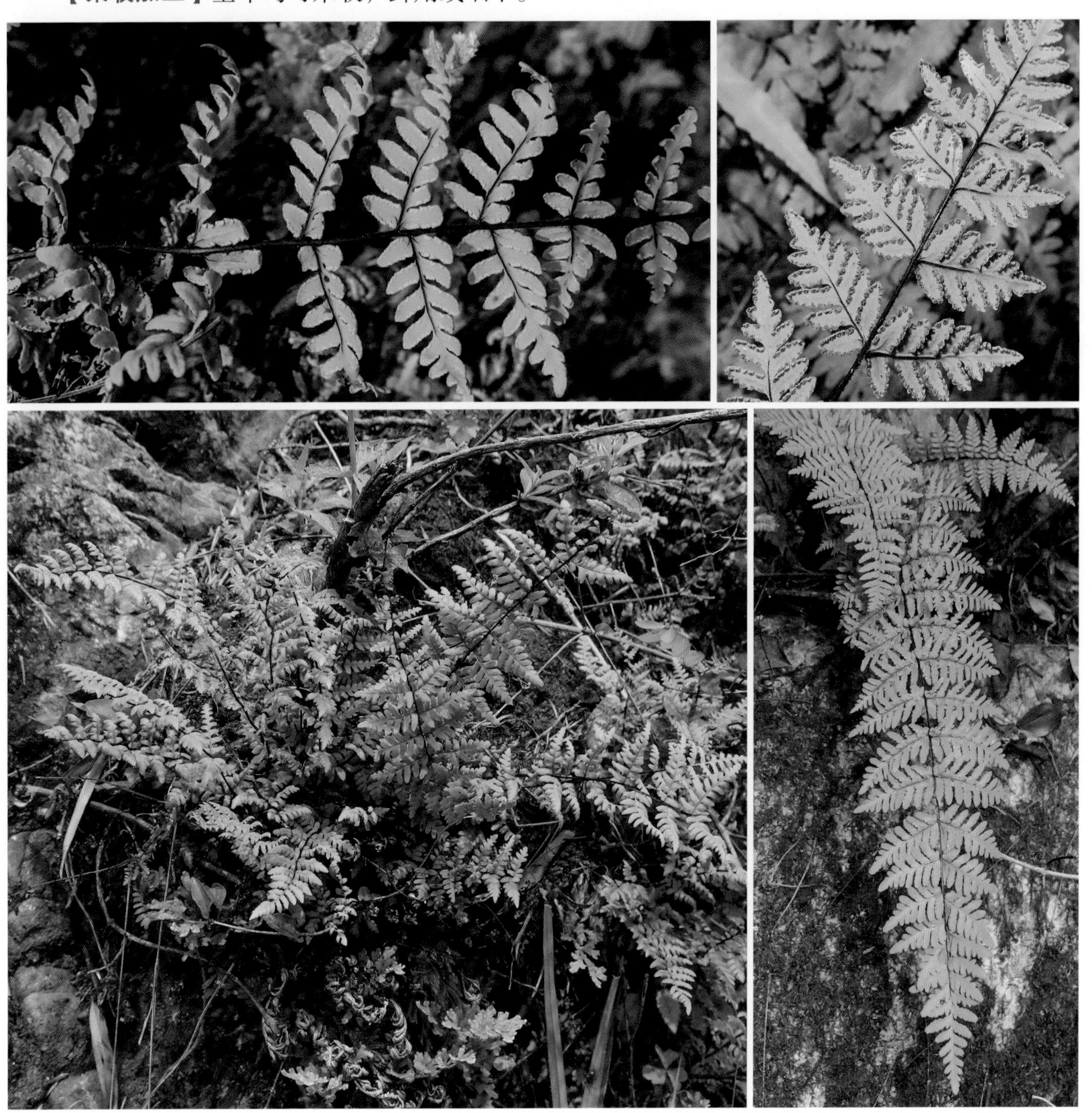

乌脚枪

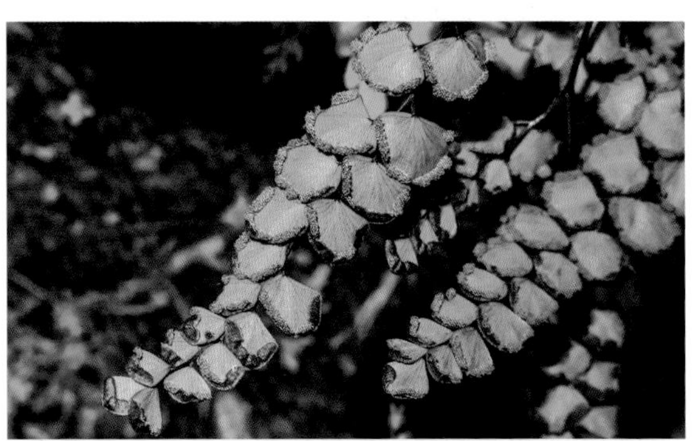

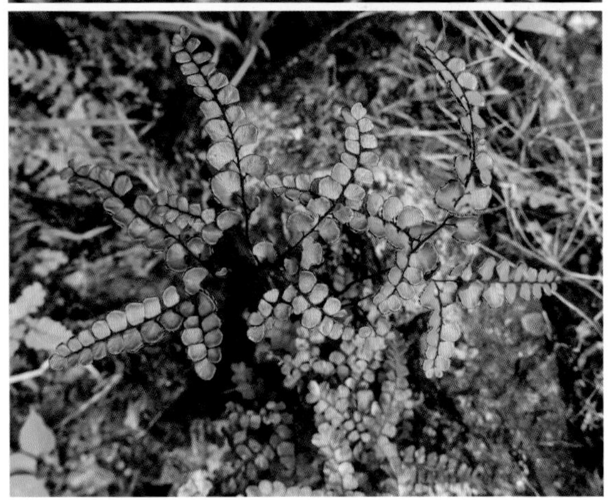

【基原】为铁线蕨科扇叶铁线蕨*Adiantum flabellulatum* L. 的全草。

【别名】乌脚鸡、黑脚蕨、铁线草。

【形态特征】多年生草本。植物高20~70 cm。根状茎短而直立，密被棕色的钻状披针形鳞片。叶簇生；叶柄呈亮紫黑色，叶轴、羽轴均呈黑褐色；叶片扇形，二回至三回掌状二叉分枝，羽片呈斜方状椭圆形至扇形，有短柄。孢子囊群每羽片2~5枚，横生于裂片上缘和外缘，以缺刻分开。

【分布】生于阳光充足的酸性土壤上。产于广西、广东、海南、贵州、云南、四川、台湾、福建、江西、浙江等地。

【性能主治】全草味微苦，性凉。具有清热利湿、解毒、祛瘀消肿的功效。主治感冒发热，肝炎，痢疾，泌尿系结石，跌打肿痛；外用治疔疮，烧烫伤，蛇咬伤。

【采收加工】全年均可采收，洗净，晒干。

岩风子

【基原】为铁线蕨科假鞭叶铁线蕨*Adiantum malesianum* Ghatak 的全草。

【形态特征】多年生草本。植株高15~20 cm。根状茎短而直立，密被棕色鳞片。叶簇生；叶柄栗黑色，基部被棕色鳞片，通体被长毛；叶片呈线状披针形，一回羽状；羽片约25对，基部一对羽片不缩小，近团扇形；叶轴先端往往延长成鞭状，落地生根。孢子囊群每羽片5~12个。

【分布】生于山坡灌木丛下岩石上或石缝中。产于广西、广东、海南、贵州、四川等地。

【性能主治】全草味苦，性凉。具有利水通淋、清热解毒的功效。主治淋证，水肿，疮毒。

【采收加工】夏、秋季采收，洗净，晒干。

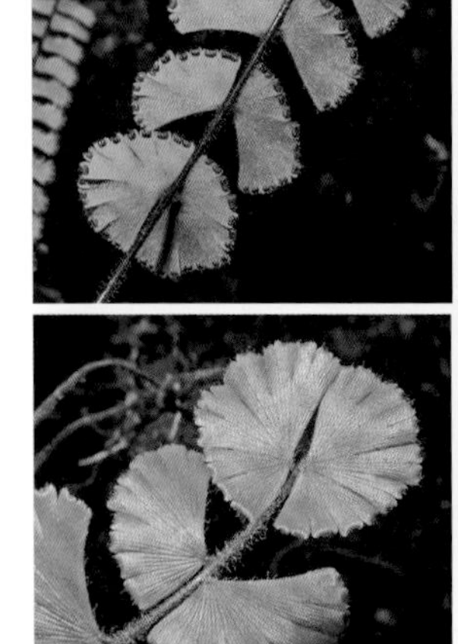

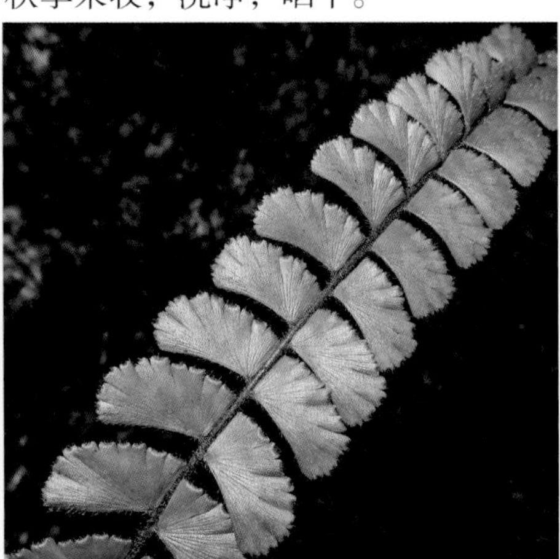

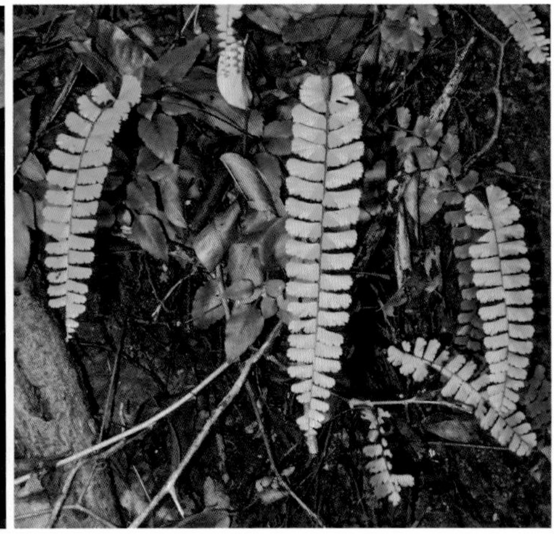

单叶双盖蕨

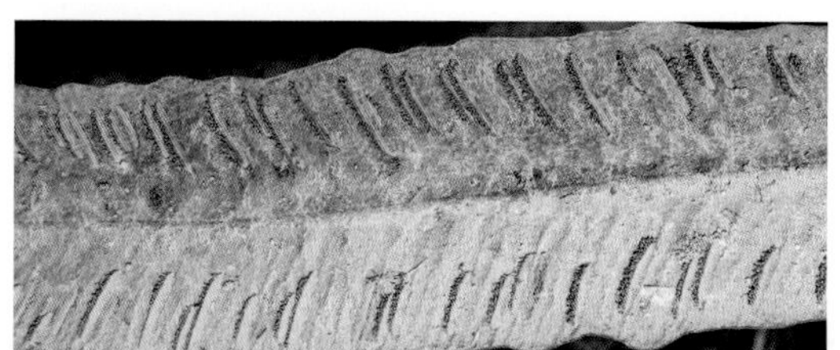

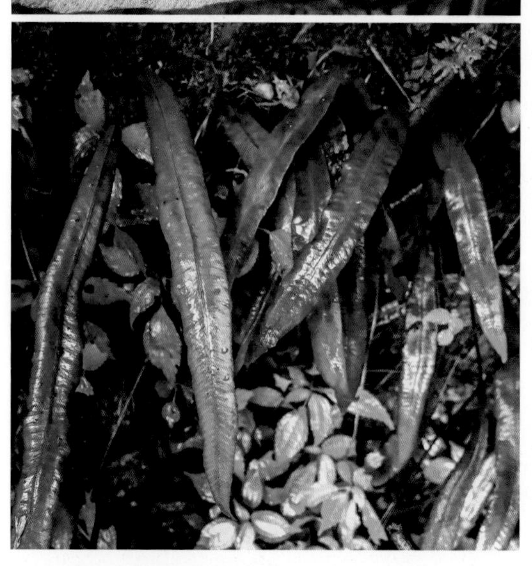

【基原】为蹄盖蕨科单叶双盖蕨*Diplazium subsinuatum* (Wall. ex Hook. et Grev.) Tagawa 的全草。

【别名】手甲草、斩蛇剑、石上剑。

【形态特征】多年生草本。根状茎细长、横走，被黑色或棕褐色鳞片。叶远生；叶柄淡灰色，基部被褐色鳞片；叶片披针形或线状披针形，边缘全缘或稍呈波状；中脉两面均明显，小脉斜展，直达叶边。孢子囊群线形，常多分布于叶片上半部，每组小脉上常有1条；囊群盖成熟时呈膜质，浅褐色。

【分布】生于溪旁林下酸性土或岩石上。产于广西、广东、湖南、云南、贵州、四川、台湾、江苏、浙江、江西、河南等地。

【性能主治】全草味苦、涩，性寒。具有清热、利水的功效。主治淋病，烧烫伤，蛇伤，骨鲠喉，小儿疳积；外用治跌打肿痛。

【采收加工】全年均可采收，洗净，鲜用或晒干。

华南毛蕨

【基原】为金星蕨科华南毛蕨*Cyclosorus parasiticus* (L.) Farwell. 的全草。

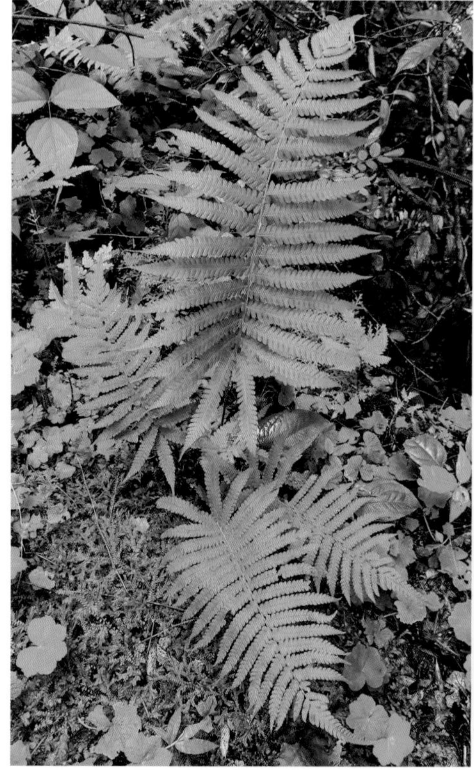

【别名】密毛毛蕨、冷蕨棵、大风寒。

【形态特征】植株高达70 cm。根状茎横走，连同叶柄基部被深棕色披针形鳞片。叶近生；叶柄深禾秆色，基部以上偶有柔毛；叶片长圆披针形，先端羽裂，尾状渐尖头，基部不变狭，二回羽裂。孢子囊群圆形，生于侧脉中部以上，每裂片1~6对；囊群盖小，膜质，棕色，腹面密生柔毛。

【分布】生于林下或溪边湿地。产于广西、广东、海南、云南、湖南、福建等地。

【性能主治】全草味辛、微苦，性平。具有祛风、除湿的功效。主治风湿痹痛，感冒，痢疾。

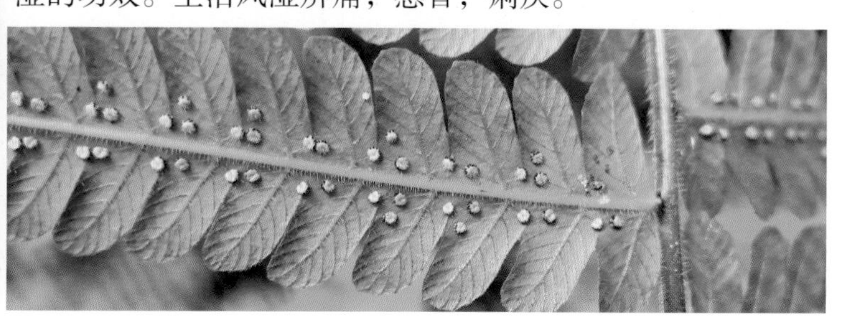

倒挂草

【基原】为铁角蕨科倒挂铁角蕨*Asplenium normale* D. Don 的全草。

【别名】青背连。

【形态特征】植株高15~40 cm。根状茎直立或斜生，粗壮，黑色，密被黑褐色鳞片。叶簇生；叶柄栗褐色至紫黑色，基部疏被鳞片；叶片披针形，一回羽状，草质至薄纸质，两面无毛；羽片20~44对，互生，平展，无柄，中部羽片同大。孢子囊群椭圆形，棕色，远离主脉伸达叶边，彼此疏离。

【分布】生于密林下、溪边石上或路边阴湿地。产于广西、广东、云南、贵州、湖南、江西、浙江等地。

【性能主治】全草味微苦，性平。具有清热解毒、止血的功效。主治肝炎，痢疾，外伤出血，蜈蚣咬伤。

【采收加工】全年均可采收，洗净，鲜用或晒干。

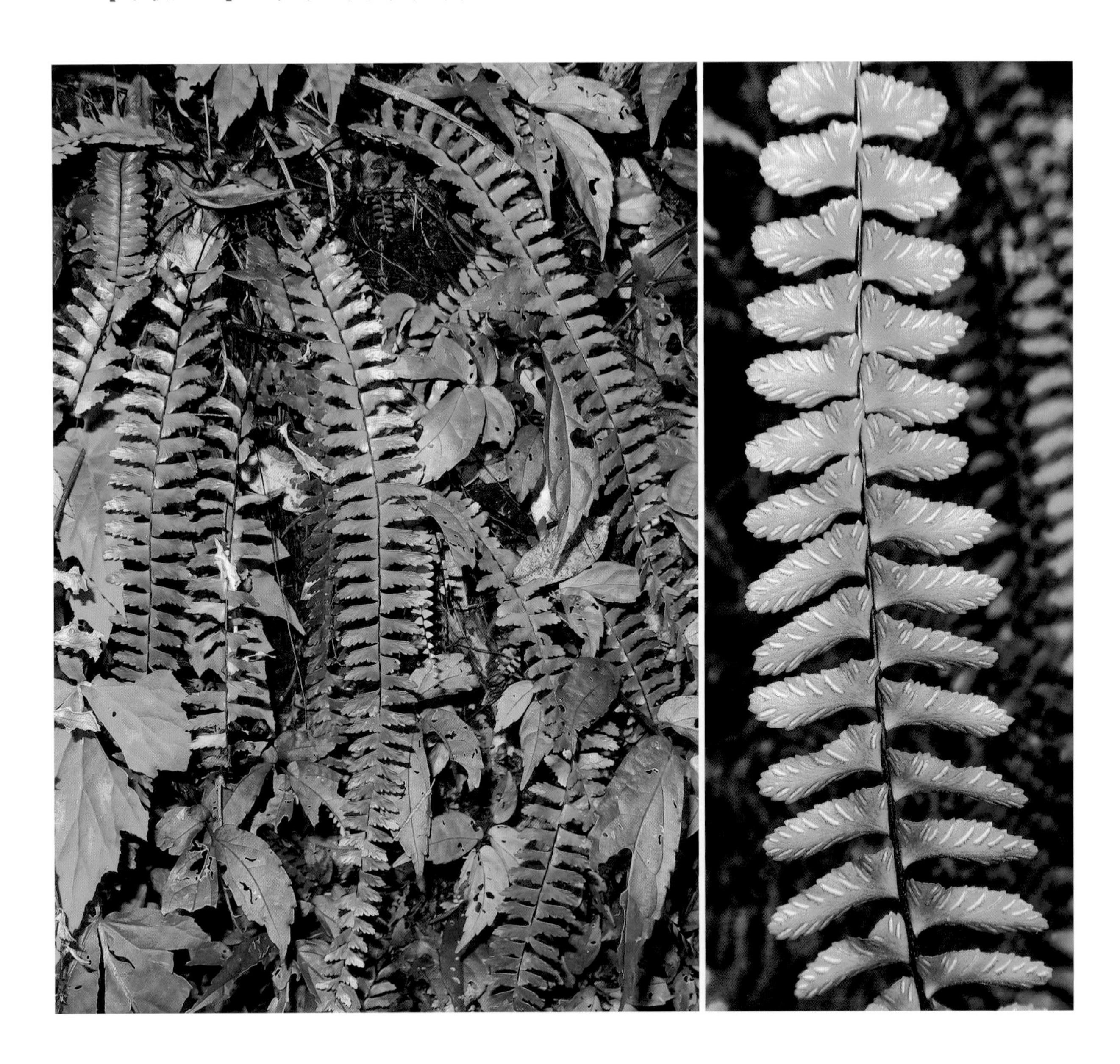

石上铁角蕨

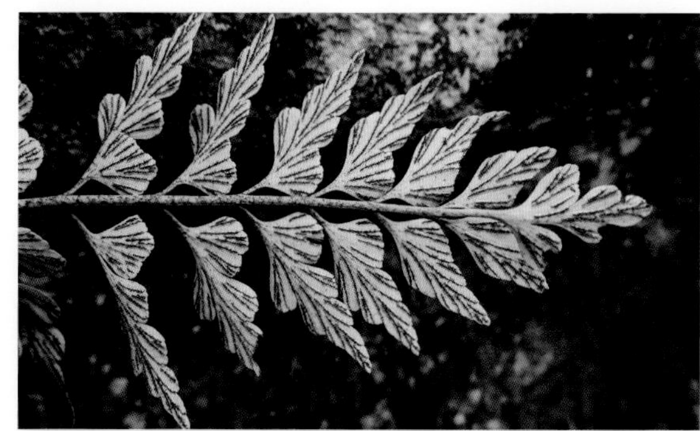

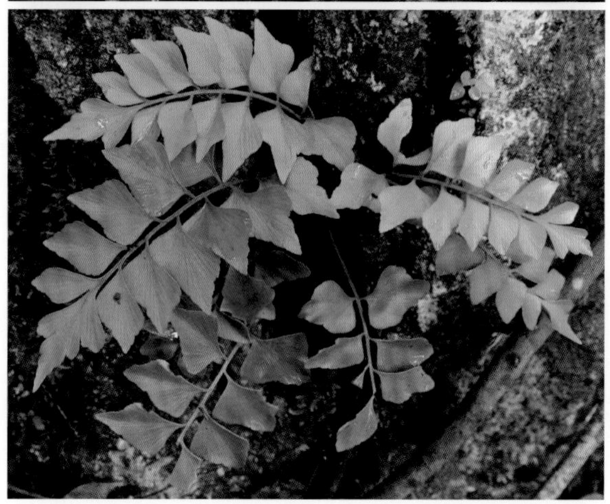

【基原】为铁角蕨科石生铁角蕨*Asplenium saxicola* Rosent. 的全草。

【别名】粤铁角蕨、鸡心草。

【形态特征】植株高20~50 cm。根状茎短而直立，密被鳞片。叶近簇生；叶柄基部密被鳞片；叶片阔披针形，先端渐尖并为羽状，顶生一片多呈三叉状，向下为一回羽状；羽片具5~12对，下部对生，向上互生。孢子囊群狭线形，单生于小脉上侧或下侧，偶有不完全的双生；囊群盖狭线形。

【分布】生于密林下潮湿岩石上或石缝中。产于广西、广东、湖南、贵州、云南、四川等地。

【性能主治】全草味淡，性平。具有清热润肺、解毒消肿的功效。主治肺结核，疮疖痈肿，膀胱炎，跌打损伤。

【采收加工】夏、秋季采收，洗净，晒干。

鱼鳖金星

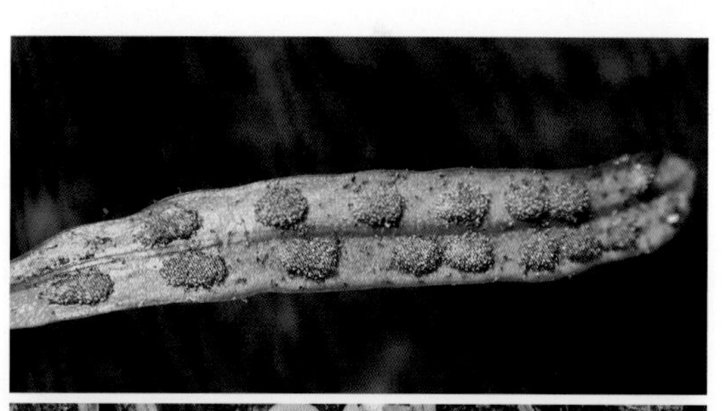

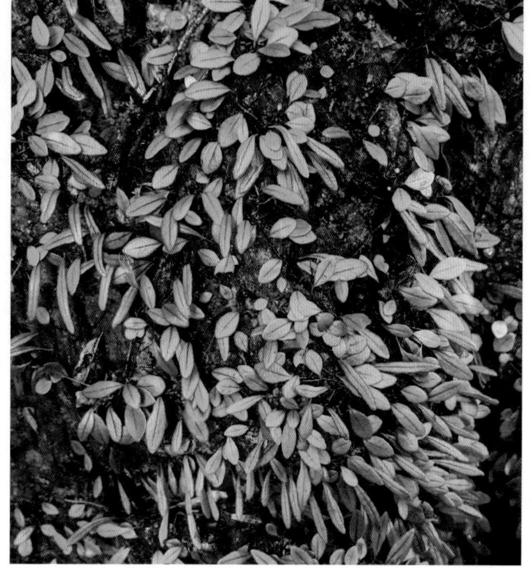

【基原】为水龙骨科抱石莲*Lepidogrammitis drymoglossoides* (Baker) Ching 的全草。

【别名】抱石蕨、瓜子草、瓜子莲。

【形态特征】多年生小型附生草本。根状茎细长，横走，纤细如丝，疏被鳞片。叶远生，二型，肉质；不育叶长圆形至卵形，圆头或钝圆头，基部楔形，几乎无柄，全缘；能育叶倒披针形或舌状，有时与不育叶同形，背面疏被鳞片。孢子囊群圆形，沿主脉两侧各有1行，位于主脉与叶边之间。

【分布】附生于林下阴湿树干或岩石上。产于广西、广东、贵州、陕西、甘肃等地。

【性能主治】全草味甘、苦，性寒。具有清热解毒、祛风化痰、凉血祛瘀的功效。主治小儿高热，肺结核，内外伤出血，风湿关节痛，跌打损伤；外用治疗疮肿毒。

【采收加工】全年均可采收，洗净，鲜用或晒干。

大叶骨牌草

【基原】为水龙骨科江南星蕨*Microsorum fortunei* (T. Moore) Ching 的全草。

【别名】七星剑、斩蛇剑、一包针。

【形态特征】植株高约50 cm。根状茎长而横走，肉质，顶部被棕褐色鳞片。叶远生，厚纸质，直立；叶片带状披针形，顶端长渐尖，基部渐狭，下延于叶柄并形成狭翅，边缘全缘，有软骨质的边；中脉两面明显隆起，侧脉不明显。孢子囊群大，靠近主脉各成1行或不整齐的2行排列。

【分布】生于山坡林下、溪边树干或岩石上。产于广西、湖南、陕西、江苏、安徽、福建等地。

【性能主治】全草味苦，性寒。具有清热利湿、凉血解毒的功效。主治热淋，小便不利，痔疮出血，瘰疬结核，痈肿疮毒，毒蛇咬伤，风湿疼痛，跌打骨折。

【采收加工】全年均可采收，洗净，鲜用或晒干。

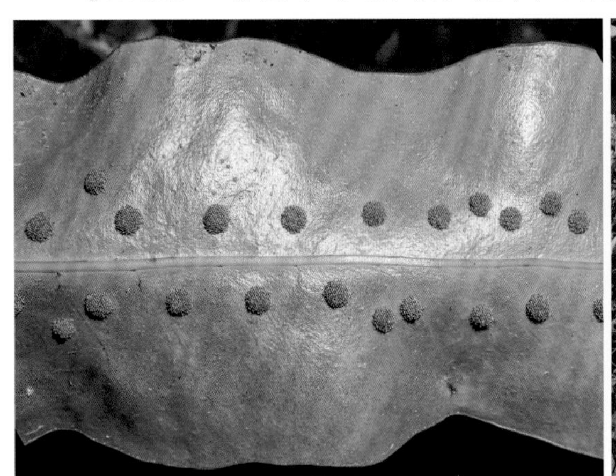

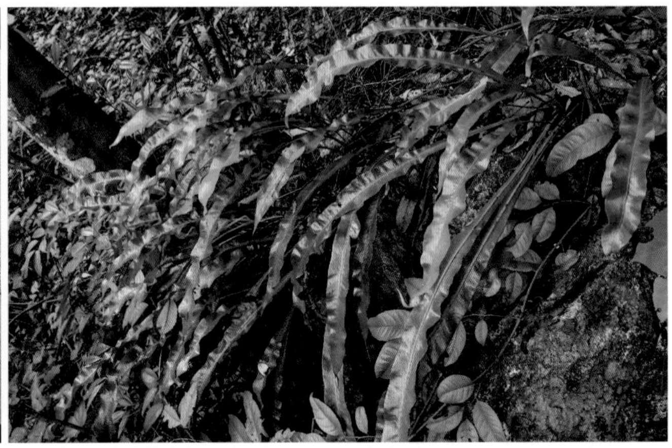

光石韦

【基原】为水龙骨科光石韦*Pyrrosia calvata* (Baker) Ching 的全草。

【别名】石韦、大石韦、牛舌条。

【形态特征】植株高25~70 cm。根状茎短粗，横卧，被棕色狭披针形鳞片。叶近生，一型；叶柄，木质，基部密被鳞片和深棕色星状毛；叶片狭长披针形，基部狭楔形并长下延，边缘全缘，腹面棕色，有黑色点状斑点。孢子囊群近圆形，聚生于叶片上半部，熟时扩张并略汇合。

【分布】附生于林下树干或岩石上。产于广西、广东、云南、贵州、四川、湖南、湖北、浙江、福建、陕西、甘肃等地。

【性能主治】全草味苦、酸，性凉。具有清热、利尿、止咳、止血的功效。主治肺热咳嗽，痰中带血，小便不利，热淋，沙淋，颈淋巴结核，烧烫伤，外伤出血。

【采收加工】全年均可采收，洗净，鲜用或晒干。

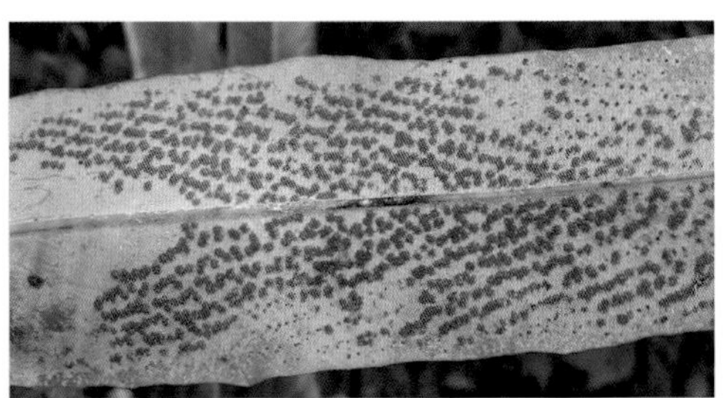

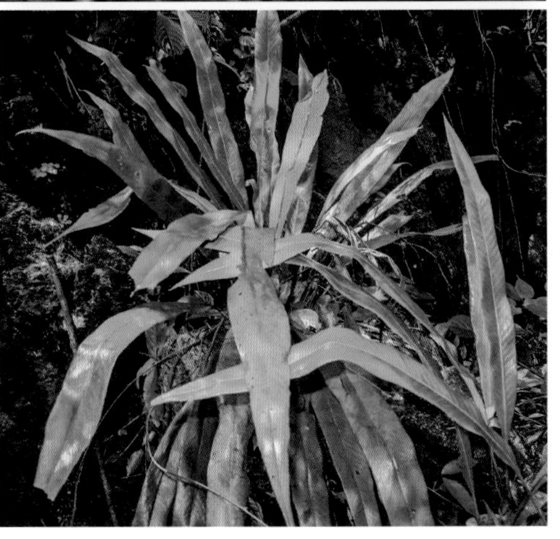

骨碎补

【基原】为槲蕨科槲蕨*Drynaria roosii* Nakaike 的根状茎。

【别名】猴子姜、飞蛾草。

【形态特征】附生草本。植株高25~40 cm。根状茎横走，粗壮肉质，为扁平的条状或块状，密被鳞片。叶二型；营养叶枯棕色，厚干膜质，覆盖于根状茎上；孢子叶高大而绿色，中部以上深羽裂；裂片7~13对，披针形。孢子囊群生于内藏小脉的交叉处，在主脉两侧各有2~3行。

【分布】附生于树干或岩石上。产于广西、广东、海南、云南、江西、湖北、江苏等地。

【性能主治】根状茎味苦，性温。具有疗伤止痛、补肾强骨、消风祛斑的功效。主治跌扑闪挫，筋骨折伤，肾虚腰痛，筋骨痿软，耳鸣耳聋，牙齿松动；外用治斑秃，白癜风。

【采收加工】全年均可采收，除去泥沙，干燥，或再燎去鳞片。

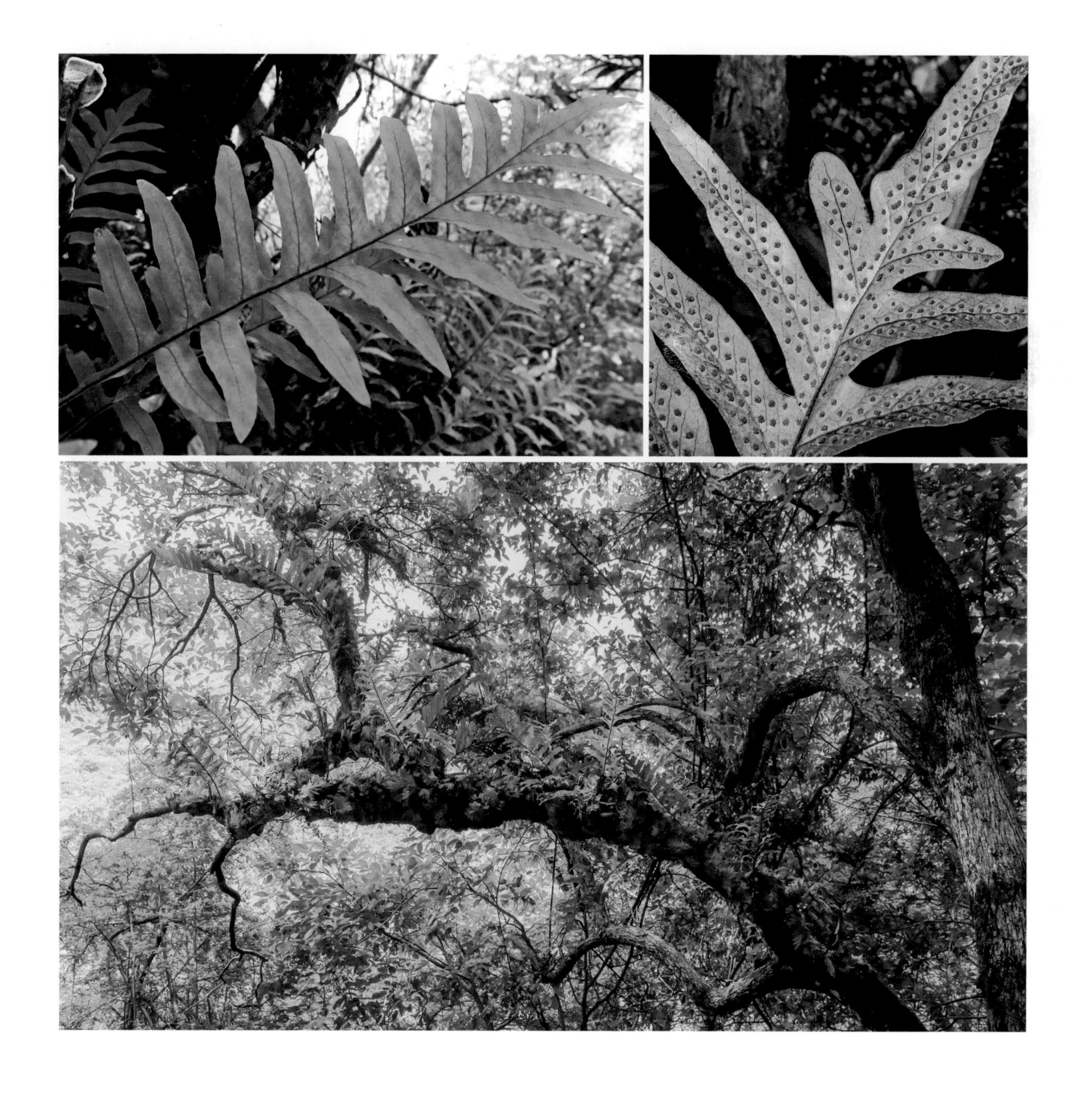

侧柏

【基原】为柏科侧柏*Platycladus orientalis* (L.) Franco 的枝梢和叶、成熟种仁。

【别名】扁柏。

【形态特征】常绿乔木。高达20 m。树皮薄，呈浅灰褐色，纵裂成条片。多分枝；小枝扁平，呈羽状排列。叶十字对生，细小鳞片状。雌雄同株，雄球花多生于小枝下部，具短柄，雌球花多生于小枝上部。种子卵圆形或近椭圆形，顶端微尖，稍有棱脊。花期3~4月，种子10月成熟。

【分布】产于广西、广东、云南、贵州、四川、湖南、湖北、辽宁、河北、甘肃等地。

【性能主治】枝梢及叶味苦、涩，性寒。具有凉血止血、化痰止咳、生发乌发的功效。主治吐血，吐血，咯血，便血，崩漏下血，肺热咳嗽，血热脱发，须发早白。成熟种仁味甘，性平。具有养心安神、润肠通便、止汗的功效。主治阴血不足，虚烦失眠，心悸怔忡，肠燥便秘，阴虚盗汗。

【采收加工】枝梢和叶多在夏、秋季采收，阴干。秋、冬季采收成熟种子，晒干，除去种皮，收集种仁。

【附注】《中国药典》（2020年版）记载侧柏以枝梢和叶、成熟种仁入药的药材名分别为侧柏叶、柏子仁。

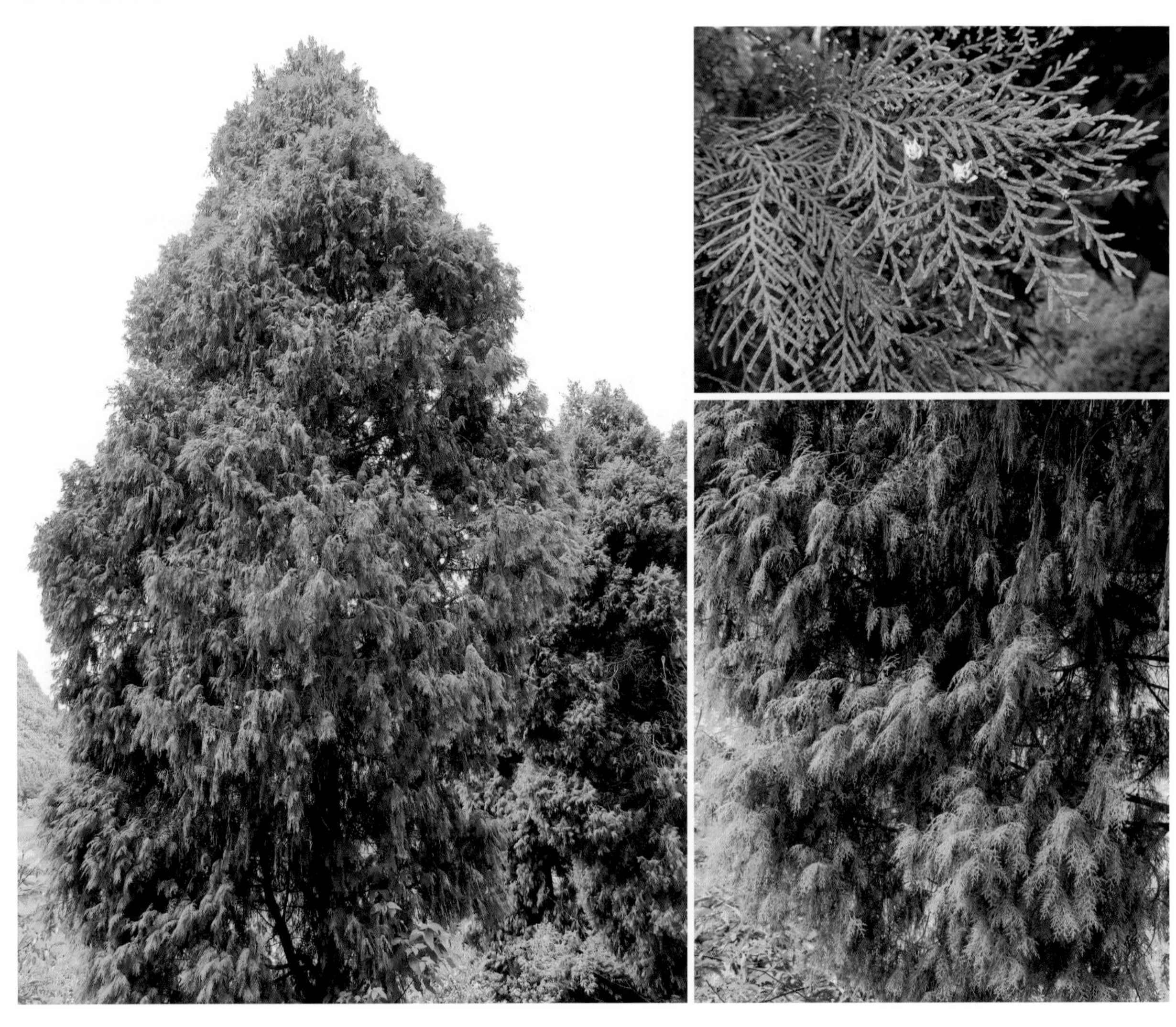

八角茴香

【基原】为木兰科八角*Illicium verum* Hook. f. 的果实。

【别名】唛角、大茴香、大料。

【形态特征】乔木。树皮深灰色。叶不整齐互生，近轮生或松散簇生；叶片革质至厚革质，倒卵状椭圆形、倒披针形或椭圆形，在阳光下可见密布透明油点。花粉红色至深红色，常具不明显的半透明腺点。聚合果，饱满平直。正糙果3~5月开花，9~10月果熟，春造果8~10月开花，翌年3~4月果熟。

【分布】产于广西西南部和南部、广东西部、云南东南部和南部、福建南部。

【性能主治】果实味辛，性温。具有温阳散寒、理气止痛的功效。主治寒疝腹痛，肾虚腰痛，胃寒呕吐，脘腹冷痛。

【采收加工】秋、冬季果实由绿变黄时采摘，置沸水中略烫后干燥或直接干燥。

【附注】野生资源极少见，通常为人工大面积栽培，其果实为著名的调味香料。

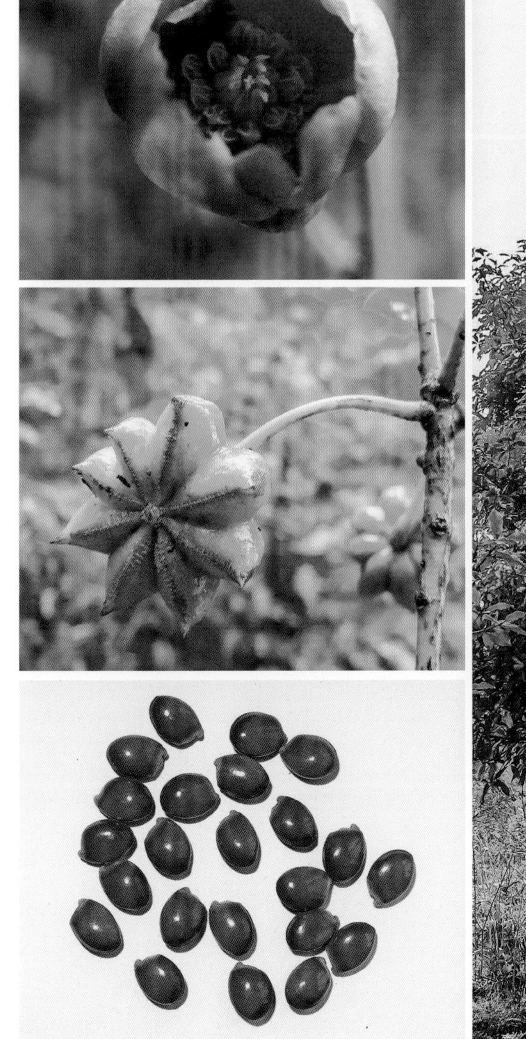

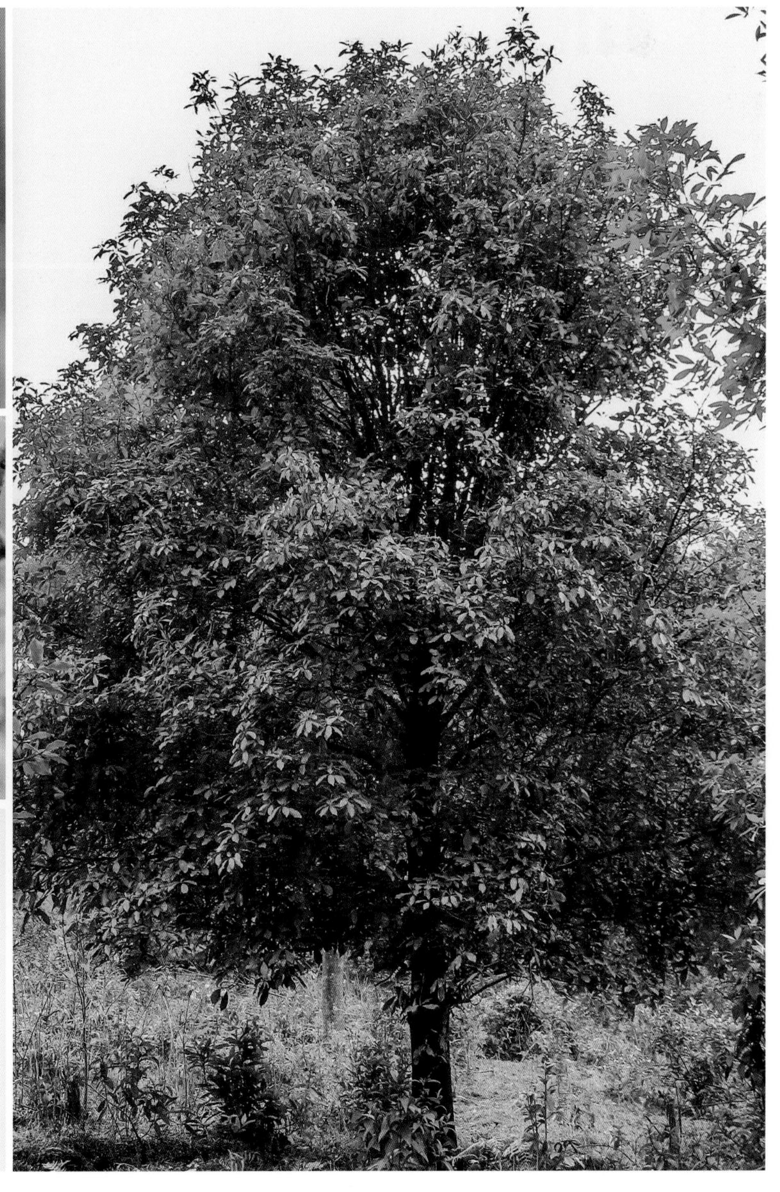

黑老虎

【基原】为五味子科黑老虎*Kadsura coccinea* (Lem.) A. C. Smith 的根。

【别名】大钻、大叶钻骨风、过山风。

【形态特征】藤本。全株无毛。叶片革质，长圆形至卵状披针形，基部宽楔形或近圆形，边缘全缘。花单生于叶腋，稀成对，雌雄异株。聚合果近球形，红色或暗紫色；小浆果倒卵形，外果皮革质，不显出种子。种子心形或卵状心形。花期4~7月，果期7~11月。

【分布】生于林中。产于广西、广东、云南、贵州、四川、湖南等地。

【性能主治】根味辛、微苦，性温。具有行气活血、祛风止痛的功效。主治胃痛，腹痛，风湿痹痛，跌打损伤，痛经，产后瘀血腹痛，疝气痛。

【采收加工】全年均可采挖，洗净，干燥。

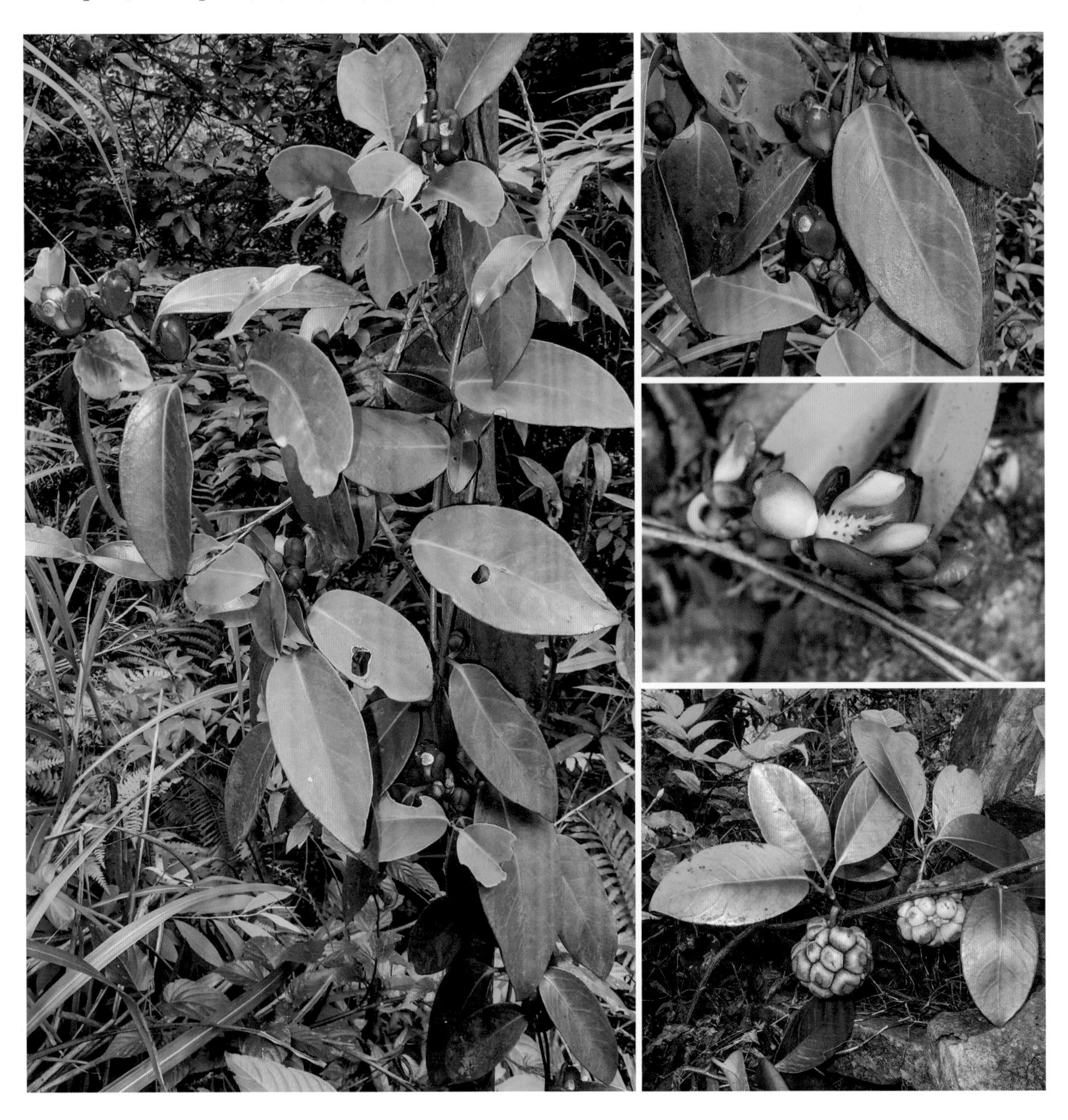

樟

【基原】为樟科樟*Cinnamomum camphora* (L.) Presl 的根、果实。

【别名】土沉香、樟子、香通。

【形态特征】常绿大乔木。树冠广卵形。枝、叶及木材均有樟脑气味；树皮黄褐色，有不规则的纵裂。叶互生；叶片卵状椭圆形，具离基三出脉。花绿白色或带黄色。花被外面无毛或被微柔毛，内面密被短柔毛，花被筒倒锥形。果卵球形或近球形，紫黑色。花期4~5月，果期8~11月。

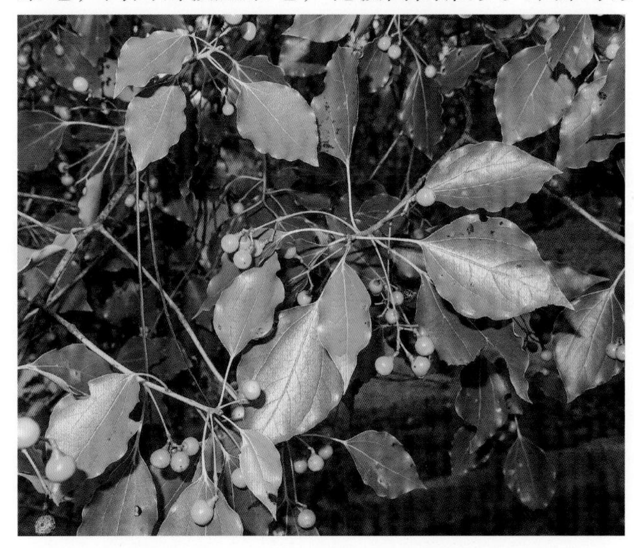

【分布】常生于山坡或沟谷中。产于南方及西南地区。

【性能主治】根味辛，性温。具有温中止痛、祛风除湿的作用。主治胃脘疼痛，风湿痹痛，皮肤瘙痒。果实味辛，性温。具有祛风散寒、温胃和中、理气止痛的功效。主治脘腹冷痛，寒湿吐泻，气滞腹胀，脚气。

【采收加工】春、秋季采挖根，洗净，切片，晒干。11~12月采摘成熟果实，晒干。

【附注】《中华本草》记载樟的根和果实入药的药材名分别为香樟根和樟木子。

山胡椒

【基原】为樟科山胡椒*Lindera glauca* (Sieb. et Zucc.) Blume 的果实及根。

【别名】牛筋条、山花椒、牛筋条根。

【形态特征】落叶灌木或小乔木。树皮平滑，灰色或灰白色。叶互生；叶片宽椭圆形、椭圆形、倒卵形或狭倒卵形，腹面深绿色，背面淡绿色，被白色柔毛，纸质。伞形花序腋生。雄花被片黄色，椭圆形。雌花被片黄色，椭圆形或倒卵形。果熟时红色。花期3~4月，果期7~8月。

【分布】生于山坡、林缘。产于广西、广东、湖南、湖北、四川、福建、台湾、安徽、浙江、江苏、江西等地。

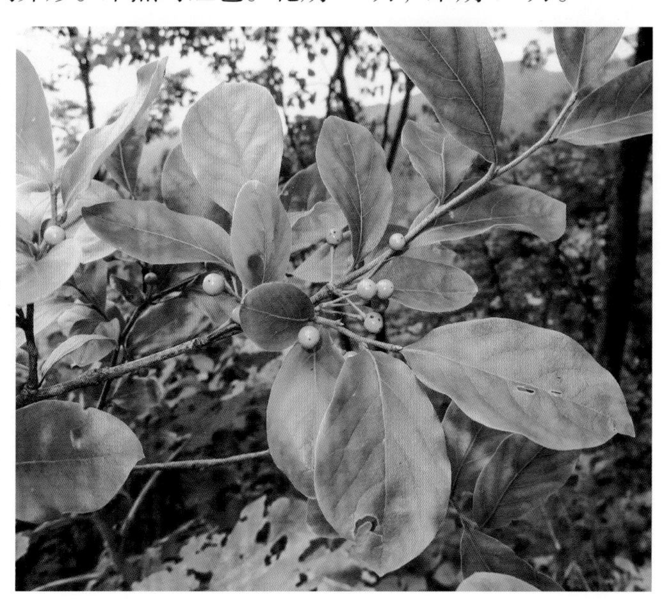

【性能主治】果实味辛，性温。具有温中散寒、行气止痛、平喘的功效。主治脘腹冷痛，哮喘。根味辛，性温。具有祛风通络、理气活血、利湿消肿、化痰止咳的功效。主治风湿痹痛，跌打损伤，胃脘疼痛，脱力劳伤，支气管炎，水肿。

【采收加工】秋季果实成熟时采收，晾干。根秋季采挖，晒干。

荜澄茄

【基原】为樟科山鸡椒*Litsea cubeba* (Lour.) Pers. 的果实。

【别名】山苍子、山香椒、豆豉姜。

【形态特征】落叶灌木或小乔木。幼树树皮黄绿色，光滑；老树树皮灰褐色。小枝细长，绿色，无毛，枝、叶具芳香味。叶互生；叶片披针形或长圆形，纸质，腹面深绿色，背面粉绿色，两面均无毛。伞形花序单生或簇生。果幼时绿色，熟时黑色。花期2~3月，果期7~8月。

【分布】生于向阳的山地、灌木丛、林缘路边。产于广西、广东、云南、湖南、四川、浙江、福建、台湾等地。

【性能主治】果实味辛，性温。具有温中散寒、行气止痛的功效。主治胃寒呕逆，脘腹冷痛，寒疝腹痛，寒湿郁滞，小便浑浊。

【采收加工】秋季果实成熟时采收，除去杂质，晒干。

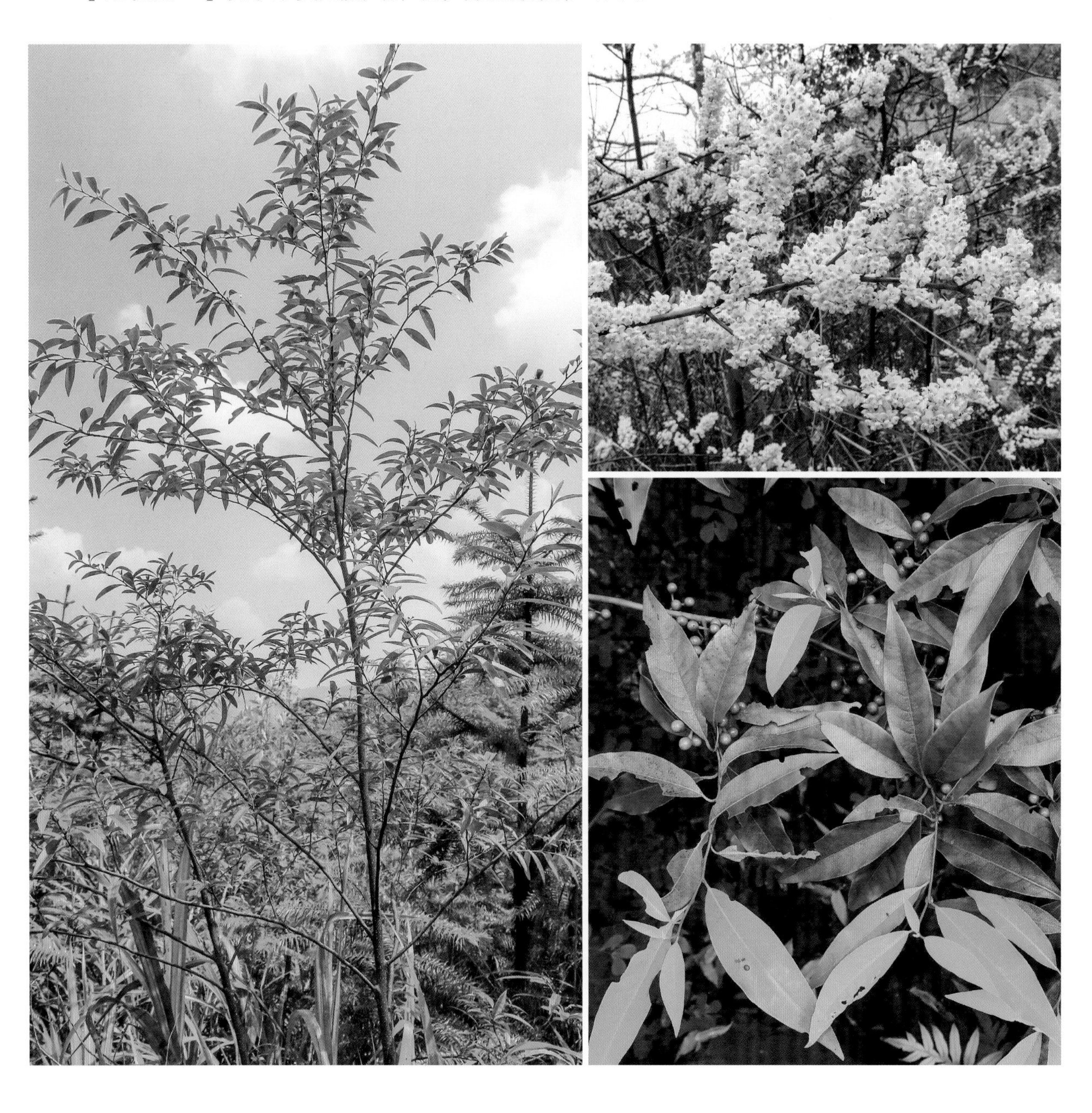

红花青藤

【基原】为青藤科红花青藤*Illigera rhodantha* Hance 的根或藤茎。

【别名】毛青藤、三姐妹藤。

【形态特征】藤本。茎具沟棱，幼枝被金黄褐色茸毛。指状复叶互生，有小叶3片；叶柄密被金黄褐色茸毛。聚伞花序组成的圆锥花序腋生，狭长，密被金黄褐色茸毛，萼片紫红色；花瓣与萼片同形。果具4翅，翅较大的呈舌形或近圆形。花期6~11月，果期12月至翌年4~5月。

【分布】生于山谷密林或疏林灌木丛中。产于广西、广东、云南等地。

【性能主治】根或茎藤味甘、辛，性温。具有祛风止痛、散瘀消肿的功效。主治风湿性关节疼痛，蛇虫咬伤，跌打肿痛。

【采收加工】种后2~3年，于夏、秋季采收，洗净，切段，晒干。

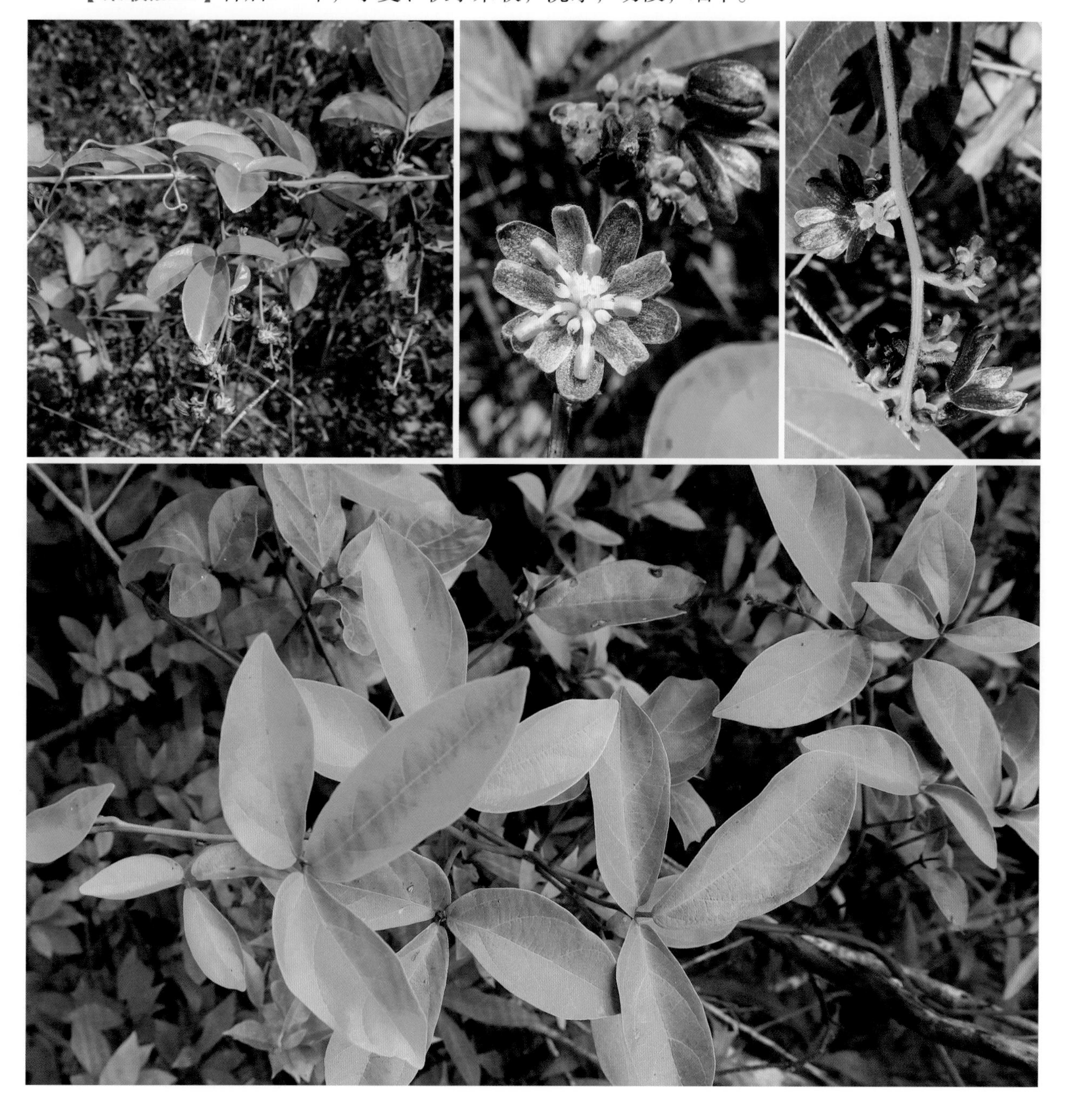

棉花藤

【基原】为毛茛科钝齿铁线莲*Clematis apiifolia* DC. var. *argentilucida* (H. Lév. et Vaniot) W. T. Wang 的藤茎。

【别名】山木通、木通、川木通。

【形态特征】藤本。小枝和花序梗、花梗均密生贴伏短柔毛。三出复叶；小叶卵形或宽卵形，长5~13 cm，宽3~9 cm，背面密生短柔毛，边缘具少数钝齿。圆锥状聚伞花序多花，萼片开展，白色，狭倒卵形，有短柔毛。瘦果纺锤形或狭卵形。花期7~9月，果期9~10月。

【分布】生于山坡林中或沟边。产于贵州、广西北部、广东北部、云南、四川、湖南、湖北、江西、安徽大别山以南、浙江、江苏南部、陕西南部、甘肃等地。

【性能主治】藤茎味苦，性凉；有小毒。具有消食止痢、利尿消肿、通经下乳的功效。主治食滞腹胀，泄泻痢疾，湿热淋证，水肿，妇女闭经及乳汁不通。

【采收加工】秋季采收，刮去外皮，切片，晒干。

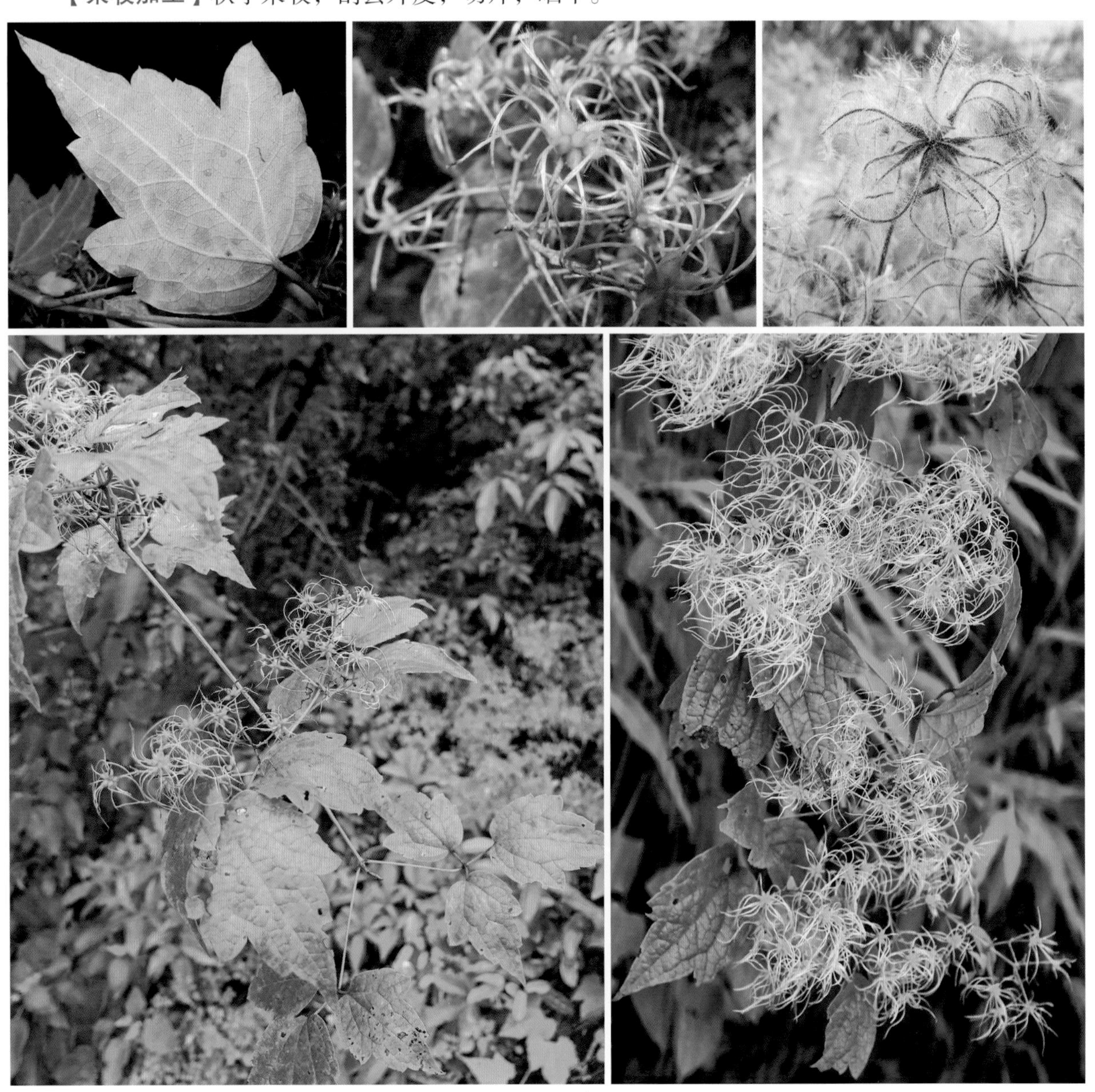

川木通

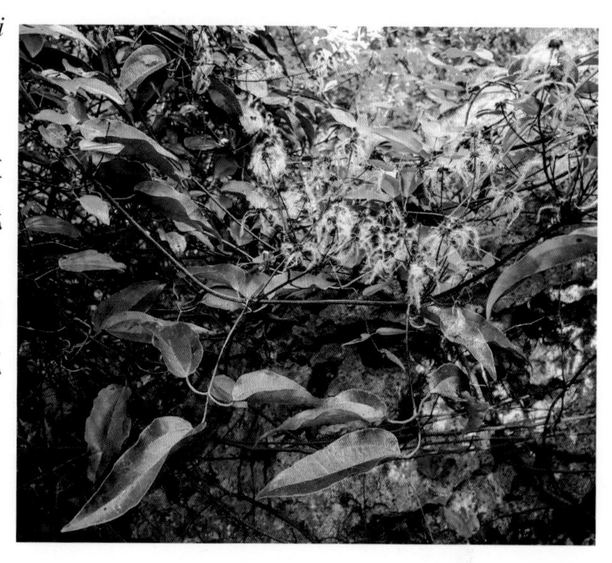

【基原】为毛茛科小木通*Clematis armandii* Franch. 的藤茎。

【别名】淮通、淮木通。

【形态特征】木质藤本。三出复叶；小叶革质，卵状披针形、长椭圆状卵形至卵形，两面无毛。聚伞花序或圆锥状聚伞花序，腋生或顶生；萼片开展，白色，偶带淡红色，长圆形或长椭圆形，大小变异极大。瘦果扁，卵形至椭圆形，疏生柔毛。花期3~4月，果期4~7月。

【分布】生于山坡、山谷、路边灌木丛中、林边或水沟旁。产于广西、广东、福建、湖南、湖北、贵州、云南、四川、陕西、甘肃等地。

【性能主治】藤茎味苦，性寒。具有清热、利尿通淋、清心除烦、通经下乳的功效。主治淋证，水肿，心烦尿赤，口舌生疮，经闭乳少，湿热痹痛。

【采收加工】春、秋季采收，除去粗皮，晒干；或趁鲜切薄片，晒干。

威灵仙

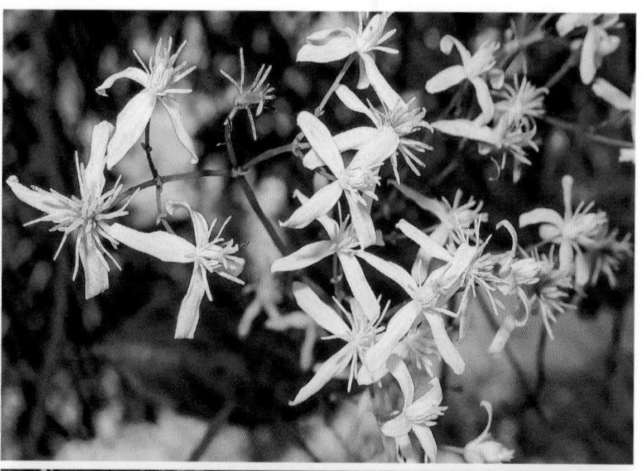

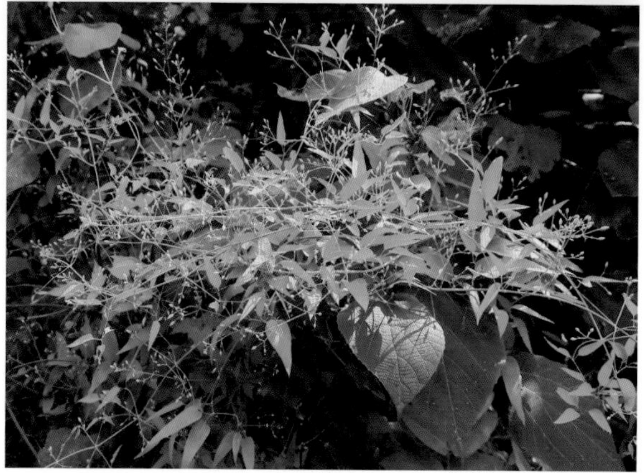

【基原】为毛茛科威灵仙*Clematis chinensis* Osbeck 的根及根状茎。

【别名】铁脚威灵仙、百条根、老虎须。

【形态特征】木质藤本。茎、小枝近无毛或疏生短柔毛。一回羽状复叶，有5小叶；小叶纸质，窄卵形至披针形，边缘全缘，两面近无毛。常为圆锥状聚伞花序，多花，腋生或顶生；萼片4枚，开展，白色，长圆形或长圆状倒卵形。瘦果卵形至宽椭圆形，有柔毛。花期6~9月，果期8~11月。

【分布】生于山坡、山谷灌木丛中或沟边、路边草丛中。产于广西、广东、贵州、四川、湖南、湖北、浙江、江苏、河南、陕西、江西、福建、台湾等地。

【性能主治】根及根状茎味辛、咸，性温。具有祛风除湿、通经络的功效。主治风湿痹痛，肢体麻木，筋脉拘挛，屈伸不利。

【采收加工】秋季采收，除去泥沙，晒干。

柱果铁线莲

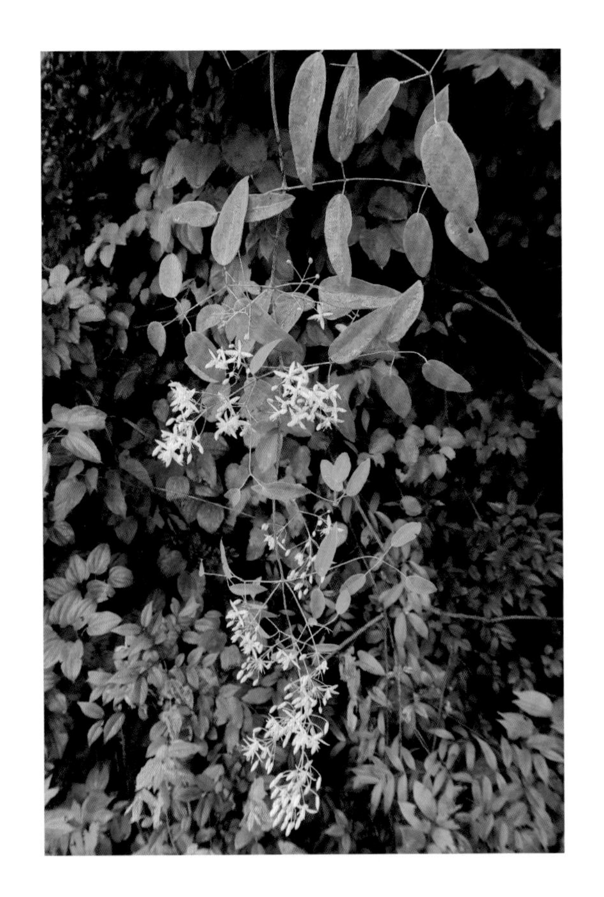

【基原】为毛茛科柱果铁线莲*Clematis uncinata* Champ. ex Benth. 的根及叶。

【别名】铁脚威灵仙、黑木通、一把扇。

【形态特征】藤本。干时常带黑色，除花柱有羽状毛及萼片外面边缘有短柔毛外，其余光滑。一回至二回羽状复叶；小叶纸质或薄革质，宽卵形、卵形、长圆状卵形至卵状披针形。圆锥状聚伞花序腋生或顶生，多花；萼片4枚，白色。瘦果圆柱状钻形，无毛。花期6~7月，果期7~9月。

【分布】生于山地、山谷、溪边的灌丛中或林边，或石灰岩灌木丛中。产于广西、广东、云南东南部、贵州、四川、湖南、安徽、浙江、江苏宜兴、陕西南部、甘肃南部、江西、福建、台湾等地。

【性能主治】根及叶味辛，性温。具有祛风除湿、舒筋活络、镇痛的功效。根主治风湿关节痛，牙痛，骨鲠候。叶外用治外伤出血。

【采收加工】夏秋季采收，分别晒干。

盾叶唐松草

【基原】为毛茛科盾叶唐松草*Thalictrum ichangense* Lecoy. ex Oliv. 的全草、根。

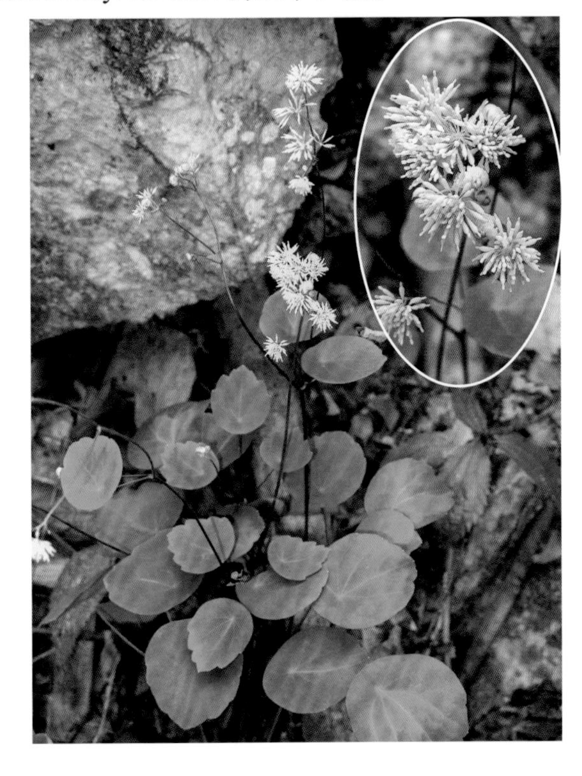

【别名】倒地挡、岩扫把、龙眼草。

【形态特征】植株全部无毛。根状茎斜伸，密生须根。茎高14~32 cm。基生叶有长柄，为一至三回三出复叶；小叶草质，顶生小叶卵形、宽卵形、宽椭圆形或近圆形；茎生叶渐变小。复单歧聚伞花序有稀疏分枝；花梗丝形；花萼片白色，卵形。瘦果近镰刀形。花期5~7月。

【分布】生于山地沟边、灌木丛中或林中。产于广西、贵州、云南、四川、湖北、浙江、陕西、辽宁等地。

【性能主治】全草、根味苦，性寒；有小毒。具有清热解毒、除湿、通经、活血的功效。主治黄疸，蛔虫病引起的腹痛，跌打损伤，骨折肿痛，泄泻等。

【采收加工】秋季采收根和全草，分别晒干。

八月炸

【基原】为木通科三叶木通*Akebia trifoliata* (Thunb.) Koidz. 的果实及根。

【别名】预知子、狗腰藤、八月瓜。

【形态特征】落叶木质藤本。茎皮灰褐色，有稀疏的皮孔及小疣点。掌状复叶互生或在短枝上簇生；小叶3片，纸质或薄革质，卵形至阔卵形，具小突尖。总状花序自短枝上簇生叶中抽出。果长圆形，熟时灰白色略带淡紫色。种子极多数，扁卵形；种皮红褐色或黑褐色，稍有光泽。花期4~5月，果期7~8月。

【分布】生于地沟谷边疏林或丘陵灌木丛中。产于广西、河北、山西、山东、河南、甘肃等地。

【性能主治】果实及根味甘，性温。具有疏肝、补肾、止痛的功效。主治胃痛，疝痛，睾丸肿痛，腰痛，遗精，月经不调，白带异常，子宫脱垂。

【采收加工】秋季采收果实及根，晒干。

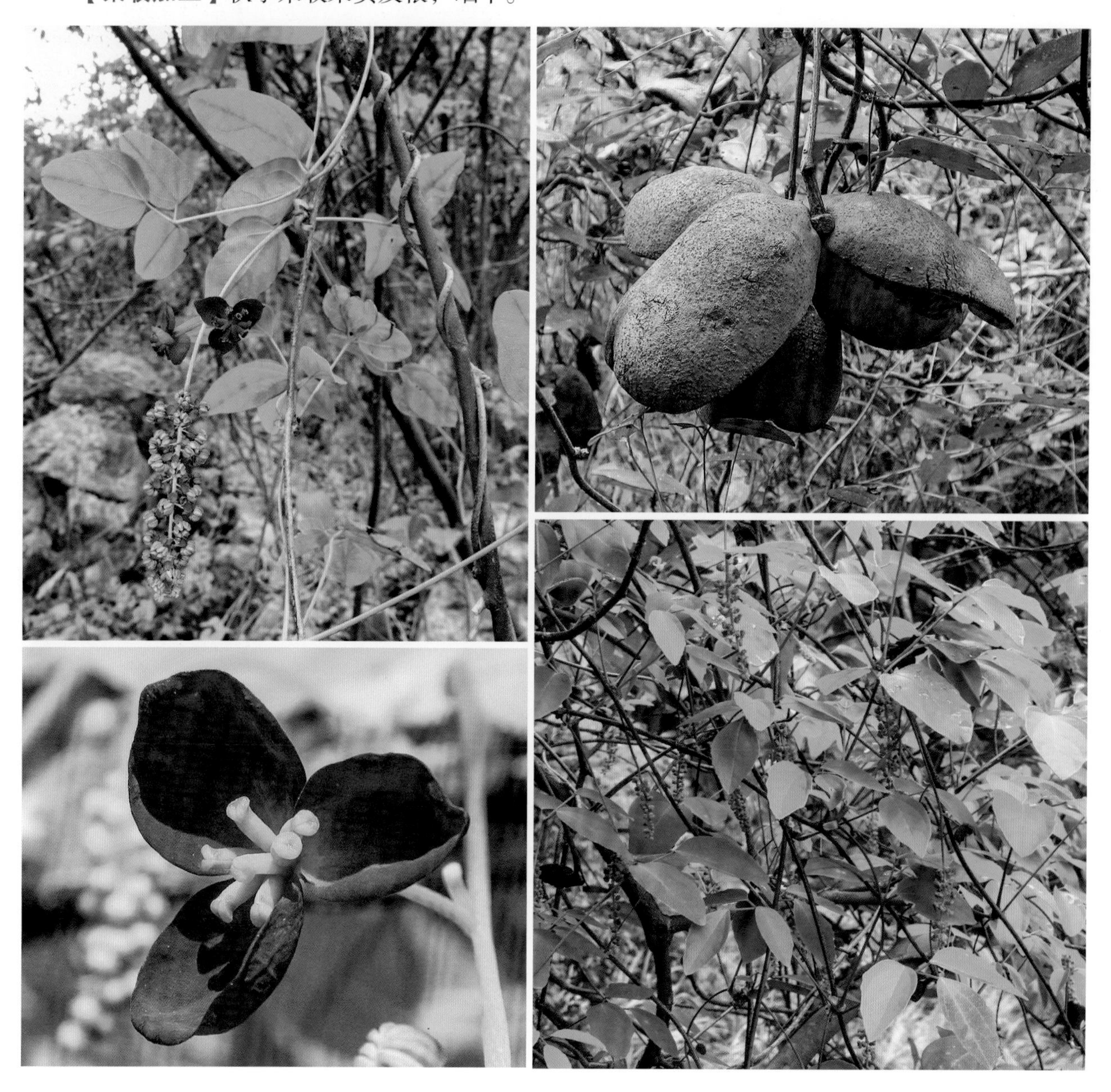

衡州乌药

【基原】为防己科樟叶木防己*Cocculus laurifolius* DC. 的根。

【别名】木防己、山桂枝、牛十八。

【形态特征】直立灌木或小乔木，少数呈藤状。枝有条纹，嫩枝稍有棱角，无毛。叶片薄革质，椭圆形、卵形或长椭圆形至披针状长椭圆形，较少倒披针形。聚伞花序或聚伞圆锥花序，腋生。核果近圆球形，稍扁，长6~7 mm；果核骨质，背部有不规则的小横肋状皱纹。花期春、夏季，果期秋季。

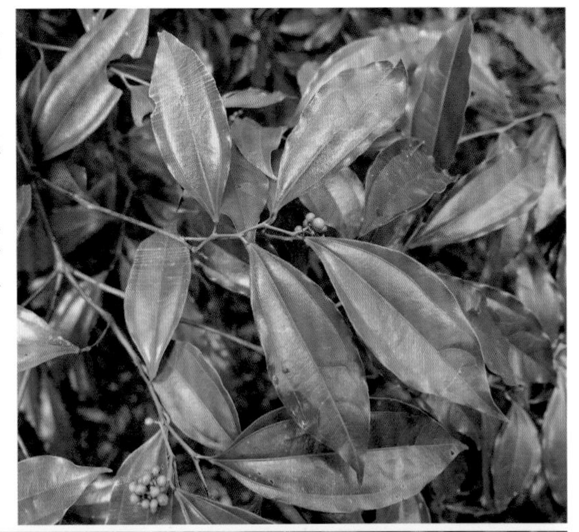

【分布】生于灌木丛或疏林中。产于我国南部地区，北至湖南西南部、贵州南部和西藏吉隆等地。

【性能主治】根味辛、甘，性温。具有顺气宽胸、祛风止痛的功效。主治胸膈痞胀，疝气，膀胱冷气，脘腹疼痛，风湿腰腿痛，跌打伤痛，神经痛。

【采收加工】春季或冬季采收，除须根，洗净，切段，晒干。

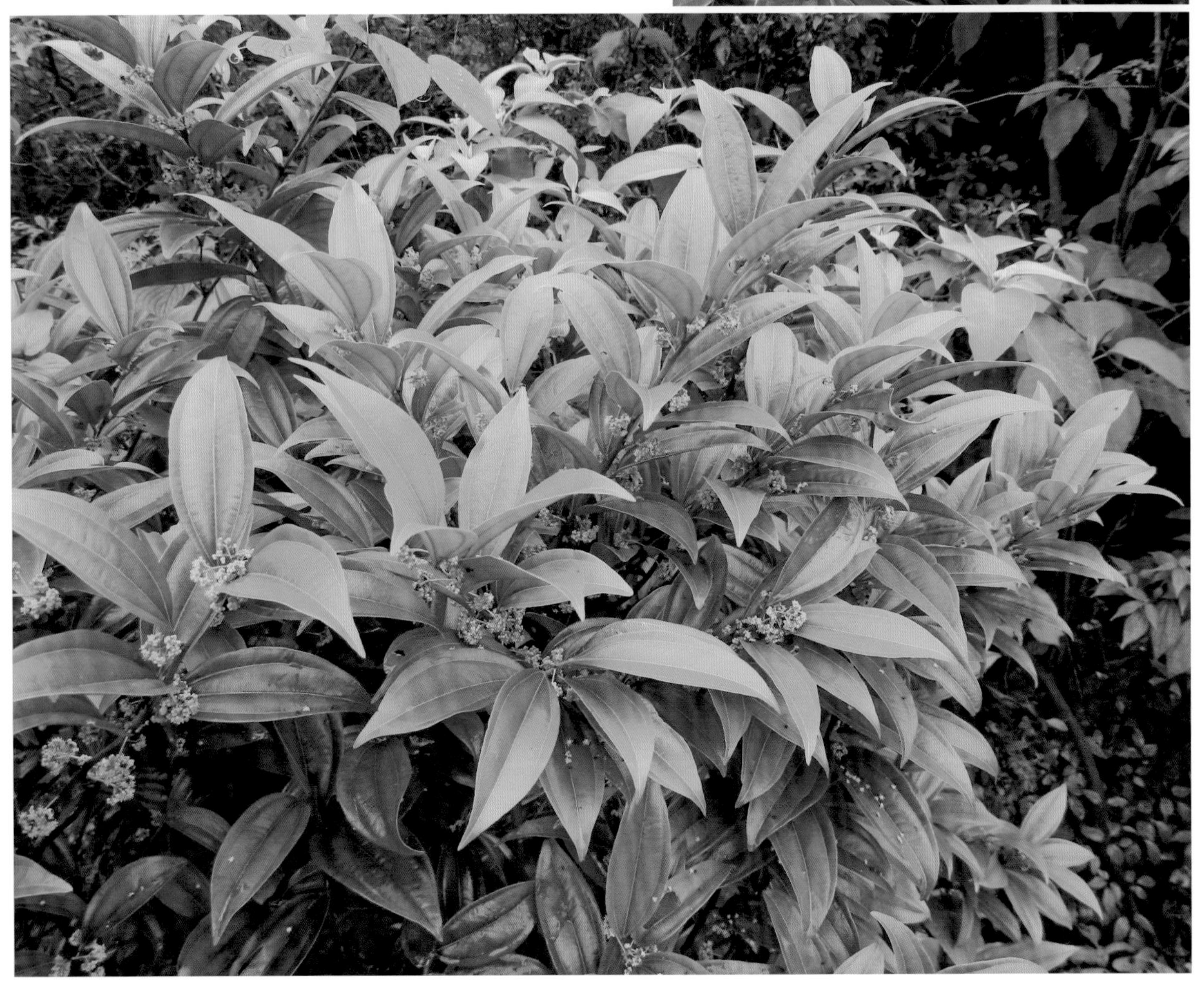

百解藤

【基原】为防己科粉叶轮环藤*Cyclea hypoglauca* (Schauer) Diels的根、藤茎。

【别名】金线风、凉粉藤、金锁匙。

【形态特征】藤本。老茎木质，小枝纤细，除叶腋有簇毛外无毛。叶片阔卵状三角形至卵形，顶端渐尖，基部截平至圆形，边缘全缘而稍反卷，两面无毛或背面被稀疏而长的白毛。花序腋生，雄花序为间断的穗状花序状，花序轴常不分枝或有时基部有短小分枝，纤细而无毛。核果红色，无毛。花期5~7月，果期7~9月。

【分布】生于林缘和山地灌木丛。产于广西、广东、海南、湖南、江西、福建、云南等地。

【性能主治】根、藤茎味苦，性寒。具有清热解毒、祛风止痛、利水通淋的功效。主治风热感冒，咳嗽，咽喉肿痛，尿路感染及尿路结石，风湿疼痛，疮疡肿毒，毒蛇咬伤。

【采收加工】全年均可采收，去除须根或枝叶，洗净，切段，晒干。

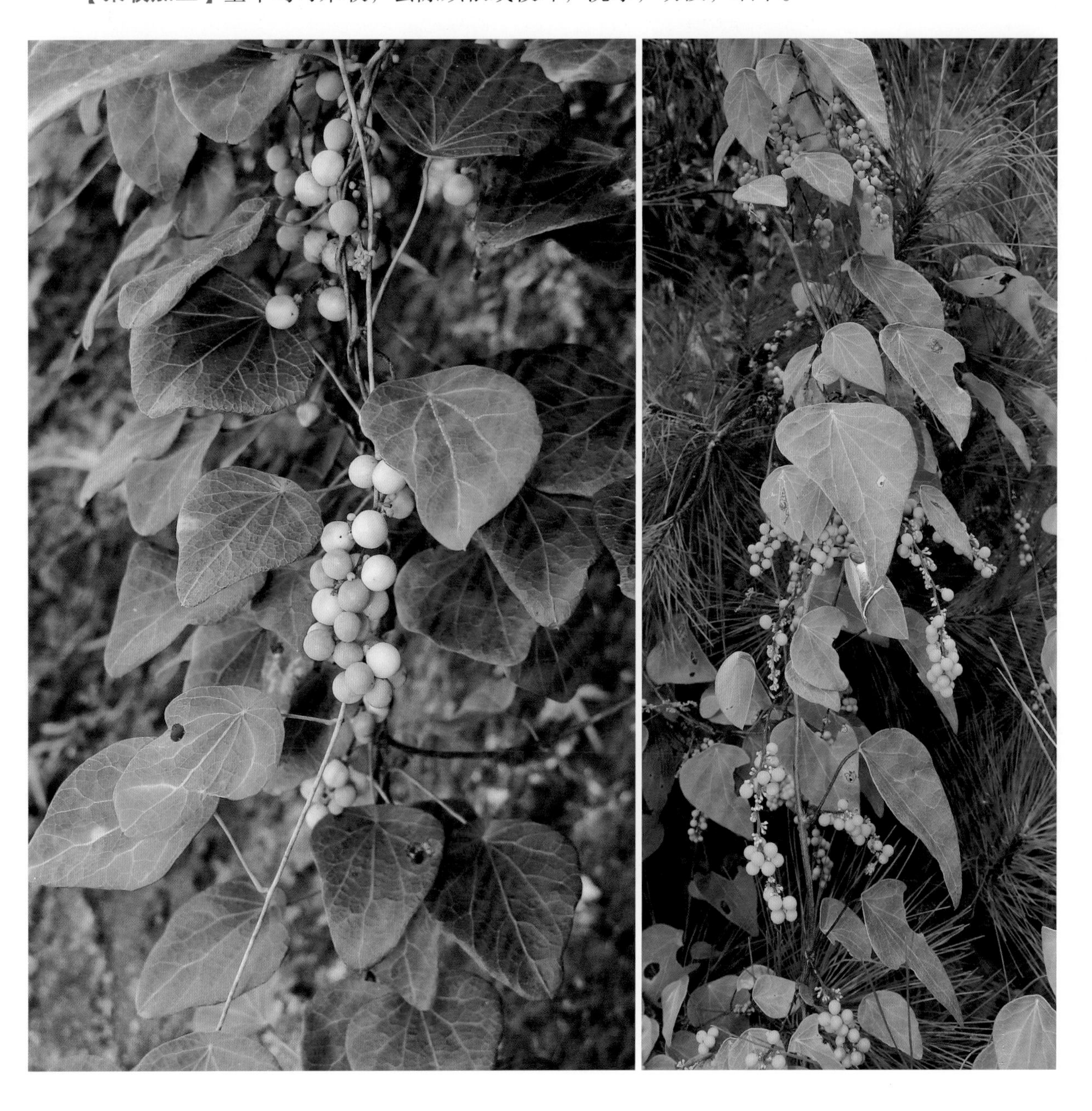

黑风散

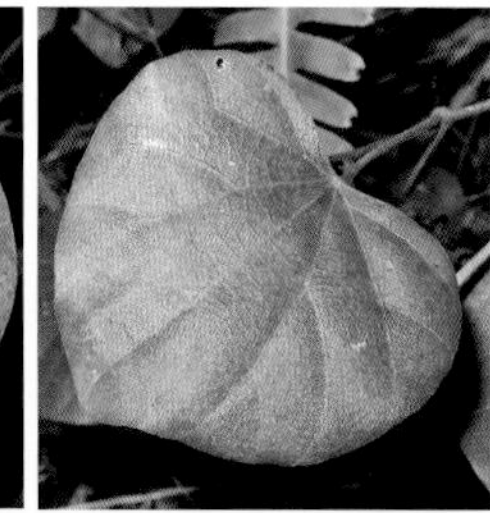

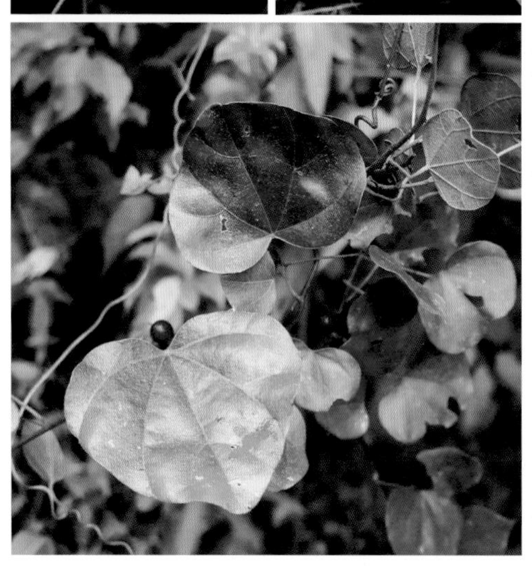

【基原】为防已科细圆藤*Pericampylus glaucus* (Lam.) Merr. 的藤茎或叶。

【别名】广藤、小广藤、土藤。

【形态特征】木质藤本。小枝通常被灰黄色茸毛，有条纹，老枝无毛。叶片三角状卵形至三角状近圆形，有小突尖，基部近截平至心形，边缘有圆齿或近全缘，两面被茸毛或腹面被疏柔毛至近无毛，很少两面近无毛。聚伞花序伞房状，被茸毛。核果红色或紫色，果核径5~6 mm。花期4~6月，果期9~10月。

【分布】生于林中、林缘和灌木丛中。广布于长江流域以南各地，尤以广西、广东、云南三省区较常见。

【性能主治】藤茎或叶味苦，性凉。具有清热解毒、息风止痉、祛除风湿的功效。主治疮疡肿毒，咽喉肿痛，惊风抽搐，风湿痹痛，跌打损伤，毒蛇咬伤。

【采收加工】全年均可采收，晒干。

白药子

【基原】为防己科金线吊乌龟*Stephania cephalantha* Hayata的块根。

【别名】金不换、地乌龟、吊金龟。

【形态特征】草质藤本。具球形或不规则团块状块根，全株无毛。枝常呈紫红色，纤细。叶片盾形、三角状近圆形或扁圆形，先端具小突尖，掌状脉7~9条。雌、雄花序同形，均为头状花序，具盘状花托，花小。核果红色，倒卵形。花期4~5月，果期6~7月。

【分布】常生于灌木丛、林缘或石灰岩裂隙中。分布地区南至广西和广东，西南至四川东部和东南部及贵州东部和南部，西北至陕西汉中地区，东至浙江、江苏和台湾。

【性能主治】块根味苦，性寒。具有清热解毒、消肿止痛的功效。主治痈疽肿毒、腮腺炎、毒蛇咬伤、跌打肿痛。

【采收加工】全年均可采收，洗净，切片，晒干。

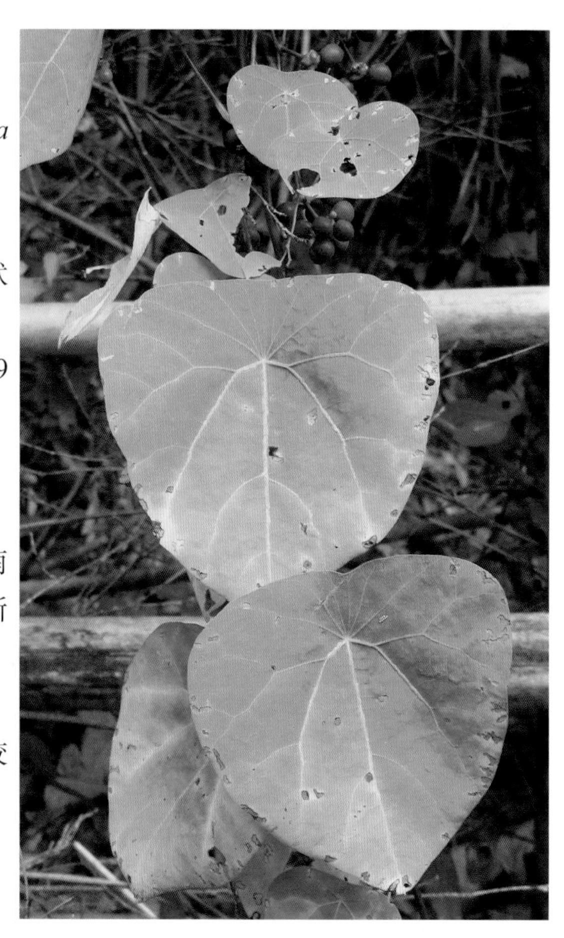

尾花细辛

【基原】为马兜铃科尾花细辛*Asarum caudigerum* Hance的全草。

【别名】马蹄金、土细辛、金耳环。

【形态特征】多年生草本。全株被散生柔毛。根状茎粗壮，有多条纤维根。叶片阔卵形、三角状卵形或卵状心形。花被绿色，被紫红色圆点状短毛丛；花被裂片上部卵状长圆形，先端骤窄成细长尾尖，尾长可达1.2 cm。果近球状，具宿存花被。花期4~5月，广西可晚至11月。

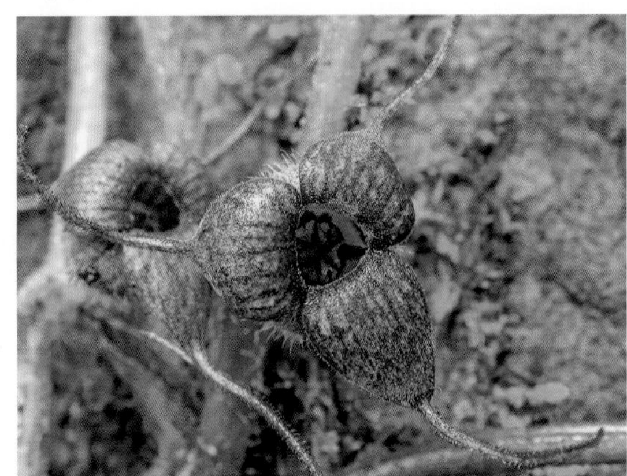

【分布】生于林下、溪边和路边阴湿地。产于广西、广东、云南、贵州、四川、湖南、湖北等地。

【性能主治】全草味辛、微苦，性温；有小毒。具有温经散寒、消肿止痛、化痰止咳的功效。主治头痛，风寒感冒，咳嗽哮喘，口舌生疮，风湿痹痛，跌打损伤，毒蛇咬伤，疮疡肿毒。

【采收加工】全年均可采收，阴干。

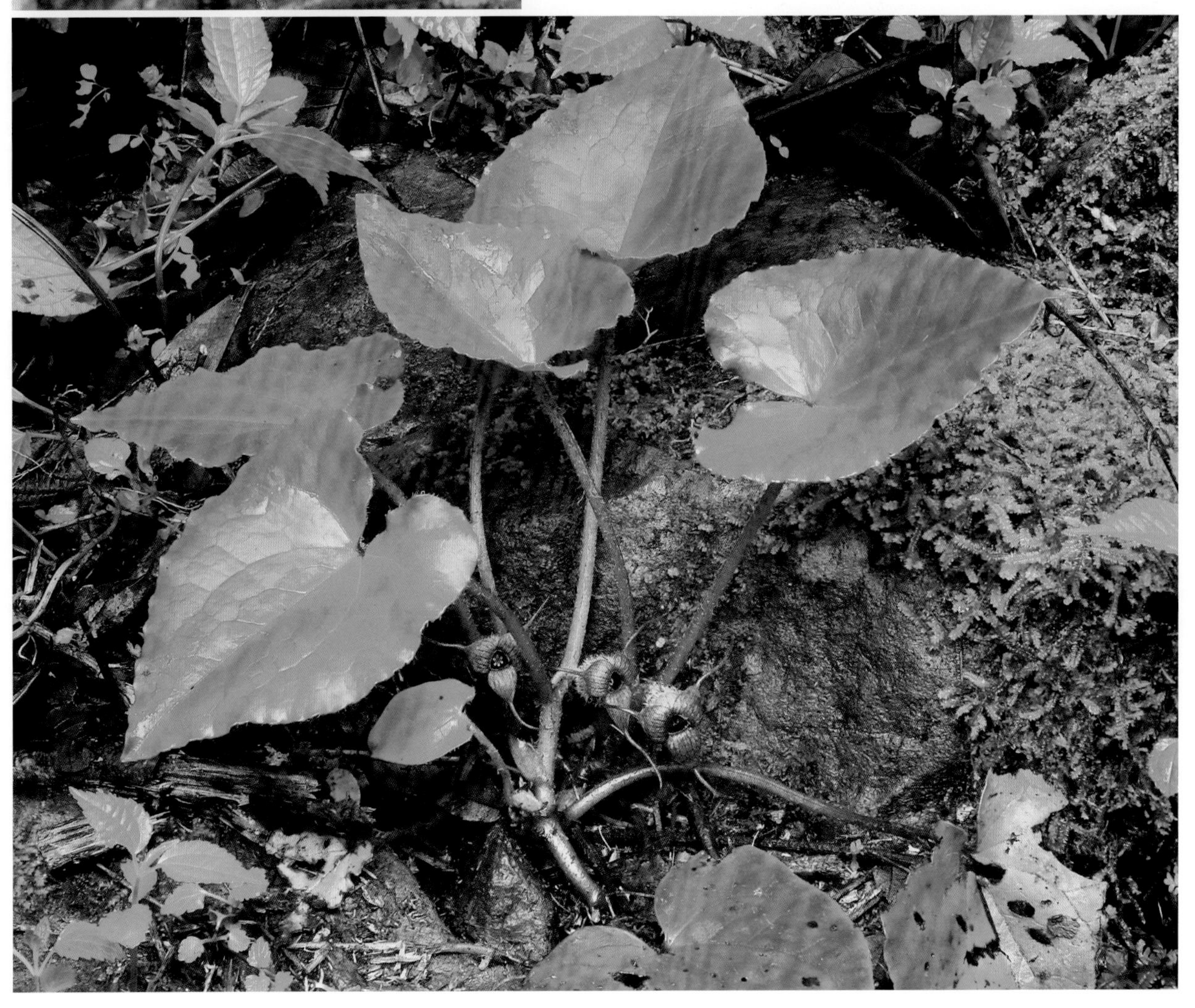

大块瓦

【基原】为马兜铃科地花细辛*Asarum geophilum* Hemsl. 的根、根状茎或全草。

【别名】花叶细辛、摘耳根、矮细辛。

【形态特征】多年生草本。全株散生柔毛。根状茎横走。叶片圆心形或宽卵形，基部心形，腹面散生短毛或无毛，背面初被密生黄棕色柔毛。花紫色，常向下弯垂，有毛；花被与子房合生部分球状或卵状，表面密生紫色点状毛丛。果卵状，棕黄色，直径约12 mm，具宿存花被。花期4~6月。

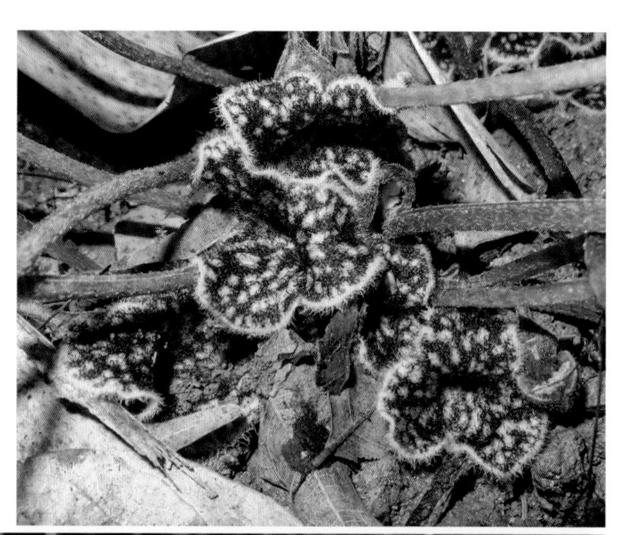

【分布】生于密林下或山谷湿地。产于广西、广东、贵州南部等地。

【性能主治】根、根状茎、全草味辛，性温。具有疏风散寒、宣肺止咳、消肿止痛的功效。主治风寒头痛，鼻渊，痰饮咳喘，风寒湿痹，毒蛇咬伤。

【采收加工】4~5月采收，除去泥土，置通风处，阴干。

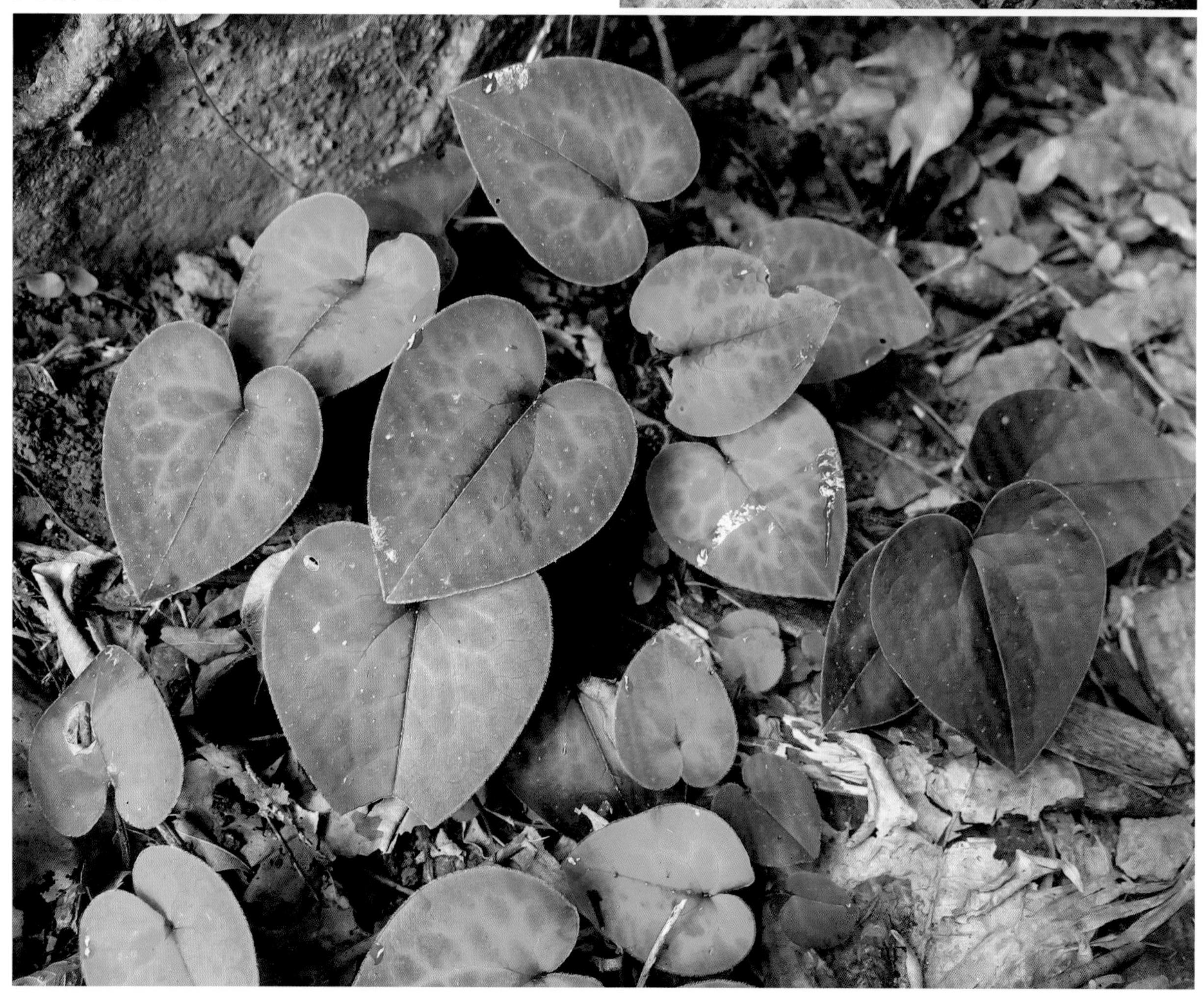

鱼腥草

【基原】为三白草科蕺菜*Houttuynia cordata* Thunb. 的新鲜全草或地上部分。

【别名】侧耳根、猪鼻孔、臭草。

【形态特征】腥臭草本。茎下部伏地，节上轮生小根，上部直立，无毛或节上被毛，有时带紫红色。叶片薄纸质，有腺点，背面尤甚，卵形或阔卵形，顶端短渐尖，基部心形，两面除叶脉有时被毛外均无毛，背面常呈紫红色。花序长约2 cm，无毛；总苞片长圆形或倒卵形。蒴果。花期4~7月。

【分布】生于沟边、林下潮湿处。产于我国中部、东南至西南部各省区，东起台湾，西南至云南、西藏，北达陕西、甘肃。

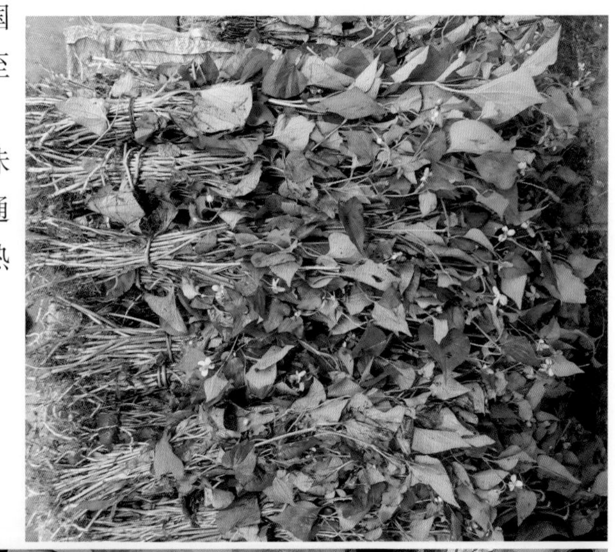

【性能主治】新鲜全草或干燥地上部分味辛，性微寒。具有清热解毒、消痈排脓、利尿通淋的功效。主治肺痈吐脓，痰热喘咳，热痢，热淋，痈肿疮毒。

【采收加工】夏季茎叶茂盛花穗多时采收，除去杂质，晒干。

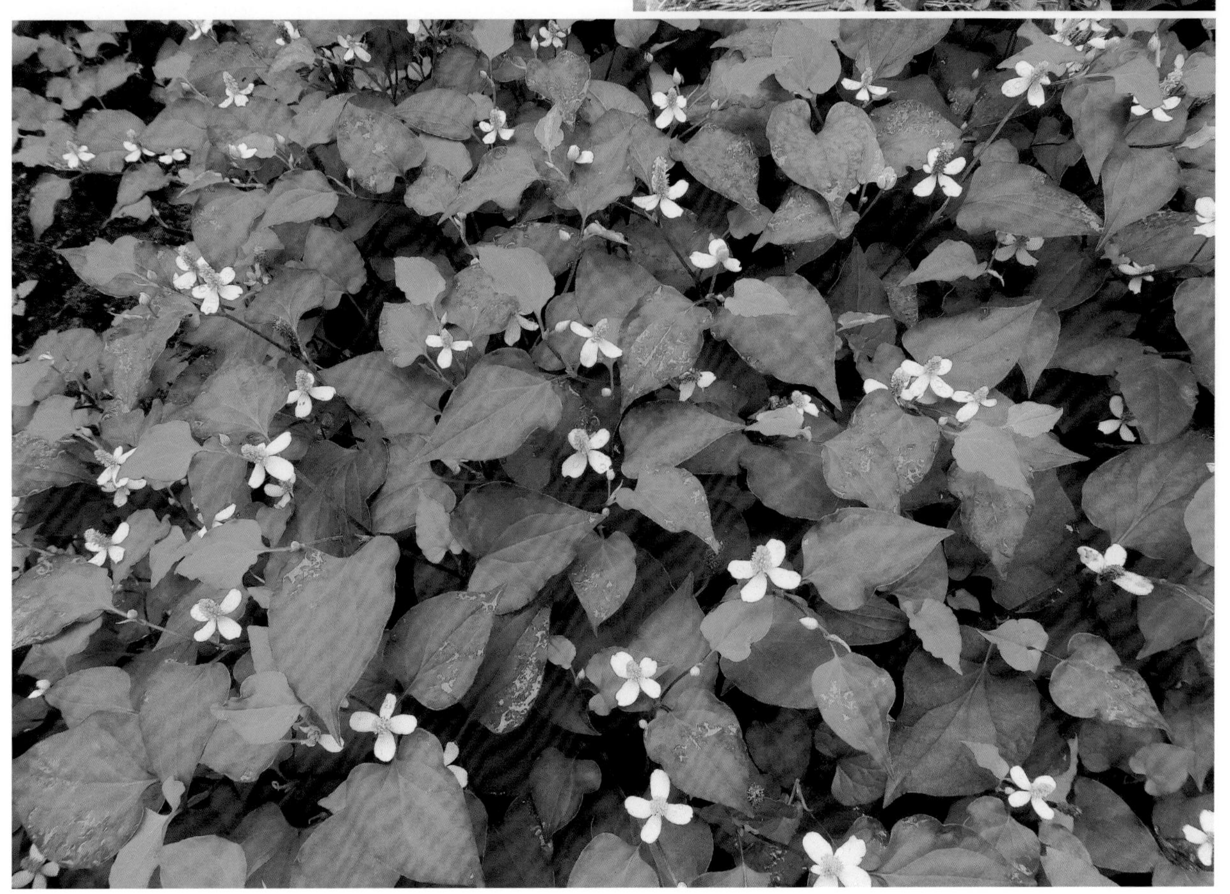

三白草

【基原】为三白草科三白草*Saururus chinensis* (Lour.) Baill. 的地上部分。

【别名】水木通、五路白、三点白。

【形态特征】湿生草本。茎粗壮，有纵长粗棱和沟槽，下部伏地，常带白色，上部直立，绿色。叶片纸质，密生腺点，阔卵形至卵状披针形，顶端短尖或渐尖，基部心形或斜心形，两面均无毛。花序白色，花序梗无毛，花序轴密被短柔毛；苞片近匙形，无毛或有疏缘毛，被柔毛。花期4~6月。

【分布】生于低湿沟边，塘边或溪旁。产于广西、广东、山东、河南、河北等地。

【性能主治】地上部分味甘、辛，性寒。具有利尿消肿、清热解毒的功效。主治水肿，小便不利，淋沥涩痛，带下；外用治疮疡肿毒，湿疹。

【采收加工】全年均可采收，洗净，晒干。

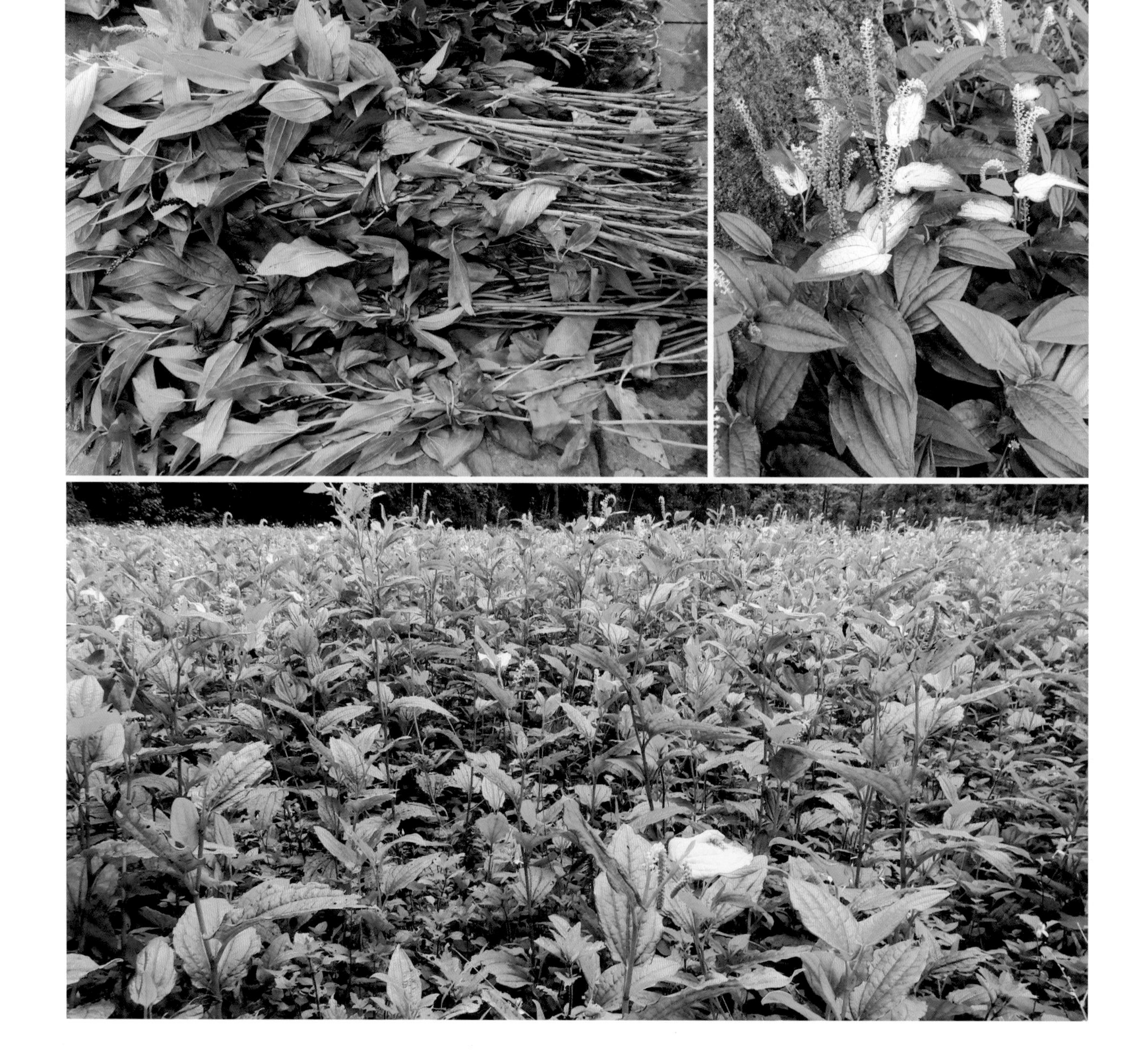

尾叶山柑

【基原】为白花菜科小绿刺*Capparis urophylla* F. Chun 的叶。

【别名】尖叶山柑、尾叶槌果藤、尾叶马槟榔。

【形态特征】小乔木或灌木。小枝圆柱形，纤细，干后呈绿色或黄绿色，有纵行细条纹，无刺或有上举微内弯的小刺；茎上刺粗壮。叶片卵形或椭圆形，顶端渐狭延成长尾。花单出腋生或2~3朵排成短纵列于腋上生；花瓣白色；无毛。果球形，直径6~10 mm，熟后橘红色。花期3~6月，果期8~12月。

【分布】生于山坡道旁、河旁或溪边、山谷疏林或石山灌木丛中。产于广西及云南西南部至东南部等地。

【性能主治】叶味微辛，性温。具有解毒消肿的功效。主治毒蛇咬伤。

【采收加工】夏、秋季采收，洗净，鲜用或晒干。

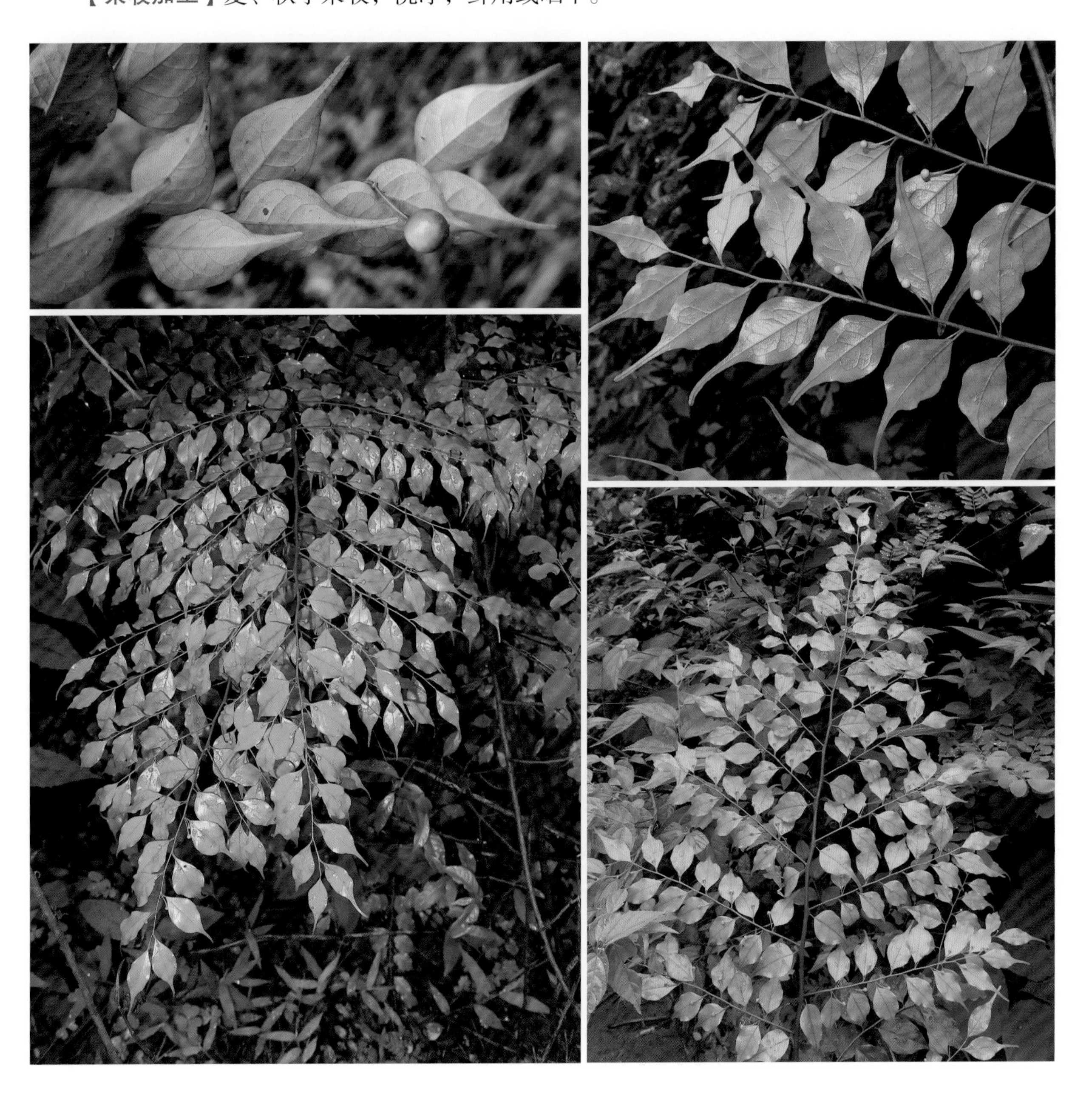

白带草

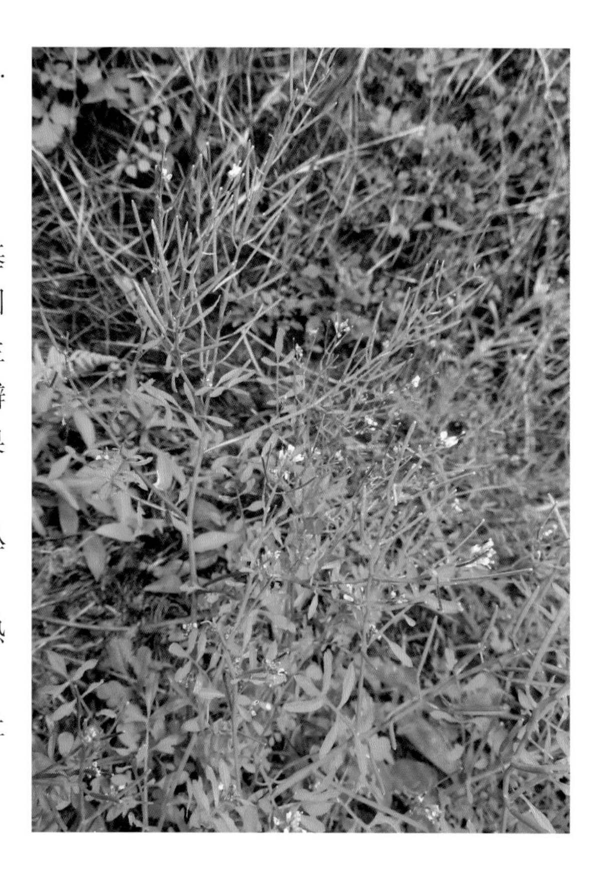

【基原】为十字花科碎米荠*Cardamine hirsuta* L.的全草。

【别名】雀儿菜、野养菜、米花香荠菜。

【形态特征】一年生小草本。茎直立或斜生，下部有时呈淡紫色，被较密柔毛，上部毛渐少。基生叶具叶柄，有小叶2~5对；顶生小叶肾形或肾圆形，边缘具3~5枚圆齿，侧生小叶卵形或圆形；茎生叶具短柄，有小叶3~6对。总状花序生于枝顶，花瓣白色，倒卵形。长角果线形，稍扁。花期2~4月，果期4~6月。

【分布】生于山坡、路边、荒地及耕地的草丛中。产于全国大部分地区。

【性能主治】全草味甘、淡，性凉。具有清热利湿、安神、止血的作用。主治湿热泻痢，热淋，白带异常，心悸，失眠，虚火牙痛，小儿疳积，吐血，便血，疔疮。

【采收加工】2~5月采收，鲜用或晒干。

蔊菜

【基原】为十字花科蔊菜*Rorippa indica* (L.) Hiern 的全草。

【别名】辣米菜、野油菜、塘葛菜。

【形态特征】一年生或二年生直立草本。植株较粗壮，无毛或具疏毛。叶互生；基生叶及茎下部叶具长柄，叶形多变，通常呈大头羽状分裂，边缘具不整齐的齿；茎上部叶宽披针形或匙形，具短柄或基部耳状抱茎。总状花序顶生或侧生，花黄色，多数。长角果线状圆柱形。花期4~6月，果期6~8月。

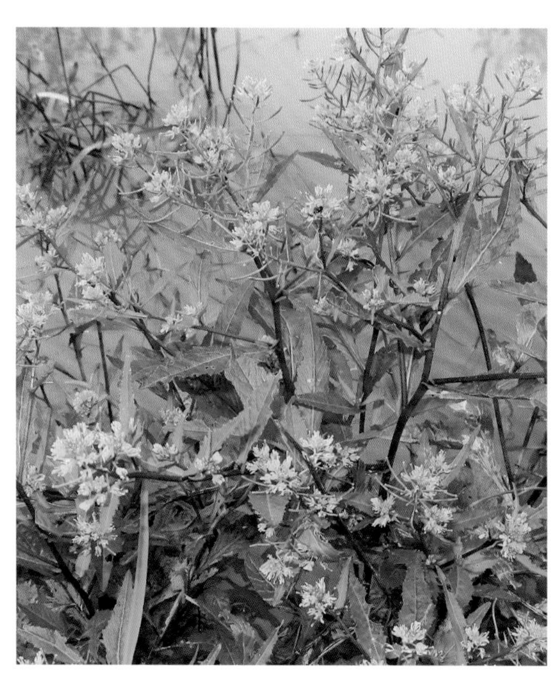

【分布】生于路边、田边、园圃、河边、屋边墙脚及山坡路边等较潮湿处。产于广西、广东、云南、四川、湖南、陕西、江西、福建、台湾、浙江、山东、河南、甘肃等地。

【性能主治】全草味辛、苦，性微凉。具有祛痰止咳、解表散寒、活血解毒、利湿退黄的功效。主治咳嗽痰喘，感冒发热，麻疹透发不畅，风湿痹痛，咽喉肿痛，疔疮痈肿，漆疮，闭经，跌打损伤，黄疸，水肿。

【采收加工】5~7月采收，鲜用或晒干。

如意草

【基原】为堇菜科如意草*Viola arcuata* Blume 的全草。

【别名】白三百棒、红三百棒。

【形态特征】多年生草本。根状茎横走，褐色，密生多数纤维状根，向上发出多条地上茎或匍匐枝。基生叶深绿色，三角状心形或卵状心形，弯缺呈新月形，边缘具浅而内弯的疏齿，两面通常无毛或背面沿脉被疏柔毛。花淡紫色或白色，皆自茎生叶或匍匐枝的叶腋抽出，具长梗。花期3~6月。

【分布】生于溪谷潮湿地、沼泽地、灌木丛、林缘。产于广西、广东、云南、台湾等地。

【性能主治】全草味辛麻、微酸，性寒。具有清热解毒、散瘀止血的功效。主治疮疡肿毒，乳痈，跌打损伤，开放性骨折，外伤出血。

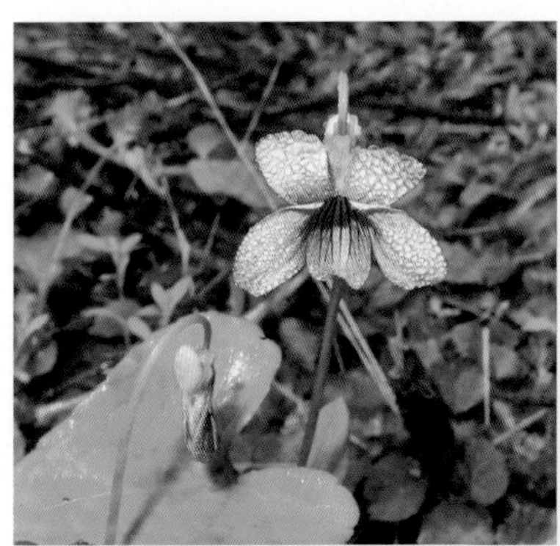
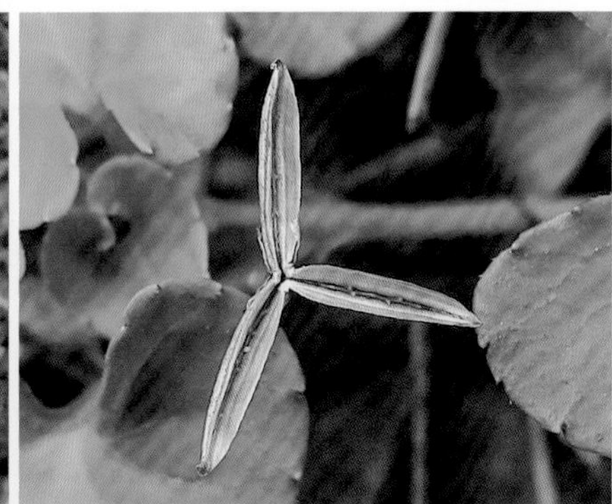

【采收加工】秋季采收，洗净，晒干。

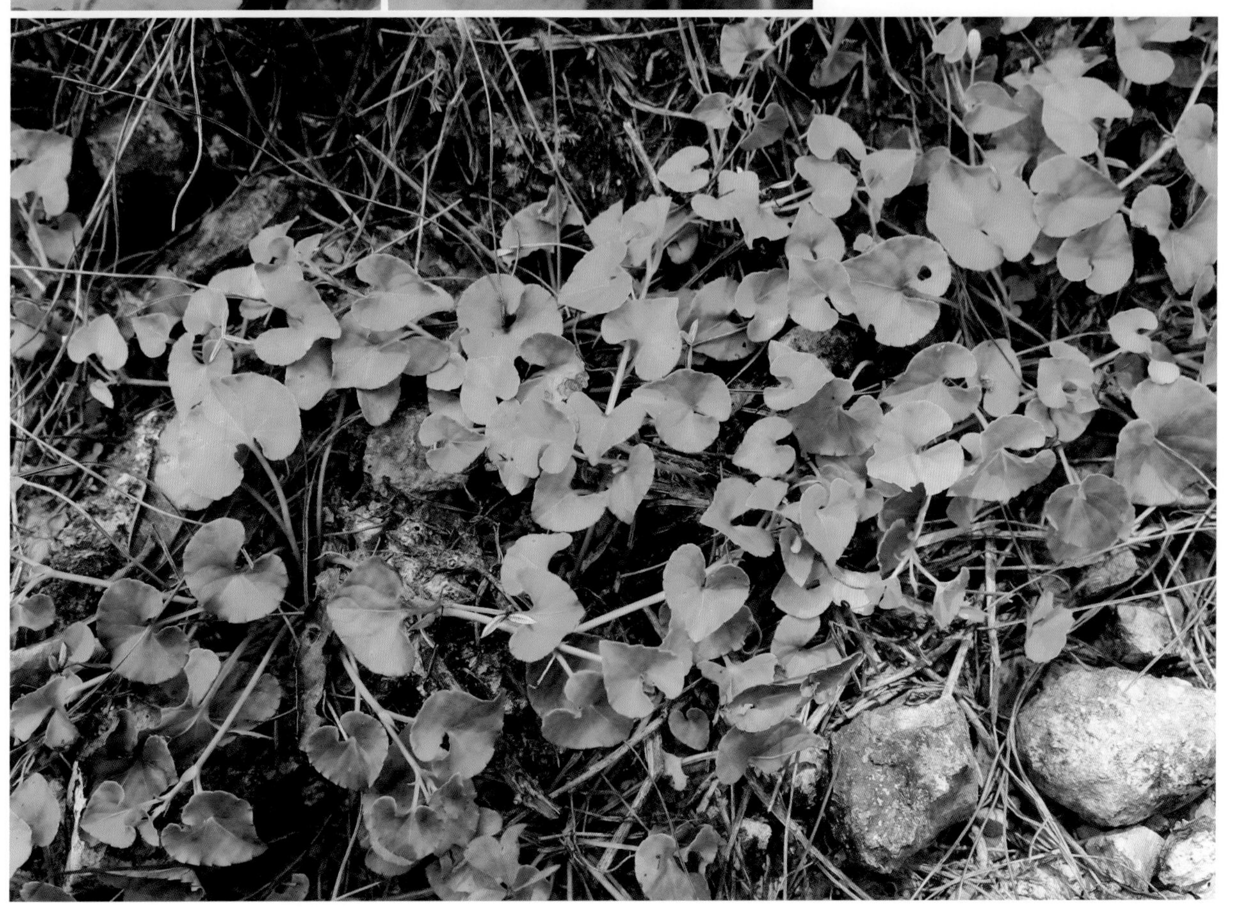

大金不换

【基原】为远志科华南远志*Polygala chinensis* L. 的全草。

【别名】大金牛草、肥儿草、蛇总管。

【形态特征】一年生直立草本。主根粗壮，橘黄色。茎基部木质化，分枝圆柱形，被卷曲短柔毛。叶互生；叶片纸质，倒卵形、椭圆形或披针形，边缘全缘，微反卷，绿色，疏被短柔毛。总状花序腋上生，稀腋生；花小而密集，花瓣淡黄色或白色带淡红色。蒴果倒心形，边缘有睫毛。花期4~10月，果期5~11月。

【分布】生于山坡草地或灌木丛中。产于广西、广东、云南、福建、海南等地。

【性能主治】全草味辛、甘，性平。具有祛痰、消积、散瘀、解毒的功效。主治咳嗽咽痛，小儿疳积，跌打损伤，瘰疬，痈肿，毒蛇咬伤。

【采收加工】春、夏季采收，切段，晒干。

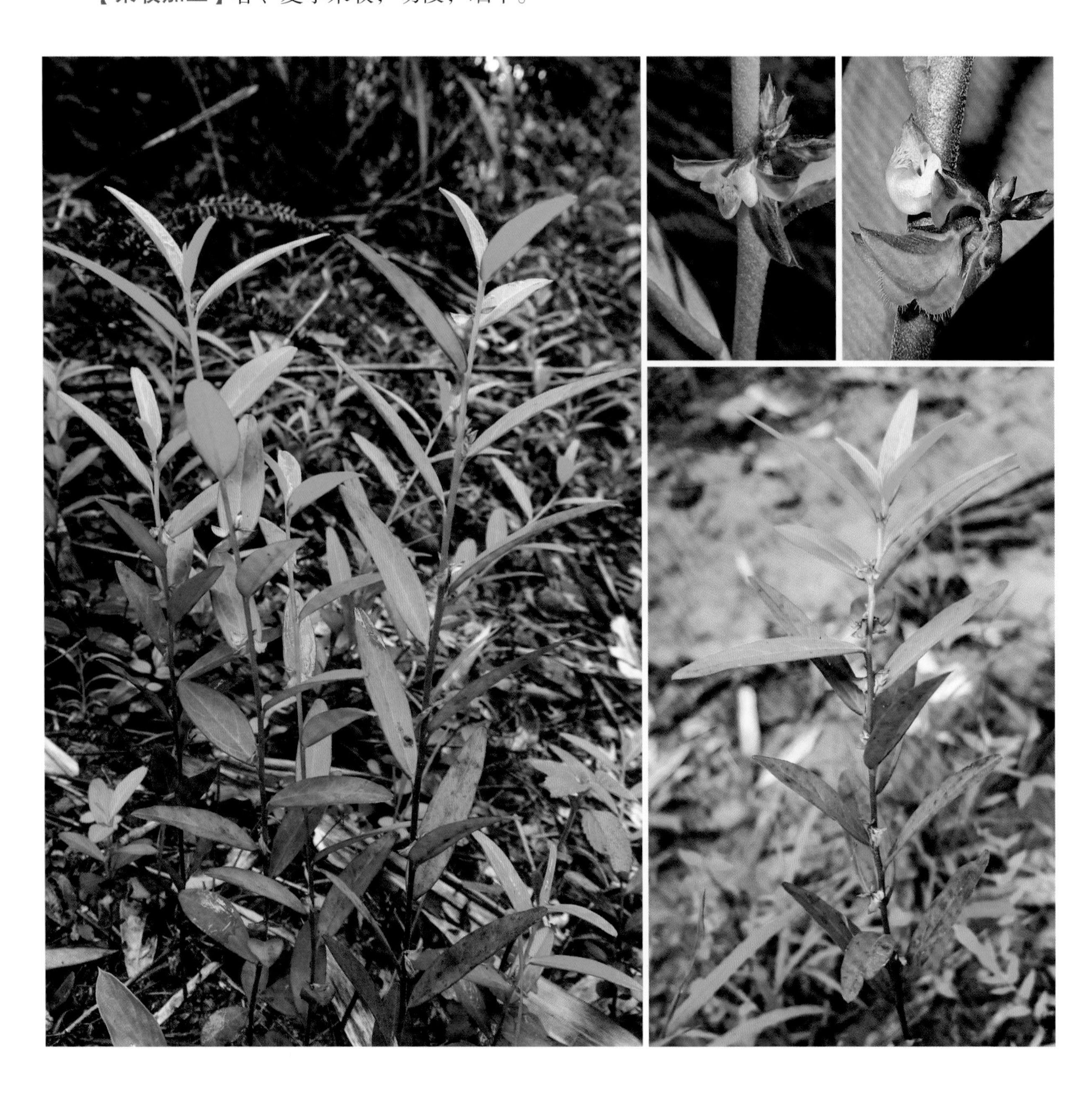

瓜子金

【基原】为远志科瓜子金*Polygala japonica* Houtt. 的全草。

【别名】银不换、小金不换、蓝花草。

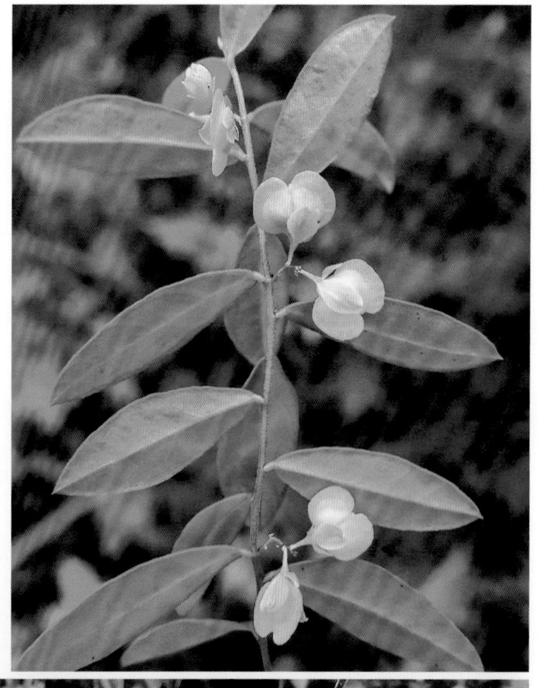

【形态特征】多年生草本。单叶互生；叶片厚纸质或亚革质，卵形或卵状披针形，边缘全缘，腹面绿色，背面淡绿色，两面无毛或被短柔毛。总状花序与叶对生，或腋外生，花瓣3片，白色至紫色。蒴果圆形，具喙状突尖，边缘具有横脉的阔翅，无缘毛。种子黑色，密被白色短柔毛。花期4~5月，果期5~8月。

【分布】生于山坡草地或田埂上。产于东北、华北、西北、华东、华中和西南地区。

【性能主治】全草微辛、苦，性平。具有镇咳、化痰、活血、止血、安神、解毒的功效。主治咳嗽痰多，咽喉肿痛；外用治跌打损伤，疔疮疖肿，蛇虫咬伤。

【采收加工】春末花开时采挖，除去泥沙，晒干。

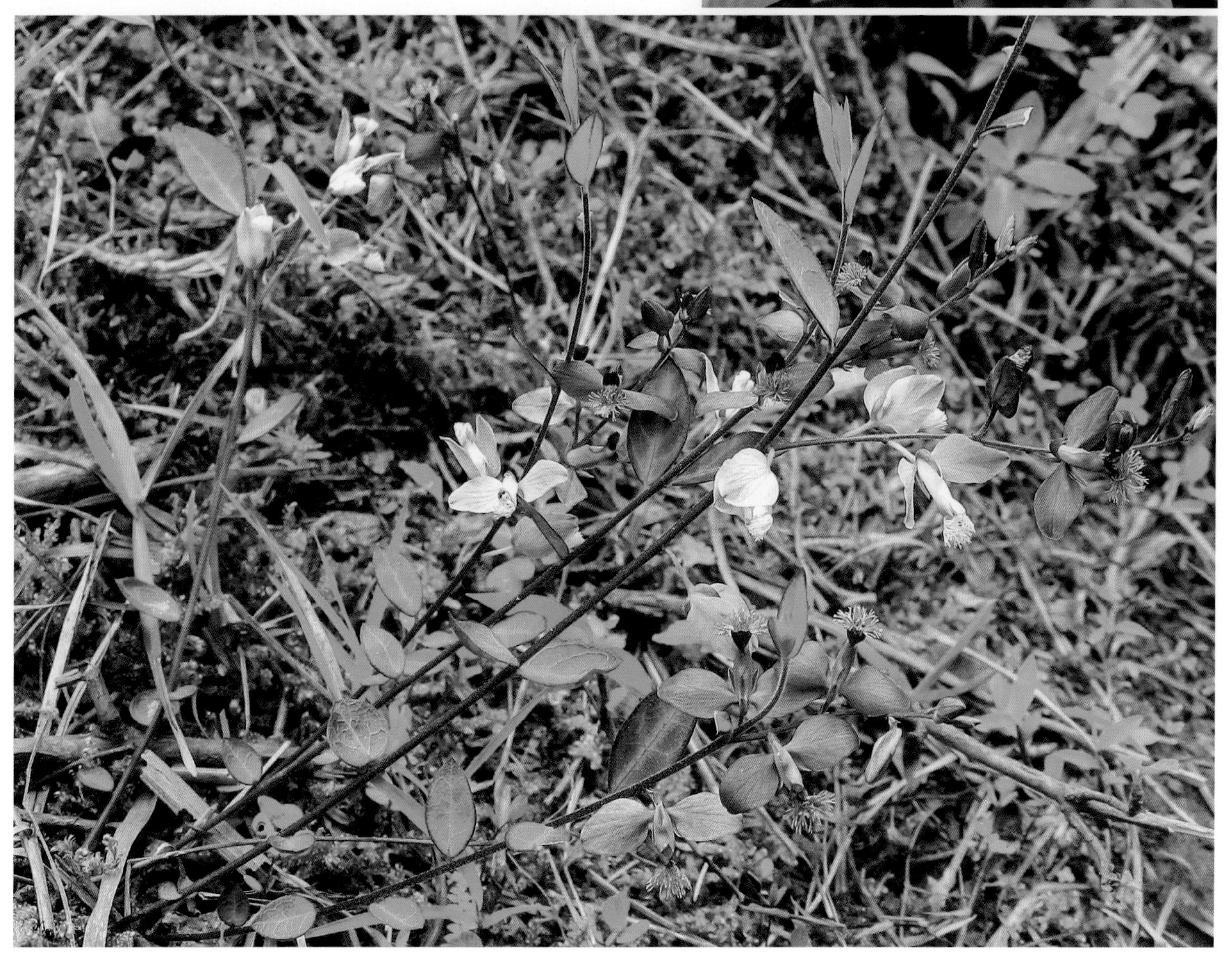

五味藤

【基原】为远志科蝉翼藤*Securidaca inappendiculata* Hassk. 的根。

【别名】丢了棒、刁了棒、象皮藤。

【形态特征】攀缘灌木。小枝被紧贴的短伏毛。单叶互生；叶片纸质或近革质，椭圆形或倒卵状长圆形，边缘全缘，背面被紧贴的短伏毛。圆锥花序顶生或腋生，长13~15 cm，被淡黄褐色短伏毛；花小，多而密，淡紫红色。果翅革质，翅长圆形，具多数弧形脉。种子卵圆形。花期5~8月，果期10~12月。

【分布】生于沟谷密林中。产于广西、广东、海南、云南等地。

【性能主治】根味辛、苦，性凉。具有祛风除湿、散瘀止痛的功效。主治跌打损伤，风湿骨痛，急性肠胃炎，过敏性皮炎。

【采收加工】秋季采收，洗净，切片，晒干。

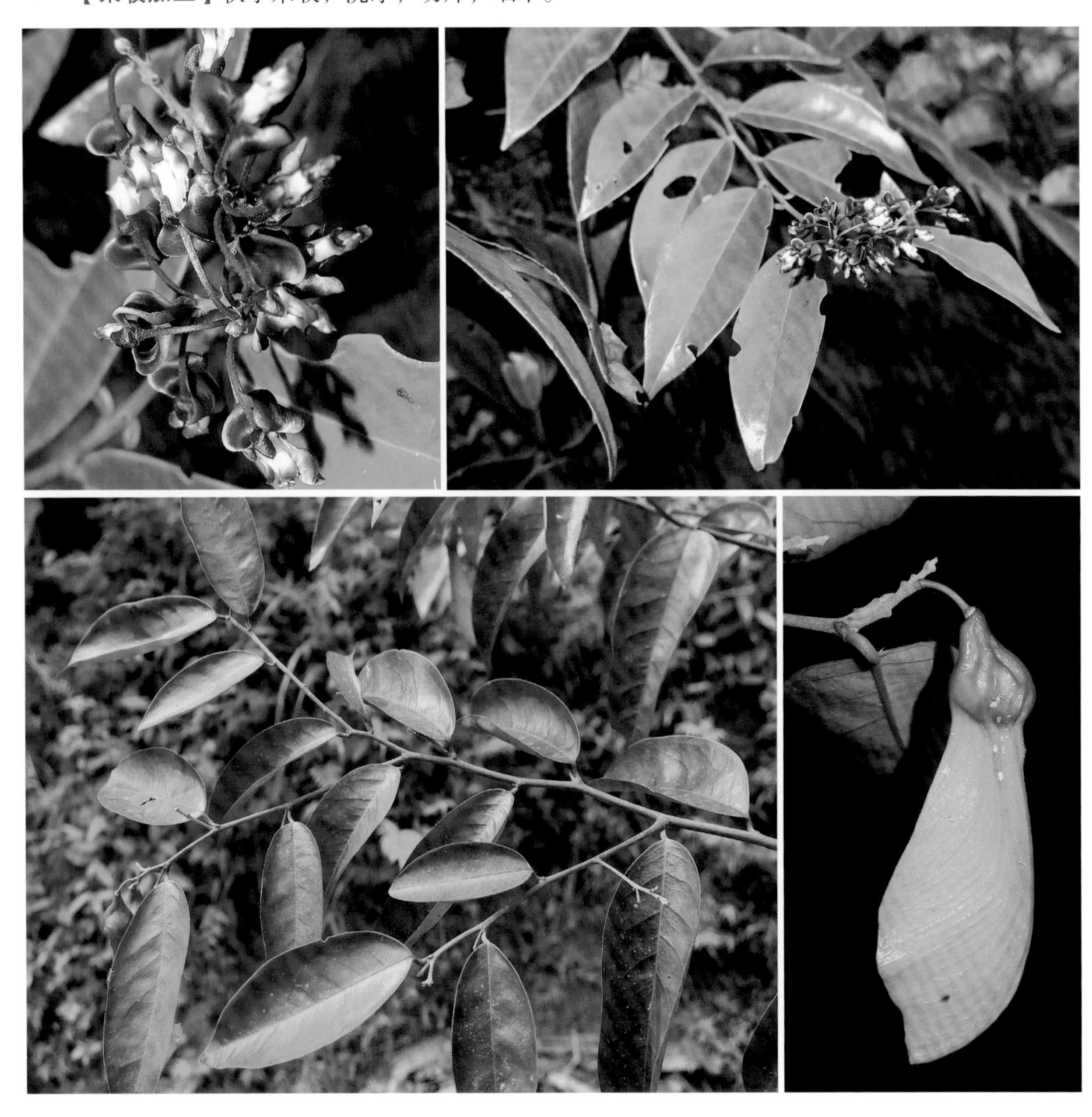

佛甲草

【基原】为景天科佛甲草*Sedum lineare* Thunb. 的茎叶。

【别名】火焰草、火烧草、铁指甲。

【形态特征】多年生草本。3叶轮生，少有4叶轮生或对生；叶片线形，先端钝尖，基部无柄，有短距。花序聚伞状，顶生，疏生花，中央有1朵具短梗的花，着生花无梗；萼片5枚，线状披针形，先端钝；花瓣5片，黄色，披针形。蓇葖略叉开，长4~5 mm，花柱短。种子小。花期4~5月，果期6~7月。

【分布】生于低山或平地草坡上。产于广西、广东、云南、四川、贵州、湖南、湖北、江西、台湾、福建、安徽、江苏、浙江、陕西、甘肃、河南。

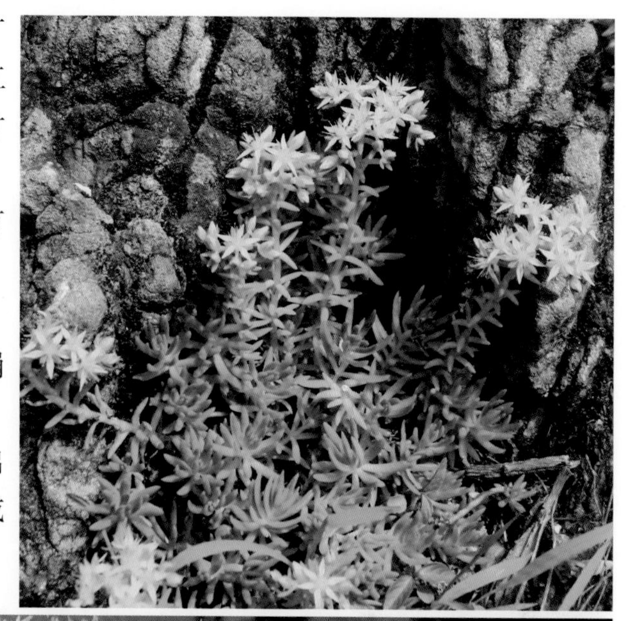

【性能主治】茎叶味甘、淡，性寒。具有清热解毒、利湿、止血的功效。主治咽喉肿痛，目赤肿毒，热毒痈肿，疔疮，丹毒，缠腰火丹，烧烫伤，毒蛇咬伤，黄疸，湿热泻痢，便血，崩漏，外伤出血，扁平疣。

【采收加工】鲜用随采；或夏、秋季拔出全株，洗净，放入开水中烫一下，捞起，晒干或烘干。

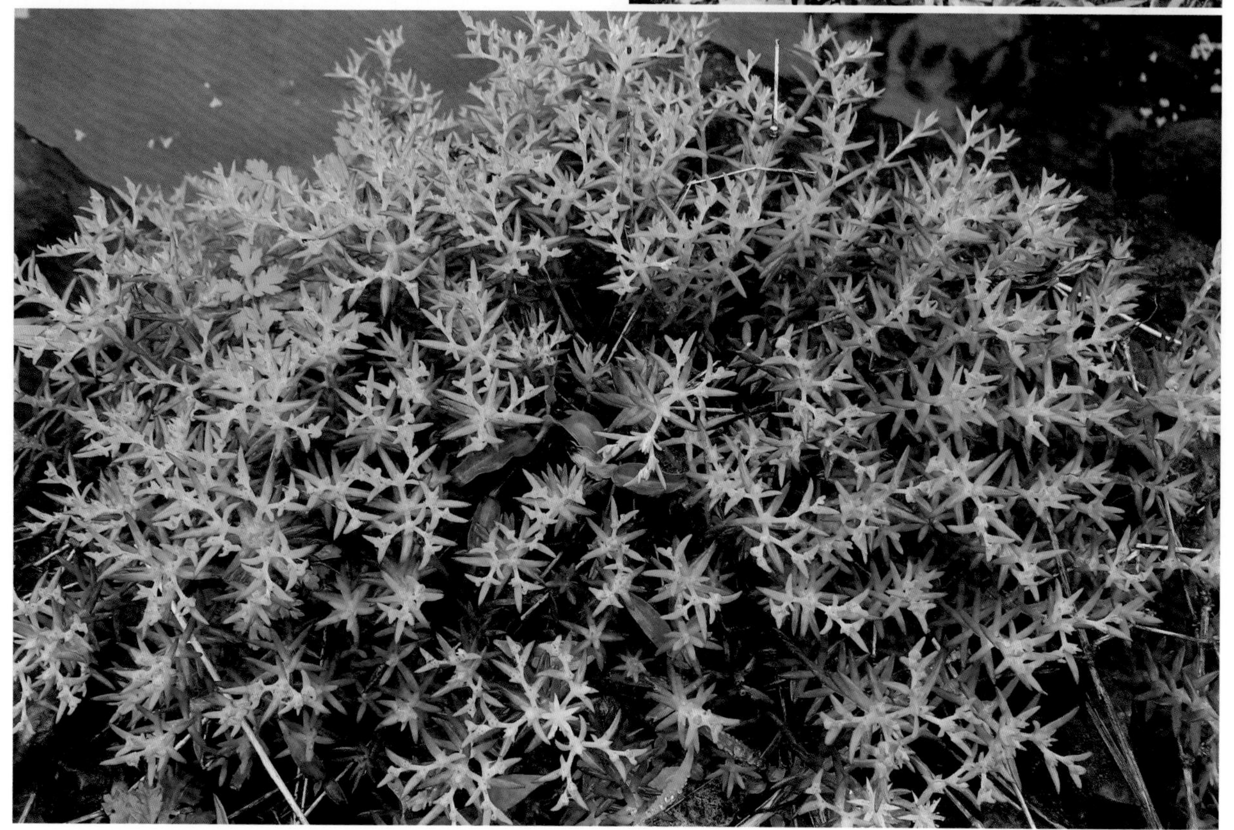

石上开花

【基原】为景天科石莲*Sinocrassula indica* (Decne.) A. Berger 的全草。

【别名】岩莲花、红花岩松、岩松。

【形态特征】二年生草本。花茎高15~60 cm，直立，常被微乳头状突起。基生叶莲座状，匙状长圆形；茎生叶互生，宽倒披针状线形至近倒卵形。花序圆锥状或近伞房状；花瓣5片，红色，披针形至卵形，先端常反折；鳞片5枚，正方形，先端有微缺。蓇葖的喙反曲；种子平滑。花期7~10月。

【分布】生于山坡崖壁上。产于广西、云南、贵州、四川、湖南、湖北、陕西、甘肃等地。

【性能主治】全草味酸、辛，性微寒。具有清热解毒、凉血止血、收敛生肌、止咳的功效。主治热毒疮疡，咽喉肿痛，烫伤，痢疾，热淋，血热出血，肺热咳嗽。

【采收加工】8~9月采收，洗净，晒干。

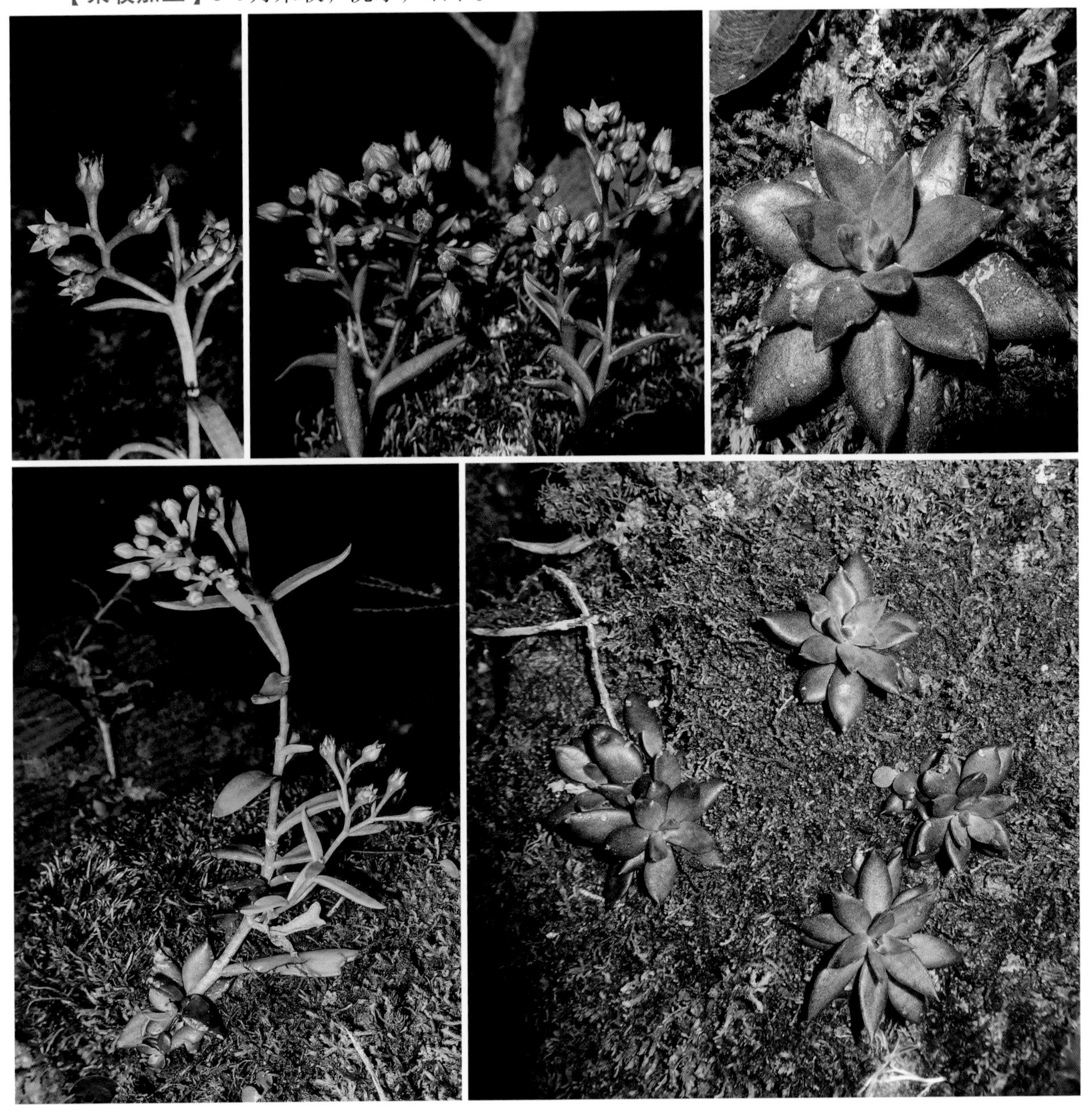

荷莲豆菜

【基原】为石竹科荷莲豆草*Drymaria cordata* (L.) Willd. ex Schult. 的全草。

【别名】水蓝青、水冰片、穿线蛇。

【形态特征】一年生披散草本。茎匍匐，丛生，纤细，无毛，基部分枝，节常生不定根。叶片卵状心形；托叶数片，白色，刚毛状。聚伞花序顶生；苞片针状披针形，边缘膜质；花梗被白色腺毛；萼片草质，边缘膜质，被腺柔毛；花瓣白色。蒴果卵形，3裂至基部。花期4~10月，果期6~12月。

【分布】生于山谷、杂木林缘。产于广西、广东、云南、贵州、四川、湖南、海南、福建、台湾、浙江等地。

【性能主治】全草味苦，性凉。具有清热利湿、解毒活血的功效。主治黄疸，水肿，疟疾，惊风，风湿脚气，疮痈疖毒，小儿疳积。

【采收加工】夏季采收，鲜用或晒干。

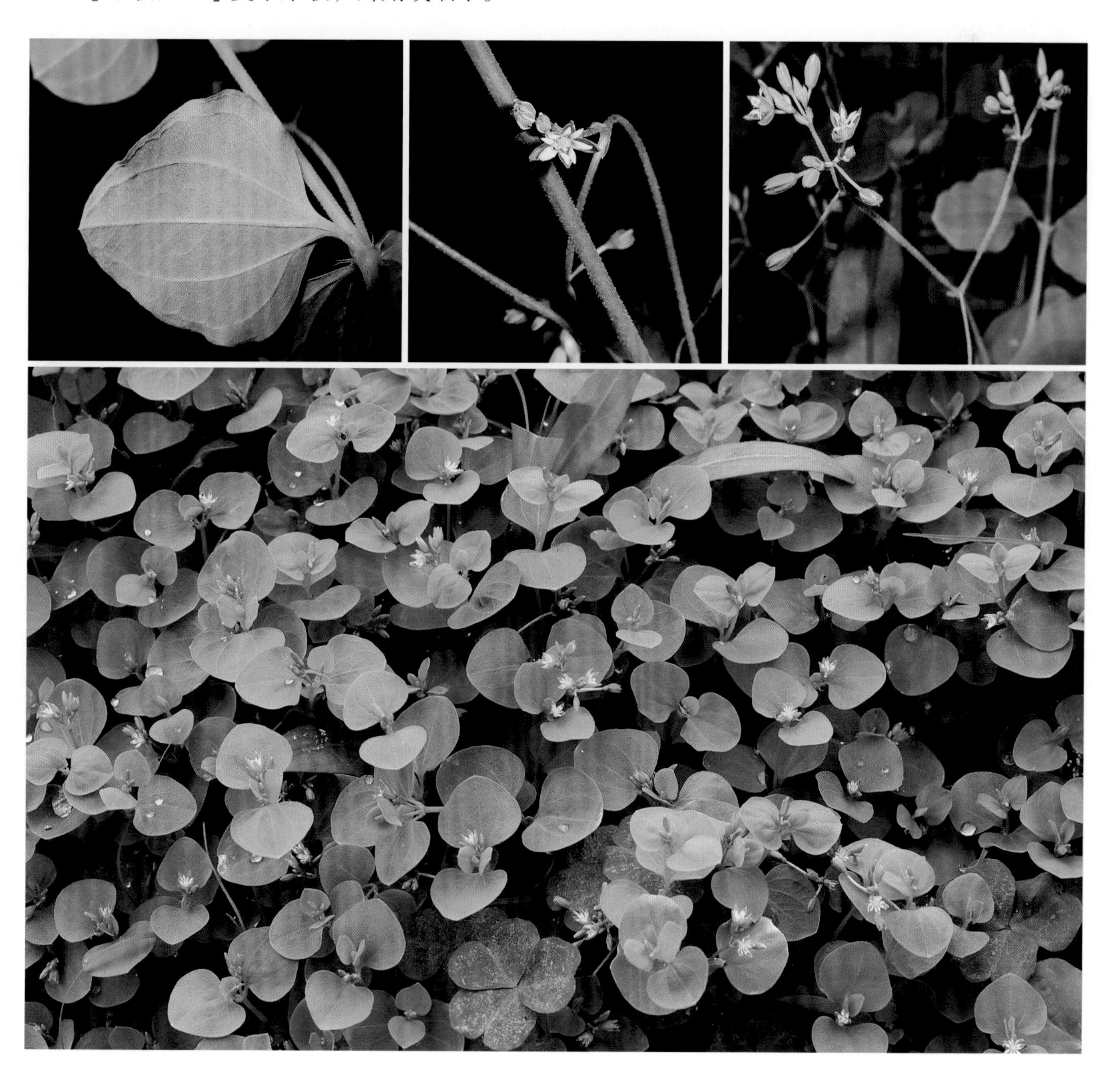

金荞麦

【基原】为蓼科金荞麦*Fagopyrum dibotrys* (D. Don) H. Hara 的根状茎。

【别名】野荞麦、荞麦三七、金锁银开。

【形态特征】多年生草本。根状茎木质化，黑褐色。叶片三角形，边缘全缘，两面具乳头状突起或被柔毛；托叶鞘筒状，膜质，褐色，无缘毛。花序伞房状，顶生或腋生；苞片卵状披针形，顶端尖，边缘膜质；花被片5深裂，白色，长椭圆形。瘦果宽卵形，黑褐色，无光泽。花期7~9月，果期8~10月。

【分布】生于山谷湿地、山坡灌木丛。产于陕西、华东、华中、华南及西南。

【性能主治】根状茎味微辛、涩，性凉。具有清热解毒、排脓祛瘀的功效。主治肺痈吐脓，肺热喘咳，乳蛾肿痛。

【采收加工】冬季采挖，除去茎和须根，洗净，晒干。

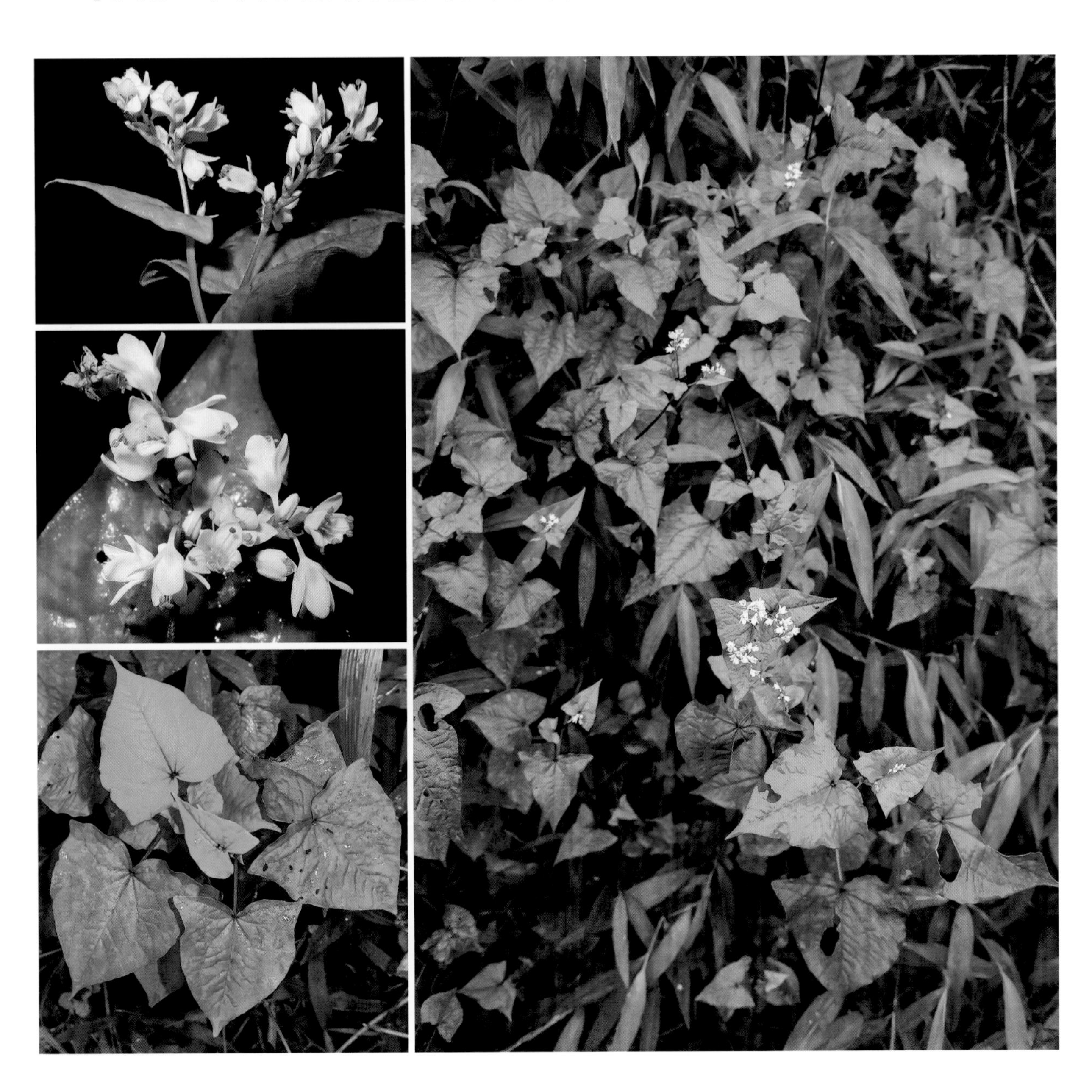

何首乌

【基原】为蓼科何首乌*Fallopia multiflora* (Thunb.) Haraldson 的块根。

【别名】首乌、赤首乌、铁秤砣。

【形态特征】多年生草本。块根肥厚，黑褐色。茎缠绕，多分枝，具纵棱，无毛，下部木质化。叶片卵状心形，边缘全缘。花序圆锥状，顶生或腋生；苞片三角状卵形，具小突起，每苞内具2~4朵花；花被5深裂，白色或淡绿色，果时增大，外形近圆形。瘦果卵形，黑褐色。花期8~9月，果期9~10月。

【分布】生于山谷路边、灌木丛、山坡及沟边石隙中。产于广西、贵州、四川、河南、江苏、湖北等地。

【性能主治】块根味苦、甘、涩，性微温。具有解毒、消痈、截疟、润肠通便的功效。主治疮痈，瘰疬，风疹瘙痒，久疟体虚，肠燥便秘。

【采收加工】秋、冬季叶枯萎时采挖，削去两端，洗净，个大的切成块，干燥。

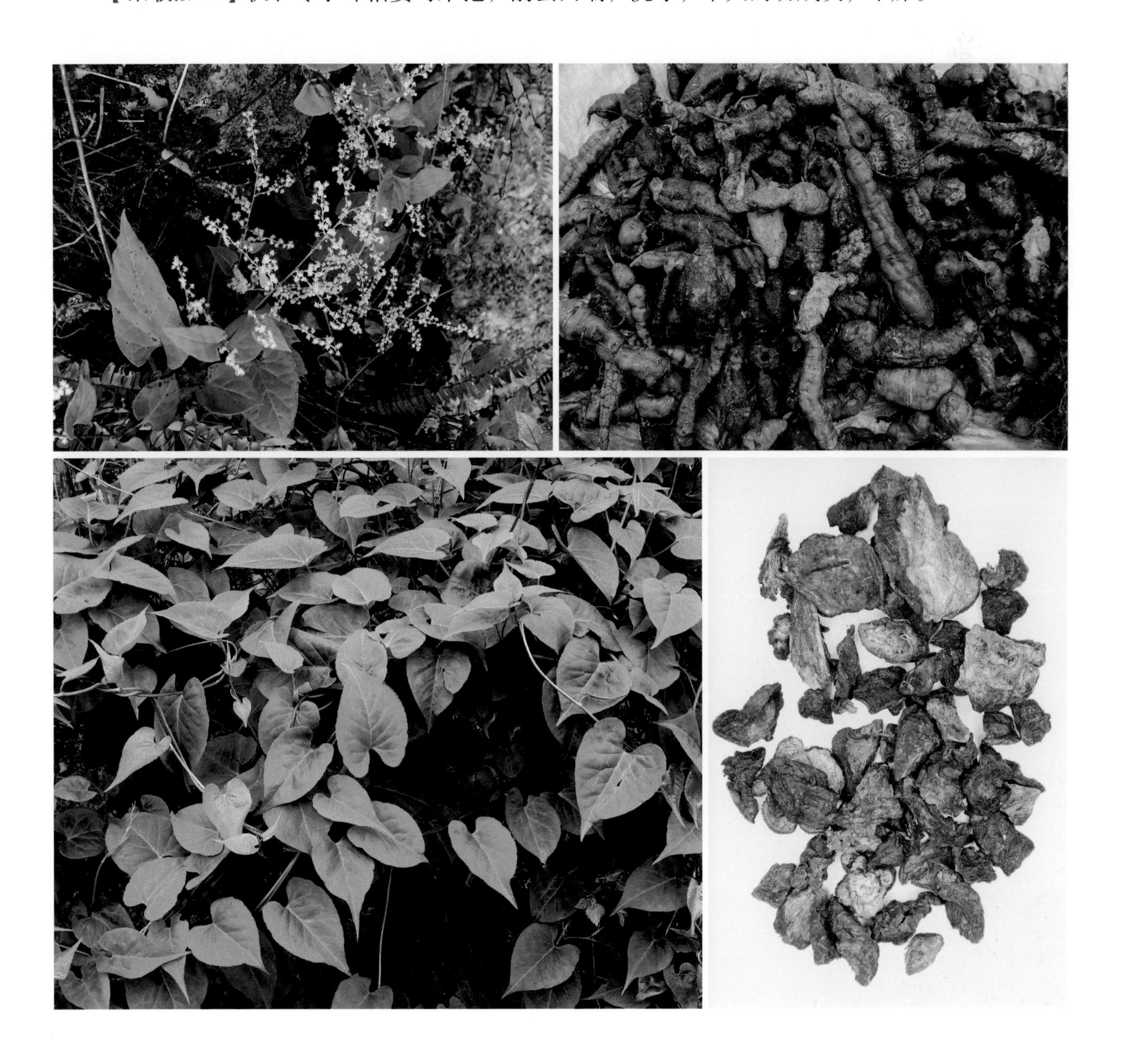

石莽草

【基原】为蓼科头花蓼*Polygonum capitatum* Buch.-Ham. ex D. Don 的全草。

【别名】省订草、雷公须、火眼丹。

【形态特征】多年生草本。茎匍匐，丛生，多分枝，疏生腺毛或近无毛。一年生枝近直立，疏生腺毛。叶片卵形或椭圆形，边缘全缘，具腺毛，两面疏生腺毛，腹面有时具黑褐色新月形斑点。花序头状；花被5深裂，淡红色。瘦果长卵形，黑褐色，密生小点，微有光泽。花期6~9月，果期8~10月。

【分布】生于山坡、山谷湿地中。产于广西、广东、云南、贵州、四川、湖南、湖北、江西、西藏。

【性能主治】全草味苦、辛，性凉。具有清热利湿、活血止痛的功效。主治痢疾，肾盂肾炎，膀胱炎，尿路结石，风湿痛，跌打损伤，痄腮，疮疡，湿疹。

【采收加工】全年均可采收，晒干或鲜用。

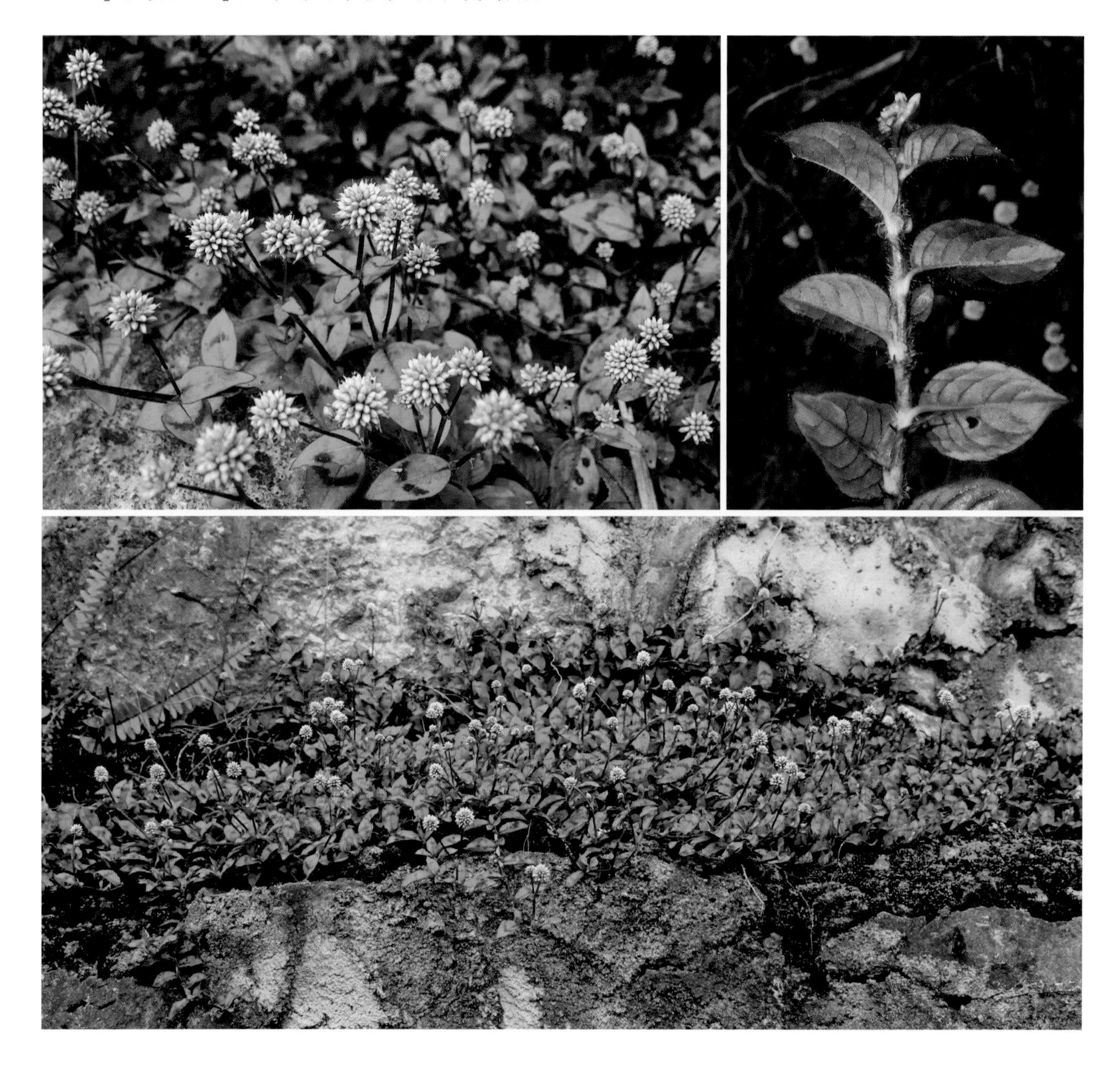

火炭母

【基原】为蓼科火炭母*Polygonum chinense* L. 的全草。

【别名】火炭毛、乌炭子、运药。

【形态特征】多年生草本。茎直立，通常无毛。叶片卵形或长卵形，边缘全缘，两面无毛，有时背面沿叶脉疏生短柔毛。花序头状，通常数个排成圆锥状，顶生或腋生；花序梗被腺毛；花被5深裂，白色或淡红色，裂片卵形，果时增大，呈肉质，蓝黑色。瘦果宽卵形，黑色。花期7~9月，果期8~10月。

【分布】生于山谷湿地、山坡草地中。产于陕西南部、甘肃南部、华东、华中、华南和西南等地。

【性能主治】全草味酸、涩，性凉；有毒。具有清热解毒、利湿止痒、明目退翳的功效。主治痢疾，肠炎，扁桃体炎，咽喉炎；外用治角膜云翳，子宫颈炎，霉菌性阴道炎，皮炎湿疹。

【采收加工】夏、秋季采收，除去泥沙，晒干。

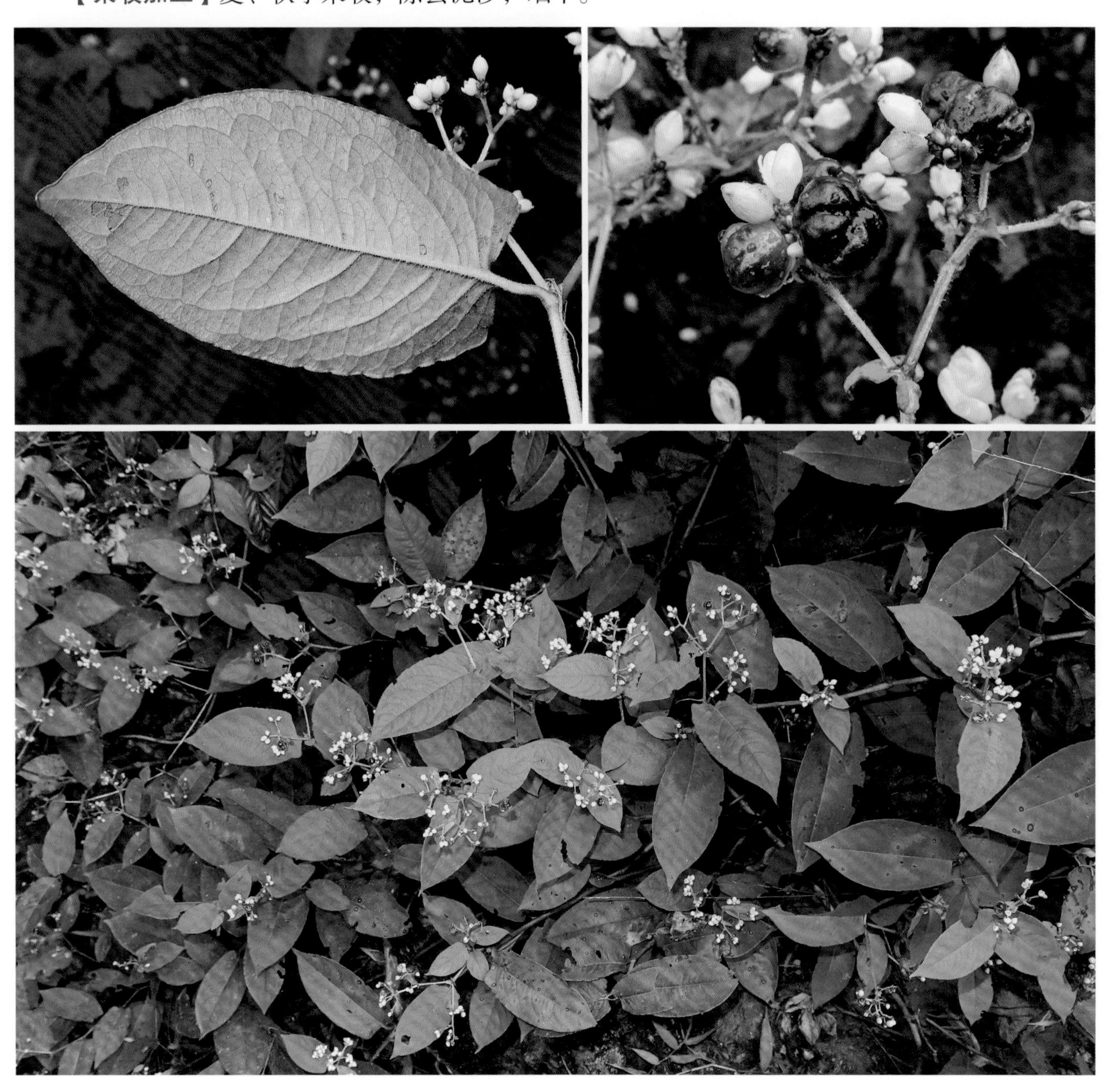

扛板归

【基原】为蓼科杠板归*Polygonum perfoliatum* L. 的全草。

【别名】方胜板、刺犁头、蛇不过。

【形态特征】一年生草本。茎攀缘，多分枝，沿棱具稀疏的倒生皮刺。叶片三角形，薄纸质，腹面无毛，背面沿叶脉疏生皮刺。总状花序呈短穗状，不分枝，顶生或腋生；花被5深裂，白色或淡红色，果时增大，呈肉质，深蓝色。瘦果球形，黑色，有光泽，包于宿存花被内。花期6~8月，果期7~10月。

【分布】生于田边、路边、山谷湿地中。产于广西、广东、云南、贵州、四川、海南、江西、福建、台湾、湖南、湖北、安徽、浙江、江苏、山东、河南、河北、陕西、甘肃、黑龙江、吉林、辽宁等地。

【性能主治】全草味酸、苦，性平。具有清热解毒、利湿消肿、散瘀止血的功效。主治疔疮痈肿，丹毒，瘫腮，乳腺炎，聤耳，喉蛾，感冒发热，肺热咳嗽，百日咳，瘰疬，痔疾，鱼口便毒，泻痢，黄疸，腹胀，水肿，淋浊，带下，疟疾，风火赤眼，跌打肿痛，吐血，便血，蛇虫咬伤。

【采收加工】夏、秋季采收，割取地上部分，鲜用或晾干。

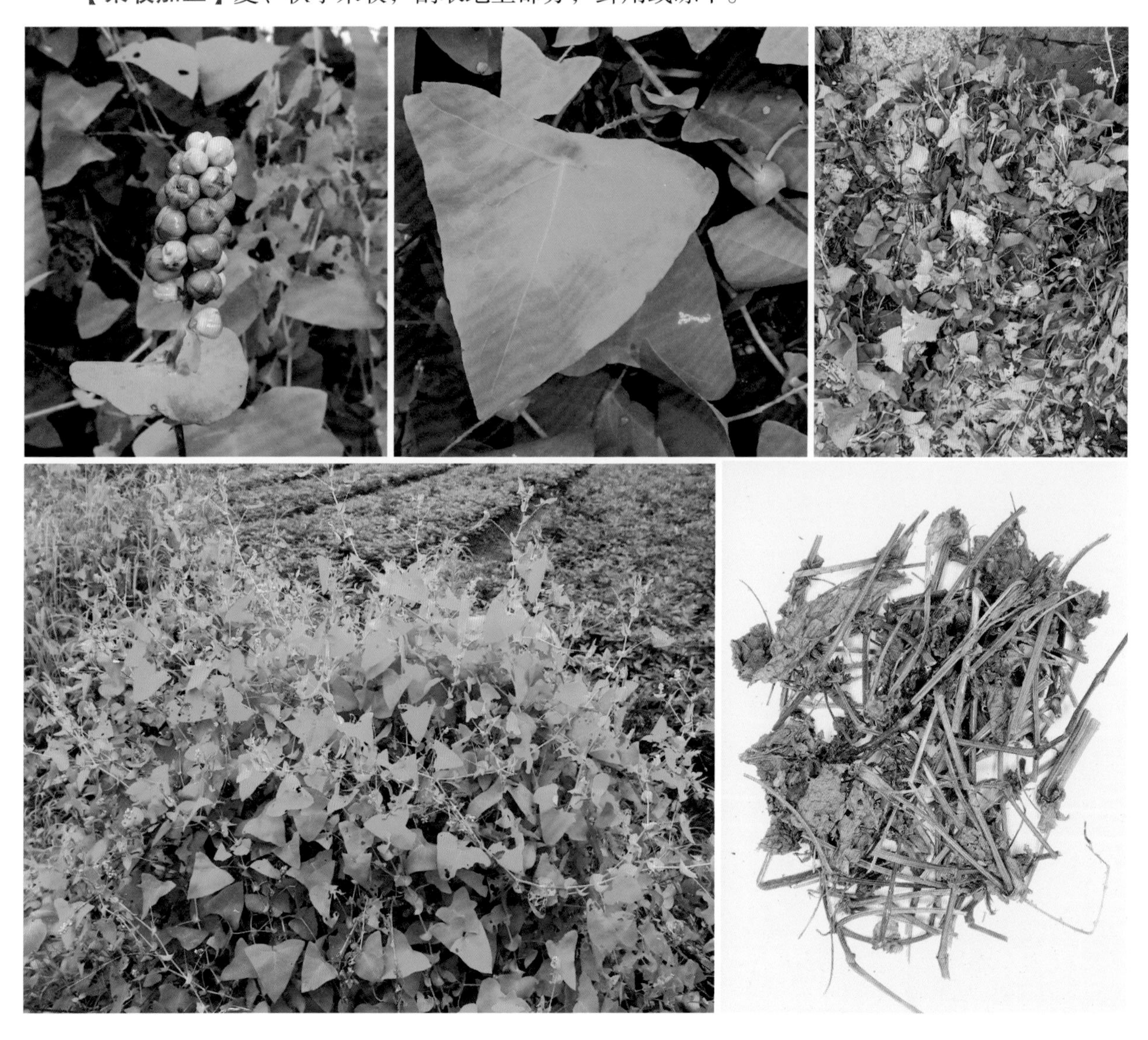

商陆

【基原】为商陆科垂序商陆*Phytolacca americana* L. 的根。

【别名】地萝卜、章柳、金七娘。

【形态特征】多年生草本。根粗壮，肥大，倒圆锥形。茎直立，圆柱形，有时带紫红色。叶片椭圆状卵形或卵状披针形。总状花序顶生或侧生；花白色，微带红晕；花被5片；雄蕊、心皮及花柱通常均为10枚，心皮合生。果序下垂；浆果扁球形，熟时紫黑色。种子肾圆形。花期6~8月，果期8~10月。

【分布】生于山坡、路边、田边。产于广东、云南、四川、江西、福建、湖北、浙江、江苏、山东、河南、河北、陕西等地。

【性能主治】根味苦，性寒；有毒。具有逐水消肿、通利二便的功效；外用具有解毒散结的功效。主治水肿胀满，二便不通；外用治痈肿疮毒。

【采收加工】秋季至翌年春季采收，除去须根和泥沙，切成块或片，晒干或阴干。

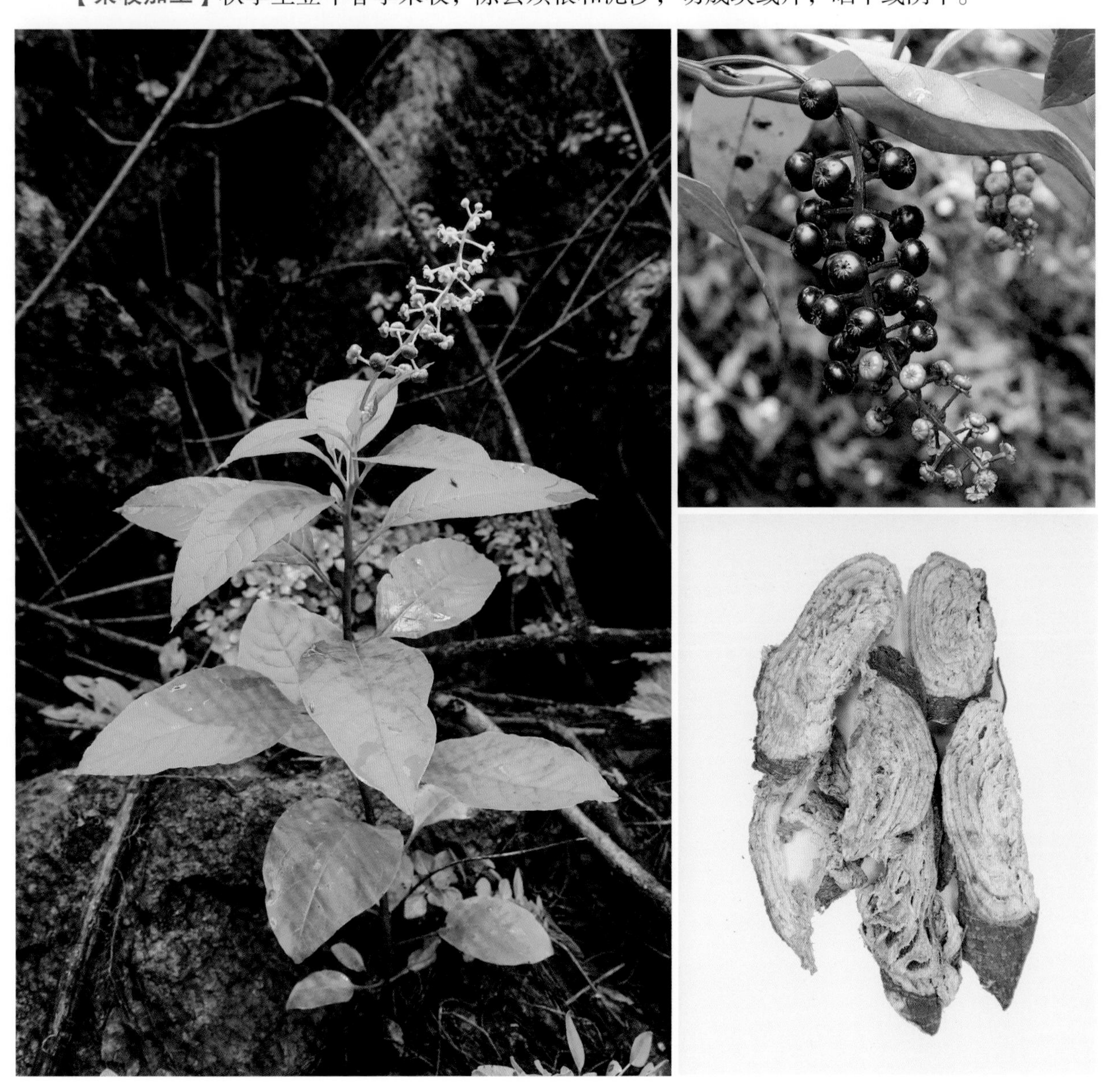

白花苋

【基原】为苋科白花苋*Aerva sanguinolenta* (L.) Blume 的根或花。

【别名】烂脚蒿、白牛膝、怀牛膝。

【形态特征】多年生草本。本种与少毛白花苋相近，区别在于叶片卵状椭圆形、矩圆形或披针形，长1.5~8 cm，宽5~35 mm；花序有白色或带紫色绢毛；苞片、小苞片及花被片外面均被白色绵毛，毛较多；花被片白色或粉红色。花期4~6月，果期8~10月。

【分布】生于低海拔的山坡疏林下。产于广西、广东、云南、贵州、四川等地。

【性能主治】根或花味辛，性微寒。具有活血散瘀、清热除湿的功效。主治月经不调，血瘀崩漏，闭经，跌打损伤，风湿关节痛，湿热黄疸，痢疾，角膜云翳。

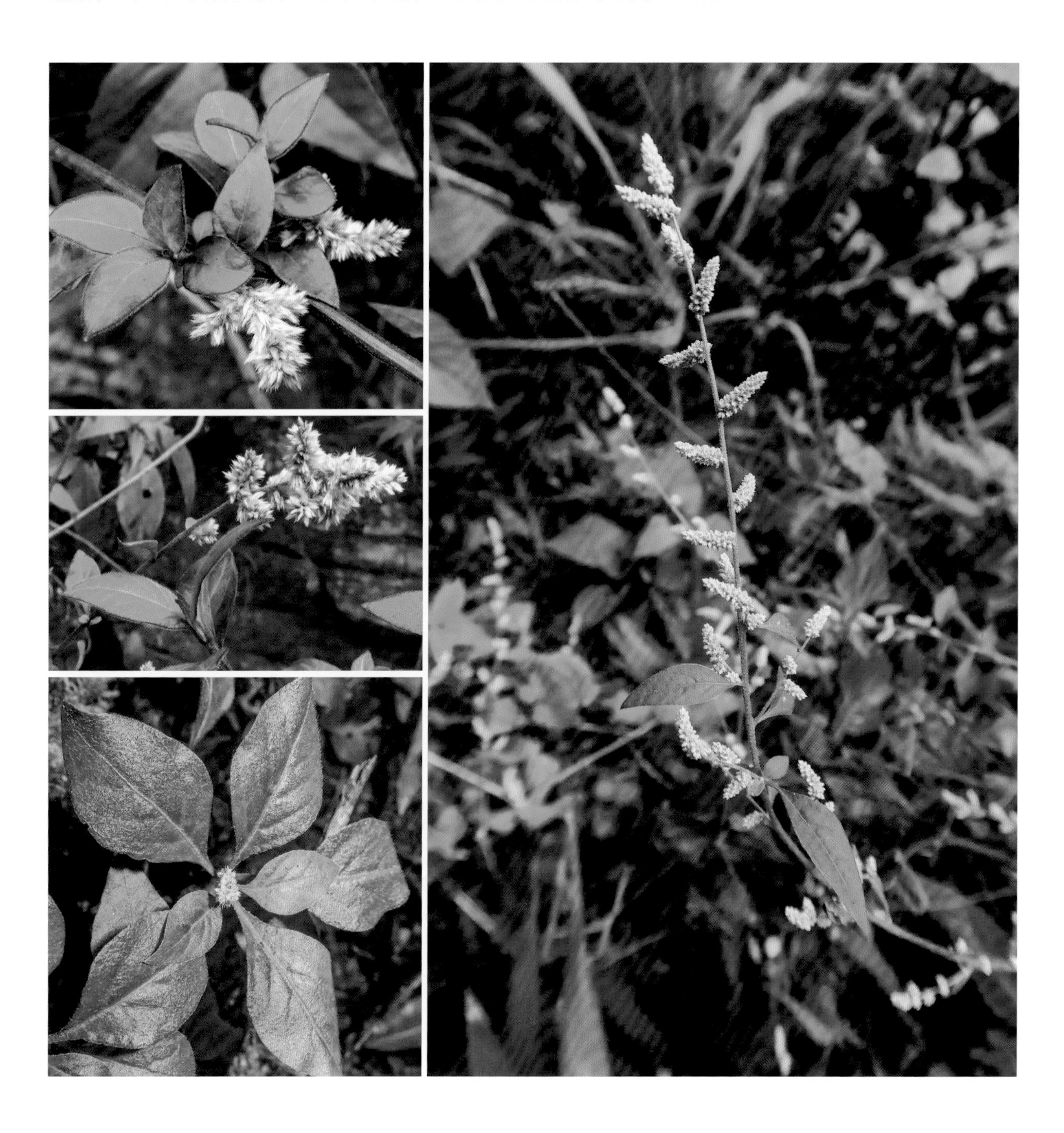

节节花

【基原】为苋科莲子草*Alternanthera sessilis* (L.) R. Br. ex DC. 的全草。

【别名】耐惊菜、蓬子草、满天星。

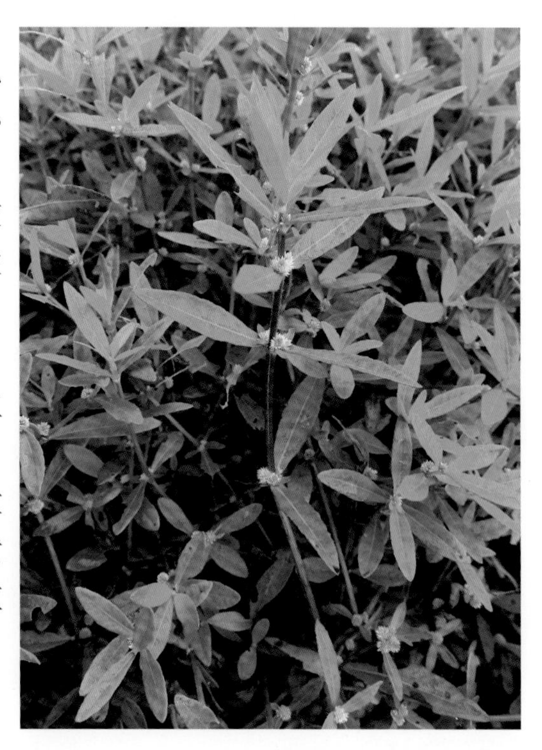

【形态特征】多年生草本。茎上升或匍匐，绿色或稍带紫色，在节处有一行横生柔毛。叶片形状及大小有变化，条状披针形、矩圆形、倒卵形、卵状矩圆形，边缘全缘或有不显明的齿，两面无毛或疏生柔毛。腋生头状花序1~4个，无花序梗，初为球形，后渐成圆柱形；花密生，白色。花期5~7月，果期7~9月。

【分布】生于村庄附近草坡、水沟、田边或沼泽、海边潮湿处。产于广西、广东、云南、贵州、四川、江西、福建、台湾、湖南、湖北、安徽、江苏、浙江等地。

【性能主治】全草味微甘，性寒。具有凉血散瘀、清热解毒、除湿通淋的功效。主治咳血，湿热黄疸，痢疾，泄泻，咽喉肿痛，肠痈，乳痈，痄腮，痈疽肿毒，湿疹，淋证，跌打损伤，毒蛇咬伤。

【采收加工】夏、秋季采收，洗净，晒干。

藤三七

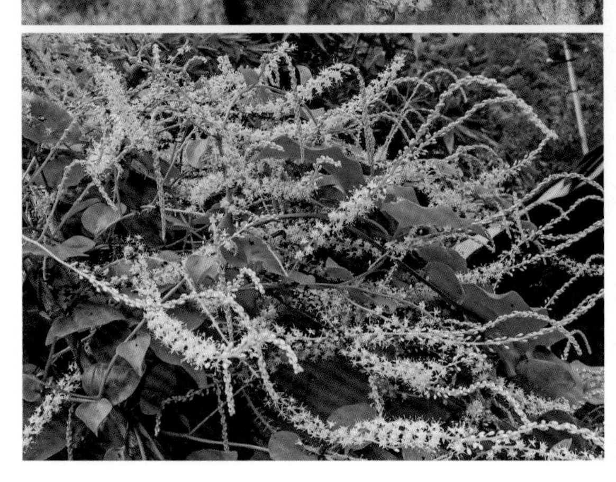

【基原】为落葵科落葵薯*Anredera cordifolia* (Ten.) Steenis 的瘤块状珠芽。

【别名】藤子三七、小年药、土三七。

【形态特征】缠绕藤本。根状茎粗壮。叶具短柄；叶片卵形至近圆形，稍肉质，腋生小块茎（珠芽）。总状花序具多花；花序轴纤细；花托顶端杯状，花常由此脱落；花被片白色，渐变黑，开花时张开，卵形、长圆形至椭圆形，顶端钝圆；雄蕊白色，花丝顶端在芽中反折，开花时伸出花外。花期6~10月。

【分布】产于广西、广东、云南、四川、福建、江苏、浙江、北京等地。

【性能主治】瘤块状珠芽味微苦，性温。具有补肾强腰、散瘀消肿的功效。主治腰膝痹痛，病后体弱，跌打损伤，骨折。

【采收加工】在珠芽形成后采收，除去杂质，鲜用或晒干。

老鹳草

【基原】为牻牛儿苗科野老鹳草*Geranium carolinianum* L. 的地上部分。

【别名】鹳嘴、老鸦嘴、贯筋。

【形态特征】一年生草本。茎直立或仰卧，密被倒向短柔毛。基生叶早枯，茎生叶互生或最上部对生；托叶披针形或三角状披针形；叶片圆肾形，掌状5~7裂近基部，裂片楔状倒卵形或菱形。花序腋生和顶生，每花序具2朵花；花瓣淡紫红色，倒卵形。蒴果被短糙毛。花期4~7月，果期5~9月。

【分布】生于平原和低山荒坡杂草丛中。产于广西、云南、四川、江西、湖南、湖北、安徽、江苏、浙江、山东等地。

【性能主治】地上部分味辛、苦，性平。具有祛风湿、通经络、止泻利的功效。主治风湿痹痛，麻木拘挛，筋骨酸痛，泄泻痢疾。

【采收加工】夏、秋季果实近成熟时采收，捆成把，晒干。

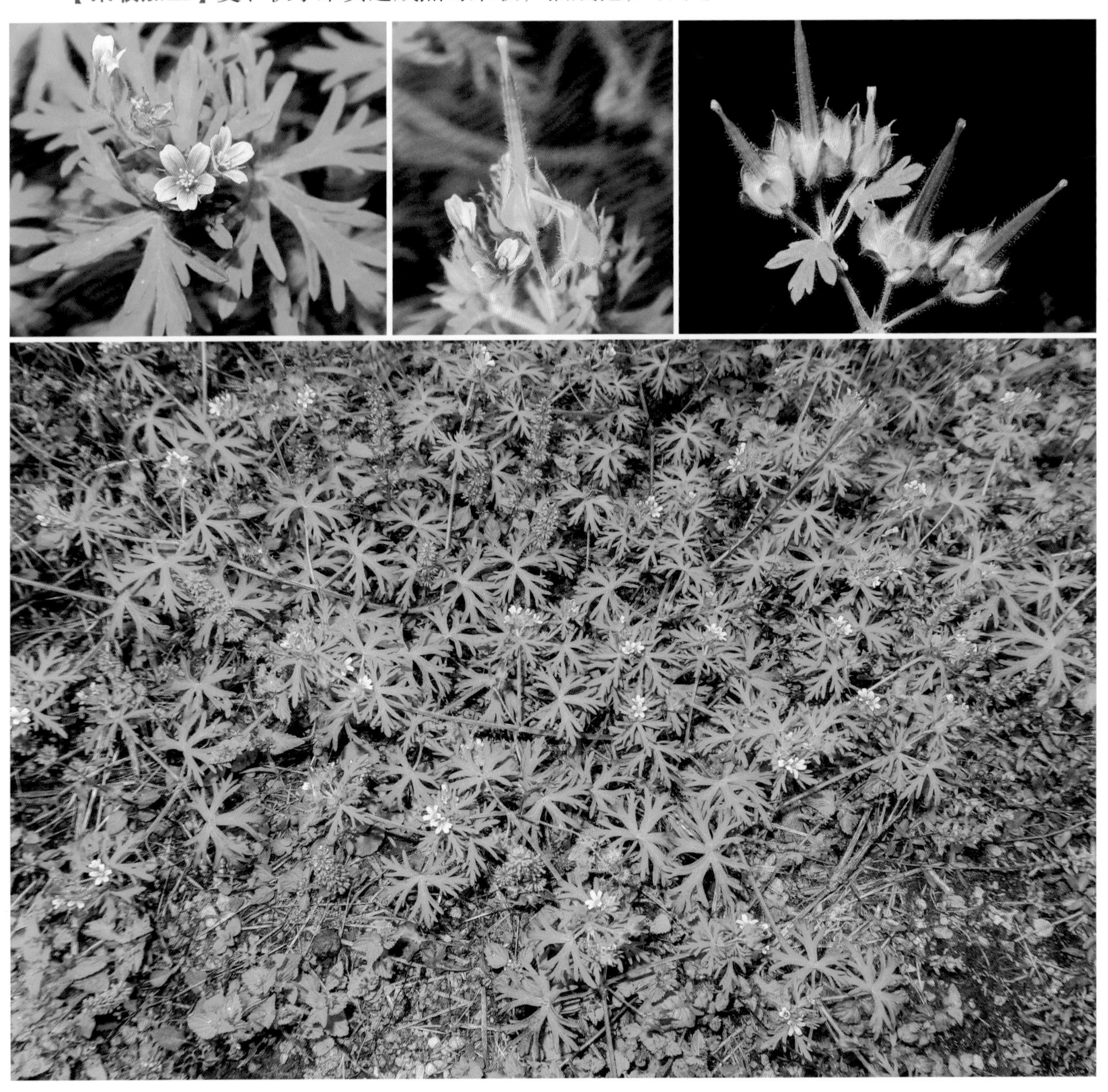

酢浆草

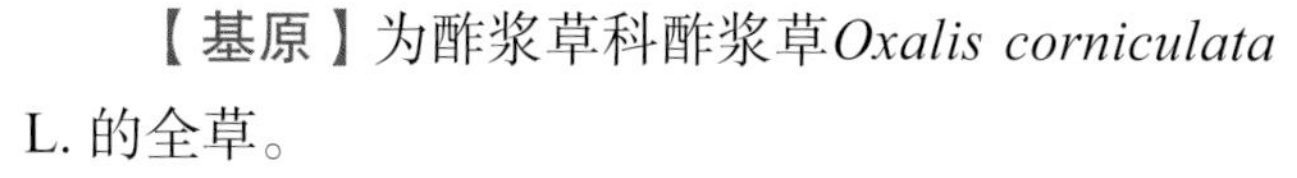

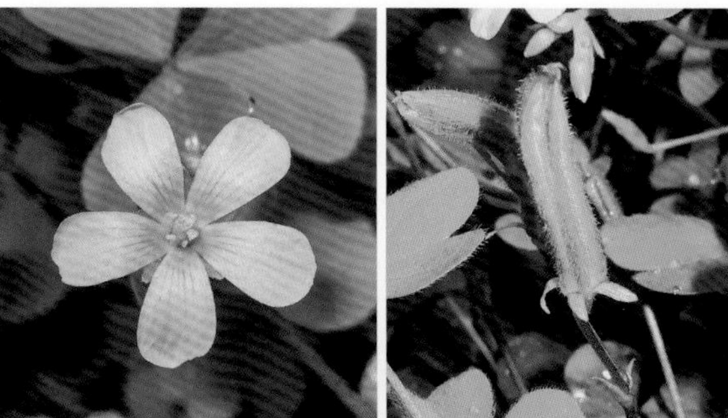

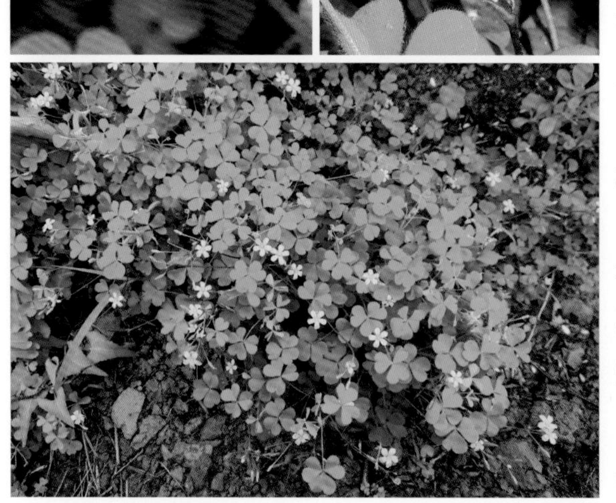

【基原】为酢浆草科酢浆草*Oxalis corniculata* L. 的全草。

【别名】酸箕、酸咪咪、酸草。

【形态特征】草本。全株被柔毛。根茎稍肥厚。茎细弱。叶基生或茎上互生，基部与叶柄合生。花单生或数朵集为伞形花序状，腋生；花序梗淡红色；花瓣5片，黄色。蒴果长圆柱形。种子长卵形，褐色或红棕色。花果期2~9月。

【分布】生于山坡草池、河谷沿岸、路边、田边、荒地或林下阴湿处等。产于全国各地。

【性能主治】全草味酸，性凉。具有清热利湿、消肿解毒的功效。主治感冒发热，尿路感染；外用治跌打损伤，毒蛇咬伤，烧烫伤，痈肿疮疖。

【采收加工】全年均可采收，以夏、秋季有花果时采收药效较好，除去泥沙，晒干。

铜锤草

【基原】为酢浆草科红花酢浆草*Oxalis corymbosa* DC. 的全草。

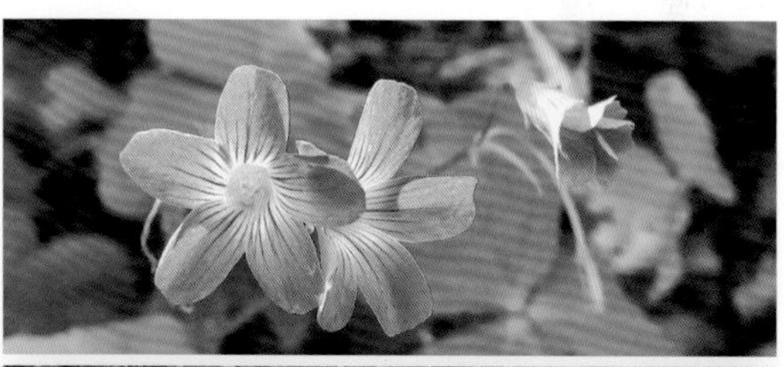

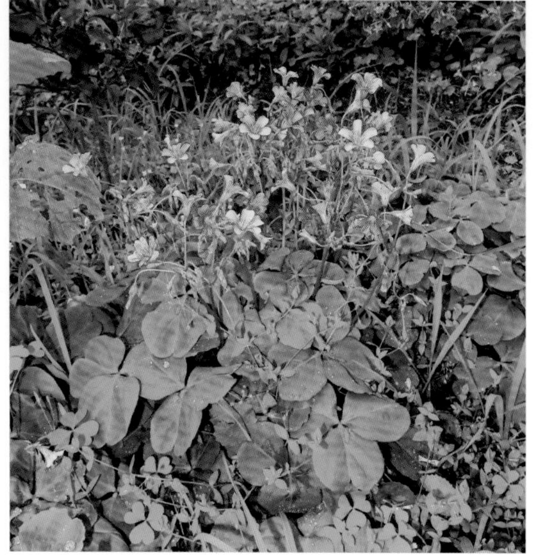

【别名】大酸味草、大老鸦酸、地麦子。

【形态特征】多年生直立草本。地下部分有球状鳞茎。叶基生；叶片被毛或近无毛，通常两面或有时仅边缘有干后呈棕黑色的小腺体，背面尤甚并被疏毛。花序梗基生，二歧聚伞花序，通常排列成伞形花序；花瓣淡紫色至紫红色。花果期3~12月。

【分布】生于低海拔的山地、路边、田野、菜地的潮湿处。产于广西、云南、华东、华中、华南等地。

【性能主治】全草味酸，性寒。具有散瘀消肿、清热利湿、解毒的功效。主治跌打损伤，月经不调，咽喉肿痛，水泻，痢疾，水肿，白带异常，淋浊，痔疮，痈肿，疮疖，烧烫伤。

【采收加工】3~6月采收，洗净鲜用或晒干。

凤仙花

【基原】为凤仙花科凤仙花*Impatiens balsamina* L. 的花。

【别名】指甲花、金凤花、灯盏花。

【形态特征】一年生草本。茎粗壮，肉质，直立，具多数纤维状根，下部节常膨大。叶互生，最下部叶有时对生；叶片披针形、狭椭圆形或倒披针形。花单生或2~3朵簇生于叶腋，无总花梗，白色、粉红色或紫色，单瓣或重瓣。蒴果宽纺锤形，两端尖，密被柔毛。种子多数，圆球形，黑褐色。花期7~10月。

【分布】生于山坡草池、路边、田边。产于全国大部分地区。

【性能主治】花味甘、苦，性微温。具有祛风除湿、活血止痛、解毒杀虫的功效。主治风湿肢体痿废，腰胁疼痛，闭经腹痛，产后瘀血未尽，跌打损伤，骨折，痈疽疮毒，毒蛇咬伤，白带异常，鹅掌风，灰指甲。

【采收加工】夏、秋季开花时采收，鲜用或阴干、烘干。

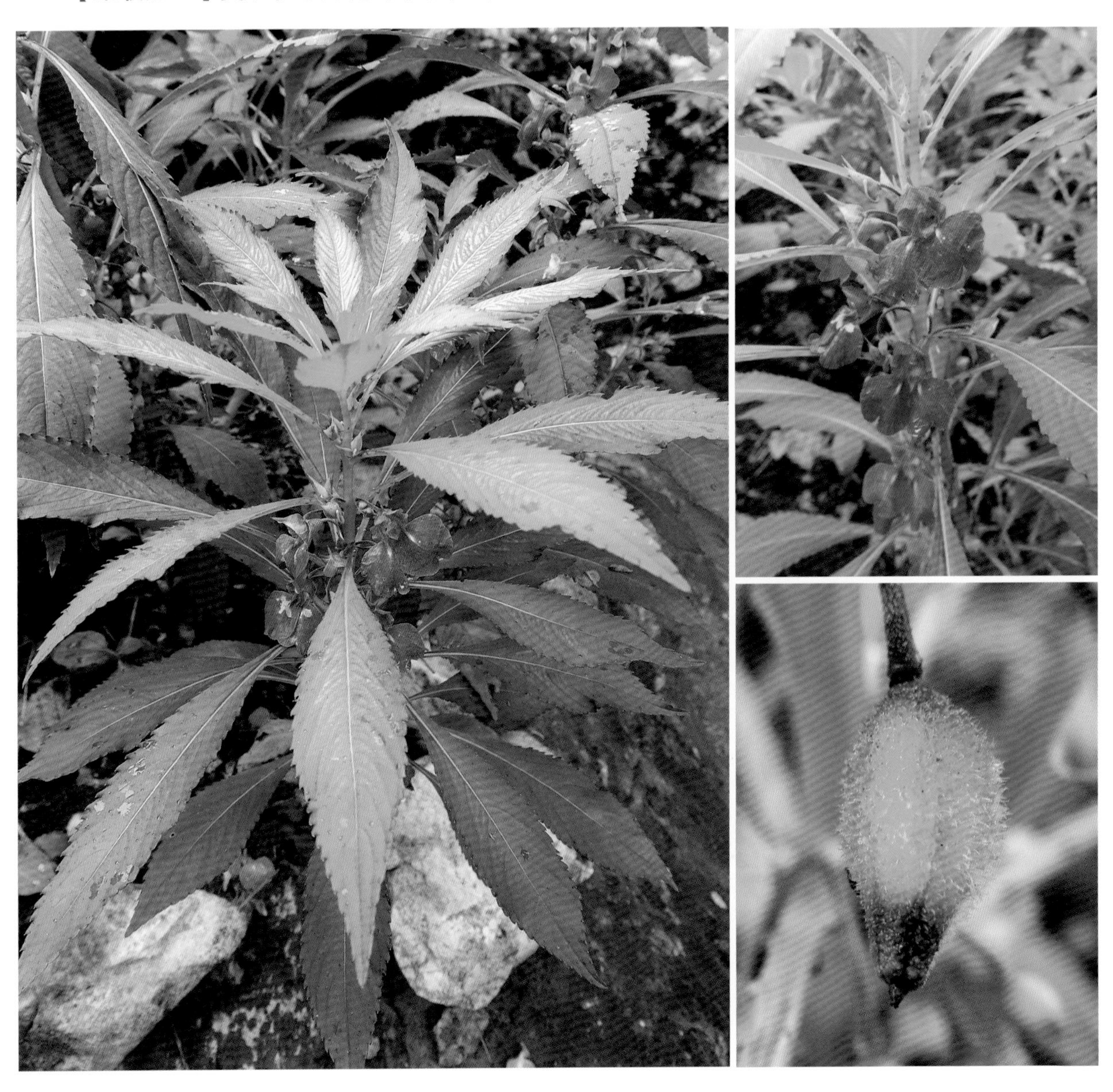

了哥王

【基原】为瑞香科了哥王*Wikstroemia indica* (L.) C. A. Mey. 的茎叶。

【别名】九信菜、九信药、鸡仔麻。

【形态特征】灌木。小枝红褐色，无毛。叶对生；叶片纸质至近革质，倒卵形、椭圆状长圆形或披针形，干时棕红色，无毛，侧脉细密。花黄绿色，数朵组成顶生头状总状花序；花序梗长5~10 mm，无毛；花梗长1~2 mm；花萼近无毛，裂片4枚，宽卵形至长圆形。果椭圆形，熟时红色至暗紫色。花果期夏、秋季。

【分布】生于开旷林下或石山上。产于广西、广东、四川、湖南、浙江、江西、福建、台湾等地。

【性能主治】茎叶味苦、辛，性寒；有毒。具有消热解毒、化痰散结、消肿止痛的功效。主治痈肿疮毒，瘰疬，风湿痛，跌打损伤，蛇虫咬伤。

【采收加工】全年均可采收，洗净，切段，晒干或鲜用。

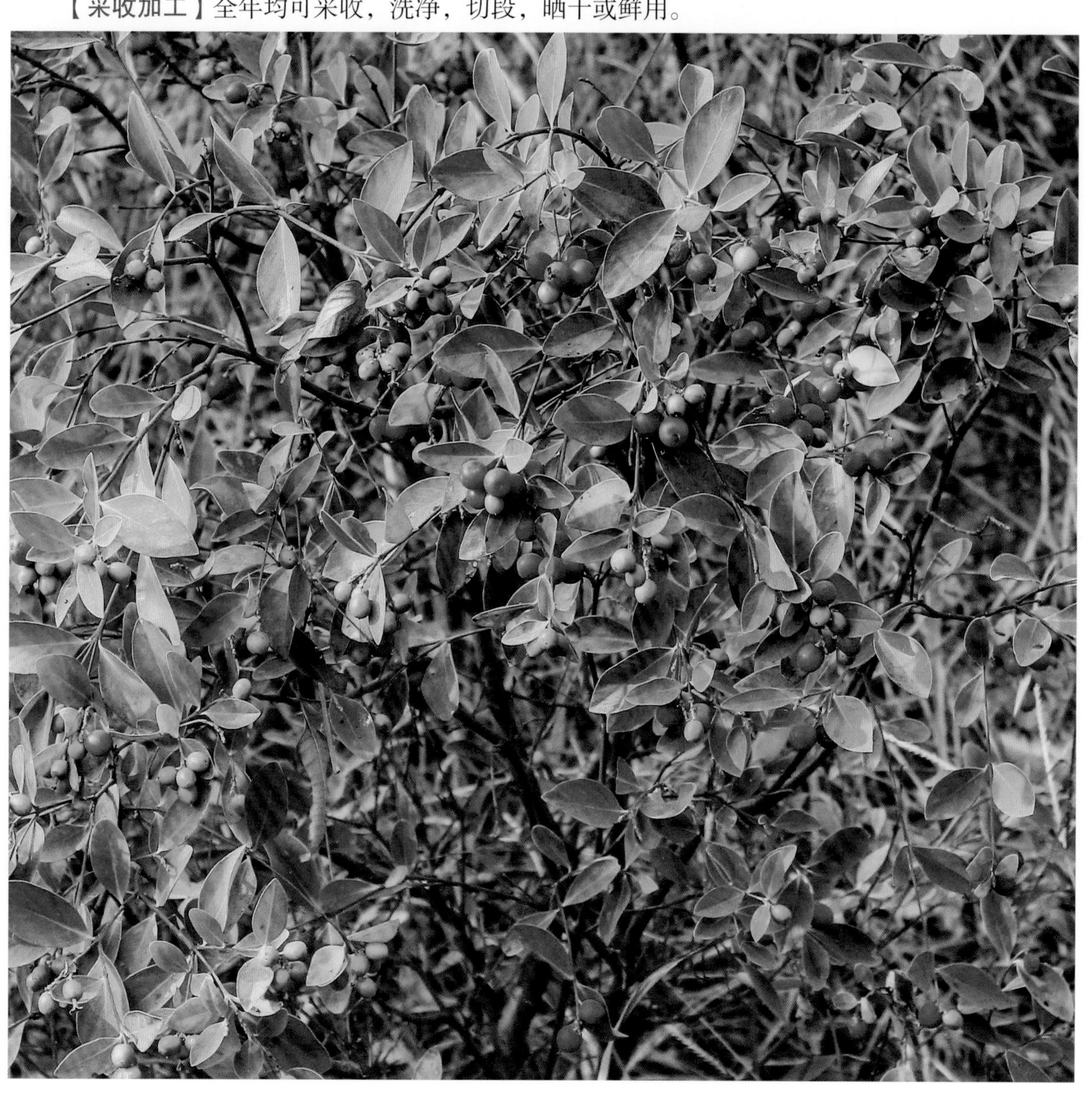

紫茉莉

【基原】为紫茉莉科紫茉莉*Mirabilis jalapa* L. 的叶、果实。

【别名】胭脂花、胭粉豆、白粉果。

【形态特征】一年生草本。茎直立，多分枝，无毛或疏生细柔毛，节稍膨大。叶片卵形或卵状三角形，边缘全缘，两面均无毛。花常数朵簇生枝端，紫红色、黄色、白色或杂色；花被筒高脚碟状，午后开放，有香气，次日午前凋萎。瘦果球形，黑色，表面具皱纹。花期6~10月，果期8~11月。

【分布】我国南北各地常栽培，为观赏花卉，有时逸为野生。

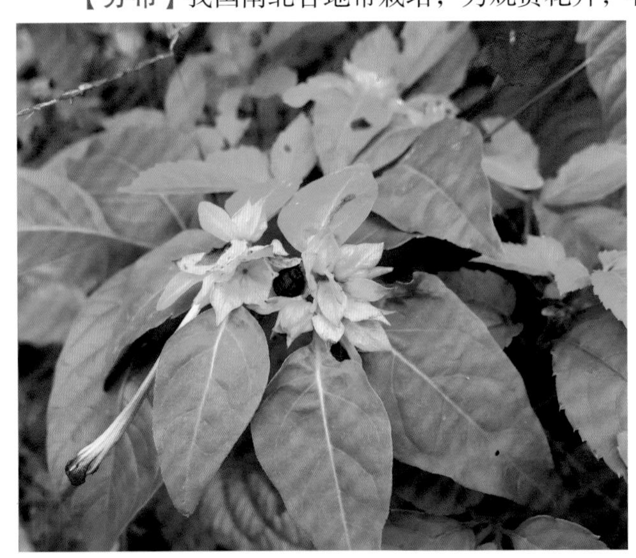

【性能主治】叶味甘、淡，性微寒。具有清热解毒、祛风渗湿、活血的功效。主治痈肿疮毒，疥癣，跌打损伤。果实味甘，性微寒。具有清热化斑、利湿解毒的功效。主治生斑痣，脓疱疮。

【采收加工】叶生长茂盛花未开时采收，洗净，鲜用。果实9~10月成熟时采收，除去杂质，晒干。

【附注】《中华本草》记载紫茉莉以叶和果实入药的药材名分别为紫茉莉叶和紫茉莉子。

海金子

【基原】为海桐花科少花海桐*Pittosporum pauciflorum* Hook. et Arn. 的茎、枝。

【别名】上山虎、山玉桂。

【形态特征】常绿灌木。嫩枝无毛，老枝有皮孔。叶散布于嫩枝上，有时呈假轮生状；叶片薄革质，狭窄矩圆形或狭倒披针形，先端渐尖。花3~5朵生于枝顶叶腋内，呈假伞形状；子房长卵形，被灰茸毛。蒴果椭圆形或卵形，3爿裂开，果爿阔椭圆形。种子红色。花期4~5月，果期5~10月。

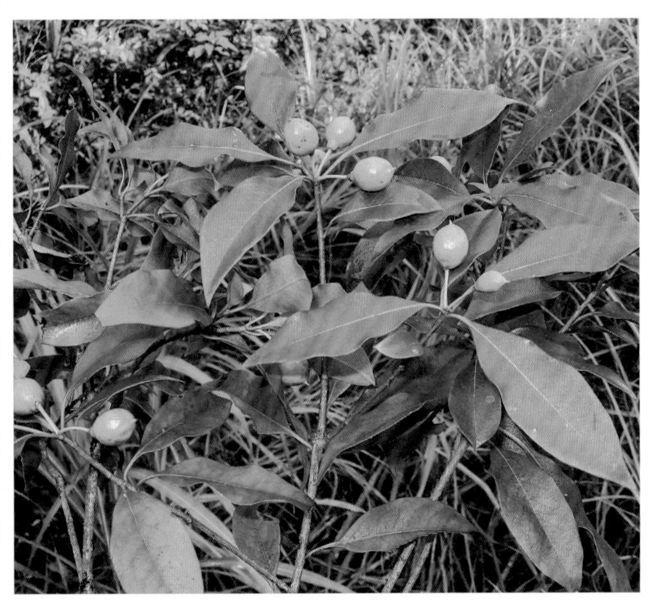

【分布】生于山坡林下或灌木丛中。产于广西、广东及江西等地。

【性能主治】茎、枝味甘、苦、辛，性凉。具有祛风活络、散寒止痛、镇静的功效。主治腰腿疼痛，牙痛，胃痛，神经衰弱，遗精，早泄，毒蛇咬伤。

【采收加工】全年均可采收，切段，晒干。

蝴蝶藤

【基原】为西番莲科蝴蝶藤*Passiflora papilio* H. L. Li 的全草。

【别名】羊角断、蝙蝠藤、半边叶。

【形态特征】草质藤本。茎细弱，具条纹。叶片革质，蝙蝠形，背面具腺体2~8个，基部截平，先端叉状2裂；叶柄近基部具2个杯状腺体。聚伞花序近无柄，成对生于卷须两侧，有5~8朵花，被棕色柔毛；花黄绿色。浆果球形。种子多数，三角状椭圆形，顶端具尖头。花期4~5月，果期6~7月。

【分布】生于石山林下。产于广西。

【性能主治】全草味苦、甘，性平。具有活血止血、祛湿止痛、清热解毒的功效。主治吐血，便血，产后流血不止，功能性子宫出血，胃痛，风湿关节炎，毒蛇咬伤。

【采收加工】秋季挖取全草，洗净，切段，晒干。

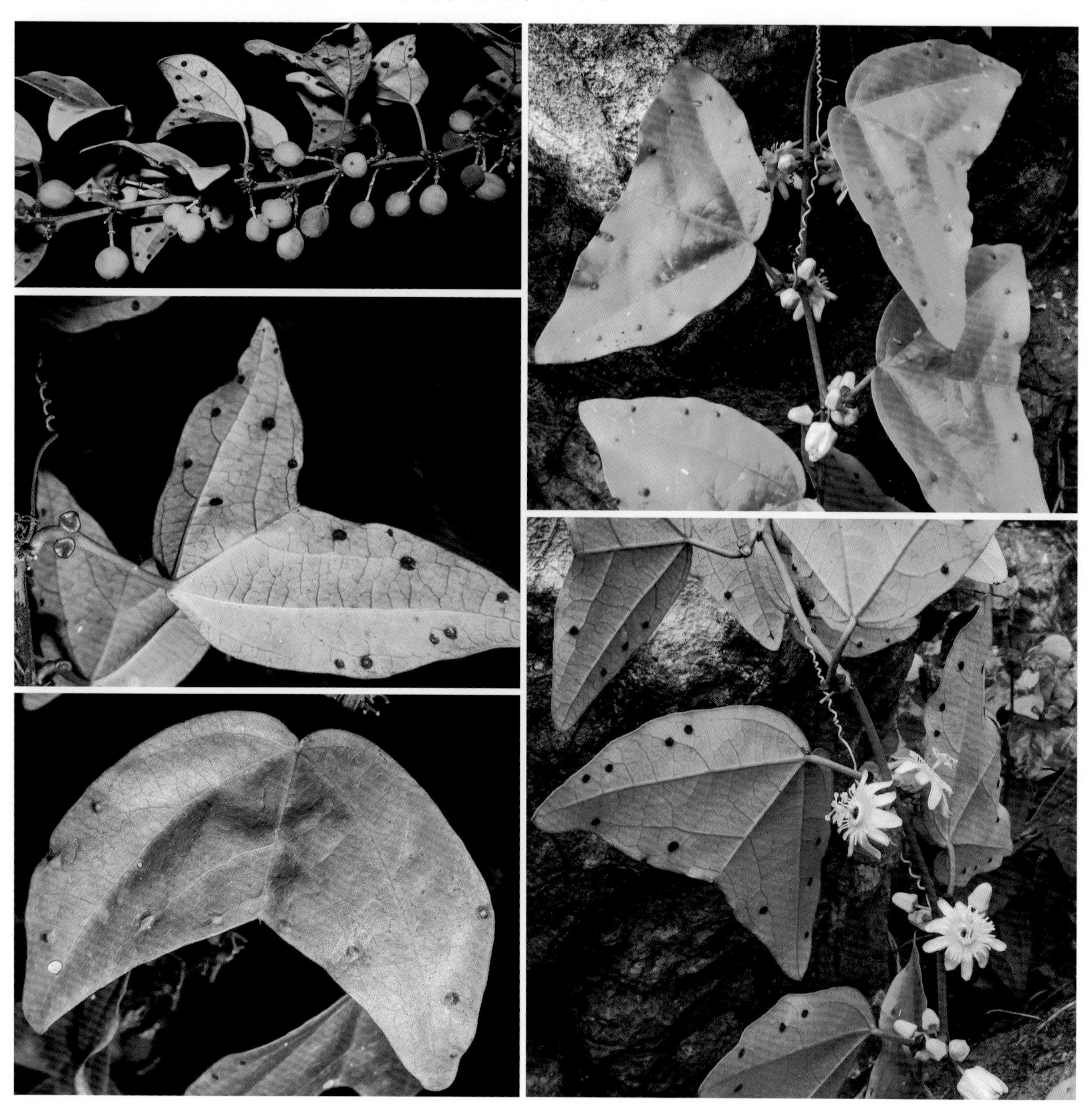

盒子草

【基原】为葫芦科盒子草*Actinostemma tenerum* Griff. 的全草或种子。

【别名】合子草、水荔枝、盒儿藤。

【形态特征】柔弱草本。枝纤细，疏被长柔毛。叶片心状戟形、心状狭卵形或披针状三角形，不分裂或3~5裂或仅在基部分裂。雄花总状，雌花单生，双生或雌雄同序。果绿色，疏生暗绿色鳞片状突起，果盖锥形，具种子2~4粒。种子表面有不规则雕纹。花期7~9月，果期9~11月。

【分布】生于水边草丛中。产于广西、云南西部、江西、福建、河北、河南、山东、江苏、浙江等地。

【性能主治】全草或种子味苦，性寒。具有利水消肿、清热解毒的功效。主治水肿，臌胀，湿疹，疮疡，毒蛇咬伤。

【采收加工】夏、秋季采收，晒干。秋季采收成熟果实，收集种子，晒干。

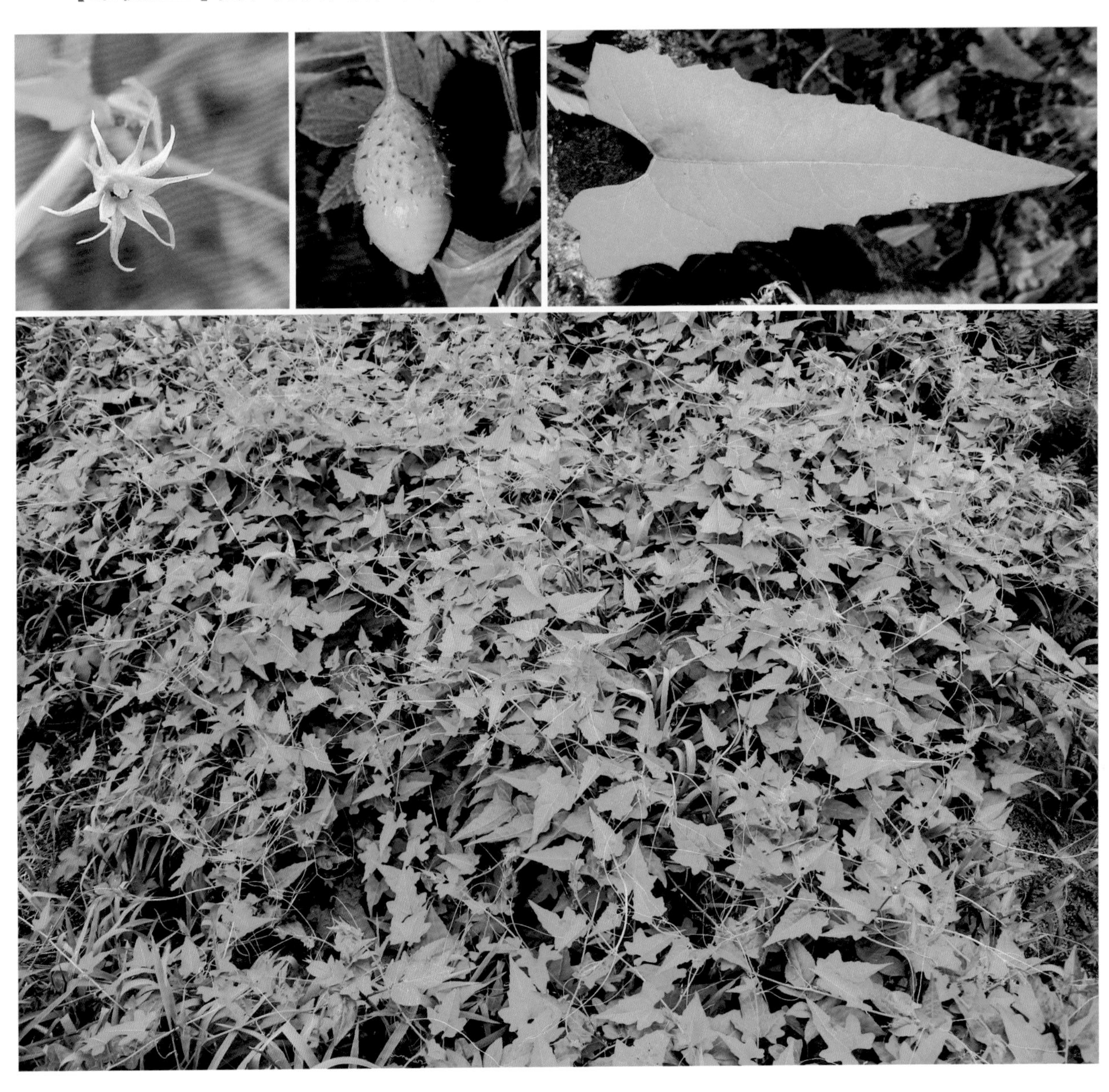

绞股蓝

【基原】为葫芦科绞股蓝*Gynostemma pentaphyllum* (Thunb.) Makino 的全草。

【别名】盘王茶、五叶参、七叶胆、小苦药。

【形态特征】常绿草质藤本。茎细弱，具纵棱及槽。叶片膜质或纸质，具鸟足状5~7小叶。卷须纤细，二歧，稀单一。花雌雄异株。雄花圆锥花序，花绿白色；雌花圆锥花序远较雄花之短小，花萼及花冠似雄花。果肉质不裂，果实球形，熟后黑色。种子卵状心形。花期3~11月，果期4~12月。

【分布】生于沟谷林下、山坡或灌木丛中。产于我国南部。

【性能主治】全草味苦、微甘，性寒。具有清热解毒、止咳祛痰、益气养阴、延缓衰老的功效。主治胸膈痞闷，痰阻血瘀，心悸气短，眩晕头痛，健忘耳鸣，自汗乏力，高血脂症，单纯性肥胖，老年咳嗽。

【采收加工】夏、秋季采收，除去杂质，洗净，晒干。

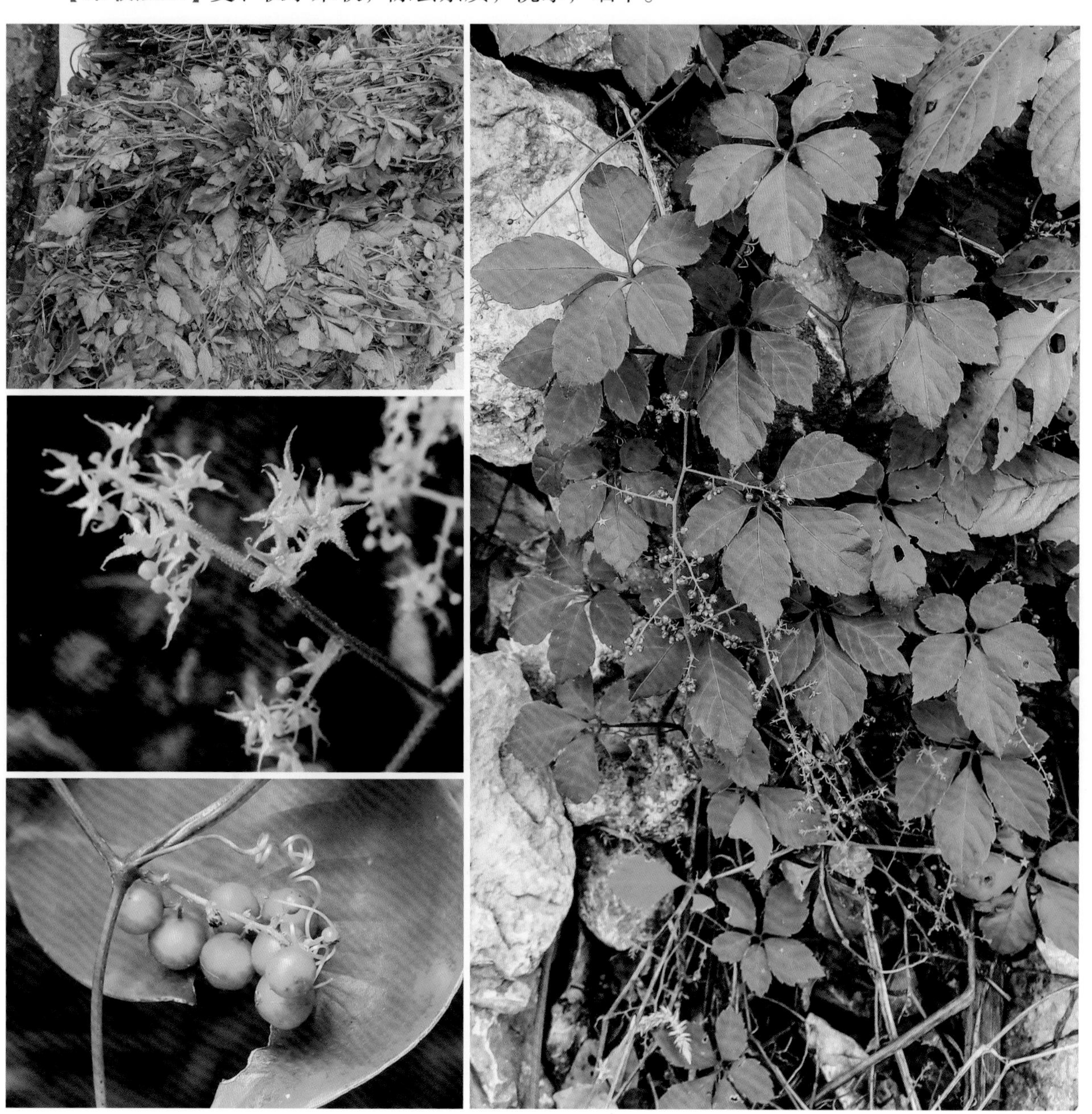

木鳖子

【基原】为葫芦科木鳖子*Momordica cochinchinensis* (Lour.) Spreng. 的成熟种子。

【别名】木鳖、木鳖瓜。

【形态特征】多年生粗壮大藤本。具块状根。叶柄具2~4个腺体；叶片3~5中裂至深裂。卷须颇粗壮，光滑无毛，不分歧。雌雄异株；花冠黄色，基部有齿状黄色腺体。果实卵形，顶端有1短喙，熟时红色，具刺尖的突起。种子卵形或方形，干后黑褐色，具雕纹。花期6~8月，果期8~10月。

【分布】生于山沟、疏林或路边，野生或栽培。产于广西、广东、湖南、江苏、江西、贵州、云南、四川等地。

【性能主治】种子味苦、微甘，性凉；有毒。具有散结消肿、攻毒疗疮的功效。主治疮疡肿毒，乳痈，瘰疬，痔漏，干癣，秃疮。

【采收加工】冬季采收成熟果实，剖开，晒至半干，除去果肉，取出种子，干燥。

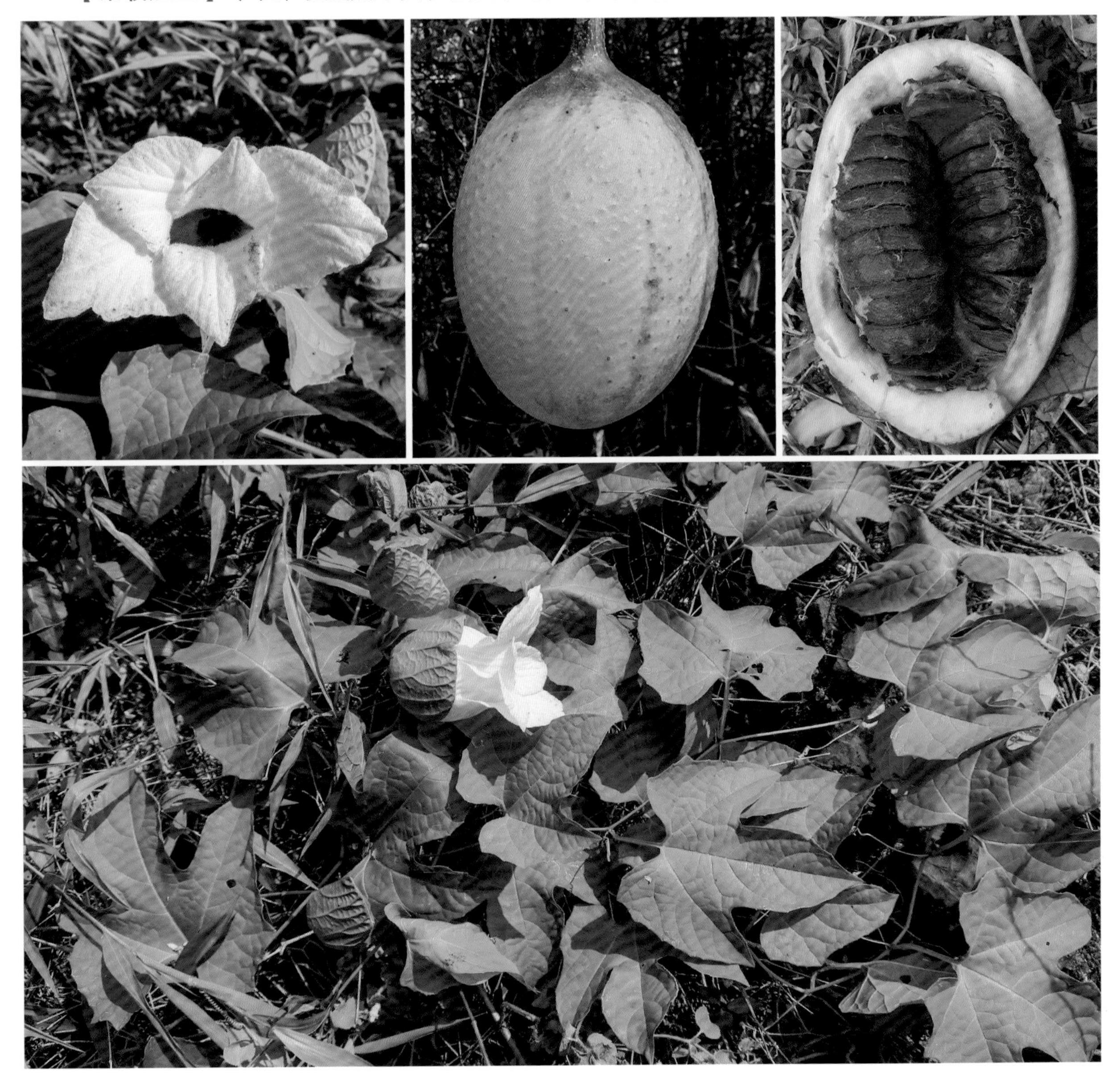

王瓜

【基原】为葫芦科王瓜*Trichosanthes cucumeroides* (Ser.) Maxim. 的种子、果实。

【别名】赤雹子、野黄瓜、鸭屎瓜。

【形态特征】攀缘藤本。块根纺锤形，肥大。茎细弱，具纵棱及槽。叶片纸质，阔卵形或圆形，常3~5浅裂至深裂，基部深心形。花雌雄异株；花冠白色；花萼筒喇叭形，裂片具极长的丝状流苏。果卵圆形、卵状椭圆形或球形。种子横长圆形。花期5~8月，果期8~11月。

【分布】生于山谷林中、山坡林下或灌木丛中。产于华东、华中、华南和西南等地。

【性能主治】种子味酸、苦，性平。具有清热利湿、凉血止血的功效。主治肺痿吐血，痢疾，肠风下血。果实味苦，性寒。具有清热、化瘀、通乳的功效。主治黄疸，噎膈反胃，闭经，乳汁滞少，痈肿，慢性咽喉炎。

【采收加工】秋季采摘成熟的果实，鲜用或干燥；或取出种子，洗净，晒干。

【附注】《中华本草》记载王瓜以种子、果实入药的药材名分别为王瓜子、王瓜。

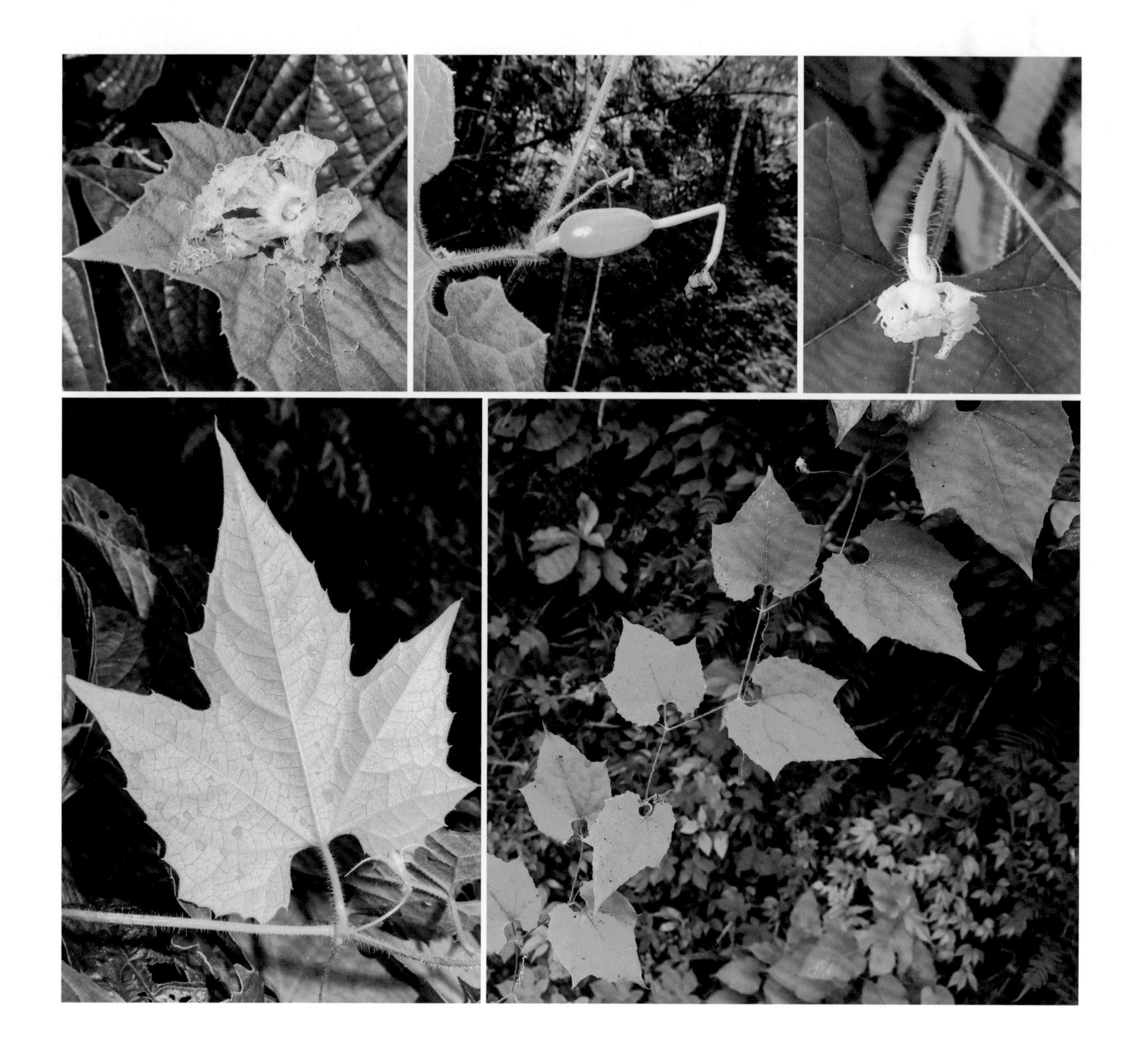

石蟾蜍

【基原】为葫芦科趾叶栝楼*Trichosanthes pedata* Merr. et Chun 的全草。

【别名】入地老鼠、瓜蒌。

【形态特征】草质攀缘藤本。指状复叶具小叶3~5片；小叶膜质或近纸质，中央小叶常披针形或长圆状倒披针形。卷须长而细弱，具条纹，二歧。花冠白色，裂片倒卵形，先端具流苏。果球形，橙黄色。种子卵形，灰褐色，种脐压扁，三角形，无边棱及线。花期6~8月，果期7~12月。

【分布】生于山谷、疏林或灌木丛中。产于广西、广东、云南、湖南、江西等地。

【性能主治】全草味苦，性寒。具有清热解毒的功效。主治咽喉肿痛，胸闷，便秘，毒蛇咬伤。

【采收加工】全年均可采收，洗净，鲜用或切片晒干。

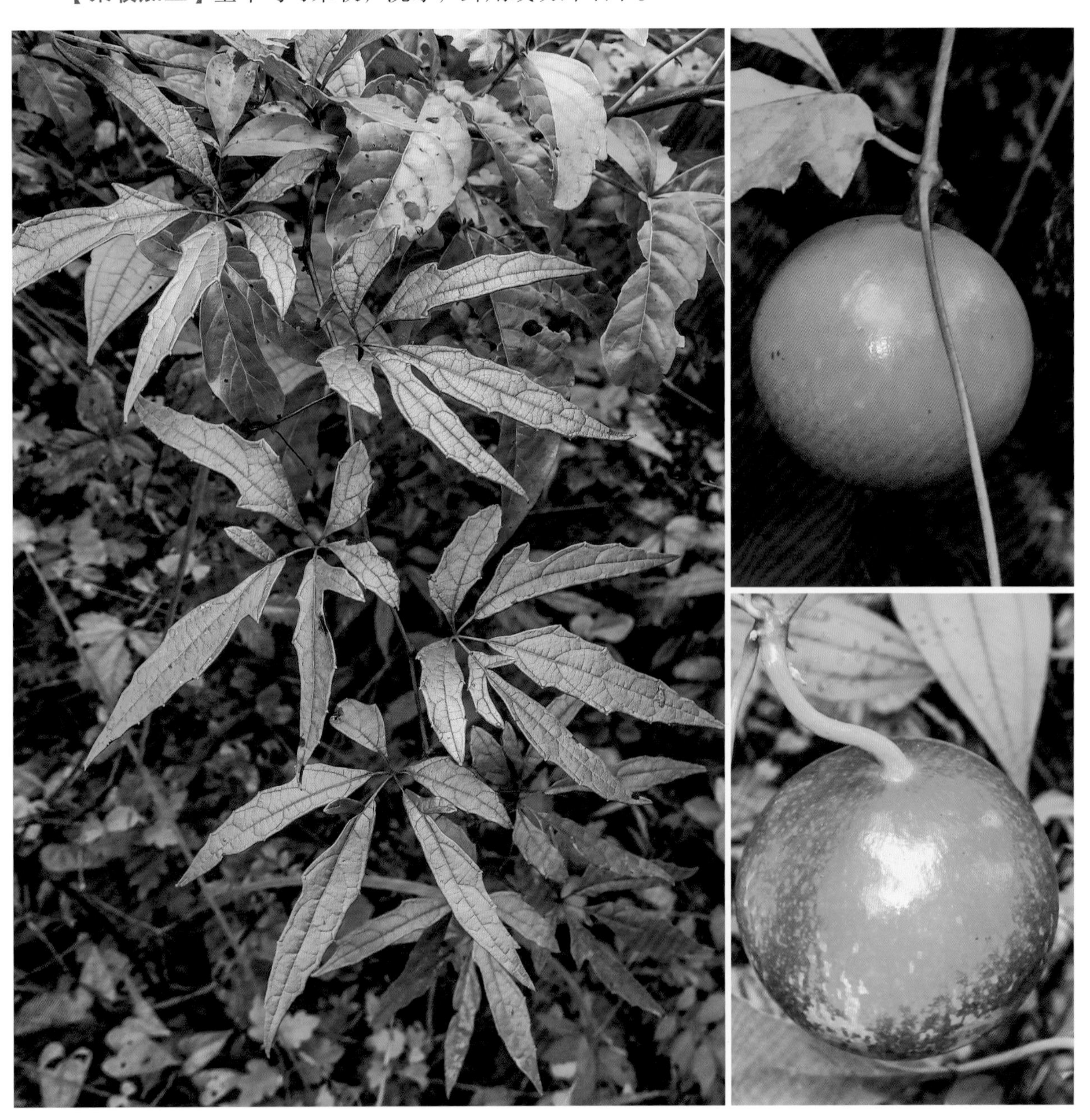

中华栝楼

【基原】为葫芦科中华栝楼*Trichosanthes rosthornii* Harms 的根、果实、种子。

【别名】双边栝楼、栝楼子。

【形态特征】草质藤本。块根条状，肥厚，具横瘤状突起。叶片纸质，3~7深裂，几达基部，裂片线状披针形至倒披针形，基部心形。花冠白色，顶端具丝状长流苏。果实球形或椭圆形，熟时果皮及果瓤均橙黄色。种子卵状椭圆形，深棕色，边缘成环状隆起。花期6~8月，果期8~10月。

【分布】生于山坡、灌木丛或湿地。产于广西、贵州、云南、四川、湖北、江西、甘肃、陕西等地。

【性能主治】根味甘、微苦，性微寒。具有清热泻火、生津止渴、消肿排脓的功效。主治热病烦渴，肺热燥咳，内热消渴，疮疡肿毒。果实味甘、微苦，性寒。具有清热涤痰、宽胸散结、润燥滑肠的功效。主治肺热咳嗽，痰浊黄稠，胸痹心痛，结胸痞满，乳痈，肺痈，肠痈肿痛，大便秘结。种子味甘，性寒。具有润肺化痰、滑肠通便的作用。主治燥咳痰黏，肠燥便秘。

【采收加工】秋、冬季采挖根，洗净，除去外皮，切段或纵剖成瓣，干燥。秋季果实成熟时连果梗剪下，置通风处阴干；或取出种子，洗净，晒干。

【附注】《中国药典》（2020年版）记载中华栝楼以根、果实、种子入药的药材名分别为天花粉、瓜蒌、瓜蒌子。

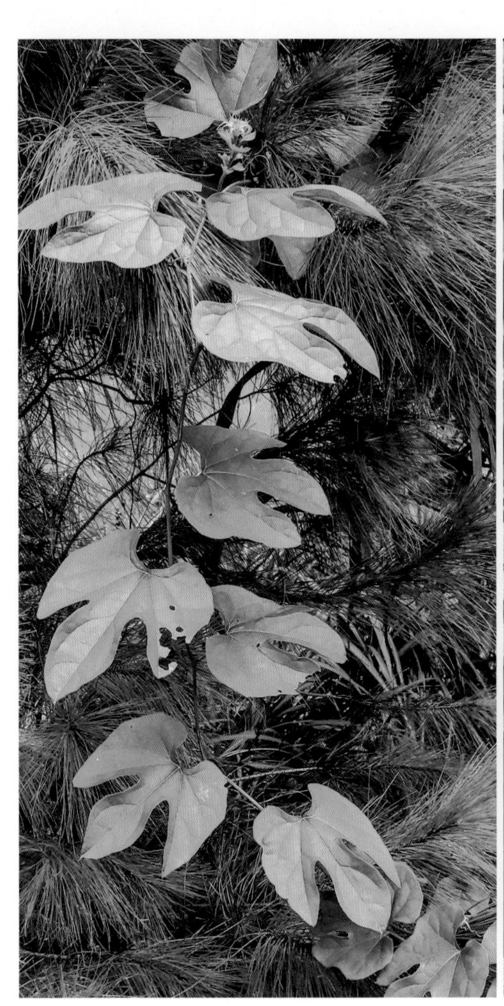

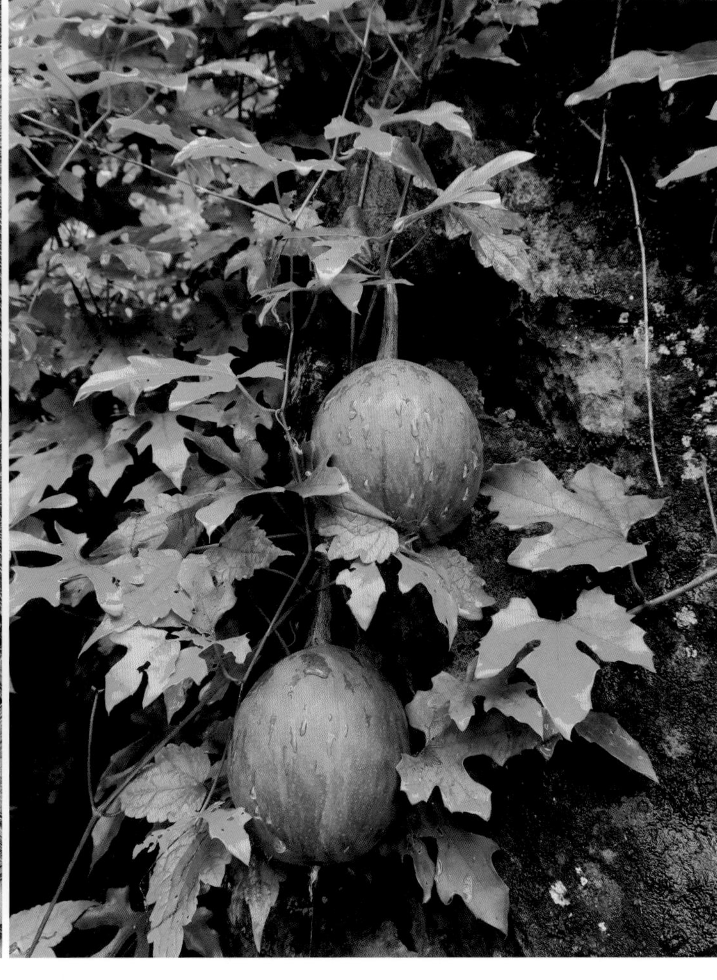

钮子瓜

【基原】为葫芦科钮子瓜*Zehneria maysorensis* (Wight et Arn.) Arn. 的全草或根。

【别名】野苦瓜、三角枫。

【形态特征】草质藤本。叶片宽卵形或稀三角状卵形，长、宽均3~10 cm。雌雄同株；雄花常3~9朵生于花序梗顶端呈近头状或伞房状花序；花白色；雌花单生，稀几朵生于花序梗顶端或极稀雌雄同序。浆果球状或卵状。种子卵状长圆形，扁压状。花期4~8月，果期8~11月。

【分布】生于村边、林边或山坡潮湿处。产于广西、广东、云南、四川、贵州、福建等地。

【性能主治】全草或根味甘，性平。具有清热解毒、通淋的功效。主治发热，惊厥，头痛，咽喉肿痛，疮疡肿毒，淋证。

【采收加工】夏、秋季采收，洗净，鲜用或晒干。

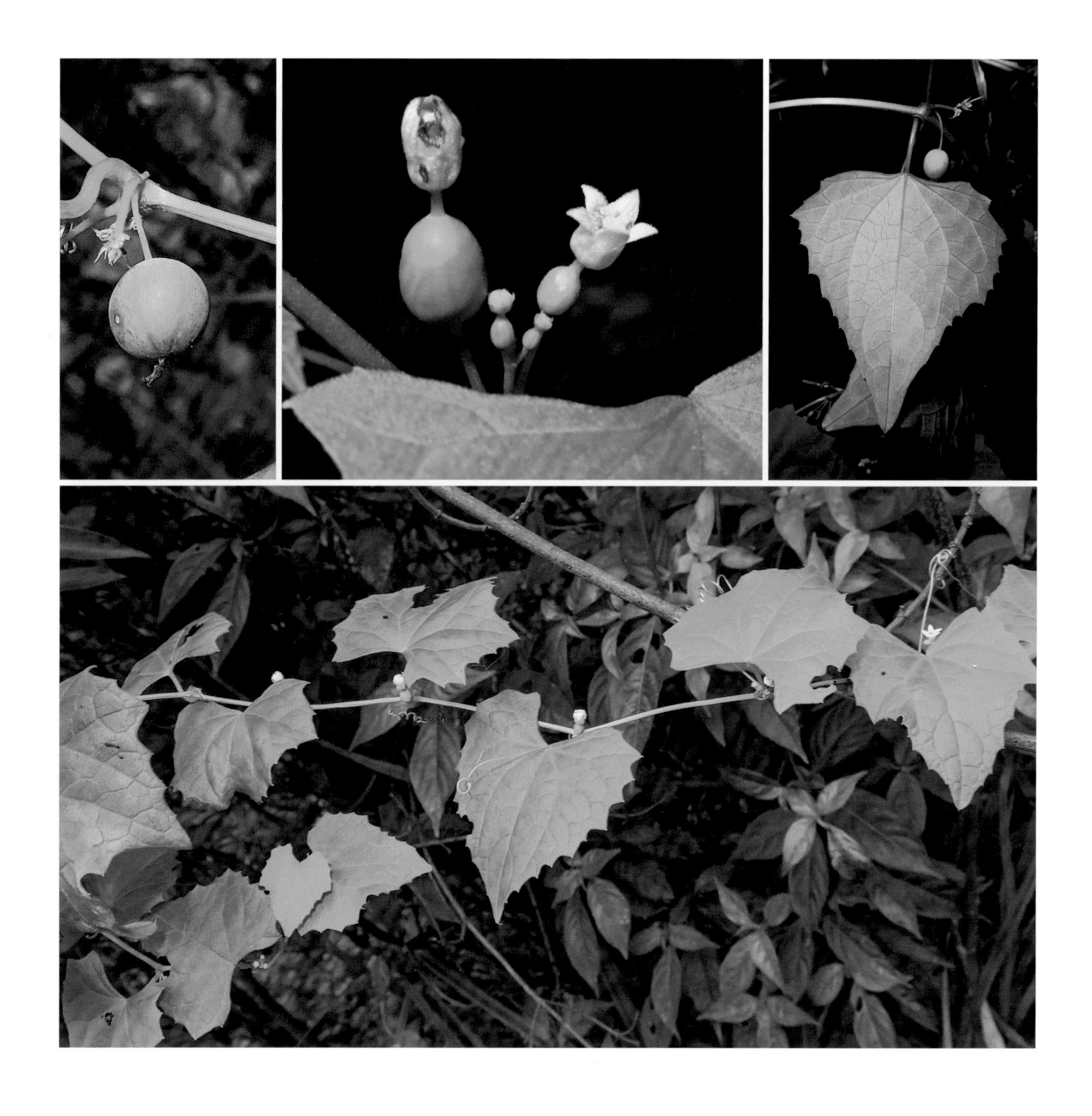

散血子

【基原】为秋海棠科紫背天葵*Begonia fimbristipula* Hance 的块茎或全草。

【别名】红水葵、红天葵。

【形态特征】多年生小草本。块茎球状。基生叶常1片，先端急尖或渐尖状急尖，基部略偏斜，腹面绿色，常有白色小斑点，背面紫色。花葶高6~18 cm；花粉红色，2~3回二歧聚伞状花序；雄花被4片，雌花被3片。蒴果具不等长的3翅。种子极多数。花期4~5月，果期6月。

【分布】生于山坡、沟谷湿润的石壁上。产于广西、广东、浙江、湖南、福建、海南、浙江、江西等地。

【性能主治】块茎或全草味甘、淡，性凉。具有清热凉血、散瘀消肿、止咳化痰的功效。主治肺热咳嗽，中暑发烧，咯血，淋巴结核；外用治扭挫伤，烧烫伤，骨折。

【采收加工】夏、秋季采收，洗净，晒干。

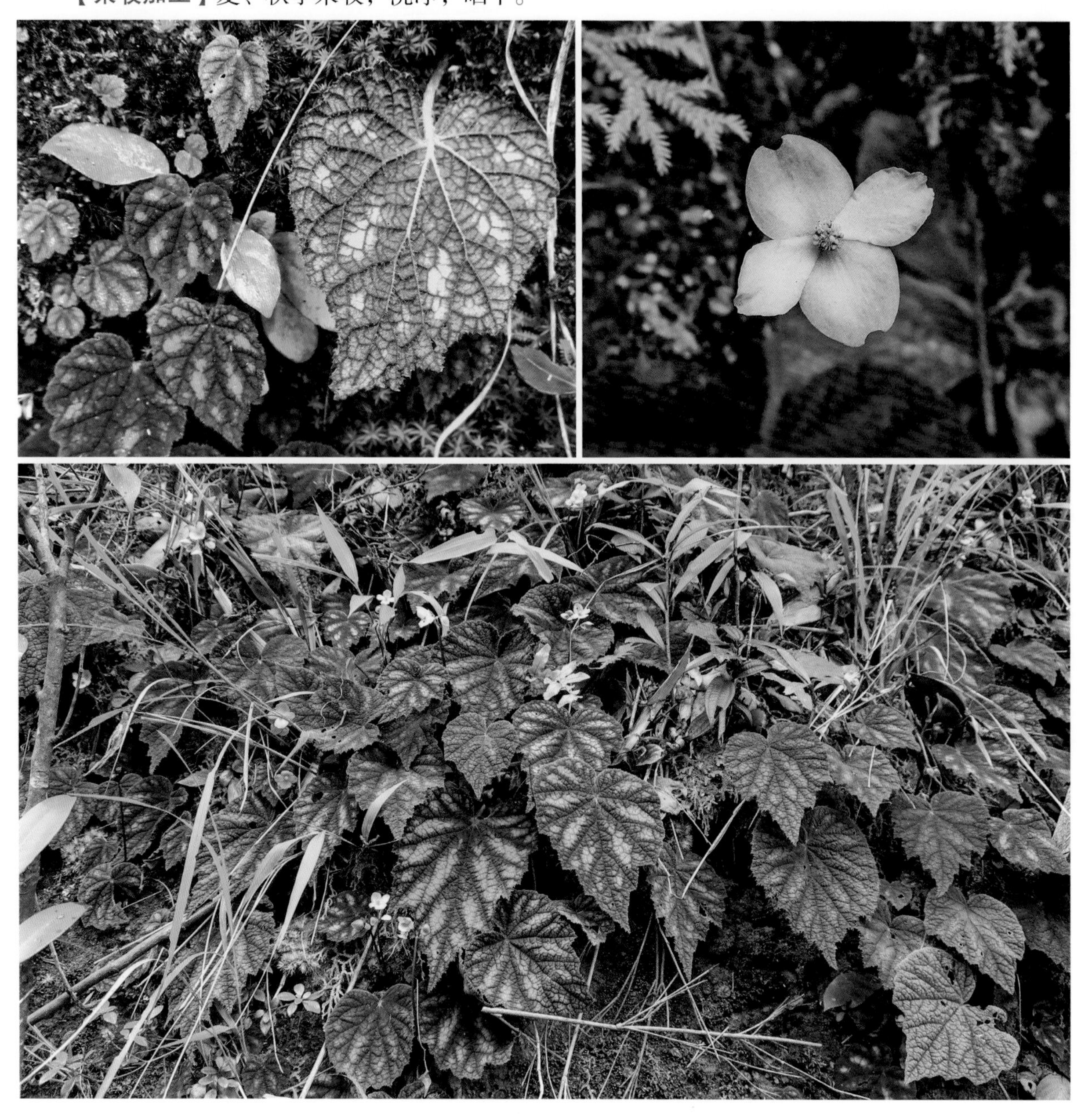

肉半边莲

【基原】为秋海棠科粗喙秋海棠*Begonia longifolia* Blume 的全草或球茎。

【别名】大半边莲、大叶半边莲、红半边莲。

【形态特征】多年生草本。球茎膨大，呈不规则块状。叶互生；叶片两侧极不相等，先端渐尖至尾状渐尖，基部极偏斜，呈微心形，外侧有1枚大耳片。聚伞花序生于叶腋间；花白色；雄花被4片，雌花被4片。蒴果近球形，顶端具粗厚长喙，无翅。种子极多数。花期4~5月，果期7月。

【分布】生于沟谷密林下的潮湿地或石头上。产于广西、广东、海南、云南、贵州、湖南、江西、台湾等地。

【性能主治】全草或球茎味酸、涩，性凉。具有清热解毒、消肿止痛的功效。主治咽喉炎，牙痛，淋巴结结核，毒蛇咬伤；外用治烧烫伤。

【采收加工】全年可采收，洗净，切片，鲜用或晒干。

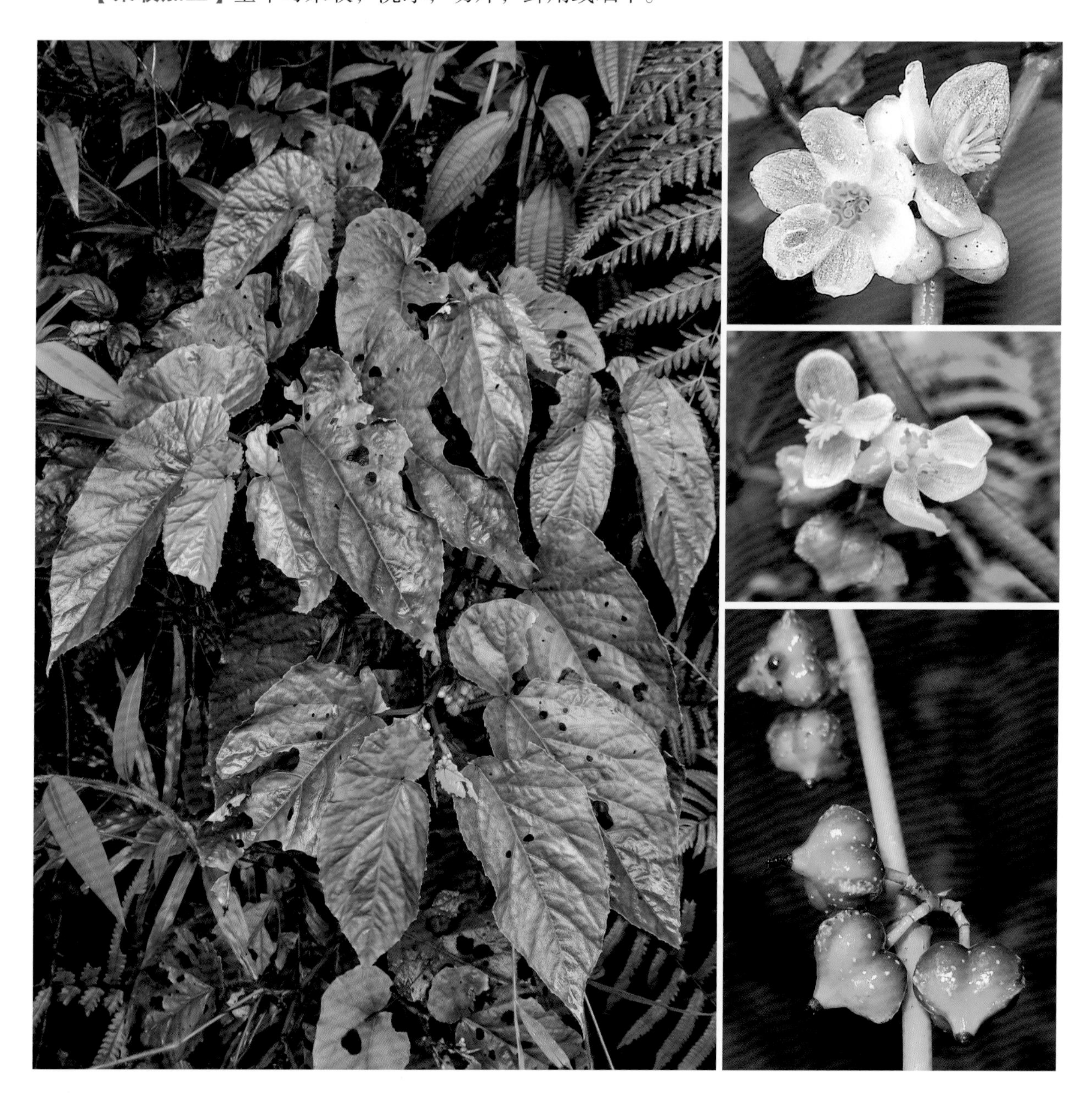

红孩儿

【基原】为秋海棠科裂叶秋海棠*Begonia palmata* D. Don 的全草。

【别名】红天葵、鸡爪莲、半边莲。

【形态特征】多年生具茎草本植物，高可达50 cm。根状茎匍匐，节膨大。茎直立，有明显沟纹。叶片阔斜卵形，不规则浅裂，边缘被紫红色小齿和缘毛，背面淡绿色或淡紫色；叶柄被褐色长毛。聚伞花序；花粉红色或白色。蒴果具不等的3翅。花期6~8、10~12月，果期7~11月。

【分布】生于林下、溪谷边阴湿处。产于长江以南各地。

【性能主治】全草味甘、酸，性寒。具有清热解毒、化瘀消肿的功效。主治肺热咳嗽，疔疮痈肿，痛经，闭经，风湿热痹，跌打肿痛，蛇蛟伤。

【采收加工】夏、秋季采收，洗净，晒干。

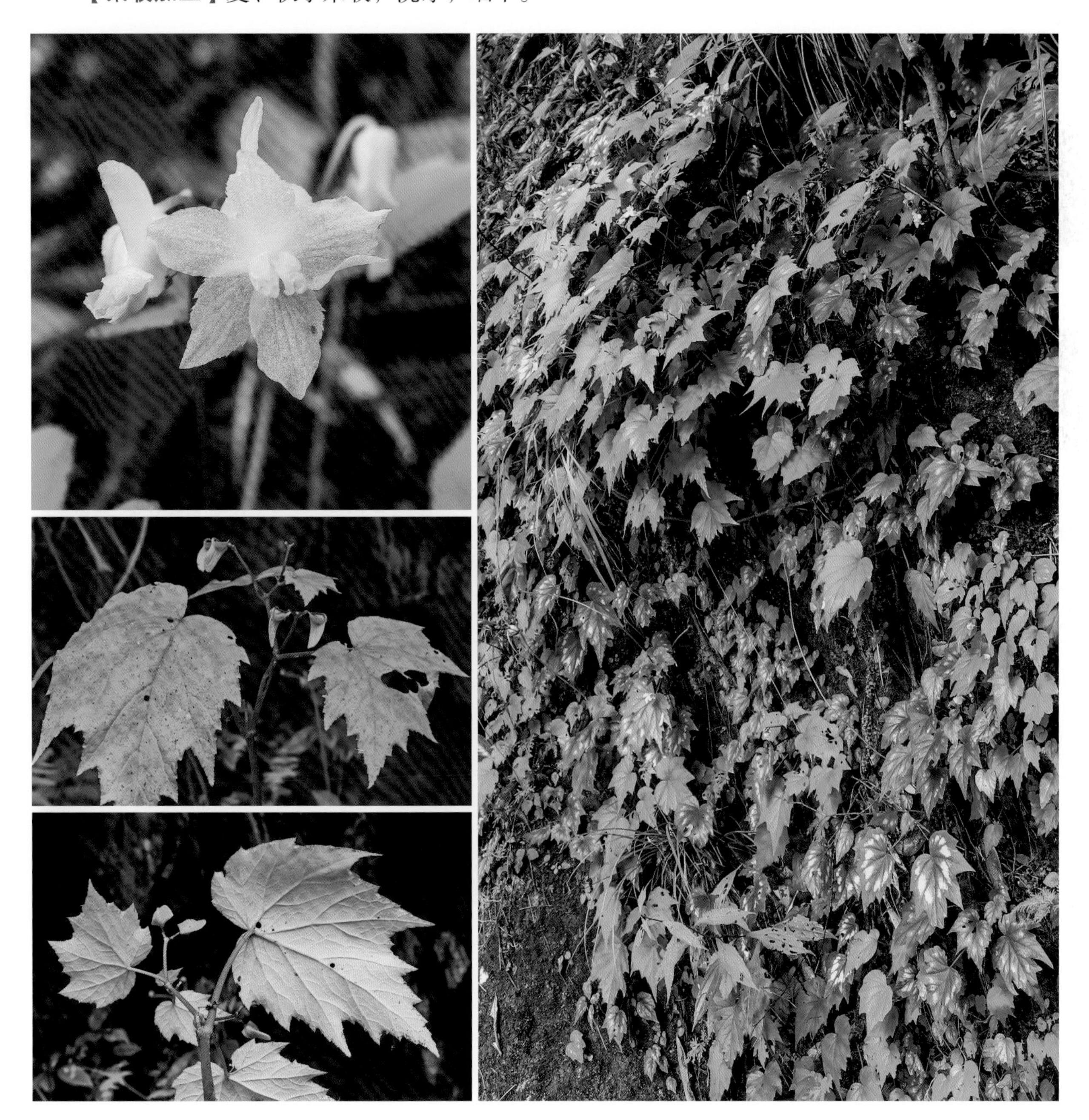

茶

【基原】为山茶科茶*Camellia sinensis* (L.) O. Ktze. 的根、花、果实。

【别名】茶实、茗。

【形态特征】灌木或小乔木。嫩枝无毛。叶片革质，长圆形或椭圆形，先端渐尖，基部楔形，无毛，边缘具齿。花1~3朵腋生，白色；萼片5枚，阔卵形至圆形，宿存；花瓣5~6片，阔卵形；基部稍连生，子房密生白毛。蒴果3球形或1~2球形，每球有种子1~2粒。花期10月至翌年2月。

【分布】野生种遍见于长江以南各地的山区，现广泛栽培，毛被及叶形变化很大。

【性能主治】根味苦，性凉。具有强心利尿、活血调经、清热解毒的功效。主治心脏病，水肿，肝炎，痛经，疮疡肿毒，烧烫伤，带状疱疹，牛皮癣。花味微苦，性凉。具有清肺平肝的作用。主治鼻疳，高血压。种子味苦，性寒；有毒。具有降火、消痰、平喘的功效。主治痰热喘嗽，头脑鸣响。

【采收加工】根全年均可采挖，鲜用或晒干。夏、秋季采收花，鲜用或晒干。秋季采收成熟果实。

【附注】《中华本草》记载茶以根、花、果实入药的药材名分别为茶树根、茶花、茶籽。

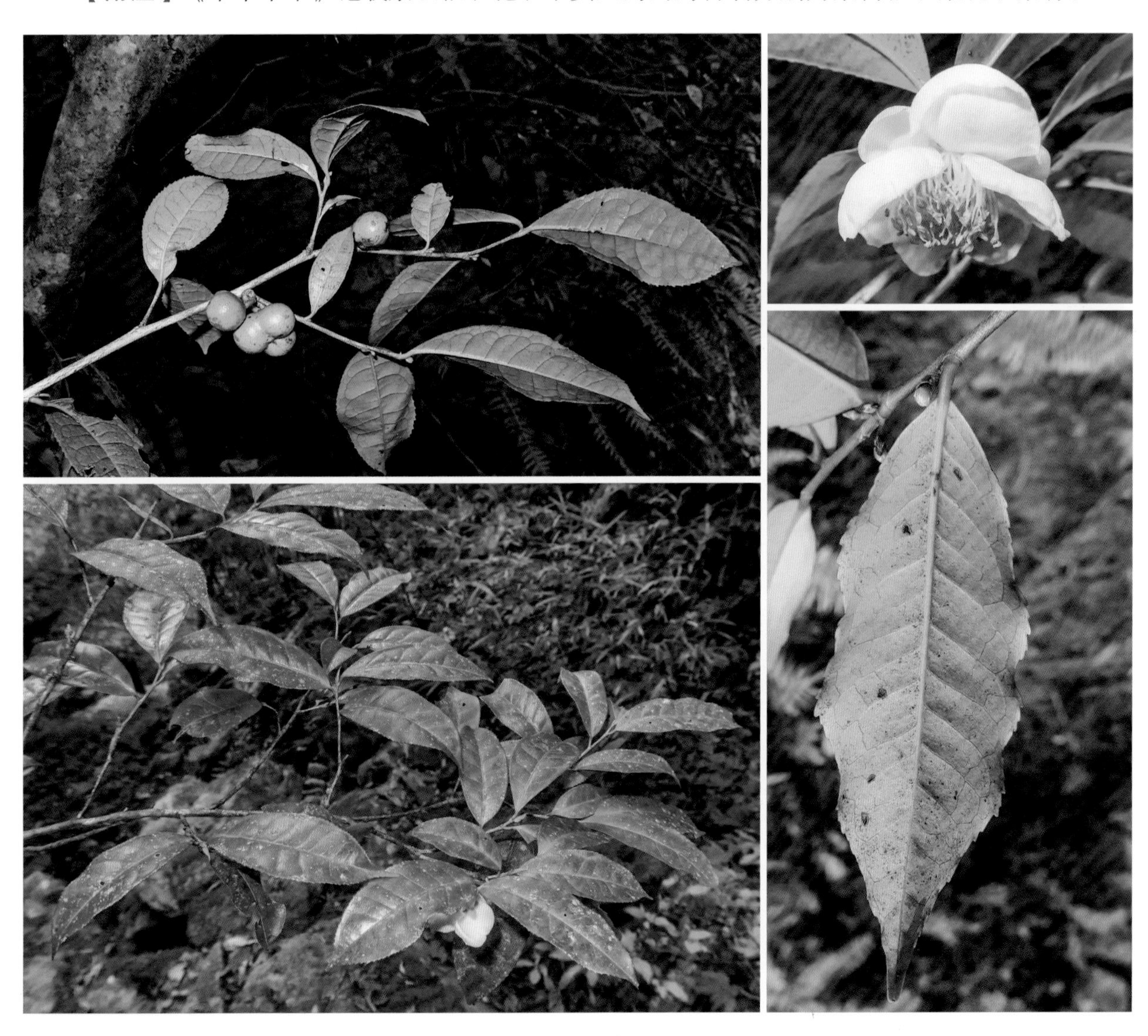

多花猕猴桃

【基原】为猕猴桃科阔叶猕猴桃*Actinidia latifolia* (Gardn. et Champ.) Merr. 的茎、叶。

【别名】红蒂砣、多果猕猴桃。

【形态特征】大型落叶藤本。髓白色，片层状、中空或实心。叶片坚纸质，边缘具疏生的突尖状硬头小齿。花序为三歧至四歧多花大型聚伞花序；萼片5枚，瓢状卵形；花瓣5~8片，前半部及边缘部分白色，下半部的中央部分橙黄色。果暗绿色，具斑点。花期5月上旬至6月中旬，果期11月。

【分布】生长于山地的山谷或山沟地带的灌丛中或森林迹地上。产于广西、广东、云南、贵州、四川、安徽、浙江、台湾、福建、江西、湖南等地。

【性能主治】茎、叶味淡、涩，性平。具有清热解毒、消肿止痛、除湿的功效。主治咽喉肿痛，痈肿疔疮，毒蛇咬伤，烧烫伤，泄泻。

【采收加工】春、夏季采收，鲜用或晒干。

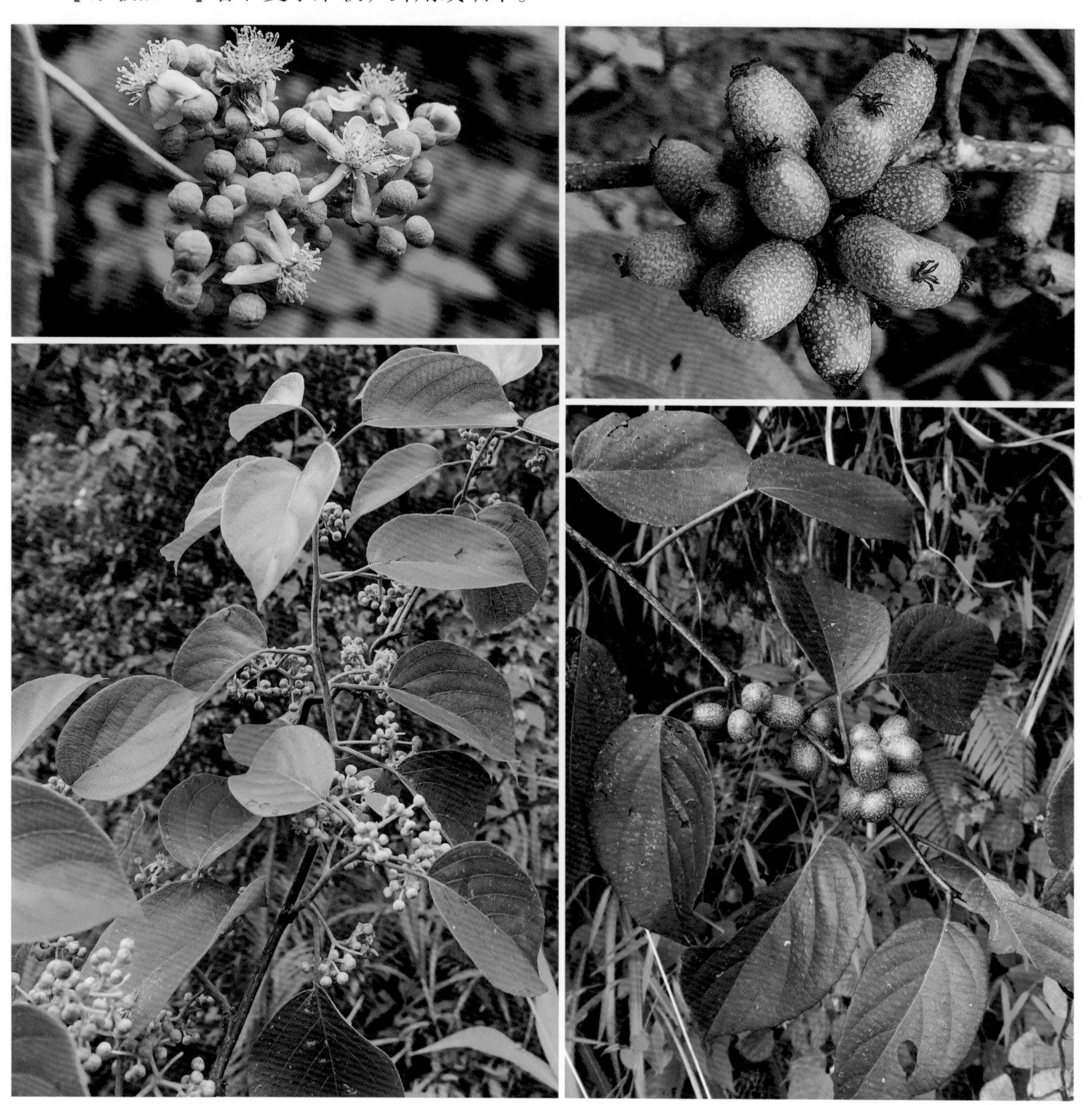

子楝树叶

【基原】为桃金娘科子楝树*Decaspermum gracilentum* (Hance) Merr. et Perry 的叶。

【别名】米碎叶、桑枝、米碎木。

【形态特征】灌木至小乔木。嫩枝被灰褐色或灰色柔毛，有钝棱。叶片椭圆形，初时两面被柔毛，后变无毛，背面黄绿色，有细小腺点。聚伞花序腋生，长约2 cm，有时为短小的圆锥状花序，总梗有紧贴柔毛；花白，3朵。浆果直径约4 mm，具柔毛，有种子3~5粒。花期3~5月。

【分布】生于山坡疏林或密林下。产于广西、广东、台湾等地。

【性能主治】叶味辛、苦，性平。具有理气化湿、解毒杀虫的功效。主治湿滞，脘腹胀痛，痢疾，湿疹，疥癣，脚气。

【采收加工】全年均可采收，鲜用或晒干。

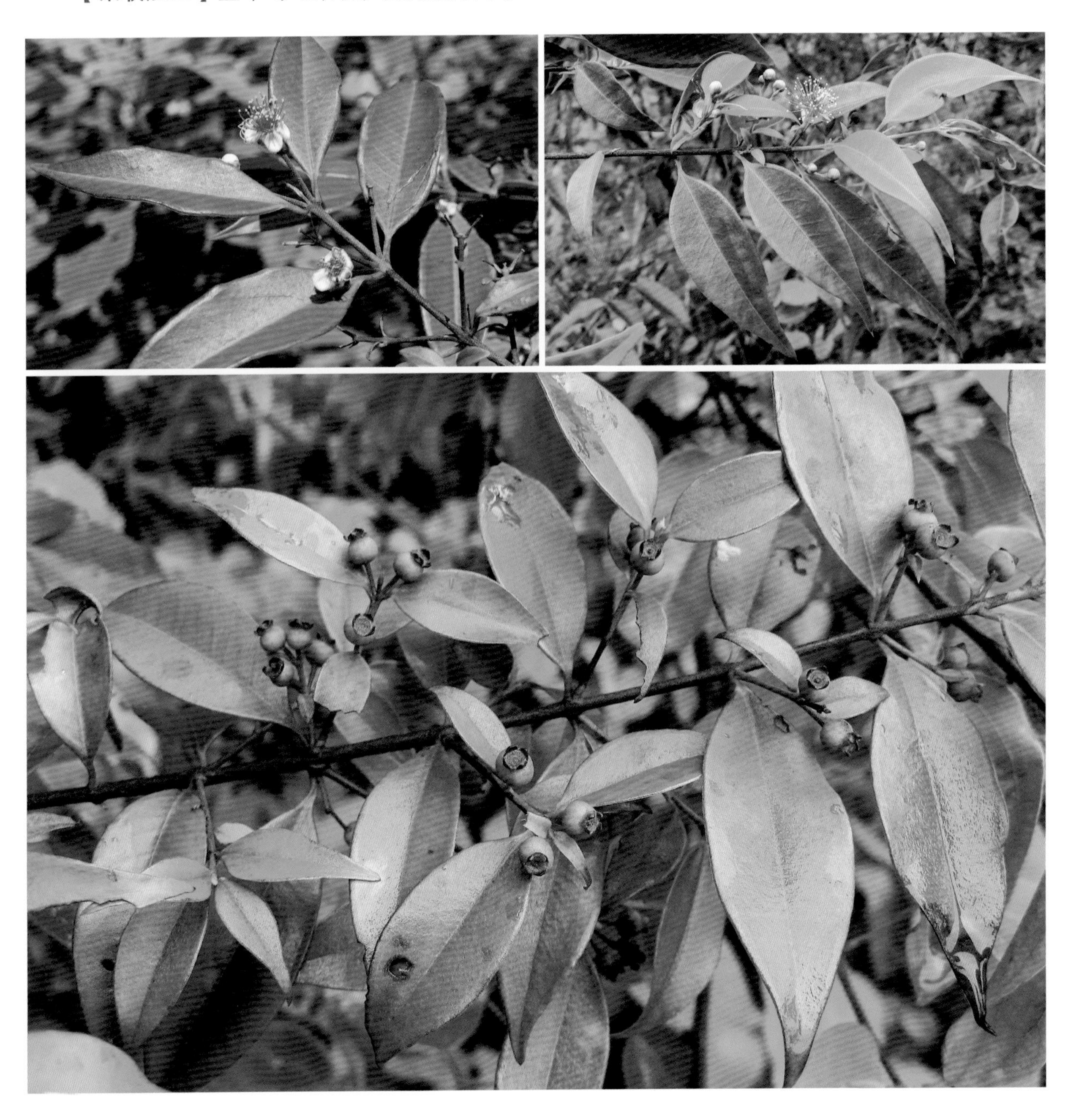

桃金娘

【基原】为桃金娘科桃金娘*Rhodomyrtus tomentosa* (Ait.) Hassk. 的根、叶、花、果实。

【别名】金丝桃、山稔子、山菍。

【形态特征】灌木，高1~2 m。叶对生；叶片革质，椭圆形或倒卵形，先端圆或钝，常微凹入，有时稍尖，基部阔楔形，离基三出脉，网脉明显。花有长梗，常单生，紫红色；花瓣5片，倒卵形；雄蕊红色；子房下位，3室。浆果卵状壶形，熟时紫黑色。种子每室2列。花期4~5月。

【分布】生于丘陵坡地、灌木丛中。产于广西、广东、海南、云南、贵州、湖南、福建、台湾等地。

【性能主治】根味辛、甘，性平。具有理气止痛、利湿止泻、益肾养血的功效。主治脘腹疼痛，消化不良，呕吐泻痢，崩漏，劳伤出血，跌打伤痛，风湿痹痛，肾虚腰痛，膝软，白浊，烧烫伤。叶味甘，性平。具有利湿止泻、生肌止血的功效。主治泄泻，痢疾，关节痛，胃痛，乳痈，疮肿，外伤出血，毒蛇咬伤。花味甘、涩，性平。具有收敛止血的功效。主治咳血，咯血，鼻出血。果实味甘、涩，性平。具有养血止血，涩肠固精的功效。主治血虚体弱，吐血，鼻出血，劳伤咳血，便血，带下，痢疾，烧烫伤，外伤出血。

【采收加工】根、叶全年均可采收，鲜用或晒干。花4~5月采收，鲜用或阴干。果实秋季成熟时采收，晒干。

【附注】《中华本草》记载桃金娘以根、叶、花、果实入药的药材名分别为山稔根、山稔叶、桃金娘花、桃金娘。

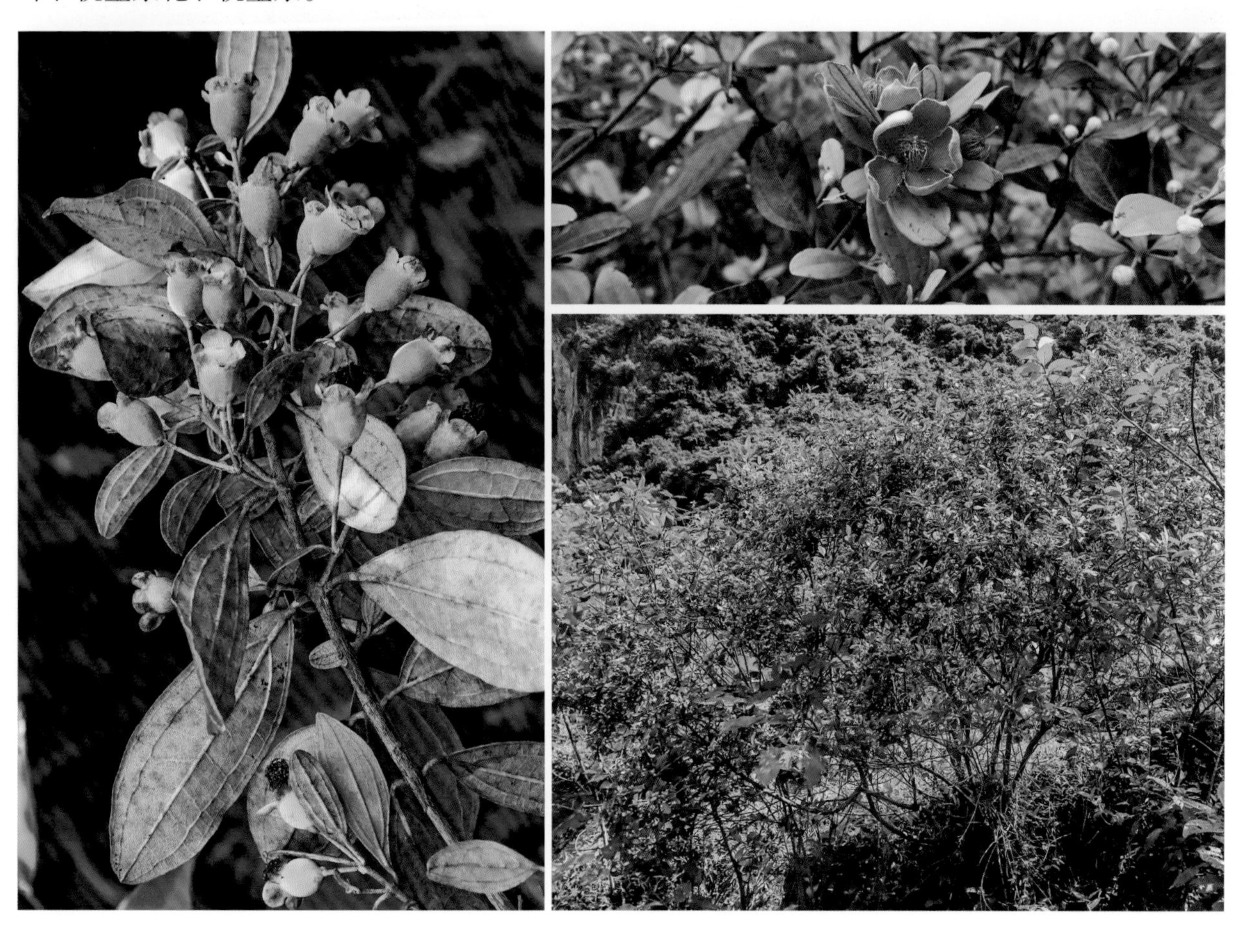

地菍

【基原】为野牡丹科地菍*Melastoma dodecandrum* Lour. 的全草、果实。

【别名】铺地锦、地枇杷、山地菍。

【形态特征】小灌木。高10~30 cm。茎匍匐上升，逐节生根，分枝多，披散。叶对生；叶片坚纸质，卵形或椭圆形，基出脉3~5条。聚伞花序顶生；花呈淡紫红色，菱状倒卵形，上部略偏斜，顶端有1束刺毛。果坛状球形，平截，近顶端略缢缩，肉质，熟时紫黑色。花期5~7月，果期7~9月。

【分布】生于丘陵山地，为酸性土壤常见的植物。产于广西、广东、贵州、湖南、江西、福建等地。

【性能主治】全草味甘、涩，性凉。具有清热解毒、活血止血的功效。主治高热，咽肿，牙痛，黄疸，水肿，痛经，产后腹痛，瘰疬，疔疮，毒蛇咬伤。果味甘，性温。具有补肾养血、止血安胎的功效。主治肾虚精亏，腰膝酸软，血虚萎黄，气虚乏力，胎动不安，阴挺。

【采收加工】5~6月采收全草，洗净，除去杂质，晒干或烘干。秋季采收果实成熟，晒干。

【附注】《中华本草》记载地菍以全草、果实入药的药材名分别为地菍、地菍果。

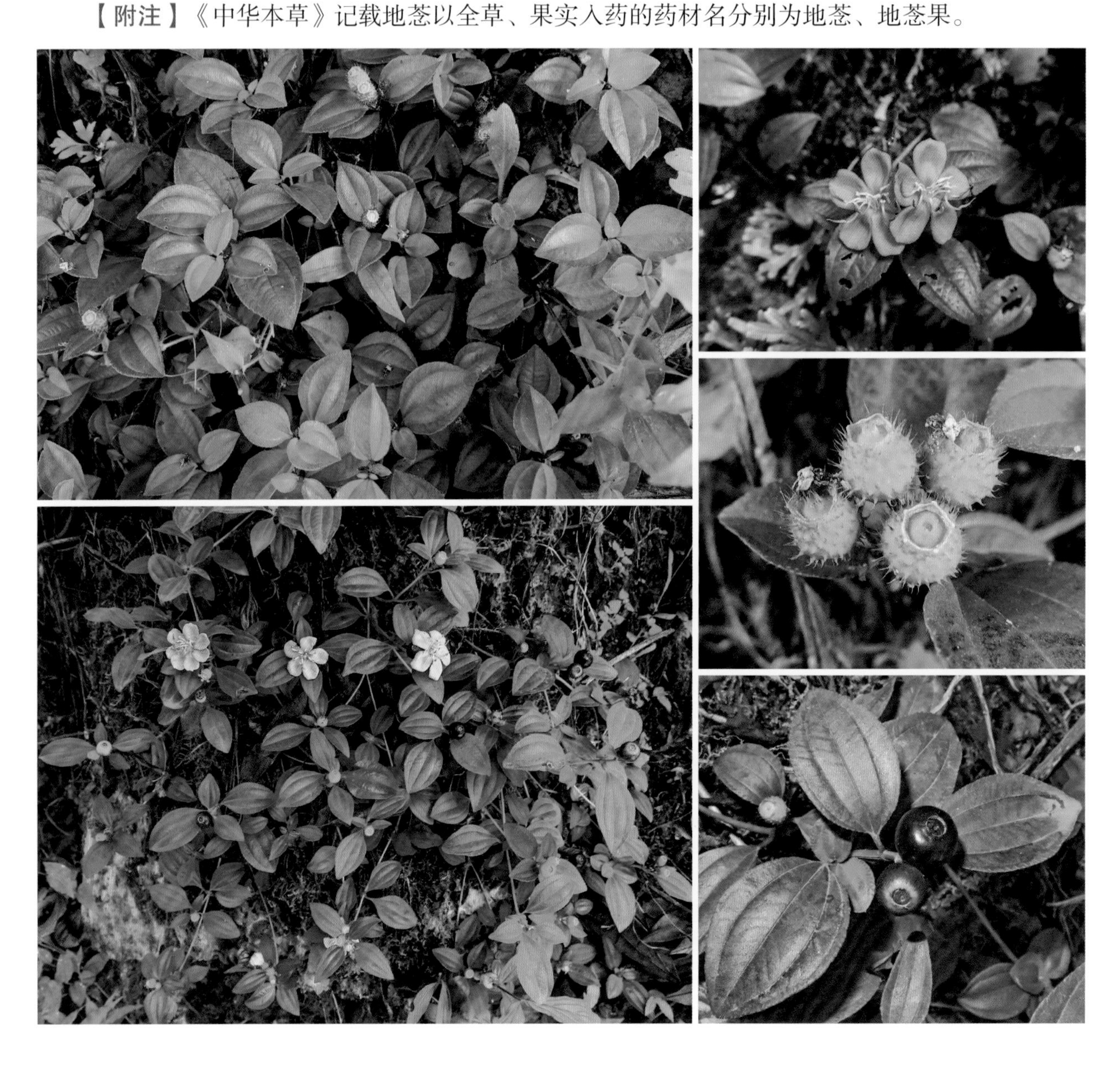

野牡丹

【基原】为野牡丹科印度野牡丹*Melastoma malabathricum* L. 的根及茎。

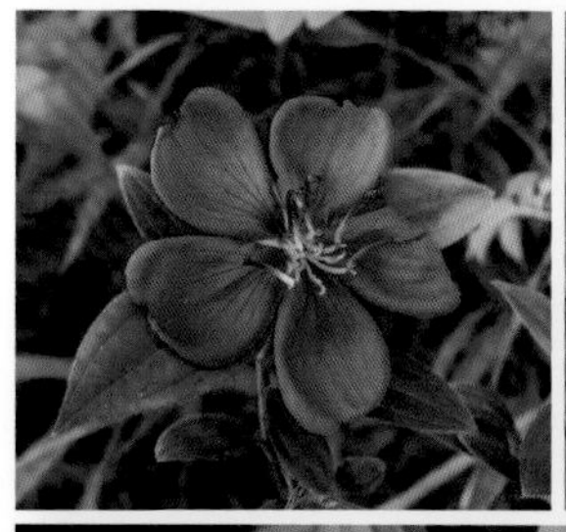
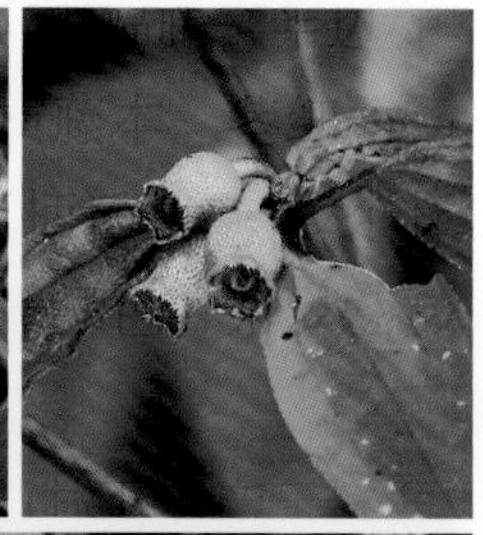
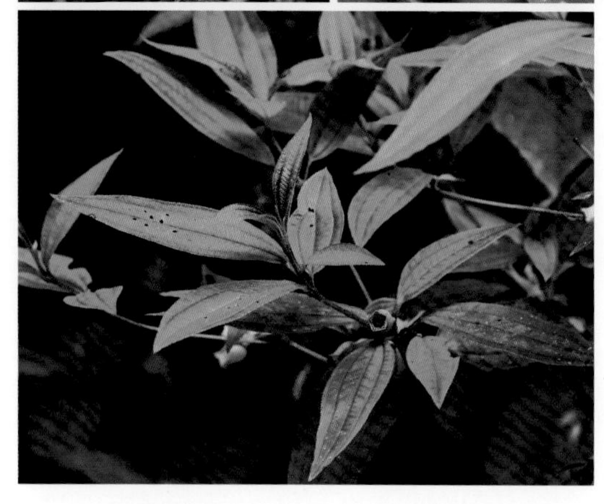

【别名】爆牙狼、羊开口。

【形态特征】灌木。茎钝四棱形或近圆柱形，密被紧贴的鳞片状糙伏毛。叶片坚纸质，卵形或广卵形，顶端急尖，基部浅心形或近圆形。伞房花序生于分枝顶端，近头状；花3~5朵，稀单生；花瓣玫瑰红色或粉红色。蒴果坛状球形，与宿存萼贴生。花期5~7月，果期10~12月。

【分布】生于山坡疏林或路边灌木丛中。产于广西、云南西北部、四川西南部及西藏东南部。

【性能主治】根及茎味甘、酸、涩，性微温。具有收敛止血、消食、清热解毒的功效。主治泻痢，崩漏带下，内外伤出血。

【采收加工】秋、冬季采收，洗净，切段，干燥。

天香炉

【基原】为野牡丹科金锦香*Osbeckia chinensis* L. 的全草或根。

【别名】金香炉、大香炉、天吊香。

【形态特征】直立草本或亚灌木。高20~60 cm。茎四棱形，具紧贴的糙伏毛。叶片坚纸质，线形或线状披针形，边缘全缘，两面被糙伏毛。头状花序顶生，有花2~8（10）朵，无花梗；花瓣4片，淡紫红色或粉红色，倒卵形。蒴果紫红色，卵状球形，4纵裂。花期7~9月，果期9~11月。

【分布】生于草坡、路边、田埂或疏林向阳处。产于广西以东、长江流域以南各省区。

【性能主治】全草或根味辛、淡，性平。具有化痰利湿、祛瘀止血、解毒消肿的功效。主治咳嗽，哮喘，痢疾，泄泻，吐血，咯血，便血，闭经，风湿骨痛，跌打损伤。

【采收加工】夏、秋季采收全草或根，洗净，鲜用或晒干。

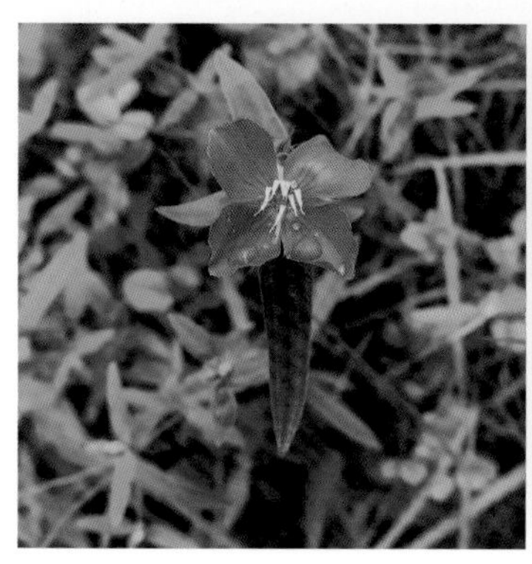
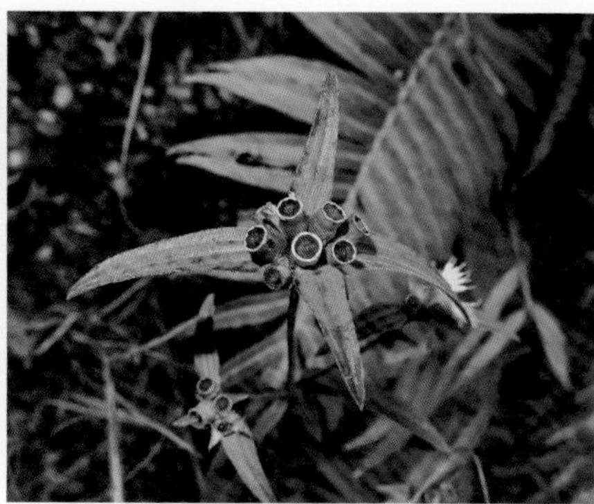
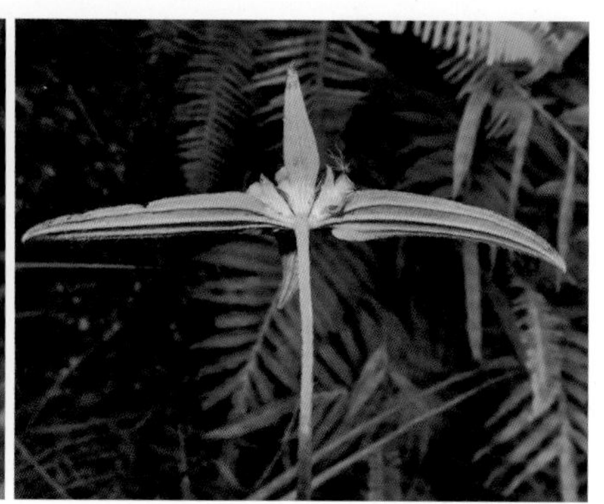

朝天罐

【基原】为野牡丹科朝天罐*Osbeckia opipara* C. Y. Wu et C. Chen 的根、枝叶。

【别名】抗劳草、公石榴。

【形态特征】灌木。高0.3~1.2 m。茎四棱形或稀六棱形，被糙伏毛。叶对生或有时3枚轮生；叶片卵形至卵状披针形，两面除被糙伏毛外还密被微柔毛及透明腺点，基出脉5条。圆锥花序顶生；花深红色至紫色。蒴果长卵形，宿存萼长坛状，被刺毛。花果期7~9月。

【分布】生于山坡、山谷、水边、路边、疏林中或灌木丛中。产于广西、贵州至台湾、长江流域以南各省区。

【性能主治】根味甘，性平。具有止血、解毒的功效。主治咯血，痢疾，咽喉痛。枝叶味苦、甘，性平。具有清热利湿、止血调经的功效。主治湿热泻痢，淋痛，久咳，劳嗽，咯血，月经不调，白带异常。

【采收加工】根秋后采收，洗净，切片，晒干。枝叶全年均可采收，切段，晒干。

【附注】《中华本草》记载朝天罐以根、枝叶入药的药材名分别为倒罐子根、罐子草。

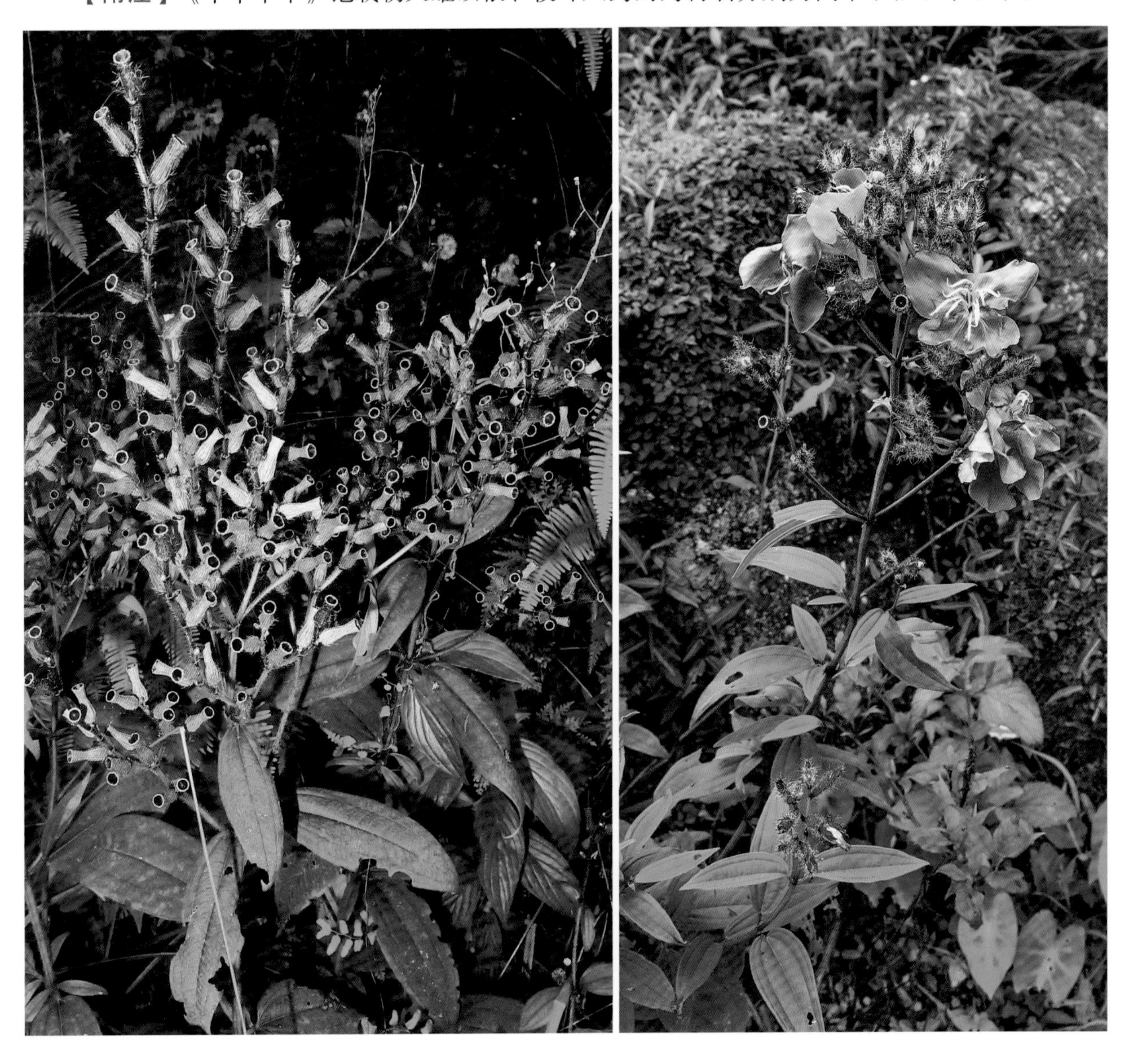

田基黄

【基原】为金丝桃科地耳草*Hypericum japonicum* Thunb. ex Murray的全草。

【别名】雀舌草、蛇查口、合掌草。

【形态特征】一年生小草本。茎常四棱形，直立或外倾或匍地而在基部生根，具4条纵棱，散布淡色腺点。叶小，无柄；叶片卵形或广卵形，具3条主脉，有透明腺点。聚伞花序顶生，花瓣白色、淡黄色至橙黄色，无腺点。蒴果长圆形；种子淡黄色，圆柱形。花期3~8月，果期6~10月。

【分布】生于田边、草地、沟边较湿润处。产于长江以南各省区。

【性能主治】全草味苦、辛，性平。具有清利湿热、散瘀消肿的功效。主治肝炎，疮疖痈肿。

【采收加工】春、夏季花开时采收，除去杂质，晒干。

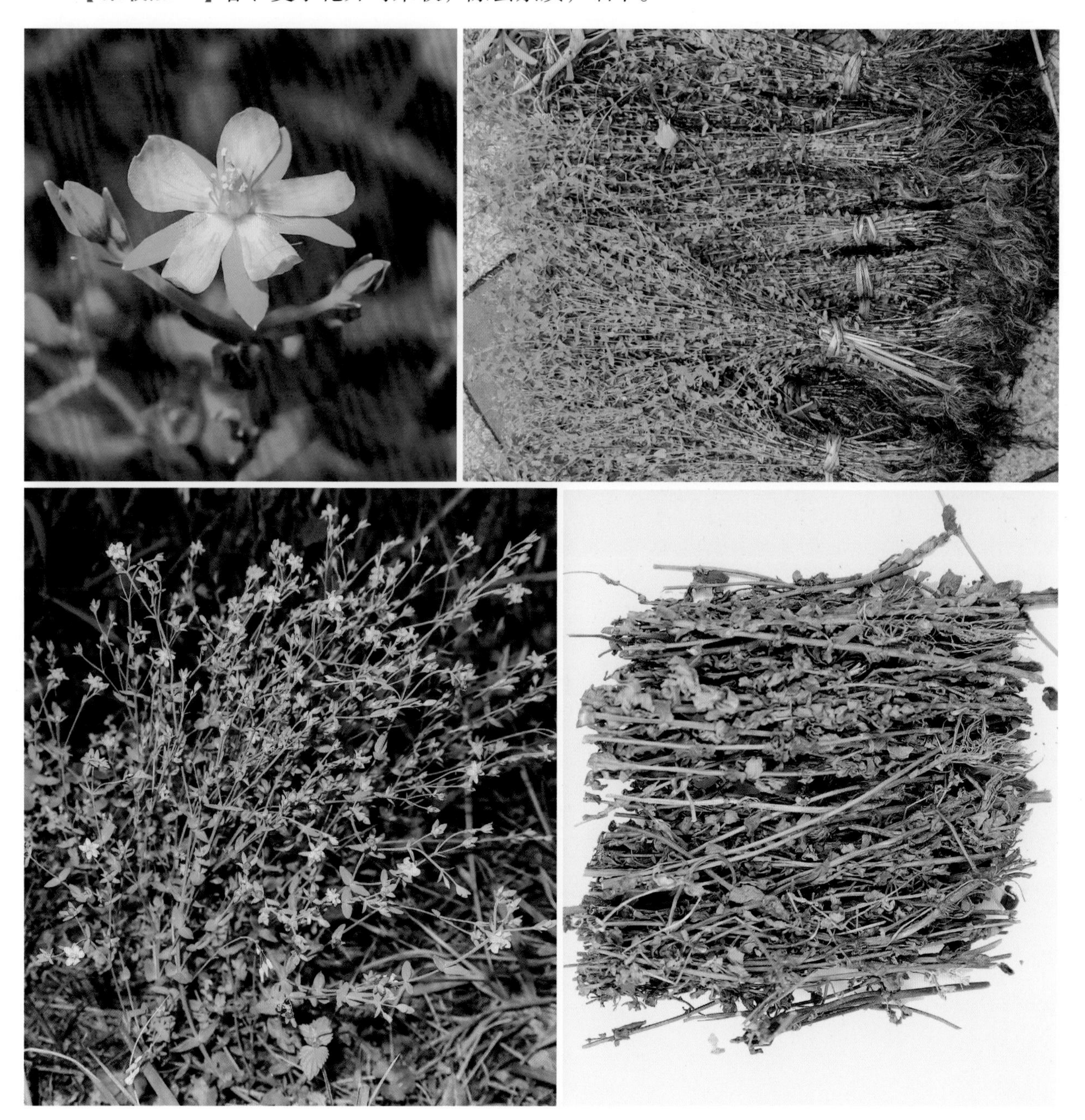

元宝草

【基原】为金丝桃科元宝草*Hypericum sampsonii* Hance 的全草。

【别名】对月草、大叶对口莲、穿心箭。

【形态特征】多年生草本。叶对生；叶片基部合生为一体，茎贯穿其中心，边缘密生有黑色腺点，两面均散生黑色斑点和透明油点。伞房花序顶生，多花；花瓣淡黄色，椭圆状长圆形，边缘具无柄或近无柄的黑色腺体。蒴果卵形，散布有卵珠状黄褐色囊状腺体。花期6~7月，果期8~9月。

【分布】生于路边、山坡、草地、灌木丛中、田边、沟边等处。产于陕西至江南各省区。

【性能主治】全草味辛、苦，性寒。具有凉血止血、清热解毒、活血调经、祛风通络的功效。主治吐血，咯血，血淋，月经不调，痛经，白带异常，跌打损伤，风湿痹痛，腰腿痛；外用治头癣，口疮，目翳。

【采收加工】夏、秋季采收，洗净，鲜用或晒干。

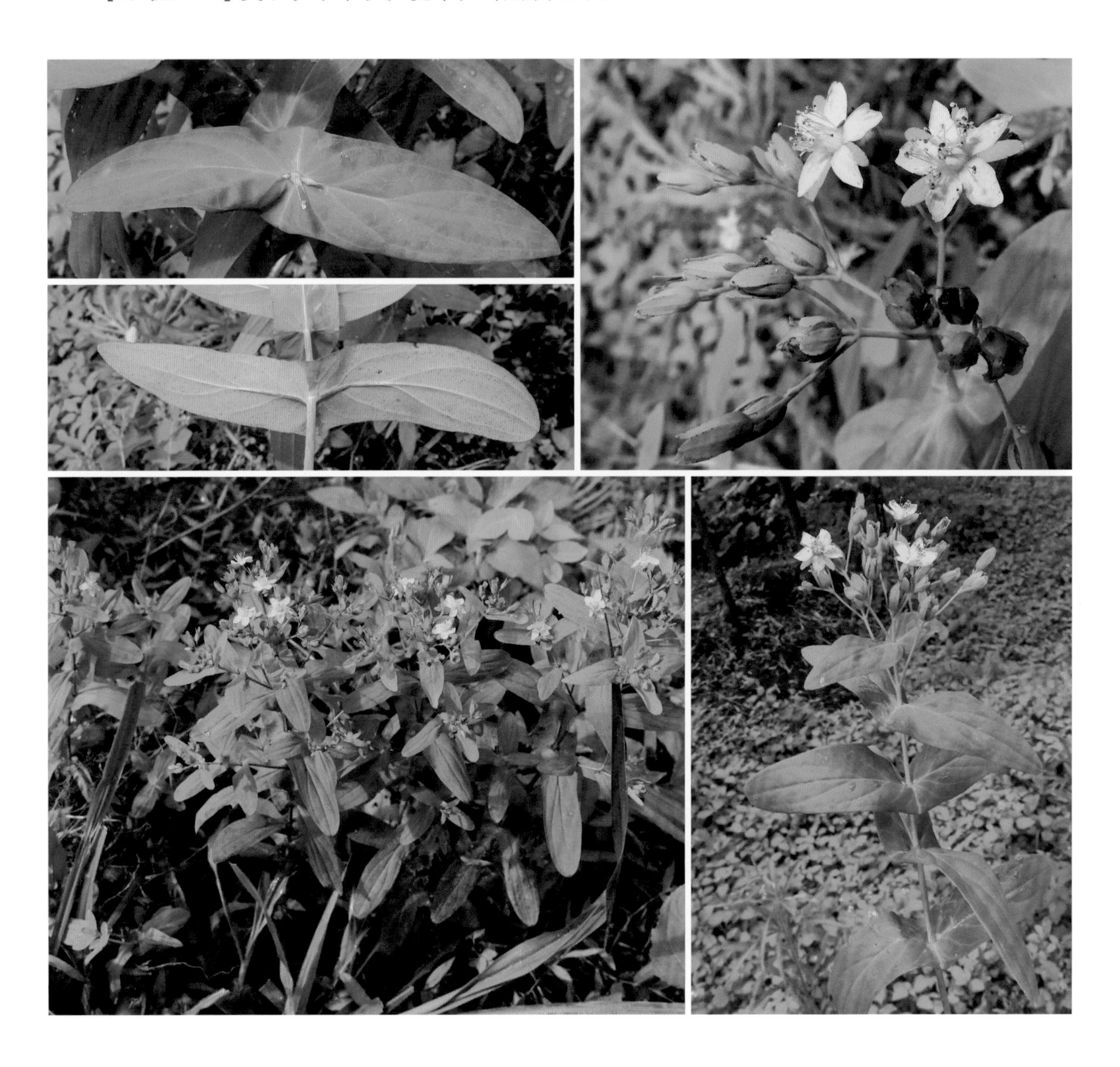

木竹子

【基原】为藤黄科木竹子*Garcinia multiflora* Champ. ex Benth. 的树皮、果实。

【别名】山枇杷、多花山竹子、查牙桔。

【形态特征】乔木，稀灌木。叶片卵形，基部楔形或宽楔形。花杂性，同株；雄花序呈聚伞状圆锥花序式，花序梗和花梗具关节，萼片2大2小，花瓣橙黄色；雌花序有雌花1~5朵。果卵圆形至倒卵圆形，熟时黄色，盾状柱头宿存。花期6~8月，果期11~12月，偶有花果并存。

【分布】生于山坡疏林或密林中，沟谷边缘或次生灌木丛中。产于广西、广东、湖南、贵州、云南、海南、台湾、福建、江西等地。

【性能主治】树皮味苦、酸，性凉。具有清热解毒、收敛生肌的功效。主治消化性溃疡，肠炎，口腔炎，牙周炎，下肢溃疡，湿疹，烫伤。果实味甘，性凉。具有清热、生津的功效。主治胃热津伤，呕吐，口渴，肺热气逆，咳嗽不止。

【采收加工】树皮全年均可采收，砍伐茎干，剥取内皮，切碎，晒干或研成粉。果实冬季成熟时采收，鲜用。

【附注】《中华本草》记载木竹子以树皮、果实入药的药材名分别为木竹子皮、木竹子。

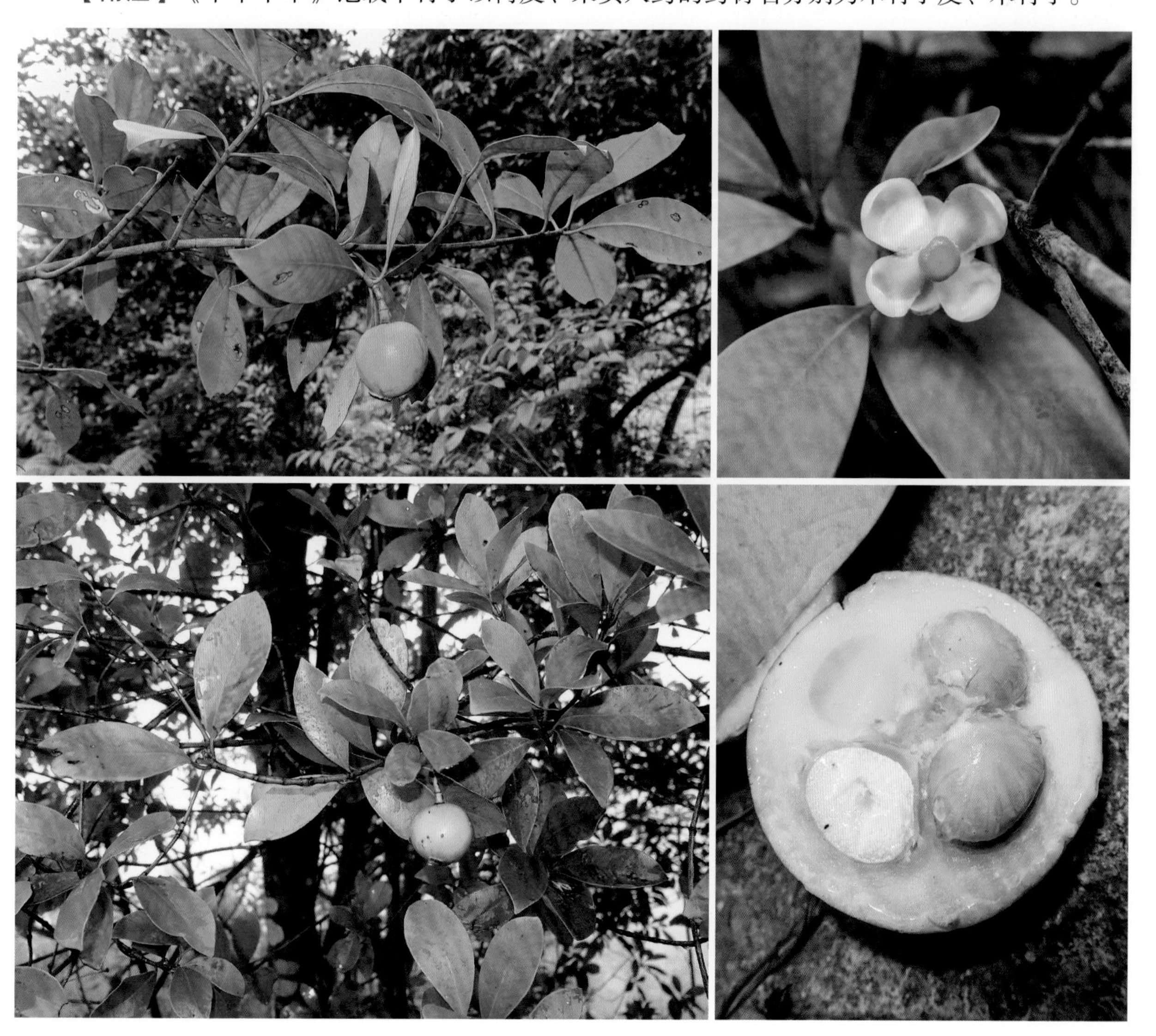

金纳香

【基原】为椴树科长勾刺蒴麻*Triumfetta pilosa* Roth 的根、叶。

【别名】狗屁藤、牛虱子、小桦叶。

【形态特征】木质草本或亚灌木。嫩枝被黄褐色长茸毛。叶片厚纸质，卵形或长卵形，腹面有稀疏星状茸毛，背面密被黄褐色厚星状茸毛，边缘具不整齐的齿。聚伞花序1个至数个腋生；花瓣黄色，与萼片等长；雄蕊10枚；子房被毛。蒴果具长刺，刺被毛，先端有勾。花期夏季，果期8~12月。

【分布】生于路边、田边及灌木丛向阳处。产于广西、广东、贵州、四川等地。

【性能主治】根和叶味甘、微辛，性温。具有活血行气、散瘀消肿的功效。主治月经不调，症积疼痛，跌打损伤。

【采收加工】秋、冬季挖根，洗净，切片，晒干。春季采收叶，晒干。

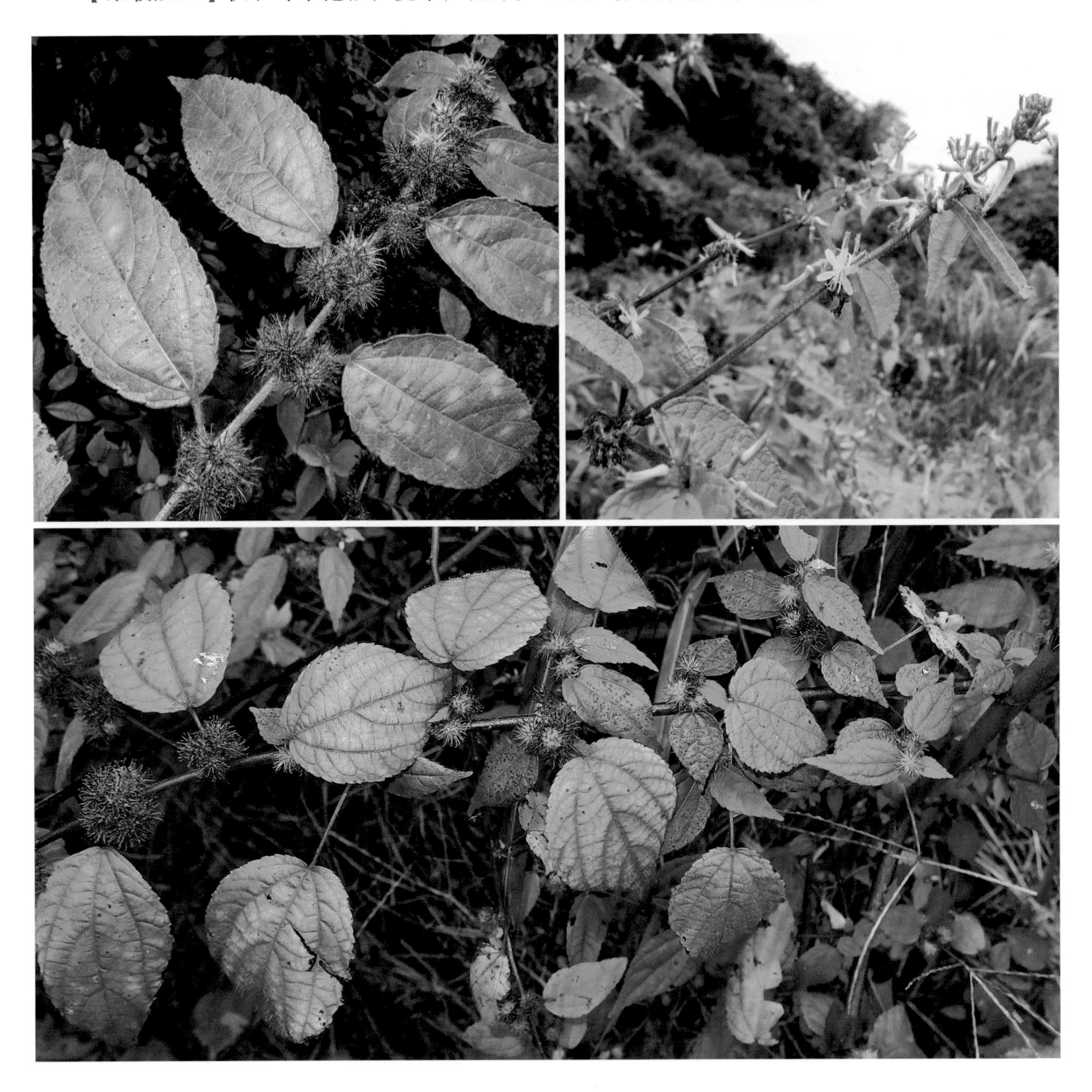

翻白叶树

【基原】为梧桐科翻白叶树*Pterospermum heterophyllum* Hance 的全株。

【别名】半枫荷、异叶翅子木、半边风。

【形态特征】乔木。高达20 m。小枝、叶背面均被黄褐色短柔毛。叶二形，生于幼树或萌枝上的叶掌状3~5裂，生于成长树上的叶矩圆形至卵状矩圆形。花单生或2~4朵组成腋生的聚伞花序，青白色。蒴果木质，矩圆状卵形，被黄褐色茸毛。种子具膜质翅。花期秋季。

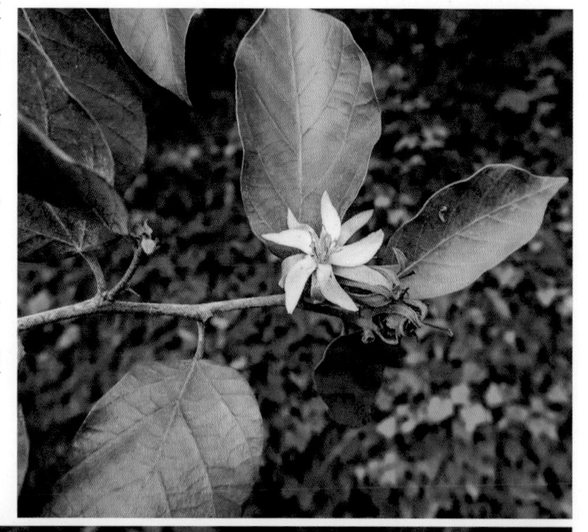

【分布】生于石灰岩山坡林中。产于广西、广东、福建等地。

【性能主治】全株味辛、甘、淡，性微温。具有祛风除湿、舒筋活络的作用。主治风湿骨痛，手足麻痹，产后风，跌打肿痛，外伤出血。

【采收加工】全年均可采收，干燥。

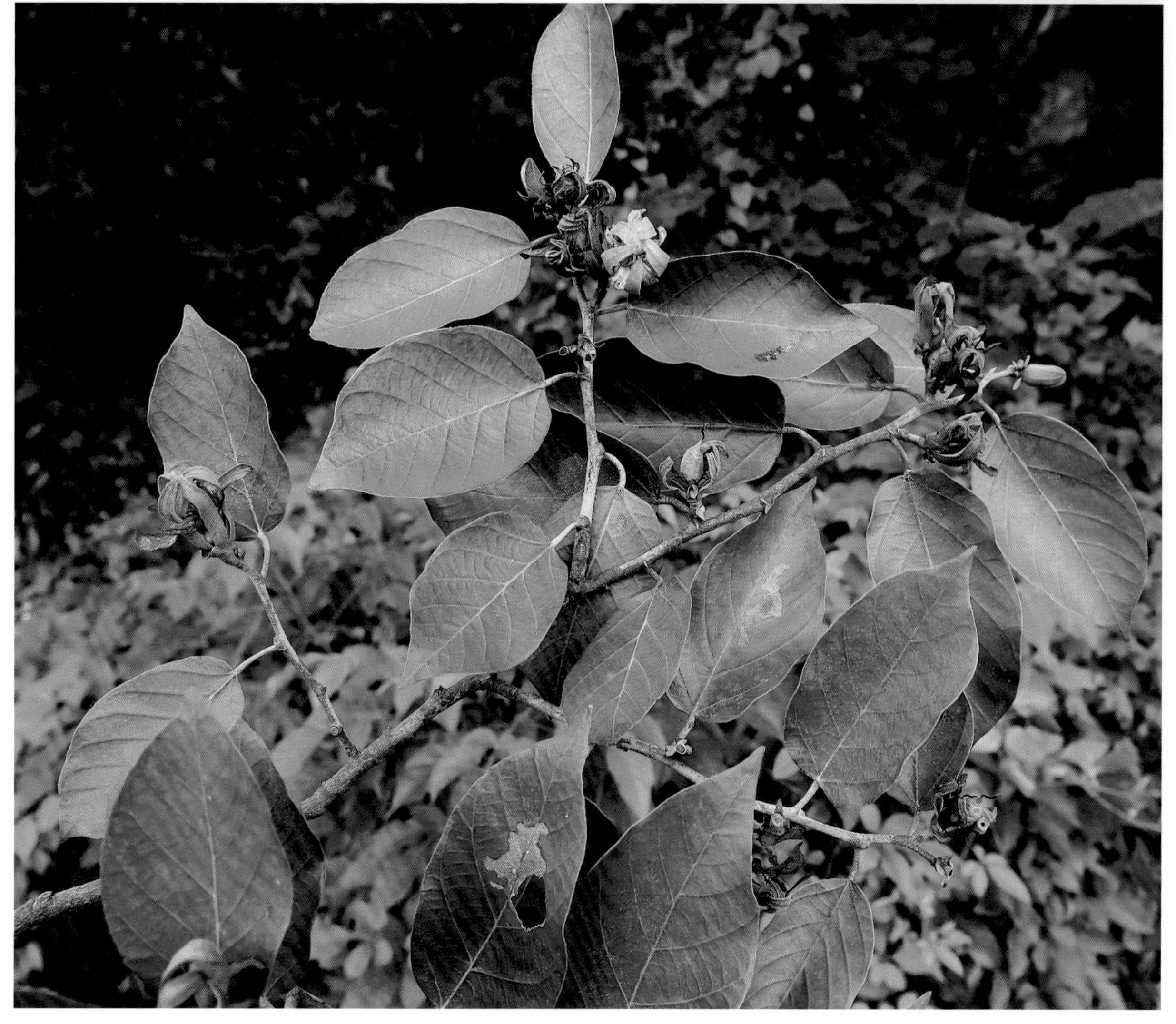

苹婆

【基原】为梧桐科苹婆*Sterculia monosperma* Vent. 的树皮、果壳、种子。

【别名】七姐果、九层皮、红皮果。

【形态特征】乔木。小枝幼时略有星状毛。叶矩圆形或椭圆形，基部浑圆或钝，两面均无毛。圆锥花序顶生或腋生；花梗远比花长；萼初时乳白色，后转为淡红色；雌花房圆球形，柱头5浅裂。蓇葖果鲜红色，矩圆状卵形，顶端有喙。花期4~5月，但在10~11月常可见少数植株开第二次花。

【分布】生于山坡、山谷疏林、密林下或林缘灌木丛中，常有栽培。产于广西、广东、台湾、福建、云南等地。

【性能主治】树皮味甘，性平。具有下气平喘的功效。主治哮喘。果壳味甘，性平。具有活血行气的功效。主治血痢，小肠疝气，痔疮，中耳炎。种子味甘，性平。具有和胃消食、解毒杀虫的功效。主治翻胃吐食，虫积腹痛，疝痛，小儿烂头疡。

【采收加工】树皮全年均可采收，晒干。秋季采收成熟果实，剥取外壳和种子分别晒干。

【附注】《中华本草》记载苹婆以树皮、果壳、种子入药的药材名分别为凤眼果树皮、凤眼果壳、凤眼果。

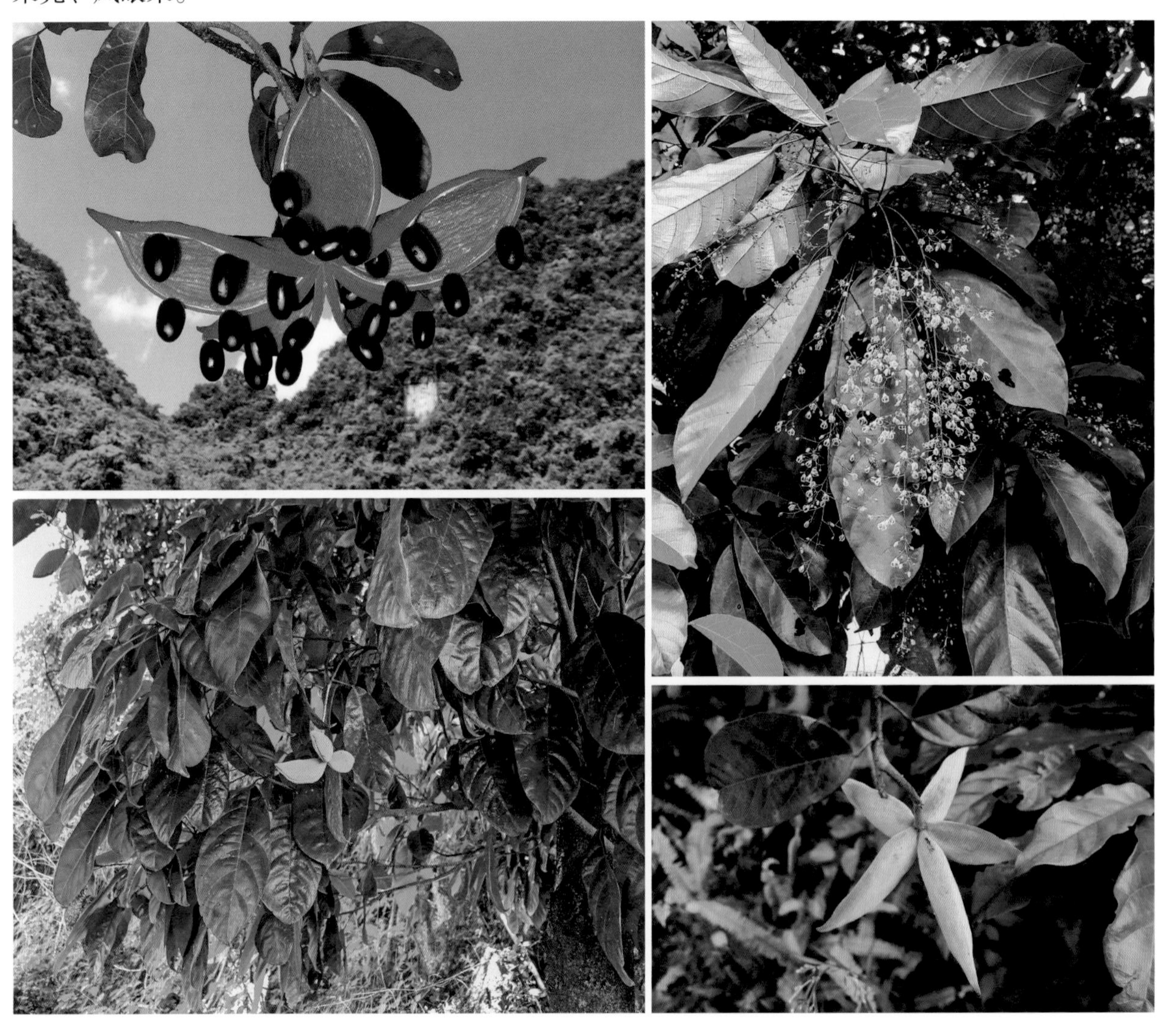

木芙蓉

【基原】为锦葵科木芙蓉*Hibiscus mutabilis* L. 的根、叶、花。

【别名】芙蓉木、芙蓉。

【形态特征】落叶灌木或小乔木。高2~5 m。小枝、叶柄、花梗和花萼均密被星状毛与直毛相混的细绵毛。叶片宽卵形至圆卵形或心形，常5~7裂，裂片三角形；叶柄长5~20 cm。花单生于枝端叶腋，初开时白色或淡红色，后变深红色。蒴果扁球形，直径约2.5 cm。花期8~10月。

【分布】生于山坡路边、草地、庭园中，常栽培。产于广西、广东、湖南、贵州、云南、山东、陕西、江西、湖北、四川等地。

【性能主治】根、叶、花味微辛，性凉。具有清热解毒、消肿排脓、凉血止血的功效。主治肺热咳嗽，月经过多，白带异常；外用治痈肿疮疖，乳腺炎，淋巴结炎，腮腺炎，烧烫伤，毒蛇咬伤，跌打损伤。

【采收加工】夏、秋季采收花蕾和叶，晒干，阴干，研粉贮存。秋、冬季采挖根，晒干。

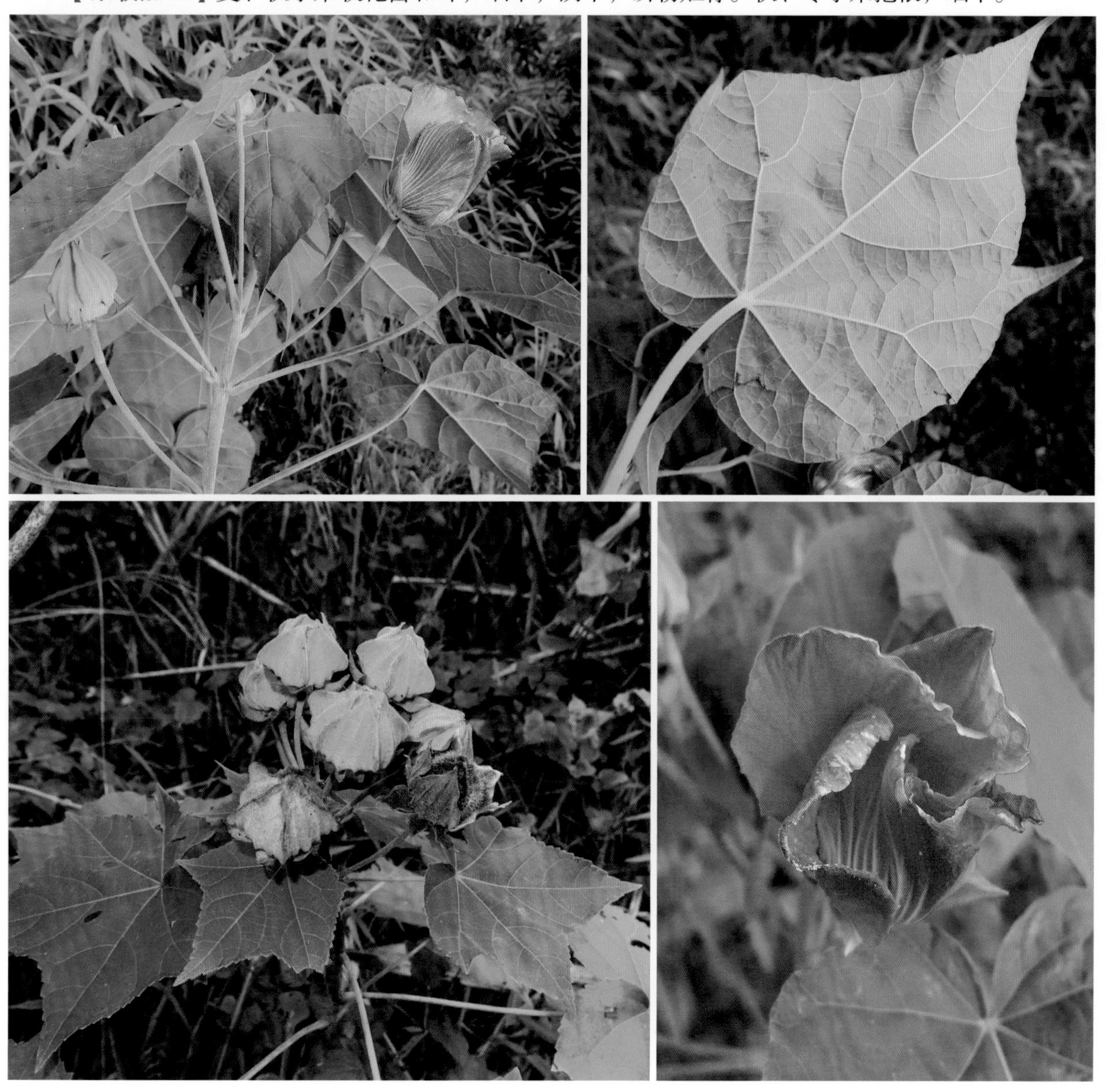

赛葵

【基原】为锦葵科赛葵*Malvastrum coromandelianum* (L.) Garcke 的全草。

【别名】黄花草、黄花棉。

【形态特征】亚灌木状。茎疏被单毛和星状粗毛。叶片卵状披针形或卵形，基部宽楔形至圆形，边缘具粗齿，腹面疏被长毛，背面疏被长毛和星状长毛。花单生于叶腋；花梗被长毛；花黄色，花瓣5片，倒卵形。果直径约6 mm，分果爿8~12个，肾形，疏被星状柔毛，具2枚芒刺。花期几乎全年。

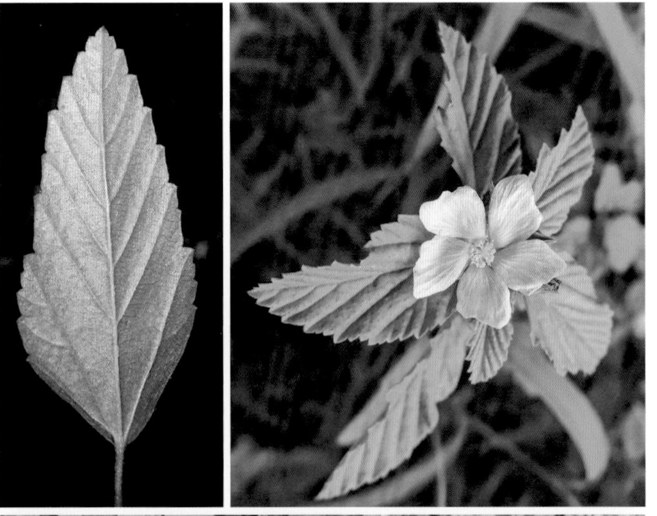

【分布】生于路边或林缘灌木丛中。产于广西、广东、台湾、福建等地。

【性能主治】全草微甘，性凉。具有清热利湿、解毒消肿的功效。主治湿热泻痢，黄疸，肺热咳嗽，咽喉肿痛，痔疮，痈肿疮毒，跌打损伤，前列腺炎。

【采收加工】秋季采收，除去泥沙及杂质，切碎，鲜用或晒干。

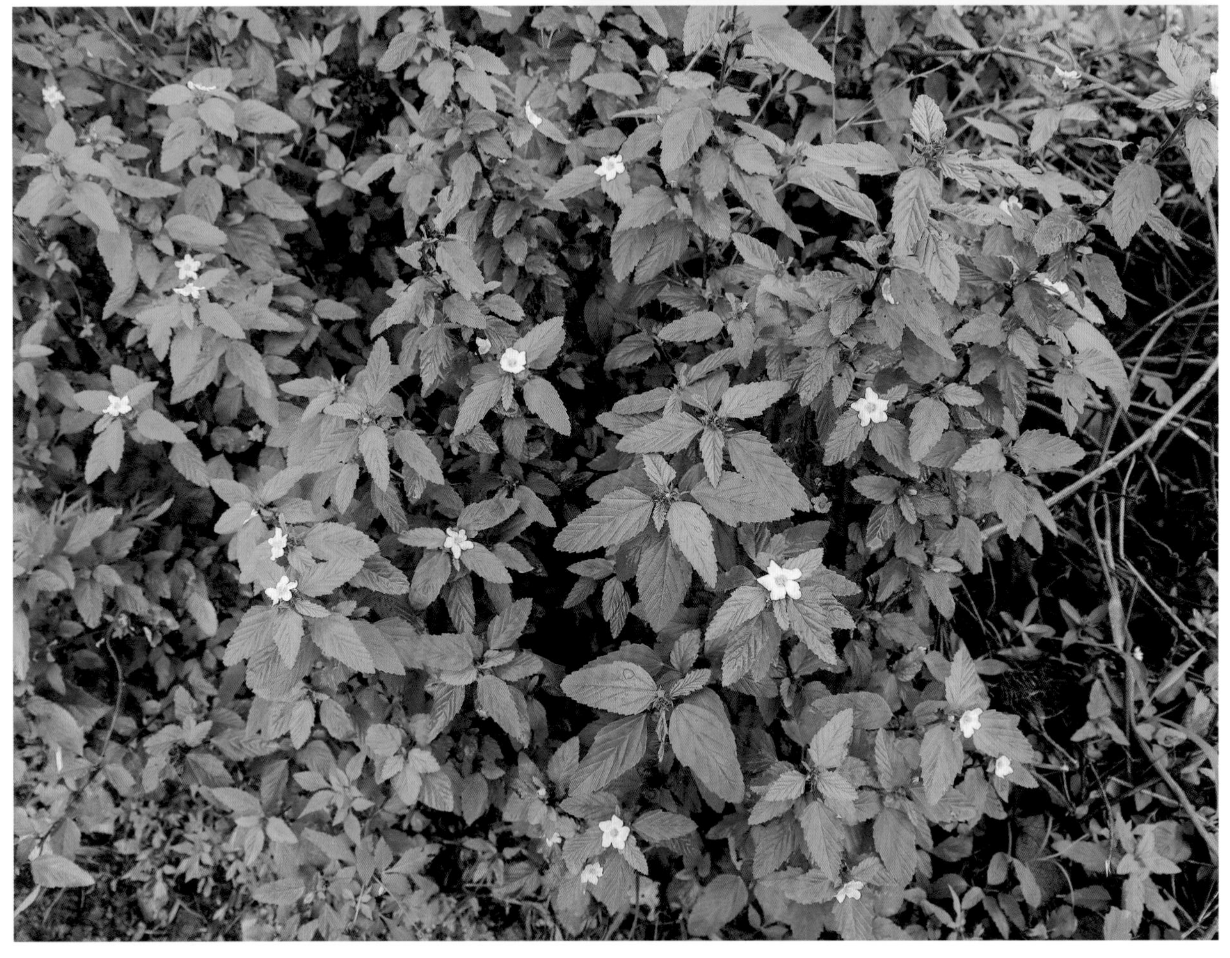

黄花稔

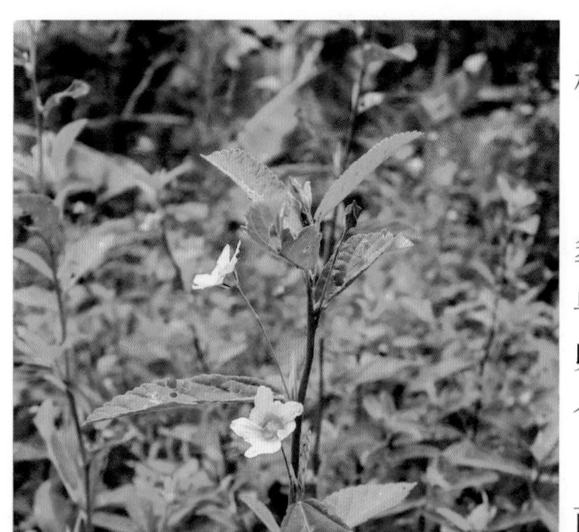

【基原】为锦葵科黄花稔*Sida acuta* Burm. f. 的叶或根。

【别名】扫把麻、小本黄花草。

【形态特征】直立亚灌木状草本。高1~2 m。分枝多。叶片披针形，具齿，两面均无毛或疏被星状柔毛。花单朵或成对生于叶腋，黄色，被柔毛，中部具节；花瓣倒卵形，先端圆。蒴果近圆球形，分果爿4~9个，常为5~6个，顶端具2枚短芒，果皮具网状皱纹。花期冬、春季。

【分布】生于山坡灌木丛中，路边或荒坡。产于广西、广东、云南、福建、海南、台湾等地。

【性能主治】叶或根味辛，性凉。具有清热解毒、消肿止痛、收敛生肌的功效。主治湿热泻痢，乳痈，痔疮，疮疡肿毒，跌打损伤，骨折，外伤出血。

【采收加工】叶片在夏、秋季采收，鲜用或晒干。根在早春植株萌芽前采收，洗去泥沙，切片，晒干。

地桃花

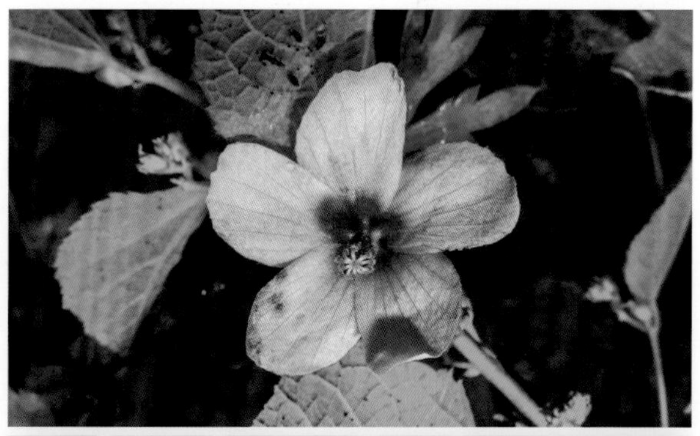

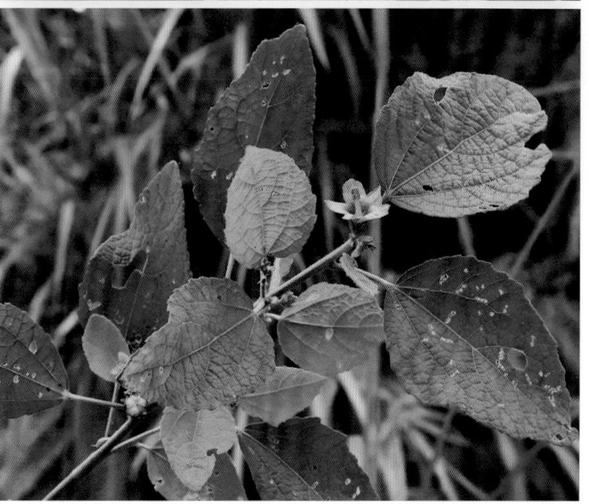

【基原】为锦葵科地桃花*Urena lobata* L. 的根或全草。

【别名】野棉花、半边月。

【形态特征】直立亚灌木状草本。小枝被星状茸毛。茎下部叶近圆形，先端浅3裂，基部圆形或近心形，边缘具齿；中部叶卵形；上部叶长圆形至披针形。花腋生，单生或稍丛生，淡红色；花瓣5片，倒卵形，外面被星状柔毛。果扁球形，分果爿被星状短柔毛和锚状刺。花期7~10月。

【分布】生于荒地、路边或疏林下。产于广西、福建等地。

【性能主治】根、全草味甘、辛，性凉。具有祛风利湿、消热解毒、活血消种的功效。主治感冒，风湿痹痛，痢疾，泄泻，带下，月经不调，跌打肿痛，喉痹，毒蛇咬伤。

【采收加工】全年均可采收，洗净，鲜用或晒干。

红背叶

【基原】为大戟科红背山麻杆*Alchornea trewioides* (Benth.) Müll. Arg. 的叶及根。

【别名】红背娘、新妇木。

【形态特征】灌木。小枝初被灰色微柔毛，后变无毛。叶片薄纸质，阔卵形，背面暗红色，基出脉3条，基部有5个红色腺体和2个线状附属体。花雌雄异株；雌花序顶生，雄花序腋生且为总状花序。蒴果球形，被灰色柔毛。种子扁卵状，种皮浅褐色，具瘤体。花期3~6月，果期9~10月。

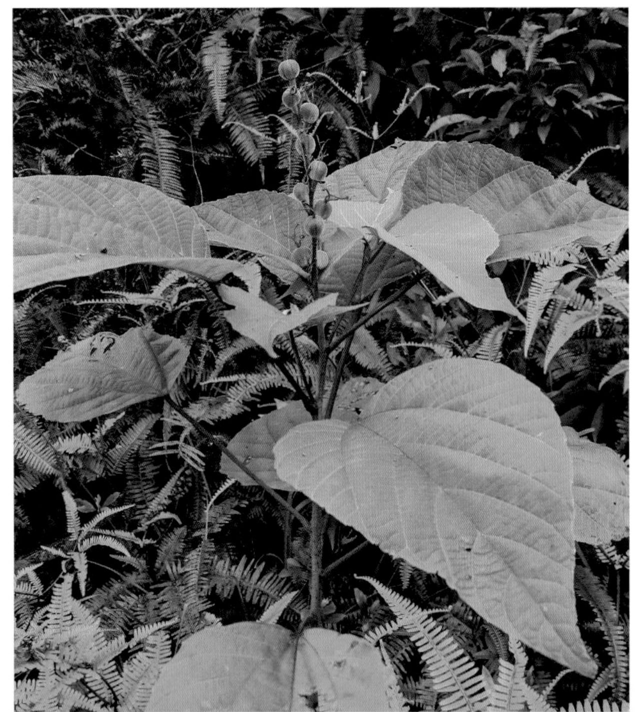

【分布】生于路边灌木丛或林下，尤以石灰岩石山坡脚最常见。产于广西、广东、湖南南部、福建南部和西部、海南等地。

【性能主治】叶及根味甘，性凉。具有清热利湿、凉血解毒、杀虫止痒的功效。主治痢疾，热淋，石淋，血尿，崩漏，风疹，湿疹，龋齿痛，褥疮。

【采收加工】春、夏季采叶，洗净，鲜用或晒干。全年均可采收根，洗净，晒干。

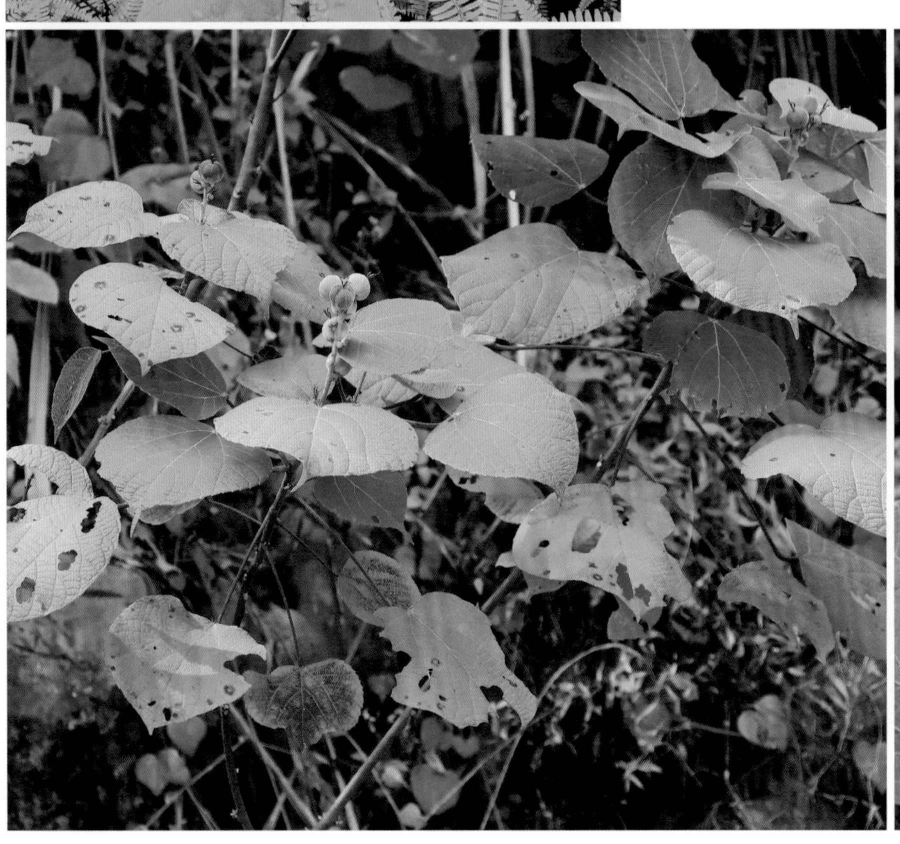

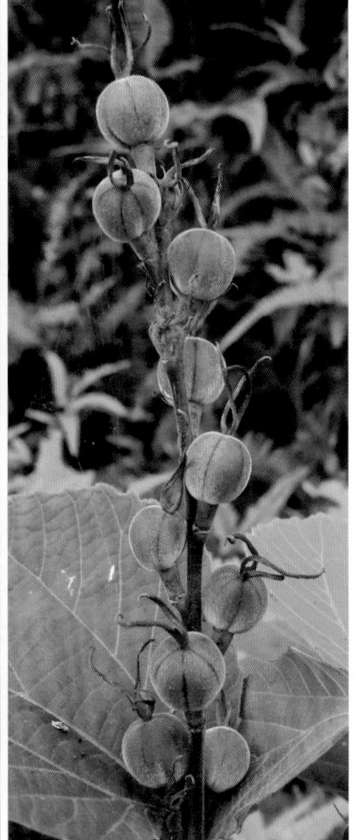

大树三台

【基原】为大戟科棒柄花*Cleidion brevipetiolatum* Pax et Hoffm. 的树皮。

【别名】三台树、三台花。

【形态特征】小乔木。小枝无毛。叶互生或近对生，常有3~5片密生于小枝顶部；叶片倒卵形、倒卵状披针形或披针形，上半部边缘具疏齿。雌雄同株；雄花序腋生，雌花单朵腋生；萼片5枚，不等大。蒴果扁球形，直径1.2~1.5 cm，具3个分果爿；果皮具疏毛。花果期3~10月。

【分布】生于山地湿润的常绿阔叶林下。产于广西、广东、海南、贵州、云南等地。

【性能主治】树皮味苦，性寒。具有消炎解表、利湿解毒、通便的功效。主治感冒，急、慢性肝炎，疟疾，膀胱炎，脱肛，子宫脱垂，月经过多，产后流血，疝气，便秘。

【采收加工】全年均可采收，切碎，晒干。

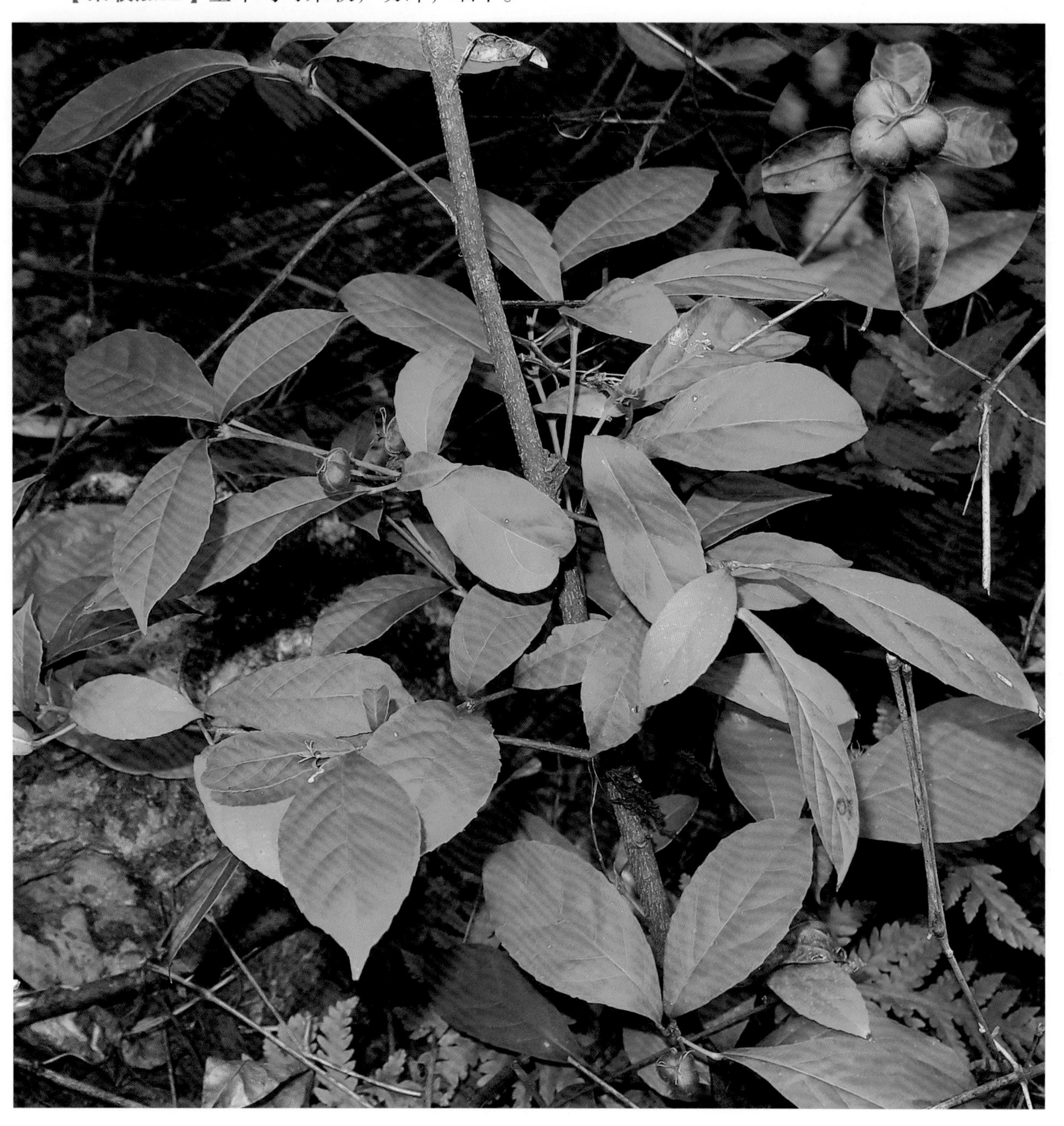

小叶双眼龙

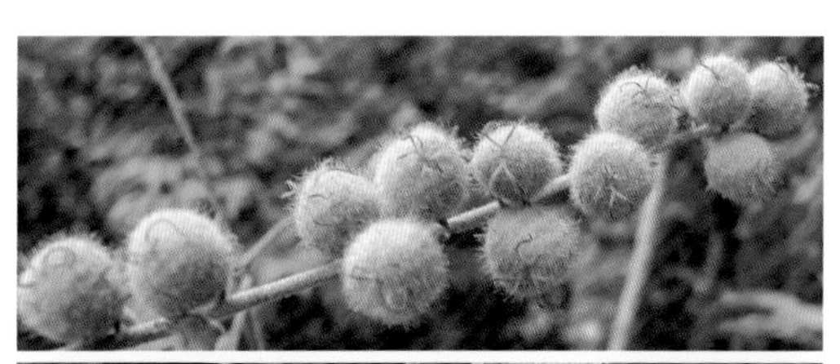

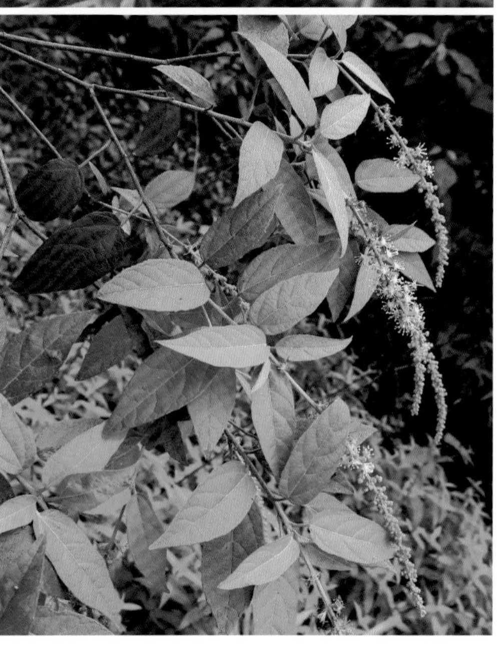

【基原】为大戟科毛果巴豆*Croton lachynocarpus* Benth. 的根、叶。

【别名】山猪刨、土巴豆、鸡骨香。

【形态特征】灌木，高1~3 m。幼枝、幼叶、花序和果均密被星状毛。叶片长圆形或椭圆状卵形，稀长圆状披针形，基部近圆形或微心形，边缘具不明显细钝齿，齿间常有具柄腺体，老叶背面密被星状毛，基部或叶柄顶端有2个具柄腺体。总状花序顶生。蒴果扁球形，被毛。花期4~5月。

【分布】生于山地、灌木林中。产于我国南部各省区。

【性能主治】根、叶味辛、苦，性温；有毒。具有散寒除湿、祛风活血的功效。主治寒湿痹痛，瘀血腹痛，产后风瘫，跌打肿痛，皮肤瘙痒。

【采收加工】全年均可采收，根洗净，切片，晒干；叶鲜用或晒干。

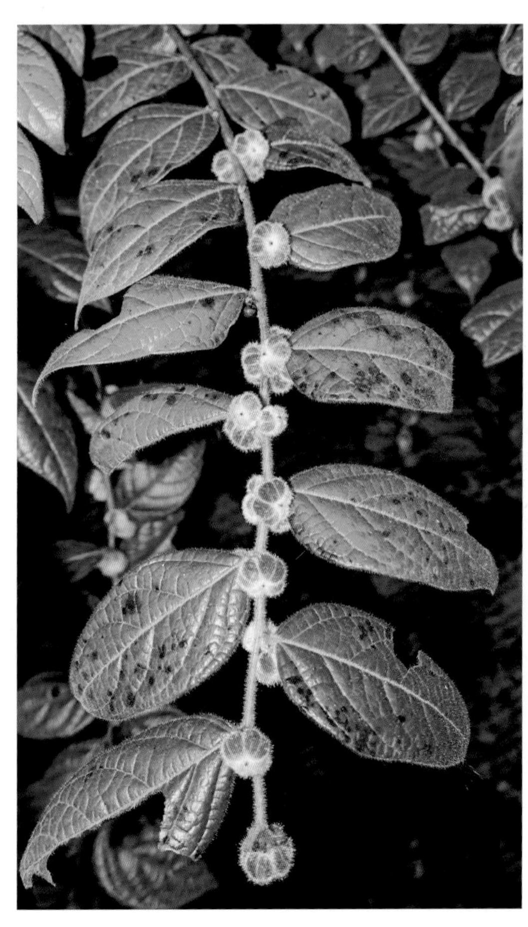

毛果算盘子

【基原】为大戟科毛果算盘子*Glochidion eriocarpum* Champ. ex Benth. 的根及叶。

【别名】漆大姑根、漆大姑。

【形态特征】灌木，高2 m以下。枝、叶柄、叶两面、花序和果均密被锈黄色长柔毛。叶片较小，纸质，卵形或狭卵形。花单生或2~4朵簇生于叶腋内；雌花生于小枝上部，雄花则生于下部。蒴果扁球状，具4~5条纵沟，顶端具圆柱状稍伸长的宿存花柱。花果期全年。

【分布】生于山坡、路边或草地向阳处的灌木丛中。产于广西、广东、贵州、云南、江苏、福建、台湾、湖南、海南等地。

【性能主治】根及叶味苦、涩，性平。具有清热利湿、解毒止痒的功效。根主治肠炎，痢疾。叶外用治水田皮炎，皮肤瘙痒，荨麻疹，湿疹，剥脱性皮炎。

【采收加工】根全年均可采收，洗净，切片，晒干。叶夏、秋季采收，鲜用或晒干。

算盘子

【基原】为大戟科算盘子*Glochidion puberum* (L.) Hutch. 的根、叶、果实。

【别名】算盘珠、八瓣橘、馒头果。

【形态特征】直立灌木。小枝、叶背、花序和果均密被短柔毛。叶片长圆状披针形或长圆形，基部楔形，背面粉绿色。花小，雌雄同株或异株，2~4朵簇生于叶腋内；雌花生于小枝上部，雄花则生于下部。蒴果扁球状，具8~10条纵沟，熟时带红色。花期4~8月，果期7~11月。

【分布】生于山坡、路边或草地向阳处的灌木丛中。产于广西、广东、四川、福建、湖南、湖北、江西、河南等地。

【性能主治】根味苦，性凉；有小毒。具有清热利湿、行气活血、解毒消肿的功效。主治感冒发热，咽喉肿痛，牙痛，湿热泻痢，风湿痹痛，跌打损伤。叶味苦、涩，性凉；有小毒。具有清热利湿、解毒消肿的功效。主治湿热泻痢，带下，发热，咽喉肿痛，虫蛇咬伤。果实味苦，性凉；有小毒。具有清热除湿、解毒利咽、行气活血的功效。主治痢疾，黄疸，咽喉肿痛，牙痛，产后腹痛。

【采收加工】根全年均可采收，洗净，鲜用或晒干。叶夏、秋季采收，鲜用或晒干。果实秋季采收，除去杂质，晒干。

【附注】《中华本草》记载算盘子以根、叶、果实入药的药材名分别为算盘子根、算盘子叶、算盘子。

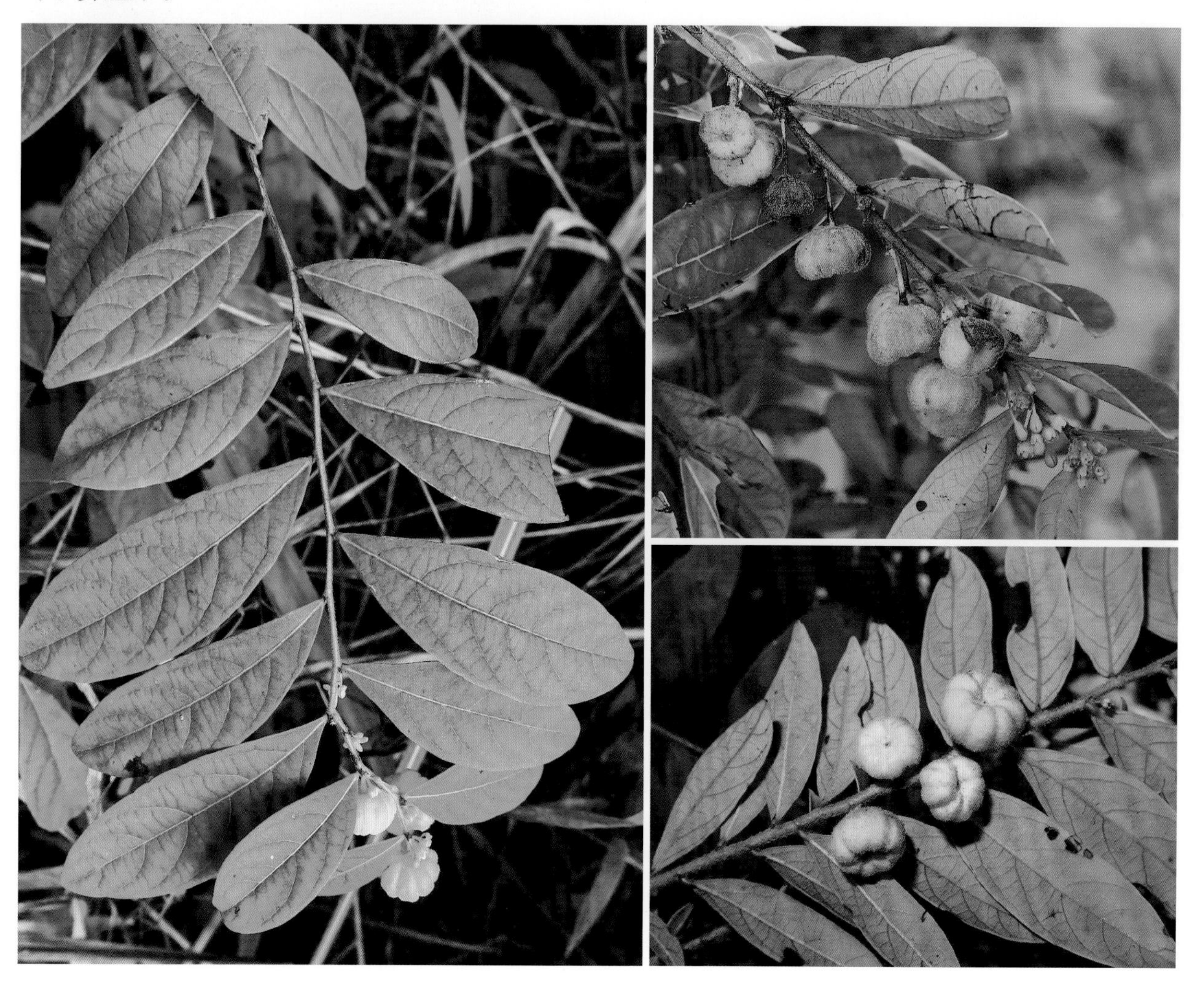

叶象花

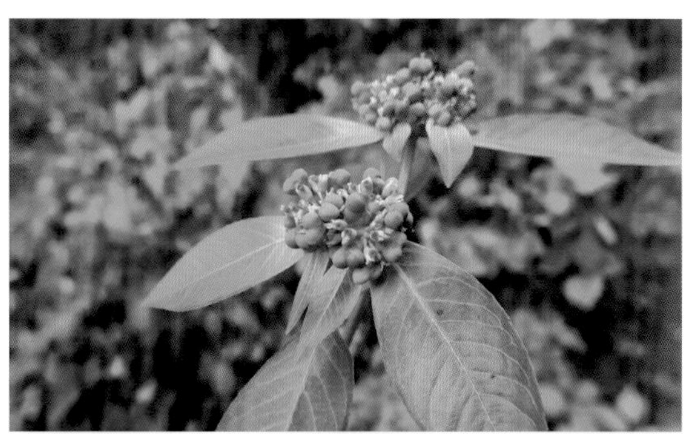

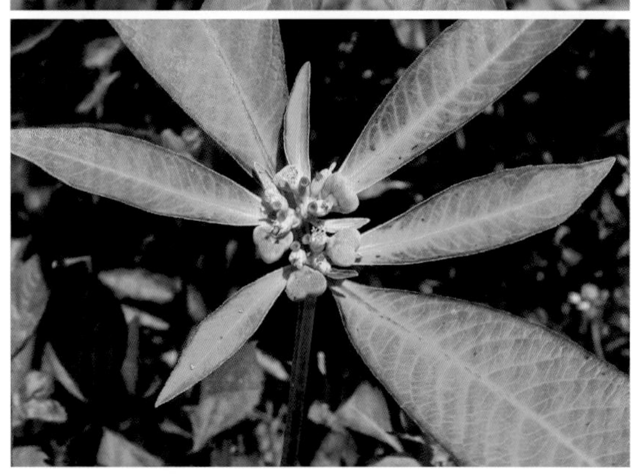

【基原】为大戟科白苞猩猩草*Euphorbia heterophylla* L. 的全草。

【别名】一品红、柳叶大戟。

【形态特征】多年生草本。茎直立，被柔毛。叶互生；叶片卵形至披针形；苞叶与茎生叶同形，绿色或基部白色。花序单生，基部具柄，无毛；总苞钟状，边缘5裂，裂片卵形至齿状，边缘具毛；腺体常1个，偶2个，杯状。蒴果卵球状，被柔毛。种子棱状卵形。花果期2~11月。

【分布】生于林缘或路边灌木丛中。产于广西、台湾、云南、四川等地。

【性能主治】全草味苦、涩，性寒；有毒。具有凉血调经、散瘀消肿的功效。主治月经过多，外伤肿痛，出血，骨折。

【采收加工】全年均可采收，洗净，晒干或鲜用。

京大戟

【基原】为大戟科大戟*Euphorbia pekinensis* Rupr. 的根。

【别名】空心塔、龙虎草、天平一枝香。

【形态特征】多年生草本。茎单生或自基部多分枝。叶片常椭圆形，少披针形或披针状椭圆形，变异大。总苞叶4~7片，苞叶2片。花序单生于二歧分枝顶端，无柄；总苞杯状，边缘4裂，具腺体4个。蒴果球状，被稀疏的瘤状突起，熟时分裂为3个分果爿。花期5~8月，果期6~9月。

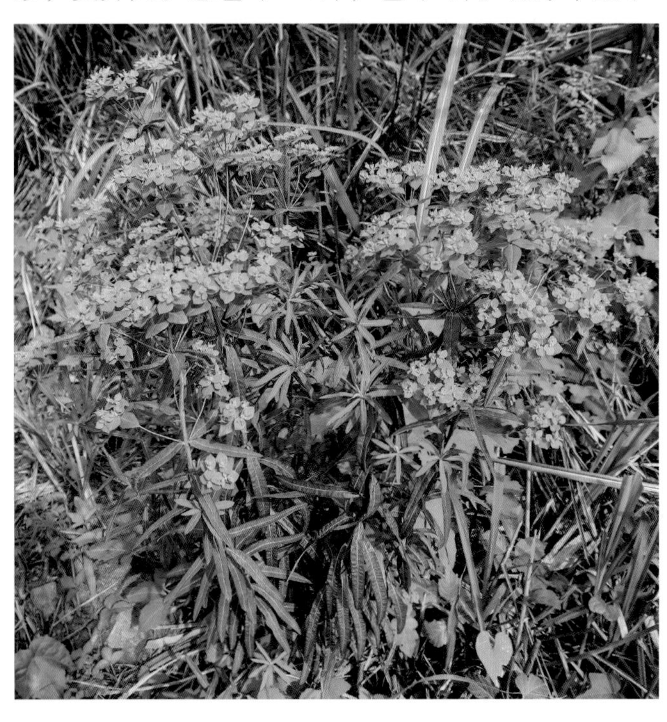

【分布】生于山坡、路边、草丛及林下阴湿处。产于广西、广东、湖南、四川、河南、河北等地。

【性能主治】根味苦，性寒；有毒。具有泻水逐饮、消肿散结的功效。主治水肿胀满，胸腹积水，痰饮积聚，气逆咳喘，二便不利，痈肿疮毒，瘰疬痰核。

【采收加工】秋、冬季采收，洗净，晒干。

粗糠柴

【基原】为大戟科粗糠柴*Mallotus philippinensis* (Lam.) Müll. Arg. 的果实表面的粉状毛茸和根。

【别名】铁面将军、香桂树、香檀。

【形态特征】小乔木或灌木。小枝、嫩叶和花序均密被黄褐色星状柔毛。叶片卵形、长圆形或卵状披针形，叶脉上具长柔毛，散生红色颗粒状腺体。花雌雄异株；总状花序顶生或腋生，单生或数个簇生。蒴果扁球形，密被红色颗粒状腺体和粉末状毛。花期4~5月，果期5~8月。

【分布】生于山地林中或林缘。产于广西、广东、海南、贵州、湖南、湖北、江西、安徽、江苏等地。

【性能主治】果实表面的粉状毛茸和根味微苦、微涩，性凉。果实表面的粉末有驱虫的功效。主治绦虫病、蛲虫病、线虫病。根有清热利湿的功效。主治急、慢性痢疾，咽喉肿痛。

【采收加工】根全年均可采收。腺毛及毛茸秋季采收，晒干。

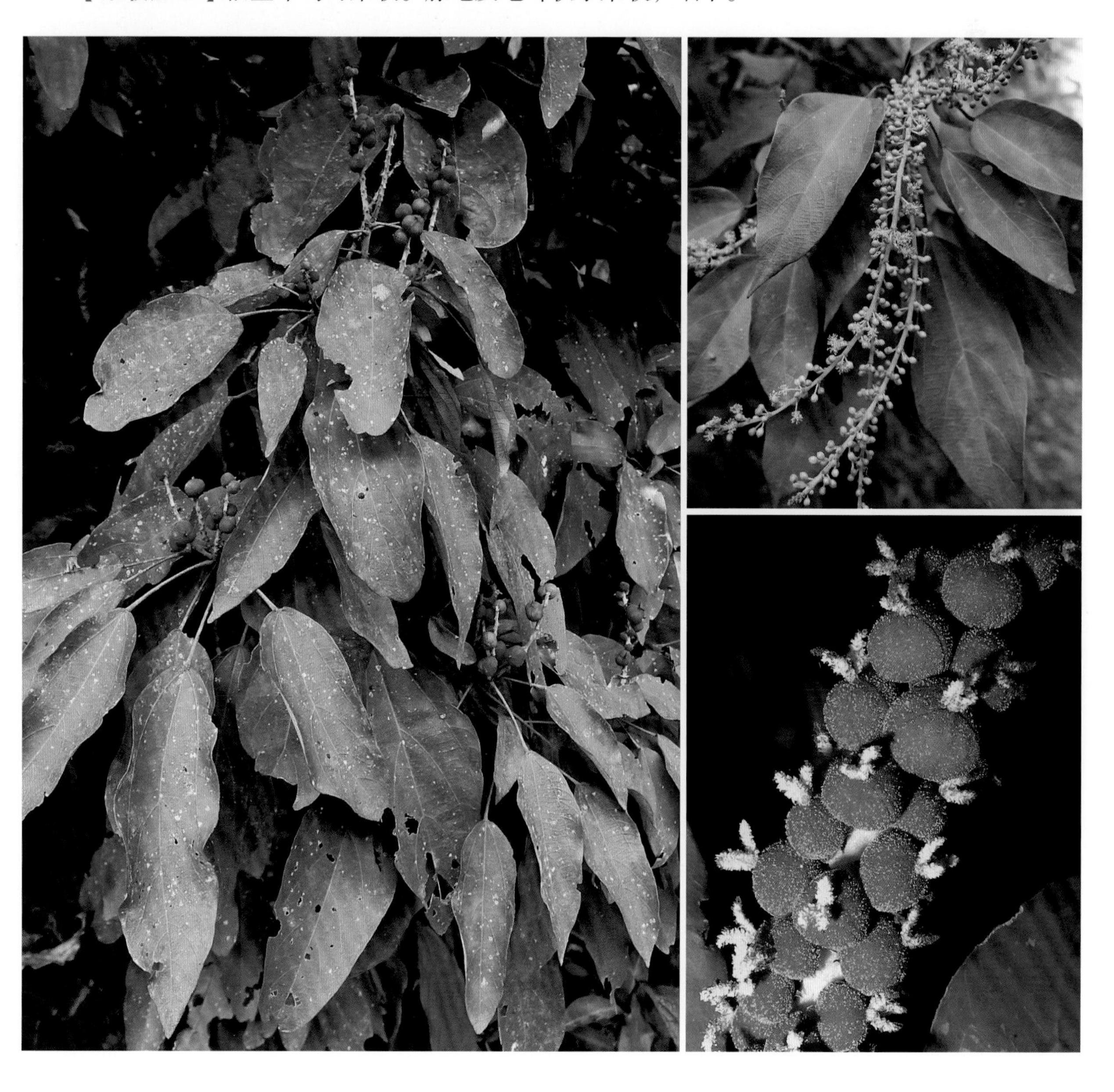

杠香藤

【基原】为大戟科石岩枫*Mallotus repandus* (Willd.) Müll. Arg. 的根、茎、叶。

【别名】黄豆树、倒挂茶、倒挂金钩。

【形态特征】攀缘状灌木。嫩枝、叶柄、花序和花梗均密生黄色星状柔毛；老枝无毛，常有皮孔。叶片卵形或椭圆状卵形。花雌雄异株，总状花序或下部有分枝；雄花序顶生，稀腋生；雌花序顶生。蒴果具2~3个分果爿，密生黄色粉末状毛，具颗粒状腺体。种子卵形。花期3~5月，果期8~9月。

【分布】生于山地疏林中或林缘。产于广西、广东、海南和台湾等地。

【性能主治】根、茎、叶味苦、辛，性温。具有祛风除湿、活血通络、解毒消肿、驱虫止痒的功效。主治风湿痹证，腰腿疼痛，跌打损伤，痈肿疮疡，绦虫病，湿疹，顽癣，蛇犬咬伤。

【采收加工】根、茎全年均可采收，洗净，切片，晒干。叶夏、秋季采收，鲜用或晒干。

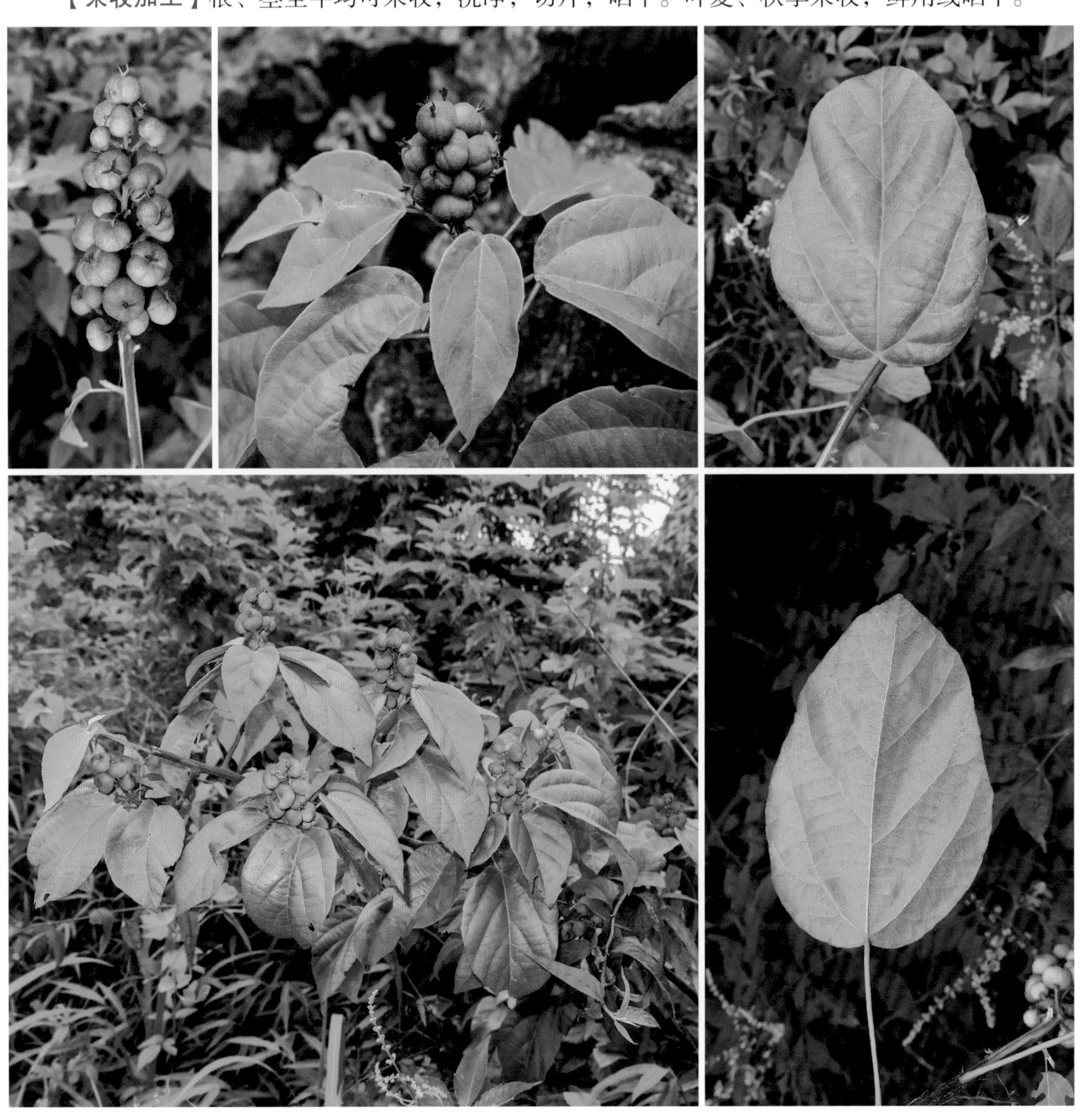

叶下珠

【基原】为大戟科叶下珠*Phyllanthus urinaria* L. 的全草。

【别名】夜关门、鱼蛋草。

【形态特征】一年生草本，高约30 cm。叶片纸质，因叶柄扭转而呈羽状排列，长圆形或倒卵形。雄花2~4朵簇生于叶腋；雌花单生于小枝中下部的叶腋内。蒴果无柄，近圆形，叶下2列着生，熟时赤褐色，表面有小鳞状突起物，呈1列珠状，故名叶下珠。花期6~8月，果期9~10月。

【分布】生于山地疏林、灌木丛、荒地或山沟向阳处。产于广西、广东、贵州、海南、云南、四川、台湾、福建等地。

【性能主治】全草味微苦、甘，性凉。具有清热利尿、消积、明目的功效。主治肾炎水肿，泌尿系感染，结石，肠炎，角膜炎，黄疸型肝炎；外用治毒蛇咬伤。

【采收加工】夏、秋季采收，去除杂质，晒干。

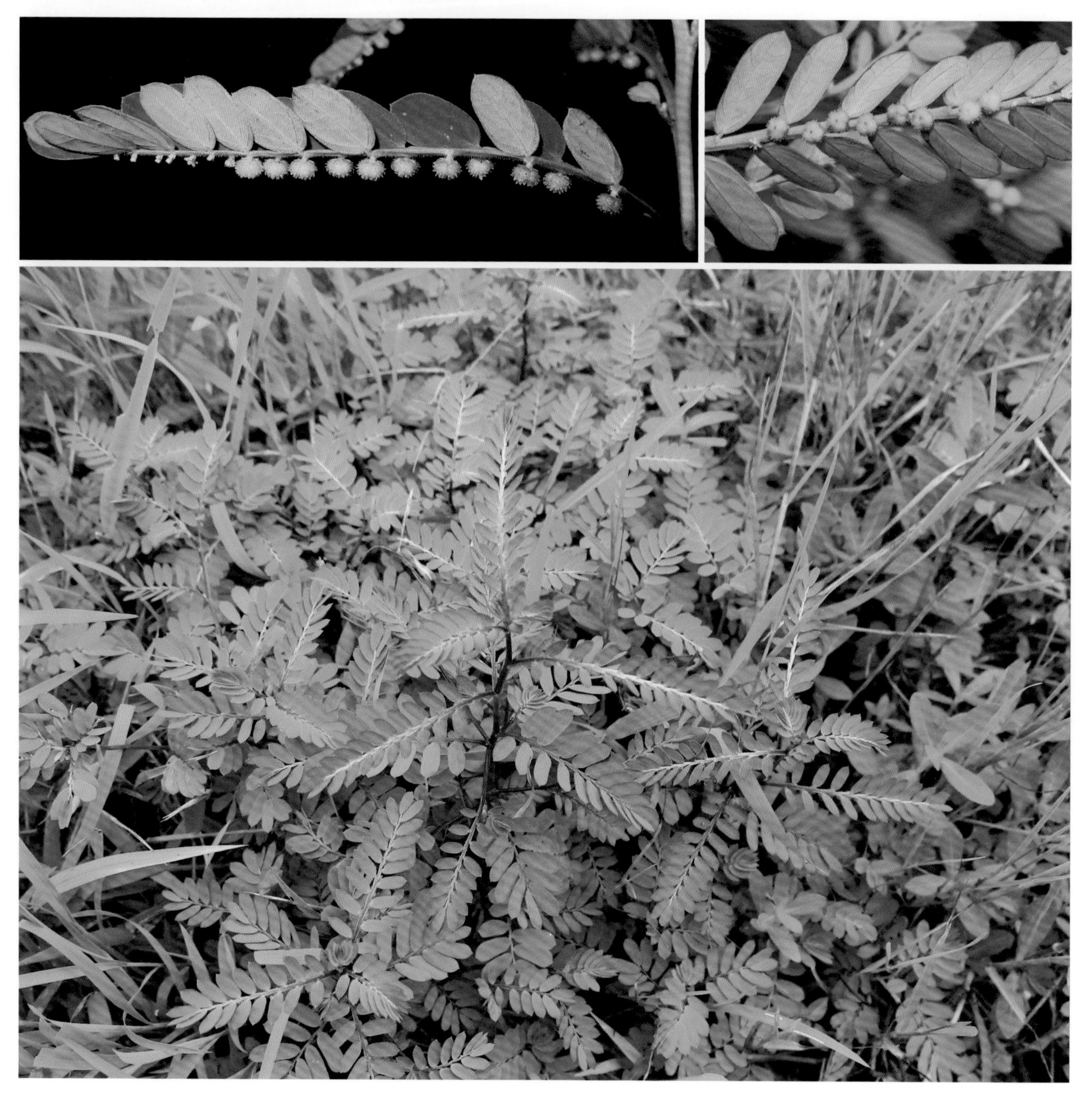

蓖麻子

【基原】为大戟科蓖麻*Ricinus communis* L. 的种子。

【别名】红蓖麻、蓖麻仁。

【形态特征】灌木状草本，高达5 m。小枝、叶和花序通常被白霜，茎多液汁。叶片掌状7~11裂，边缘具齿；叶柄粗壮，中空，顶端具2个盘状腺体，基部具盘状腺体。总状花序；雄花生于花序下部，雌花生于上部。蒴果球形，果皮具软刺。种子椭圆形，光滑具斑纹。花期5~8月，果期7~10月。

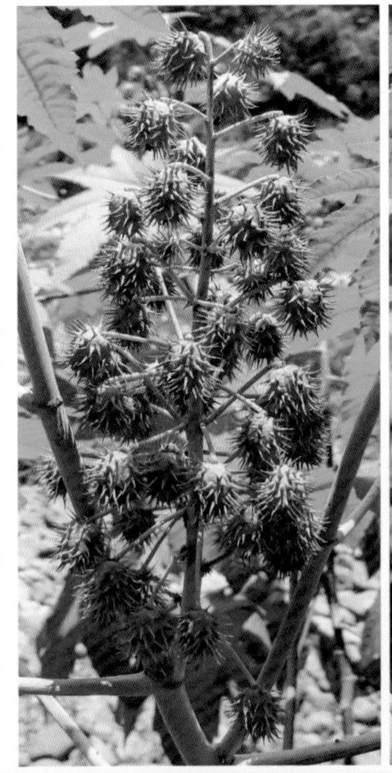

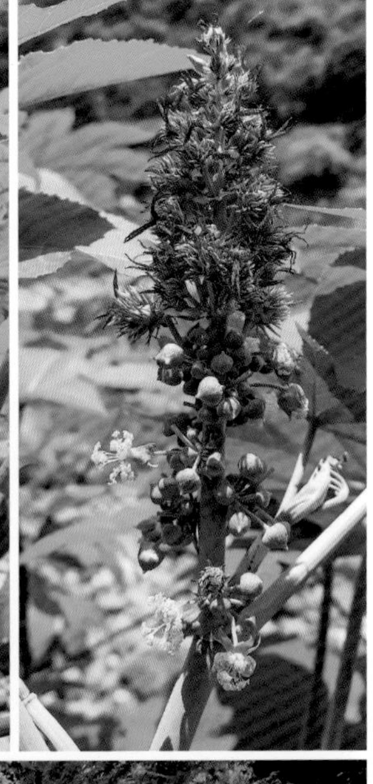

【分布】生于村边、疏林或河流两岸冲积地，常逸为野生，呈多年生灌木。产于华南和西南地区。

【性能主治】种子味甘、辛，性平；有毒。具有消肿拔毒、泻下通滞的功效。主治大便燥结，痈疽肿毒，喉痹，瘰疬。

【采收加工】秋季采摘成熟果实，晒干，除去果壳，收集种子。

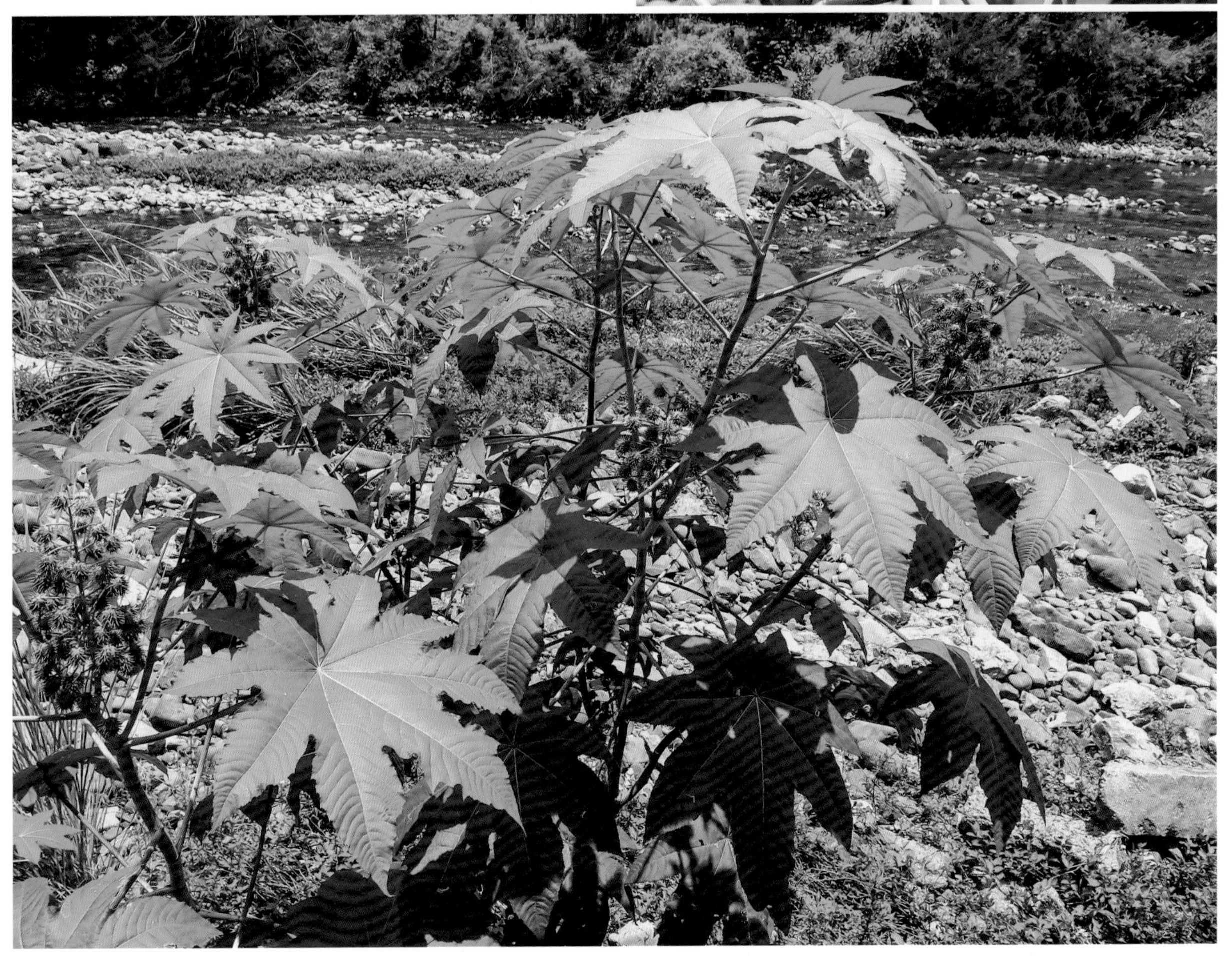

山乌桕

【基原】为大戟科山乌桕*Sapium discolor* (Champ. ex Benth.) Müll. Arg. 的根皮、树皮及叶。

【别名】红乌桕、红叶乌桕。

【形态特征】乔木或灌木。叶片椭圆形或长卵形，背面近缘常有数个圆形腺体；叶柄顶端具2个毗连的腺体。花单性，雌雄同株，密集成顶生总状花序；雌花生于花序轴下部，雄花生于花序轴上部，有时整个花序全为雄花。蒴果黑色，球形。种子近球形，外薄被蜡质的假种皮。花期4~6月。

【分布】生于山坡或山谷林中。产于广西、广东、贵州、云南、湖南、四川、江西、台湾等地。

【性能主治】根皮、树皮及叶味苦，性寒；有小毒。具有泻下逐水、消肿散瘀的功效。根皮、树皮主治肾炎水肿，肝硬化腹水，大、小便不通。叶外用治跌打肿痛，毒蛇咬伤，带状疱疹，过敏性皮炎，湿疹。

【采收加工】根皮、树皮全年均可采收，叶夏、秋季采收，晒干。

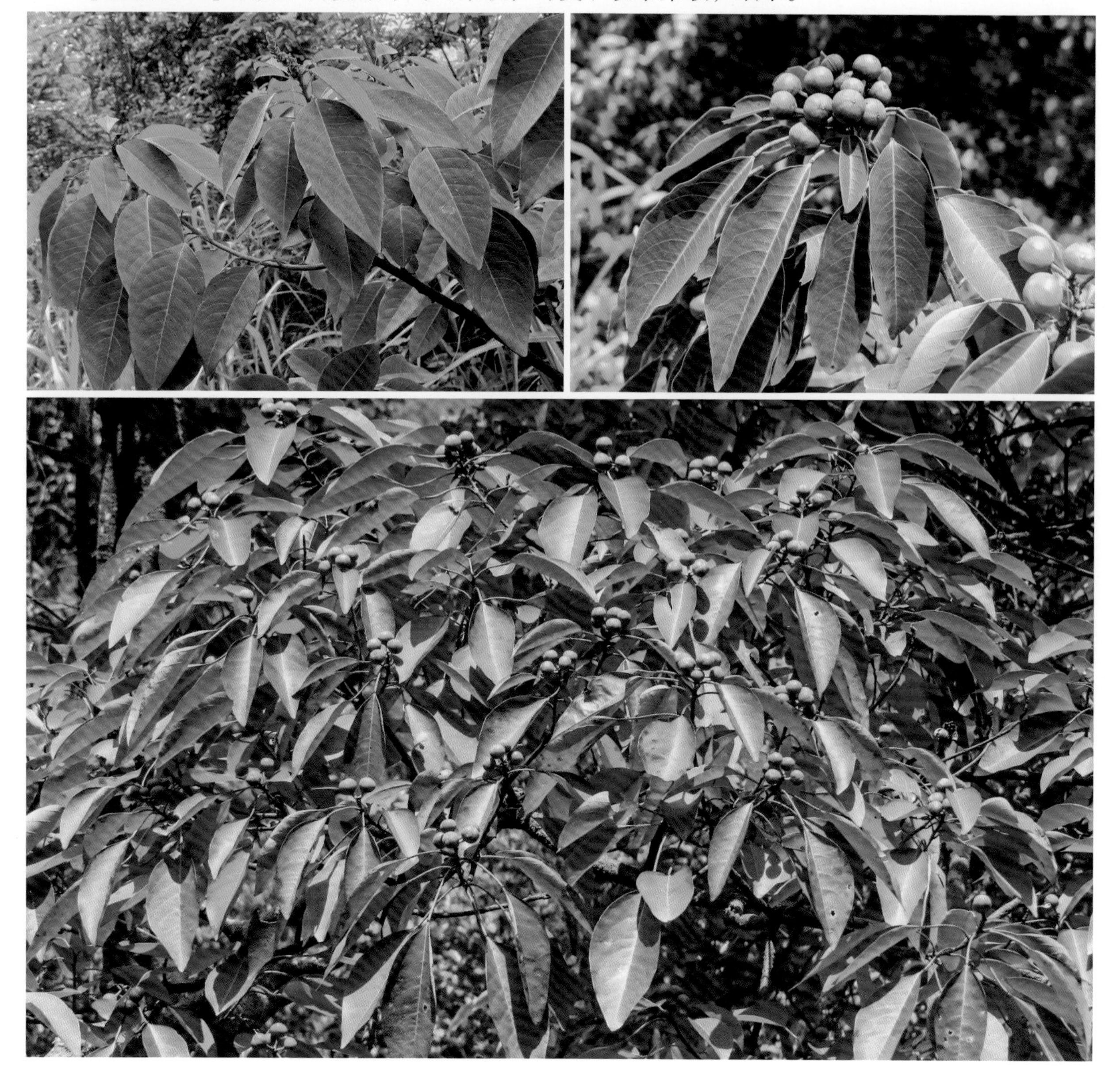

圆叶乌桕

【基原】为大戟科圆叶乌桕*Sapium rotundifolium* Hemsl. 的叶或果实。

【别名】妹炕。

【形态特征】灌木或乔木，无毛。叶厚，互生；叶片近圆形，顶端圆，稀突尖，边缘全缘；叶柄圆柱形，顶端具2个腺体。花单性，雌雄同株，密集成顶生的总状花序；雌花生于花序轴下部，雄花生于花序轴上部，有时整个花序全为雄花。蒴果近球形，直径约1.5 cm。花期4~6月。

【分布】生于阳光充足的石灰岩石山山坡或山顶。产于广西、广东、湖南、贵州和云南等地。

【性能主治】叶、果实味辛、苦，性凉。具有解毒消肿、杀虫的功效。主治蛇伤，疥癣，湿疹，疮毒。

【采收加工】叶夏、秋季采收，鲜用或晒干。果实成熟时采摘，鲜用或晒干。

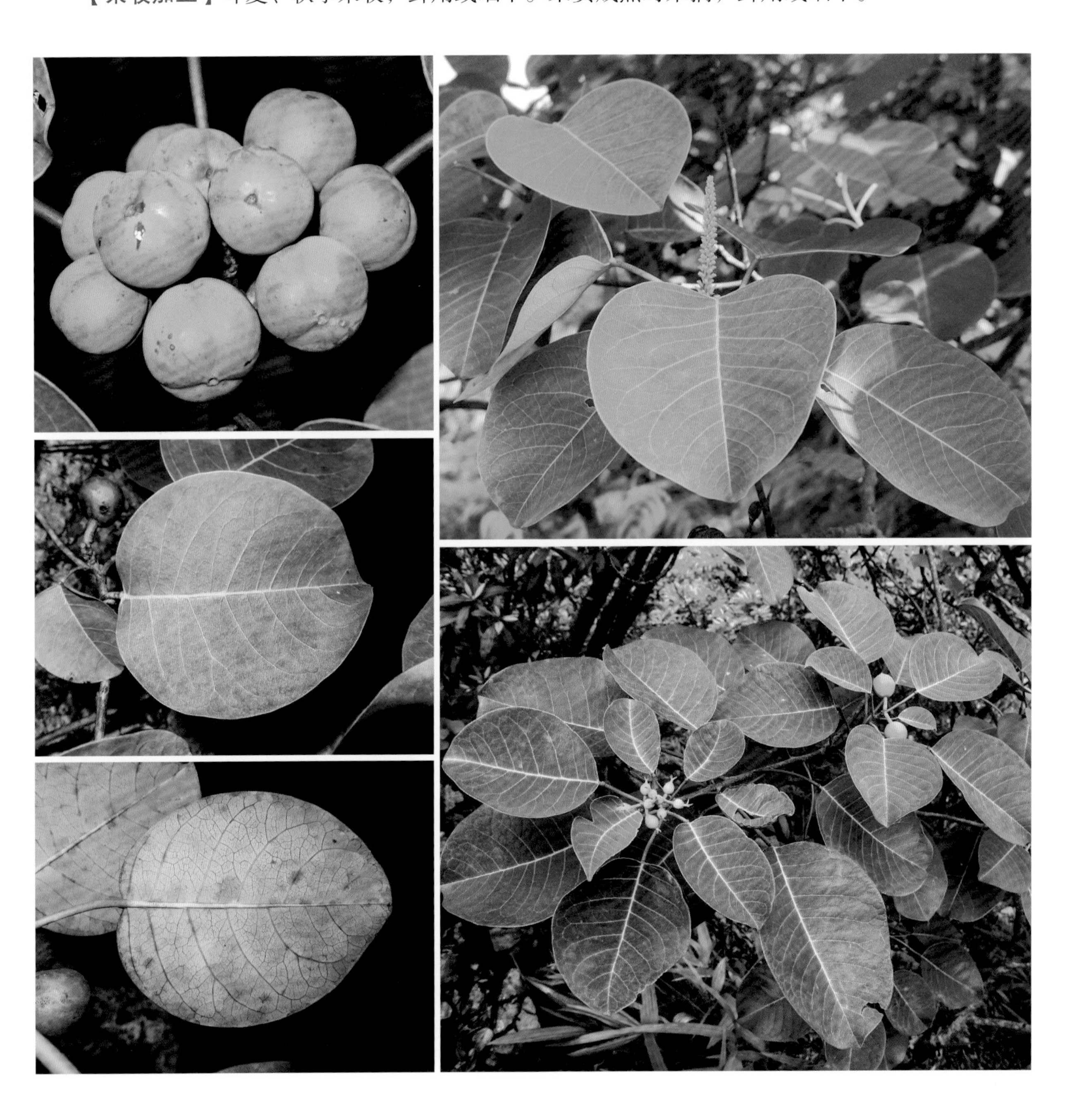

乌桕子

【基原】为大戟科乌桕*Sapium sebiferum* (L.) Roxb. 的种子。

【别名】腊子树、桕子树、乌茶子。

【形态特征】乔木，高可达15 m。叶片菱形、菱状卵形或稀有菱状倒卵形，先端骤然紧缩具长短不等的尖头；叶柄顶端具2个腺体。花单性，雌雄同株，聚集成顶生总状花序。蒴果梨状球形，具3粒种子，分果爿脱落后而中轴宿存。种子扁球形，黑色。花期4~8月。

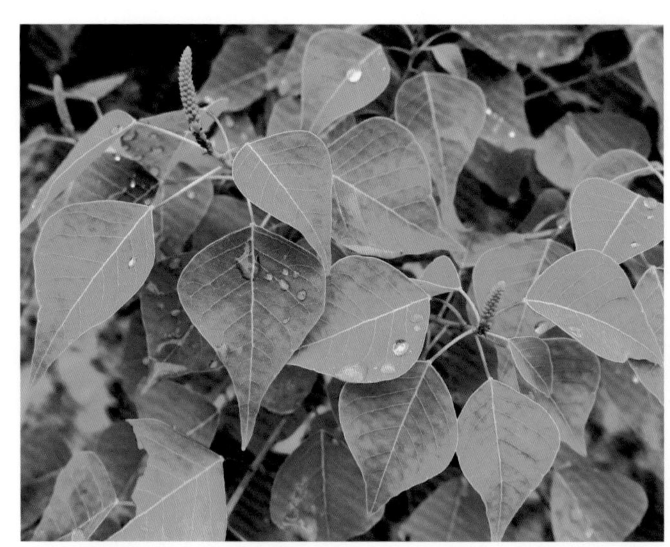

【分布】生于村边、路边、山坡。产于西南、华东、中南及甘肃等地。

【性能主治】种子味甘，性凉；有毒。具有拔毒消肿、杀虫止痒的功效。主治湿疹，癣疮，皮肤皲裂，水肿，便秘。

【采收加工】果成熟时采摘种子，鲜用或晒干。

牛耳枫

【基原】为虎皮楠科牛耳枫*Daphniphyllum calycinum* Benth. 的根、小枝和叶、果实。

【别名】假鸦胆子、羊屎子、假鸦胆子。

【形态特征】灌木，高1.5~4 m。叶片阔椭圆形或倒卵形，干后两面绿色，腹面具光泽，背面多少被白粉，具细小乳突体，侧脉8~11对，在腹面清晰，背面突起。总状花序腋生，长2~3 cm。果卵圆形，被白粉，具小疣状突起，先端具宿存柱头，基部具宿萼。花期4~6月，果期8~11月。

【分布】生于灌木丛、疏林中。产于广西、广东、福建等地。

【性能主治】根味辛、苦，性凉；有小毒。具有清热解毒、活血化瘀的功效。主治感冒发热，风湿关节痛，跌打损伤。小枝和叶味辛、甘，性凉；有小毒。具有祛风止痛、解毒消肿的功效。主治风湿骨痛，疮疡肿毒，毒蛇咬伤。果实味苦、涩，性平；有毒。具有止痢的功效。主治久痢。

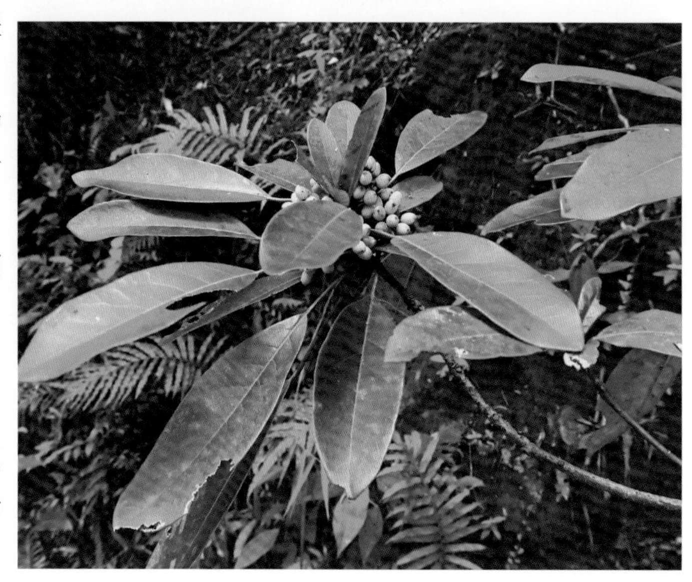

【采收加工】根全年均可采收，鲜用或切片晒干备用。小枝和叶夏、秋采收，鲜用或切段晒干。秋后果实成熟时采收，晒干。

【附注】《中华本草》记载牛耳枫以根、小枝和叶、果实入药的药材名分别为牛耳枫根、牛耳枫枝叶、牛耳枫子。

常山

【基原】为绣花球科常山*Dichroa febrifuga* Lour. 的根。

【别名】黄常山、鸡骨常山。

【形态特征】灌木。高1~2 m。小枝、叶柄和叶均无毛或被微柔毛。叶形状大小变异大，椭圆形、椭圆状长圆形或披针形，两端渐尖，边缘具齿。伞房状圆锥花序顶生，有时叶腋有侧生花序，花蓝色或白色。浆果蓝色，干时黑色；种子长约1 mm，具网纹。花期6~7月，果期8~10月。

【分布】生于山谷、林缘、沟边、路边等地。产于广西、广东、云南、贵州、四川、西藏、江西、福建、台湾、湖南、湖北、安徽、江苏、浙江、陕西、甘肃等地。

【性能主治】根味苦、辛，性寒；有毒。具有涌吐痰涎、截疟的功效。主治痰饮停聚，胸膈痞塞，疟疾。

【采收加工】秋季采收，除去须根，洗净，晒干。

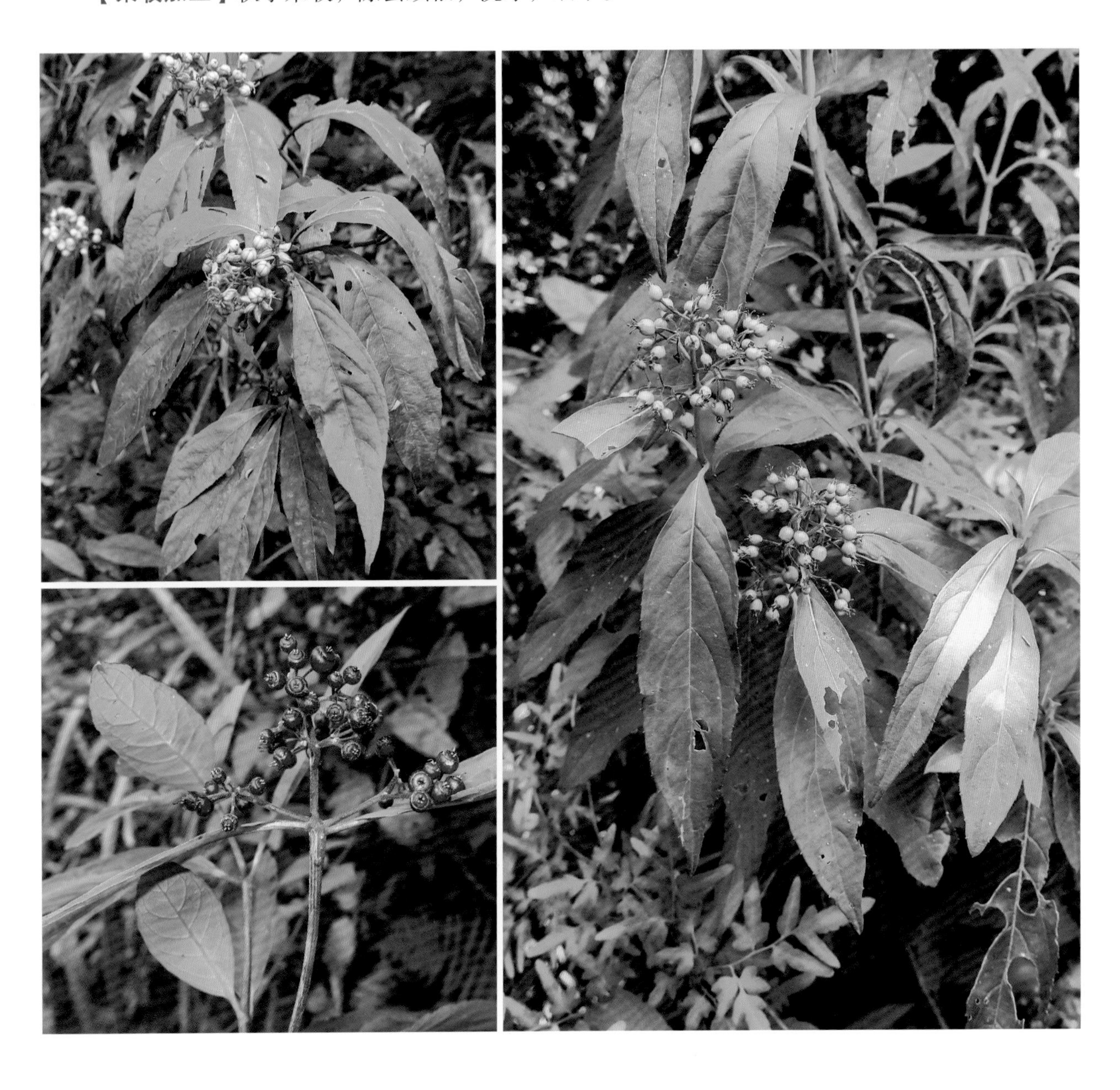

蛇莓

【基原】为蔷薇科蛇莓*Duchesnea indica* (Andrews) Focke 的全草、根。

【别名】落地杨梅、地莓、地杨梅。

【形态特征】多年生草本。根状茎短，粗壮；匍匐茎纤细，有柔毛。叶互生，三出复叶；小叶卵圆形，具齿。花单生于叶腋；花瓣倒卵形，黄色；花托在果期膨大，海绵质，鲜红色，有光泽。瘦果卵形，光滑或具不显明突起，鲜时有光泽。花期6~8月，果期8~10月。

【分布】生于山坡、道旁、潮湿处。产于广西、广东、云南、贵州、湖南、四川、江苏、浙江、河南、河北、辽宁等地。

【性能主治】全草味甘、苦，性寒。具有清热解毒、散瘀消肿、凉血止血的功效。主治热病，惊痫，咳嗽，吐血，咽喉肿痛，痢疾，痈肿，疔疮，蛇虫咬伤，烧烫伤，感冒，黄疸，目赤，口疮，痄腮，崩漏，月经不调，跌打肿痛。根味苦、甘，性寒。具有清热泻火、解毒消肿的功效。主治热病，小儿惊风，目赤红肿，痄腮，牙龈肿痛，咽喉肿痛，热毒疮疡。

【采收加工】6~11月采收全草。夏、秋季采收根。

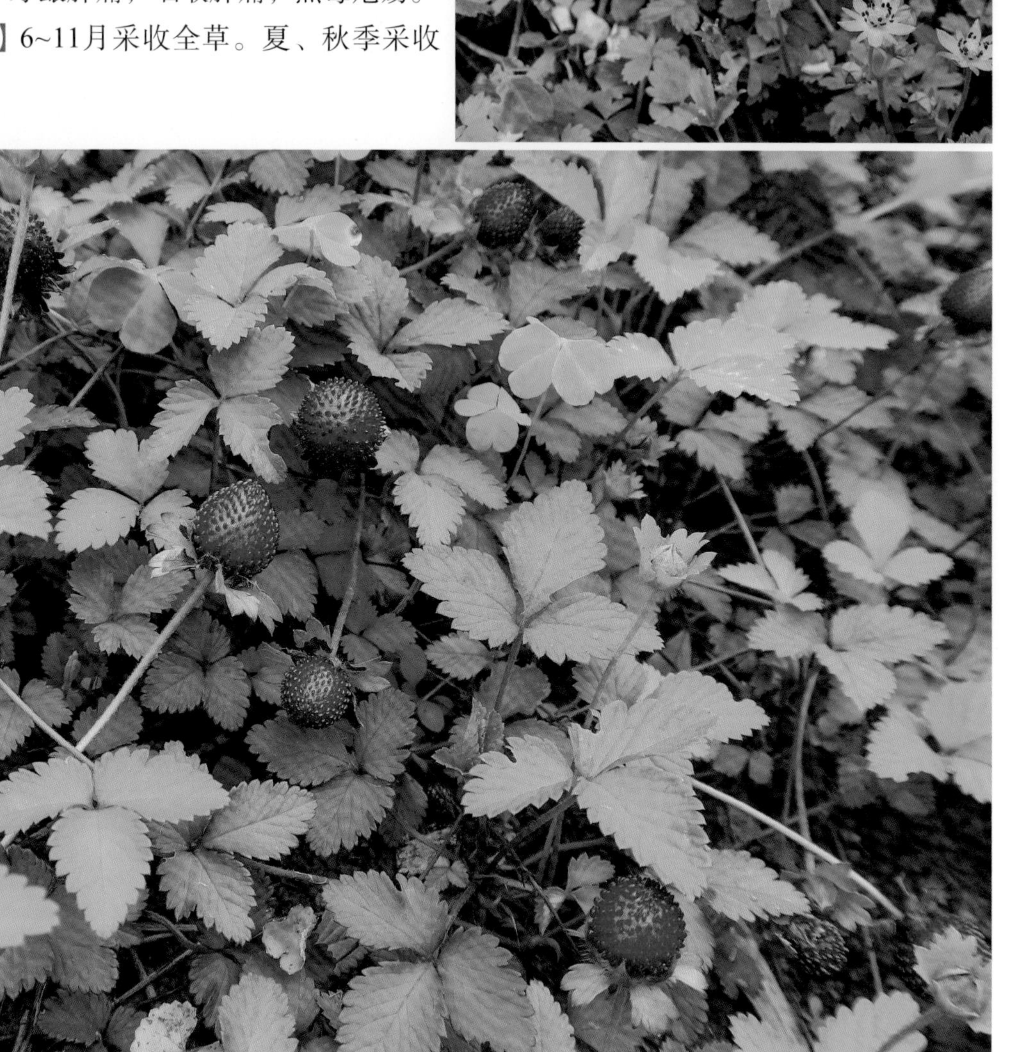

枇杷叶

【基原】为蔷薇科枇杷*Eriobotrya japonica* (Thunb.) Lindl. 的叶。

【别名】白花木。

【形态特征】常绿灌木至小乔木。枝及叶均密被锈色茸毛。叶片革质，长椭圆形或倒卵状披针形，边缘有疏齿，腹面光亮，多皱，背面密生灰棕色茸毛。圆锥花序顶生；花瓣白色，长圆形或卵形。果近圆形，熟时橙黄色。种子1~5粒，球形或扁球形。花期4~5月，果期5~10月。

【分布】多栽种于村边、平地或坡地。产于广西、贵州、云南、福建、江苏、安徽、浙江、江西等地。

【性能主治】叶味苦，性微寒。具有清肺止咳、降逆止呕的功效。主治肺热咳嗽，气逆喘急，胃热呕逆，烦热口渴。

【采收加工】全年均可采收，晒至七成干，扎成小把，再晒干。

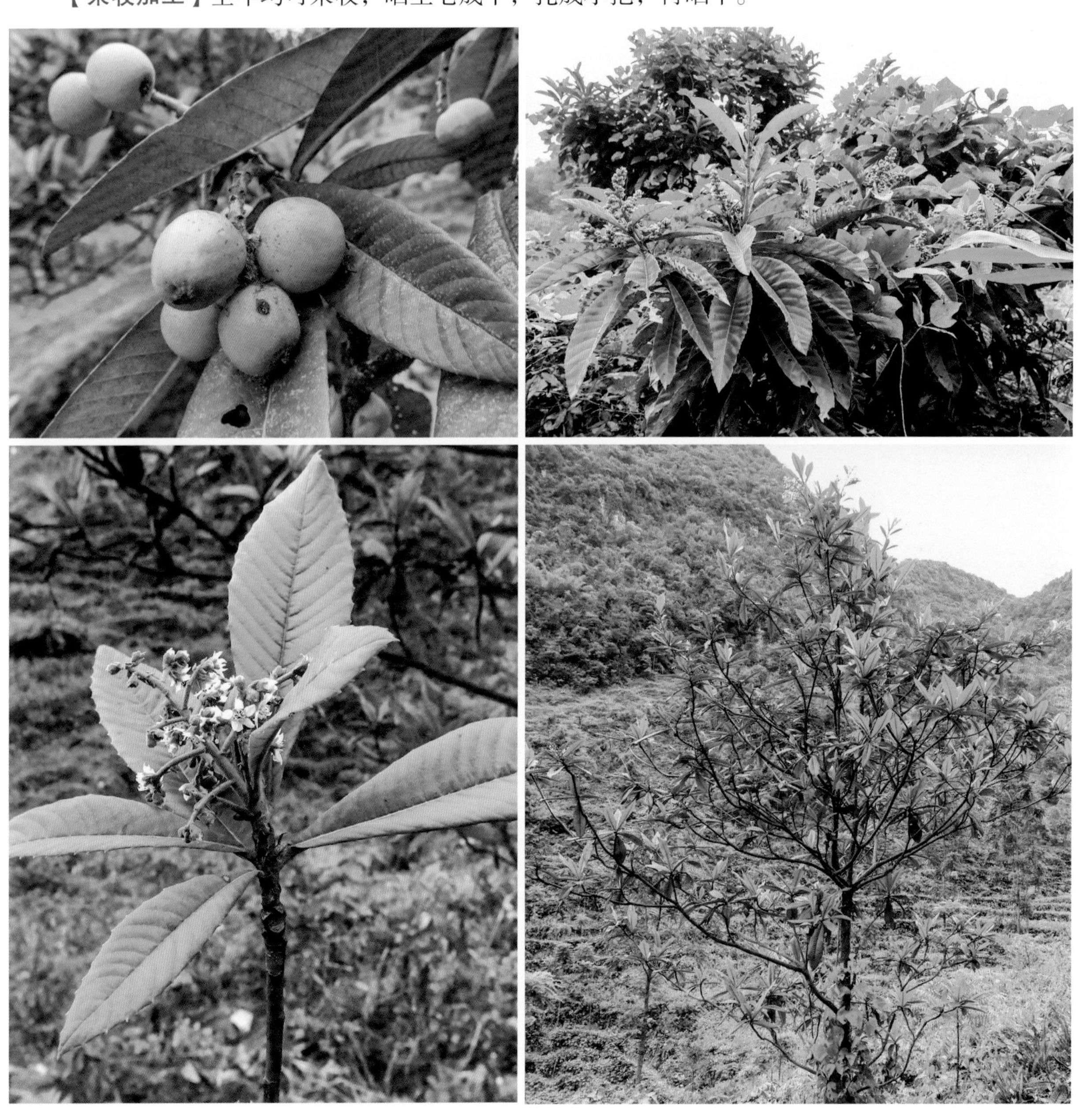

蛇含

【基原】为蔷薇科蛇含委陵菜*Potentilla kleiniana* Wight et Arn. 的全草。

【别名】五爪风、小龙牙、紫背龙牙。

【形态特征】一年生、二年生或多年生宿根草本。多须根。花茎上升或匍匐，常于节处生根并发育出新植株，被疏柔毛或开展长柔毛。基生叶为近鸟足状5小叶，下部茎生叶有5小叶，上部茎生叶有3小叶。聚伞花序密集于枝顶如假伞形，花黄色。瘦果近圆形，具皱纹。花果期4~9月。

【分布】生于山坡草地、田边、水边。产于广西、广东、四川、云南、贵州、湖南、湖北、福建、江苏、浙江、江西、辽宁、陕西等地。

【性能主治】全草味苦，性微寒。具有清热定惊、截疟、止咳化痰、解毒活血的功效。主治高热惊风，疟疾，肺热咳嗽，百日咳，痢疾，疮疖肿毒，咽喉肿痛，风火牙痛，带状疱疹，目赤肿痛，虫蛇咬伤，风湿麻木，跌打损伤，月经不调，外伤出血。

【采收加工】5月和9~10月采收，去除杂质，晒干。

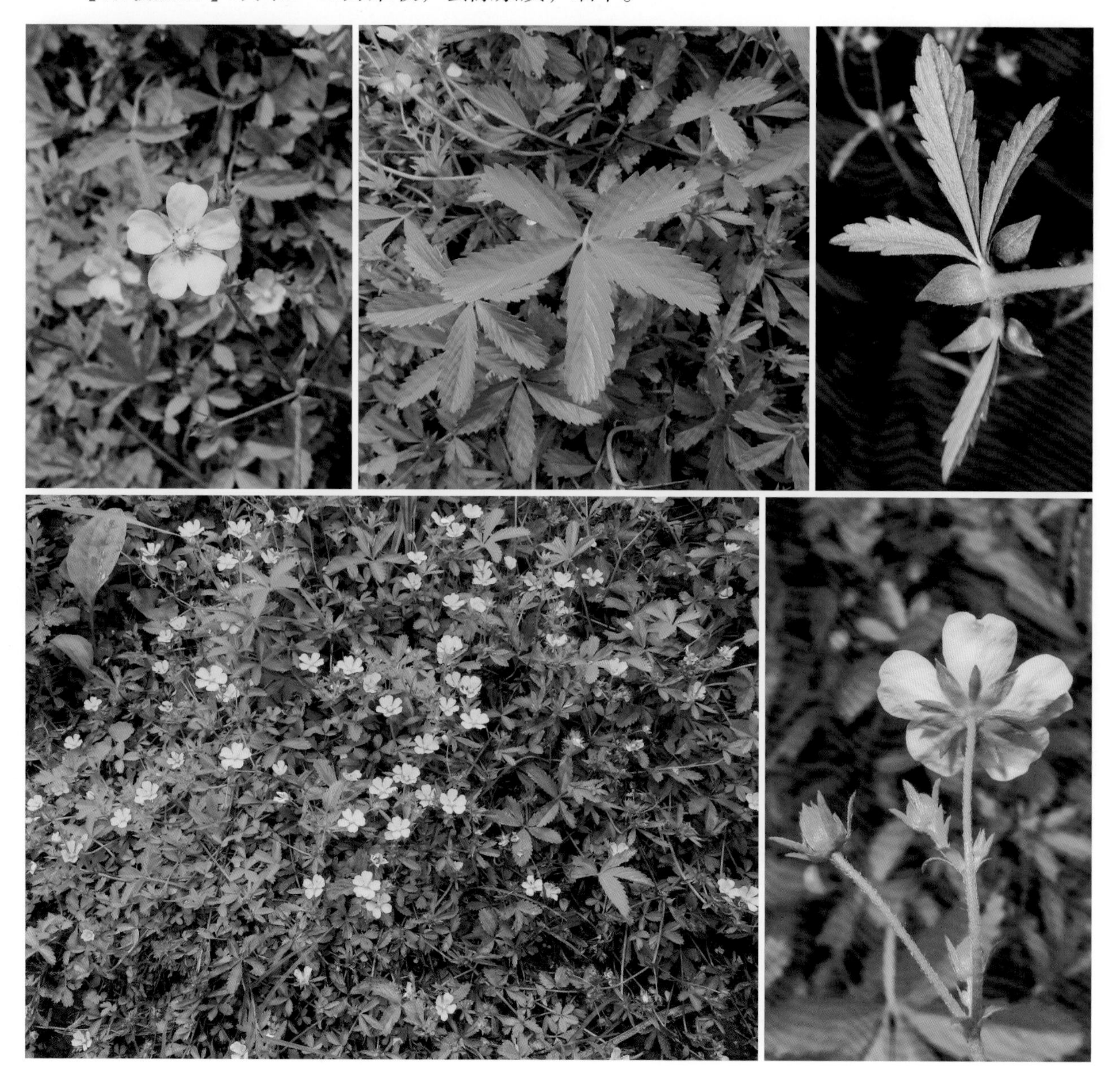

全缘火棘

【基原】为蔷薇科全缘火棘*Pyracantha atalantioides* (Hance) Stapf 的叶、果实。

【别名】火把果、救兵粮。

【形态特征】常绿灌木或小乔木。常有枝刺。叶片椭圆形或长圆形，稀长圆状倒卵形，边缘全缘或有不明显细齿，背面微带白霜。花成复伞房花序，花梗和花萼外被黄褐色柔毛；花瓣白色，卵形；子房上部密生白色茸毛。梨果扁球形，亮红色。花期4~5月，果期9~11月。

【分布】生于山坡或谷地林中。产于广西、广东、贵州、湖北、陕西等地。

【性能主治】叶味微苦，性凉。具有清热解毒、止血的功效。主治疮疡肿痛，目赤，痢疾，便血，外伤出血。果实味甘、酸、涩，性平。具有健脾消积、收敛止痢、止痛的功效。主治痞块，食积停滞，脘腹胀满，泄泻，痢疾，崩漏，带下，跌打损伤。

【采收加工】叶全年均可采收，鲜用，随采随用。果实秋季成熟时采收，晒干。

【附注】《中华本草》记载全缘火棘以叶、果实入药的药材名分别为救军粮叶、赤阳子。

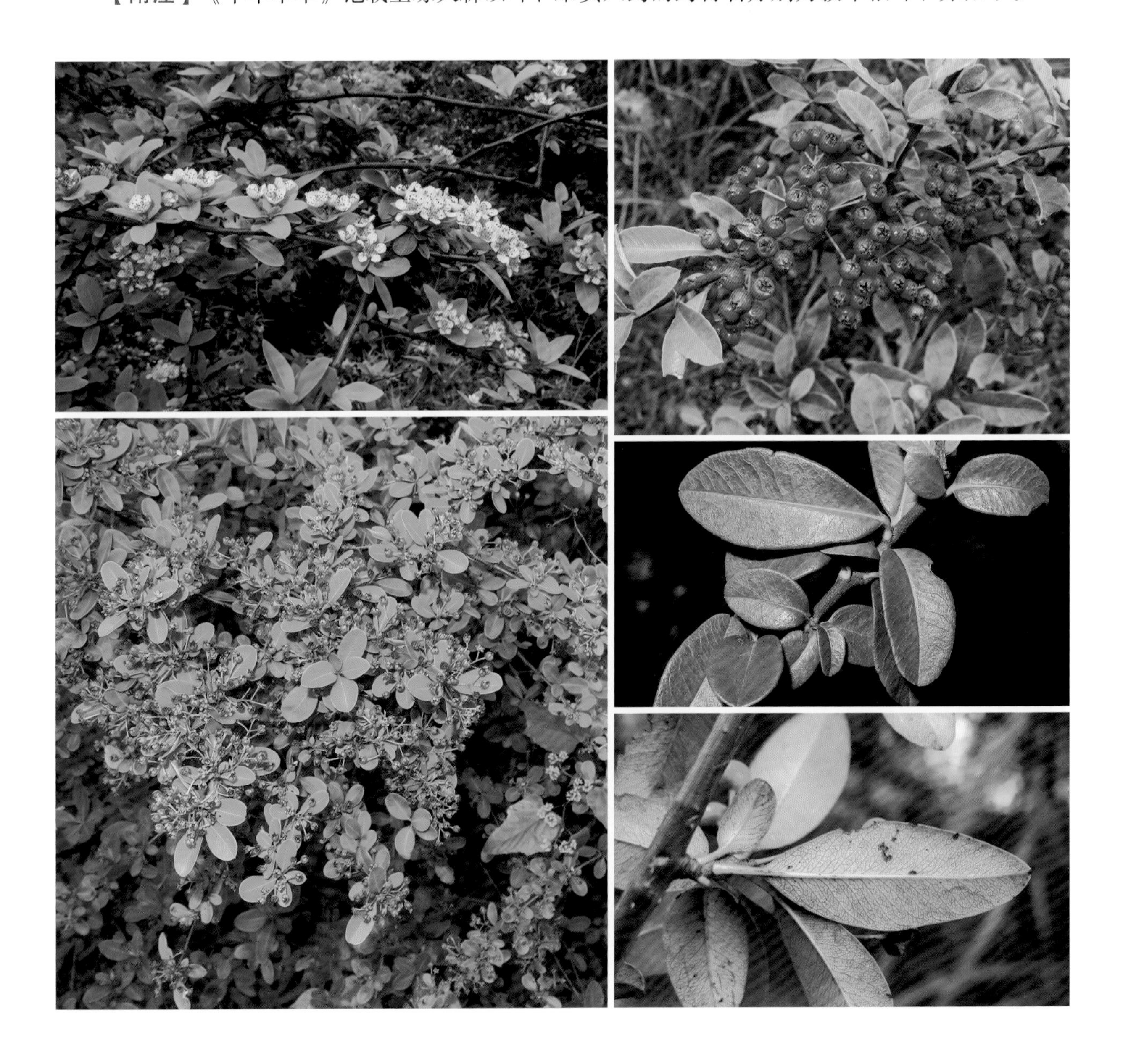

豆梨

【基原】为蔷薇科豆梨*Pyrus calleryana* Decne. 的根皮、果实。

【别名】糖梨子、山沙梨、野梨、鹿梨。

【形态特征】乔木。高5~8 m。小枝粗壮，圆柱形，幼嫩时有茸毛，不久脱落；二年生枝条灰褐色；冬芽三角卵形。叶片宽卵形至卵形，稀长椭圆形，边缘有钝齿。伞形总状花序有花6~12朵，花白色。梨果球形，黑褐色，有斑点；果柄细长。花期4月，果期8~9月。

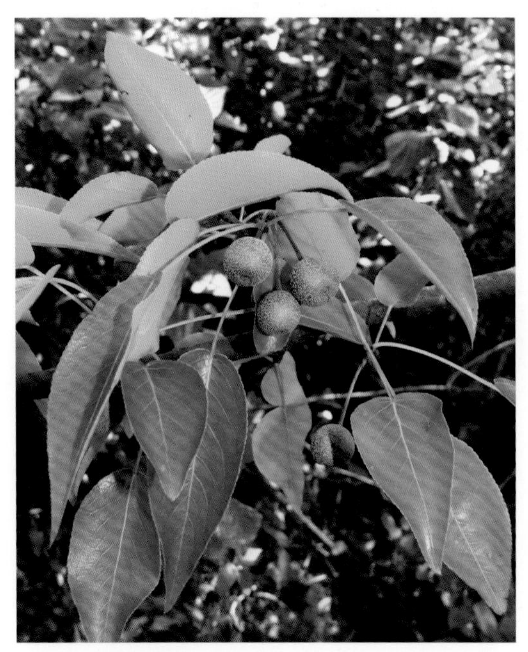

【分布】生于山坡或山谷林中。产于广西、广东、福建、湖南、湖北、浙江、江苏、河南等地。

【性能主治】根皮味酸、甘、涩，性寒。具有润肺止咳、清热解毒、敛疮的功效。主治疮疡，疥癣。果味酸、涩，性寒。具有健脾消食、涩肠止痢的功效。主治饮食积滞，泻痢。

【采收加工】根皮全年均可采收，挖出侧根，剥取根皮，鲜用。果实8~9月成熟时采摘，晒干。

【附注】《中华本草》记载豆梨以根皮、果实入药的药材名分别为鹿梨根皮、鹿梨。

金樱根

【基原】为蔷薇科小果蔷薇*Rosa cymosa* Tratt. 的根及根状茎。

【别名】倒钩竻、山木香、小金樱、红荆藤。

【形态特征】攀缘灌木。小枝圆柱形，有钩状皮刺。小叶3~5片，稀7片，卵状披针形或椭圆形，稀长圆披针形，边缘有紧贴或尖锐细齿。复伞房花序；花幼时密被长柔毛，老时渐无毛；花瓣白色，先端凹。果球形，红色至黑褐色。花期5~6月，果期7~11月。

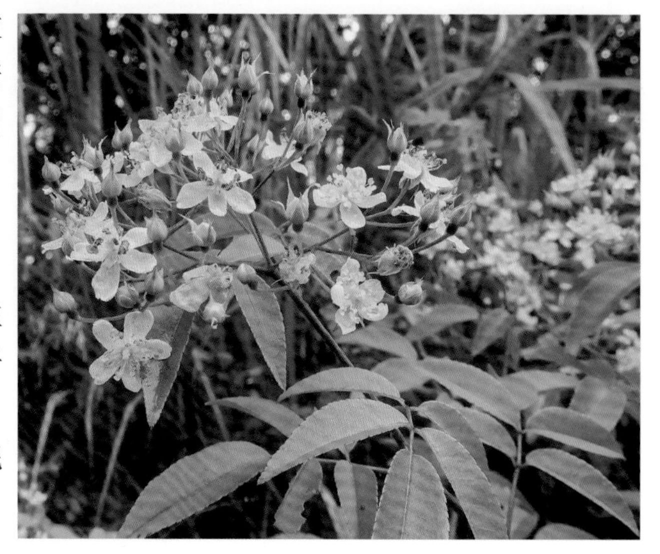

【分布】生于路边、溪边灌木丛或山坡疏林中。产于广西、广东、台湾、福建、安徽、浙江、江苏、湖南、贵州、云南、四川等地。

【性能主治】干燥根及根状茎味甘、酸、涩，性平。具有清热解毒、利湿消肿、收敛止血、活血散瘀、固涩益肾的功效。主治滑精，遗尿，痢疾，泄泻，崩漏带下，子宫脱垂，痔疮。

【采收加工】全年均可采收，除去泥沙，趁鲜砍成段或切厚片，干燥。

金樱子

【基原】为蔷薇科金樱子*Rosa laevigata* Michx. 的成熟果实。

【别名】刺糖果、倒挂金钩、黄茶瓶。

【形态特征】攀缘灌木。小枝粗壮，有疏钩刺，无毛，幼时被腺毛，老时逐渐脱落减少。三出复叶；小叶革质，椭圆状卵形，边缘有细齿。花单生于叶腋；花梗和萼筒密被腺毛；花瓣白色，宽倒卵形，先端微凹。果梨形，熟时红褐色，外密被刺毛。花期4~6月，果期7~11月。

【分布】生于山野、田边、灌木丛中的向阳处。产于广西、广东、湖南、四川、浙江、江西、安徽、福建等地。

【性能主治】果实味酸、甘、涩，性平。具有固精缩尿、固崩止带、涩肠止泻的功效。主治遗精滑精，遗尿尿频，崩漏带下，久泻久痢。

【采收加工】10~11月果实成熟变红时采收，干燥，除去毛刺。

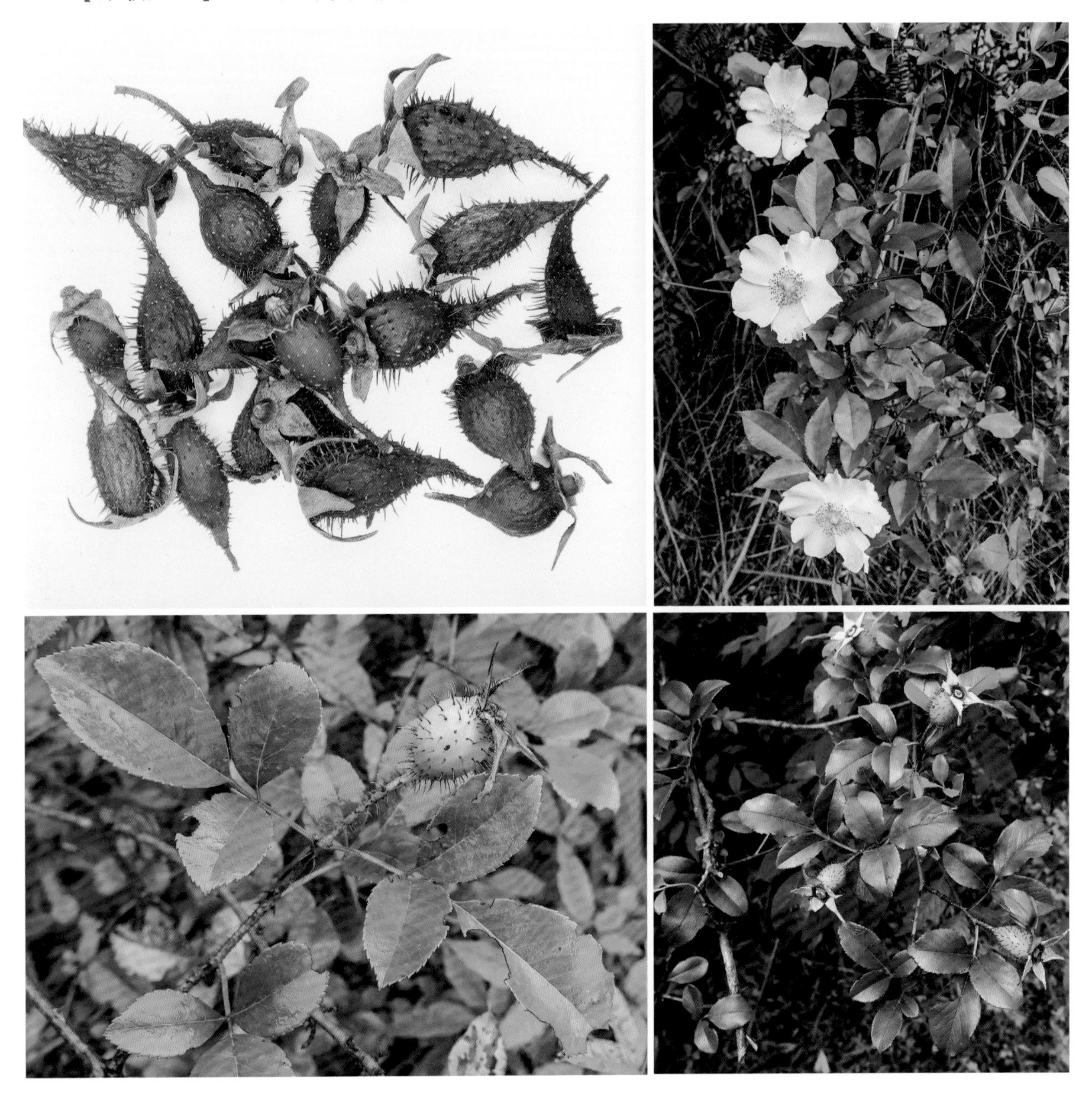

高粱泡叶

【基原】为蔷薇科高粱泡*Rubus lambertianus* Ser. 的叶。

【别名】十月莓、秧泡子。

【形态特征】半落叶藤状灌木。枝幼时有细柔毛或近无毛，有微弯小皮刺。单叶，宽卵形，稀长圆状卵形，中脉常疏生小皮刺。圆锥花序顶生，生于枝上部叶腋内的花序常近总状，有时仅数朵花簇生于叶腋；花瓣倒卵形，白色。果近球形，熟时红色。花期7~8月，果期9~11月。

【分布】生于路边、山坡、山谷或林缘。产于广西、广东、云南、江西、湖南、河南、安徽、江苏、台湾等地。

【性能主治】叶味甘、苦，性平。具有清热凉血、解毒疗疮的功效。主治感冒发热，咳血，便血，崩漏，创伤出血，瘰疬溃烂，皮肤糜烂，黄水疮。

【采收加工】夏、秋季采收，晒干。

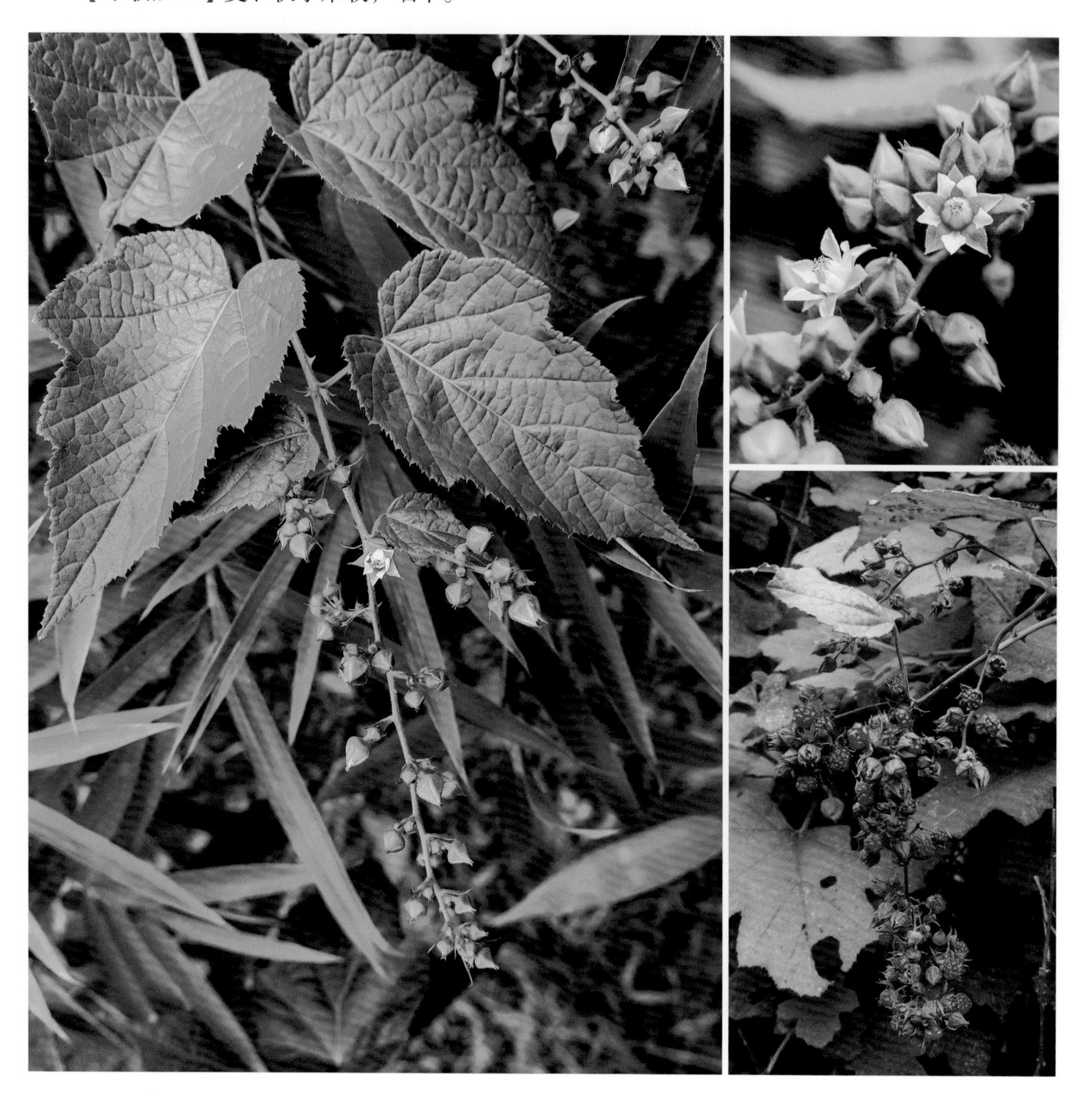

七爪风

【基原】为蔷薇科深裂悬钩子*Rubus reflexus* Ker Gawl. var. *lanceolobus* F. P. Metcalf 的根。

【别名】七指风、深裂锈毛莓、红泡刺。

【形态特征】攀缘灌木，高达2 m。枝和叶柄均有稀疏小皮刺，枝、叶背、叶柄和花序均被锈色长柔毛。单叶，心状宽卵形或近圆形，边缘5~7深裂，裂片披针形或长圆状披针形。花数朵集生于叶腋或成顶生短总状花序；花瓣白色，与萼片近等长。果实近球形，深红色。花期6~7月，果期8~9月。

【分布】生于低海拔的山谷或水沟边疏林中。产于广西、广东、湖南、福建等地。

【性能主治】根味苦、涩、酸，性平。具有祛风除湿，活血通络的功效。主治风寒湿痹，四肢关节痛，中风偏瘫，肢体麻木，活动障碍。

【采收加工】全年均可采收。

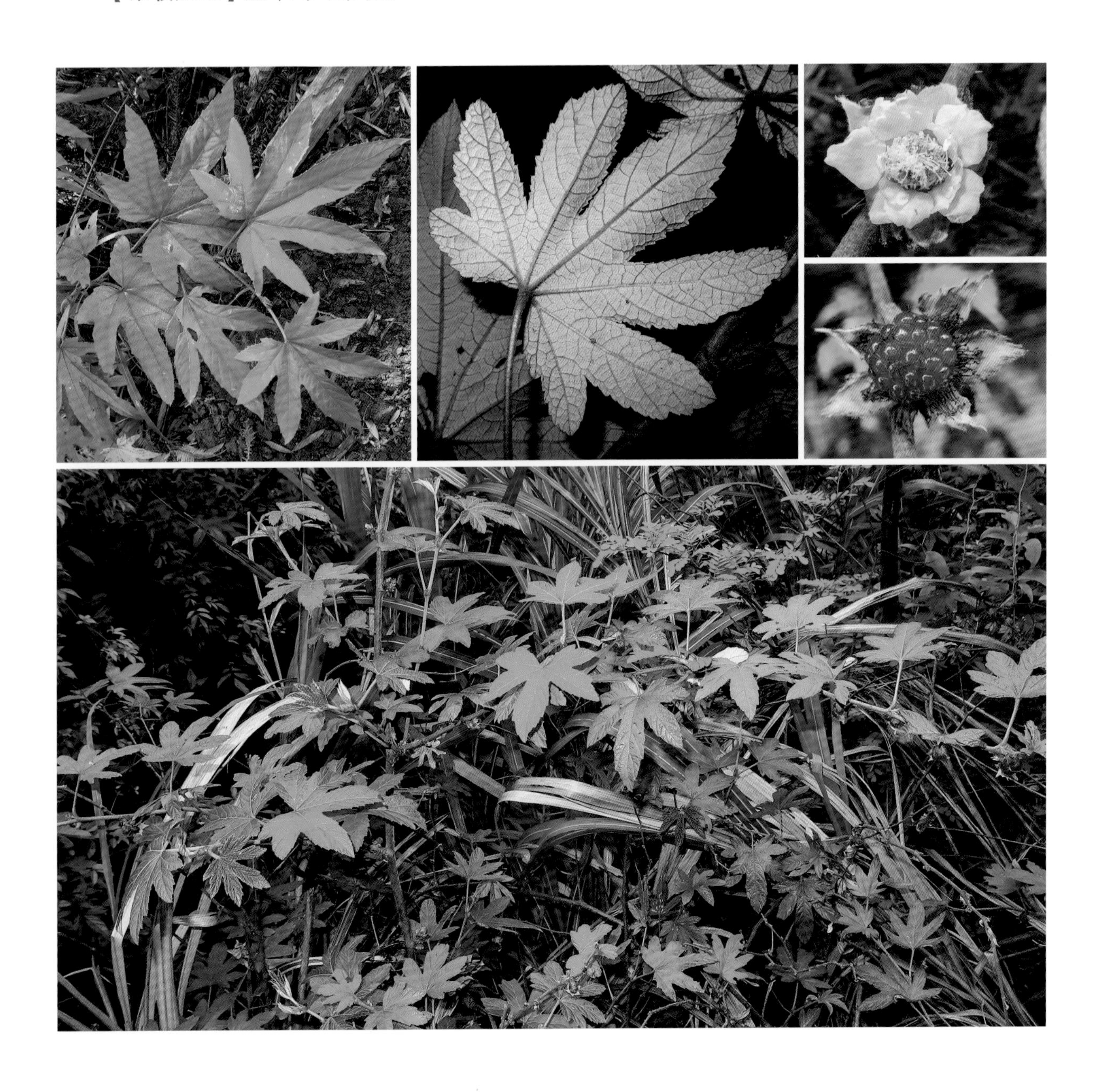

红腺悬钩子

【基原】为蔷薇科红腺悬钩子*Rubus sumatranus* Miq. 的根。

【别名】牛奶莓、马泡、长果悬钩子

【形态特征】直立或攀援灌木。小枝、叶轴、叶柄、花梗和花序均被紫红色腺毛、柔毛和皮刺。小叶5~7片，卵状披针形至披针形，两面疏生柔毛，背面沿中脉有小皮刺；托叶披针形或线状披针形。花3朵或数朵成伞房状花序，直径1~2 cm；花萼披针形，顶端长尾尖，在果期反折；花瓣长倒卵形或匙状，白色，基部具爪；花柱和子房均无毛。果实长圆形，橘红色。花期4~6月，果期7~8月。

【分布】生于山地、山谷疏密林内、林缘、灌木丛中、竹林下及草丛中。产于广西、广东、湖南、贵州等地。

【性能主治】根味苦，性寒。具有清热解毒、开胃、利水的功效。主治产后寒热腹痛，食欲不振，水肿，中耳炎。

【采收加工】秋季采挖细根及块根，洗净，晒干

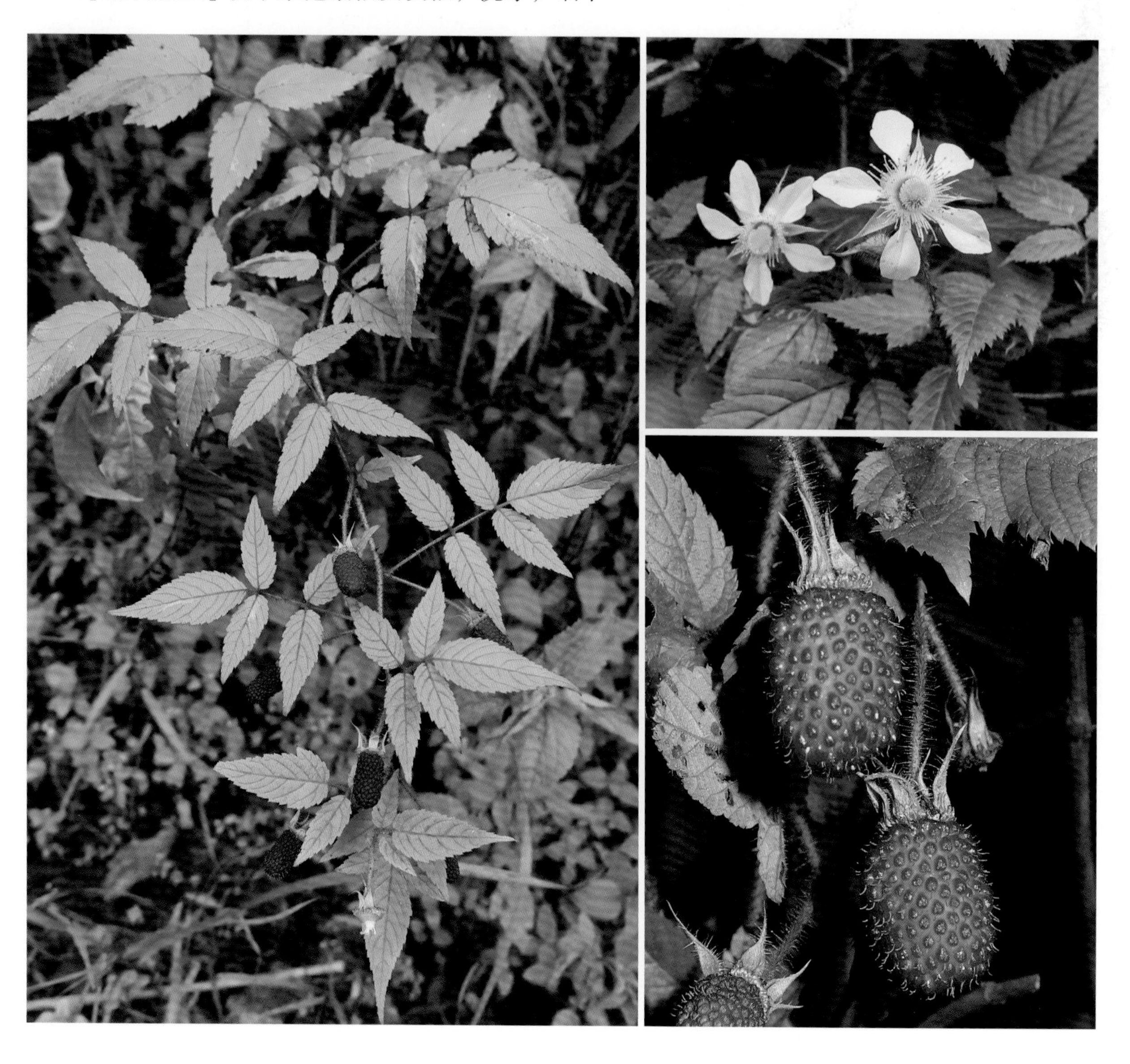

龙须藤

【基原】为苏木科龙须藤*Bauhinia championii* (Benth.) Benth. 的根、茎、叶、种子。

【别名】燕子尾、过岗龙、过江龙。

【形态特征】攀缘灌木。藤茎圆柱形，稍扭曲，表面粗糙，切断面皮部棕红色，木质部浅棕色，有4~9圈深棕红色环纹，形似舞动的龙而得名。单叶互生；叶片卵形或心形，先端2浅裂或不裂，裂片尖。总状花序；花瓣白色，具瓣柄，瓣片匙形。荚果扁平，果瓣革质。花期6~10月，果期7~12月。

【分布】生于石山灌木丛或山地林中。产于广西、广东、湖南、贵州、浙江、台湾、湖北、海南等地。

【性能主治】根或茎味苦，性平。具有祛风除湿、行气活血的功效。主治风湿骨痛，跌打损伤，胃脘痛，痢疾。叶味甘、苦，性平。具有利尿、化瘀、理气止痛的功效。主治小便不利，腰痛，跌打损伤。种子味苦、辛，性温。具有行气止痛、活血化瘀的功效。主治胁肋胀痛，胃脘痛，跌打损伤。

【采收加工】根、茎、叶全年均可采收，鲜用或晒干。果实秋季成熟时采收，晒干，打出种子。

【附注】《中华本草》记载龙须藤以根或茎、叶、种子入药的药材名分别为九龙藤、九龙藤叶、过江龙子。

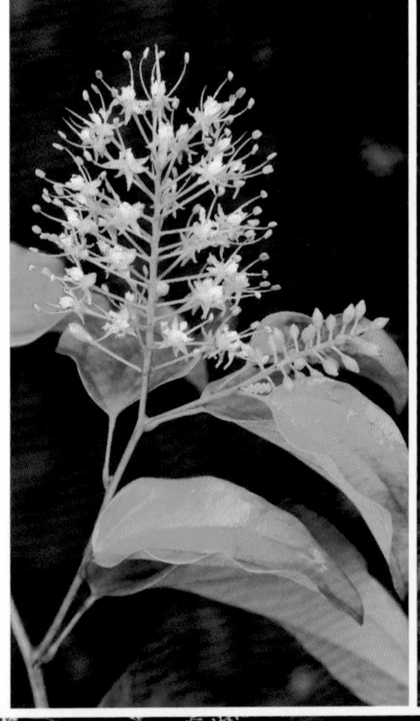

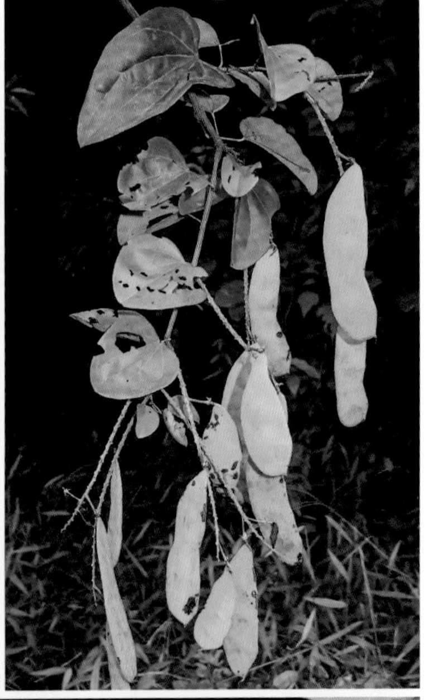

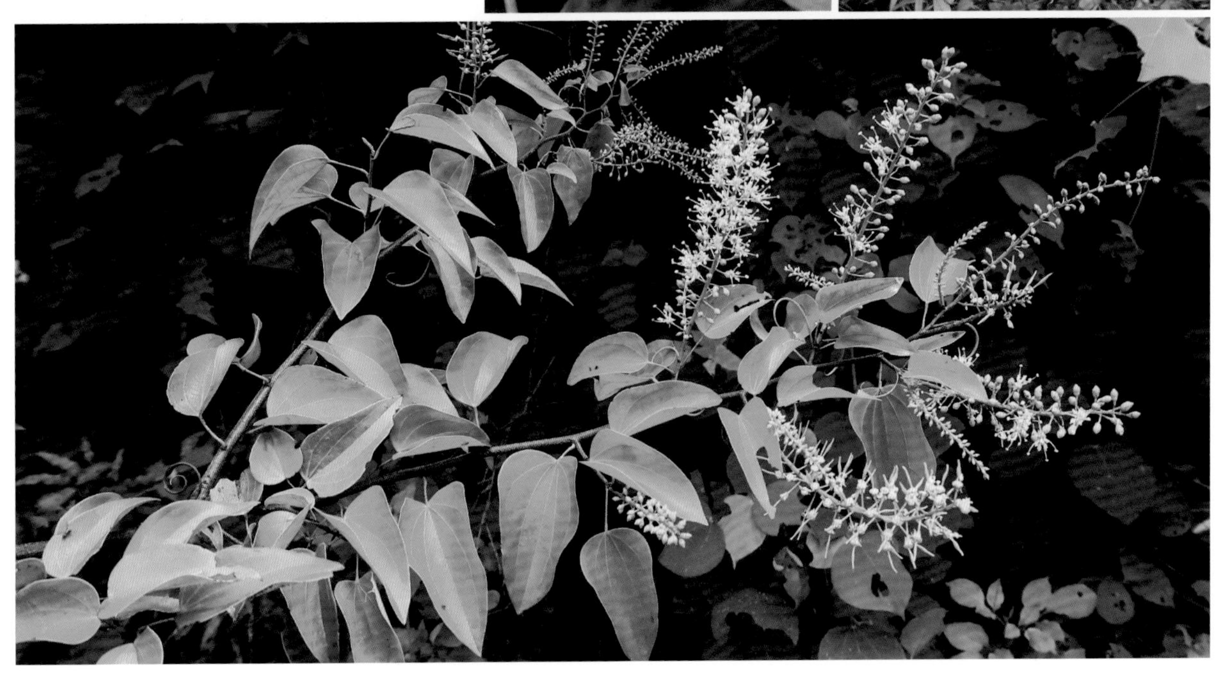

老虎刺

【基原】为苏木科老虎刺*Pterolobium punctatum* Hemsl. 的根。

【别名】倒爪刺、假虎刺、绣花针。

【形态特征】木质藤本或攀缘性灌木。小枝具下弯的短钩刺。二回羽状复叶，羽片9~14对；小叶片19~30对，对生，狭长圆形。总状花序腋生或于枝顶排列成圆锥状；花瓣稍长于萼，倒卵形，顶端稍呈啮蚀状。荚果发育部分菱形，翅一边直，另一边弯曲。种子椭圆形。花期6~8月，果期9月至翌年1月。

【分布】生于山坡阳处、路边。产于广西、广东、云南、贵州、四川、湖南、湖北等地。

【性能主治】根味苦、辛，性温。具有消炎、解热、止痛的功效。主治黄疸型肝炎，胃痛，风湿性关节炎，淋巴腺炎，急性结膜炎，牙周炎，咽喉炎。

【采收加工】全年均可采收，除去杂质，晒干。

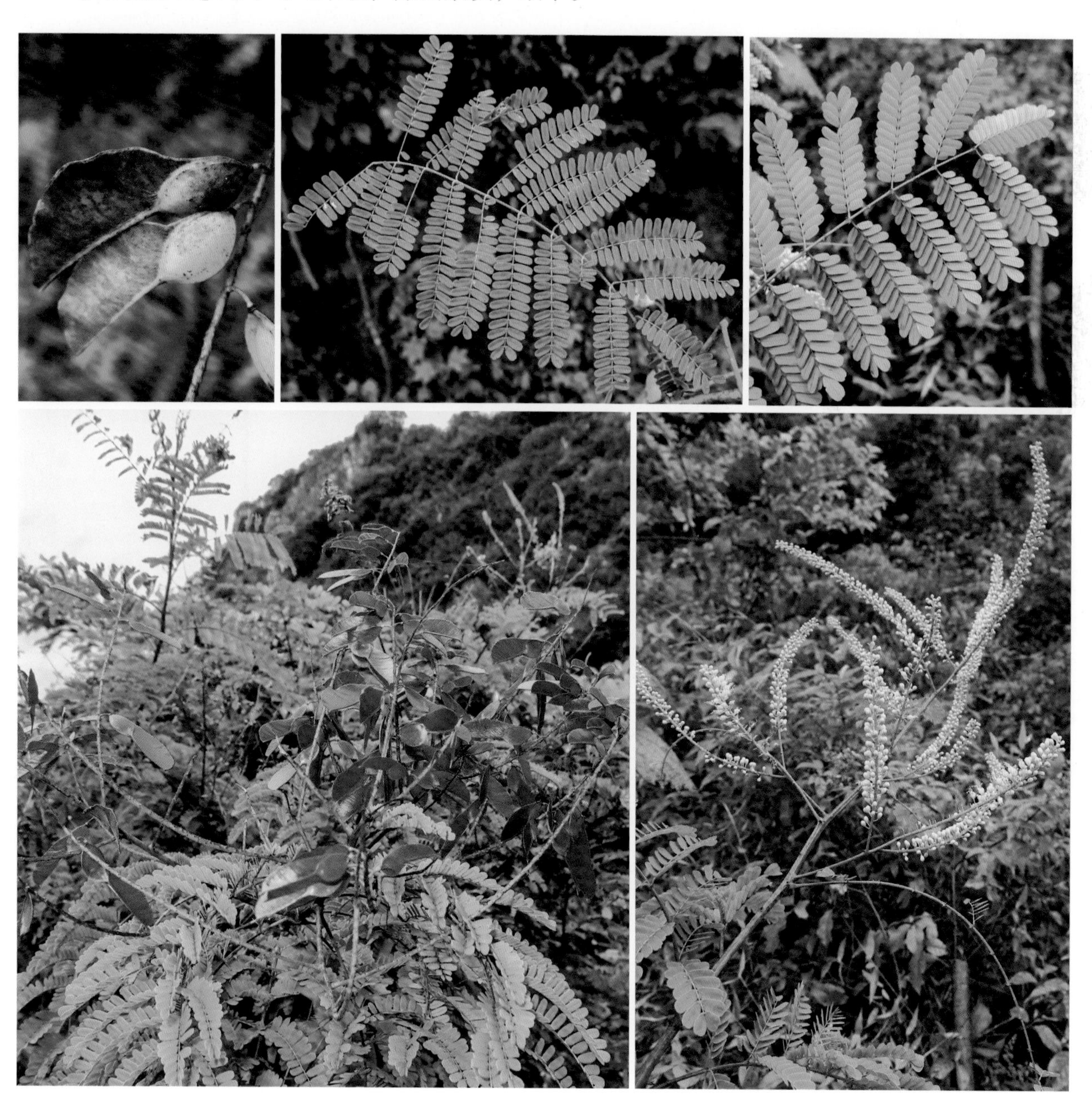

猪屎豆

【基原】为蝶形花科猪屎豆*Crotalaria pallida* Aiton 的全草。

【别名】大马铃、白猪屎豆、野苦豆。

【形态特征】多年生草本，或呈灌木状。枝密被紧贴短柔毛。三出复叶；小叶倒卵形至倒卵状长椭圆形，先端极钝且常微凹。总状花序顶生，具花10~40朵；花萼近钟形；花冠黄色，伸出萼外，旗瓣圆形或椭圆形。荚果长圆状，果爿开裂后扭转。种子20~30粒。花、果期6~10月。

【分布】生于荒山草地及沙质土壤之中。产于广西、广东、湖南、福建、浙江、云南、四川、山东等地。

【性能主治】全草味苦、辛，性平；有毒。具有清热利湿、解毒散结的功效。主治湿热腹泻，小便淋沥，小儿疳积，乳腺炎。

【采收加工】秋季采收茎叶，打去荚果及种子，鲜用或晒干。

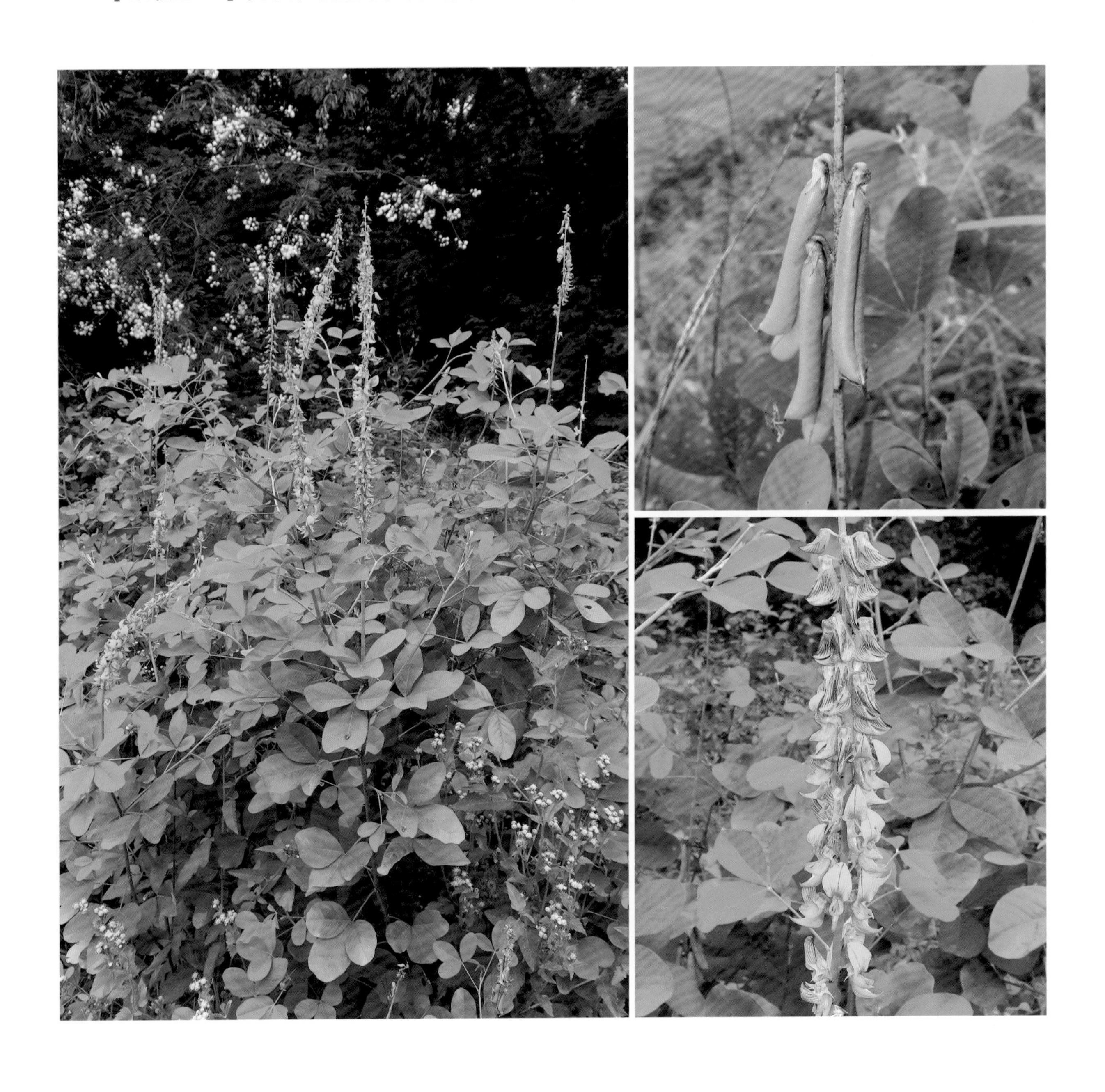

藤檀

【基原】为蝶形花科藤黄檀*Dalbergia hancei* Benth. 的茎和根。

【别名】大香藤、降香。

【形态特征】藤本。枝纤细，小枝有时为钩状或旋扭。羽状复叶；小叶3~6对，狭长圆形或倒卵状长圆形。总状花序远较复叶短，数个总状花序常再集成腋生短圆锥花序；花冠绿白色，芳香。荚果扁平，长圆形或带状，基部收缩为细果颈，通常有1粒种子。种子肾形，极扁平。花期4~5月。

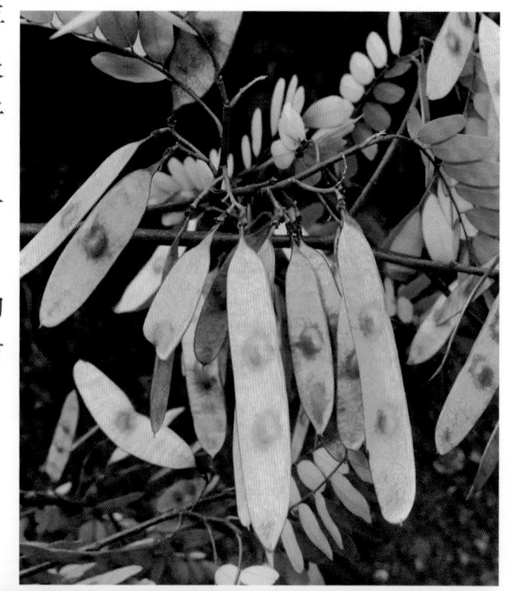

【分布】生于山坡灌木丛中或山谷溪旁。产于广西、广东、海南、贵州、四川、安徽、浙江、江西等地。

【性能主治】茎和根味辛，性温。具有理气止痛的功效。茎主治胸胁痛，胃痛，腹痛。根主治腰痛，关节痛。

【采收加工】全年均可采收，洗净，切碎，晒干。

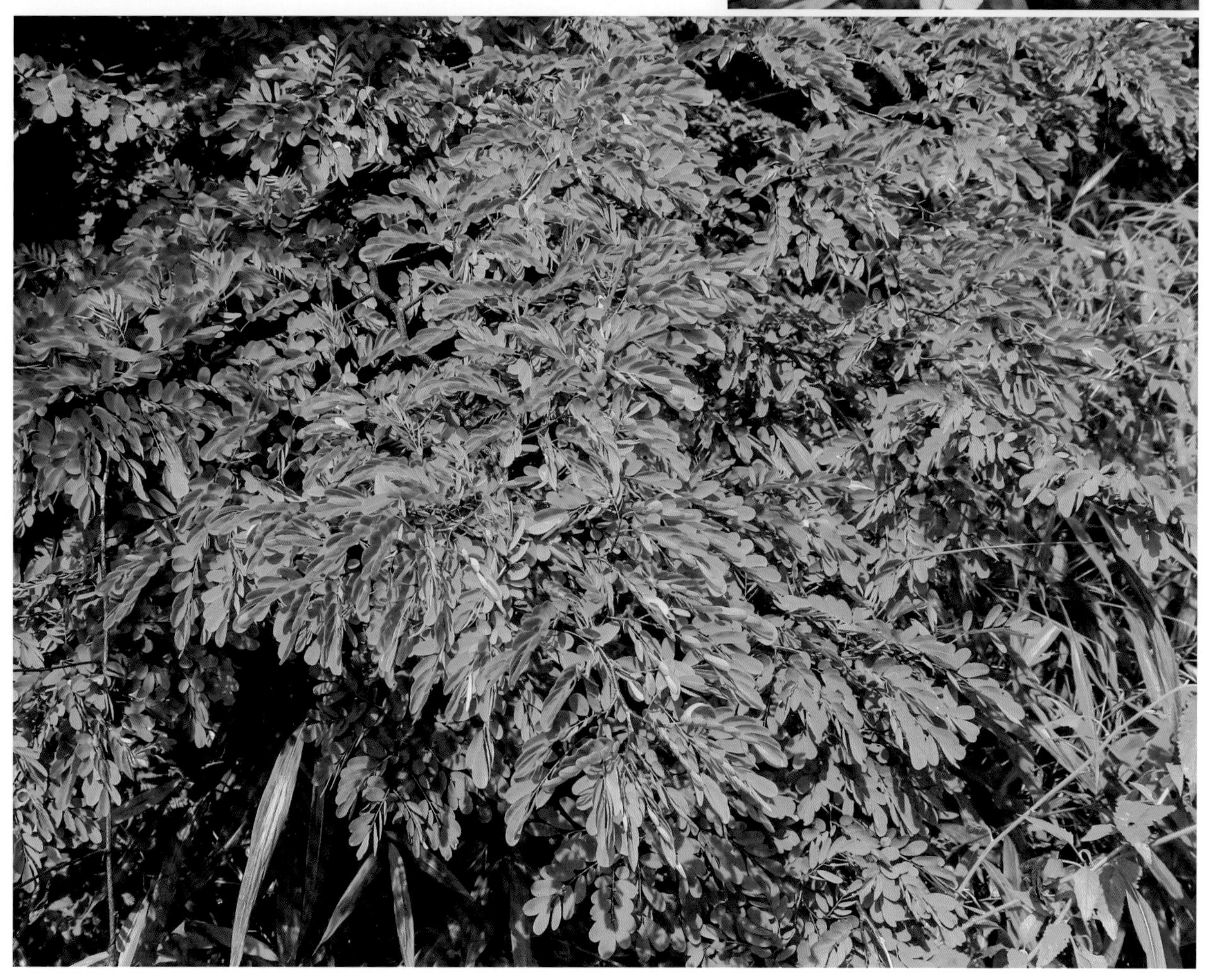

假木豆

【基原】为豆科假木豆*Dendrolobium triangulare* (Retz.) Schindl. 的根或叶。

【别名】千斤拔、野蚂蝗、假绿豆、甲由草。

【形态特征】灌木，高1~2 m。嫩枝三棱形，密被灰白色丝状毛，老时变无毛。三出复叶；顶生小叶较大，倒卵状长圆形或椭圆形。花序腋生，稀顶生；花冠白色或淡黄色，旗瓣宽椭圆形，翼瓣和龙骨瓣长圆形。荚果密被伏丝状毛，有荚节3~6个。种子椭圆形。花期8~10月，果期10~12月。

【分布】生于旷野、丘陵、山地、沟边的林中或灌木丛中。产于广西、广东、海南、贵州、云南、福建、台湾等地。

【性能主治】根或叶味辛、甘，性寒。具有清热凉血、舒筋活络、健脾利湿的功效。主治咽喉肿痛，内伤吐血，跌打损伤，骨折，风湿骨痛，瘫痪，泄泻，小儿疳积。

【采收加工】全年均可采收，鲜用或晒干。

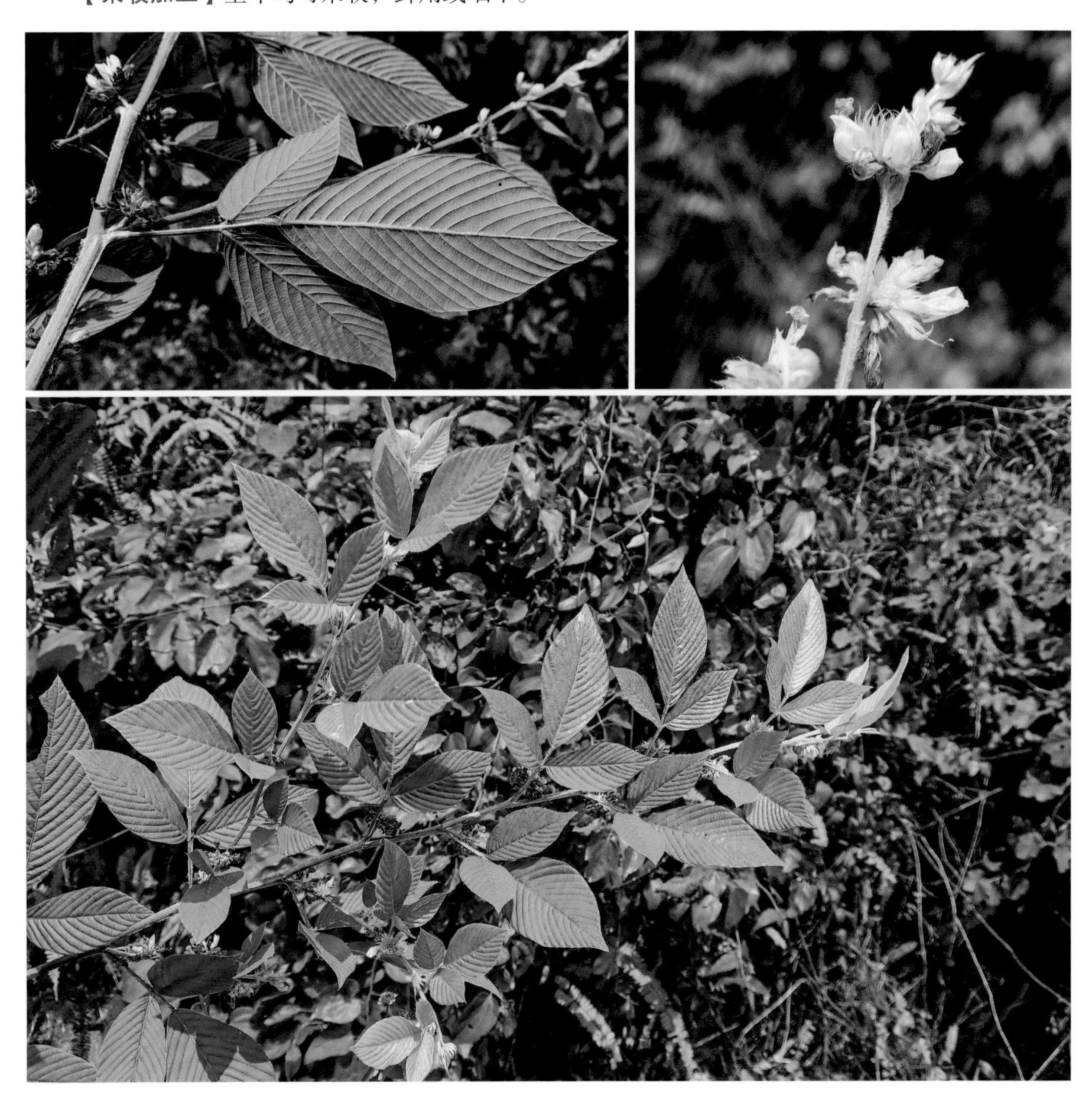

千斤拔

【基原】为蝶形花科千斤拔*Flemingia prostrata* Roxb. f. ex Roxb. 的根。

【别名】蔓性千斤拔、掏马桩、老鼠尾。

【形态特征】直立或披散亚灌木。幼枝三棱柱状，密被灰褐色短柔毛。叶具指状3小叶；托叶线状披针形，有纵纹，被毛，先端细尖，宿存；小叶厚纸质，背面密生灰褐色柔毛。总状花序腋生；花密生，花冠紫红色。荚果椭圆状，被短柔毛。种子2粒，近圆球形，黑色。花果期夏、秋季。

【分布】生于平地旷野或山坡草丛中。产于广西、广东、云南、海南、湖南、贵州、四川、湖北、江西、福建、台湾等地。

【性能主治】根味甘，性平。具有祛风湿、强腰膝的功效。主治风湿性关节炎，腰腿痛，腰肌劳损，白带异常，跌打损伤。

【采收加工】春、秋季采挖，洗净，切片，晒干，也可鲜用。

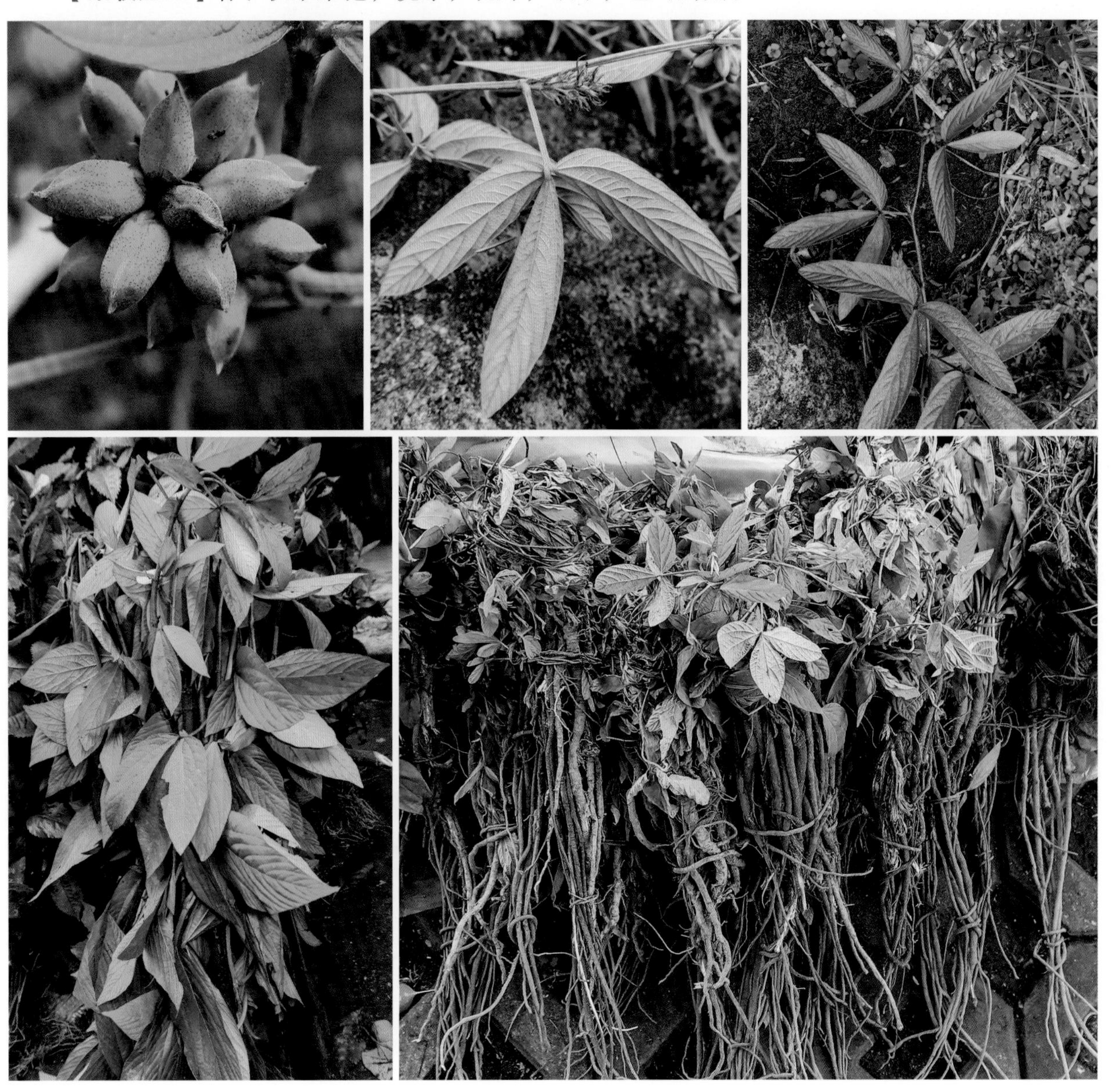

铁扫帚

【基原】为蝶形花科截叶铁扫帚*Lespedeza cuneata* (Dum. Cours.) G. Don 的根和全株。

【别名】夜关门、苍蝇翼、铁马鞭。

【形态特征】小灌木。茎直立或斜升，被毛，上部分枝；分枝斜上举。叶密集；小叶楔形或线状楔形，先端截形或近截形，具短尖，基部楔形，腹面近无毛，背面密被白色伏毛。总状花序腋生；花淡黄色或白色。荚果宽卵形或近球形，被伏毛。花期7~8月，果期9~10月。

【分布】生于草地、荒地或路边阳处。产于广西、广东、云南、湖南、陕西、甘肃、山东、台湾、河南、湖北、四川、西藏等地。

【性能主治】根和全株味甘、微苦，性平。具有清热利湿、消食除积、祛痰止咳的功效。主治小儿疳积，消化不良，胃肠炎，细菌性痢疾，胃痛，黄疸型肝炎，肾炎水肿，白带异常，口腔炎，咳嗽，支气管炎；外用治带状疱疹，毒蛇咬伤。

【采收加工】夏、秋季采收，洗净，切碎，晒干。

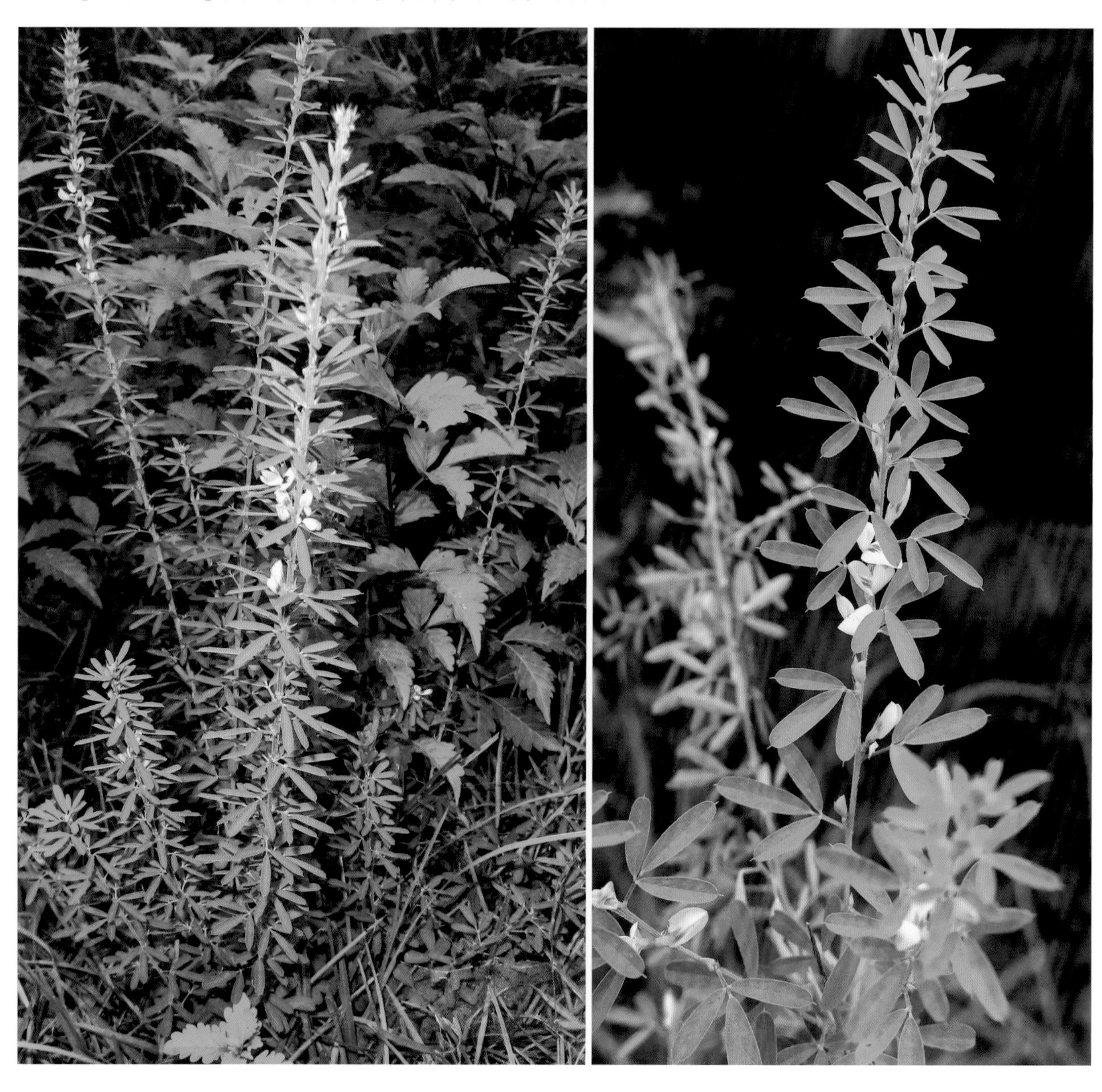

小槐花

【基原】为蝶形花科小槐花*Ohwia caudata* (Thunb.) H. Ohashi 的根或全株。

【别名】草鞋板、味噌草、拿身草。

【形态特征】直立灌木或亚灌木。树皮灰褐色，分枝多，上部分枝略被柔毛。叶为羽状3小叶，两侧具狭翅；小叶近革质或纸质，顶生小叶披针形或阔披针形，干后黑色。总状花序顶生或腋生；花冠绿白或黄白色。荚果线形，扁平，有4~6个荚节，被钩状毛。花期8~9月，果期10~12月。

【分布】生于山坡草地、路边和林缘。产于长江以南各省区，西至喜马拉雅山，东至台湾。

【性能主治】根或全株味微苦、辛，性平。具有清热解毒、祛风利湿的功效。主治感冒发热，肠胃炎，痢疾，小儿疳积，风湿关节痛；外用治毒蛇咬伤，痈疖疔疮，乳腺炎。

【采收加工】夏、秋季采收，洗净，鲜用或晒干。

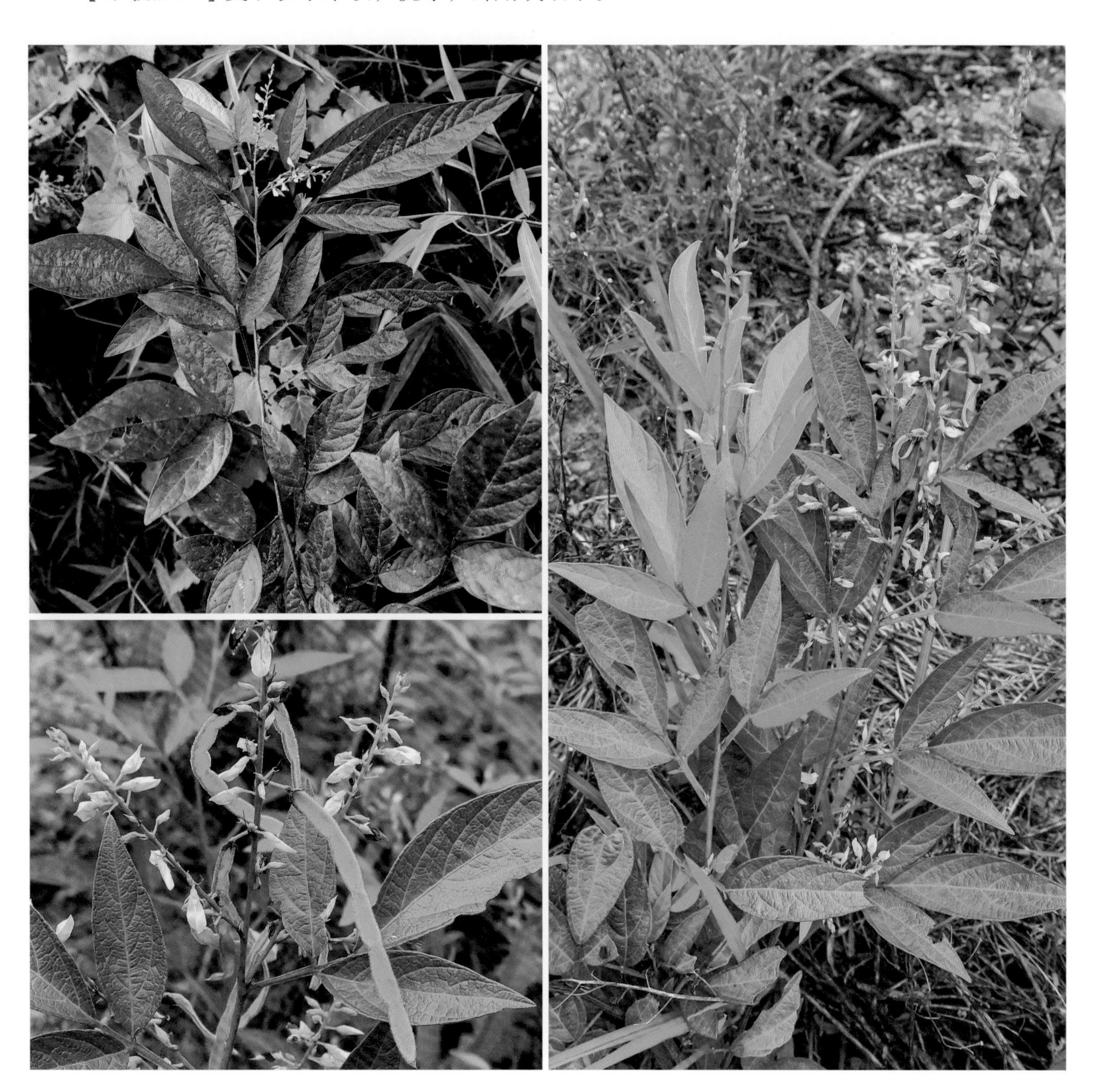

鹿藿

【基原】为蝶形花科鹿藿*Rhynchosia volubilis* Lour. 的根、茎叶。

【别名】鹿豆、荳豆、野绿豆。

【形态特征】缠绕草质藤本。全株各部多少被灰色至淡黄色柔毛。叶为羽状或有时近指状3小叶；顶生小叶菱形或倒卵状菱形。总状花序1~3个腋生；花冠黄色，旗瓣近圆形，有宽而内弯的耳，翼瓣倒卵状长圆形，基部一侧具长耳，龙骨瓣具喙。荚果长圆形。花期5~8月，果期9~12月。

【分布】生于山坡、路边、草丛中。产于广西、广东、贵州、湖南、福建、浙江、江西、四川等地。

【性能主治】根味苦，性平。具有活血止痛、解毒、消积的作用。主治痛经，瘰疬，疖肿，小儿疳积。茎叶味苦、酸，性平。具有祛风除湿、活血、解毒的作用。主治风湿痹痛，头痛，牙痛，腰脊疼痛，瘀血腹痛，产褥热，瘰疬，痈肿疮毒，跌打损伤，烧烫伤。

【采收加工】秋季挖根，除去泥土，洗净，鲜用或晒干。茎叶5~6月采收，鲜用或晒干。

【附注】《中华本草》记载鹿藿以根、茎叶入药的药材名分别为鹿藿根、鹿藿。

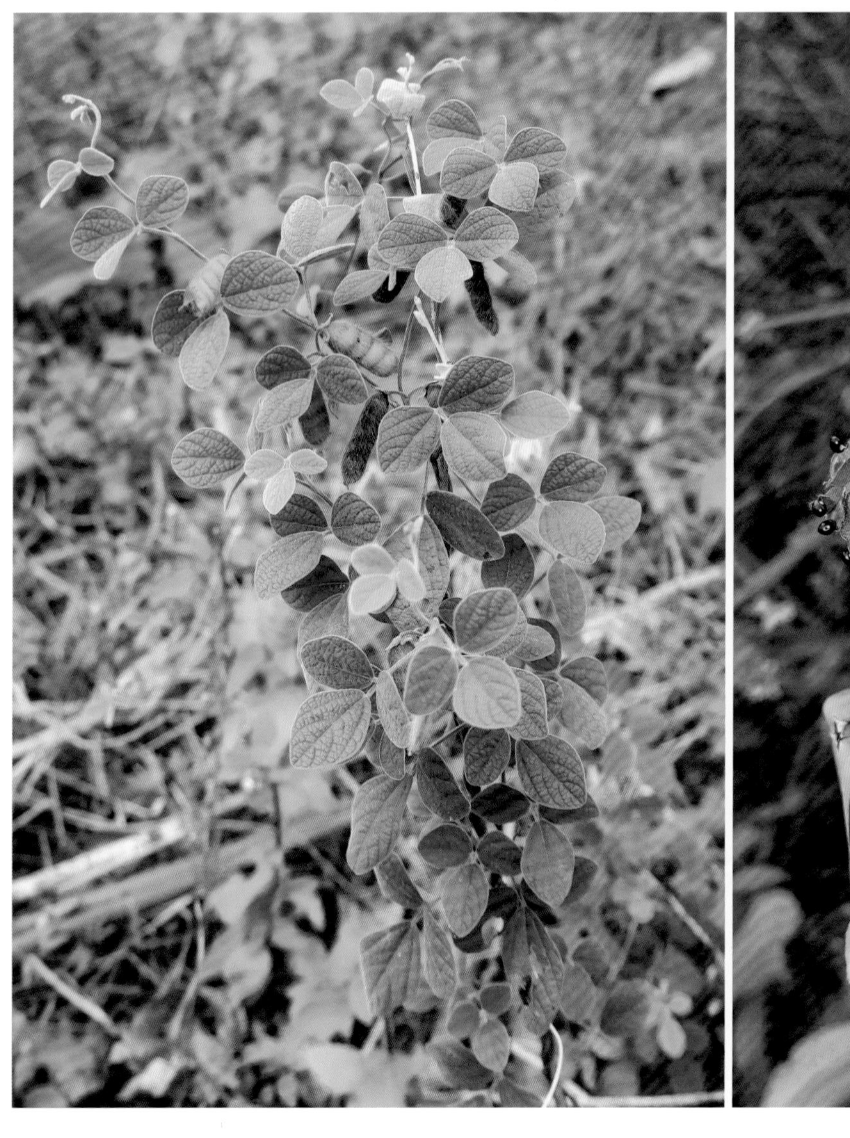

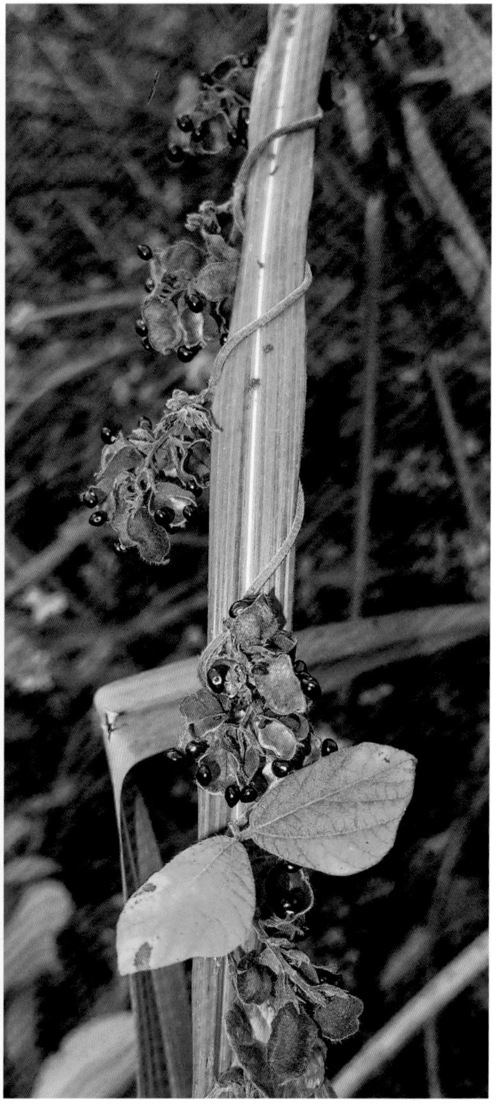

黄毛榕

【基原】为桑科黄毛榕*Ficus esquiroliana* H.Lév. 的根皮。

【别名】土黄芪、麻婆风、老鸦风。

【形态特征】小乔木或灌木。幼枝中空，被褐黄色硬长毛。叶互生；叶片纸质，广卵形，先端急渐尖呈尾状，基部浅心形，分裂或不分裂。榕果腋生，圆锥状椭圆形，表面疏被或密生浅褐长毛，顶部脐状突起。雄花生于榕果内壁口部；雌花花被4枚，子房球形。瘦果斜卵圆形，表面有瘤体。

【分布】生于沟谷阔叶林中。产于广西、广东、贵州、西藏、四川、云南、海南、台湾等地。

【性能主治】根皮味甘，性平。具有益气健脾、活血、祛风除湿的功效。主治中气虚弱，阴挺，脱肛，水肿，风湿痹痛。

【采收加工】全年均可采收，洗净晒干。

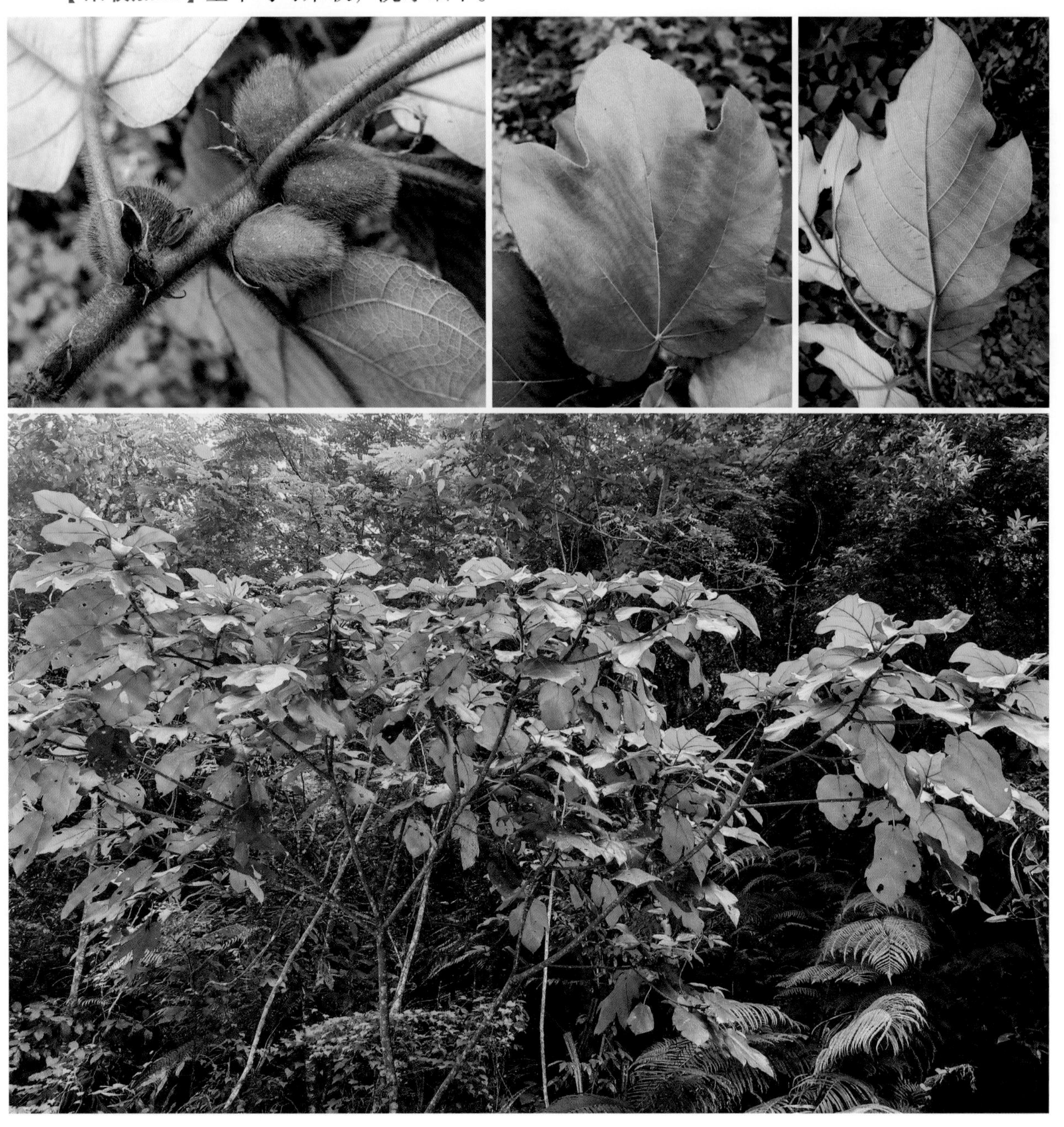

奶汁树

【基原】为桑科台湾榕*Ficus formosana* Maxim. 的根、叶。

【别名】水牛奶、下乳草、山沉香。

【形态特征】灌木，高1.5~3 m；枝纤细，节短。叶片膜质，倒披针形，长4~11 cm，宽1.5~3.5 cm，中部以下渐窄，边缘全缘或在中部以上有疏钝齿裂。榕果单生叶腋，卵状球形，直径6~9 mm，熟时绿色带红色，光滑，顶部脐状突起，基部收缩为纤细短柄。花期4~7月。

【分布】生于山地疏林、路边溪边湿润处。产于广西、广东、海南、贵州、湖南、福建、台湾、浙江等地。

【性能主治】根、叶味甘、微涩，性平。具有活血补血、催乳、祛风利湿、清热解毒的功效。主治月经不调，产后或病后虚弱，乳汁不下，风湿痹痛，跌打损伤，毒蛇咬伤，尿路感染。

【采收加工】全年均可采收，鲜用或晒干。

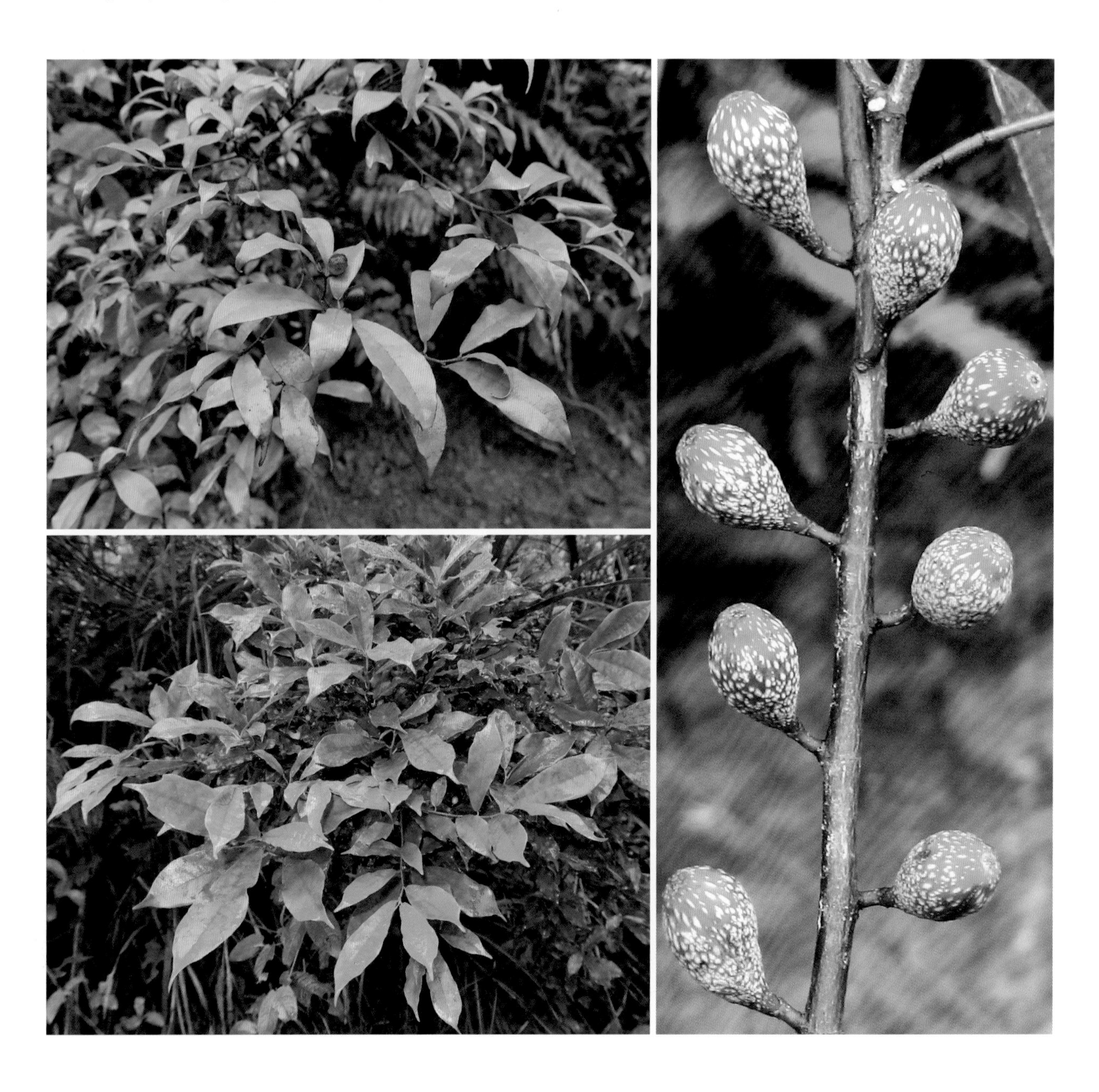

五指毛桃

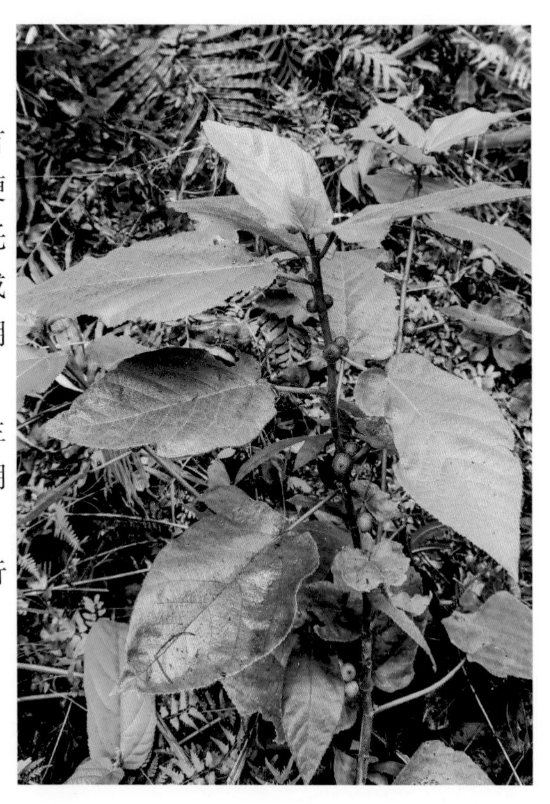

【基原】为桑科粗叶榕*Ficus hirta* Vahl 的根。

【别名】五指牛奶。

【形态特征】灌木或小乔木。嫩枝中空，全株有乳汁，枝、叶、叶柄和花序托（榕果）均被金黄色长硬毛。叶片长椭圆状披针形或广卵形，边缘有细锯齿；托叶卵状披针形，膜质，红色，被柔毛。榕果成对腋生或生于已落叶的枝上。瘦果椭圆球形，表面光滑。花果期3~11月。

【分布】生于村寨附近旷地或山坡林边，或附生于其他树干。产于广西、广东、海南、云南、贵州、湖南、福建、江西等地。

【性能主治】根味甘，性平。具有健脾补肺、行气利湿、舒筋活络的功效。主治脾虚浮肿，食少无力，肺痨咳嗽，带下，产后无乳，风湿痹痛，肝硬化腹水，肝炎，跌打损伤。

【采收加工】全年均可采收，洗净，切片，晒干。

斜叶榕

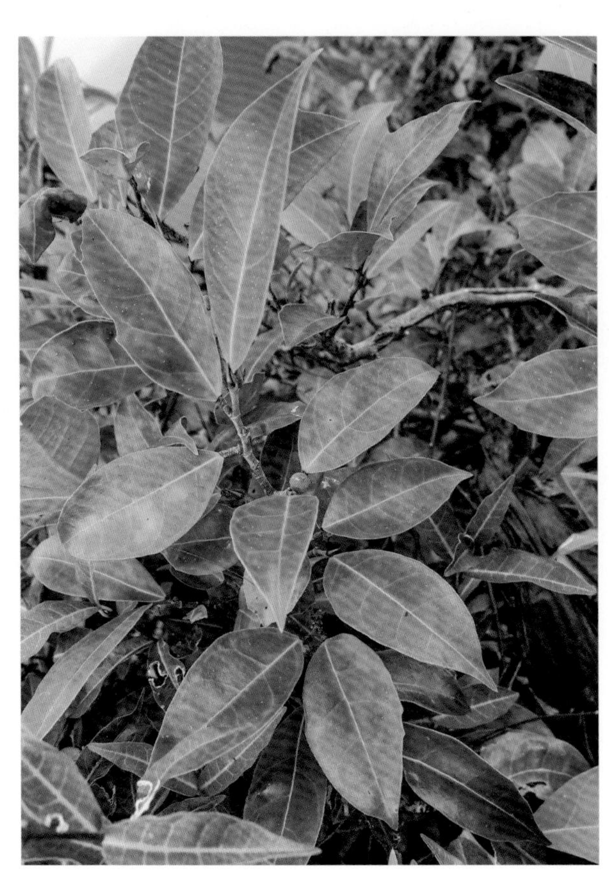

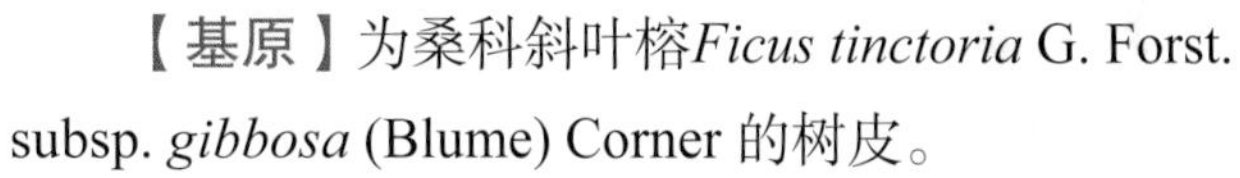

【基原】为桑科斜叶榕*Ficus tinctoria* G. Forst. subsp. *gibbosa* (Blume) Corner 的树皮。

【形态特征】小乔木。幼时多附生。叶排成2列；叶片椭圆形至卵状椭圆形，边缘全缘，一侧稍宽。榕果球形或球状梨形，单生或成对腋生，疏生小瘤体；雄花生于榕果内壁近口部；瘿花与雄花花被相似；雌花生于另一植株榕果内，花被片4片，线形。瘦果椭圆形，具龙骨，表面有瘤体。花果期冬季至翌年6月。

【分布】生于路边、山坡、山谷疏林下或湿润岩石上。产于广西、海南、台湾、福建、贵州、云南、西藏等地。

【性能主治】树皮味苦，性寒。具有清热利湿、解毒的功效。主治感冒，高热惊厥，泄泻，痢疾，目赤肿痛。

【采收加工】全年均可采收，鲜用或晒干。

穿破石

【基原】为桑科构棘*Maclura cochinchinensis* (Lour.) Corner 的根。

【别名】莨芝、川破石、刺楮。

【形态特征】直立或攀缘灌木。根皮橙黄色，枝具棘刺。叶片革质，椭圆状披针形或长圆形，边缘全缘。雌雄异株，均为具苞片的球形头状花序，苞片内具2个黄色腺体；雄花花被片4枚，不相等，雄蕊4枚；雌花序微被毛，花被片顶部厚，基部有2个黄色腺体。聚合果肉质，熟时橙红色。花期4~5月，果期9~10月。

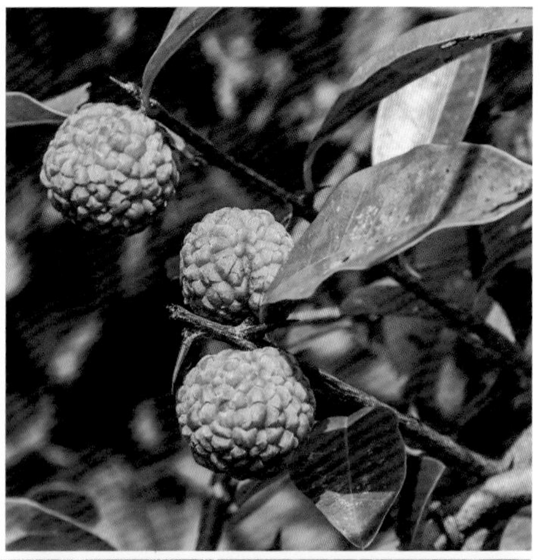

【分布】生于山坡、山谷、溪边。产于广西、广东、湖南、安徽、浙江、福建等地。

【性能主治】根味淡、微苦，性凉。具有祛风通络、清热除湿、解毒消肿的功效。主治风湿痹痛，跌打损伤，黄疸，腮腺炎，肺结核，淋浊，闭经，劳伤咳血，疔疮痈肿。

【采收加工】全年均可采收，除去须根，洗净，切片，鲜用或晒干。

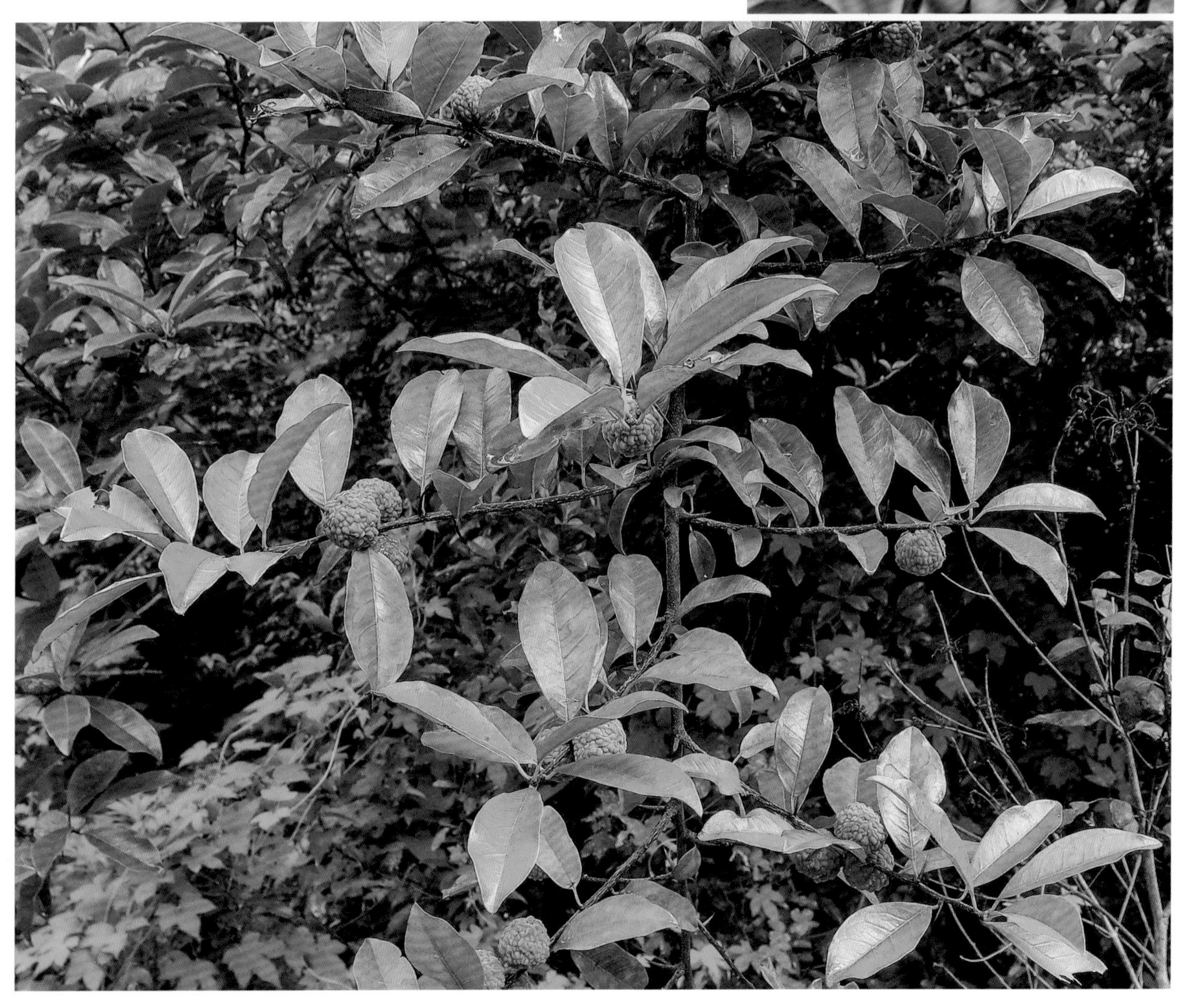

柘

【基原】为桑科柘*Maclura tricuspidata* Carrière 的根。

【别名】奴拓、黄龙脱皮、千层皮。

【形态特征】落叶灌木或小乔木。小枝有棘刺。叶片卵形或菱状卵形，偶为3裂；叶柄长1~2 cm。雌雄异株，雌雄花序均为球形头状花序，单生或成对腋生，具短总花梗；雄花序直径0.5 cm；雌花序直径1~1.5 cm，子房埋于花被片下部。聚花果近球形，肉质，成熟时橘红色。花期5~6月，果期6~7月。

【分布】生于山坡、溪边灌木丛中或山谷、林缘。产于西南、中南、华东、华北地区。

【性能主治】根味淡、微苦，性凉。具有祛风通络、清热除湿、解毒消肿的功效。主治风湿痹痛，跌打损伤，肺结核，胃和十二指肠溃疡，淋浊，蛊胀，闭经，劳伤咳血，疔疮痈肿。

【采收加工】根全年均可采收，除去泥土、须根等，洗净，趁鲜切片后鲜用或晒干。

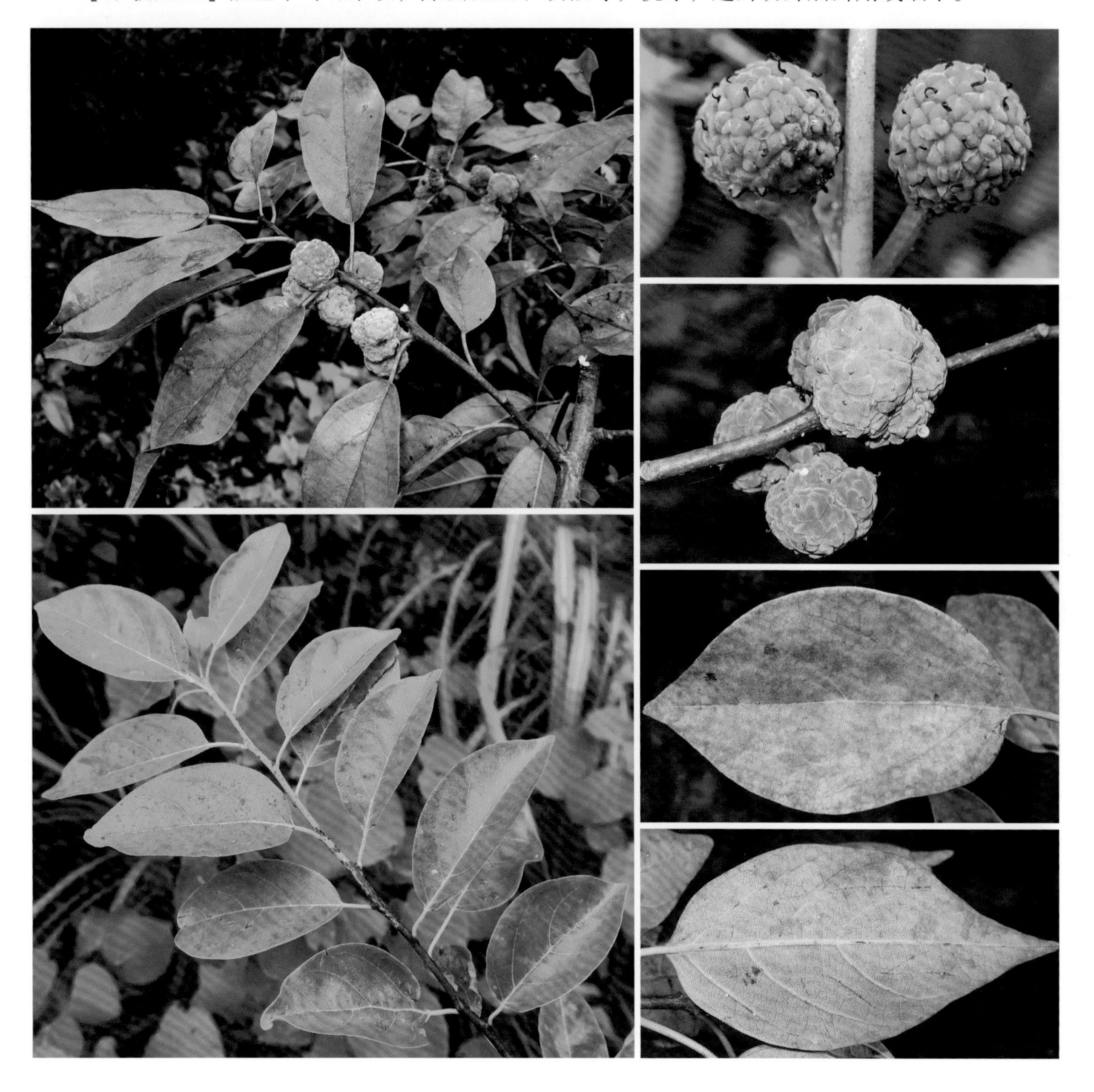

苎麻

【基原】为荨麻科苎麻*Boehmeria nivea* (L.) Gaudich. 的根。

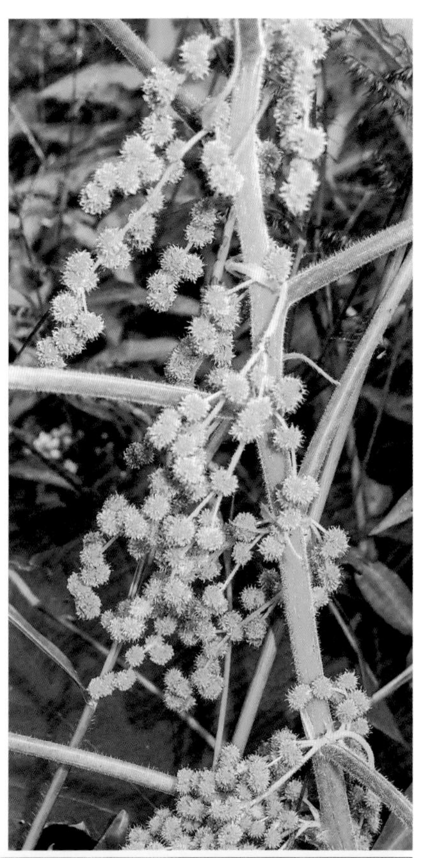

【别名】青麻、白麻、野麻。

【形态特征】亚灌木或灌木。叶互生；叶片圆卵形或宽卵形，少数卵形，长6~15 cm，宽4~11 cm，边缘在基部之上有齿，腹面稍粗糙，疏被短伏毛，背面密被雪白色毡毛。圆锥花序腋生，或植株上部的为雌性，下部的为雄性，或同一植株的全为雌性。瘦果近球形，光滑。花期8~10月。

【分布】生于山谷、山坡路边或林缘、灌木丛中。分布于广西、广东、台湾、福建、浙江、四川、贵州、云南、甘肃、陕西等地。

【性能主治】根味甘，性寒。具有凉血止血、利尿、解毒的功效。主治咯血，衄血，便血，胎动不安，胎漏下血，痈疮肿毒，虫蛇咬伤等。

【采收加工】冬、春季采收，以食指粗细的根药效为佳，除去地上茎和泥土，晒干。

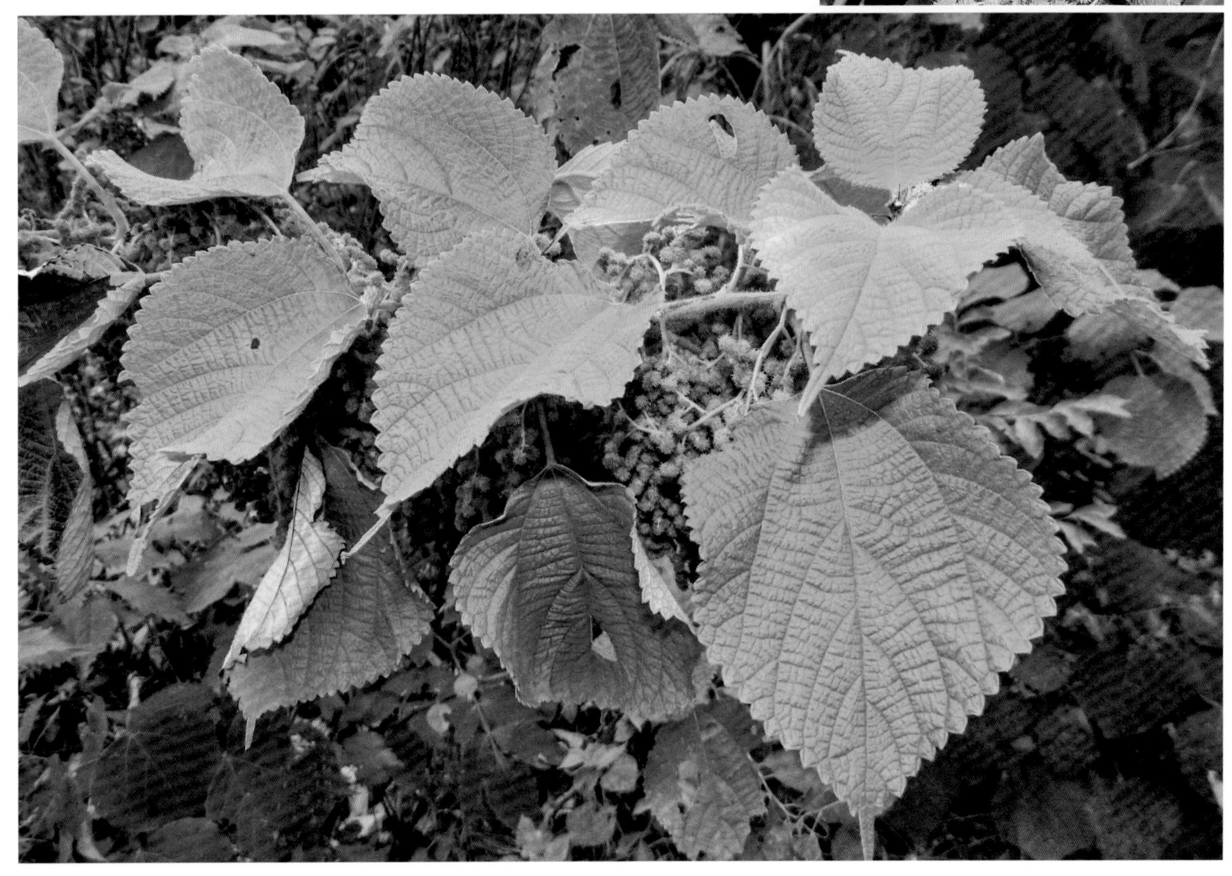

紫麻

【基原】为荨麻科紫麻*Oreocnide frutescens* (Thunb.) Miq. 的全株。

【别名】小麻叶、火麻条。

【形态特征】灌木，稀小乔木，高1~3 m。叶常生于枝上部；叶片卵形、狭卵形、稀倒卵形，长3~15 cm，宽1.5~6 cm。花序生于上年生枝和老枝上，几无梗，呈簇生状。瘦果卵球状，两侧稍扁，肉质花托浅盘状，围以果的基部，熟时则常增大呈壳斗状，包围着果的大部分。花期3~5月，果期6~10月。

【分布】生于山谷、溪边、林缘半阴湿处。产于华南、湖南、浙江、江西、福建、台湾、湖北、西南及陕西等地。

【性能主治】全草味甘，性凉。具有行气、活血的功效。主治跌打损伤，牙痛，小儿麻疹发热。

【采收加工】夏、秋季采收，洗净，鲜用或晒干。

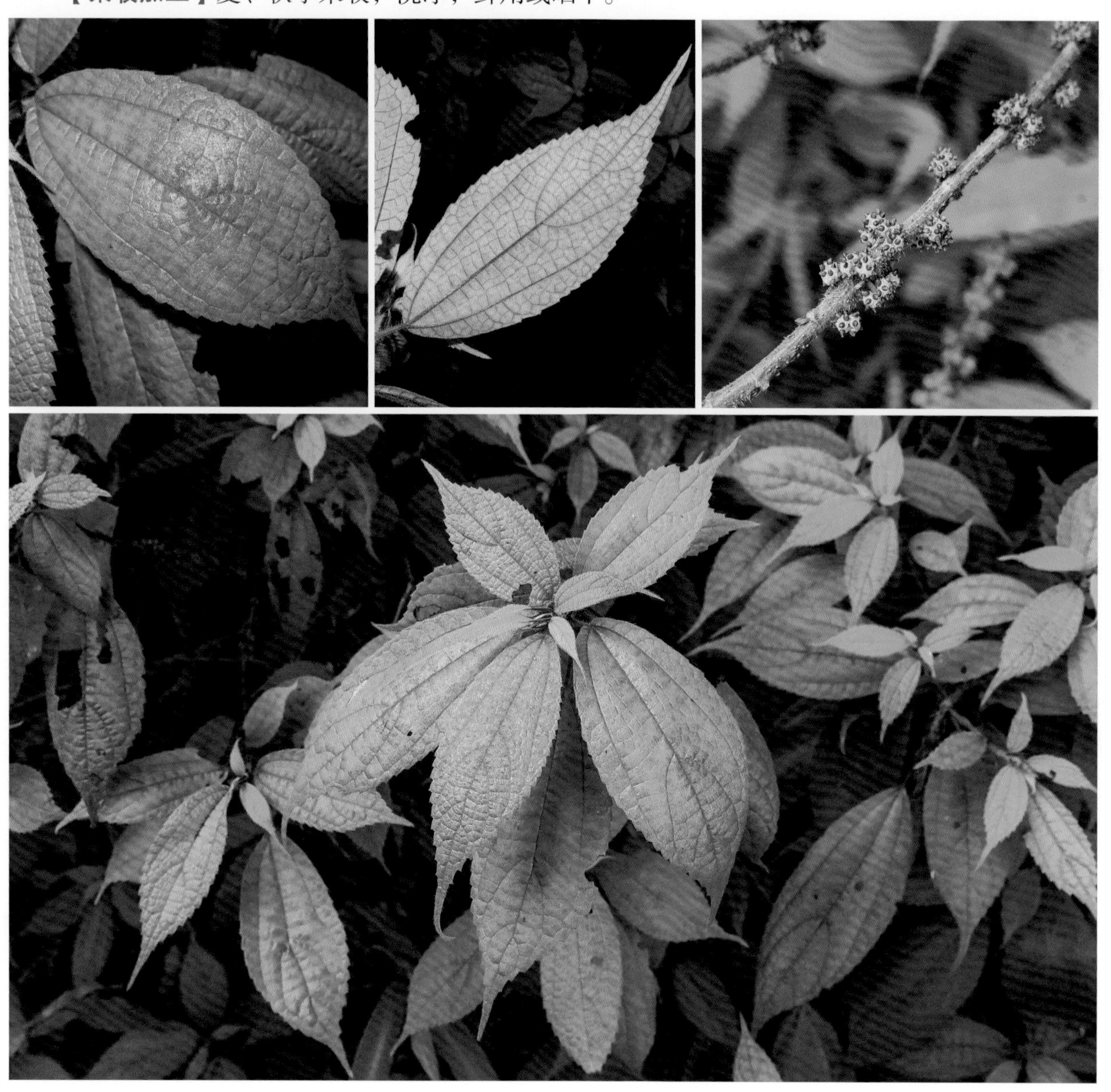

石油菜

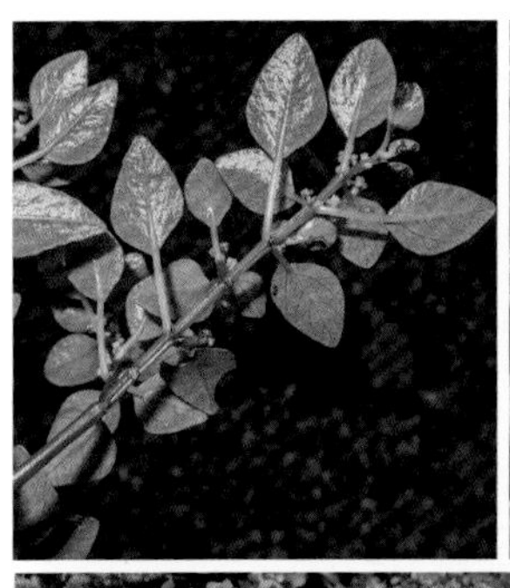

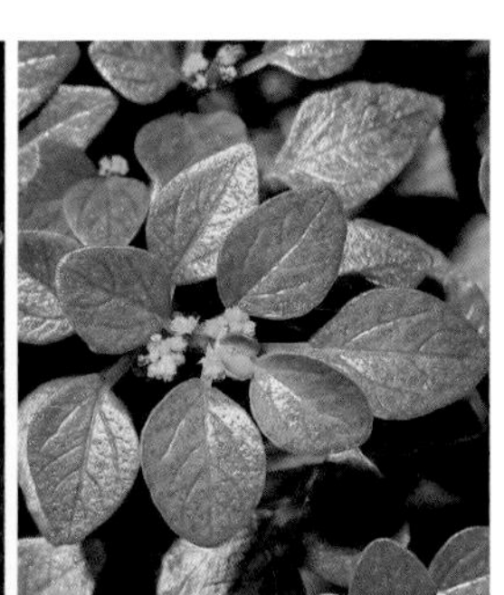

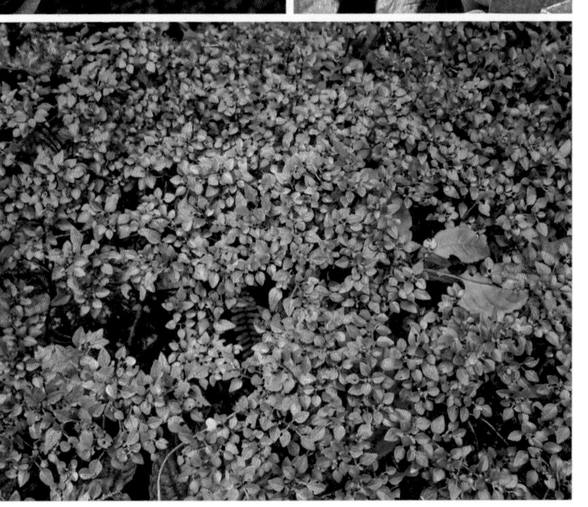

【基原】为荨麻科石油菜*Pilea cavaleriei* H. Lév. subsp. *valida* C. J. Chen 的全草。

【别名】小石芥、石西洋菜、石花菜。

【形态特征】多年生披散草本。根状茎匍匐，肉质茎粗壮，多分枝，呈伞房状整齐伸出。叶生于分枝上；叶片宽卵形或近圆形，先端钝圆，边缘全缘或不明显波状，两面密布钟乳体。雌雄同株，聚伞花序常密集成近头状；雄花序长不过叶柄；雌花近无梗或具短梗。花期5~8月，果期8~10月。

【分布】生于石灰岩岩石上或荫地岩石上。产于广西、湖南等地。

【性能主治】全草味微苦，性凉。具有清肺止咳、利水消肿、解毒止痛的功效。主治肺热咳嗽，肺结核，肾炎水肿，烧烫伤，跌打损伤，疮疖肿毒。

【采收加工】全年均可采收，洗净，鲜用或晒干。

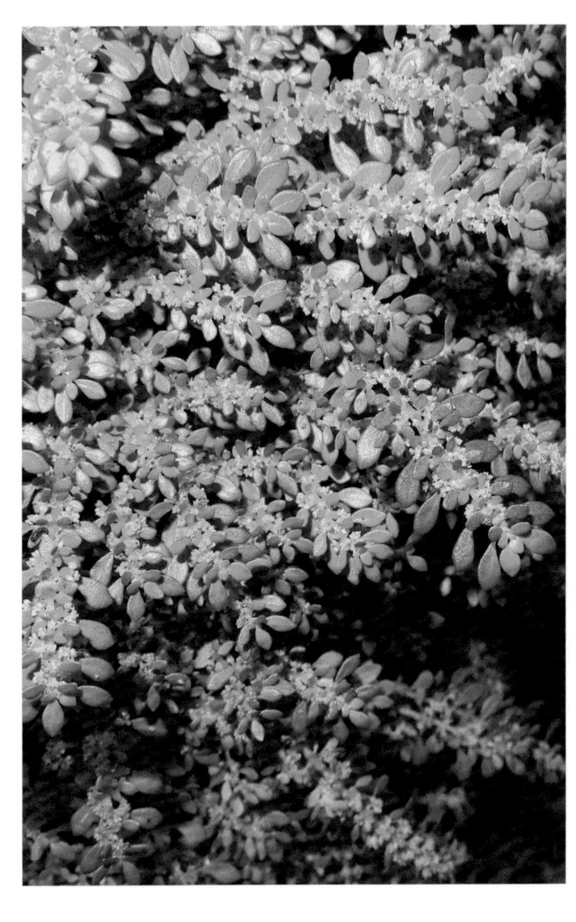

透明草

【基原】为荨麻科小叶冷水花*Pilea microphylla* (L.) Liebm. 的全草。

【别名】玻璃草。

【形态特征】纤细小草本。茎肉质，多分枝，干时常变蓝绿色，密布条形钟乳体。叶很小，同对的不等大，叶脉羽状。雌雄同株，有时同序，聚伞花序密集成近头状；雄花具梗，花被片4枚，外面近先端有短角状突起；雌花花被片3枚，稍不等长。瘦果卵形，熟时变褐色，光滑。花期夏、秋季，果期秋季。

【分布】生于路边石缝或墙角阴湿处。原产于南美洲热带地区，在我国广西、广东、福建、台湾、浙江、江西等地，为归化种。

【性能主治】全草味淡、涩，性凉。具有清热解毒的功效。主治痈疮肿痛，丹毒，无名肿毒，烧烫伤，毒蛇咬伤。

【采收加工】夏、秋季采收，洗净，鲜用或晒干。

四季青

【基原】为冬青科冬青*Ilex chinensis* Sims 的根皮、叶及种子。

【别名】红冬青、油叶树、树顶子。

【形态特征】常绿乔木。树皮灰黑色，当年生小枝浅灰色，圆柱形，具细棱；二年至多年生枝具不明显的小皮孔。叶片椭圆形或披针形。雄花花序具三回至四回分枝，每分枝具花7~24朵，花淡紫色或紫红色；雌花花序具一回至二回分枝，具花3~7朵。果长球形，熟时红色。花期4~6月，果期7~12月。

【分布】生于山坡常绿阔叶林中和林缘。产于广西、广东、湖南、湖北、云南、福建、江苏、浙江、安徽、江西、河南等地。

【性能主治】根皮、叶及种子味苦，性寒。具有清热解毒、活血止血的功效。主治肺热咳嗽，腹泻，烧烫伤，热毒痈肿，冻疮，外伤出血。

【采收加工】根皮全年均可采收，晒干或鲜用。叶秋、冬季采摘，鲜用或晒干。种子秋、冬季采收，晒干。

满树星

【基原】为冬青科满树星*Ilex aculeolata* Nakai 的叶。

【别名】小百解、鼠李冬青、青心木。

【形态特征】落叶灌木。具长枝和宿短枝，当年生枝纤细，被微柔毛或几无毛，老枝密生白色圆形的皮孔。叶片卵形或卵状椭圆形，先端尾状渐尖，边缘具齿，腹面全部或至少沿脉被少刺毛。花白色。果球形，熟时变黑色，果梗很长，分核4~6粒。花期3月，果期4~10月。

【分布】生于海拔400~1000 m的山地疏林中或路边灌木丛中。产于广西、湖南、广东、浙江、江西、福建、台湾等地。

【性能主治】叶味苦、甘，性凉。具有发表清热、消肿解毒的功效。主治感冒，跌打损伤。

【采收加工】全年均可采收，鲜用。

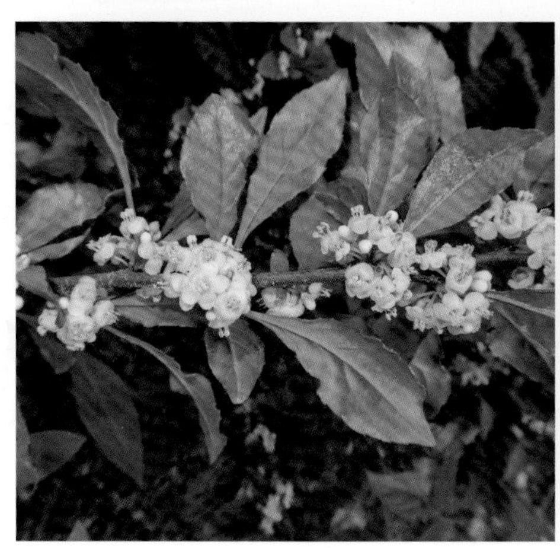

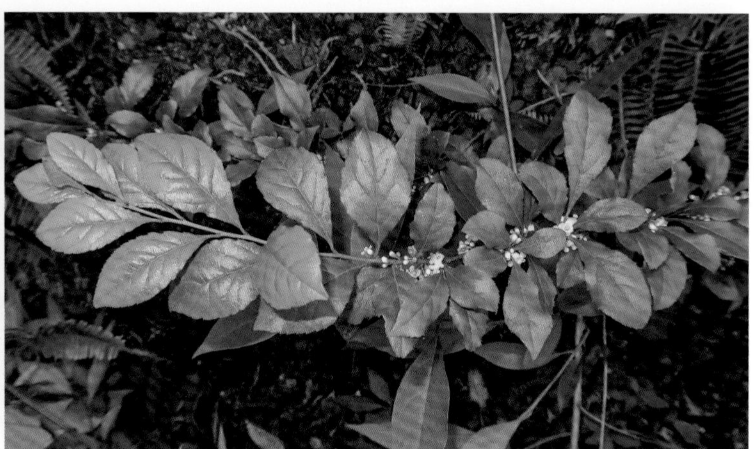

毛冬青

【基原】为冬青科毛冬青*Ilex pubescens* Hook. et Arn. 的根。

【别名】大百解、百解兜。

【形态特征】常绿灌木或小乔木。小枝近四棱形，幼枝、叶片、叶柄和花序均密被长硬毛。叶片纸质或膜质，椭圆形或长卵形，边缘具疏而尖的细齿或近全缘。花序簇生于1~2年生枝的叶腋内，花粉红色。果小而簇生，熟后红色，果核6~7粒，分核背部有条纹而无沟槽。花期4~5月，果期8~11月。

【分布】生于山坡林中或林缘、灌木丛中和草丛中。产于广西、广东、贵州、湖南、浙江、安徽、福建、台湾、江西、海南。

【性能主治】根味苦、涩，性寒。具有清热解毒、活血通脉、消肿止痛的功效。主治风热感冒，肺热喘咳，咽痛，烧烫伤，扁桃体炎，咽喉炎。

【采收加工】全年均可采收，切片，晒干。

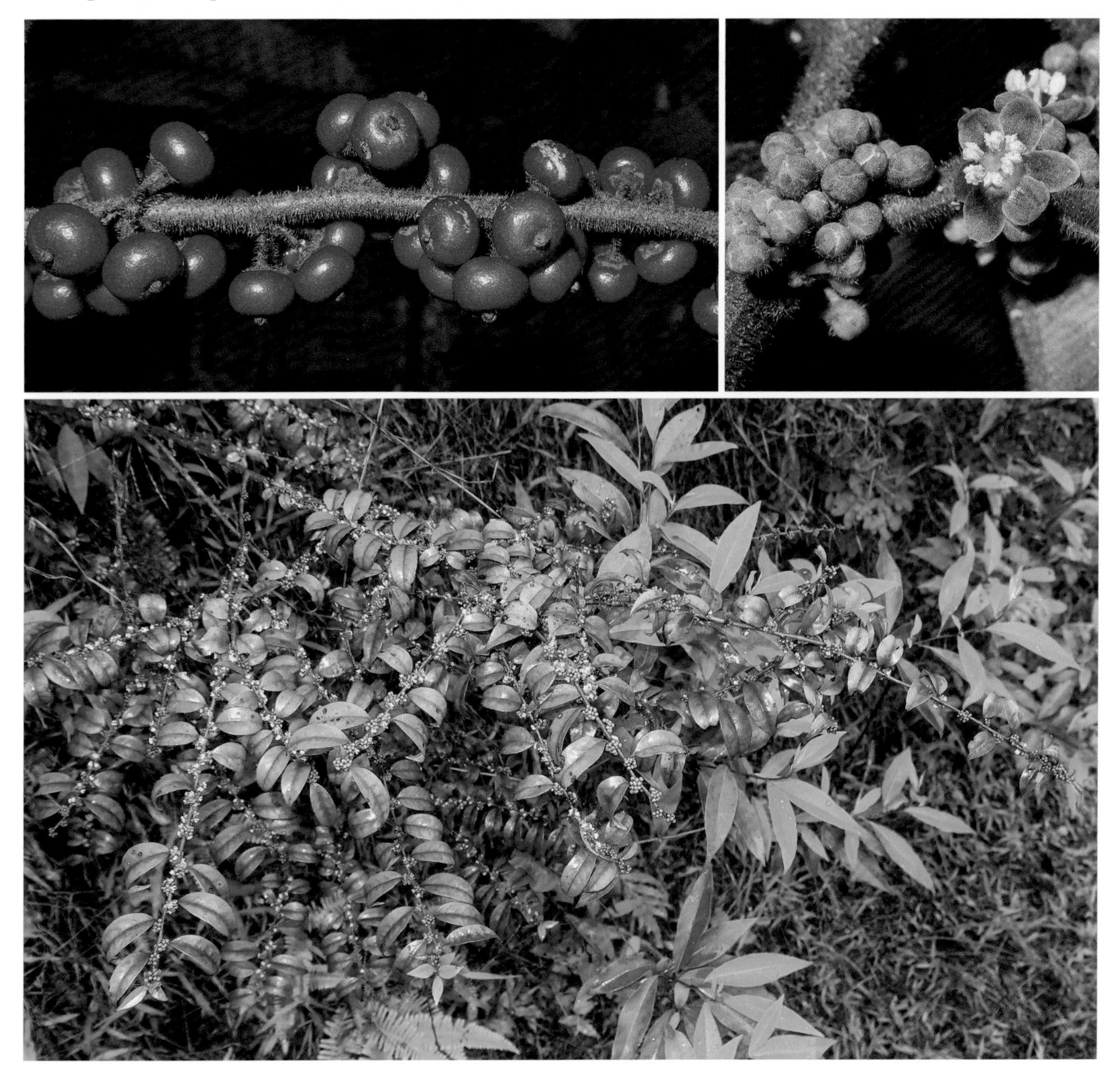

救必应

【基原】为冬青科铁冬青*Ilex rotunda* Thunb. 的树皮。

【别名】过山风、白银木、熊胆木。

【形态特征】常绿灌木或乔木，高5~15 m。树皮淡灰色，嫩枝红褐色，枝叶均无毛。小枝圆柱形，较老枝具纵裂缝；叶痕倒卵形或三角形，稍隆起。单叶互生；叶片薄革质，卵形至椭圆形。聚伞花序单生于当年生枝上，花绿白色。核果球形，红色。花期4月，果期8~12月。

【分布】生于山坡林中或林缘、溪边。产于广西、广东、云南、湖南、福建、台湾、安徽、江苏、浙江、江西等地。

【性能主治】树皮味苦，性寒。具有清热解毒、利湿止痛的功效。主治感冒，扁桃体炎，咽喉肿痛，急性胃肠炎，风湿骨痛；外用治痈疖疮疡，跌打损伤。

【采收加工】全年均可采收，刮去外层粗皮，切碎，鲜用或晒干。

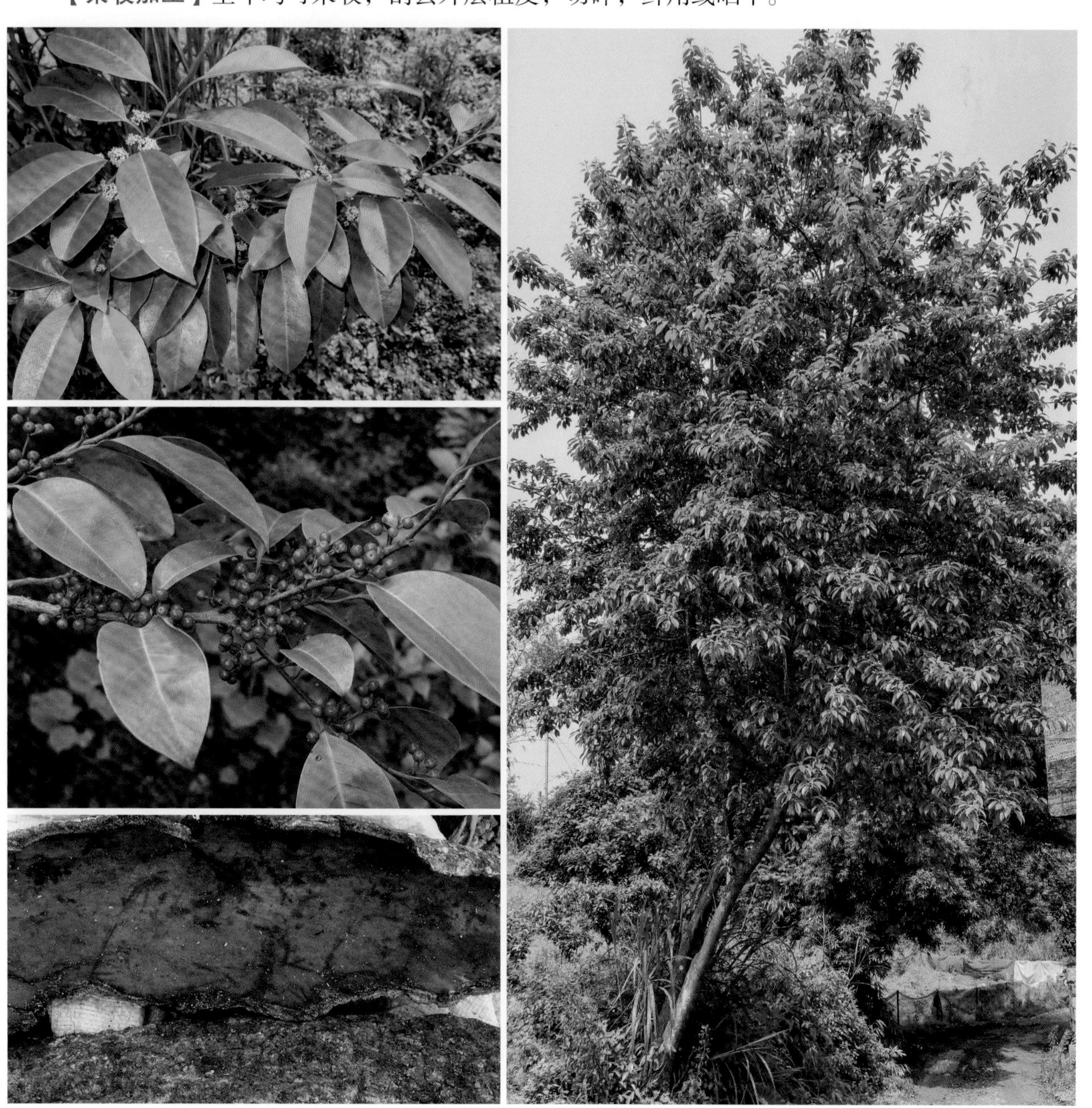

杉寄生

【基原】为桑寄生科鞘花*Macrosolen cochinchinensis* (Lour.) Tiegh. 的茎枝、叶。

【别名】龙眼寄生、枫木寄生。

【形态特征】灌木，高0.5~1.3 m。全株无毛；小枝灰色，具皮孔。叶片革质，阔椭圆形至披针形，顶端急尖或渐尖，羽状叶脉，中脉在背面隆起。总状花序，具花4~8朵；花冠橙色，冠筒膨胀，具6棱。果近球形，橙色，果皮平滑。花期2~6月，果期5~8月。

【分布】生于疏林、灌木丛及沟谷中。产于广西、广东、云南、贵州、四川、福建等地。

【性能主治】茎枝味苦，性平。具有祛风湿、补肝肾、活血止痛、止咳的功效。主治风湿痹痛，腰膝酸痛，头晕目眩，脱发，痔疮肿痛，咳嗽，咳血，跌打损伤。叶有祛风解表、利水消肿的作用。主治感冒发热，水肿。

【采收加工】全年均可采收，鲜用或晒干。

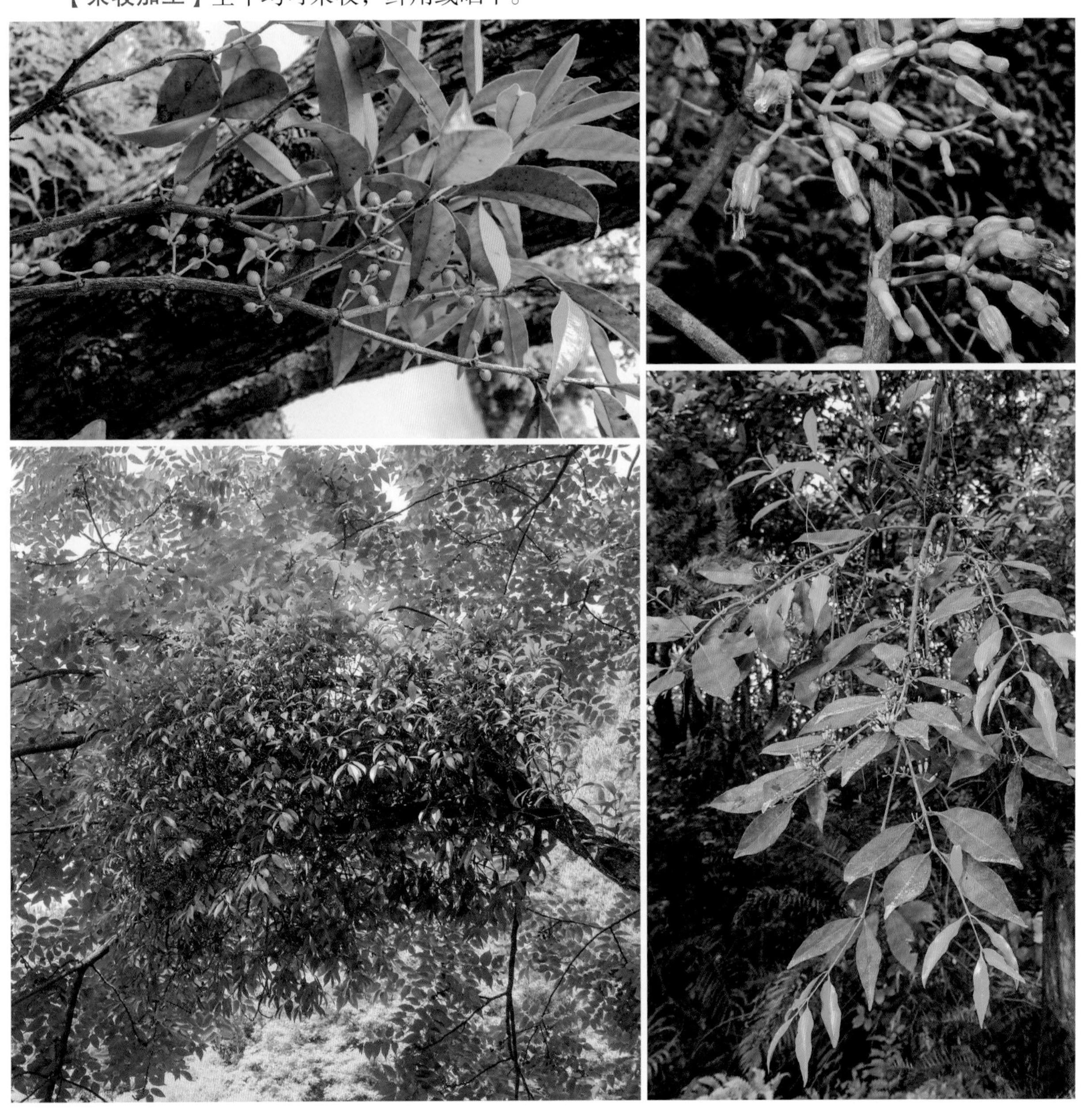

大苞寄生

【基原】为桑寄生科大苞寄生*Tolypanthus maclurei* (Merr.) Danser 的带叶茎枝。

【别名】油茶寄生、榔榆寄生、大萼桑寄生。

【形态特征】灌木，高0.5~1 m。嫩枝被黄褐色星状毛；枝条披散状。叶长圆形或长卵形，互生或近对生或3~4片簇生于短枝上。密簇聚伞花序腋生，具花3~5朵；苞片大，长卵形，离生，淡红色；花红色或橙色，冠筒上半部膨胀，具5纵棱，纵棱之间具横皱纹。果椭圆形。花期4~7月，果期8~10月。

【分布】生于山地林中，寄生于油茶、柿树、紫薇或杜鹃属、杜英属、冬青属等植物上。产于广西、广东、贵州、湖南、江西、福建等地。

【性能主治】带叶茎枝味苦、甘，性微温。具有补肝肾、强筋骨、祛风除湿的功效。主治头目眩晕，腰膝酸痛，风湿麻木。

【采收加工】夏、秋季采收，扎成束，晾干。

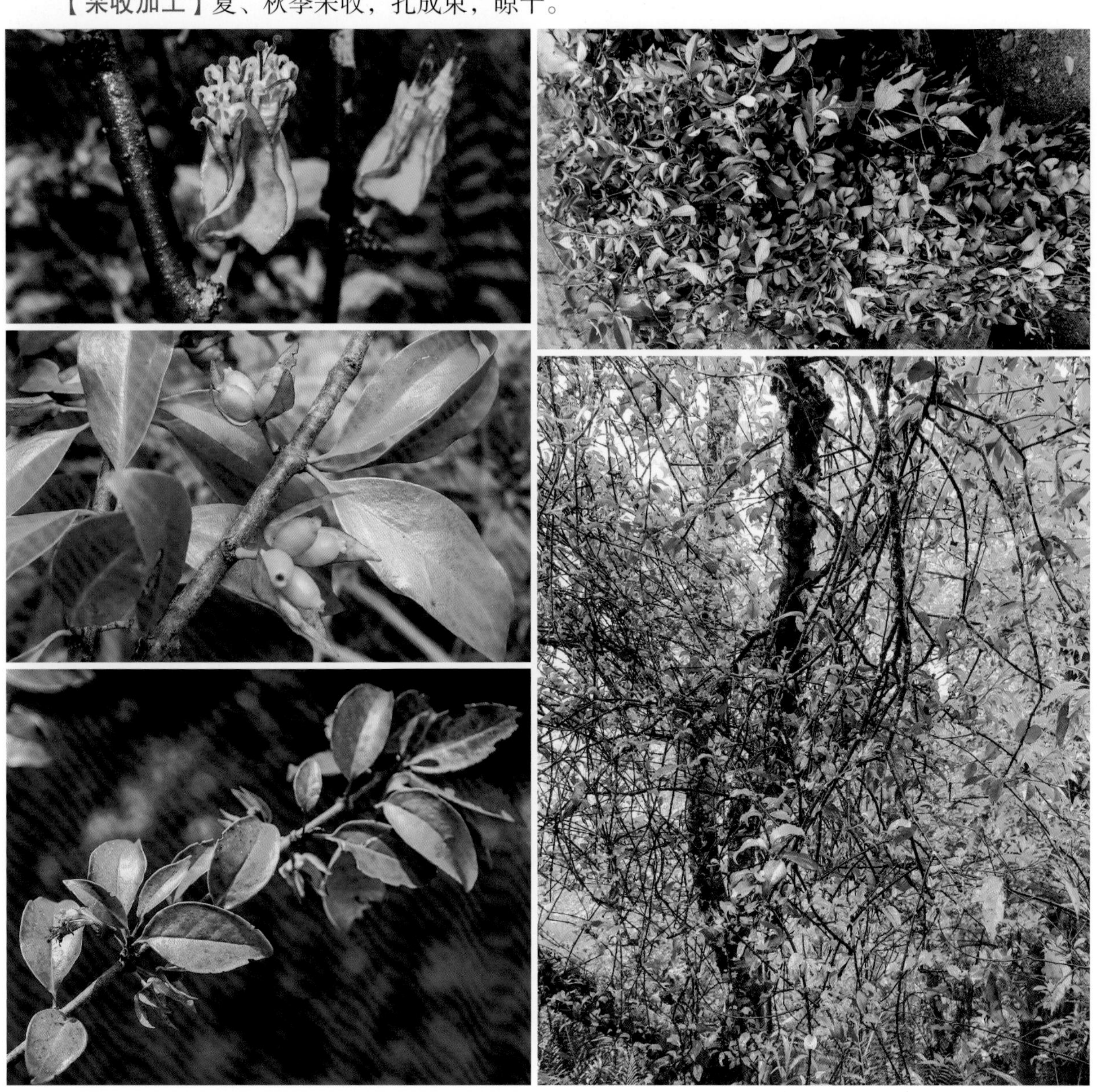

枫香寄生

【基原】为桑寄生科扁枝槲寄生*Viscum articulatum* Burm. f. 的全株。

【别名】枫寄生、榕树寄生、虾蚶草。

【形态特征】亚灌木，高0.3~0.5 m。植株较柔软，直立或披散；枝扁平，节间长2~3 cm，干后纵肋3条，边缘薄。叶退化呈鳞片状。聚伞花序具花1~3朵，中央1朵为雌花，侧生的为雄花。果球形，白色或青白色；果皮平滑。花、果期几乎全年。

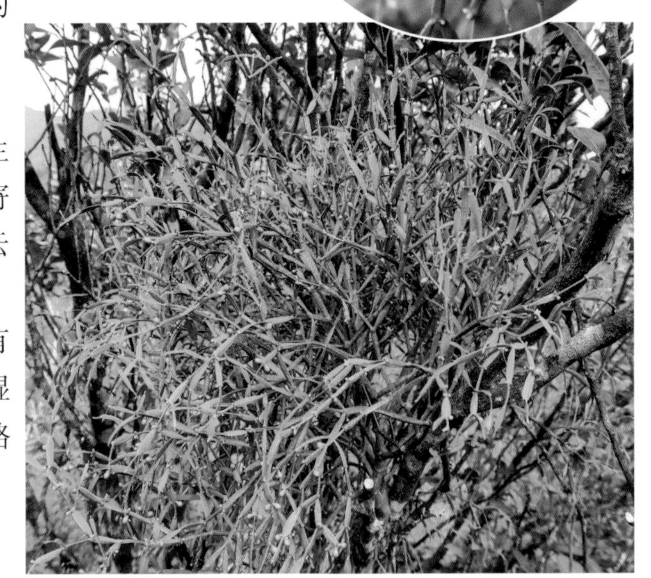

【分布】生于南亚热带季雨林中，常寄生于鞘花、广寄生等桑寄生科植物的茎上，也寄生于壳斗科、大戟科和樟科等植物上。产于云南、广西、广东等地。

【性能主治】全株味微苦，性平。具有祛风利湿、舒筋活络、止血的功效。主治风湿性关节炎，腰肌劳损，崩漏，白带异常，尿路感染。

【采收加工】全年均可采收，晒干。

枳椇子

【基原】为鼠李科枳椇*Hovenia acerba* Lindl. 的种子。

【别名】万字果、拐枣。

【形态特征】高大乔木。小枝褐色或黑紫色，有明显白色的皮孔。叶片宽卵形至心形，顶端长或短渐尖，基部截形或心形，常具细齿。圆锥花序顶生和腋生，花两性。浆果状核果近球形，熟时黄褐色或棕褐色；果序轴明显膨大。花期5~7月，果期8~10月。

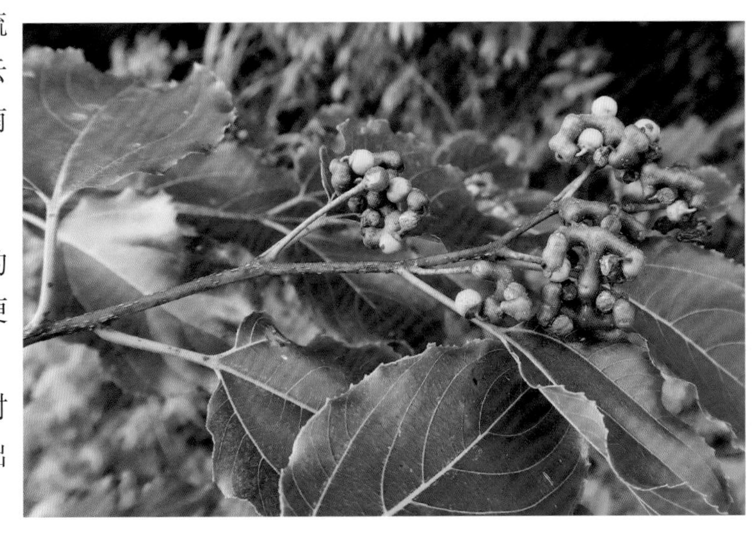

【分布】生于山坡林缘或疏林中。产于广西、广东、湖南、云南、贵州、浙江、安徽、陕西、河南等地。

【性能主治】种子味甘，性平。具有止渴除烦、解酒毒、利大小便的功效。主治醉酒，烦热，口渴，二便不利，呕吐。

【采收加工】10~11月果实成熟时连肉质花序轴一起采收，晒干，取出种子。

铁篱笆

【基原】为鼠李科马甲子*Paliurus ramosissimus* (Lour.) Poir. 的刺、花及叶。

【别名】铜钱树、仙姑簕。

【形态特征】灌木。叶片卵状椭圆形或近圆形，顶端钝或圆形，基部稍偏斜，边缘具齿，基生三出脉；叶柄基部有2个针刺。聚伞花序腋生，被黄色茸毛；萼片宽卵形；花瓣匙形，短于萼片；雄蕊与花瓣等长或略长于花瓣。核果杯状，被黄褐色或棕褐色茸毛，周围具3浅裂窄翅。花期5~8月，果期9~10月。

【分布】生于山地，野生或栽培。产于广西、广东、云南、福建、江苏、江西、湖南、湖北等地。

【性能主治】刺、花及叶味苦，性平。具有清热解毒的功效。主治疔疮痈肿，无名肿毒，下肢溃疡，眼目赤痛。

【采收加工】全年均可采收，鲜用或晒干。

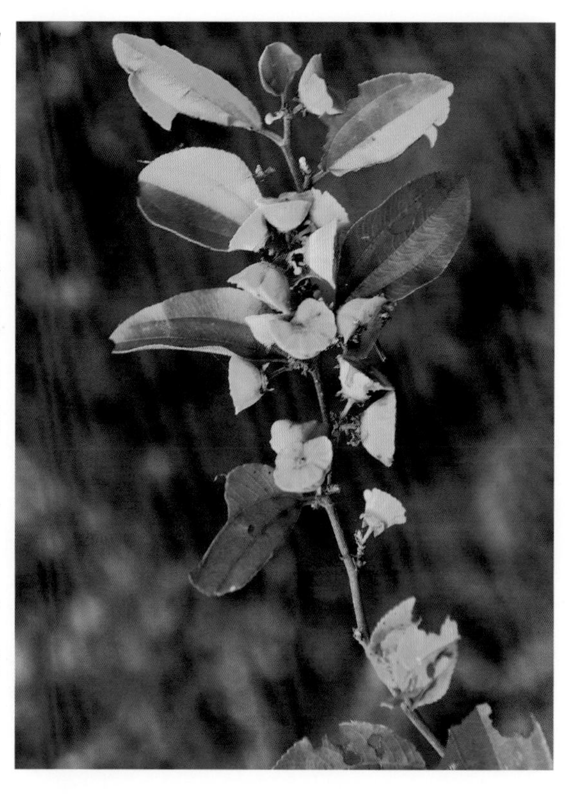

十两叶

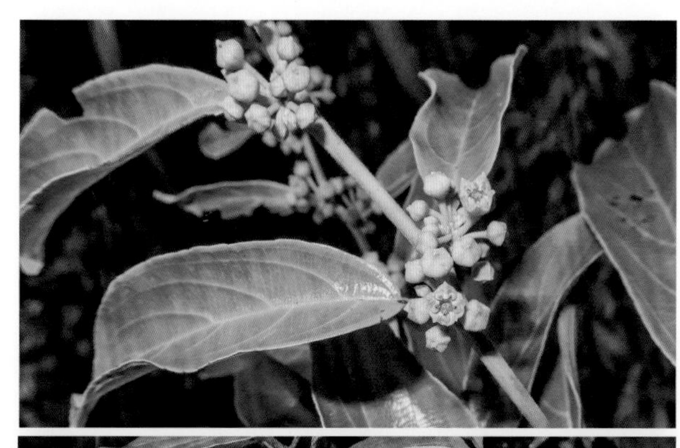

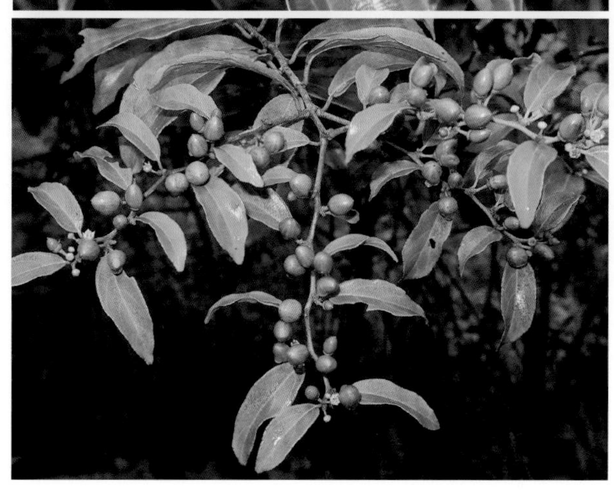

【基原】为鼠李科苞叶木*Rhamnella rubrinervis* (H. Lév.) Rehder 的全株。

【别名】沙达木、红脉麦果。

【形态特征】常绿灌木或小乔木，少有藤状灌木。叶互生；叶片矩圆形或卵状矩圆形，顶端渐尖至长渐尖，基部圆形，边缘有极不明显的疏齿或近全缘。聚伞花序或生于具苞叶的花枝上，花枝腋生；花两性。核果卵状圆柱形，熟时紫红色或橘红色，基部有宿存的萼筒。花期7~9月，果期8~11月。

【分布】生于山地疏林、灌木丛中或林缘。产于广西、广东、贵州、云南等地。

【性能主治】全株味淡，性平。具有利胆退黄、祛风止痛的功效。主治黄疸型肝炎，肝硬化腹水，风湿痹痛，跌打损伤。

【采收加工】全年均可采收，鲜用或切段晒干。

黎辣根

【基原】为鼠李科长叶冻绿*Rhamnus crenata* Sieb. et Zucc. 的根或根皮。

【别名】苦李根、铁包金、一扫光。

【形态特征】落叶灌木或小乔木。幼枝带红色，密被锈色柔毛。叶互生；叶片倒卵形或长圆形，边缘具细齿，背面及沿脉被柔毛。聚伞花序腋生，被柔毛；花黄绿色，萼片三角形，与萼管等长，花瓣近圆形，雄蕊与花瓣等长。核果倒卵球形，熟时紫黑色。花期5~8月，果期7~11月。

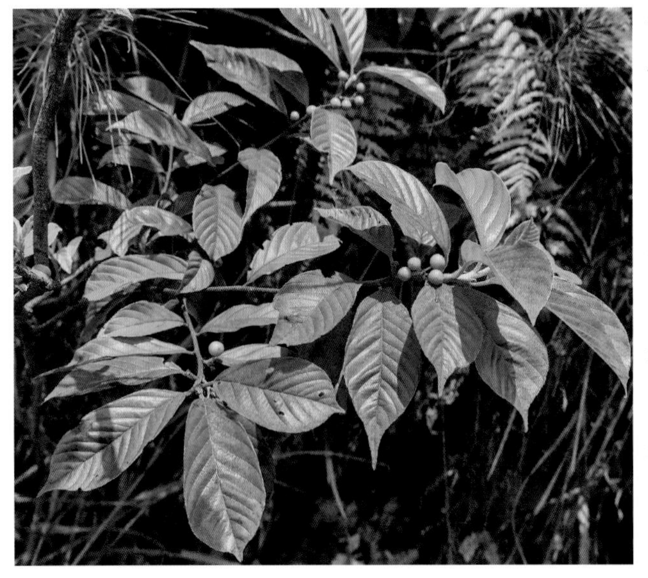

【分布】生于山地林下或灌木丛中。产于广西、广东、湖南、云南、贵州、四川、浙江、江西、福建等地。

【性能主治】根或根皮味苦、辛，性平；有毒。具有清热解毒、杀虫利湿的功效。主治疥疮，顽癣，疮疖，湿疹，荨麻疹，跌打损伤。

【采收加工】秋后采收，鲜用或切片晒干，或剥皮晒干。

绛梨木

【基原】为鼠李科薄叶鼠李*Rhamnus leptophylla* C. K. Schneid. 的根和果实。

【别名】鹿角刺、乌苕子刺。

【形态特征】灌木。幼枝对生或近对生，平滑无毛，有光泽。叶对生或近对生；叶柄有短柔毛；叶片纸质，倒卵形或倒卵状椭圆形，边缘具钝齿。花单性异株，绿色，成聚伞花序或簇生于短枝端。核果球形，熟时黑色。种子宽倒卵圆形，背面具纵沟。花期3~5月，果期5~10月。

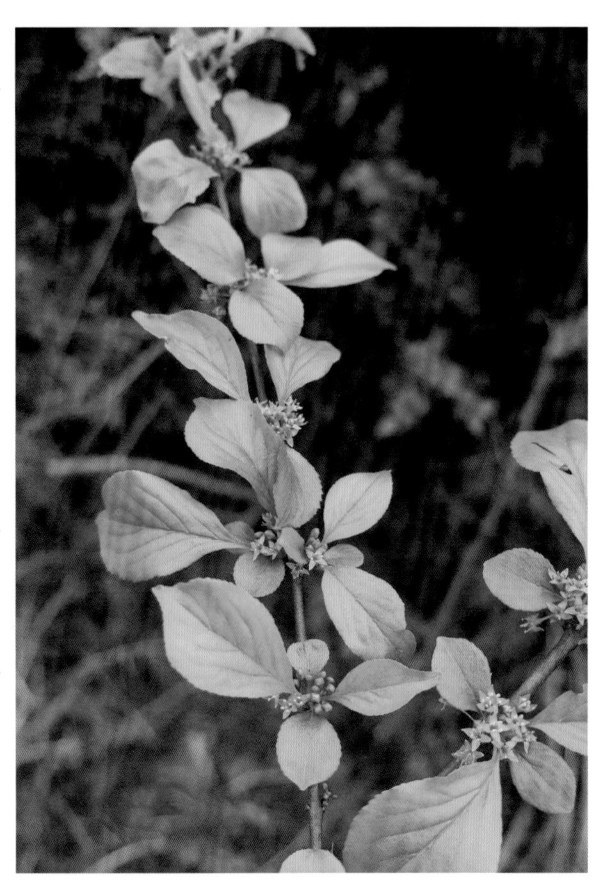

【分布】生于山坡、山谷或路边灌木丛中。产于广西、西南、华东、中南及陕西、甘肃等地。

【性能主治】根和果实味苦、辛，性平。具有消食顺气、活血祛瘀的功效。主治食积腹胀，食欲不振，胃痛，跌打损伤，痛经。

【采收加工】根秋、冬季采收，洗净，切片，晒干。果实秋季成熟后采收，晒干。

甜茶藤

【基原】为葡萄科显齿蛇葡萄*Ampelopsis grossedentata* (Hand.-Mazz.) W. T. Wang 的茎叶或根。

【别名】藤茶、端午茶、乌蔹、红五爪金龙。

【形态特征】木质藤本。小枝有显著纵棱纹，小枝、叶、叶柄和花序均无毛。一回至二回羽状复叶，二回羽状复叶者基部一对为3小叶；小叶长圆状卵形或披针形，边缘有明显的齿或小齿。伞房状多歧聚伞花序与叶对生；花两性。果近球形，直径0.6~1 cm。花期5~8月，果期8~12月。

【分布】生于沟谷林中或山坡灌木丛中。产于广西、广东、云南、贵州、湖南、湖北、江西等地。

【性能主治】茎叶或根味甘、淡，性凉。具有清热解毒、利湿消肿的功效。主治感冒发热，咽喉肿痛，黄疸型肝炎，目赤肿痛，痈肿疮疖。

【采收加工】夏、秋季采收，洗净，鲜用或晒干。

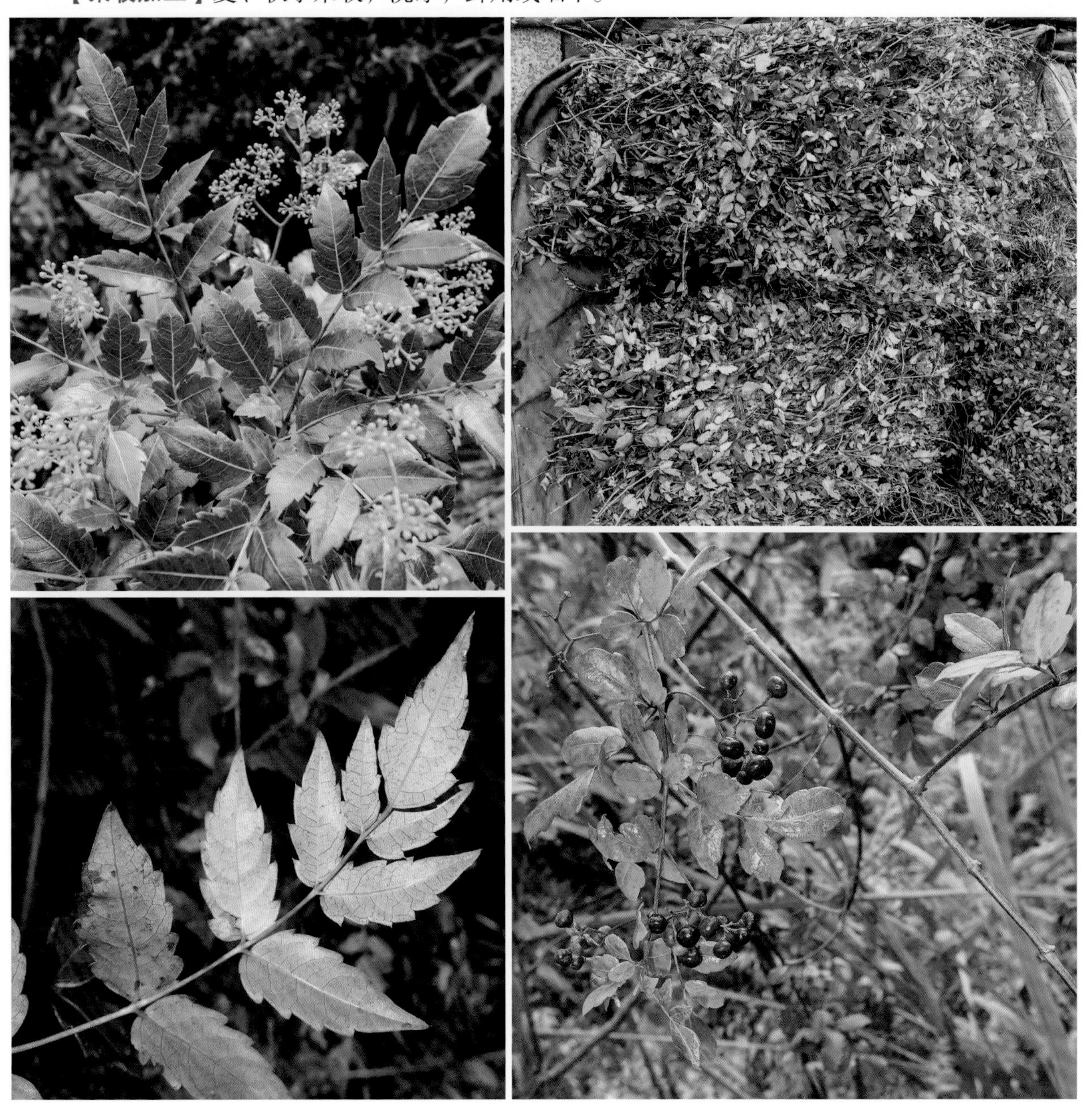

三叶青

【基原】为葡萄科三叶崖爬藤*Tetrastigma hemsleyanum* Diels et Gilg 的块根或全草。

【别名】石老鼠、石猴子、蛇附子。

【形态特征】草质藤本植物。茎有纵棱纹。根粗壮，呈纺锤形或团块状，常数条相连。卷须不分枝，相隔2节间断与叶对生。叶为掌状3小叶；小叶纸质，中央小叶菱状卵形或椭圆形，边缘有小齿。雌雄异株，花序腋生。果实近球形，直径约0.6 cm。花期4~6月，果期8~11月。

【分布】生于山谷疏林中或石壁上阴处。产于广西、广东、湖南、湖北、四川、贵州、云南、江苏、浙江、江西等地。

【性能主治】块根或全草味微苦，性平。具有清热解毒、祛风化痰、活血止痛的功效。主治白喉，小儿高热惊厥，肝炎。

【采收加工】全年均可采收，鲜用或晒干。

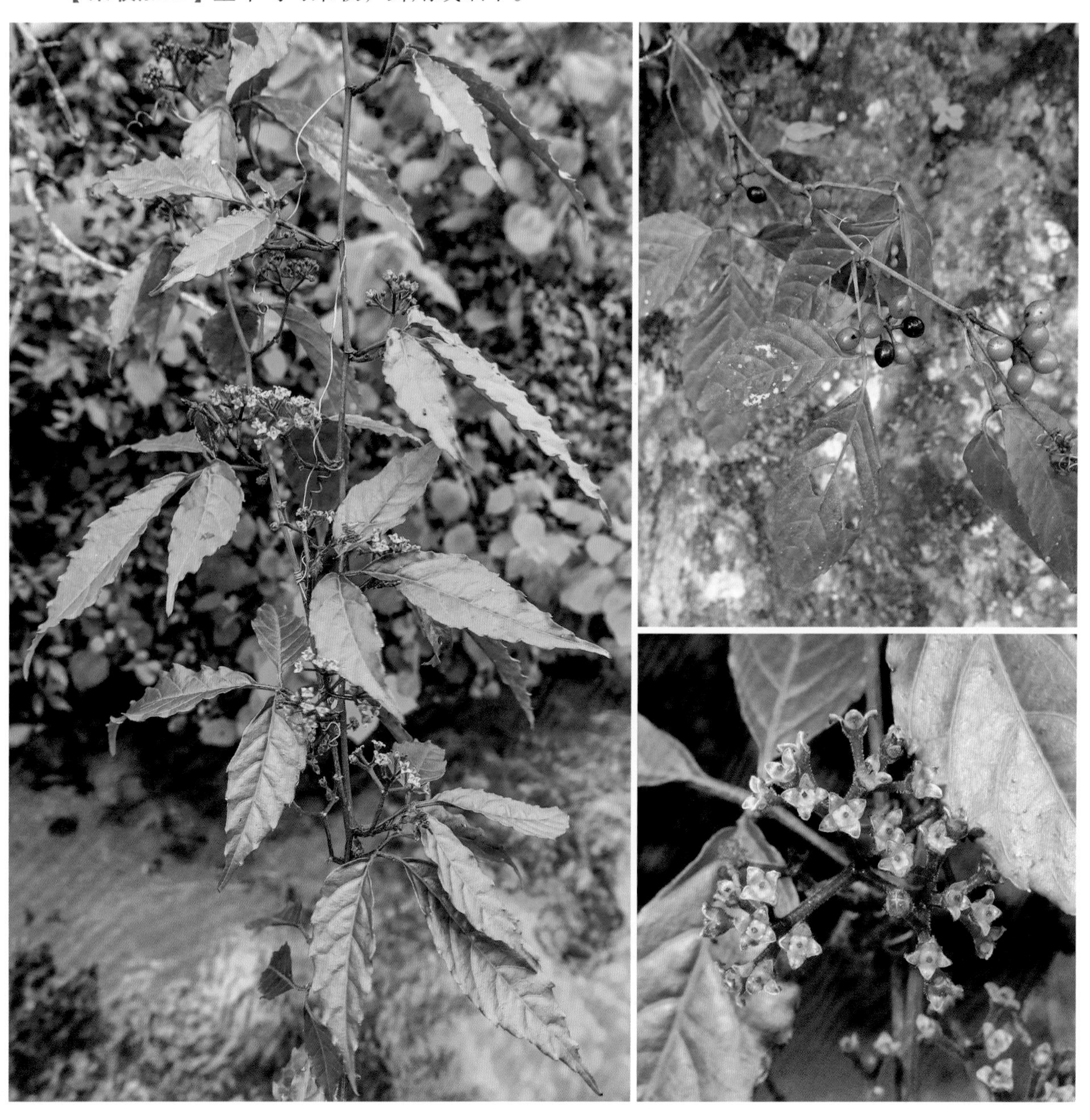

扁担藤

【基原】为葡萄科扁担藤*Tetrastigma planicaule* (Hook.) Gagnep. 的藤茎或根、叶。

【别名】扁藤、铁带藤、扁骨风。

【形态特征】木质大藤本。全株无毛。茎宽而扁，分枝圆柱形，有纵棱纹，卷须粗壮不分枝， 相隔2节间断与叶对生。掌状复叶互生；小叶5片，具柄，长椭圆形。聚伞花序腋生，花序腋生，比叶柄长1~1.5倍；花瓣4片，绿白色；雄蕊4枚；柱头4裂。浆果近球形，肉质，黄色。花期4~6月，果期8~12月。

【分布】生于中山地区森林中，常攀附于乔木上。产于广西、广东、海南、云南、贵州、福建等地。

【性能主治】藤茎及根味酸、涩，性平。具有祛风化湿、舒筋活络的功效。主治风湿痹痛，腰肌劳损，中风偏瘫，跌打损伤。叶具有生肌敛疮的作用。主治下肢溃疡，外伤。

【采收加工】藤茎及根秋、冬季采挖，洗净，切片，鲜用或晒干。叶夏、秋季采收，多鲜用。

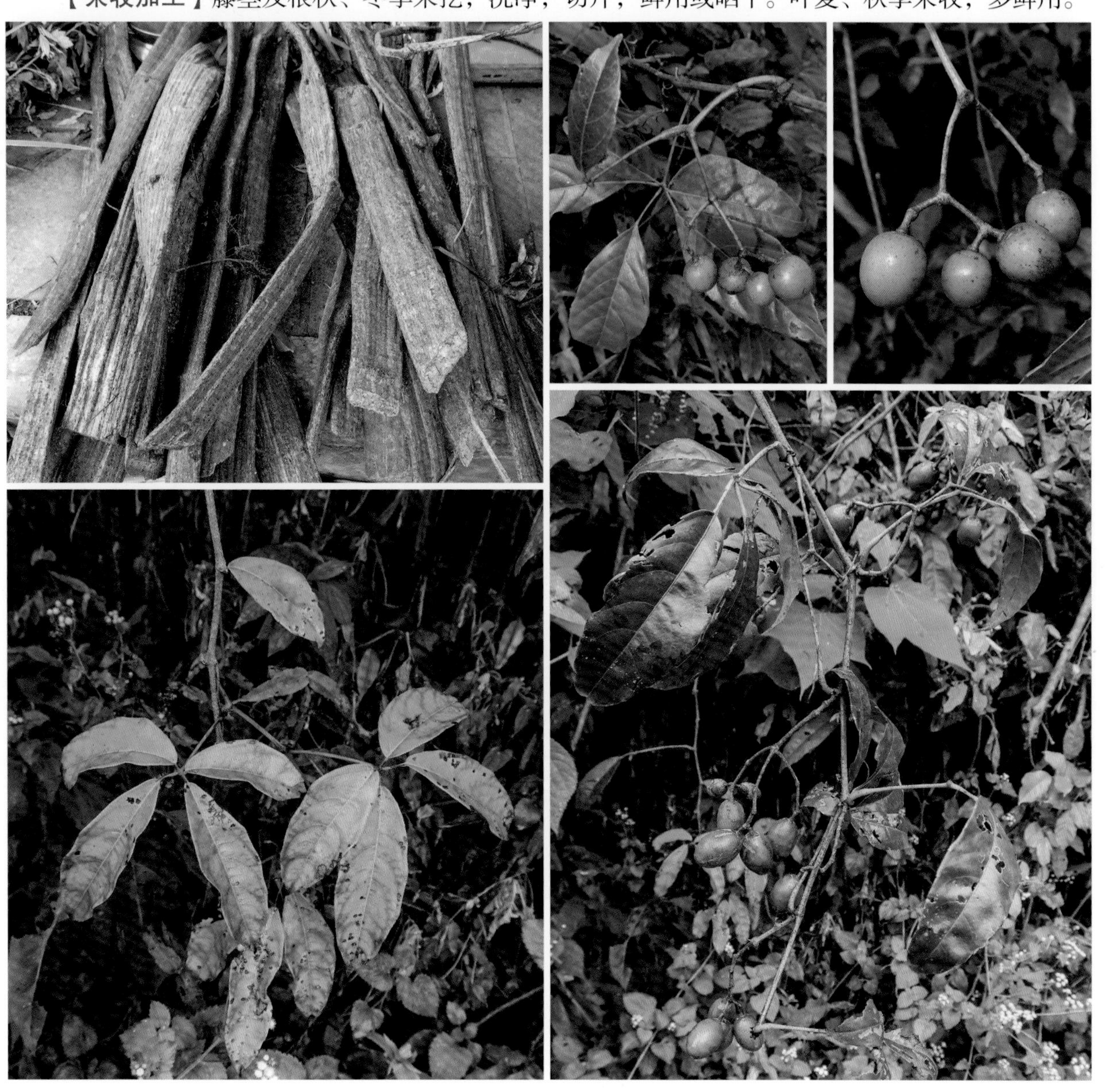

小芸木

【基原】为芸香科小芸木*Micromelum integerrimum* (Buch.-Ham. ex Colebr.) M. Roem. 的根、树皮或叶。

【别名】山黄皮、鸡屎果。

【形态特征】灌木至小乔木。高3~5 m。枝、叶、花瓣外面均密被灰棕色短柔毛。奇数羽状复叶；小叶7~15片，为两侧不对称的卵状椭圆形至披针形，密布透明腺点。花蕾长椭圆形，花淡黄白色，花瓣长5~10 mm。浆果椭圆形，熟时橙黄色转朱红色。花期2~4月，果期7~9月。

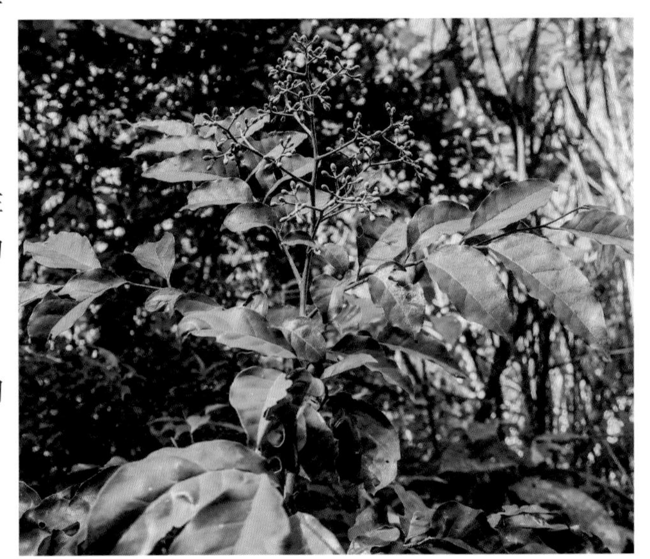

【分布】生于山地杂木林下。产于广西、广东、海南、贵州、云南、西藏等地。

【性能主治】根、树皮或叶味苦、辛，性温。具有疏风解表、温中行气、散瘀消肿的功效。主治流感，感冒咳嗽，胃痛，风湿痹痛，跌打肿痛，骨折。

【采收加工】全年均可采收，根洗净，切片，晒干；树皮剥取后晒干。叶鲜用或晒干。

飞龙掌血

【基原】为芸香科飞龙掌血*Toddalia asiatica* (L.) Lam. 的根。

【别名】散血丹、见血飞，小金藤。

【形态特征】木质藤本。茎枝及叶轴有甚多向下弯钩的锐刺，嫩枝被锈色短柔毛。三出复叶互生；小叶无柄，卵形或倒卵形，密布透明油点，有柑橘叶的香气。花淡黄白色；雄花序为伞房状圆锥花序；雌花序呈聚伞圆锥花序。核果熟时橙红色或朱红色，果皮麻辣，果肉味甜。花期春、夏季，果期秋、冬季。

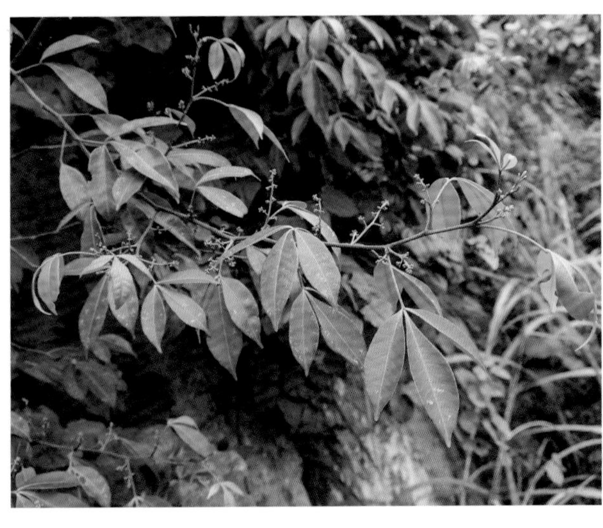

【分布】生于灌木丛中，攀缘于树上，石灰岩山地亦常见。产于广西、广东、湖南、四川、贵州、云南、陕西、甘肃、浙江、江西、福建、台湾、湖北等地。

【性能主治】根味辛、微苦，性温。具有祛风止痛、散瘀止血的功效。主治风湿痹痛，胃痛，跌打损伤，吐血，刀伤出血，痛经，闭经，痢疾，牙痛，疟疾。

【采收加工】全年均可采收，除去杂质，切段，干燥。

竹叶椒

【基原】为芸香科竹叶花椒*Zanthoxylum armatum* DC. 的根、树皮、叶、果实及种子。

【别名】土花椒、花椒。

【形态特征】落叶灌木，高2~5 m。全株有花椒气味，茎枝多锐刺，刺基部宽而扁，红褐色。奇数羽状复叶互生；小叶3~9片，背面中脉上常有小刺，边缘常有细齿；叶轴具翅。花序近腋生或同时生于侧枝顶部。蓇葖果鲜红色，有油点。花期4~5月，果期8~10月。

【分布】生于低丘陵林下，石灰岩山地。产于我国东南和西南地区。

【性能主治】根、树皮、叶、果实及种子味辛、微苦，性温；有小毒。具有温中理气、活血止痛、祛风除湿的功效。根、果主治感冒头痛，胃腹冷痛，蛔虫病腹痛，风湿关节痛，毒蛇咬伤。叶外用治跌打肿痛，皮肤瘙痒。

【采收加工】根、树皮全年均可采收，秋季采果，夏季采叶，鲜用或晒干。

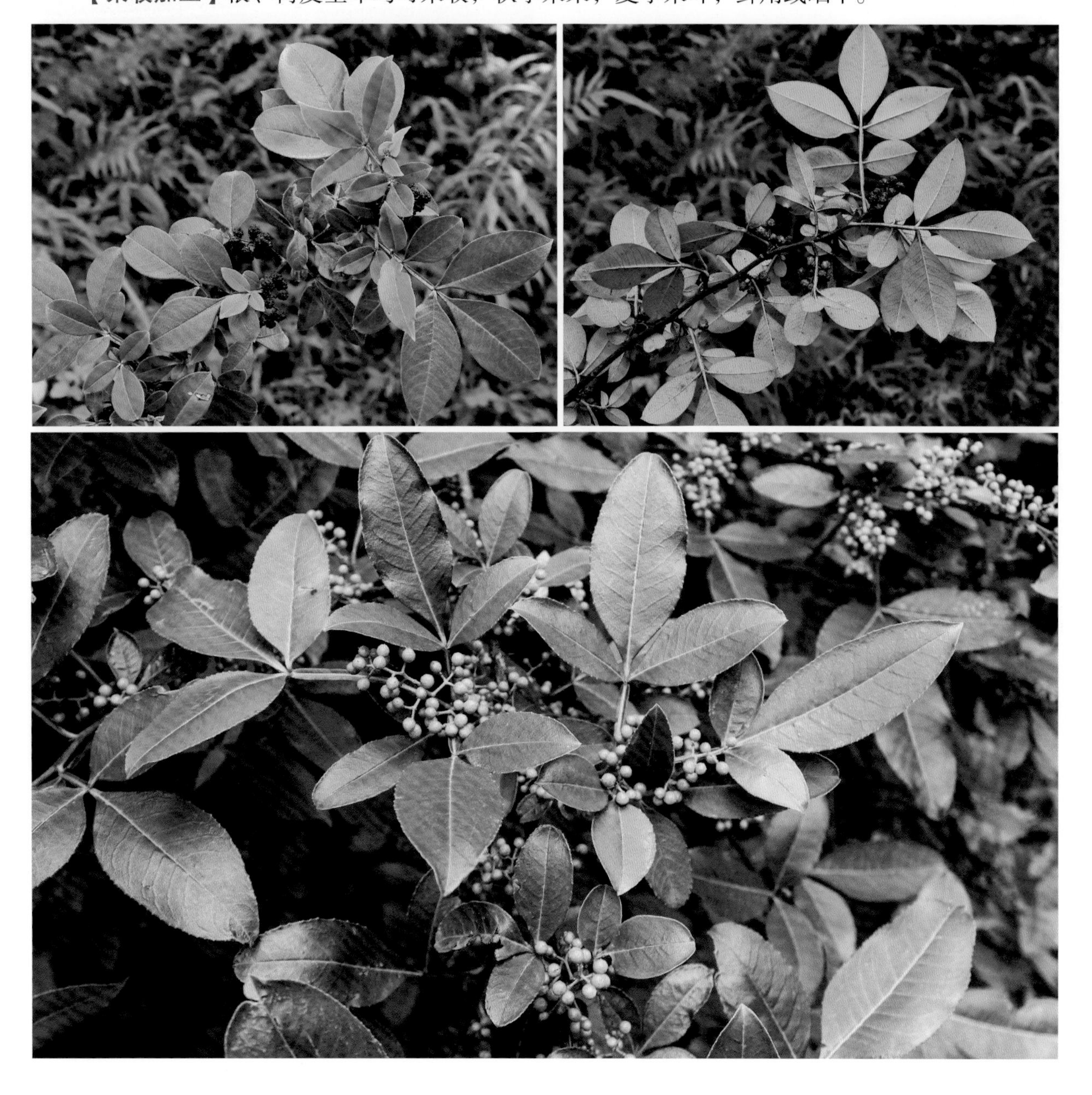

野茶辣

【基原】为楝科灰毛浆果楝*Cipadessa baccifera* (Roth) Miq. 的根、叶。

【别名】假茶辣、软柏木。

【形态特征】灌木或小乔木。小枝红褐色，被茸毛，嫩时有棱。奇数羽状复叶，互生；小叶对生，卵形至卵状长圆形，基部偏斜，两面密被灰黄色柔毛。圆锥花序腋生，有短的分枝；花白色至淡黄色；雄蕊稍短于花瓣。核果深红色至紫黑色，具5棱。花期4~11月，果期4~12月。

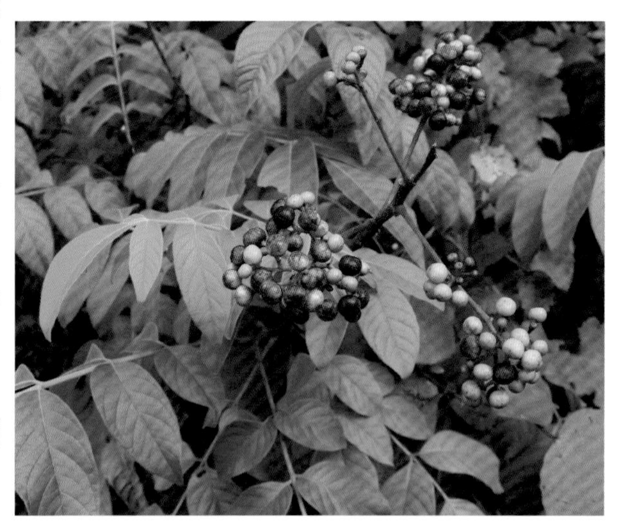

【分布】生于山地疏林或灌木林中。产于广西、云南、四川、贵州等地。

【性能主治】根、叶味苦，性温。具有祛风化湿、行气止痛的功效。主治感冒，皮肤瘙痒，疟疾。

【采收加工】根全年均可采挖，鲜用或晒干。叶随时可采，鲜用。

苦楝

【基原】为楝科楝*Melia azedarach* L. 的果实、叶、树皮及根皮。

【形态特征】落叶乔木，高约10 m。树皮灰褐色，纵裂。分枝广展，小枝有叶痕。叶为二回至三回奇数羽状复叶，长20~40 cm；小叶对生，卵形、椭圆形至披针形，顶生一片通常略大。圆锥花序约与叶等长；花淡紫色。核果球形至椭圆形，长1~2 cm，宽8~15 mm。花期4~5月，果期10~12月。

【分布】生于路边、疏林中，栽于村边、屋旁。产于广西、云南、贵州、河南、陕西、山东、甘肃、四川、湖北等地。

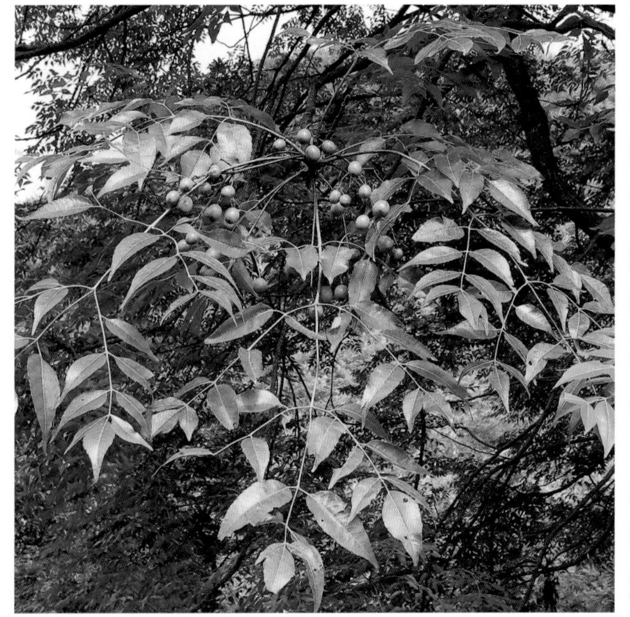

【性能主治】果实、叶、树皮及根皮味苦，性寒；果实有小毒，叶、树皮及根皮有毒。果实有行气止痛、杀虫的功效。主治脘腹胁肋疼痛，虫积腹痛，头癣，冻疮。叶有清热燥湿、行气止痛、杀虫止痒的功效。主治湿疹瘙痒，疮癣疥癞，蛇虫咬伤，跌打肿痛。树皮及根皮有驱虫、疗癣的功效。主治蛔蛲虫病，虫积腹痛；外用治疥癣瘙痒。

【采收加工】秋、冬季果实成熟呈黄色时采收，或收集落下的果实，晒干。叶全年均可采收，鲜用或晒干。树皮及根皮春、秋季剥取，晒干。

广藤根

【基原】为清风藤科灰背清风藤*Sabia discolor* Dunn的根及茎。

【别名】白背清风藤。

【形态特征】常绿攀缘木质藤本。嫩枝具纵条纹，无毛。叶片纸质，卵形或椭圆状卵形，先端尖或钝，干后腹面黑色，背面灰白色。聚伞花序呈伞形状，有花4~5朵。分果爿红色，倒卵形；果核的中肋明显隆起呈翅状。花期3~4月，果期5~8月。

【分布】生于海拔1000 m以下的山地灌木林间。产于广西、广东、浙江、福建、江西、等地。

【性能主治】味甘、苦，性平。具有祛风除湿、活血止痛的作用。主治风湿骨痛，跌打劳伤，肝炎。

【采收加工】秋、冬季采挖根，夏、秋季采收茎，洗净，切片，鲜用或晒干。

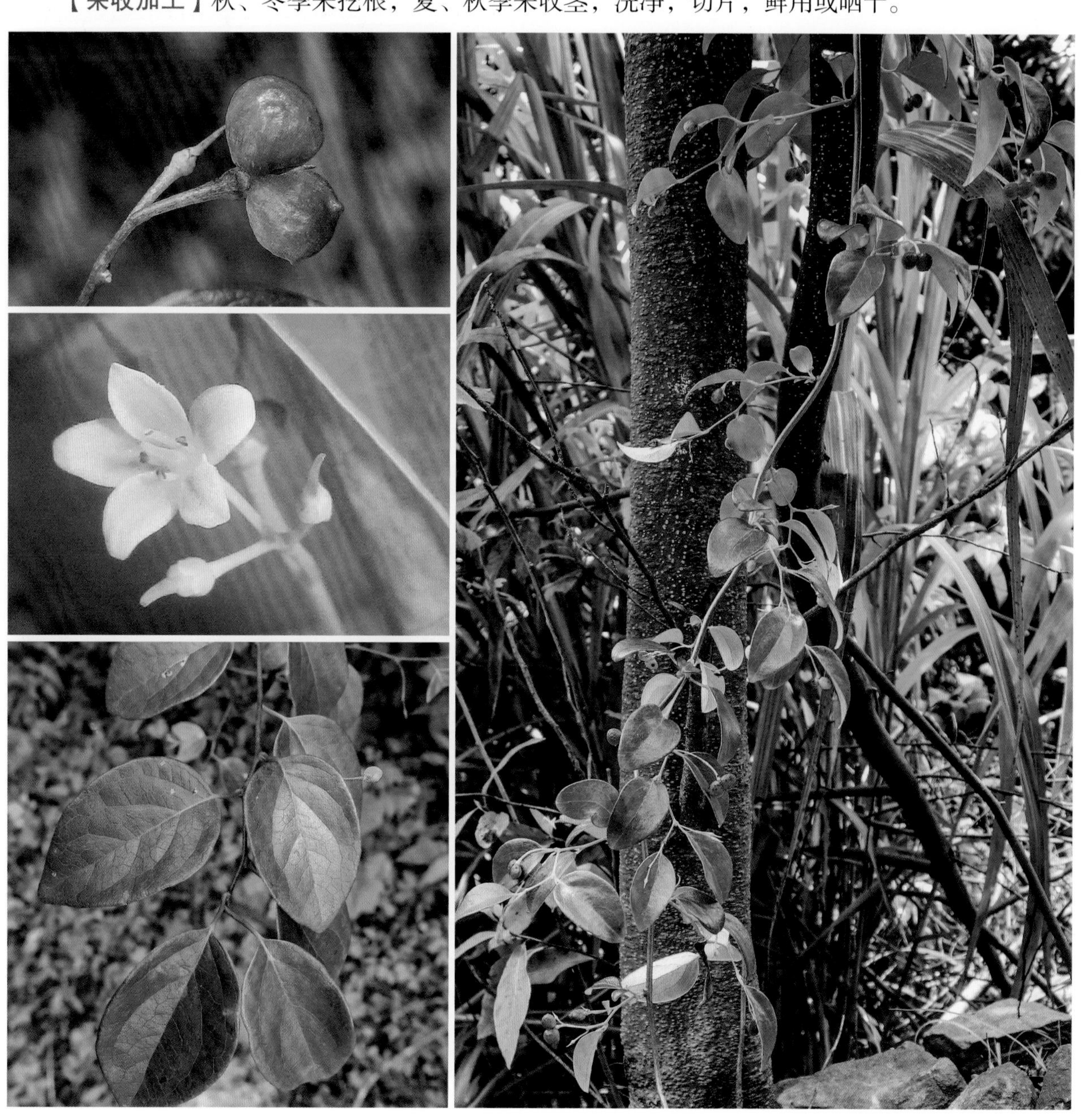

黄楝树

【基原】为漆树科黄连木*Pistacia chinensis* Bunge 的叶芽、叶、根或树皮。

【别名】木黄连、美隆林、倒麟木。

【形态特征】落叶乔木，高达20 m。树干扭曲，树皮暗褐色，呈鳞片状剥落。奇数羽状复叶互生，有小叶5~6对；小叶对生或近对生，披针形或窄披针形。花单性异株，先花后叶，圆锥花序腋生，花密集。核果倒卵状球形，略压扁状，熟时紫红色。花期3~4月，果期9~11月。

【分布】生于石山林中。产于长江以南各省区及华北、西北地区。

【性能主治】叶芽、叶、根或树皮味苦，性寒；有小毒。具有清热解毒、生津的功效。主治暑热口渴，痢疾，疮痒，皮肤瘙痒。

【采收加工】春季采收叶芽，鲜用。夏、秋季采叶，鲜用或晒干。根及树皮全年均可采收，切片，晒干。

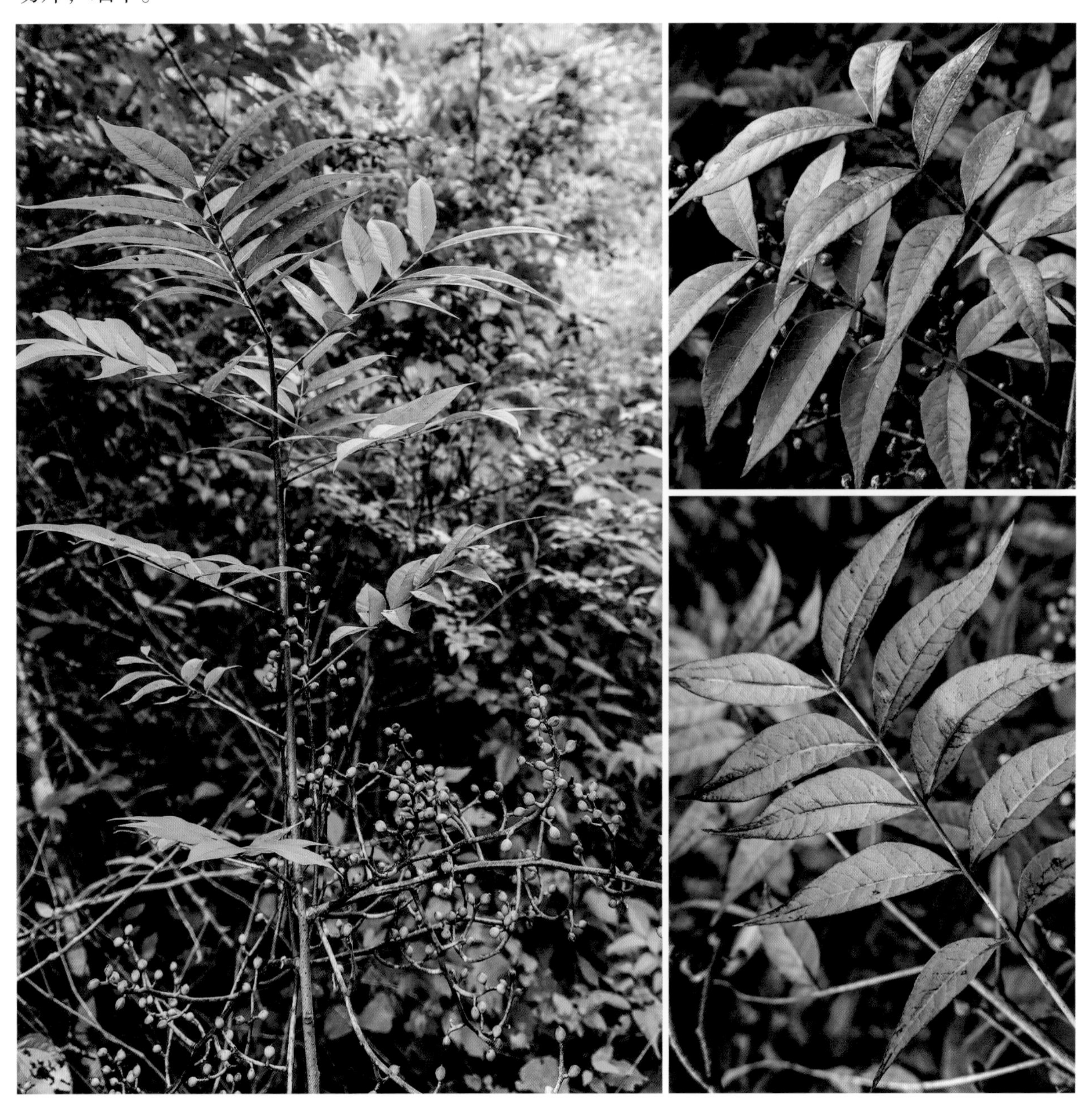

紫油木叶

【基原】为漆树科清香木*Pistacia weinmannifolia* J. Poiss. ex Franch. 的嫩叶。

【别名】假椿、紫叶。

【形态特征】灌木或小乔木，高2~8 m。全株略被灰黄色柔毛。叶清香；偶数羽状复叶互生；叶轴具狭翅；叶片长圆形或倒卵状长圆形，先端微缺，具芒刺状硬尖头。圆锥花序腋生，与叶同出；花紫红色。核果球形，红色。花期5~6月，果期8~10月。

【分布】生于石山林下、灌木丛或石缝中。产于广西、贵州、云南、四川、西藏等地。

【性能主治】嫩叶味涩、微苦，性凉。具有清热、祛湿、导滞的功效。主治痢疾，湿疹，风疹。

【采收加工】春季采收嫩叶，鲜用或晒干。

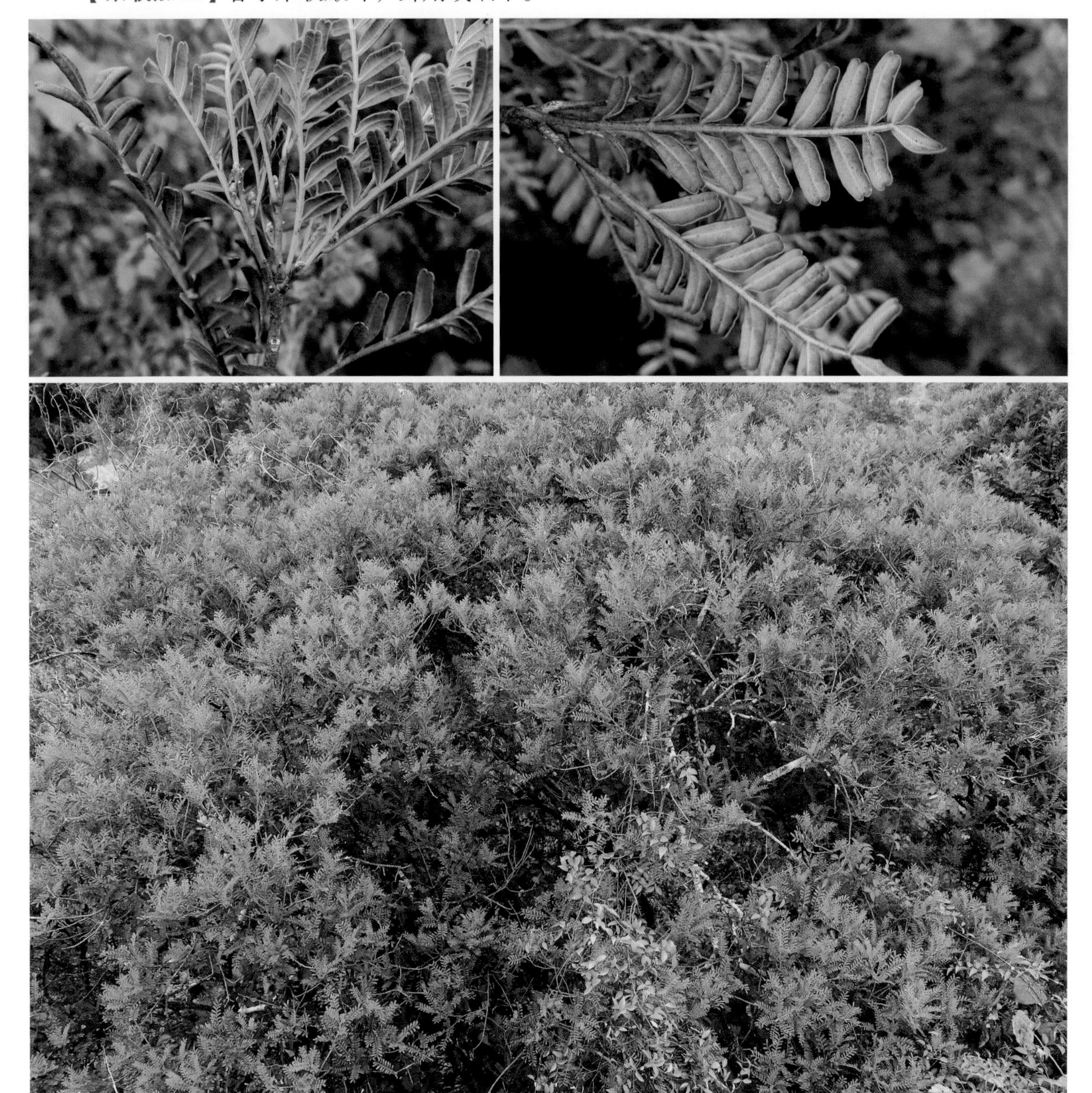

五倍子

【基原】为漆树科盐麸木*Rhus chinensis* Mill. 的叶上的虫瘿。

【别名】五倍子树、咸酸木。

【形态特征】落叶小乔木或灌木，高2~10 m。小枝、叶柄及花序均密被锈色柔毛。奇数羽状复叶；叶轴具宽的叶状翅；小叶无柄，自下而上逐渐增大，边缘具疏齿。圆锥花序顶生，多分枝；雄花序长308~400 mm；雌花序较短；花小，黄白色。核果扁圆形，红色。花期8~9月，果熟期10月。

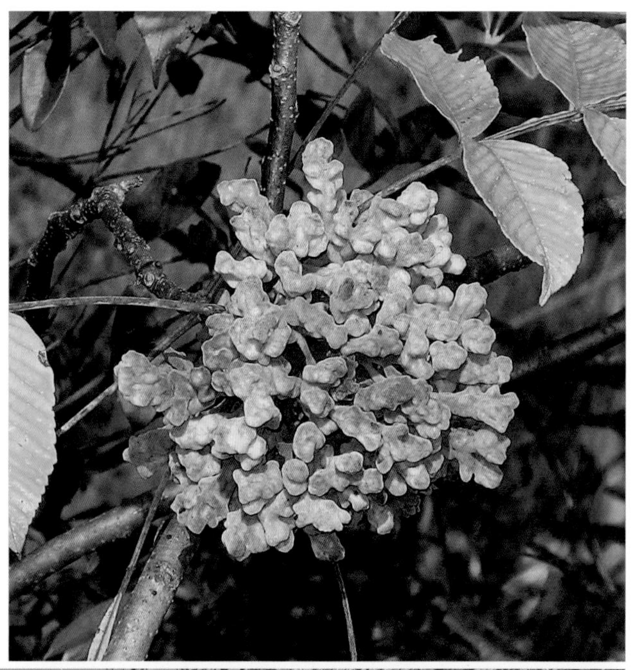

【分布】常生向阳山坡、沟谷的疏林或灌木丛中。除东北、内蒙古、新疆外，其他省区均产。

【性能主治】虫瘿味酸、涩，性寒。具有敛肺降火、涩肠止泻、敛汗止血、收湿敛疮的功效。主治肺虚久咳，肺热痰嗽，久泻久痢，盗汗，消渴，外伤出血，痈肿疮毒。

【采收加工】秋季采收，置沸水中略煮或蒸至表面呈灰色，杀死蚜虫，取出，干燥。

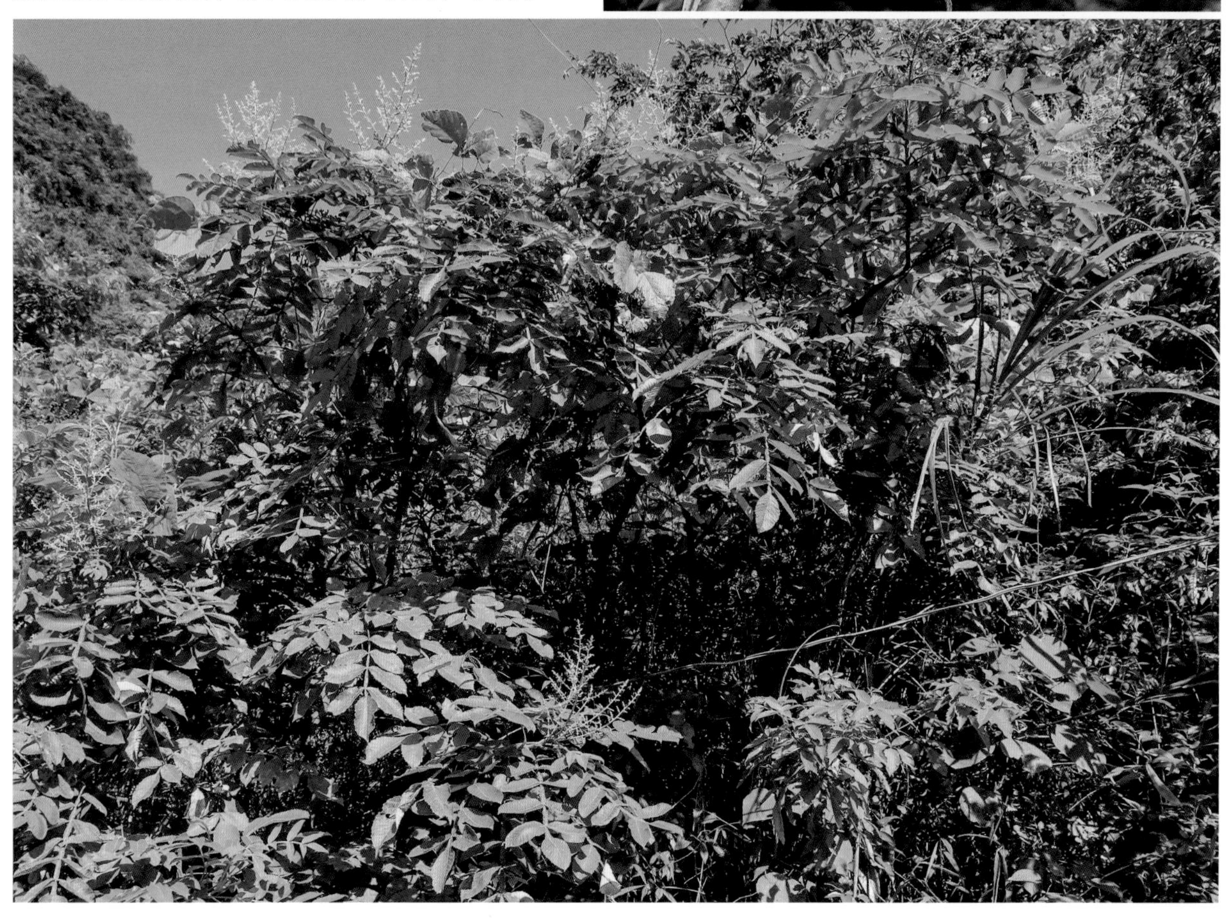

野漆树

【基原】为漆树科野漆*Toxicodendron succedaneum* (L.) Kuntze 的叶。

【别名】漆木、痒漆树。

【形态特征】落叶小乔木。植物体无毛，顶芽大，紫褐色。奇数羽状复叶互生，常聚生于小枝顶；小叶4~7对，基部稍偏斜，先端长渐尖，背面常被白粉。圆锥花序腋生，为叶长之半，多分枝；花小，黄绿色，花瓣开花时外卷。果核坚硬，压扁。花期5~6月，果期10月。

【分布】生于山地林中。产于华北至长江以南各省区。

【性能主治】叶味苦、涩，性平；有毒。具有散瘀止血、解毒的功效。主治咳血，吐血，外伤出血，毒蛇咬伤。

【采收加工】春季采收嫩叶，鲜用或晒干。

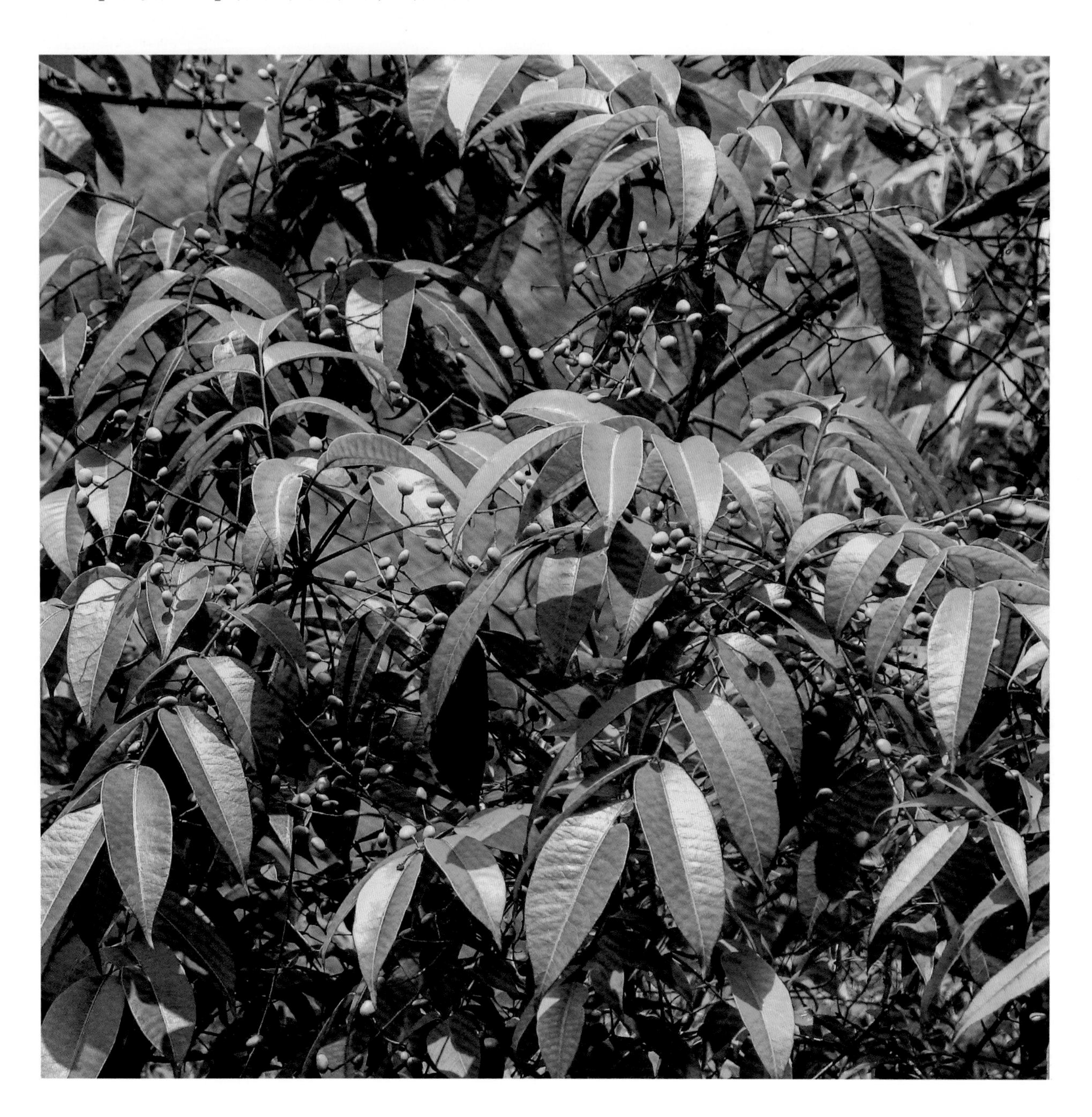

黄杞

【基原】为胡桃科黄杞*Engelhardia roxburghiana* Wallich 的树皮、叶。

【别名】土厚朴、黄古木。

【形态特征】常绿乔木。高10~15 m，全体无毛。偶数羽状复叶；小叶通常3~5对，革质，长椭圆状披针形，基部不对称，歪斜状楔形。雌雄通常同株，稀有异株；花序顶生，稀同时侧生。果序长15~25 cm；坚果球形，密生黄褐色腺体，有3裂叶状的膜质果翅。花期4~5月，果期8~9月。

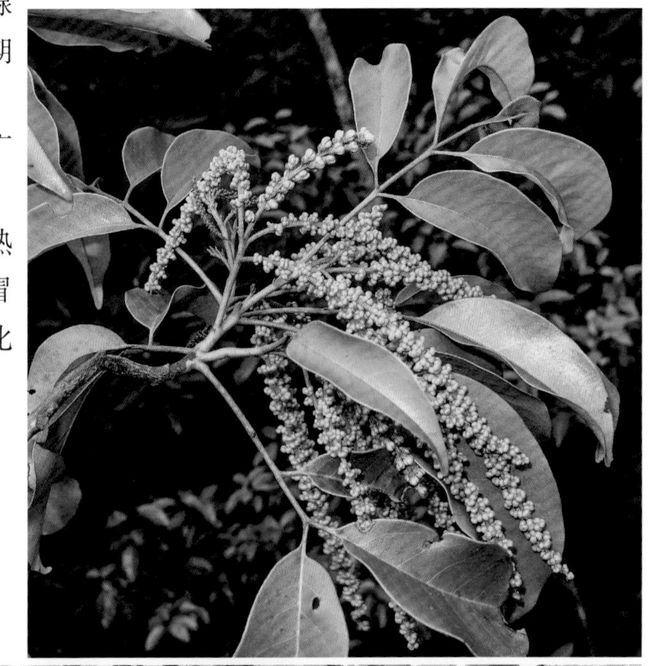

【分布】生于杂木林中。产于广西、广东、云南、湖南、贵州、四川和台湾等地。

【性能主治】叶味微苦，性凉。具有清热止痛的功效。主治胸腹胀闷，湿热泄泻，感冒发热。树皮味微苦、辛，性平。具有行气、化湿、导滞的功效。主治脘腹胀闷，气腹痛。

【采收加工】春、夏、秋季采收，洗净，鲜用或晒干。

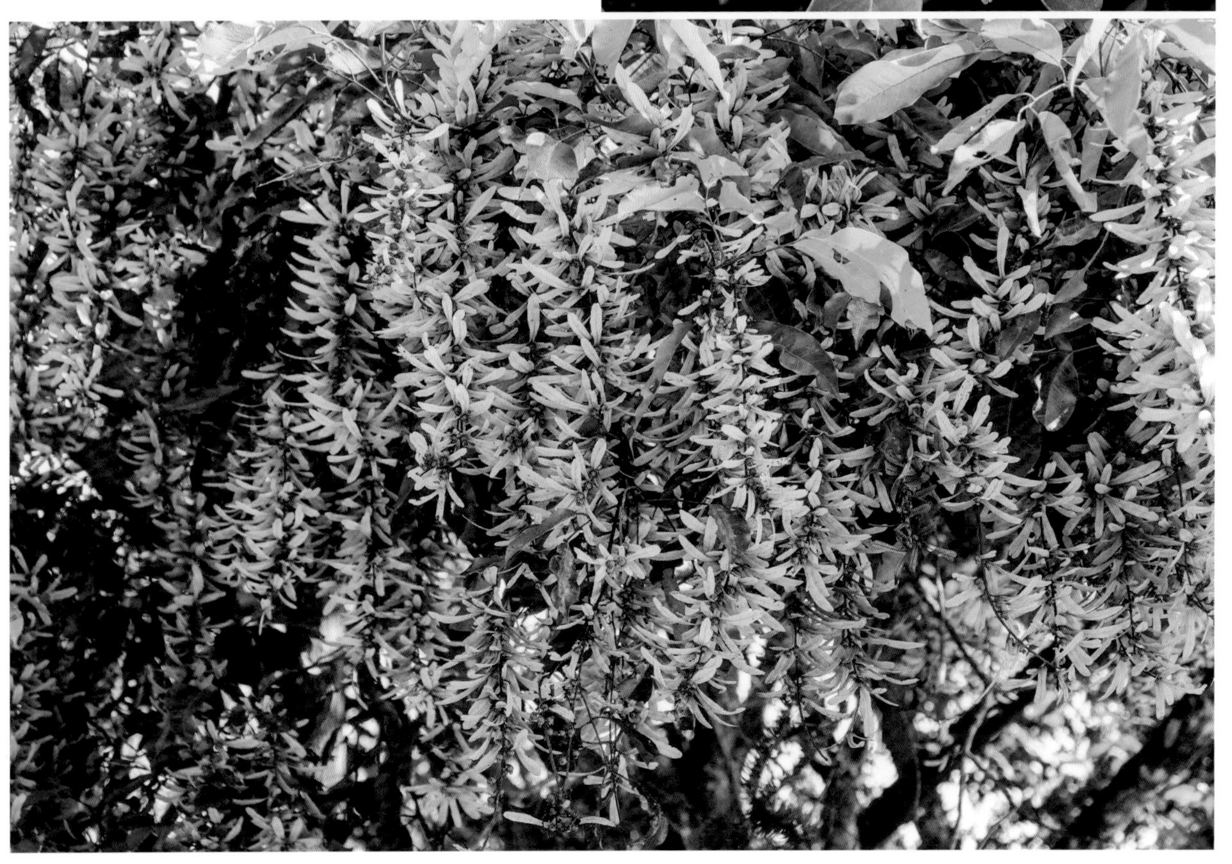

八角枫

【基原】为八角枫科八角枫*Alangium chinense* (Lour.) Harms 的根、叶及花。

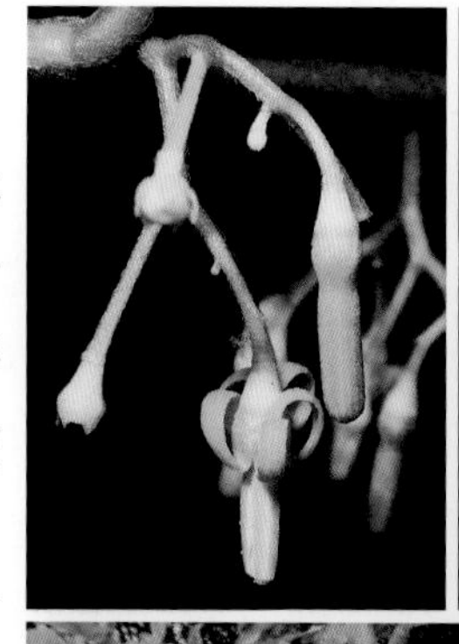
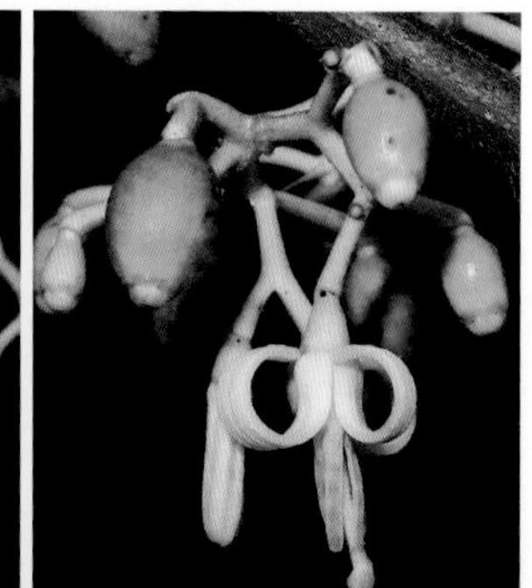
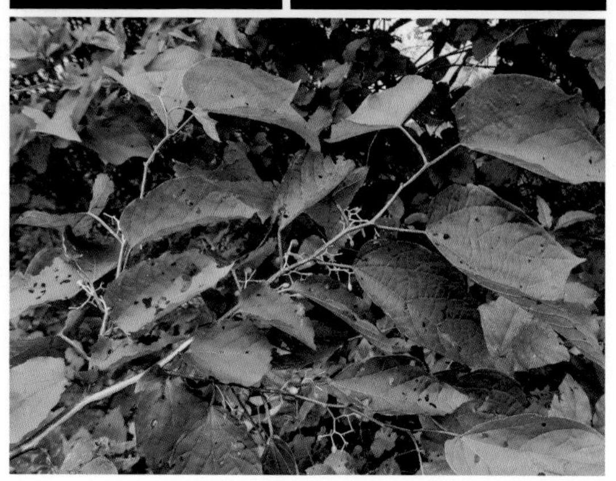

【别名】八角王、华瓜木。

【形态特征】落叶小乔木或灌木。小枝呈之字形。单叶互生；叶片边缘全缘或微浅裂，基部两侧常不对称，入秋叶变为橙黄色。聚伞花序腋生，花初开时白色，后变为黄色；雄蕊和花瓣同数而近等长。核果卵圆形，黑色。花期5~7月和9~10月，果期7~11月。

【分布】生于山野路边、灌木丛或林下。产于广西、广东、云南、四川、江西、福建、湖南、湖北、浙江、江苏、河南等地。

【性能主治】根、叶及花味辛，性微温；有毒。具有祛风除湿、舒筋活络、散淤止痛的功效。主治风湿关节痛，精神分裂症，跌打损伤。

【采收加工】根全年均可采收，挖出后，除去泥沙，斩取侧根和须状根，晒干。夏、秋季采叶及花，晒干或鲜用。

五代同堂

【基原】为八角枫科小花八角枫*Alangium faberi* Oliv. 的根。

【别名】三角枫、半枫荷。

【形态特征】落叶灌木。叶片薄纸质至膜质，不裂或掌状3裂，不分裂者长圆形或披针形，腹面幼时有稀疏的小硬毛，背面有粗伏毛，老叶几无毛。聚伞花序短而纤细，有淡黄色粗伏毛，有花5~10（20）朵。核果近卵形，熟时淡紫色，顶端有宿存的萼齿。花期6月，果期9月。

【分布】生于山谷疏林下。产于广西、广东、湖南、贵州、湖北等地。

【性能主治】根味辛、微苦，性温。具有理气活血、祛风除湿的功效。主治风湿骨痛。

【采收加工】全年均可采收，洗净，切片，晒干。

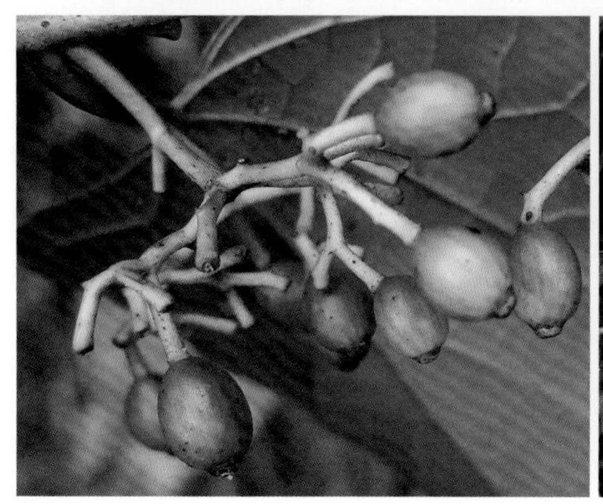
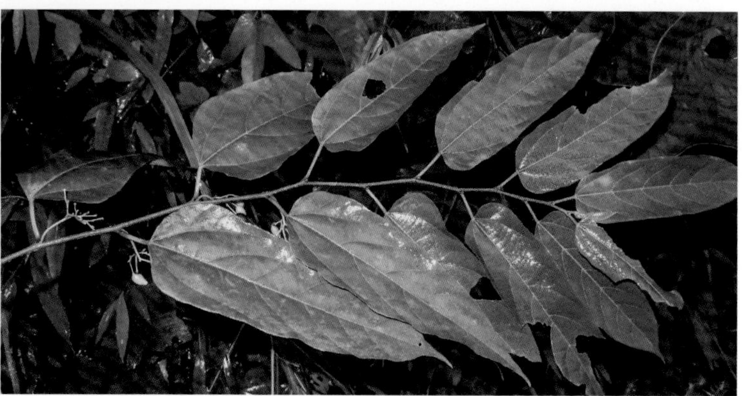

枫荷桂

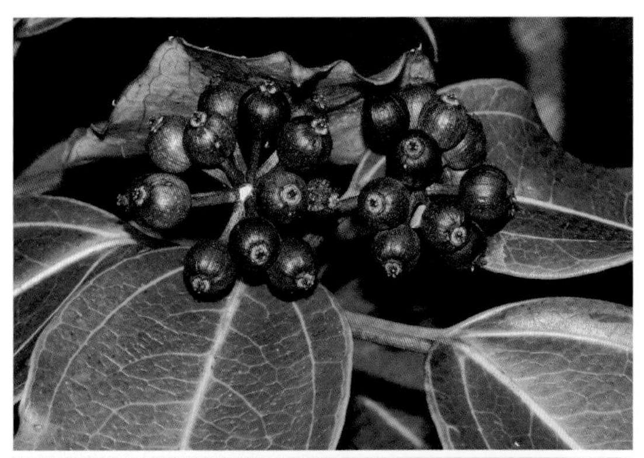

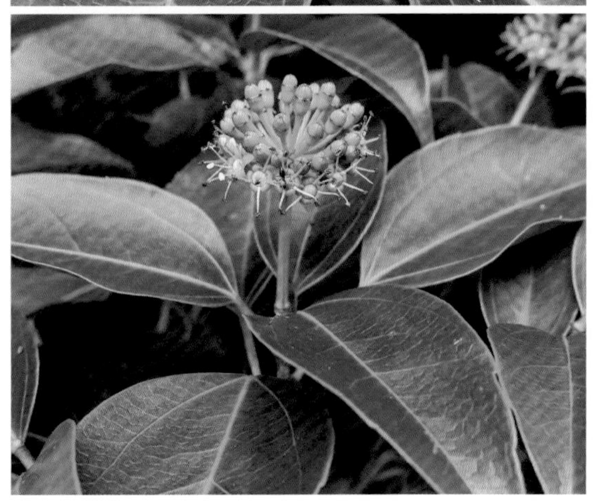

【基原】为五加科树参*Dendropanax dentigerus* (Harms) Merr. 的茎枝。

【别名】枫荷梨、半枫荷。

【形态特征】常绿乔木或灌木。叶片厚纸质或革质，半透明腺点十分密集，叶形多变，往往在同一枝上全缘叶与分裂叶共存，不裂叶为椭圆形或卵状披针形，分裂叶倒三角形，2~3裂，三出脉。伞形花序单生或2~3支组成复伞形花序。果近球形，熟时红色，具5棱。花期8~10月，果期10~12月。

【分布】生于山谷溪边较阴湿的密林下或山坡路边。产于广西、广东、四川、云南、贵州、江西等地。

【性能主治】茎枝味甘、辛，性温。具有祛风除湿、活血消肿的功效。主治风湿痹痛，偏瘫，头痛，月经不调，跌打损伤。

【采收加工】秋、冬季采收，剪切茎枝，切片，鲜用或晒干。

白勒

【基原】为五加科白簕*Eleutherococcus trifoliatus* (L.) S. Y. Hu 的根及茎。

【别名】五加皮、三叶五加、刺三甲。

【形态特征】有刺直立或蔓生灌木。全株具五加皮清香气味。指状复叶，有小叶3片，稀4~5片；小叶边缘常有疏圆钝齿或细齿。伞形花序3枝至多枝组成复伞形花序或圆锥花序，稀单一；花序梗长2~7 cm；花黄绿色。果扁球形，熟时黑色。花期8~11月，果期10~12月。

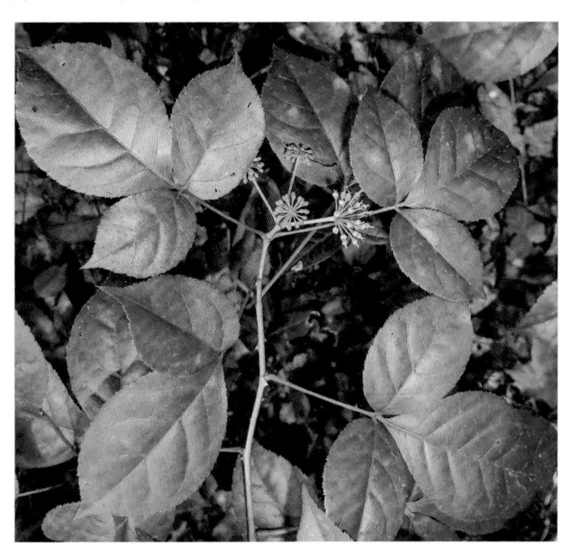

【分布】生于山坡路边、石山或土山疏林中。产于我国南部和中部地区。

【性能主治】根及茎味微辛、苦，性凉。具有清热解毒、祛风利湿、舒筋活血的功效。主治感冒发热，白带过多，月经不调，百日咳，尿路结石，跌打损伤，疖肿疮疡。

【采收加工】全年均可采收，除去泥沙杂质，晒干。

常春藤子

【基原】为五加科常春藤*Hedera sinensis* (Tobler) Hand.-Mazz. 的果实。

【别名】三角藤、天仲、三角枫。

【形态特征】常绿攀缘木质藤本。有气生根；一年生枝疏生锈色鳞片。幼嫩部分和花序上有锈色鳞片。叶互生；营养枝上的叶三角状卵形，通常3浅裂；花枝上的叶椭圆状卵形，常歪斜，边缘全缘。伞形花序顶生，花小，黄白色或绿白色。果圆球形，熟时黄色或红色。花期9~11月，果期翌年3~5月。

【分布】攀缘于林缘树木、林下路边、岩石和房屋墙壁上，庭园中也常栽培。产于广西、广东、江西、福建、江苏、浙江、西藏，北至甘肃、陕西、河南、山东等地。

【性能主治】果味甘、苦，性温。具有补肝肾、强腰膝、行气止痛的功效。主治体虚羸弱，腰膝酸软，血痹，脘腹冷痛。

【采收加工】秋季果实成熟时采收，晒干。

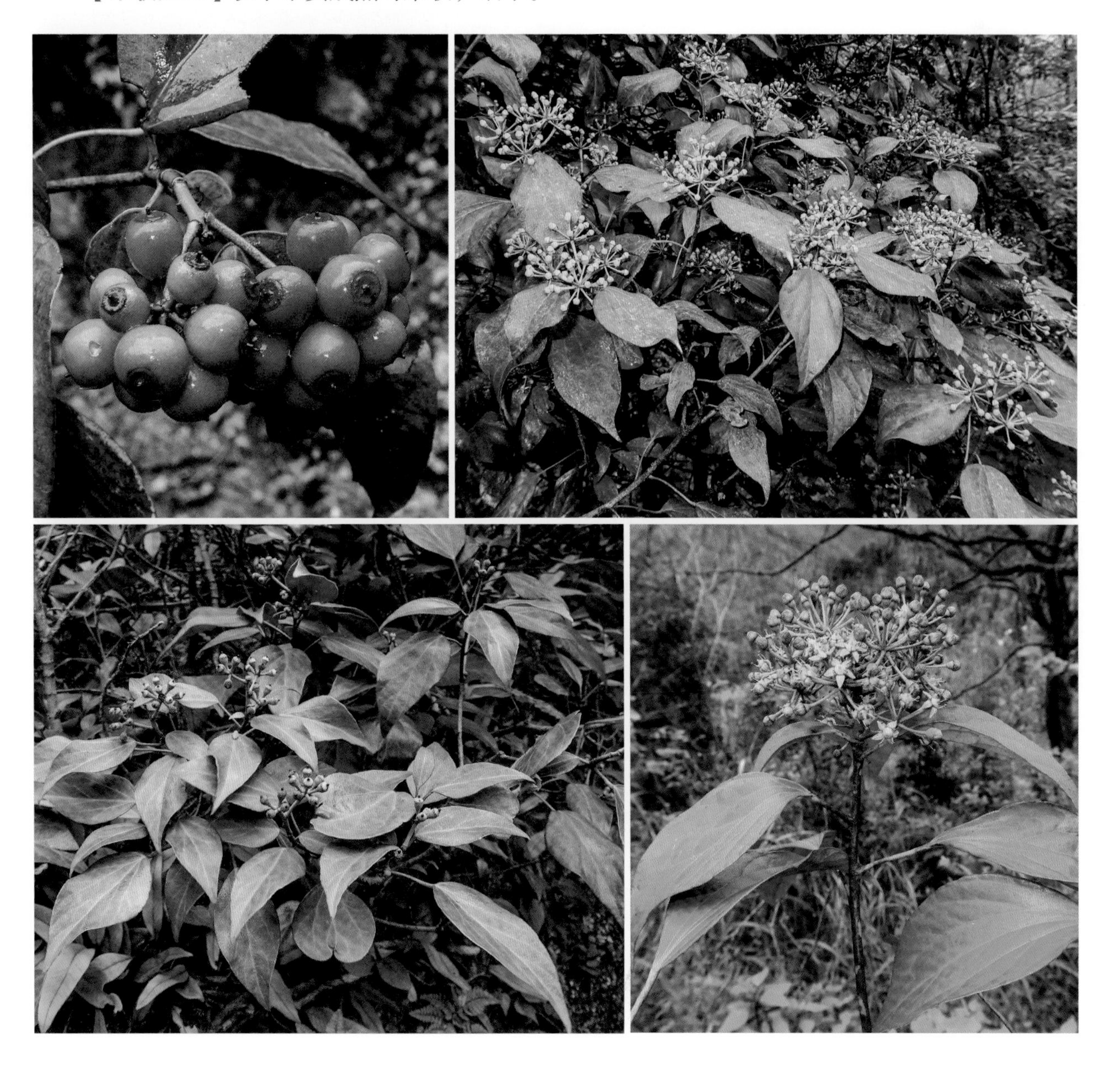

前胡

【基原】为伞形科紫花前胡*Angelica decursiva* (Miq.) Franch. et Sav. 的根。

【别名】土独活、土当归。

【形态特征】多年生草本。根圆锥状，外皮棕黄色至棕褐色，有强烈气味。茎高1~2 m，与膨大叶鞘一并带紫色，有纵沟纹。根生叶和茎生叶有长柄，抱茎，叶为一回三全裂或一回至二回羽状分裂。复伞形花序，花深紫色，萼齿明显。果实长圆形至卵状圆形，花期8~9月，果期9~11月。

【分布】生于山坡林缘或灌木丛中。产于广西、广东、四川、河南、浙江、江西、辽宁等地。

【性能主治】叶和根味辛、微苦，性微温。具有降气化痰、散风清热的功效。主治痰热喘满，风热咳嗽，痰多。

【采收加工】冬季至翌年春季茎叶枯萎或未抽花茎时采收，除去须根，洗净，晒干或低温干燥。

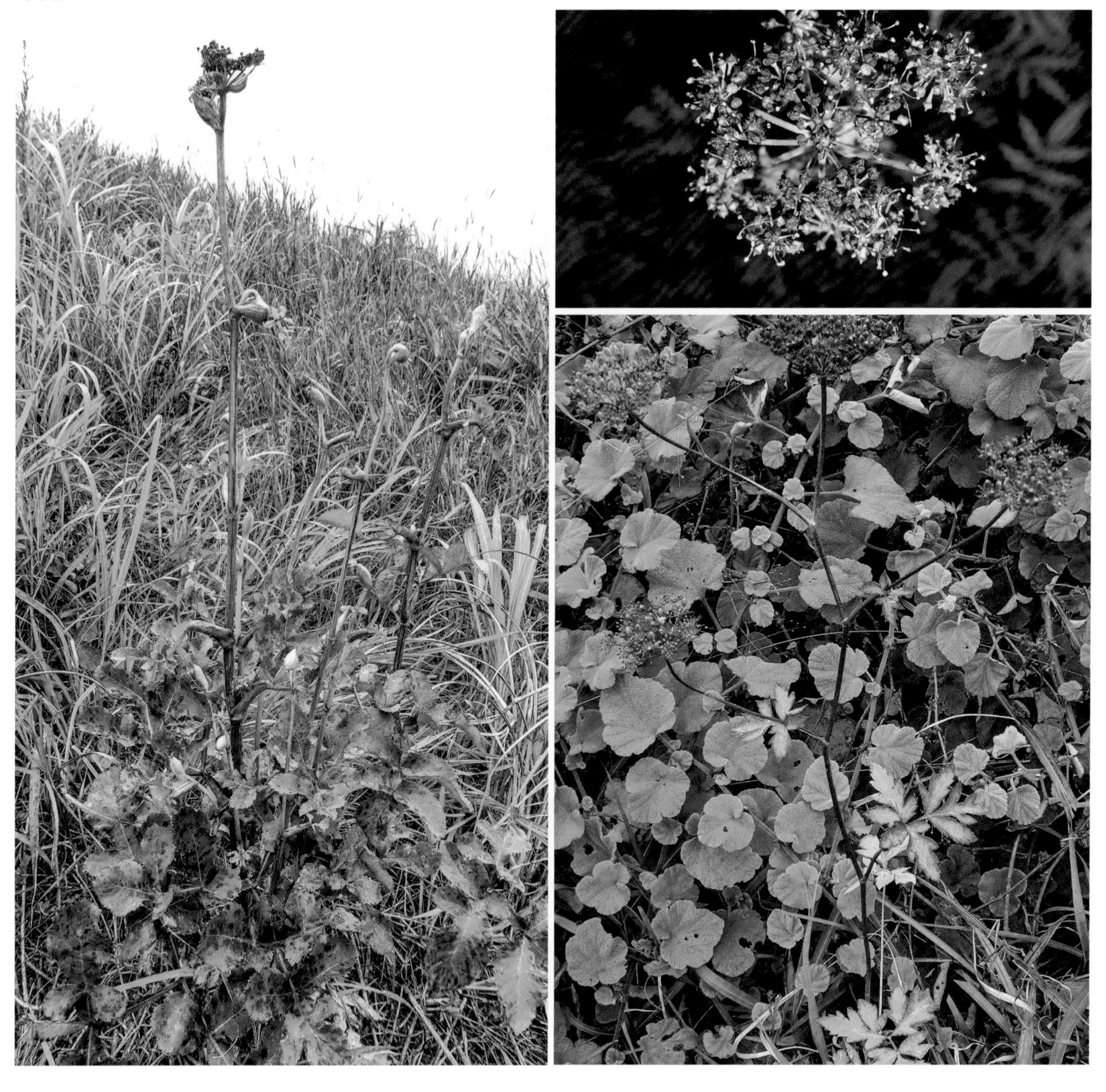

积雪草

【基原】为伞形科积雪草*Centella asiatica* (L.) Urb. 的全草。

【别名】崩大碗、雷公根、灯盏菜。

【形态特征】多年生匍匐草本。节上生根。叶片圆形、肾形，边缘有钝齿，基部阔心形；叶柄长1.5~2.7 cm，无毛或上部有柔毛，基部叶鞘透明。伞形花序聚生于叶腋，每个伞形花序有花3~4朵；花瓣紫红色或乳白色。果实圆球形，两侧扁压，表面有毛或平滑。花、果期4~10月。

【分布】生于阴湿的路边、草地或水沟边。产于广西、广东、湖南、四川、江苏、浙江、江西、福建等地。

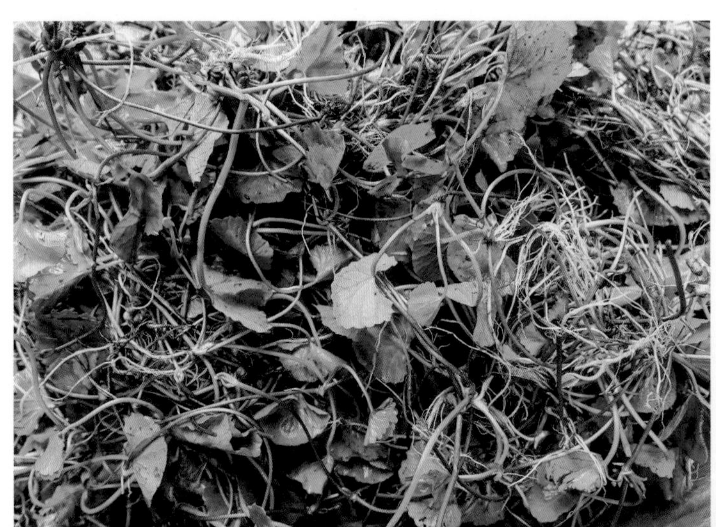

【性能主治】全草味辛、苦，性寒。具有清热利湿、解毒消肿的功效。主治湿热黄疸，砂淋血淋，中暑腹泻，跌打损伤。

【采收加工】夏、秋季采收，除去泥沙，晒干。

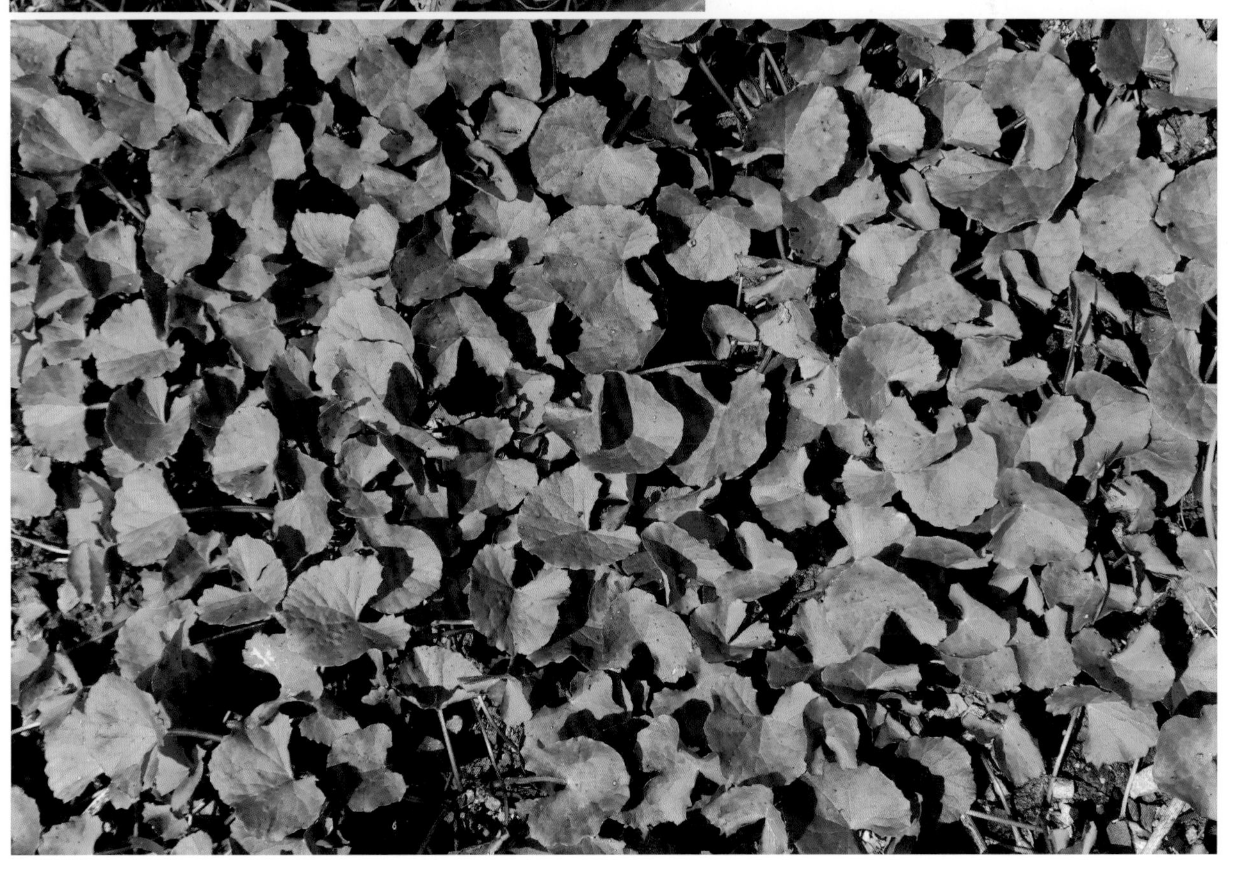

鸭儿芹

【基原】为伞形科鸭儿芹*Cryptotaenia japonica* Hassk. 的茎叶。

【别名】野芹菜、红鸭脚板、水芹菜。

【形态特征】多年生草本，高20~100 cm。茎直立，有分枝。基生叶或上部叶有柄，叶柄长5~20 cm，叶鞘边缘膜质；基生叶或较下部的茎生叶具柄；3小叶，小叶三角形至广卵形。花序圆锥状，花序梗不等长，花白色。果线状长圆形，合生面稍缢缩。花期4~5月，果期6~10月。

【分布】生于山地、山沟及林下较阴湿处。产于广西、广东、贵州、湖南、云南、四川、河北、江西、浙江。

【性能主治】茎叶味辛，性温。具有祛风止咳、活血祛瘀的功效。用于感冒咳嗽，跌打损伤；外用治皮肤瘙痒。

【采收加工】夏、秋季采收，洗净，晒干。

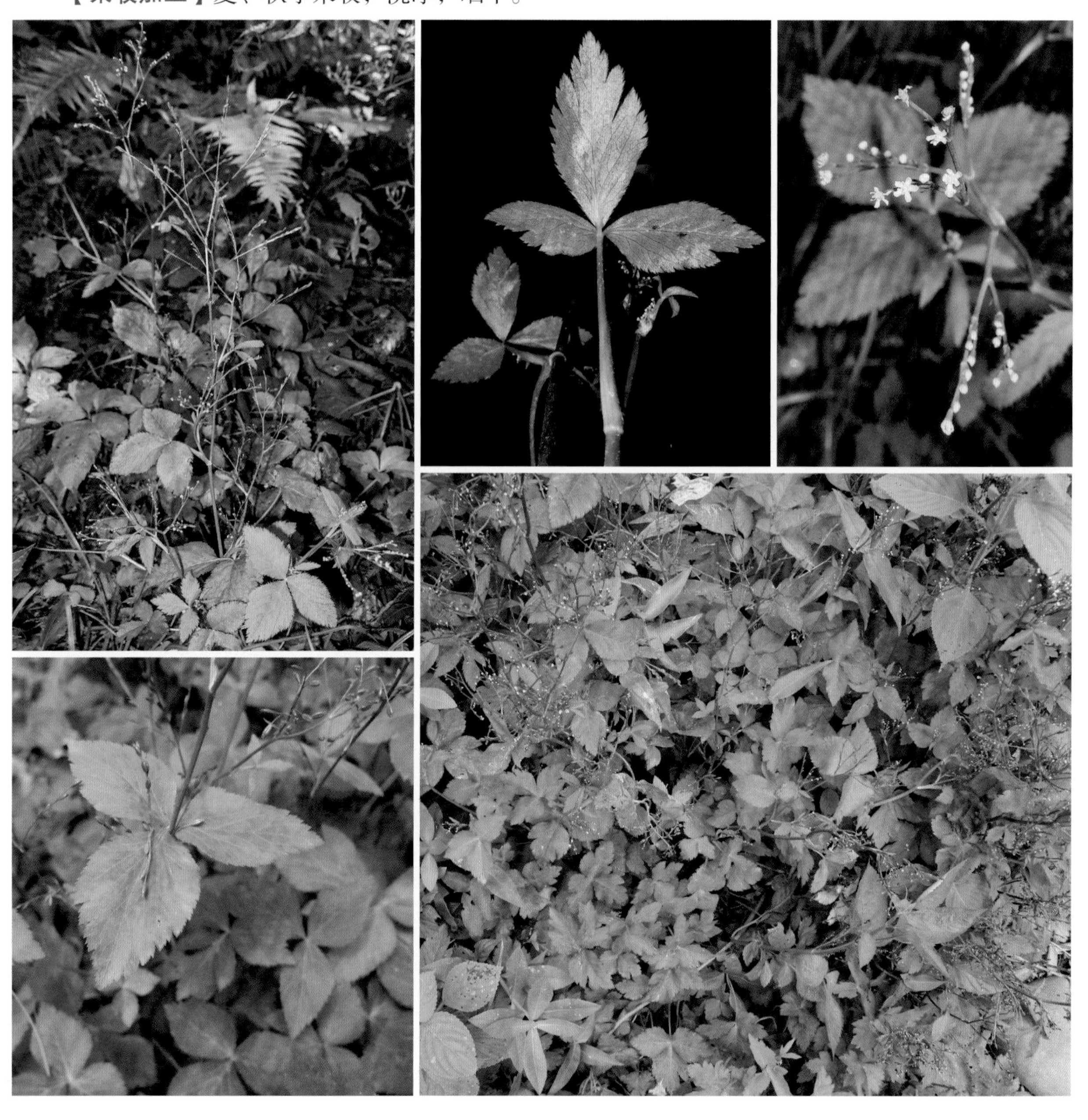

红马蹄草

【基原】为伞形科红马蹄草*Hydrocotyle nepalensis* Hook. 的全草。

【别名】水钱草、大雷公根、接骨草。

【形态特征】多年生草本。茎匍匐，有斜上分枝，节上生根。叶片圆形或肾形，长2~5 cm，宽3.5~9 cm，5~7浅裂。伞形花序数个簇生于茎顶叶腋，小伞形花序有花20~60朵，密集成球形，花白色或乳白色，有时有紫红色斑点。果基部心形，两侧压扁，熟时常呈黄褐色或紫黑色。花、果期5~11月。

【分布】生于山野沟边、路边的阴湿地和溪边草丛中。产于广西、广东、云南、贵州、湖南、陕西、安徽、浙江、江西、湖北、四川等地。

【性能主治】全草味辛、微苦，性凉。具有清肺止咳、止血活血的功效。主治感冒，咳嗽，吐血，跌打损伤；外用治痔疮，外伤出血。

【采收加工】全年均可采收，晒干。

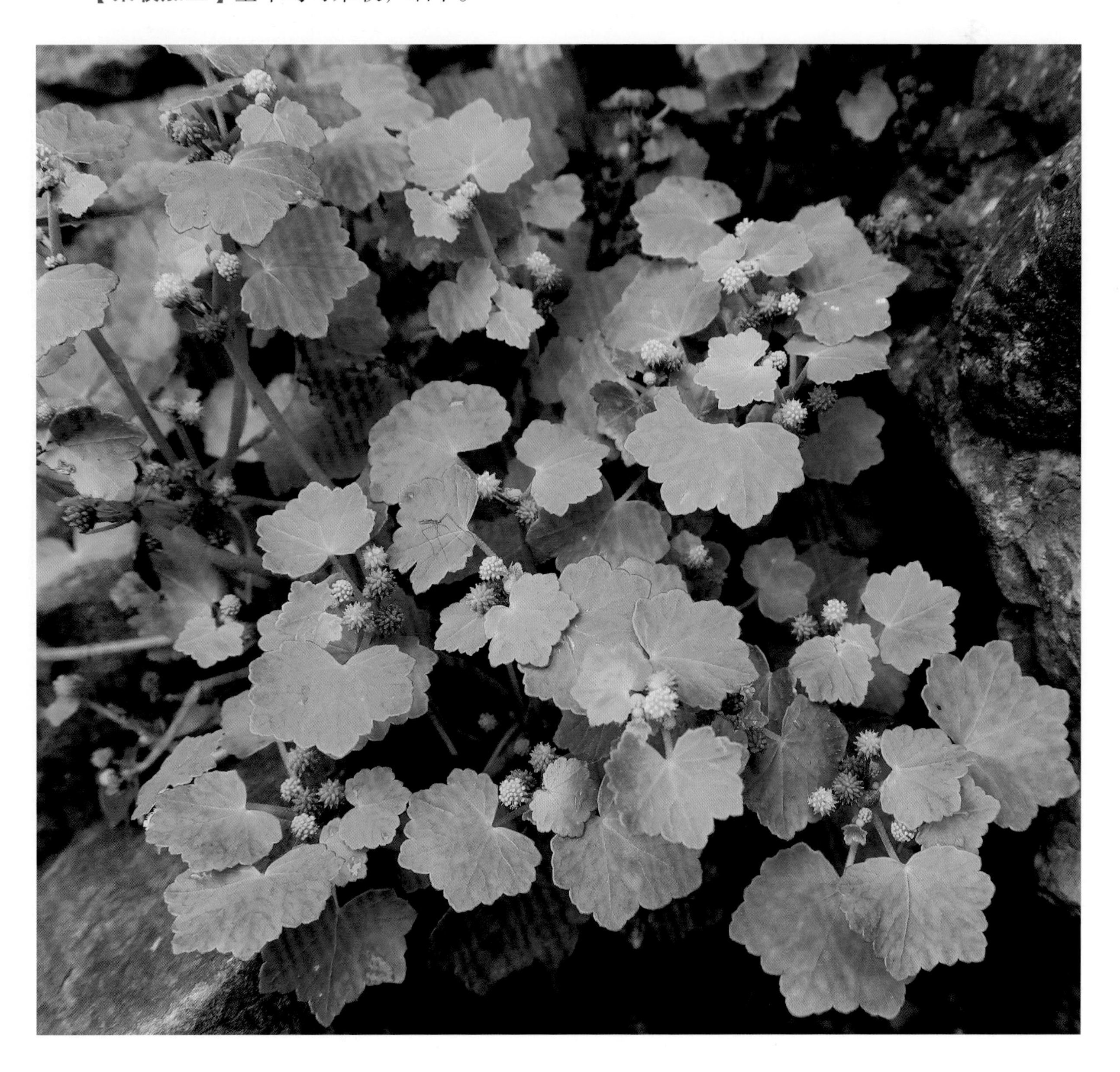

白珠树

【基原】为杜鹃花科滇白珠*Gaultheria leucocarpa* Blume var. *yunnanensis* (Franch.) T. Z. Hsu et R. C. Fang 的全株。

【别名】下山虎、满山香、鸡骨香。

【形态特征】常绿灌木。全体无毛。小枝常呈之字形弯曲。单叶互生；叶片革质，卵状长圆形或卵形，先端尾状渐尖，基部心形或圆钝，边缘具细齿，网脉在两面明显，叶揉烂后有浓郁的香气。总状花序生于叶腋和枝顶；花绿白色，钟状。蒴果浆果状，球形。花期5~6月，果期7~11月。

【分布】生于向阳山坡或山谷灌木丛中。产于广西、广东、海南、台湾、湖南等地。

【性能主治】全株味辛，性温。具有祛风除湿、舒筋活络、活血止痛的功效。主治风湿性关节炎，跌打损伤，胃寒疼痛，风寒感冒。

【采收加工】全年均可采收，洗净，切段，鲜用或晒干。

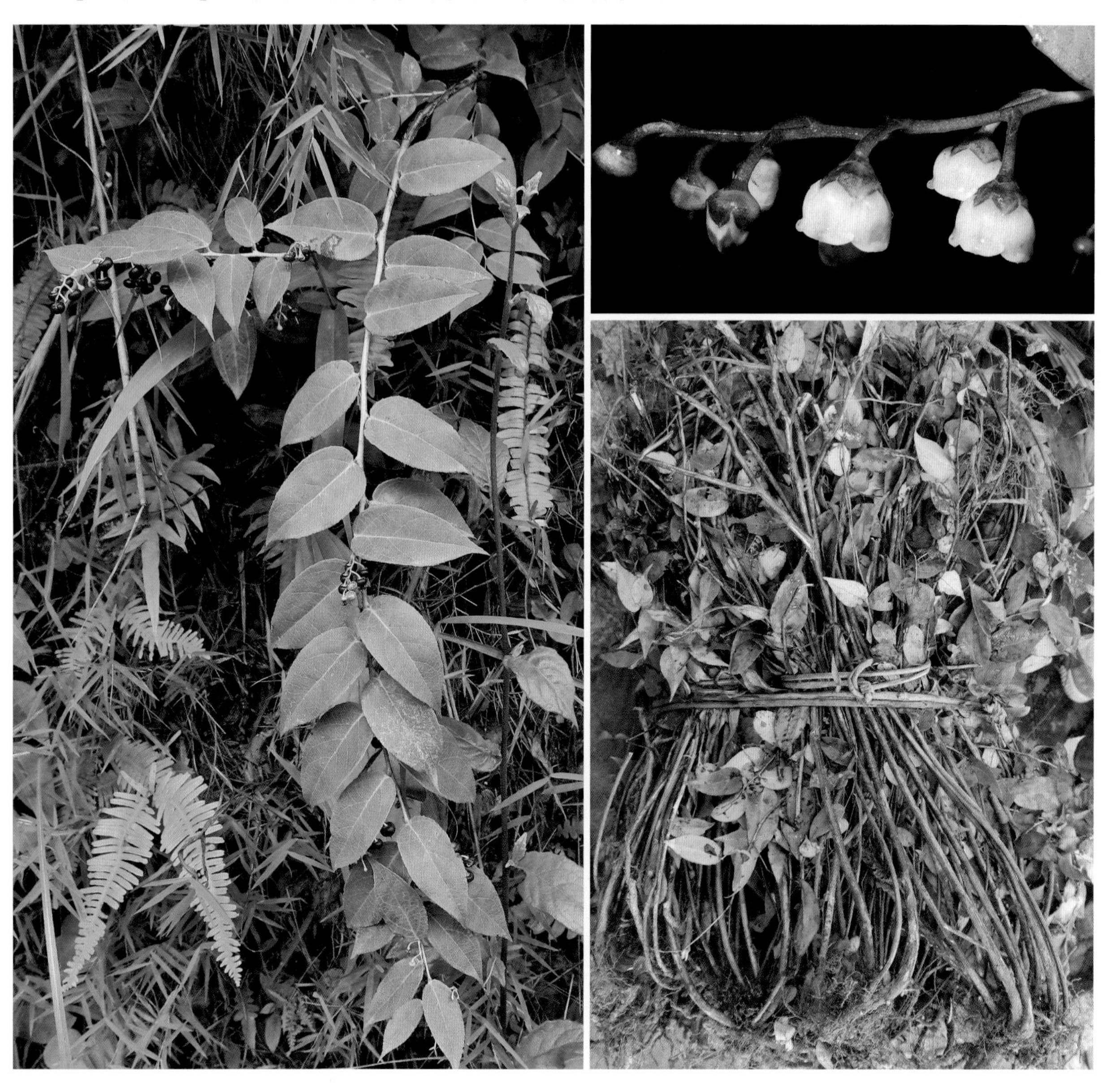

九管血

【基原】为紫金牛科九管血*Ardisia brevicaulis* Diels 的根或全株。

【别名】短茎紫金牛、血党、散血丹。

【形态特征】矮小灌木。具匍匐生根的根茎。直立茎高10~15 cm，除侧生特殊花枝外，无分枝。叶片坚纸质，狭卵形至近长圆形，边缘全缘，具不明显的腺点。伞形花序着生于侧生特殊花枝顶端；花粉红色，具腺点。果球形，鲜红色，具腺点。花期6~7月，果期10~12月。

【分布】生于山地林下。产于我国西南至台湾，湖北至广东。

【性能主治】根或全株味苦、辛，性平。具有祛风湿、活血调经、消肿止痛的功效。主治风湿痹痛，痛经，闭经，跌打损伤，咽喉肿痛，无名肿痛。

【采收加工】全年均可采收，洗净，鲜用或晒干。

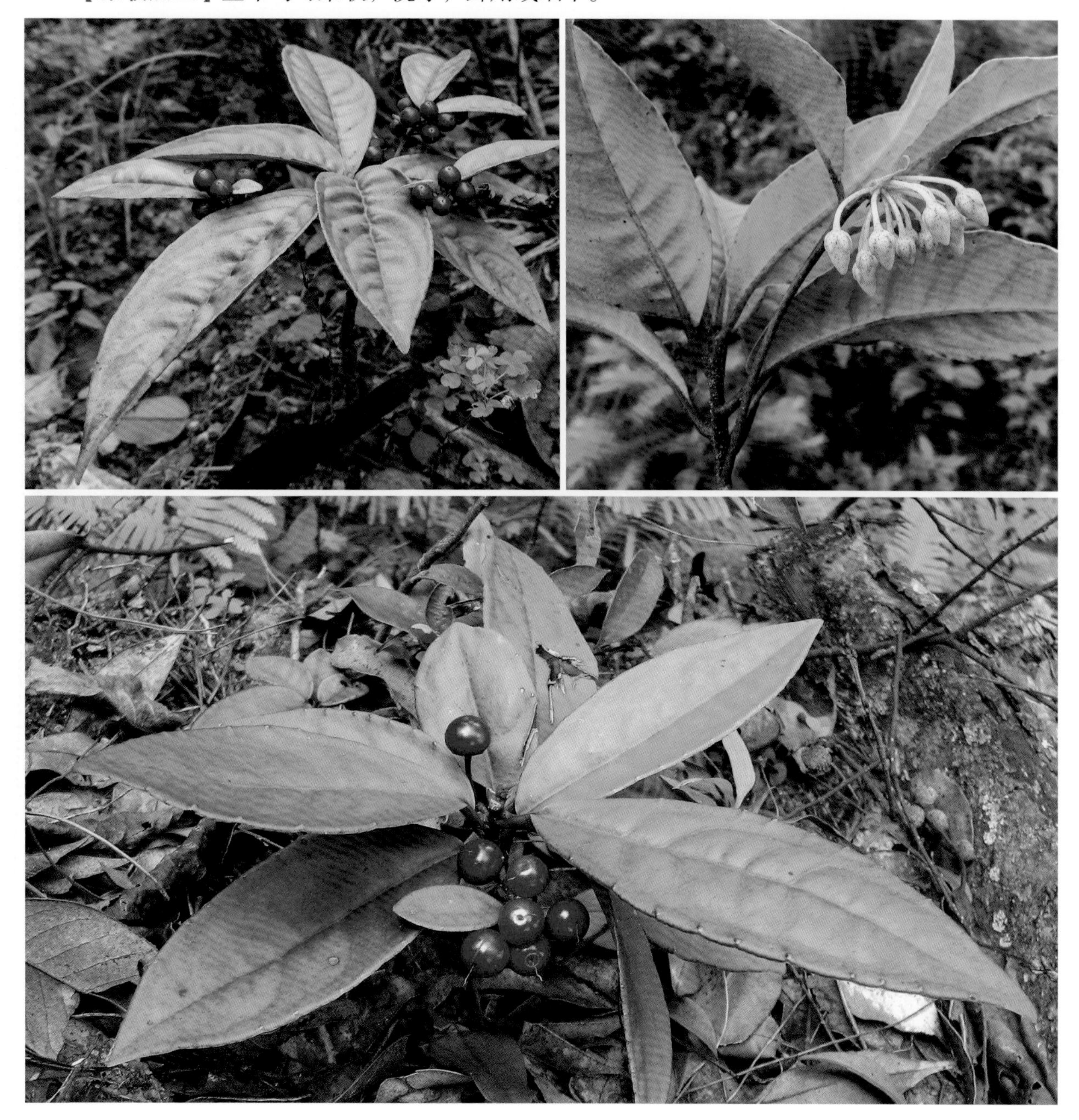

朱砂根

【基原】为紫金牛科朱砂根*Ardisia crenata* Sims 的根。

【别名】大罗伞、郎伞树。

【形态特征】常绿灌木，高1~2 m。叶片革质，除花枝外不分枝。椭圆形至倒披针形，边缘皱波状，具腺点。伞形花序着生于侧生花枝顶端，花枝近顶端常具2~3片叶；花白色，盛开时反卷；雌蕊与花瓣近等长或略长。果球形，鲜红色，具腺点。花期5~6月，果期10~12月。

【分布】生于山地林下或灌木丛中。产于广西、广东、四川、湖南、湖北、福建等地。

【性能主治】根味辛、苦，性平。具有行血祛风、解毒消肿的功效。主治咽喉肿痛，扁桃体炎，跌打损伤，腰腿痛；外用治外伤肿痛，骨折，毒蛇咬伤。

【采收加工】秋季采收，切碎，晒干。

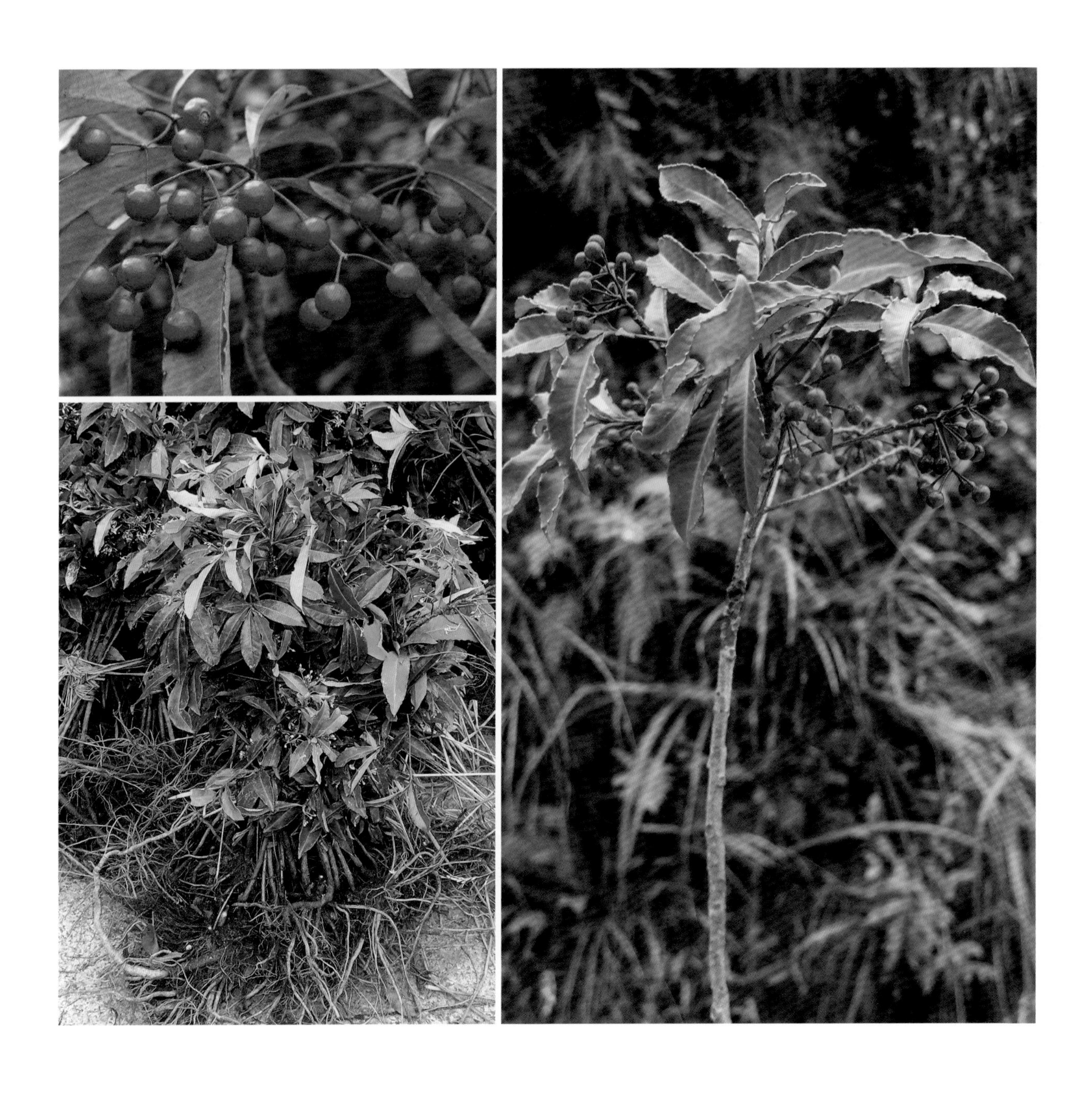

百两金

【基原】为紫金牛科百两金*Ardisia crispa* (Thunb.) A. DC.的根及根状茎。

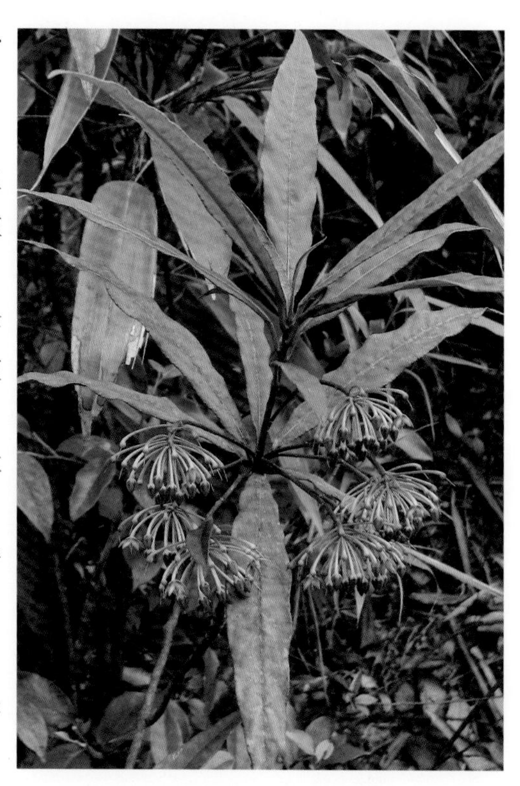

【别名】高脚凉伞、珍珠伞、八爪金龙。

【形态特征】灌木，高60~100 cm。根状茎匍匐生根，直立茎除侧生特殊花枝外，无分枝，花枝多。幼嫩部分常被细微柔毛或疏细鳞片。叶片膜质或近坚纸质，椭圆状披针形或狭长披针形，边缘全缘或略波状。亚伞形花序，花枝长5~10 cm，花白色或粉红色，里面多少被细微柔毛，具腺点。花期5~6月，果期10~12月。

【分布】生于山谷、山坡常绿阔叶林密林下或竹林下。产于广西、广东、云南、贵州、四川、湖南等地。

【性能主治】根及根状茎味苦、辛，性平。具有清热利咽、舒筋活血的功效。主治咽喉肿痛，肺病咳嗽，肾炎水肿，痢疾，白浊，风湿骨痛，牙痛。

【采收加工】全年均可采收，以秋、冬季较好，采后洗净鲜用或晒干。

矮地茶

【基原】为紫金牛科紫金牛*Ardisia japonica* (Thunb.) Blume 的全株。

【别名】不出林、平地木、矮婆茶。

【形态特征】小灌木，常高30 cm。近蔓生，具匍匐生根的根茎，不分枝。叶片约拇指大小，边缘具细齿，多少具腺点。亚伞形花序腋生；花粉红色或白色，具密腺点。果球形，鲜红色，多少具腺点，果期较长。花期5~6月，果期11~12月，有时翌年5~6月还有果。

【分布】生于山间林下阴湿的地方。产于广西、湖南、贵州、云南、四川、江西、福建等地。

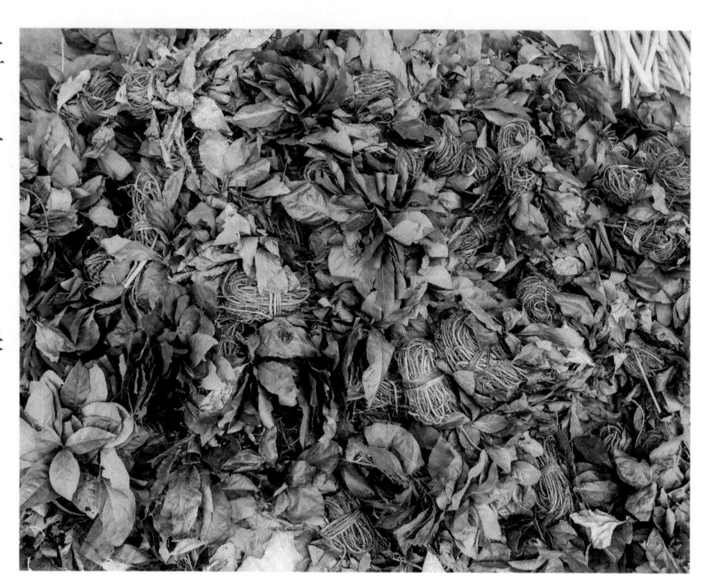

【性能主治】全株味辛，性平。具有止咳化痰、活血的功效。主治支气管炎，咳嗽，肺结核，肝炎，痢疾，尿路感染；外用治皮肤搔痒。

【采收加工】夏、秋季茎叶茂盛时采收，除泥沙，干燥。

红毛走马胎

【基原】为紫金牛科虎舌红*Ardisia mamillata* Hance 的全株。

【别名】红毛毡、老虎脷。

【形态特征】矮小灌木，高不超过15 cm。幼时密被锈色卷曲长柔毛。叶片倒卵形至长圆状倒披针形，两面绿色或暗红色，被锈色或紫红色糙伏毛，毛基部隆起如小瘤。伞形花序单一，着生于腋生花枝顶端。果直径约6 mm，鲜红色，稍具腺点。花期6~7月，果期11月至翌年1月。

【分布】生于山谷密林下阴湿处。产于四川、贵州、云南、湖南、广西、广东、福建等地。

【性能主治】全株味苦、微辛，性凉。具有散瘀止血、清热利湿、去腐生肌的功效。主治风湿痹痛，痢疾，吐血，便血，闭经，乳痛，疔疮。

【采收加工】全年均可采收，洗净，晒干。

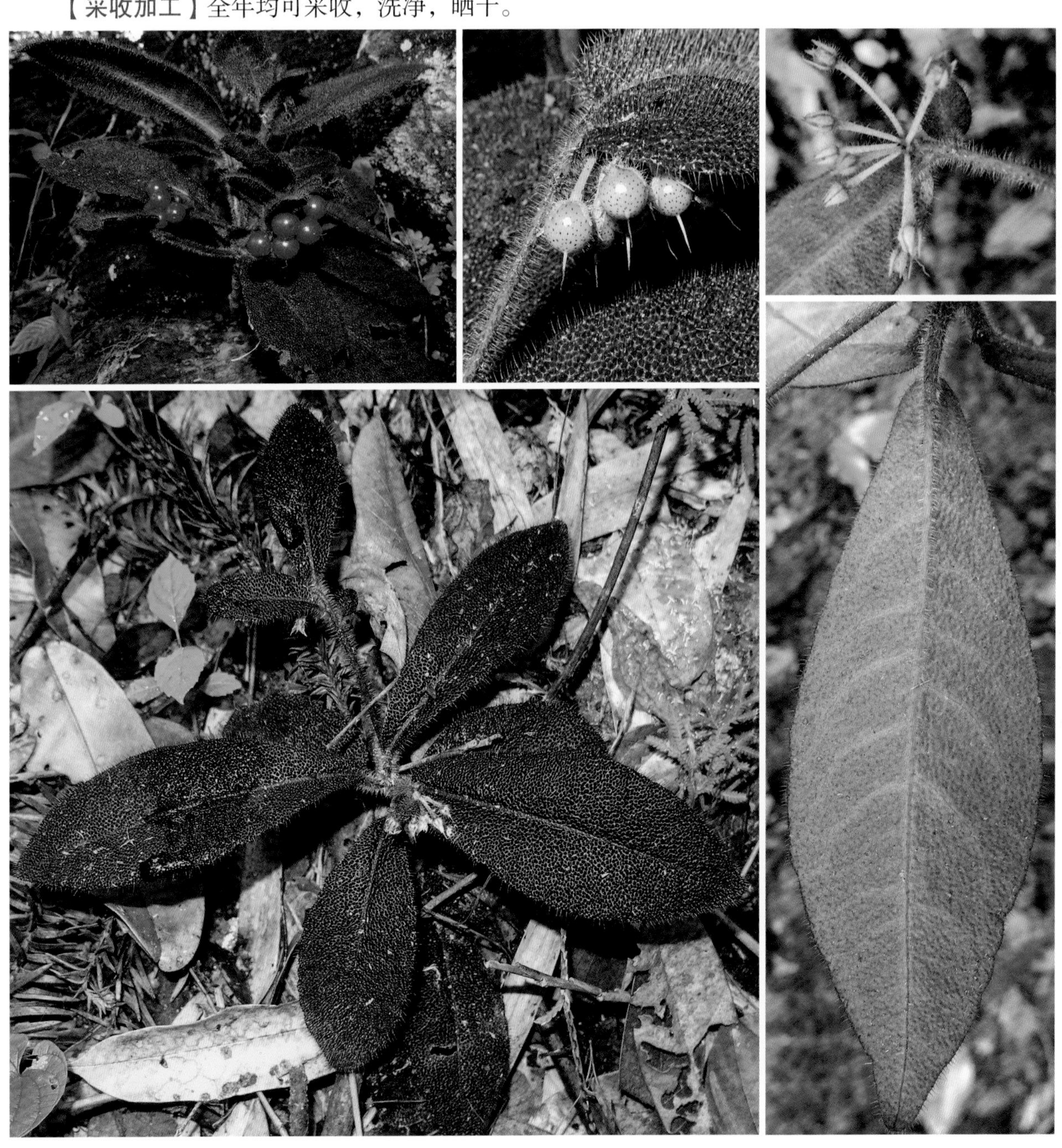

铺地罗伞

【基原】为紫金牛科莲座紫金牛*Ardisia primulifolia* Gardner et Champion 的全株。

【别名】毛虫药、老虎舌。

【形态特征】矮小灌木或近草本。茎短或几无，常被锈色长柔毛。叶互生或基生呈莲座状；叶片椭圆形或长圆状倒卵形，基部圆形，边缘具腺点，两面被锈色长柔毛。聚伞花序或亚伞形花序，花序单一，从莲座叶腋中抽出1~2个；花粉红色。果球形，鲜红色，具腺点。花期6~7月，果期11~12月。

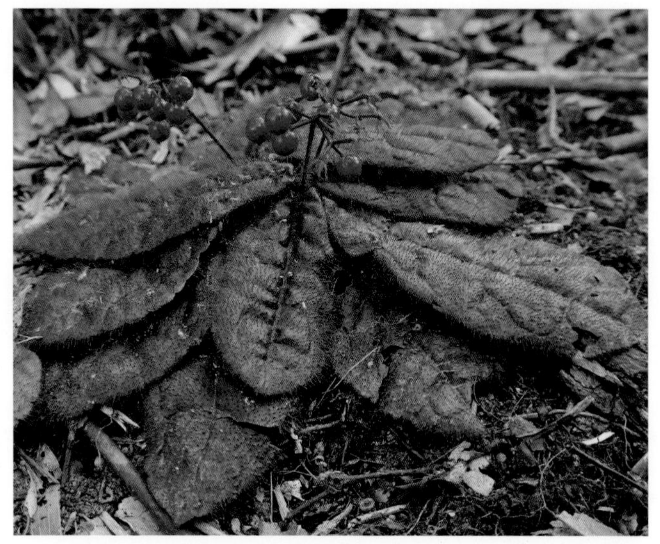

【分布】生于山坡林下阴湿处。产于广西、广东、云南、江西等地。

【性能主治】全株味微苦、辛，性凉。具有祛风通络、散瘀止血、解毒消痈的功效。主治风湿关节痛，闭经，跌打损伤，乳痈，疔疮。

【采收加工】夏、秋季采收，鲜用或晒干。

杜茎山

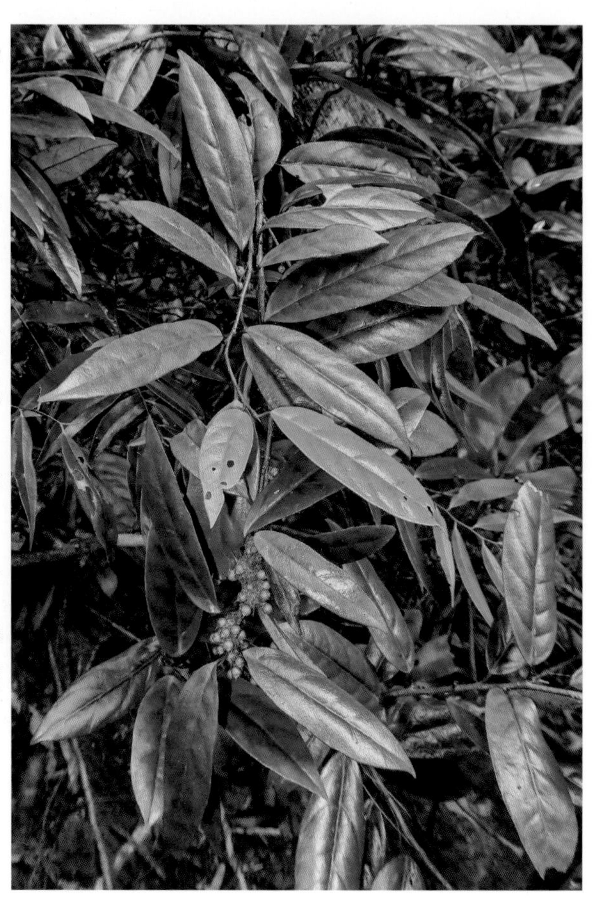

【基原】为紫金牛科杜茎山*Maesa japonica* (Thunb.) Moritzi et Zoll. 的根、茎叶。

【别名】胡椒树、接骨钻、野胡椒。

【形态特征】灌木，有时外倾或攀缘。小枝无毛，具细条纹。叶片椭圆形、披针状椭圆形、倒卵形或披针形，长5~15 cm，宽2~5 cm，两面无毛。总状或圆锥花序；花冠白色，长钟形。果球形，直径4~6 mm，肉质，具脉状腺纹，宿萼包果顶端，花柱宿存。花期1~3月，果期10月或翌年5月。

【分布】生于山坡或石灰山林下向阳处。产于广西、广东、云南等地。

【性能主治】根、茎叶味苦，性寒。具有祛风邪、解疫毒、消肿胀的功效。主治热性传染病，身疼，烦躁，口渴，水肿，跌打肿痛，外伤出血。

【采收加工】全年均可采收，洗净，切段，鲜用或晒干。

鲫鱼胆

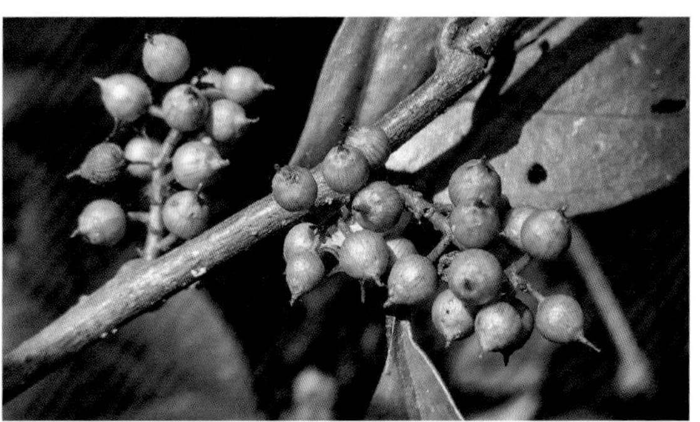

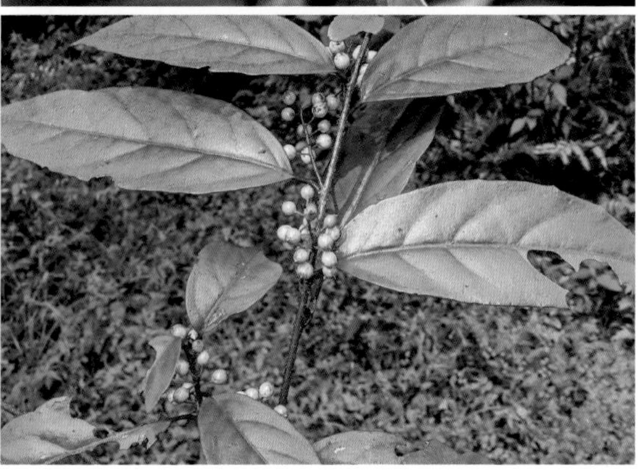

【基原】为紫金牛科鲫鱼胆*Maesa perlarius* (Lour.) Merr. 的全株。

【别名】空心花、嫩肉木、丁药。

【形态特征】小灌木，高1~3 m。分枝多。叶片纸质或近坚纸质，广椭圆状卵形至椭圆形，边缘上部具粗齿，下部常全缘。总状花序或圆锥花序腋生，具2~3分枝；花冠白色，钟形，具脉状腺条纹；裂片与花冠管等长。果球形，具脉状腺条纹，具宿存萼片。花期3~4月，果期12月至翌年5月。

【分布】生于路边的疏林或灌木丛中湿润的地方。产于四川、贵州至台湾沿海各地。

【性能主治】全株味苦、性平。具有接骨消肿、生肌祛腐的功效。主治跌打刀伤，疔疮。

【采收加工】全年均可采收。

白檀

【基原】为山矾科白檀*Symplocos paniculata* (Thunb.) Miq. 的根、叶、花或种子。

【别名】砒霜子、蛤蟆涎、牛筋叶。

【形态特征】落叶灌木或小乔木。叶互生；叶片膜质或薄纸质，阔倒卵形、椭圆状倒卵形或卵形。圆锥花序长5~8 cm，通常有柔毛；苞片通常条形，有褐色腺点；花冠白色，长4~5 mm，5深裂几达基部；雄蕊40~60枚；子房2室，花盘具5个突起的腺点。核果熟时蓝色，卵状球形，稍扁斜。

【分布】生于山坡、路边、疏林或密林中。产于长江以南、华北、东北地区及广西、台湾。

【性能主治】根、叶、花或种子味苦，性微寒。具有清热解毒、调气散结、祛风止痒的功效。主治乳腺炎，淋巴腺炎，肠痈，疮疖，疝气，荨麻疹，皮肤瘙痒。

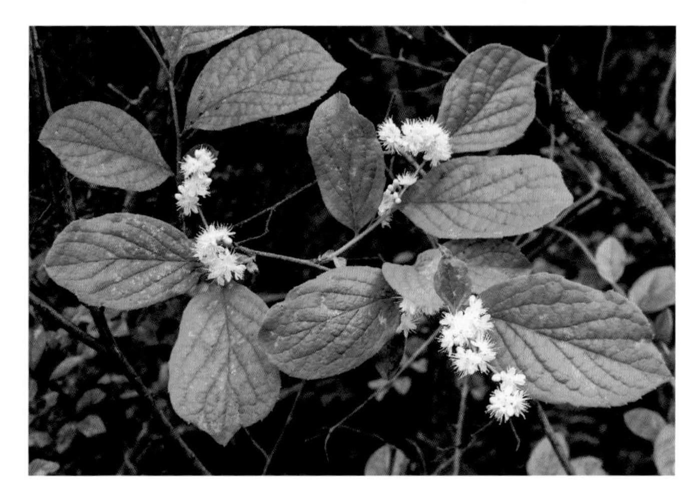

【采收加工】根秋、冬季挖取。叶春、夏季季采摘。花或种子5~7月花果期采收，晒干。

醉鱼草

【基原】为马钱科醉鱼草*Buddleja lindleyana* Fortune 的茎叶。

【别名】防痛树、毒鱼草。

【形态特征】直立灌木，高1~2 m。嫩枝被棕黄色星状毛及鳞片。叶片卵形至椭圆状披针形，顶端渐尖至尾状，边缘全缘，干时腹面暗绿色，无毛，背面密被棕黄色星状毛。总状聚伞花序顶生，疏被星状毛及金黄色腺点；花紫色，花冠筒弯曲。蒴果长圆形，外被鳞片。花期4~10月，果期8月至翌年4月。

【分布】生于山地向阳山坡、林缘灌木丛中。产于广西、广东、湖南、贵州、云南、四川、江西、浙江、江苏等地。

【性能主治】茎叶味辛，性温。具有祛风湿、壮筋骨、活血祛瘀的功效。主治风湿筋骨疼痛，跌打损伤，产后血瘀，痈疽溃疡。

【采收加工】全年均可采收，洗净，晒干。

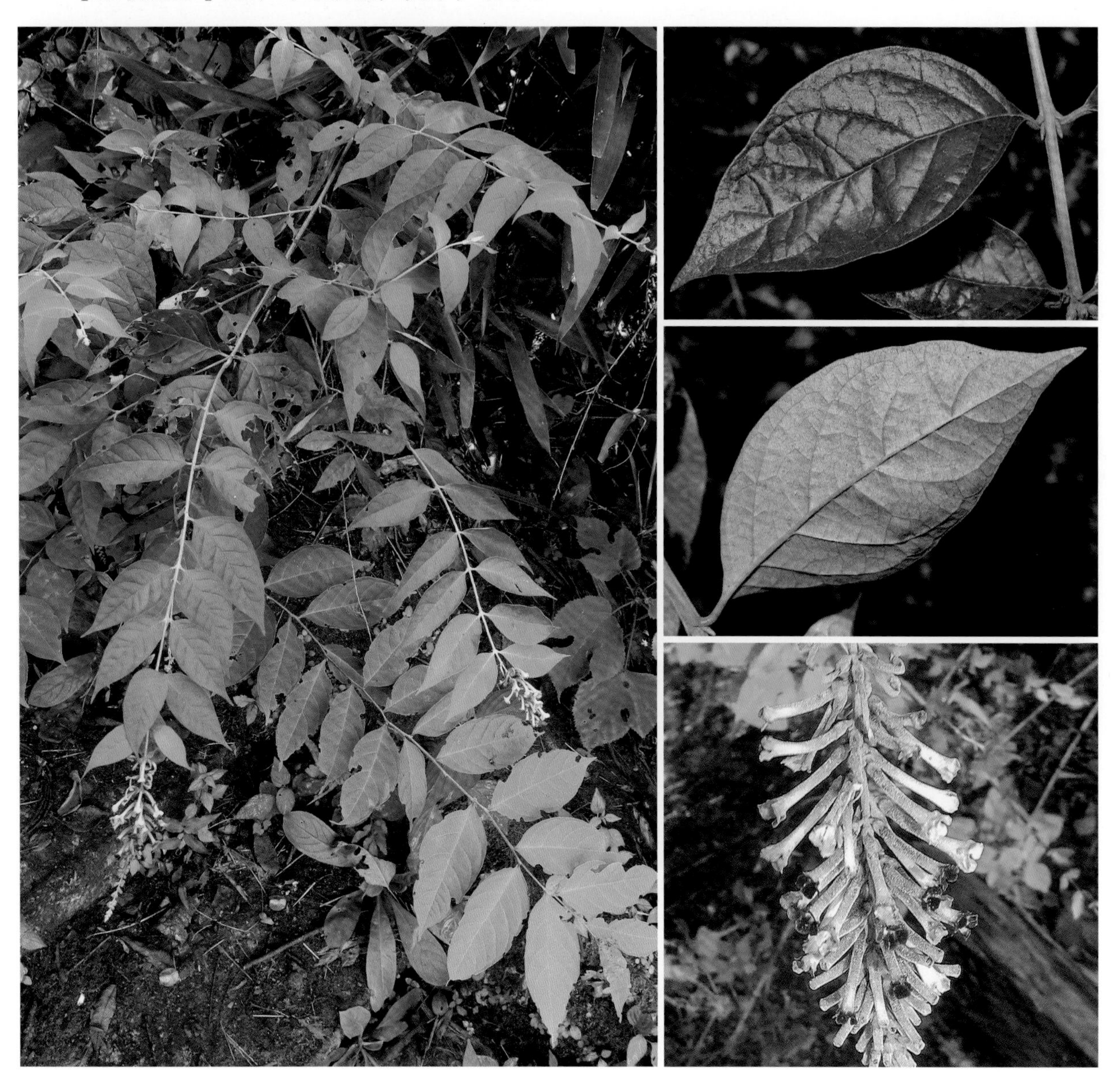

断肠草

【基原】为马钱科钩吻*Gelsemium elegans* (Gardn. et Champ.) Benth. 的根和茎。

【别名】大茶药、烂肠草、胡蔓藤。

【形态特征】常绿木质藤本。无毛；小枝圆柱形，幼时具纵棱。单叶对生；叶片膜质，卵形至卵状披针形。聚伞花序；花密集；花冠黄色，漏斗状，内有淡红色斑点。蒴果卵状椭圆形，未开裂时明显地具有2条纵槽，熟时黑色。种子压扁状椭圆形或肾形。花期5~11月，果期7月至翌年2月。

【分布】生于山坡疏林下或灌木丛中。产于广西、广东、海南、贵州、云南、江西、福建、湖南等地。

【性能主治】根和茎味苦、辛，性温；有大毒。具有祛风、攻毒、止痛的功效。主治疥癞，湿疹，瘰疬，痈肿，疔疮，跌打损伤，风湿痹痛，神经痛，陈旧性骨折。

【采收加工】全年均可采收，除去泥沙、杂质，干燥。

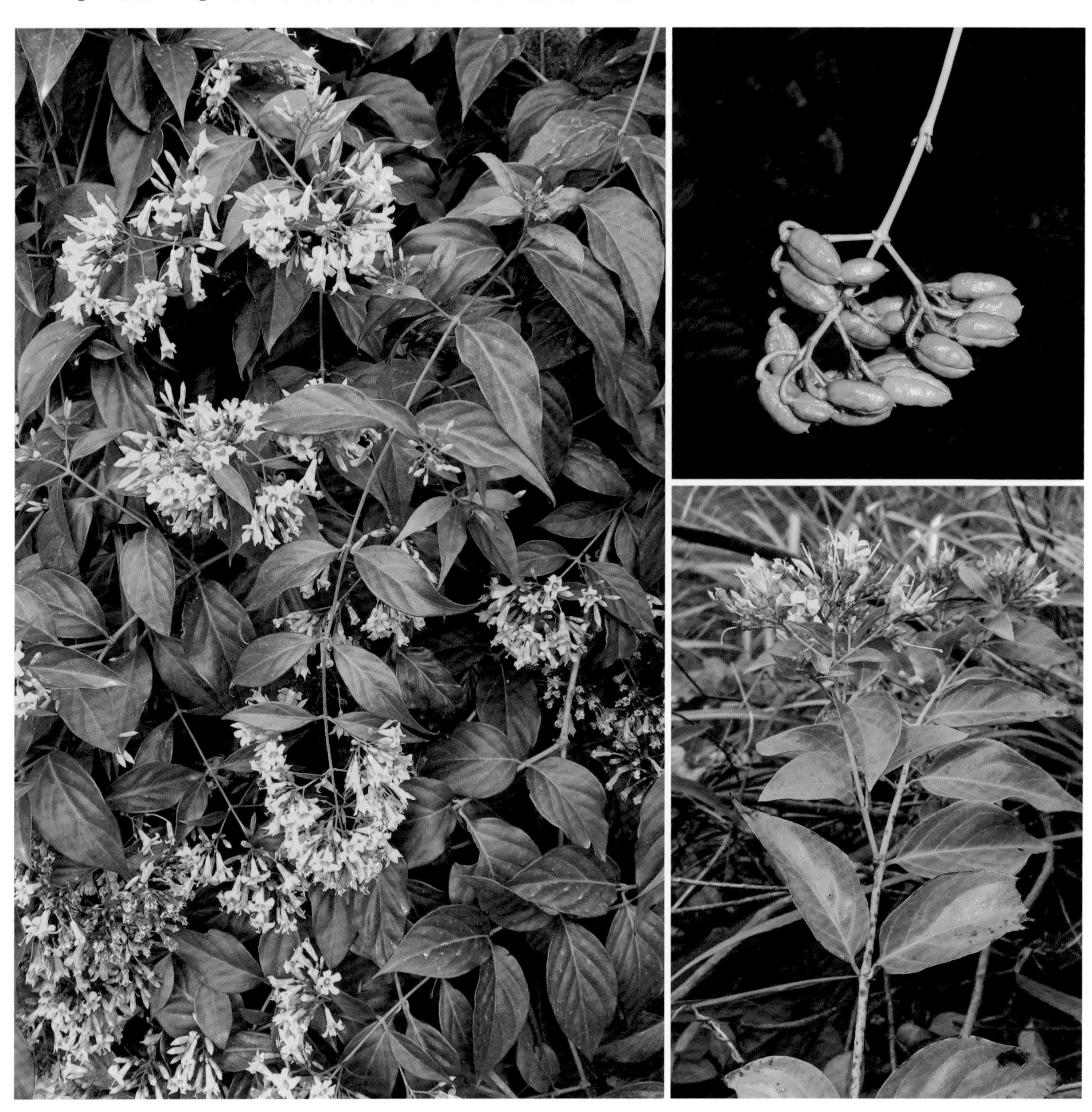

华清香藤

【基原】为木樨科华素馨*Jasminum sinense* Hemsl. 的全株。

【别名】九龙藤、吊三角、芭芒藤。

【形态特征】攀缘灌木。枝、叶、叶柄和花序密被锈色长柔毛。叶对生，三出复叶，顶生小叶远大于侧生小叶；小叶纸质，卵形或卵状披针形。聚伞花序顶生及腋生；花芳香；花萼被柔毛，果时稍增大，锥尖形或长三角形；花冠白色。果长圆形或近球形，呈黑色。花期7~10月，果期9月至翌年5月。

【分布】生于灌木丛或山林中。产于广西、广东、云南、贵州、湖南、浙江、江西、福建、湖北、四川等地。

【性能主治】全株味微苦、涩。具有清热解毒的功效。主治疮疡肿毒。

【采收加工】全年均可采收，除去泥土等杂质，切片或段，鲜用或晒干。

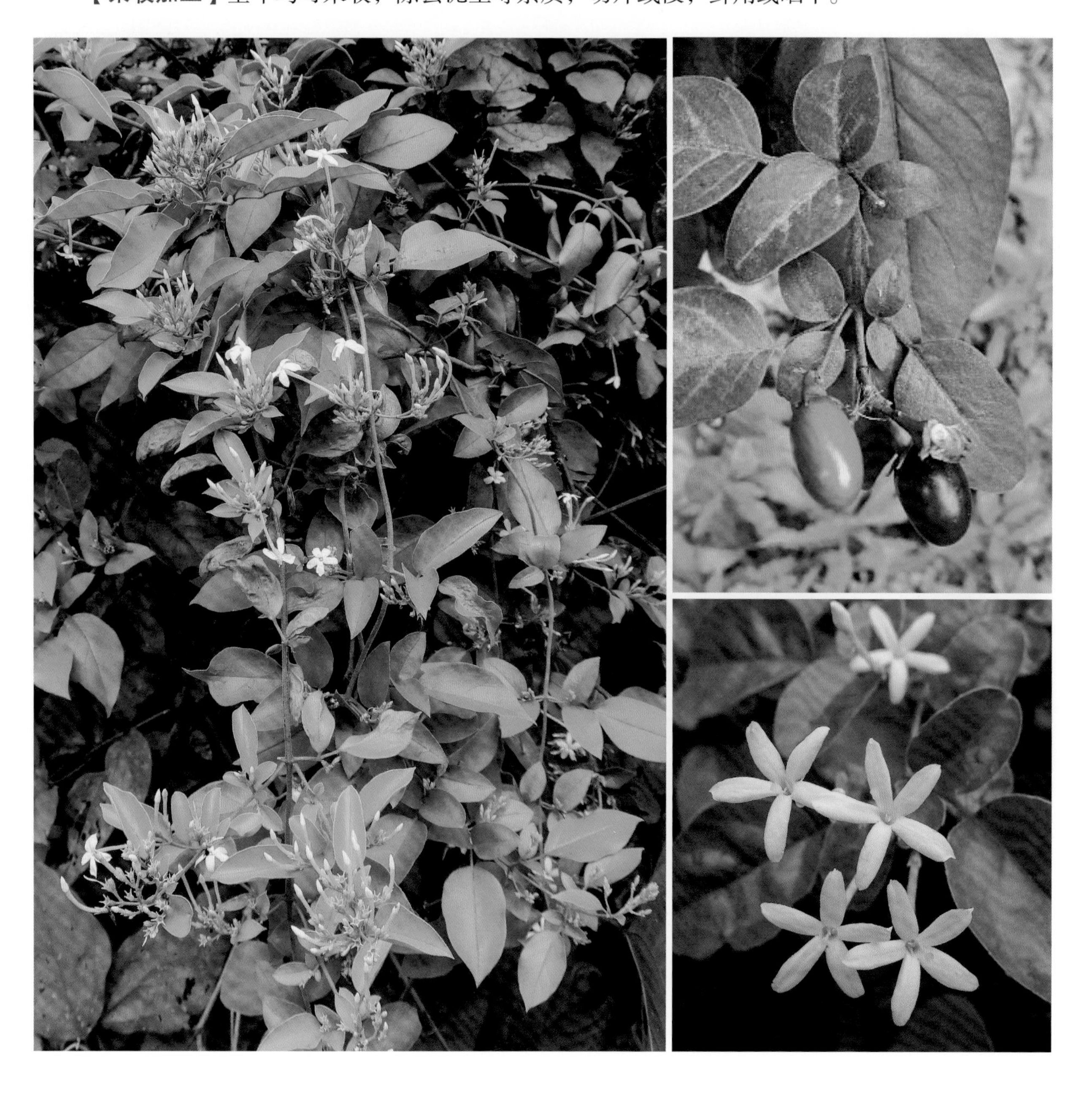

小蜡树

【基原】为木樨科小蜡*Ligustrum sinense* Lour.的树皮及枝叶。

【别名】冬青、鱼腊树、水白蜡。

【形态特征】落叶灌木或小乔木。小枝被淡黄色柔毛，老时近无毛。叶片纸质或薄革质，卵形至披针形，先端渐尖至微凹，基部宽楔形或近圆形。圆锥花序顶生或腋生，塔形；花序轴基部有叶；花白色；花丝与花冠裂片近等长或长于裂片。果近球形。花期5~6月，果期9~12月。

【分布】生于疏林或密林中。产于广西、广东、湖南、贵州、四川、江西、湖北等地。

【性能主治】树皮及枝叶味苦，性凉。具有清热利湿、解毒消肿的功效。主治感冒发热，肺热咳嗽，咽喉肿痛，口舌生疮，湿疹，皮炎，跌打损伤，烫伤。

【采收加工】夏、秋季采收，鲜用或晒干。

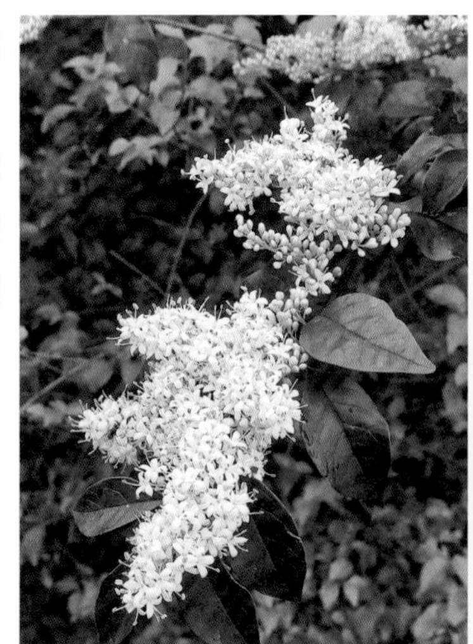

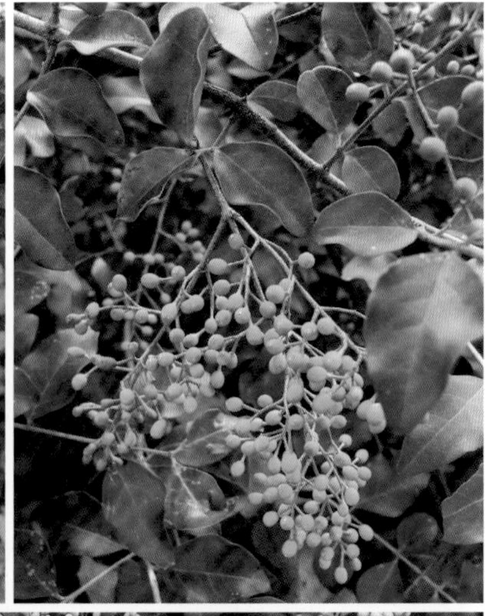

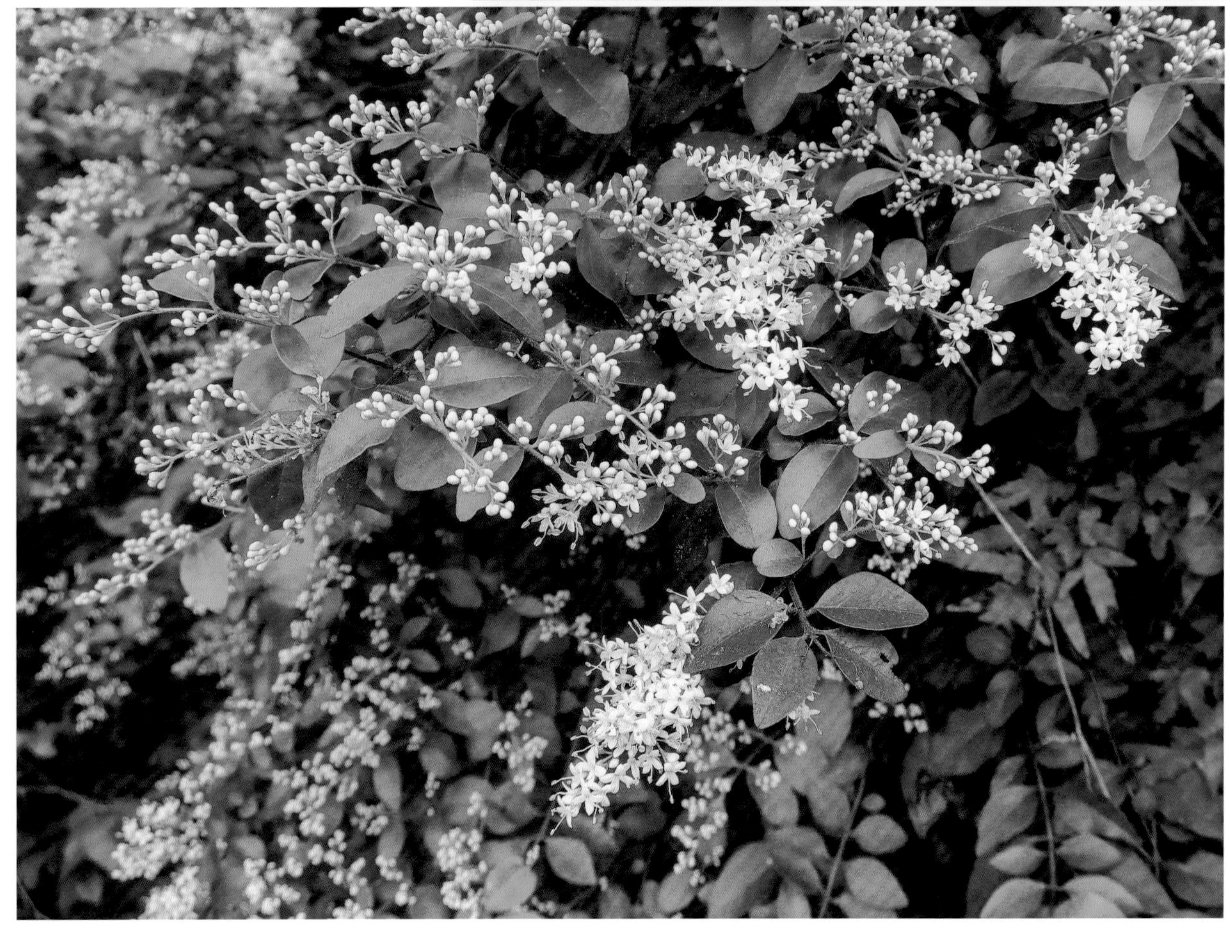

尖山橙

【基原】为夹竹桃科尖山橙*Melodinus fusiformis* Champ. ex Benth. 的全株。

【形态特征】木质藤本。全株具乳汁，幼枝、嫩叶、叶柄、花序均被柔毛，老时渐无毛。叶对生；叶片近革质，椭圆形或长椭圆形，先端渐尖，基部楔形至圆形。聚伞花序顶生；花冠白色，高脚碟状。浆果椭圆形，橙红色，先端短尖，基部圆形或钝。花期5~8月，果期7~12月。

【分布】生于山地疏林中或山坡路边、山谷水沟旁。产于广西、广东和贵州等地。

【性能主治】全株味苦、辛，性平。具有祛风湿、活血的功效。主治风湿痹痛，跌打损伤。

【采收加工】全年均可采收，切段，晒干。

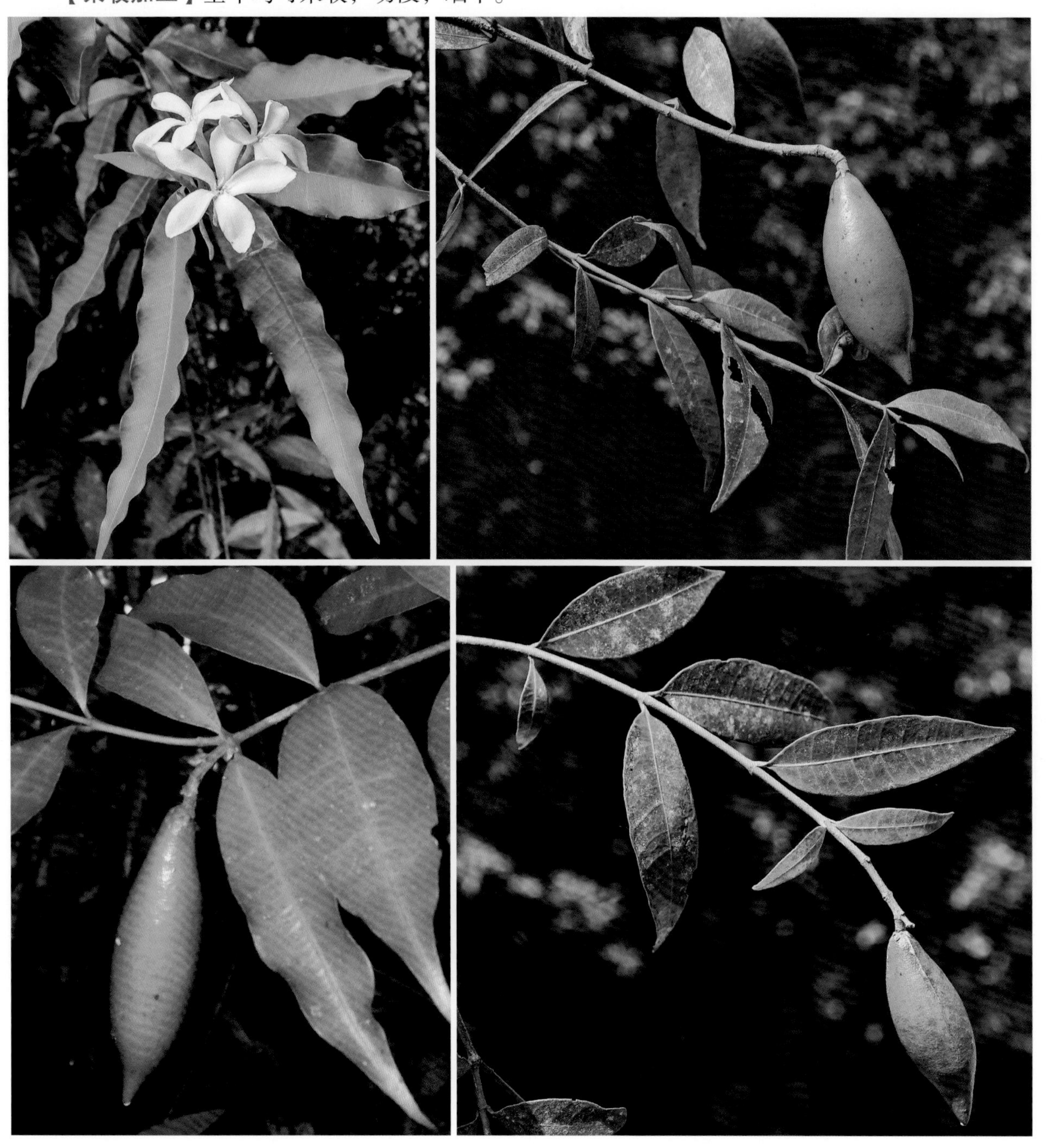

萝芙木

【基原】为夹竹桃科萝芙木*Rauvolfia verticillata* (Lour.) Baill. 的根。

【别名】野辣椒、辣椒树、风湿木。

【形态特征】直立灌木，具乳汁，高可达3 m。多枝，树皮灰白色。单叶对生或3~5片轮生；叶片长椭圆状披针形。聚伞花序顶生；花萼5裂；花冠高脚碟状，花冠筒中部膨大；雄蕊着生于花冠筒内面的中部，白色。核果未熟时绿色，后变红色，熟时紫黑色。花期3~12月，果期5月至翌年春季。

【分布】生于丘陵疏林下或灌木丛中。产于我国西南、华南及台湾等地。

【性能主治】根味苦、微辛，性凉。具有清热、降血压、宁神的功效。主治感冒发热，头痛身疼，咽喉肿痛，高血压，眩晕，失眠。

【采收加工】秋、冬季采收，洗净泥土，切片，晒干。

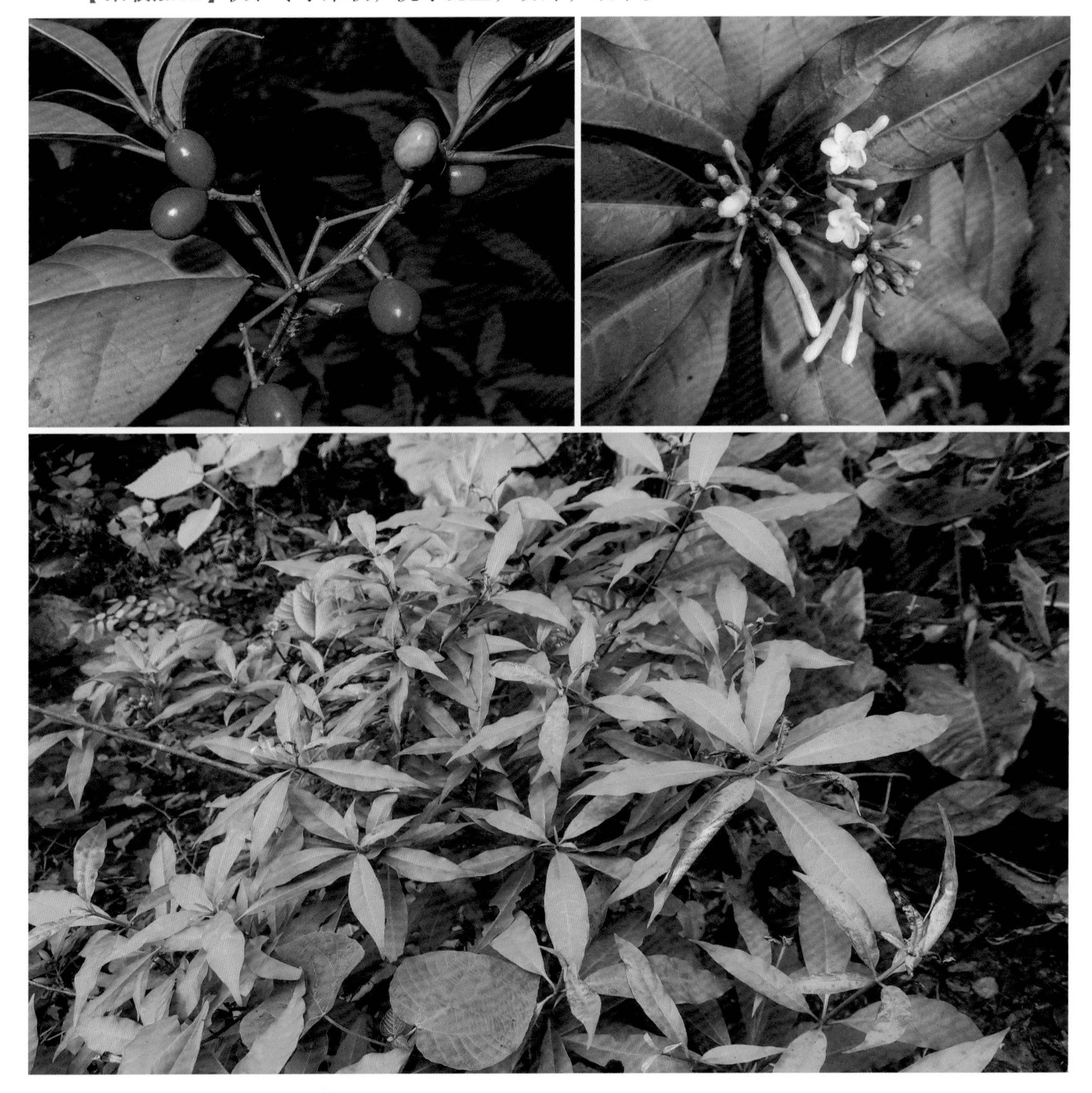

羊角扭

【基原】为夹竹桃科羊角拗*Strophanthus divaricatus* (Lour.) Hook. et Arn. 的全株。

【别名】牛角橹、断肠草、羊角藤。

【形态特征】灌木或藤本，高达2 m。枝蔓延，秃净，枝折断有白色乳汁流出，小枝密被灰白色皮孔。叶对生；叶片椭圆形或长圆形。聚伞花序顶生；花大形，黄白色，花冠漏斗形，先端5裂，裂片线形长尾状，长达10 cm。蓇葖果木质，双出扩展，长披针形。花期3~7月，果期6月至翌年2月。

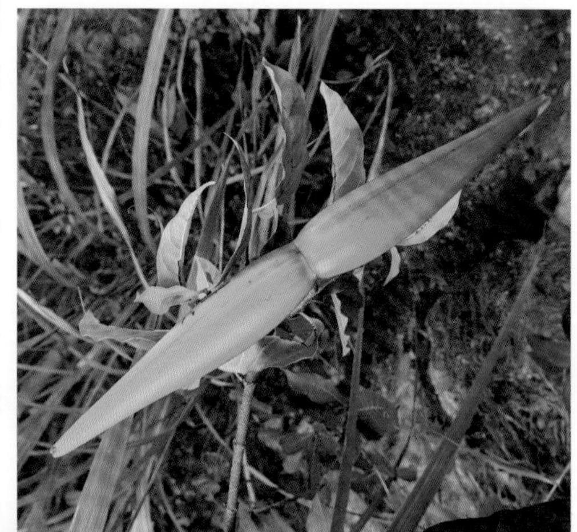

【分布】生于山坡或丛林中。产于贵州、云南、广西、广东和福建等地。

【性能主治】干燥全株味苦，性寒；有大毒。具有祛风湿、通经络、杀虫的功效。用于风湿痹痛，小儿麻痹后遗症，跌打损伤，疥癣。

【采收加工】全年均可采收，洗净，切片，晒干。

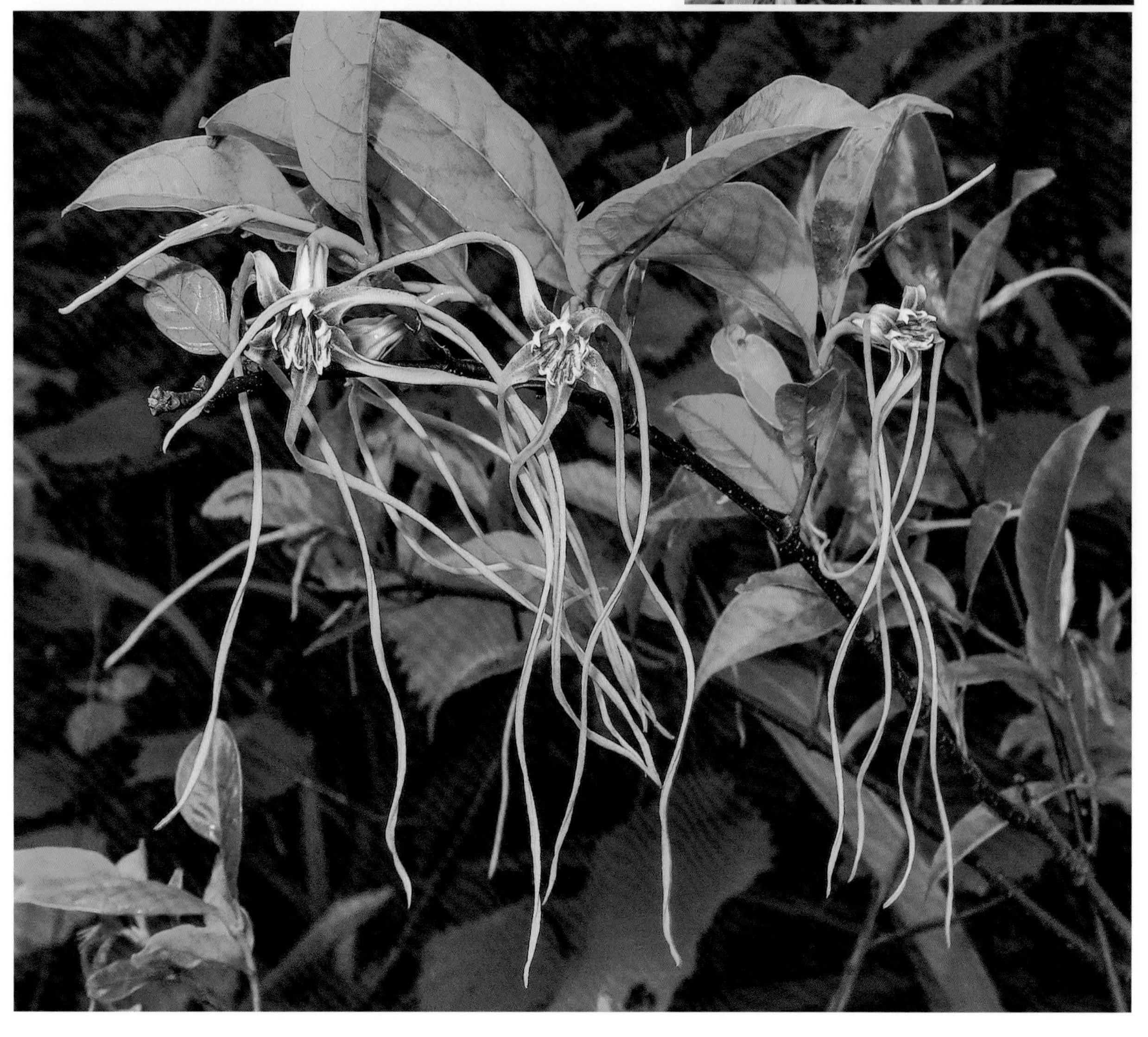

络石藤

【基原】为夹竹桃科络石*Trachelospermum jasminoides* (Lindl.) Lem. 的带叶藤茎。

【别名】软筋藤、羊角藤。

【形态特征】常绿木质藤本。具乳汁。叶革质；叶片椭圆形至卵状椭圆形。聚伞花序；花白色，繁密，芳香；花蕾顶端钝；花萼裂片向外反折；花冠筒圆筒形，中部膨大；雄蕊着生在花冠筒中部，隐藏在花喉内。蓇葖果双生，叉开。种子顶端具白色绢质种毛。花期3~7月，果期7~12月。

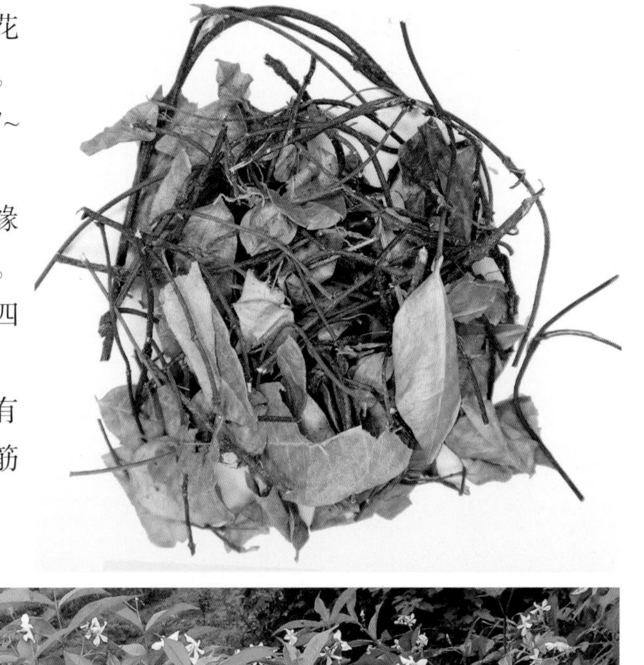

【分布】生于林缘或山坡灌木丛中，常攀缘附生于树上、墙壁或石上，亦有栽于庭院观赏。产于广西、广东、江苏、安徽、湖北、山东、四川、浙江等地。

【性能主治】带叶藤茎味苦，性微寒。具有凉血消肿、祛风通络的功效。主治风湿热痹，筋脉拘挛，腰膝酸痛，痈肿，跌扑损伤。

【采收加工】冬季至翌年春季采收，晒干。

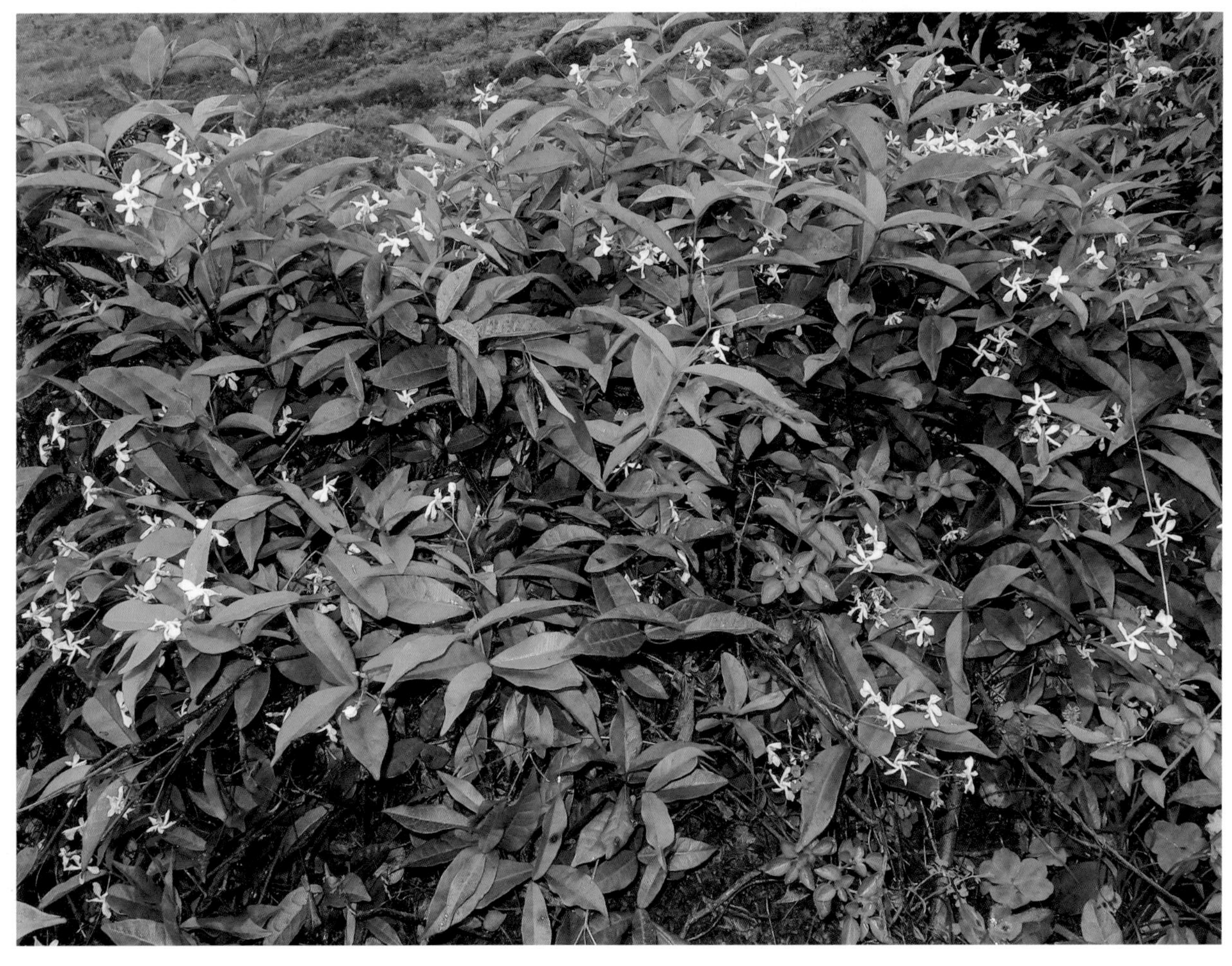

杜仲藤

【基原】为夹竹桃科杜仲藤*Urceola micrantha* (Wall. ex G. Don) D. J. Middleton 的老茎及根。

【别名】藤杜仲、土杜仲、白皮胶藤。

【形态特征】粗壮木质攀缘藤本。枝有不明显的皮孔，具乳汁，除叶柄和花冠外，全株无毛。叶对生；叶片椭圆形或卵状椭圆形。聚伞花序总状；花小，密集，白色或粉红色；花冠裂片近基部边缘具1枚齿。蓇葖果卵状披针形，基部膨大，向上长细尖。种子长2 cm；种毛长4 cm。花期3~6月，果期7~12月。

【分布】生于山谷、疏林或密林、灌木丛中。产于广西、广东、云南、四川等地。

【性能主治】老茎及根味苦、涩、微辛，性平。具有祛风活络、壮腰膝、强筋骨、消肿的功效。主治风湿痹痛，腰膝酸软，跌打损伤。

【采收加工】夏、秋季采收，晒干。

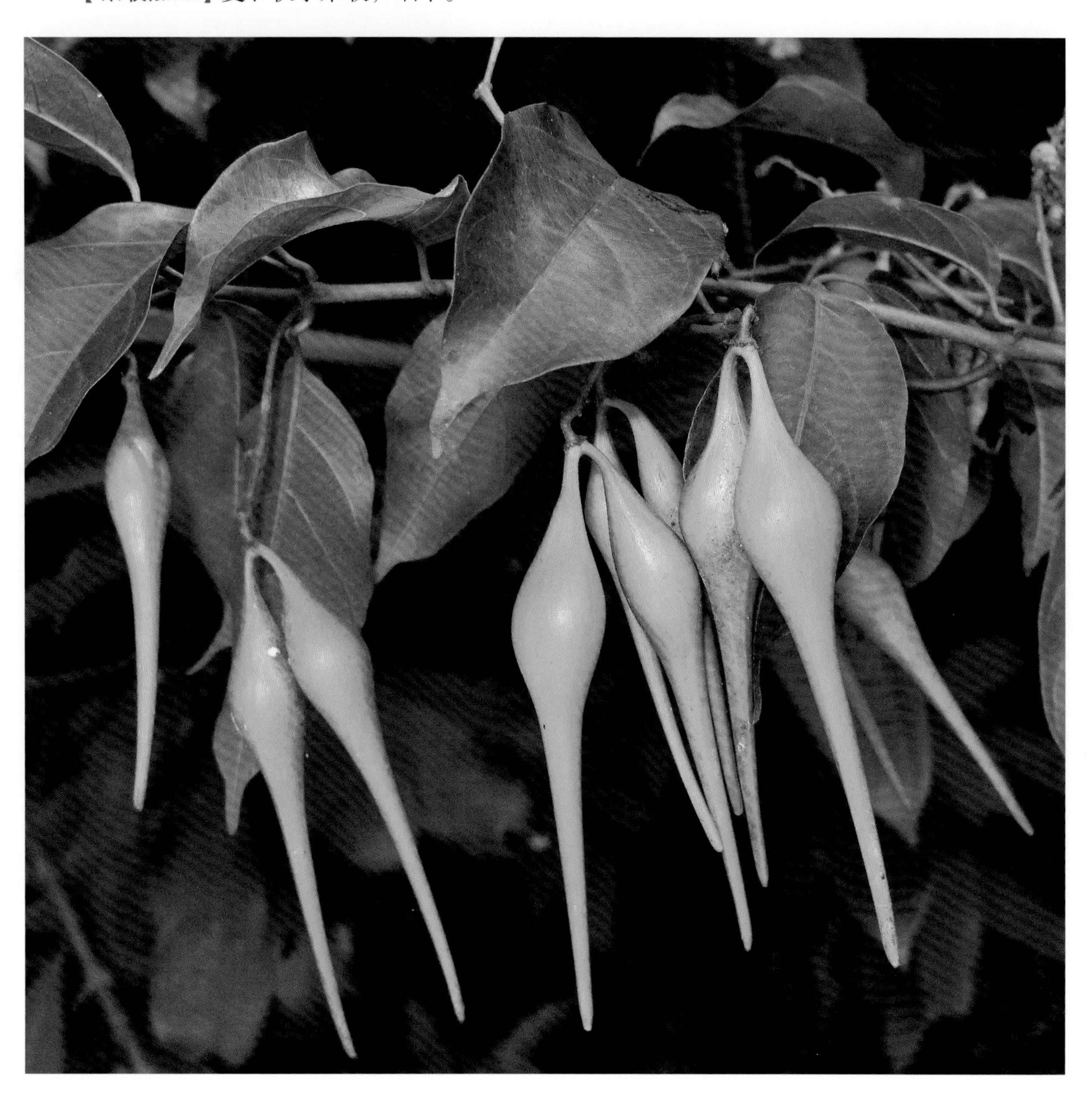

红背酸藤

【基原】为夹竹桃科酸叶胶藤*Urceola rosea* (Hook. et Arn.) D. J. Middleton 的根、叶。

【别名】伞风藤、黑风藤。

【形态特征】木质大藤本。植株含胶液，叶有酸味。单叶对生；叶片纸质，宽椭圆形，背面被白粉。聚伞花序圆锥状，宽松展开，多歧，顶生；花小，花冠近坛状，粉红色。果双生，叉开成直线，有明显斑点。花期4~12月，果期7月至翌年1月。

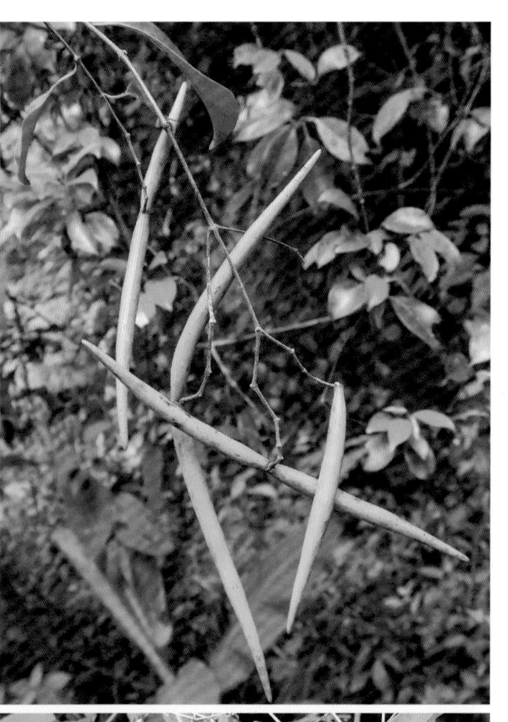

【分布】生于山地杂木林、水沟边较湿润处。分布于长江以南各省区至台湾。

【性能主治】根、叶味酸，性平。具有清热解毒、利尿消肿的功效。主治咽喉肿痛，慢性肾炎，肠炎，风湿骨痛，跌打瘀肿。

【采收加工】夏、秋季采收，晒干。

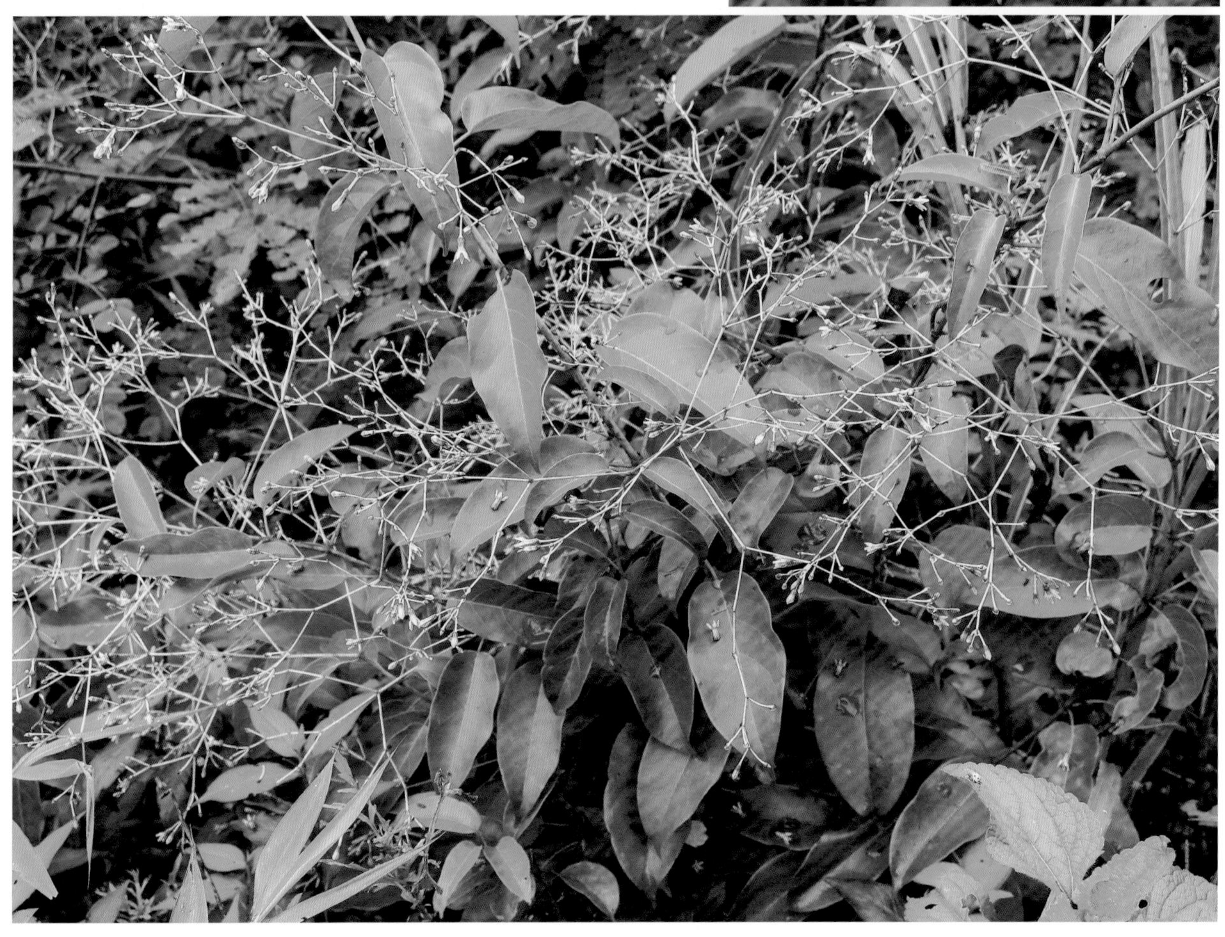

刺瓜

【基原】为萝藦科刺瓜*Cynanchum corymbosum* Wight 的全草。

【别名】老鼠瓜、小刺瓜、野苦瓜。

【形态特征】多年生草质藤本。叶片卵形或卵状长圆形，顶端短尖，基部心形，背面苍白色。花序腋外生，着花约20朵；花绿白色，近辐状；副花冠大型，杯状或高钟状。蓇葖果纺锤状，具弯刺，向端部渐尖，中部膨胀。种子卵形；种毛白色绢质。花期5~10月，果期8月至翌年1月。

【分布】生于山野河边灌木丛中及林下潮湿处。产于广西、广东、云南、四川、福建等地。

【性能主治】全草味甘、淡，性平。具有益气、催乳、解毒的功效。主治乳汁不足，神经衰弱，慢性肾炎。

【采收加工】全年均可采收，晒干。

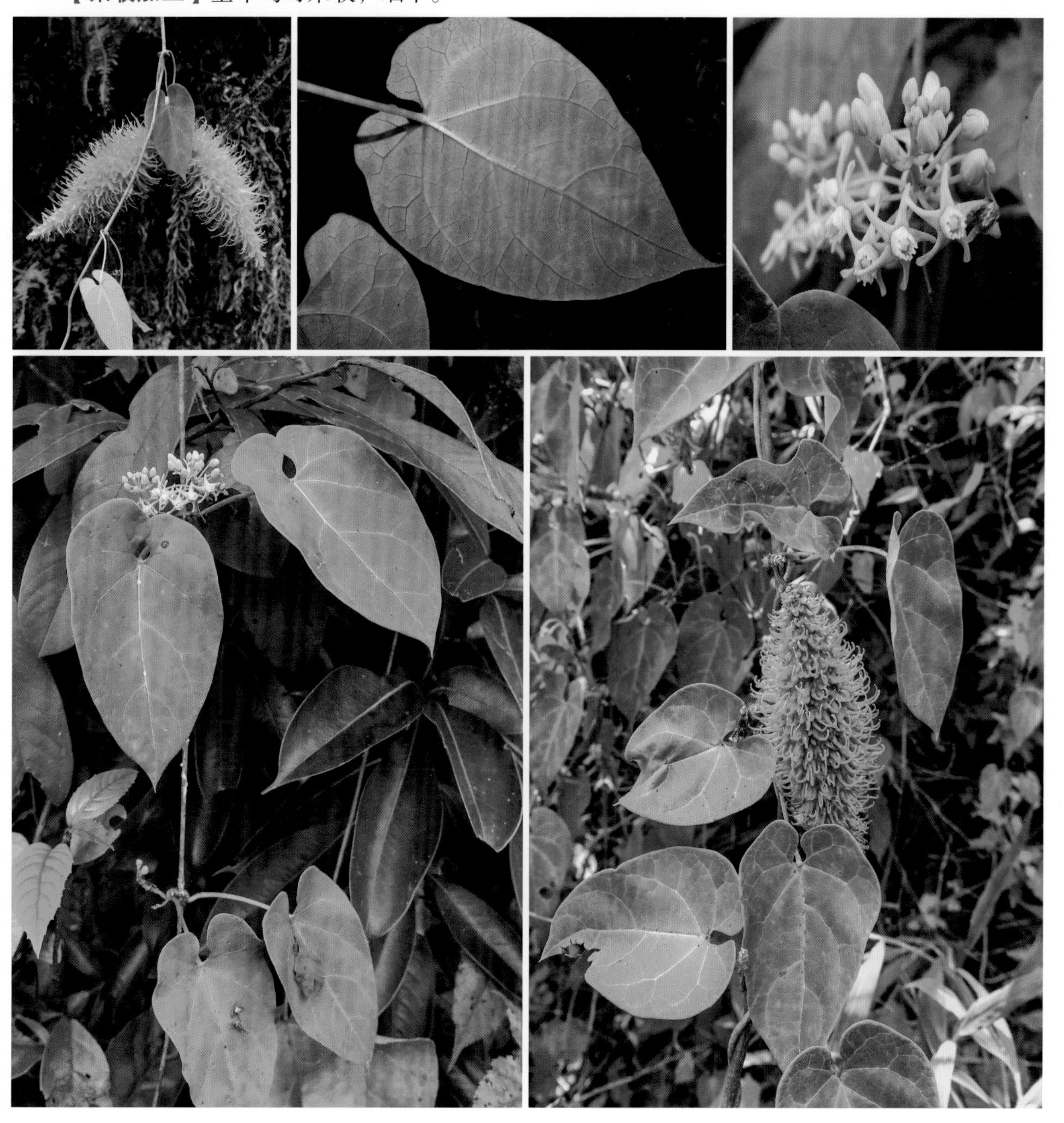

水团花

【基原】为茜草科水团花*Adina pilulifera* (Lam.) Franch. ex Drake 的根、枝叶或花果。

【别名】水杨梅、穿鱼柳、假杨梅。

【形态特征】常绿灌木或小乔木，高达5 m。叶对生；叶片厚纸质，椭圆形至椭圆状披针形，腹面无毛，背面无毛或有时被稀疏短柔毛；托叶2裂，早落。头状花序腋生，稀顶生；花序轴单生，不分枝；花冠白色，窄漏斗状，花冠裂片卵状长圆形。小蒴果楔形，长2~5 mm。花期6~7月，果期8~9月。

【分布】生于山谷疏林下或旷野路边、溪边水畔。产于长江以南各省区。

【性能主治】根味苦，涩，性凉。具有清热利湿、解毒消肿的功效。主治感冒发热，肺热咳嗽，腮腺炎，肝炎，风湿关节痛。枝叶或花果味苦、涩，性凉。具有清热祛湿、散瘀止痛、止血敛疮的功效。主治痢疾，肠炎，浮肿，痈肿疮毒，湿疹，溃疡不敛，创伤出血。

【采收加工】根全年均可采收，鲜用或晒干。枝叶全年均可采收，切碎。花果夏、秋季采收，洗净，鲜用或晒干。

【附注】《中华本草》记载水团花以根、枝叶或花、果入药的药材名分别为水团花根、水团花。

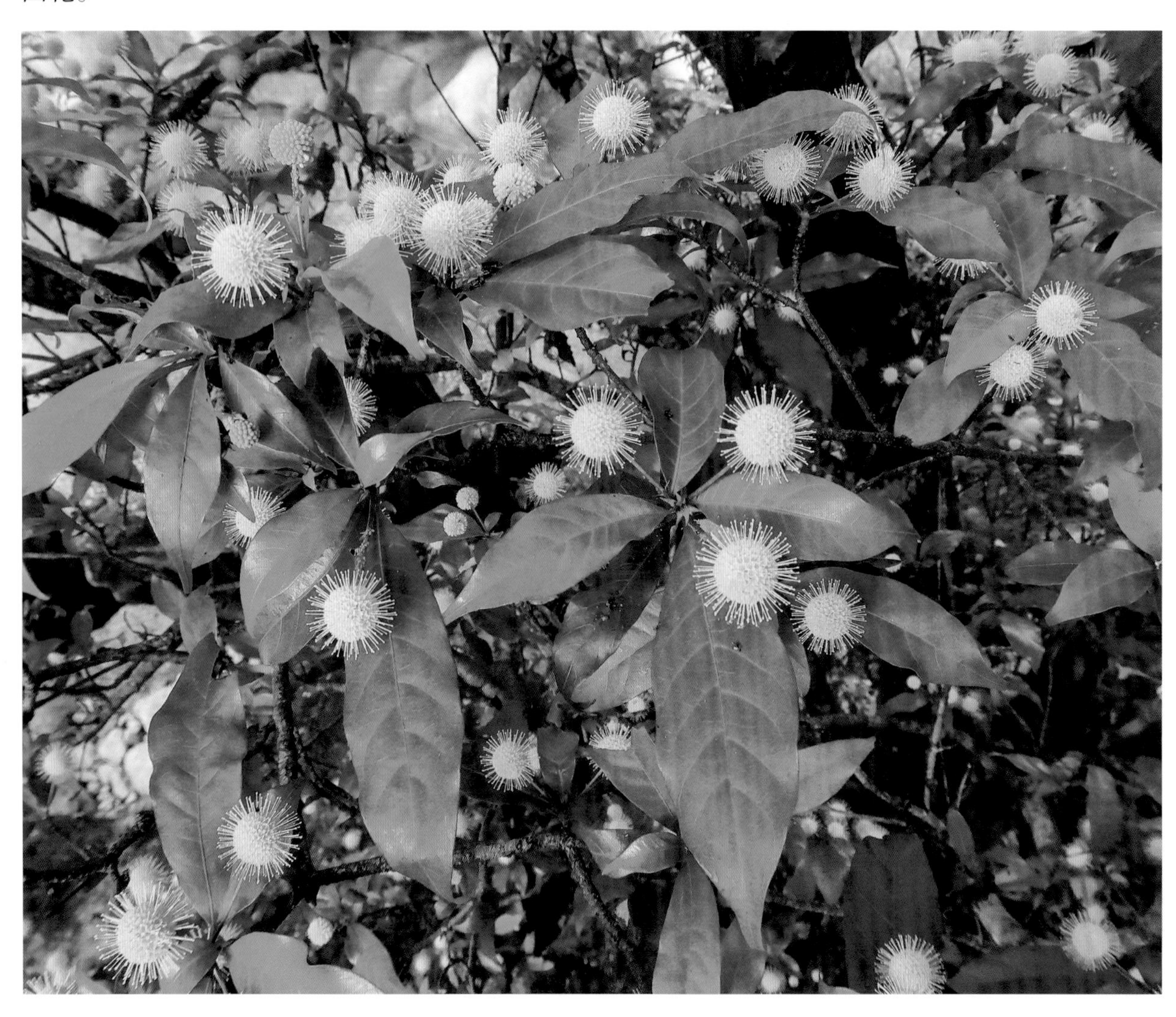

风箱树

【基原】为茜草科风箱树*Cephalanthus tetrandrus* (Roxb.) Ridsdale et Bakh. f. 的根、叶、花序。

【别名】大叶水杨梅、水泡木、红扎树。

【形态特征】落叶灌木或小乔木，高1~5 m。嫩枝近四棱柱形，被短柔毛；老枝圆柱形，褐色，无毛。叶对生或轮生；叶片近革质，卵形至卵状披针形。头状花序顶生或腋生；花冠白色，花冠裂片长圆形，裂口处通常有1个黑色腺体。果序直径1~2 cm；坚果长4~6 mm，顶部有宿存萼檐。花期春末夏初。

【分布】生于略荫蔽的水沟旁或溪畔。产于广西、广东、海南、湖南、福建、江西、浙江、台湾等地。

【性能主治】根、叶、花序味苦，性凉。根具有清热解毒、散瘀止痛、止血生肌、祛痰止咳的作用。主治流行性感冒，上呼吸道感染，咽喉肿痛，肺炎，咳嗽，睾丸炎，腮腺炎，乳腺炎；外用治跌打损伤，疖肿，骨折。叶具有清热解毒的功效；外用治跌打损伤，骨折。花序具有清热利湿的功效。主治肠炎，细菌性痢疾。

【采收加工】夏、秋季采收，洗净，鲜用或晒干。

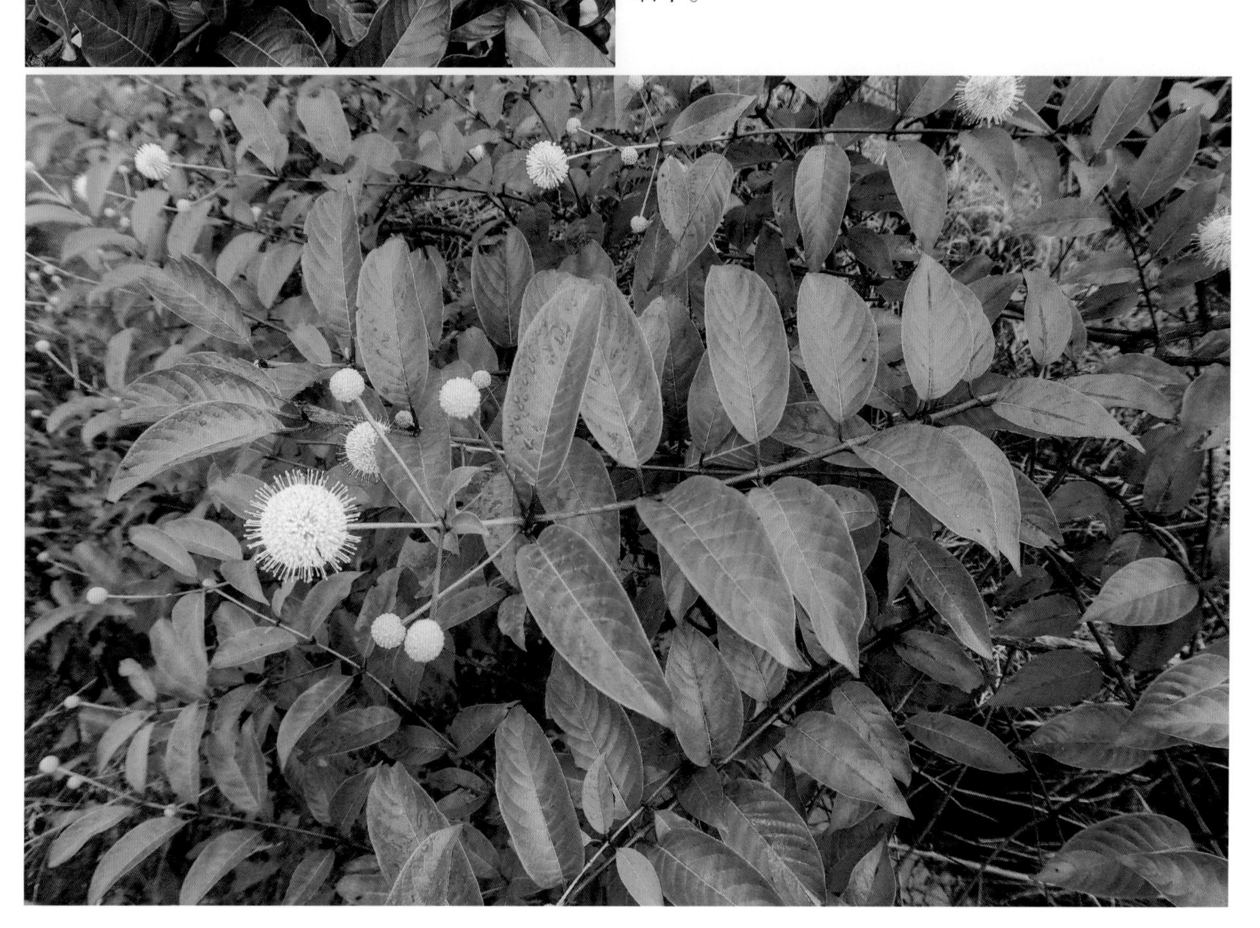

栀子

【基原】为茜草科栀子*Gardenia jasminoides* J. Ellis 的成熟果实。

【别名】黄栀子、山栀子、水横枝。

【形态特征】常绿灌木，高0.3~3 m。嫩枝常被短毛，圆柱形。叶对生，叶形多样，常无毛。花芳香，常单朵生于枝顶，白色或乳黄色，高脚碟状。果卵形、近球形、椭圆形或长圆形，黄色或橙红色，有翅状纵棱5~9条，顶部具宿存萼片。花期3~7月，果期5月至翌年2月。

【分布】生于旷野、山谷、山坡的灌木丛或疏林中。产于广西、广东、云南、贵州、湖南、江西、福建等地。

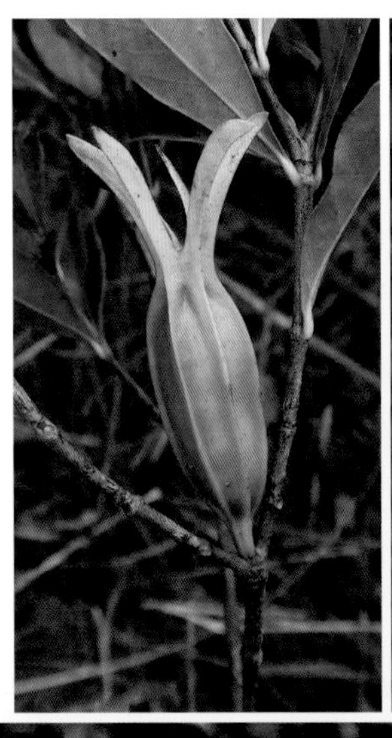

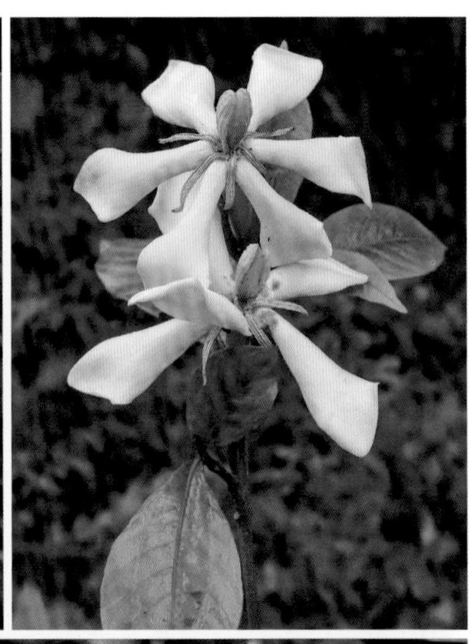

【性能主治】成熟果实味苦，性寒。具有泻火除烦、清热利湿、凉血解毒、消肿止痛的功效。主治热病心烦，湿热黄疸，淋证涩痛，血热吐血，目赤肿痛，火毒疮疡；外用治扭挫伤痛。

【采收加工】9~11月果实成熟时采收，除去果梗及杂质，蒸至上汽或置沸水中略烫，取出，干燥。

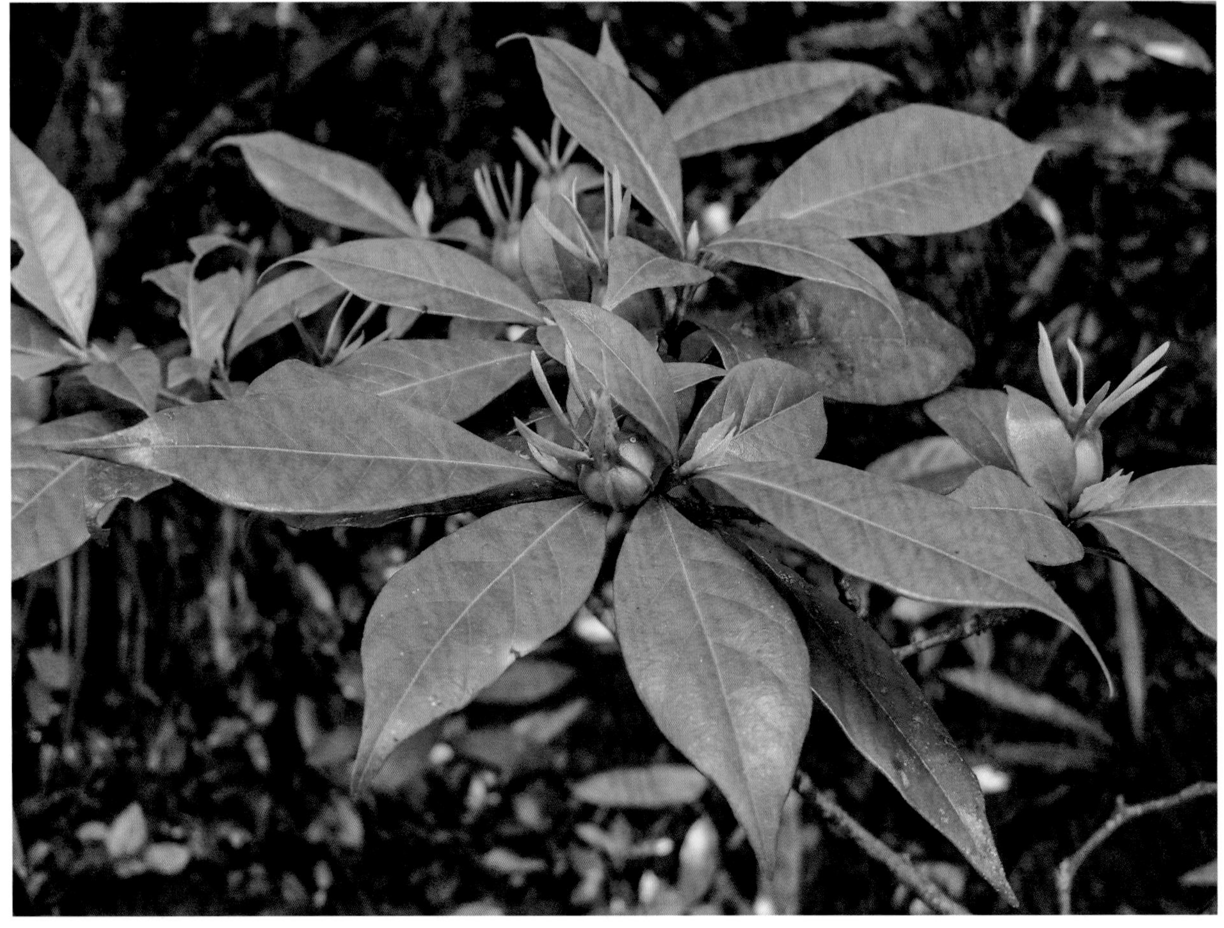

水线草

【基原】为茜草科伞房花耳草*Hedyotis corymbosa* (L.) Lam. 的全草。

【形态特征】一年生披散草本。茎、枝方柱形，分枝多，直立或蔓生。叶对生，近无柄；叶片线形，罕有狭披针形。花序腋生，伞房花序式排列，有花2~4朵，罕有退化为单花，具纤细的花序梗，花白色或粉红色。蒴果膜质，球形。花、果期几乎全年。

【分布】生于水田、田埂或湿润的草地上。产于广西、广东、海南、贵州、四川、福建、浙江等地。

【性能主治】全草味甘，性寒。具有清热解毒、利尿消肿、活血止痛的功效。主治肺热喘咳，扁桃体炎，咽喉炎，阑尾炎，痢疾，尿路感染，黄疸，肝炎，盆腔炎，附件炎，痈肿疔疮，毒蛇咬伤，肿瘤。

【采收加工】夏、秋季采收，洗净，鲜用或晒干。

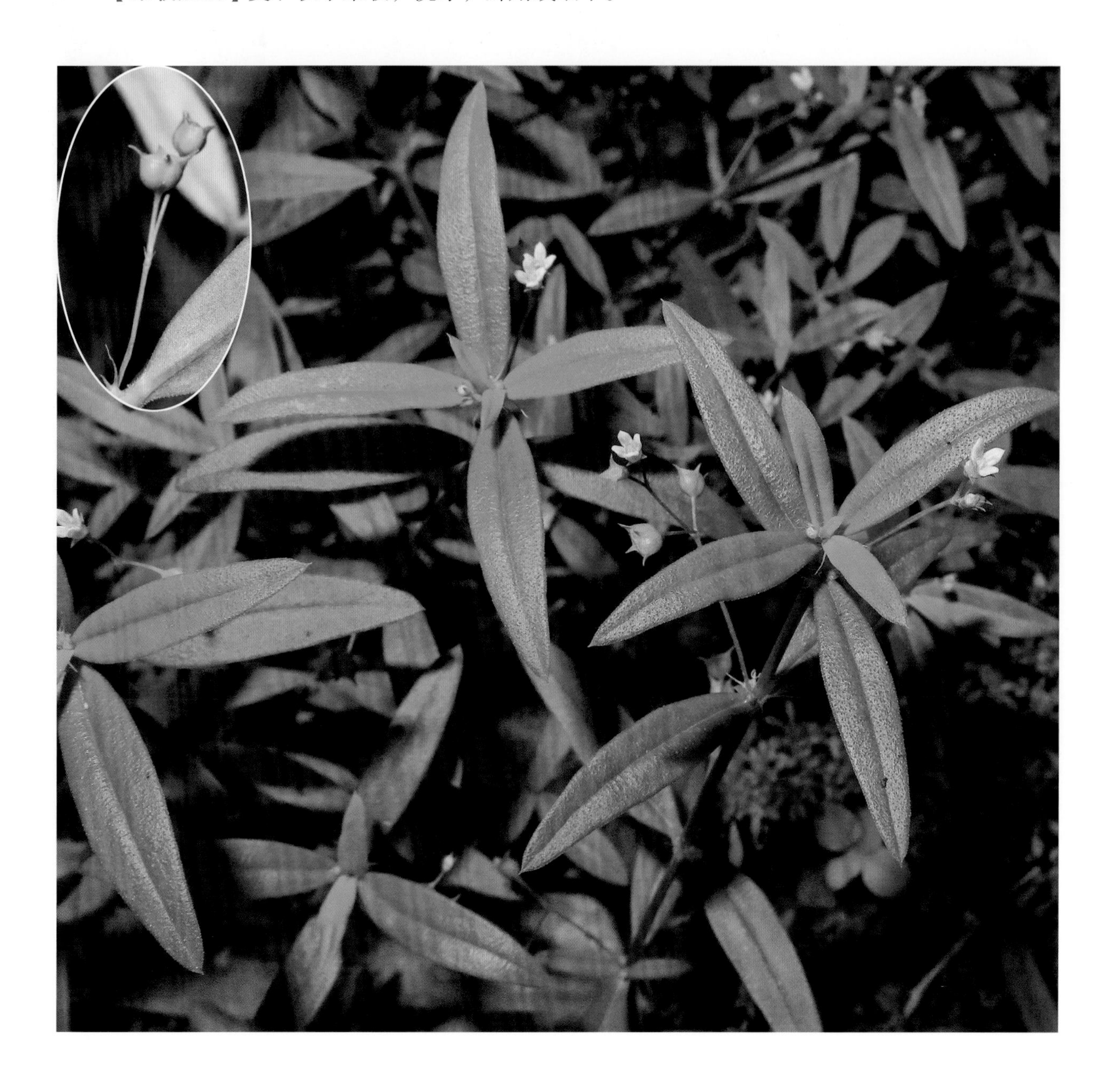

牛白藤

【基原】为茜草科牛白藤*Hedyotis hedyotidea* (DC.) Merr. 的根、藤及叶。

【别名】糯饭藤、藤耳草、白藤草。

【形态特征】藤状灌木。触之有粗糙感。嫩枝方柱形，被粉末状柔毛，老时圆柱形。叶对生；叶片膜质，长卵形或卵形，腹面粗糙，背面被柔毛。花序腋生和顶生，由10~20朵花集聚而成伞形花序；花冠白色，管形，先端4浅裂，裂片披针形。蒴果近球形，直径2~3 mm。花期4~7月。

【分布】生于山谷灌丛中或丘陵坡地。产于广西、广东、云南、贵州、福建等地。

【性能主治】根、藤味甘、淡，性凉。具有消肿止血、祛风活络的功效。主治风湿关节痛，痔疮出血，跌打损伤。叶味甘、淡，性凉。具有清热祛风的功效。主治肺热咳嗽，感冒，肠炎；外用治湿疹，皮肤瘙痒，带状疱疹。

【采收加工】全年均可采收，洗净，切片，晒干或鲜用。

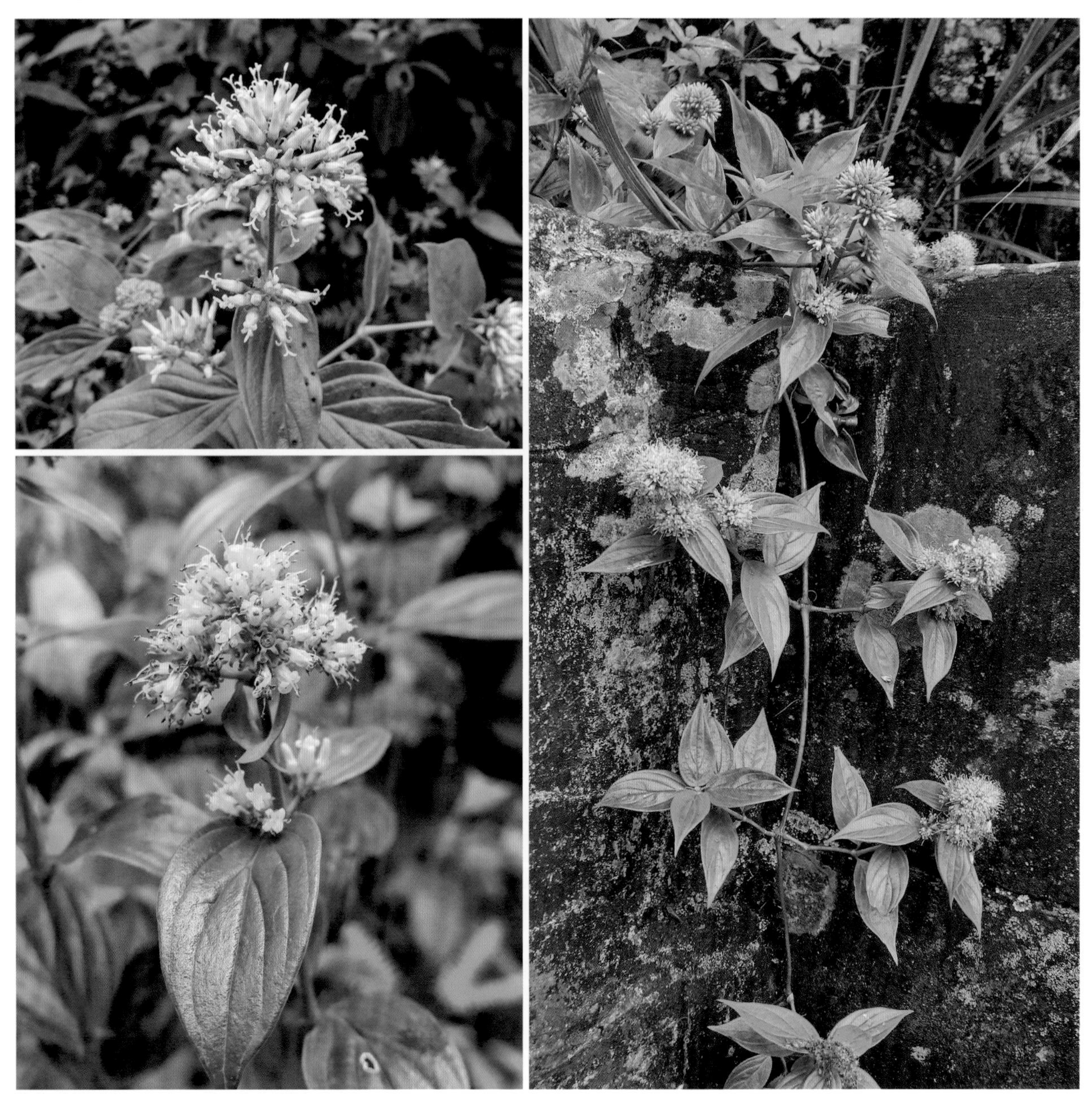

白花龙船花

【基原】为茜草科白花龙船花*Ixora henryi* H.Lév. 的全株。

【别名】小龙船花、小仙丹花、白骨木。

【形态特征】灌木。叶对生；叶片长圆形或披针形，顶端长渐尖或渐尖，基部楔形至阔楔形。花序顶生，多花，排成三歧伞房式的聚伞花序，具线形或线状披针形苞片；花冠白色，干后变暗红色，盛开时花冠管长2.5~3 cm。果球形，直径0.8~1 cm，顶端有残留、细小的萼檐裂片。花期8~12月。

【分布】生于山坡、山谷疏林、密林下或潮湿的溪边。产于广西、广东、海南、贵州、云南等地。

【性能主治】全株有清热消肿、止痛、接骨的功效。主治痈疮肿毒，骨折。

【采收加工】全年均可采收，鲜用或晒干。

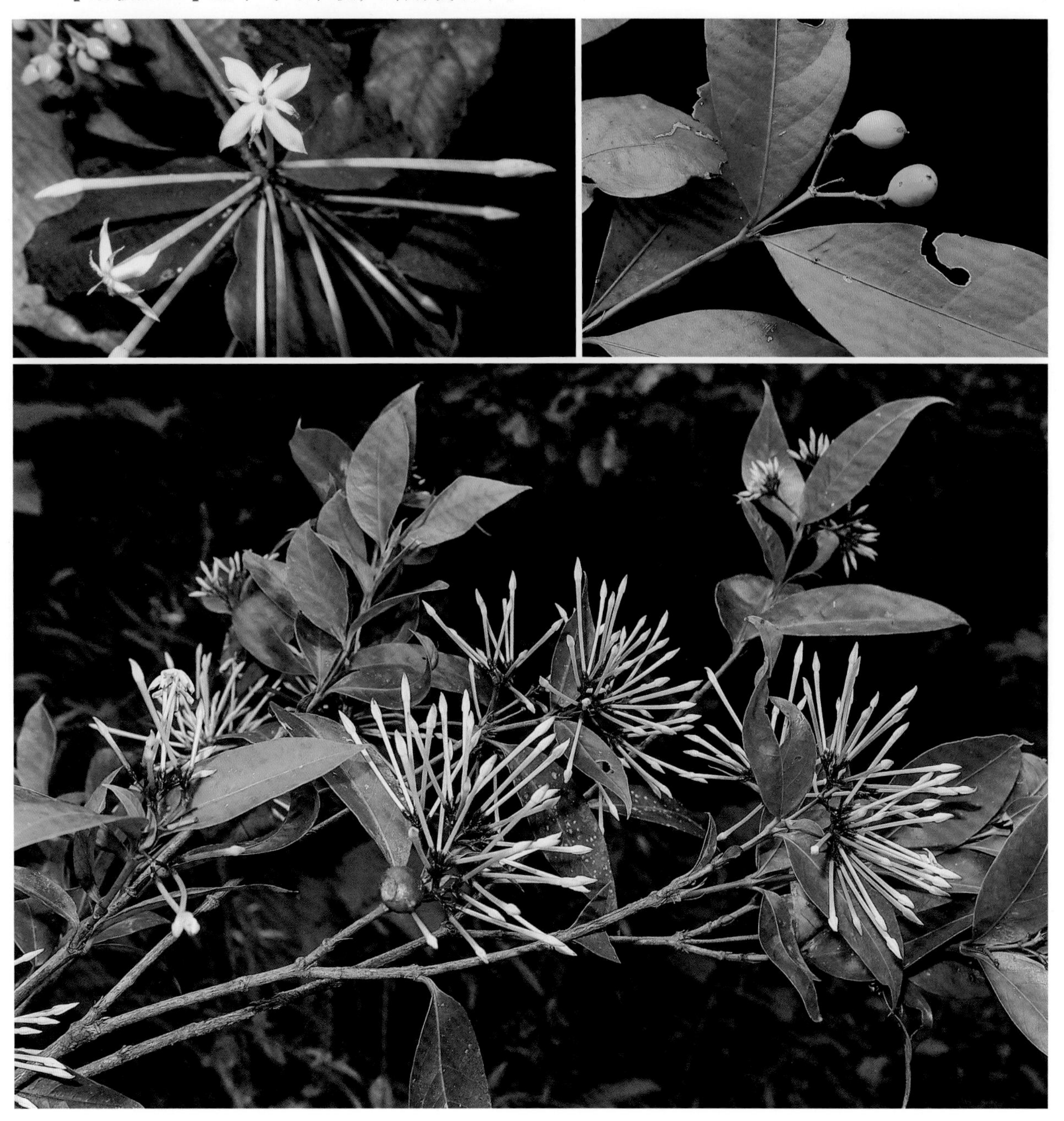

羊角藤

【基原】为茜草科羊角藤*Morinda umbellata* L. subsp. *obovata* Y. Z. Ruan 的根或全株。

【别名】龙骨风、马骨风、乌藤。

【形态特征】藤本、攀缘或缠绕，有时呈披散灌木状。老枝具细棱，蓝黑色，多少木质化。叶片倒卵形、倒卵状披针形或倒卵状长圆形。头状花序具花6~12朵，3~11个伞状排列于枝顶；花白色。聚花核果由3~7朵花发育而成，熟时红色，近球形或扁球形；核果具分核2~4枚。花期6~7月，果成熟期10~11月。

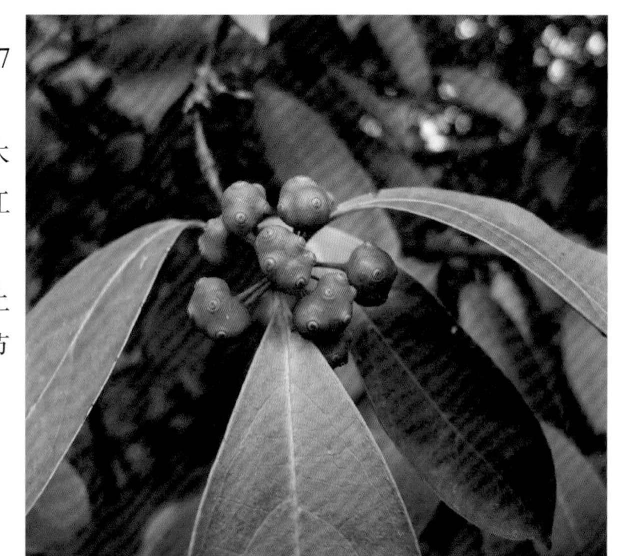

【分布】攀缘于林下、溪旁、路边的灌木上。产于广西、广东、海南、湖南、浙江、江西、福建、台湾等地。

【性能主治】根及全株味甘，性凉。具有止痛止血、祛风除湿的功效。主治胃痛，风湿关节痛；叶外用治创伤出血。

【采收加工】全年均可采收，鲜用或晒干。

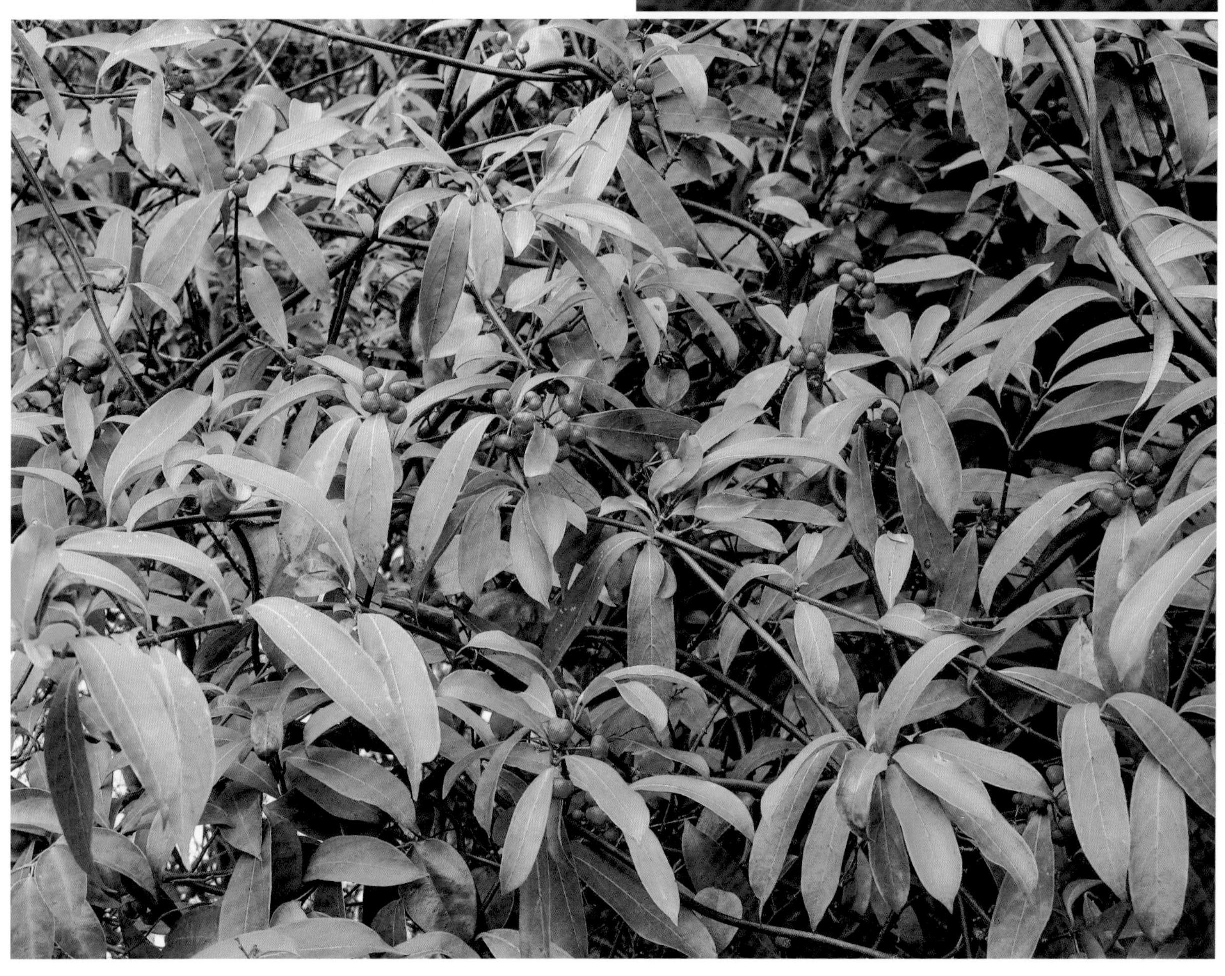

玉叶金花

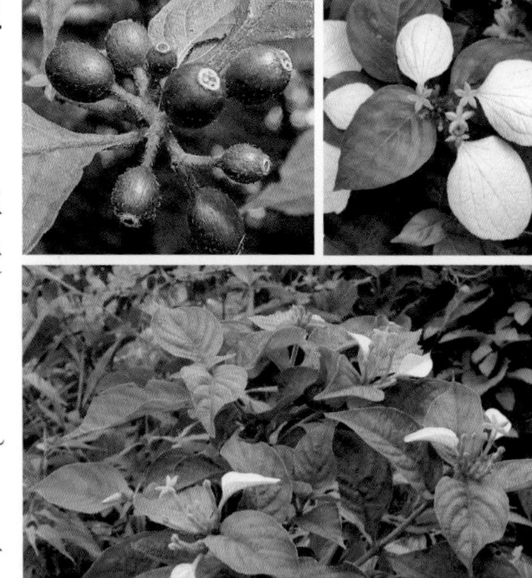

【基原】为茜草科玉叶金花*Mussaenda pubescens* W. T. Aiton 的藤、根。

【别名】白纸、白叶子、凉口茶。

【形态特征】攀缘灌木。嫩枝被贴伏短柔毛。叶对生或轮生；叶片薄纸质，卵状长圆形或卵状披针形，腹面近无毛或疏被毛，背面密被短柔毛。聚伞花序顶生，密花；萼裂片5枚，其中1枚极发达，呈白色花瓣状；花冠黄色，管状。浆果近球形，顶部有环状疤痕，干时黑色。花期6~7月。

【分布】生于灌木丛、溪谷、山坡或村旁。产于广西、广东、海南等地。

【性能主治】藤、根味甘、淡，性凉。具有清热解毒、凉血解暑的功效。主治中毒，感冒，扁桃体炎，子宫出血，毒蛇咬伤。

【采收加工】全年均可采收，鲜用或晒干。

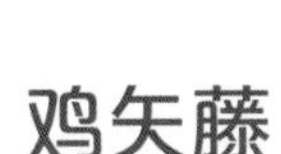

鸡矢藤

【基原】为茜草科鸡矢藤*Paederia scandens* (Lour.) Merr. 的根或全草。

【别名】雀儿藤、狗屁藤、臭屁藤。

【形态特征】多年生缠绕藤本。枝叶揉碎有强烈的鸡屎臭味。叶对生；叶片纸质，卵形至披针形。圆锥花序式的聚伞花序腋生和顶生，扩张；花冠筒钟状，外面白色，内面紫红色，有茸毛。果球形，熟时近黄色，有光泽，藤枯后仍不落。花期6~10月，果期11~12月。

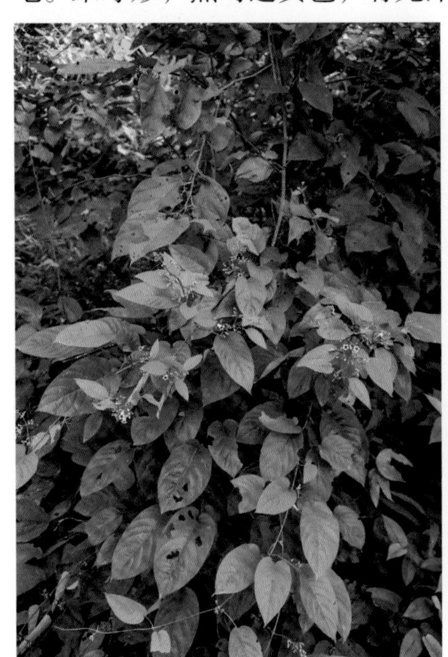

【分布】生于山坡、林缘灌木丛中或缠绕于树上。产于广西、广东、云南、贵州、湖南、湖北、福建、江西、四川、安徽等地。

【性能主治】根或全草味甘、微苦，性平。具有祛风利湿，消食化积、止咳、止痛的功效。主治风湿筋骨痛，黄疸型肝炎，肠炎，消化不良，肺结核咯血，支气管炎，外伤性疼痛，跌打损伤；外用治皮炎，湿疹，疮疡肿毒。

【采收加工】夏季采收全草，秋冬采收根，洗净，晒干。

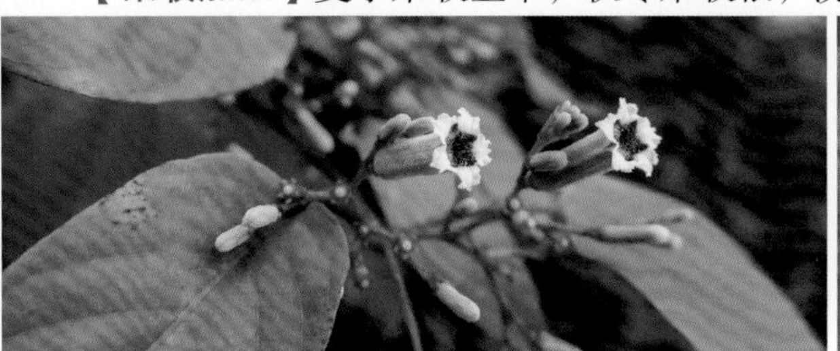

花叶九节木

【基原】为茜草科驳骨九节*Psychotria prainii* H.Lév. 的全株。

【别名】驳骨草、小功劳、百样花。

【形态特征】直立灌木，高0.5~2 m。嫩枝、叶背面、叶柄、托叶外面和花序均被暗红色的皱曲柔毛。叶对生，常较密聚生于枝顶；叶片椭圆形、长圆形至卵形。聚伞花序顶生，密集成头状；花冠白色。核果椭圆形或倒卵形，红色，具纵棱，顶冠有宿萼，密集成头状。花期5~8月，果期7~11月。

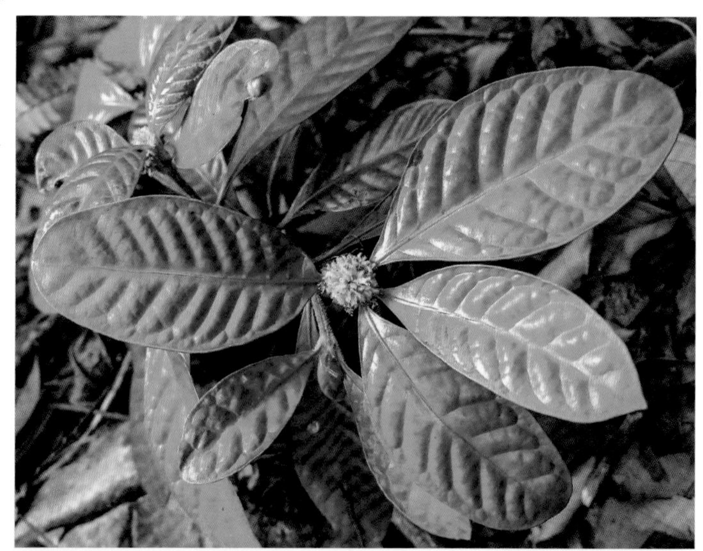

【分布】生于山坡或山谷溪边林中或灌木丛中。产于广西、广东、云南、贵州等地。

【性能主治】全株味苦，性凉。具有清热解毒、祛风止痛、散瘀止血的功效。主治感冒，咳嗽，肠炎，痢疾，风湿骨痛，跌打损伤，骨折。

【采收加工】全年均可采收，洗净，切段，晒干。

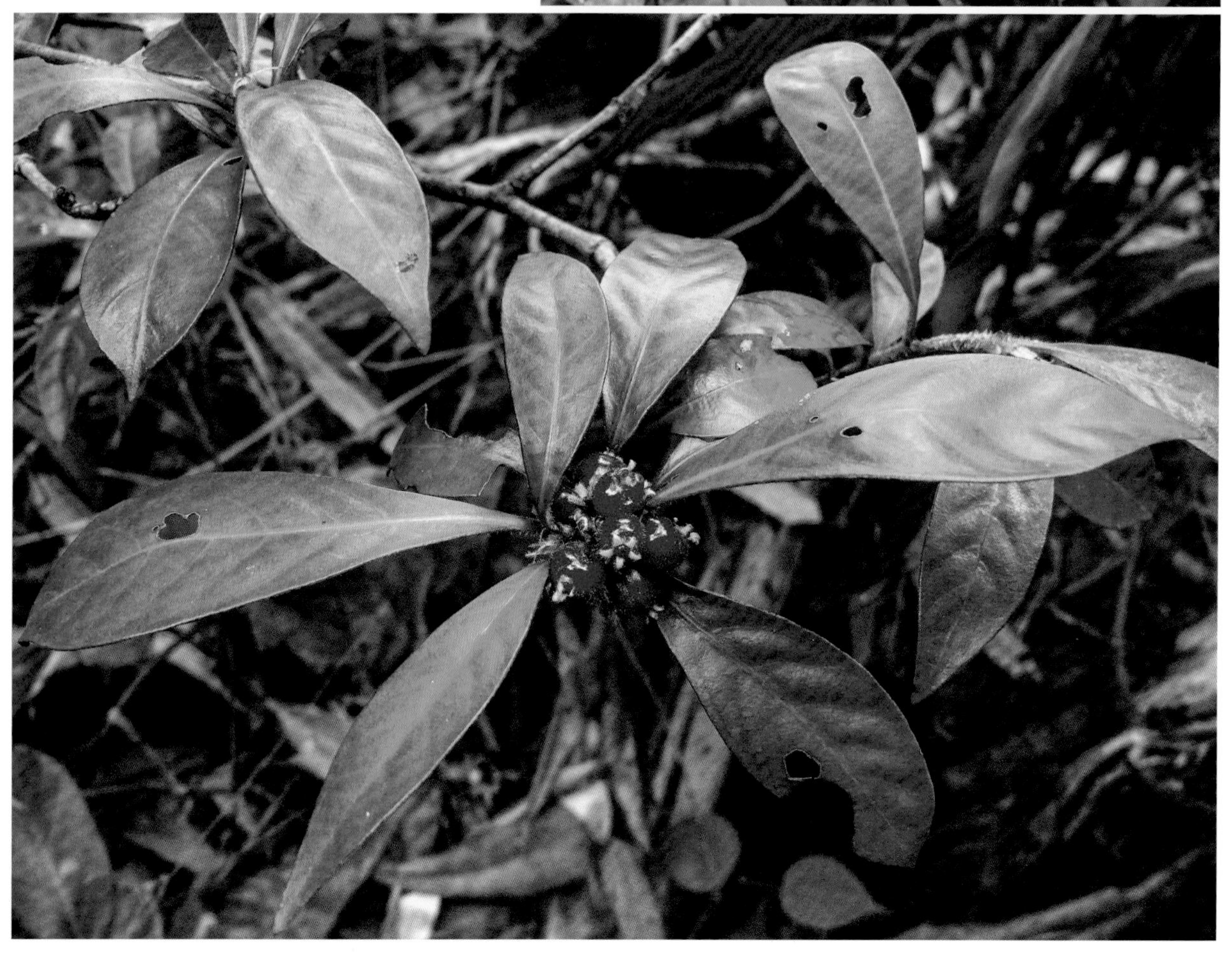

白马骨

【基原】为茜草科白马骨*Serissa serissoides* (DC.) Druce 的全草。

【别名】六月雪、满天星、天星木。

【形态特征】小灌木，高0.3~1 m。枝粗壮，灰色。叶常聚生于小枝上部，对生，有短柄；叶片倒卵形或倒披针形，边缘全缘。花白色，无梗，丛生于小枝顶部，花萼裂片几与花冠筒等长，花冠管喉部被毛，裂片5枚，长圆状披针形。花期4~6月，果期9~11月。

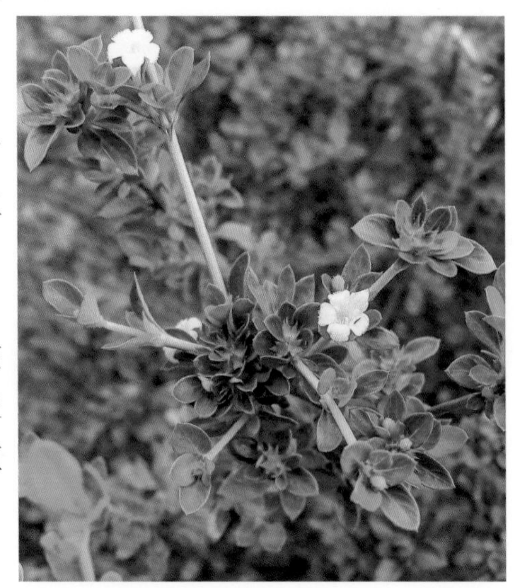

【分布】生于荒地、草坪、灌木丛中。产于广西、广东、香港、江西、福建、台湾、湖北、安徽、江苏、浙江等地。

【性能主治】全草味苦、辛，性凉。具有祛风利湿、清热解毒的功效。主治感冒，黄疸型肝炎，肾炎水肿，咳嗽，喉痛，角膜炎，肠炎，痢疾，腰腿疼痛，咳血，尿血，闭经，白带异常，小儿疳积，惊风，风火牙痛，痈疽肿毒，跌打损伤。

【采收加工】全年均可采收，洗净，鲜用或晒干。

山银花

【基原】为忍冬科菰腺忍冬*Lonicera hypoglauca* Miq. 的花蕾或带初开的花。

【别名】大银花。

【形态特征】缠绕藤本。小枝、叶柄、叶及花序梗均密被淡黄褐色短柔毛。叶片卵形至卵状长圆形，背面具橘红色蘑菇状腺。双花单生至多朵集生于侧生短枝上，或于小枝顶集合成总状；苞片线状披针形；花白色，后变黄色。果近球形，黑色，具白粉。花期4~5月，果期10~11月。

【分布】生于灌木丛或疏林中。产于广西、广东、四川、贵州、云南、安徽、江西、福建等地。

【性能主治】花蕾或带初开的花味甘，性寒。具有清热解毒、疏散风热的功效。主治风热感冒，温病发热，喉痹，丹毒，热毒血痢，痈肿疔疮。

【采收加工】夏初花开放前采收，干燥。

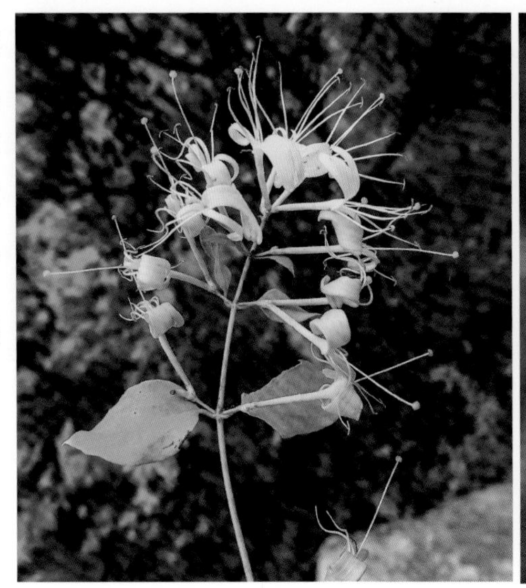

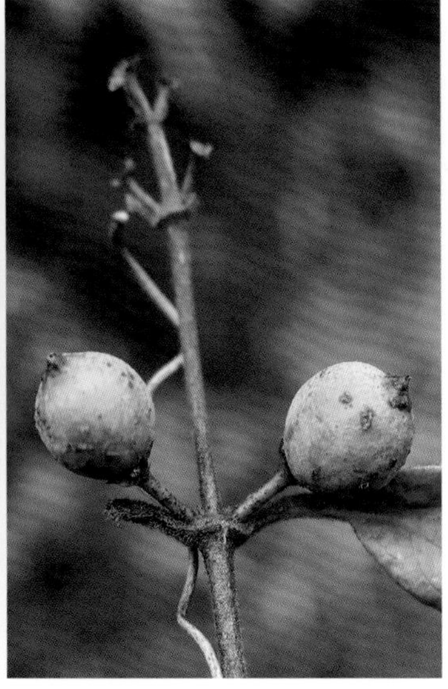

忍冬

【基原】为忍冬科忍冬*Lonicera japonica* Thunb. 的花蕾或初开的花、茎枝。

【别名】银花、双花、二宝花。

【形态特征】半常绿藤本。幼枝密被毛。叶片纸质，基部圆形或近心形，有糙缘毛。花序梗常单生于小枝上部叶腋；苞片大，叶状，卵形至椭圆形，小苞片顶端圆形或截形；花冠白色，有时基部向阳面呈微红，后变黄色。果实圆形，熟时蓝黑色。花期4~6月，果期10~11月。

【分布】生于山坡灌木丛或疏林中、乱石堆、山脚路边及村庄篱笆边。除黑龙江、内蒙古、宁夏、青海、新疆、海南和西藏无自然生长外，全国其他各省区均有分布。

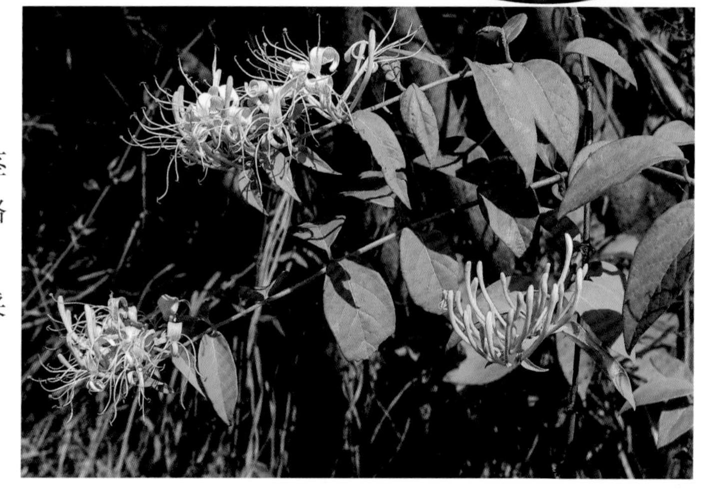

【性能主治】花蕾或初开的花味甘，性寒。具有清热解毒、凉散风热的功效。主治痈肿疔疮，风热感冒，温病发热。茎枝味甘，性寒。具有清热解毒、疏风通络的功效。主治温病发热，关节红肿热痛。

【采收加工】花蕾或初开的花夏初采收，干燥。茎枝秋、冬季采割，晒干。

早禾树

【基原】为忍冬科珊瑚树*Viburnum odoratissimum* Ker Gawl. 的叶、树皮及根。

【别名】猪肚木、利桐木、沙糖木。

【形态特征】常绿灌木或小乔木。枝灰色或灰褐色，有突起的小瘤状皮孔。叶片椭圆形至矩圆形或矩圆状倒卵形至倒卵形，有时近圆形，长7~20 cm。圆锥花序顶生或生于侧生短枝上；花白色，后变黄白色，有时微红色。果实先红色后变黑色，卵圆形或卵状椭圆形。花期4~5月，果期7~9月。

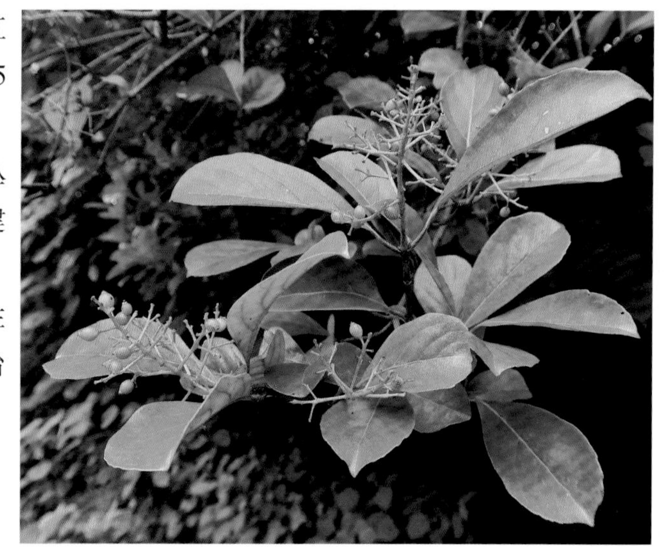

【分布】生于山谷密林、平地灌木丛中。产于广西、广东、湖南、海南、福建等地。

【性能主治】叶、树皮及根味辛，性温。具有祛风除湿、通经活络的功效。主治感冒，风湿痹痛，跌打肿痛，骨折。

【采收加工】叶和树皮于春、夏采收。根全年均可采收。

胜红蓟

【基原】为菊科藿香蓟*Ageratum conyzoides* L. 的全草。

【别名】臭草、白花草、毛射香。

【形态特征】一年生草本。茎枝被柔毛，淡红色或上部绿色。叶对生，有时上部互生，常有腋生的不育叶芽；叶片卵形至长圆形，基出三脉或不明显五出脉，两面被白色稀疏的短柔毛。头状花序4~18个在茎顶排成通常紧密的伞房状花序；花淡紫色。瘦果黑褐色。花果期全年。

【分布】生于山坡林下、草地、田边或荒地上。产于广西、广东、云南、贵州、四川、江西、福建等地。

【性能主治】全草味辛、微苦，性凉。具有祛风清热、止痛止血的功效。主治上呼吸道感染，扁桃体炎，咽喉炎，急性胃肠炎，腹痛，胃痛，崩漏；外用治湿疹，痈疮肿毒，下肢溃疡，中耳炎，外伤出血。

【采收加工】夏、秋季采收，洗净，鲜用或晒干。

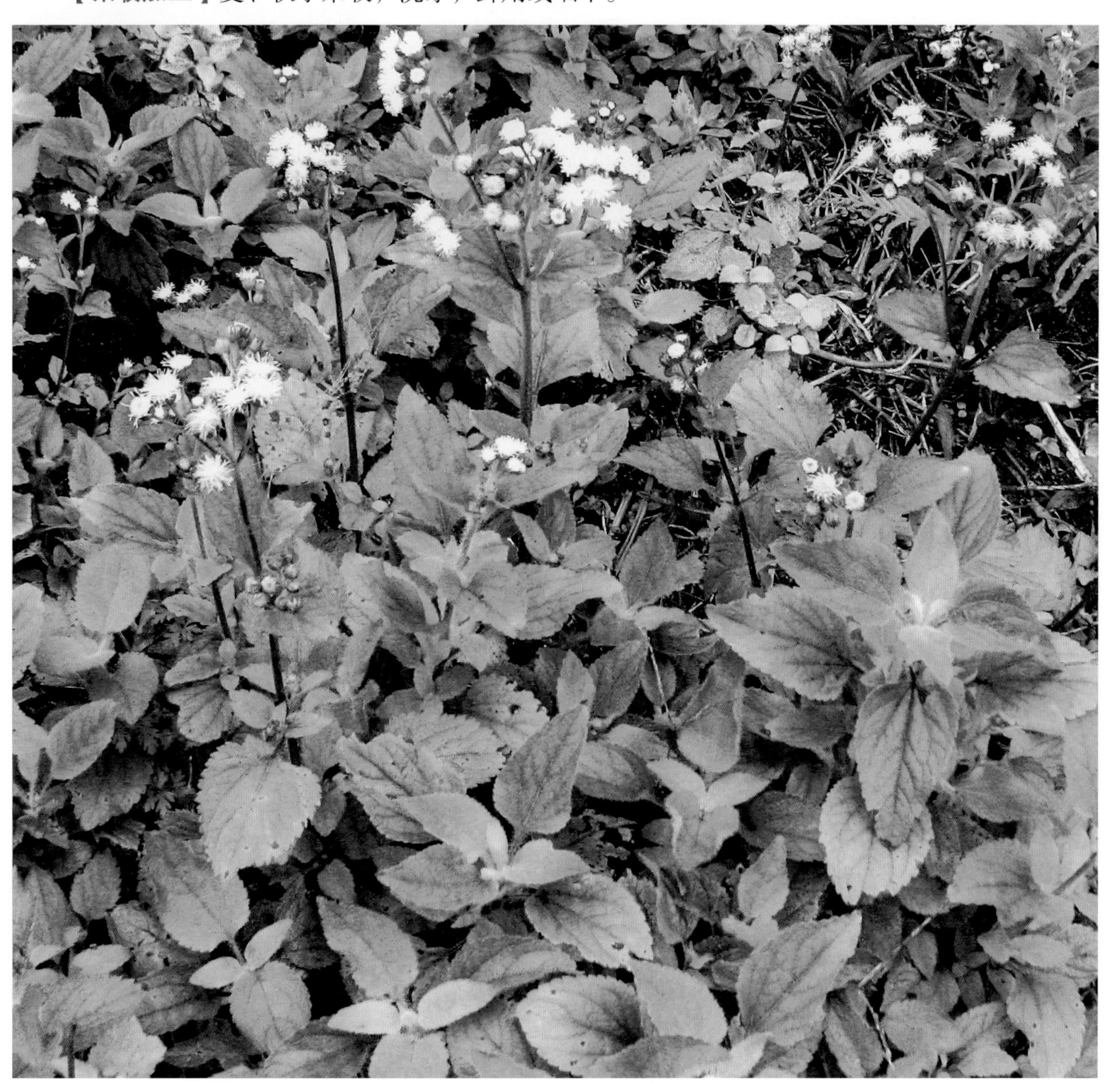

鸭脚艾

【基原】为菊科白苞蒿*Artemisia lactiflora* Wall. ex DC. 的全草。

【别名】刘奇奴、鸭脚菜、甜菜子。

【形态特征】多年生草本。茎常单生，直立，高50~150 cm，上部多分枝。叶片纸质，阔卵形，羽状分裂；裂片3~5枚，卵状椭圆形或长椭圆状披针形。头状花序长圆形，无梗，排成密穗状花序，在分枝上排成复穗状花序，而在茎上端组成开展或略开展的圆锥花序。花、果期8~11月。

【分布】生于林下、林缘、路边及灌木丛下湿润处。产于西南、西部、中南、华东地区。

【性能主治】全草味甘、微苦，性平。具有活血理气、解毒利湿、消肿、调经的功效。主治月经不调，闭经，白带异常，肝硬化，肾炎水肿，荨麻疹，腹胀，疝气；外用治跌打损伤，外伤出血，烧烫伤，疮疡，湿疹。

【采收加工】夏、秋季采收，鲜用或晒干。

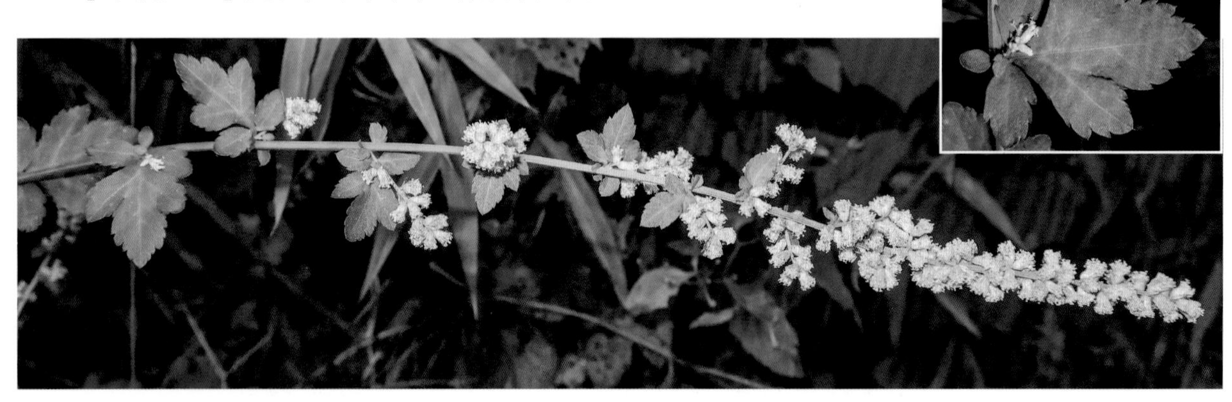

三叶鬼针草

【基原】为菊科鬼针草*Bidens pilosa* L. 的全草。

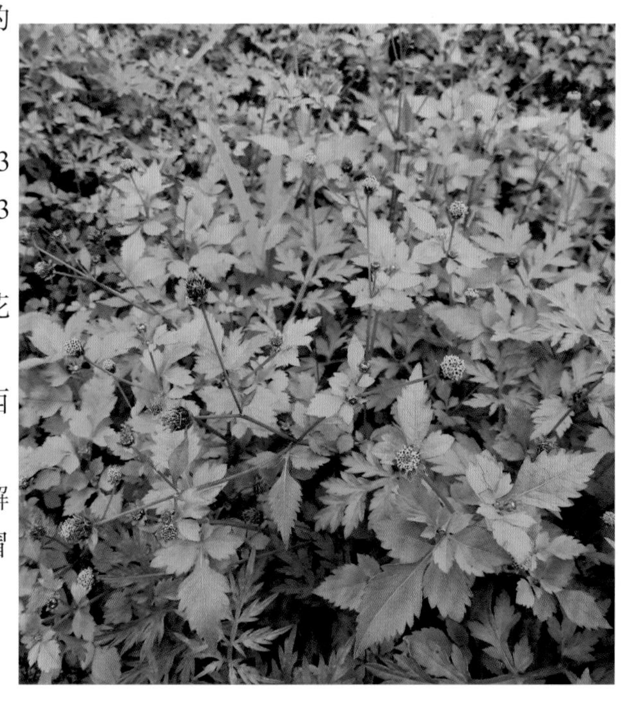

【别名】一包针。

【形态特征】一年生直立草本。茎下部叶3裂或不分裂，常在开花前枯萎；中部叶具小叶3片，两侧小叶椭圆形或卵状椭圆形，边缘有齿；上部叶小，3裂或不分裂，条状披针形。头状花序无舌状花。瘦果黑色，条形。

【分布】生于村旁、路边及荒地中。产于西南、华南、华中、华东地区。

【性能主治】全草味苦，性平。具有清热解毒、止泻的功效。主治肠炎腹泻，阑尾炎，感冒咽痛，肝炎，蛇虫咬伤。

【采收加工】夏、秋季采收，鲜用或晒干。

鹤虱

【基原】为菊科天名精*Carpesium abrotanoides* L. 的成熟果实。

【别名】天蔓青、地菘。

【形态特征】多年生粗壮草本。茎直立，上部多分枝，下部木质，密生短柔毛，有明显的纵条纹。基生叶于开花前凋萎，茎下部叶广椭圆形或长椭圆形，边缘齿端有腺体状胼胝体。头状花序多数，生于茎端及沿茎、枝生于叶腋。瘦果顶端有短喙，无冠毛。花期8~10月，果期10~12月。

【分布】生于村边、路边荒地、林缘。产于华东、华南、华中、西南地区。

【性能主治】果实味苦、辛，性平；有小毒。具有杀虫消积的功效。主治蛔虫病，蛲虫病，绦虫病，虫积腹痛，小儿疳积。

【采收加工】秋季果实成熟时采收，除去杂质，晒干。

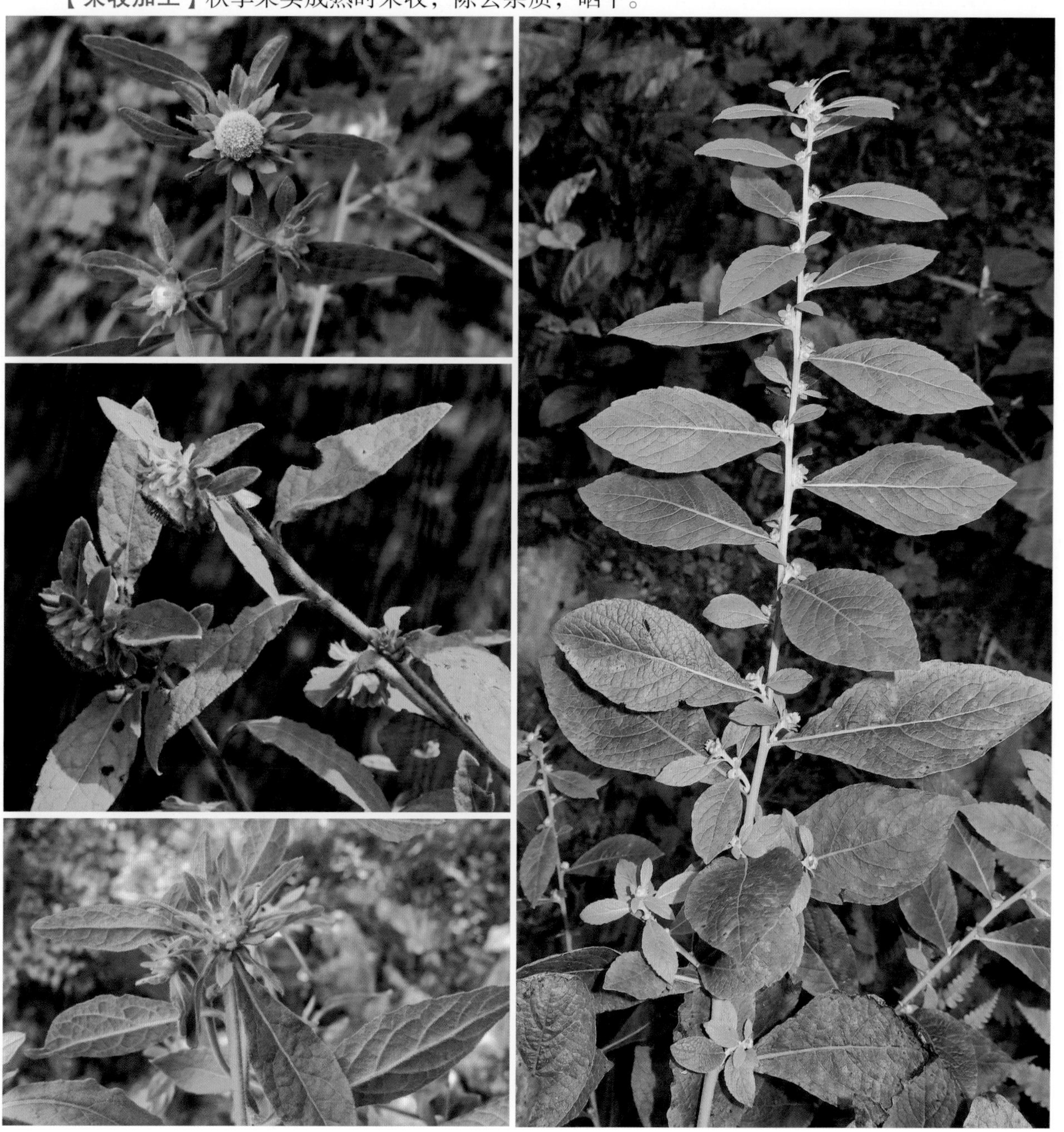

野菊

【基原】为菊科野菊*Chrysanthemum indicum* L. 的花序。

【别名】野黄菊、苦薏。

【形态特征】多年生草本。有地下长或短的匍匐茎。茎直立或铺散，分枝或仅在茎顶有伞房状花序分枝。基生叶和下部叶花期脱落；中部茎叶卵形、长卵形或椭圆状卵形。头状花序常在枝顶排成伞房状圆锥花序；全部苞片边缘白色或褐色，宽膜质；舌状花黄色。瘦果。花期6~11月。

【分布】生于田边、路边、灌木丛及山坡草地。产于东北、华北、华中、华南及西南各地。

【性能主治】花序味辛、苦，性微寒。具有清热解毒、泻火平肝的功效。主治目赤肿痛，头痛眩晕，疔疮痈肿。

【采收加工】秋、冬季花初开放时采摘，晒干，或蒸后晒干。

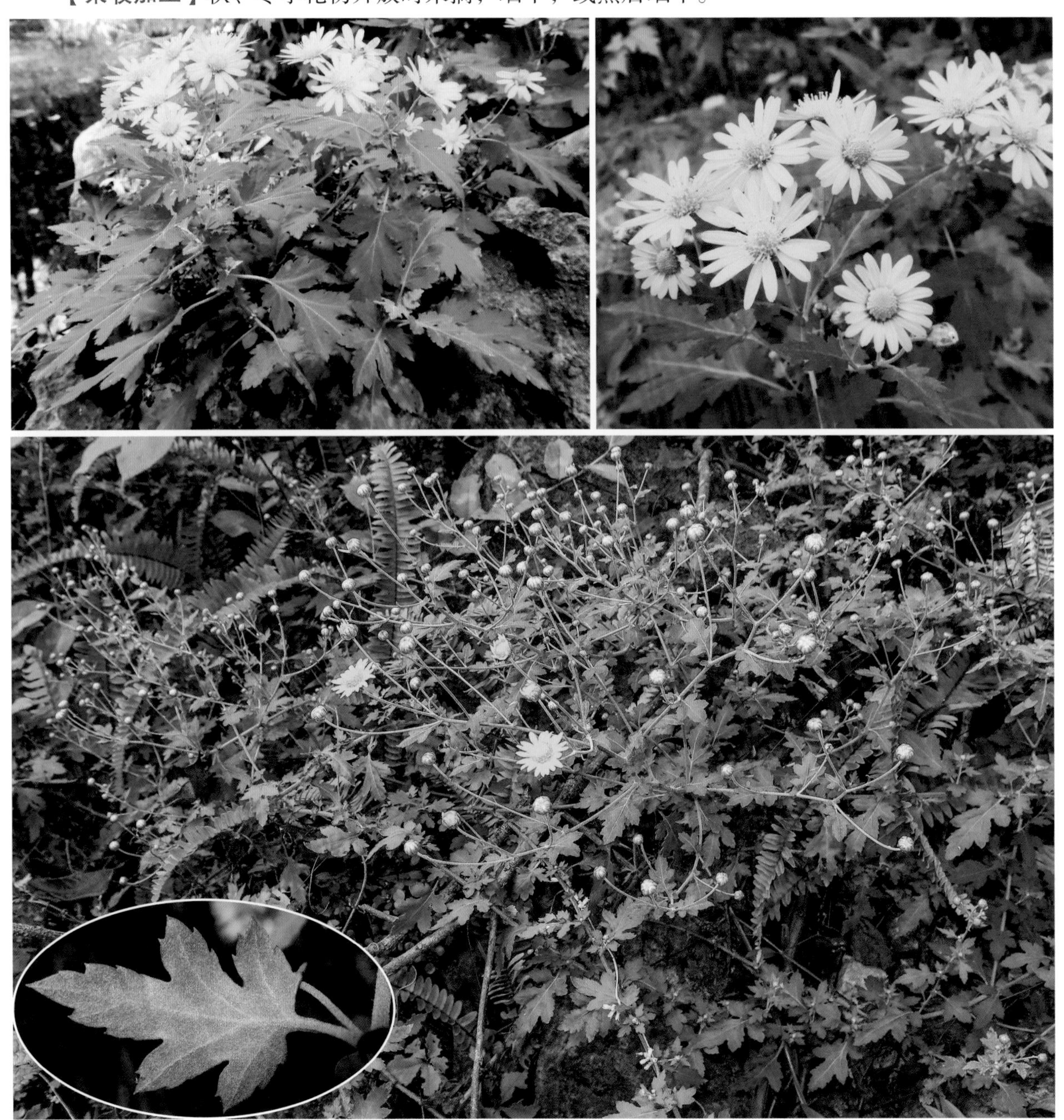

野木耳菜

【基原】为菊科野茼蒿*Crassocephalum crepidioides* (Benth.) S. Moore 的全草。

【别名】满天飞、革命菜、金黄花草。

【形态特征】直立草本。茎有纵条棱。叶片椭圆形或长圆状椭圆形，边缘有不规则的齿或重齿，或有时基部羽状裂。头状花序数个在茎端排成伞房状；总苞钟状，有数枚不等长的线形小苞片；小花管状，花冠红褐色或橙红色。瘦果狭圆柱形，赤红色；冠毛白色，易脱落。花期7~12月。

【分布】生于山坡、路边杂草丛、灌木丛中。产于广西、广东、贵州、云南、湖南、四川、西藏、湖北、江西等地。

【性能主治】全草味辛、微苦，性平。具有清热解毒、调和脾胃的功效。主治感冒，口腔炎，消化不良，肠炎，痢疾，乳腺炎。

【采收加工】夏季采收，鲜用或晒干。

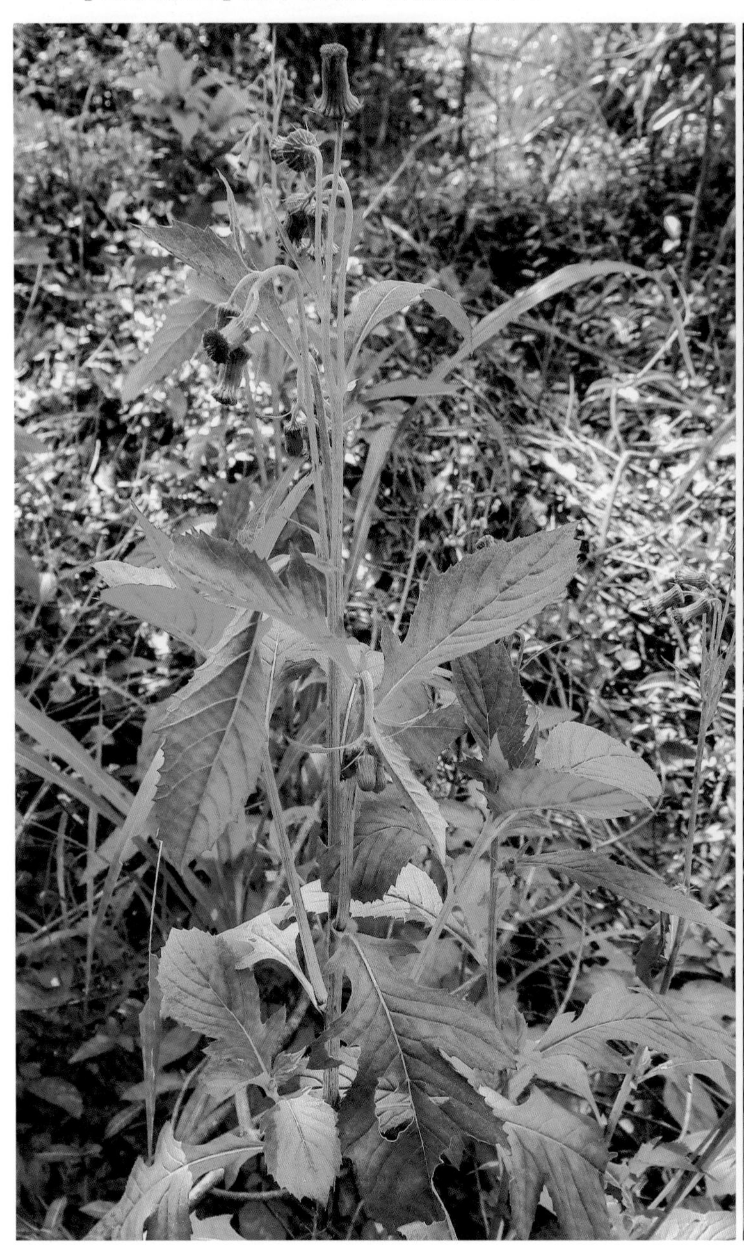
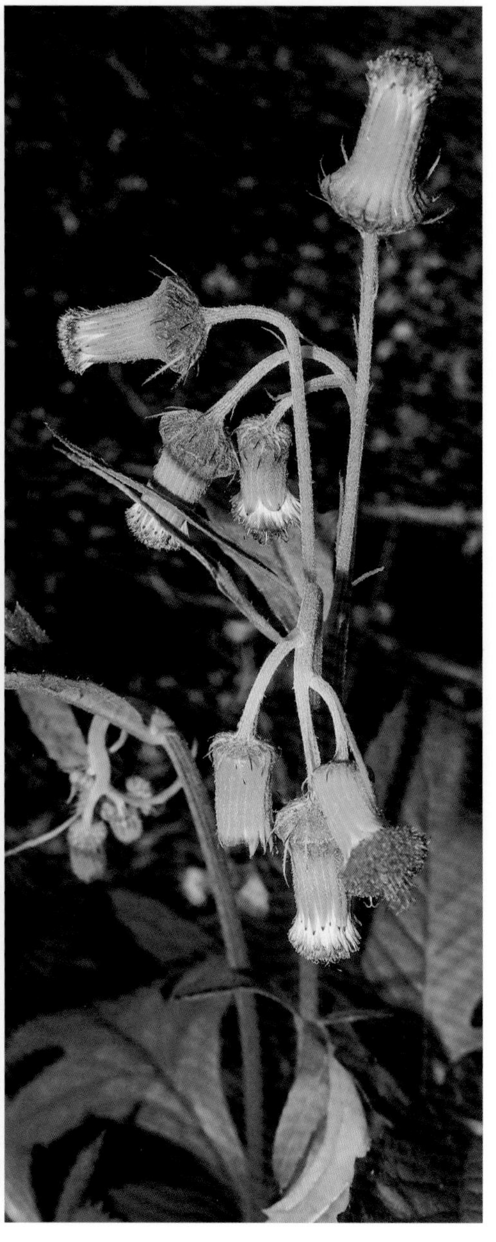

东风草

【基原】为菊科东风草*Blumea megacephala* (Randeria) C. C. Chang et Y. Q. Tseng 的全草。

【别名】黄花地胆草、九里明。

【形态特征】攀缘状草质藤本或基部木质。茎圆柱形，多分枝，有明显的沟纹。叶片卵形、卵状长圆形或长椭圆形。头状花序通常1~7个腋生或在枝顶排成总状或近伞房状，再组成具叶圆锥花序；花黄色，雌花多数，细管状。瘦果圆柱形，有10条棱，冠毛白色。花期8~12月。

【分布】生于林缘、灌木丛中、山坡阳处。产于广西、广东、云南、贵州、四川、湖南、江西、福建、台湾等地。

【性能主治】全草味微辛、苦，性凉。具有清热明目、祛风止痒、解毒消肿的作用功效。主治目赤肿痛，翳膜遮睛，风疹，疥疮，皮肤瘙痒，痈肿疮疖，跌打红肿。

【采收加工】夏、秋季采收，鲜用或晒干。

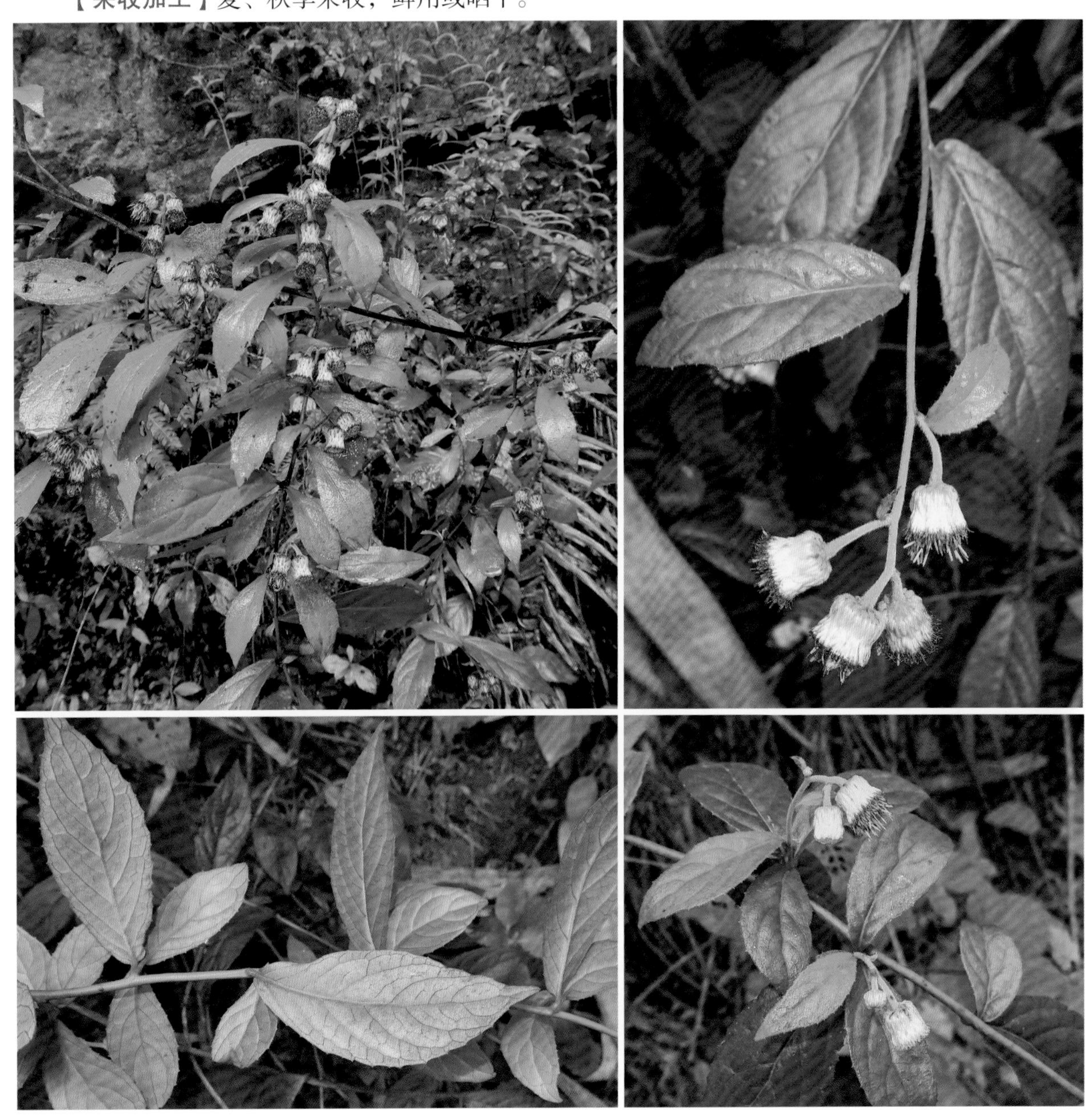

墨旱莲

【基原】为菊科鳢肠*Eclipta prostrata* (L.) L. 的地上部分。

【别名】墨菜、水旱莲。

【形态特征】一年生草本。茎直立，斜升或平卧，通常自基部分枝，被贴生糙毛。叶片长圆状披针形或披针形，无柄或有极短的柄。头状花序具细长梗，花序形如莲蓬；花白色，中央为管状花，外层2列为舌状花。瘦果暗褐色，雌花的瘦果三棱形，两性花的瘦果扁四棱形。花期6~9月。

【分布】生于河边、田边及路边。产于全国各地。

【性能主治】地上部分味甘、酸，性寒。具有滋补肝肾、凉血止血的功效。主治眩晕耳鸣，腰膝酸软，阴虚血热，崩漏下血，外伤出血。

【采收加工】花开时采收，晒干。

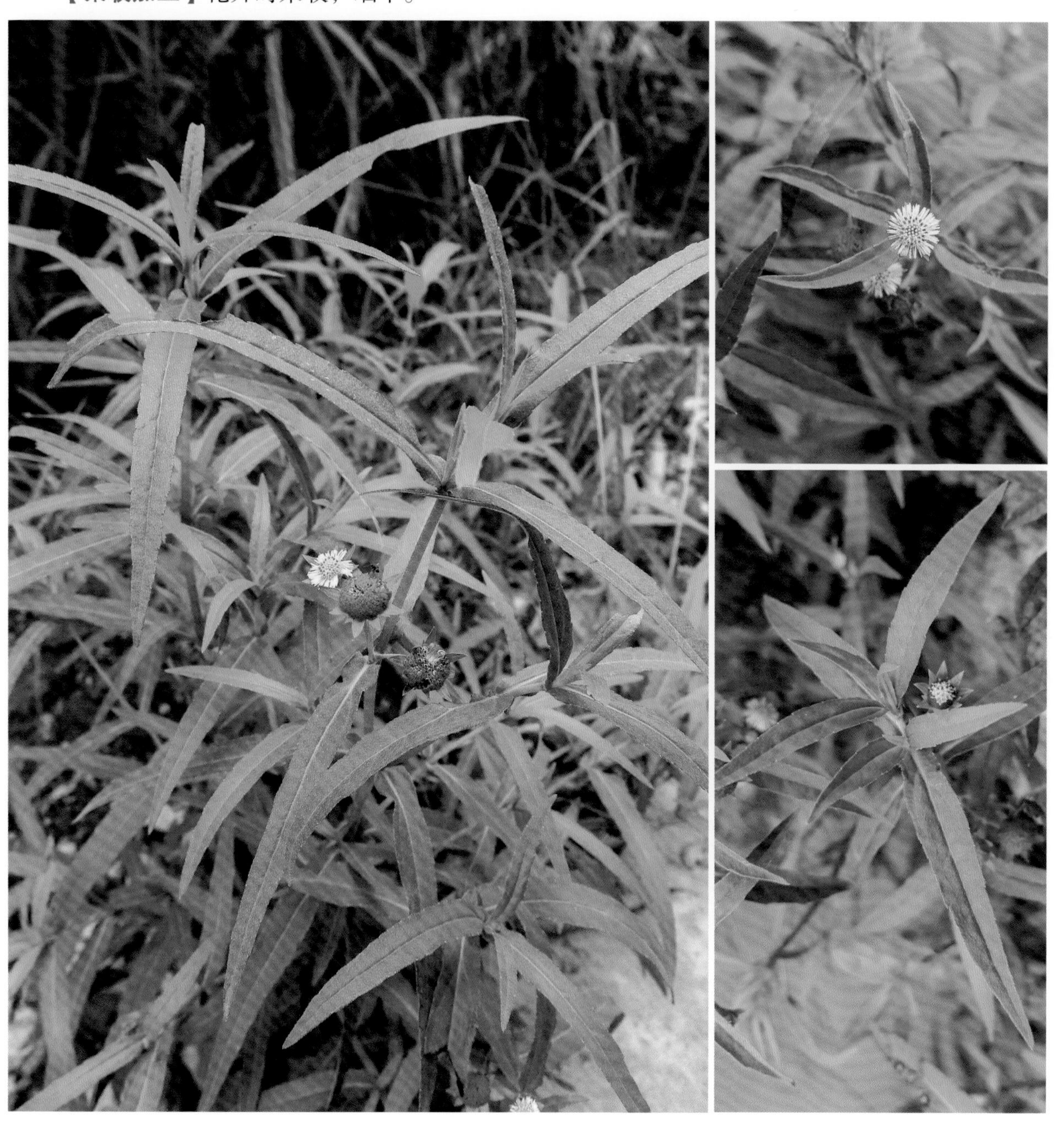

苦地胆根

【基原】为菊科地胆草*Elephantopus scaber* L. 的根。

【别名】地胆头、草鞋根。

【形态特征】直立草本。根状茎平卧或斜升，具多数纤维状根；茎直立，密被白色贴生长硬毛。基部叶莲座状，匙形或倒披针状匙形；茎叶少数而小。头状花序束生于枝顶，基部被3枚叶状苞片所包围；花淡紫色或粉红色。瘦果长圆状线形，冠毛污白色，基部宽扁。花期7~11月。

【分布】生于开旷山坡、路边、或山谷林缘。产于广西、广东、云南、贵州、江西、福建、台湾、湖南、浙江等地。

【性能主治】根味苦，性寒。具有清热解毒、除湿的功效。主治中暑发热，头痛，牙痛，肾炎水肿，肠炎，乳腺炎，月经不调，白带异常。

【采收加工】全年均可采收，鲜用或晒干。

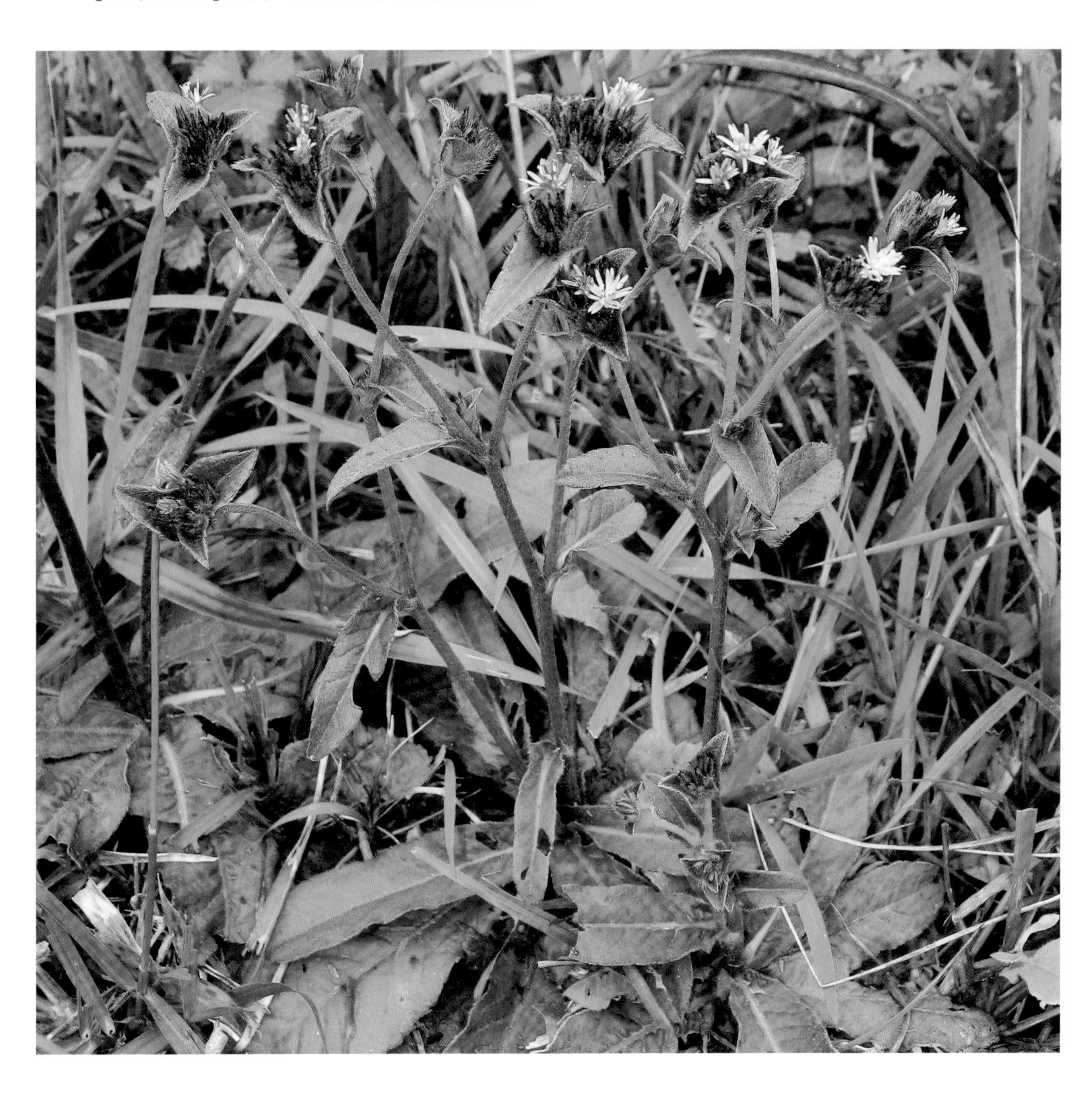

华泽兰

【基原】为菊科多须公*Eupatorium chinense* L. 的全草。

【别名】六月雪、广东土牛膝、大泽兰。

【形态特征】多年生草本或小亚灌木状。茎枝被污白色柔毛，茎枝下部花期脱毛或疏毛。中部茎生叶卵形或宽卵形，稀卵状披针形、长卵形或披针状卵形，羽状脉3~7对。头状花序在茎枝顶端排成复伞房花序；花白、粉或红色。瘦果淡黑褐色，椭圆状，散布黄色腺点。花、果期6~11月。

【分布】生于山谷、林下或山坡草地上。产于广西、湖南、广东、浙江、湖北、云南等地。

【性能主治】全草味苦、辛，性平；有毒。具有清热解毒、疏肝活血的功效。主治风热感冒，胸胁痛，脘痛腹胀，跌打损伤，痈肿疮毒，蛇咬伤。

【采收加工】夏、秋季采收，洗净，鲜用或晒干。

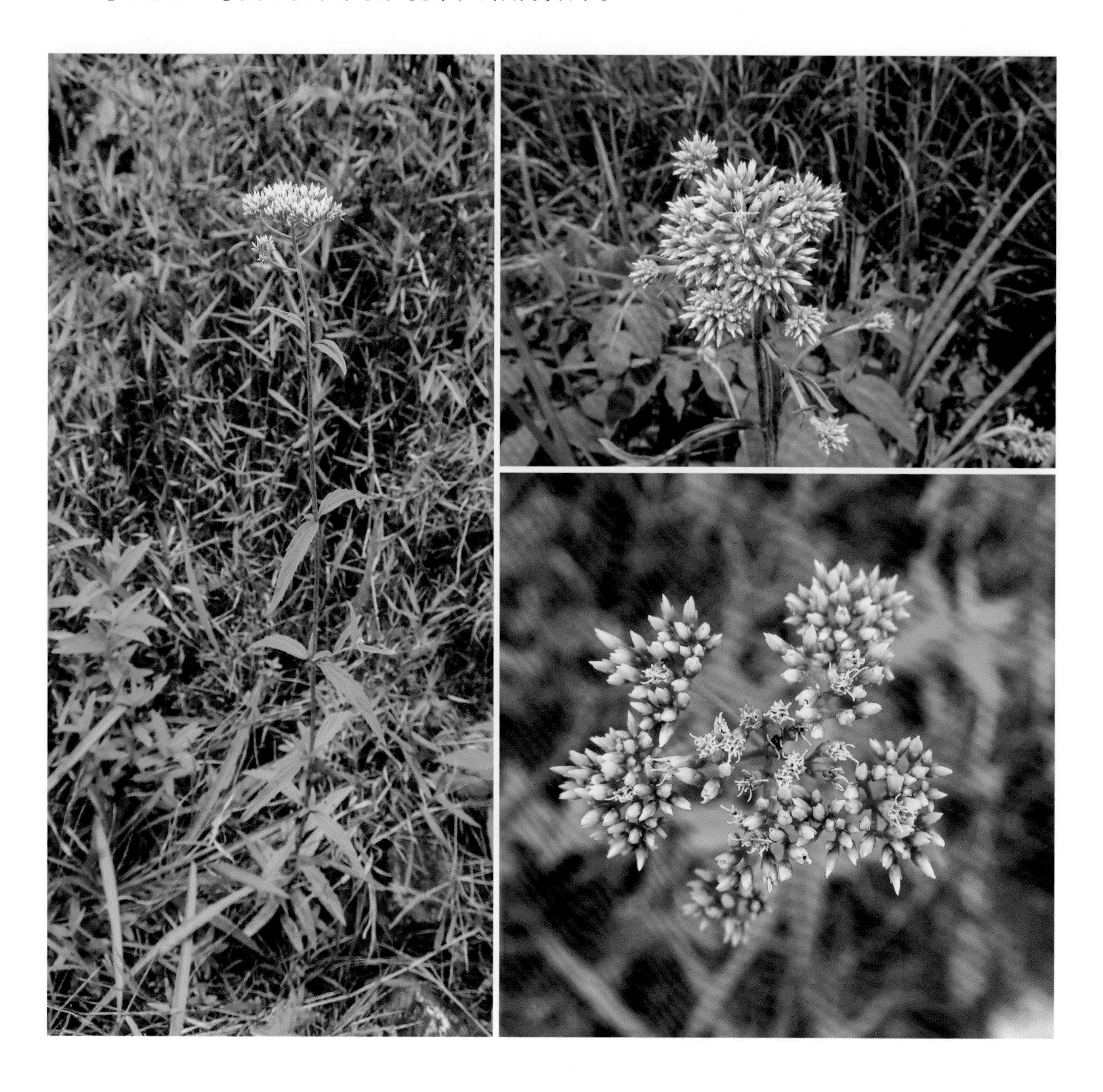

佩兰

【基原】为菊科佩兰*Eupatorium fortunei* Turcz. 的地上部分。

【别名】兰草、泽兰、省头草。

【形态特征】多年生草本。根茎横走，淡红褐色。中部茎叶较大，3全裂或3深裂；全部茎叶两面光滑，无毛无腺点，边缘有粗齿或不规则的细齿；中部以下茎叶渐小；基部叶花期枯萎。头状花序排列呈聚伞花序状；花白色或带微红色。瘦果黑褐色，冠毛白色。花果期7~11月。

【分布】生于溪边、路边、灌木丛中，常见栽培。产于广西、广东、湖南、云南、贵州、四川、江苏、浙江、江西、湖北等地。

【性能主治】地上部分味辛，性平。具有芳香化湿、醒脾开胃、发表解暑的功效。主治湿浊中阻，脘痞呕恶，口中甜腻，多涎，暑湿表证，湿温初起，发热倦怠，胸闷不舒。

【采收加工】夏、秋季分2次采收，除去杂质，晒干。

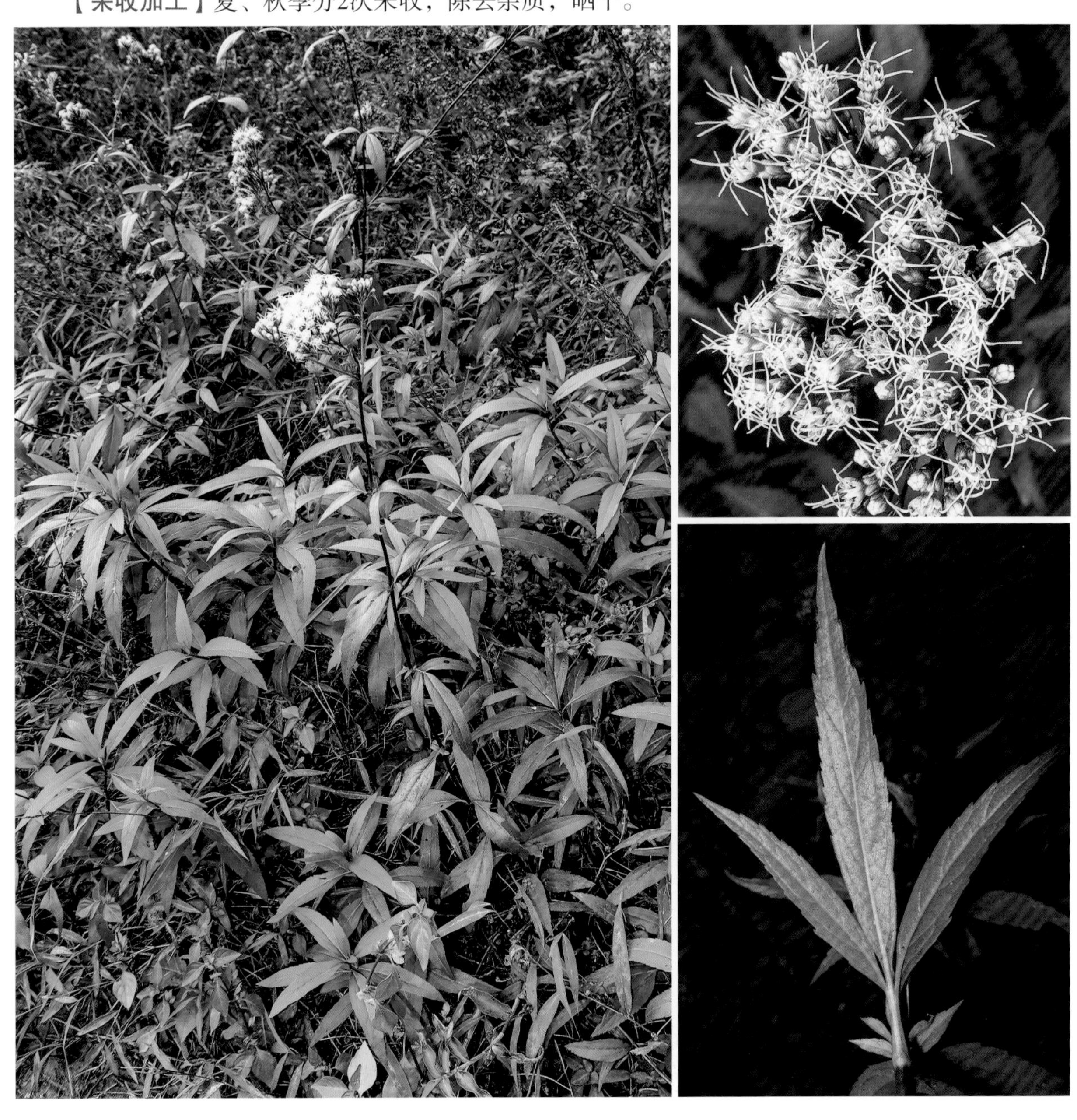

鼠曲草

【基原】为菊科鼠麴草*Gnaphalium affine* D. Don 的全草。

【别名】鼠耳、无心草、佛耳草。

【形态特征】一年生草本。茎直立或基部发出的枝下部斜升，上部不分枝，有沟纹，被白色厚绵毛。叶无柄；叶片匙状倒披针形或倒卵状匙形。头状花序在枝顶密集成伞房花序；花黄色至淡黄色。瘦果倒卵形或倒卵状圆柱形，有乳头状突起；冠毛粗糙，污白色，易脱落。花期1~4月，果期8~11月。

【分布】生于稻田、湿润草地上。产于华中、华东、华南、华北、西北及西南地区。

【性能主治】全草味甘、微酸，性平。具有化痰止咳、祛风除湿、解毒的功效。主治咳喘痰多，风湿痹痛，泄泻，水肿，蚕豆病，赤白带下，痈肿疔疮，阴囊湿痒，荨麻疹，高血压。

【采收加工】春季开花时采收，除去杂质，晒干。鲜品随采随用。

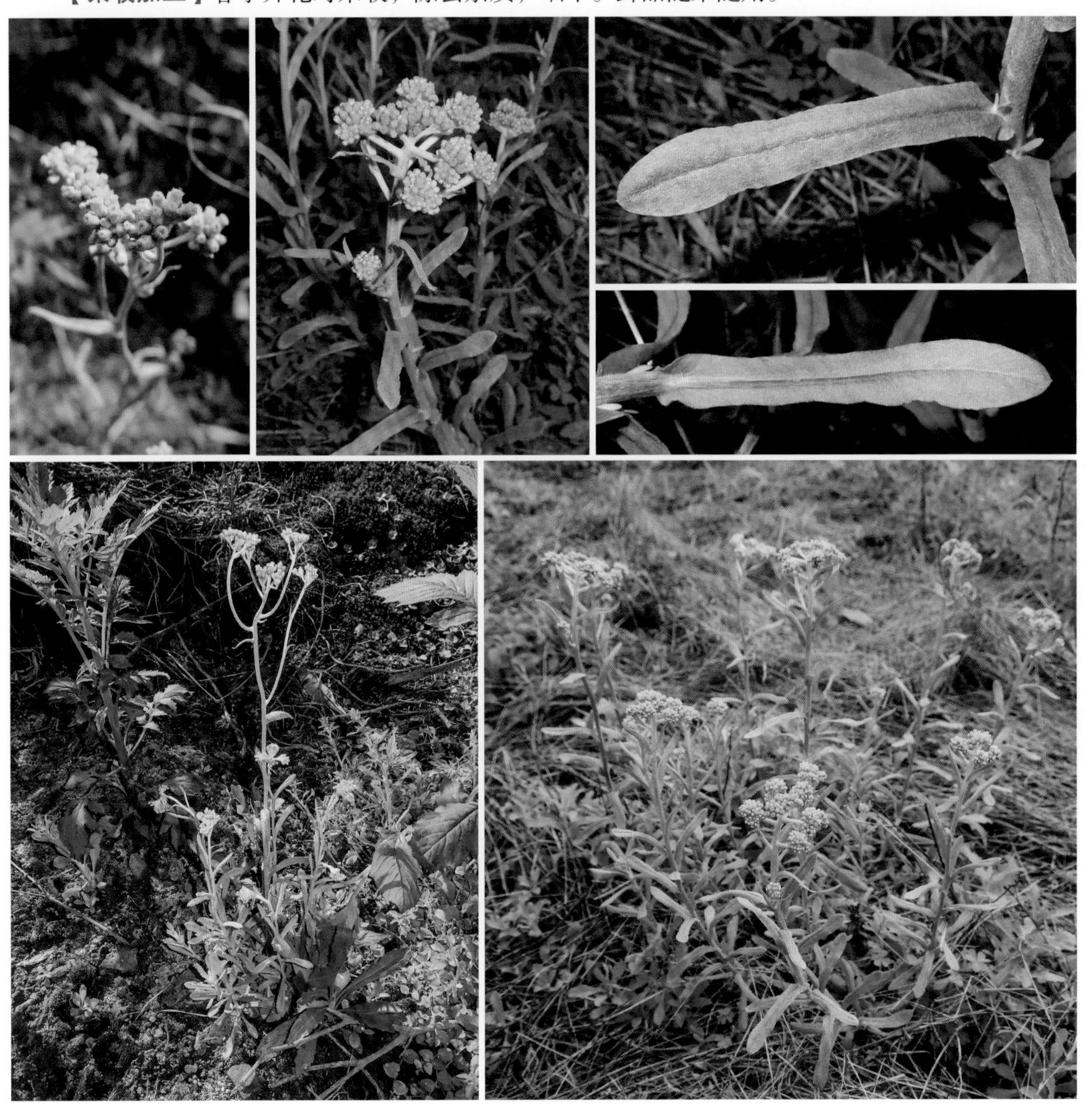

蛇接骨

【基原】为菊科平卧菊三七*Gynura procumbens* (Lour.) Merr. 的全草。

【别名】石三七、树三七、见肿消。

【形态特征】攀缘草本。有臭气，茎匍匐，有条棱。叶片卵形至椭圆形，边缘全缘或有波状齿。伞房花序顶生或腋生，每个伞房花序具3~5个头状花序；总苞狭钟状或漏斗状；小花20~30朵，橙黄色。瘦果圆柱形，栗褐色，具10条肋，无毛；冠毛丰富，白色，细绢毛状。花期4~5月。

【分布】生于林间溪旁坡地沙质土上，攀缘于灌木或乔木上。产于广西、广东、海南、贵州、云南等地。

【性能主治】全草味辛、微苦，性凉。具有散瘀、消肿、清热止咳的功效。主治跌打损伤，风湿性关节痛，肺炎，肺结核，痈疮肿毒。

【采收加工】全年均可采收，鲜用或晒干。

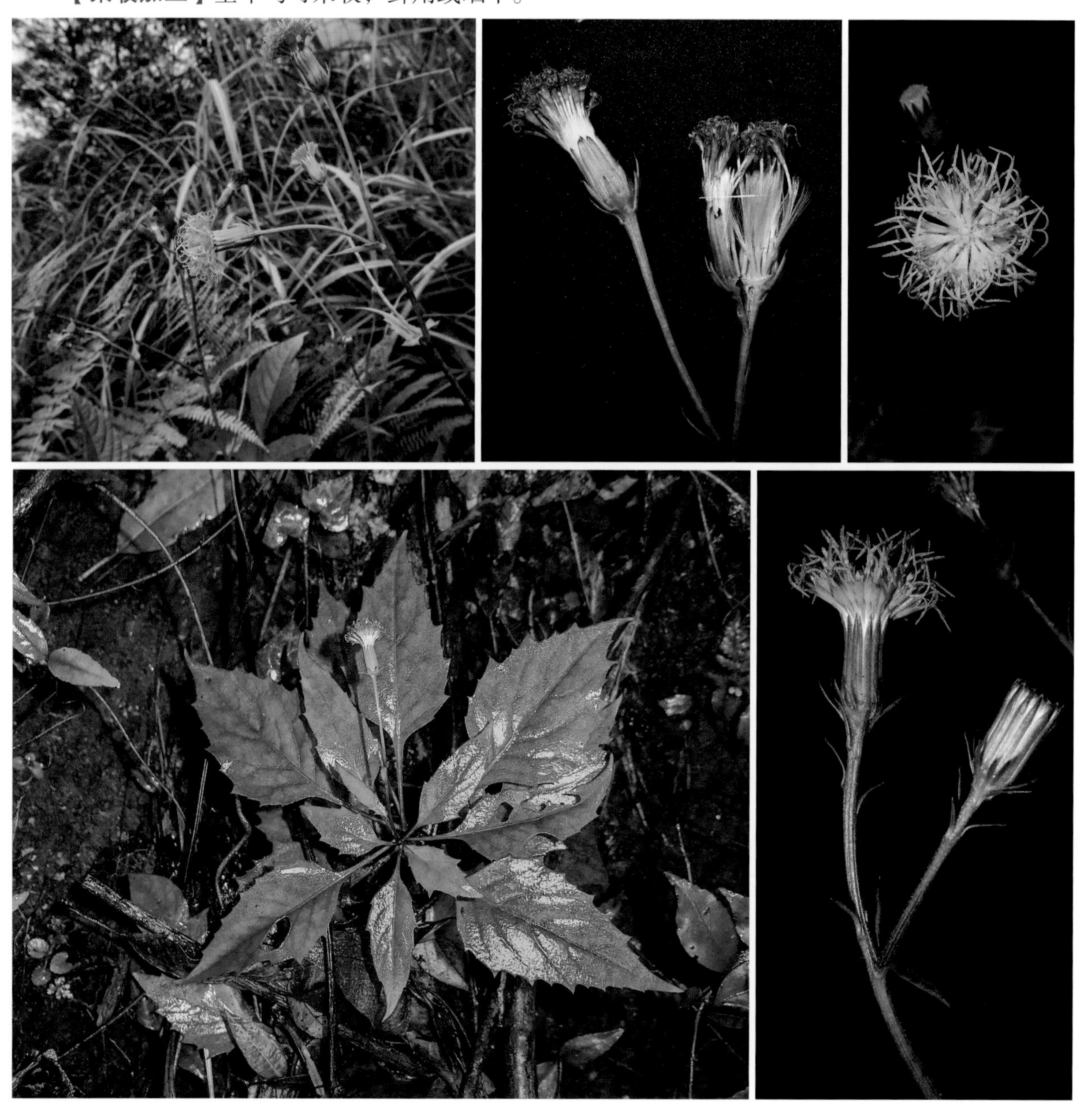

路边草

【基原】为菊科马兰*Aster indicus* Heyne 的全草。

【别名】星星蒿、花叶鱼鳅串、鸡儿肠。

【形态特征】多年生直立草本。根状茎有匍枝，有时具直根。基部叶在花期枯萎；茎部叶倒披针形或倒卵状矩圆形。头状花序单生于枝端并排成疏伞房状；总苞半球形；舌状花1层，15~20朵，舌片浅紫色，被短密毛。瘦果倒卵状矩圆形，极扁。花期5~9月，果期8~10月。

【分布】生于草丛、溪岸、路边林缘。产于我国南部地区。

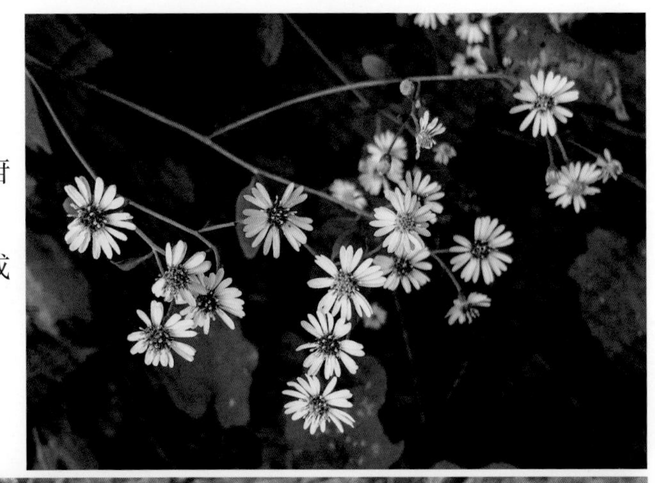

【性能主治】全草味苦、微辛，性平。具有健脾利湿、解毒止血的功效。主治小儿疳积，腹泻，痢疾，蛇咬伤，外伤出血。

【采收加工】夏、秋季采收，鲜用或阴干。

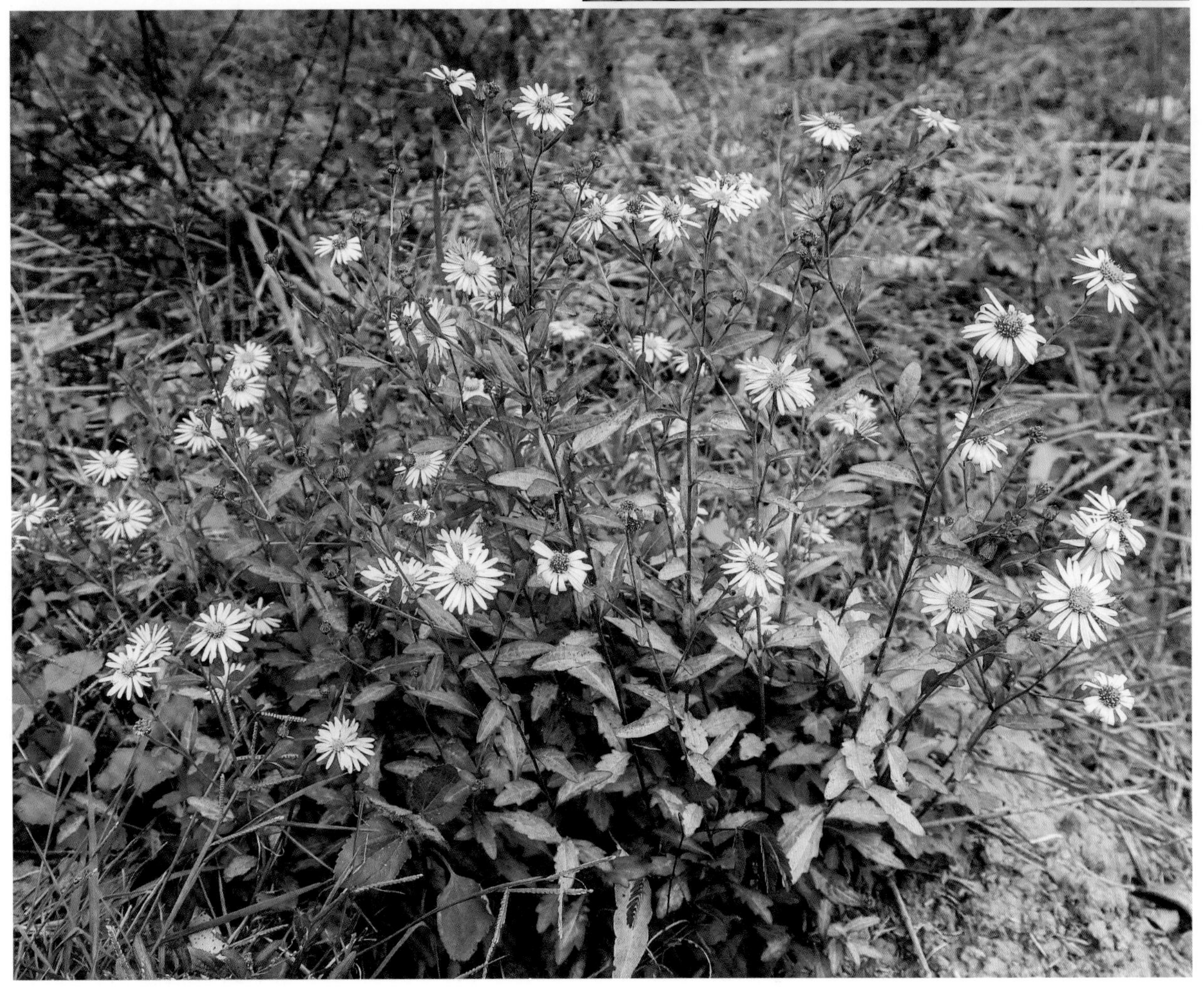

千里光

【基原】为菊科千里光*Senecio scandens* Buch.-Ham. ex D. Don 的全草。

【别名】千里及、千里急、黄花演。

【形态特征】多年生攀缘草本。茎多分枝，被柔毛或无毛，老时变木质；皮淡色。叶具柄；叶片卵状披针形至长三角形，通常具浅齿或深齿，有时具细裂或羽状浅裂。头状花序具舌状花多数，在茎枝端排列成顶生复聚伞圆锥花序；花冠黄色。瘦果圆柱形，被柔毛。花期10月到翌年3月。

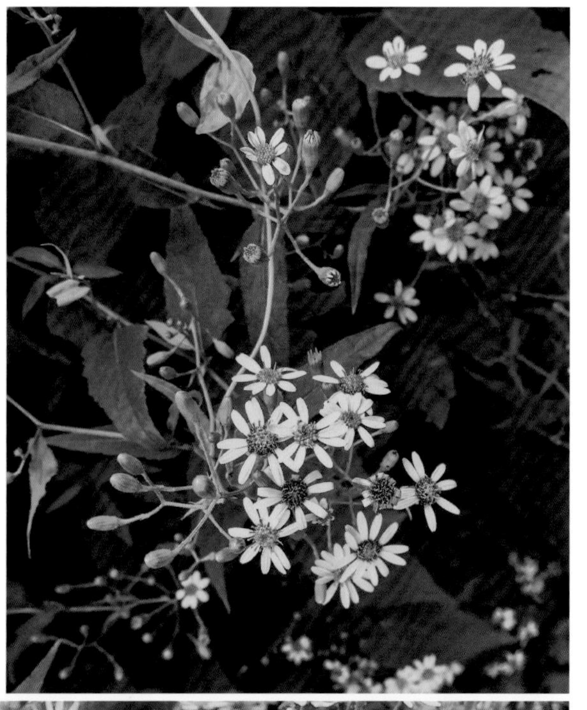

【分布】生于森林、灌木丛中，攀缘于灌木、岩石上或溪边。产于广西、广东、云南、贵州、四川、湖南、湖北、江西、福建、台湾、安徽、浙江、陕西、西藏等地。

【性能主治】全草味苦、辛，性凉。具有清热解毒、明目退翳、杀虫止痒的功效。主治流感，上呼吸道感染，肺炎，急性扁桃体炎，肋腺炎，急性肠炎，细菌性痢疾，黄疸型肝炎，胆湿癣炎，急性尿路感染，目赤肿痛翳障，痈肿疖毒，丹毒，湿疹，干湿癣疮，滴虫性阴道炎，烧烫伤。

【采收加工】9~10月采收，鲜用或晒干。

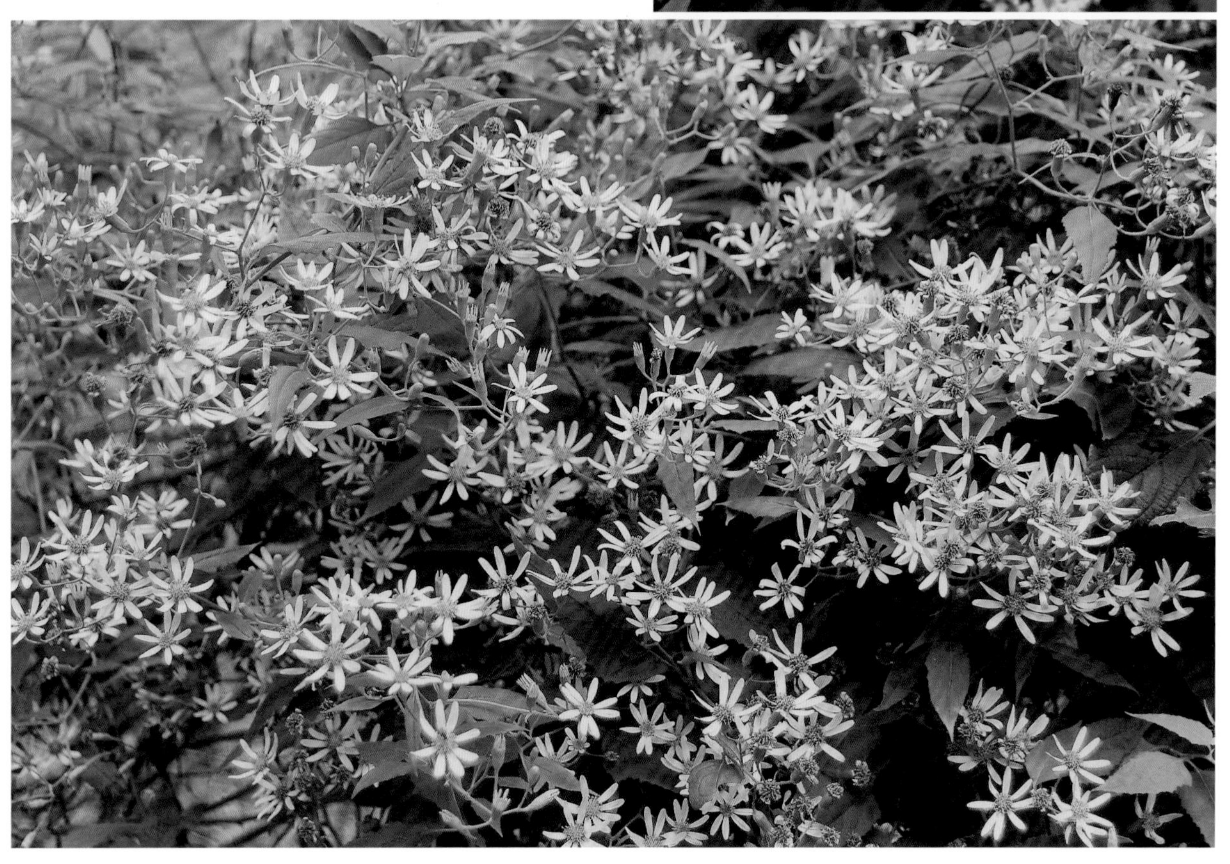

豨莶草

【基原】为菊科豨莶*Siegesbeckia orientalis* L. 的地上部分。

【别名】火莶、虎膏。

【形态特征】一年生草本。茎直立，多分株，全部分枝被灰白色短柔毛。基部叶花期枯萎；中部叶三角状卵圆形或卵状披针形，纸质，腹面绿色，背面淡绿，具腺点，两面被毛，基出三脉。头状花序多数，花黄色，雌花舌状，两性花管状。瘦果倒卵形。花期4~9月，果期6~11月。

【分布】生于山野、荒草地、灌木丛中、林缘及林下，也常见于耕地中。产于广西、广东、云南、贵州、四川、湖南、江西、福建、台湾、安徽、浙江、江苏、甘肃、陕西等地。

【性能主治】地上部分味苦、辛，性寒；有小毒。具有祛风湿、通经络、清热解毒的作用。主治风湿痹痛，筋骨不利，腰膝无力，半身不遂，高血压，疟疾，黄疸，痈肿，疮毒，风疹湿疮，虫兽咬伤。

【采收加工】夏季开花前或花期均可采收，割取地上部分，晒至半干时，置于干燥通风处，晾干。

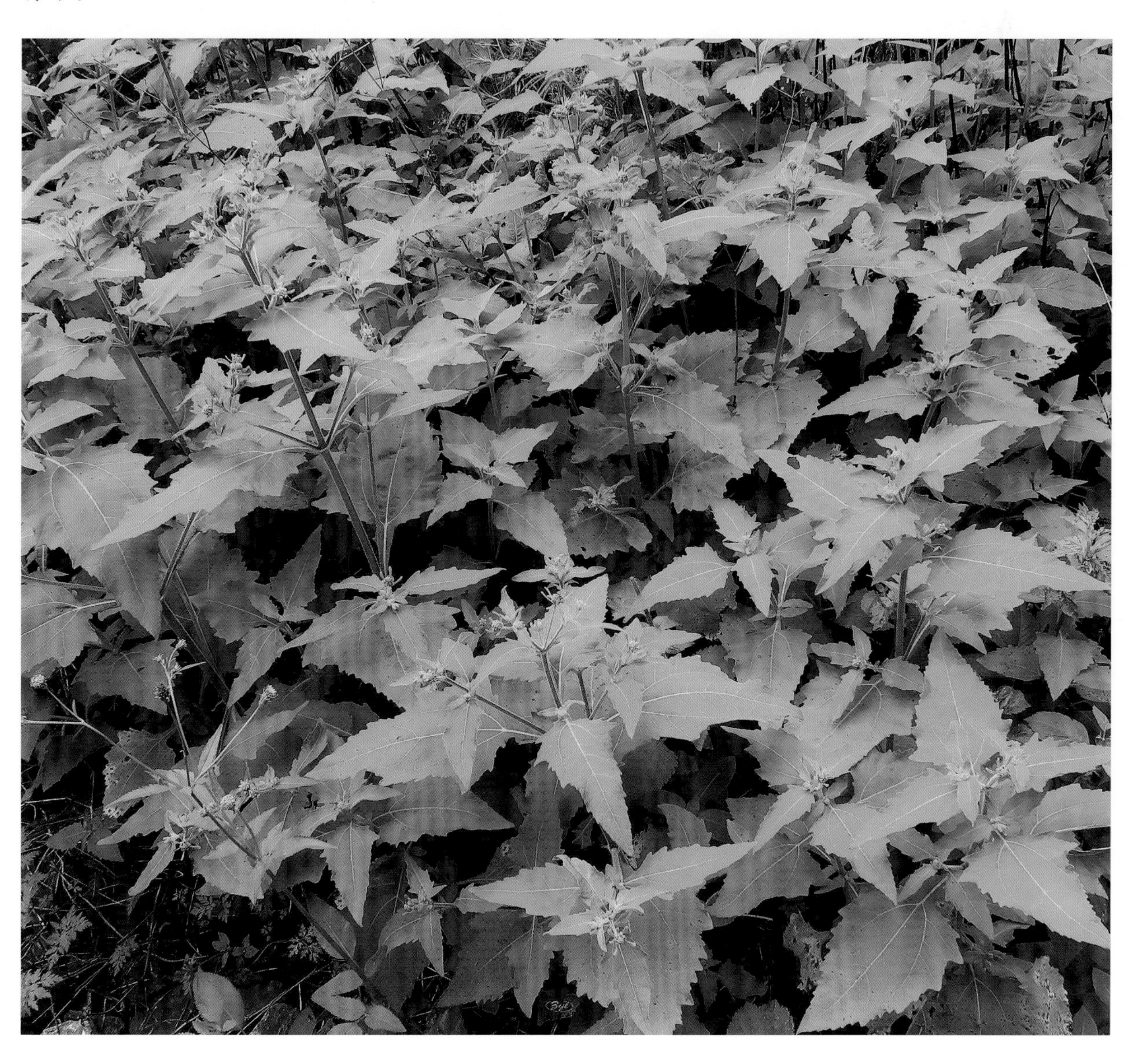

白叶火草

【基原】为菊科锯叶合耳菊*Synotis nagensium* (C. B. Clarke) C. Jeffrey et Y. L. Chen 的全草。

【别名】白背艾、火门艾、大叶艾。

【形态特征】多年生灌木状草本或亚灌木。茎密白色茸毛或黄褐色茸毛，下部在花期无叶。叶片倒卵状椭圆形、倒披针状椭圆形或椭圆形，腹面被蛛丝状茸毛及短柔毛，背面被茸毛及沿脉被短硬毛。头状花序排成圆锥聚伞花序，花黄色；总苞倒锥状钟形。瘦果圆柱形。花期8月至翌年3月。

【分布】生于灌木丛、草地。产于广西、广东、云南、贵州、四川、湖南、湖北、甘肃、西藏等地。

【性能主治】全草味淡，性平。具有散风热、定喘咳、利水湿的功效。主治感冒发热，咳喘，小便淋涩，肾炎水肿。

【采收加工】夏、秋季采收，洗净，晒干。

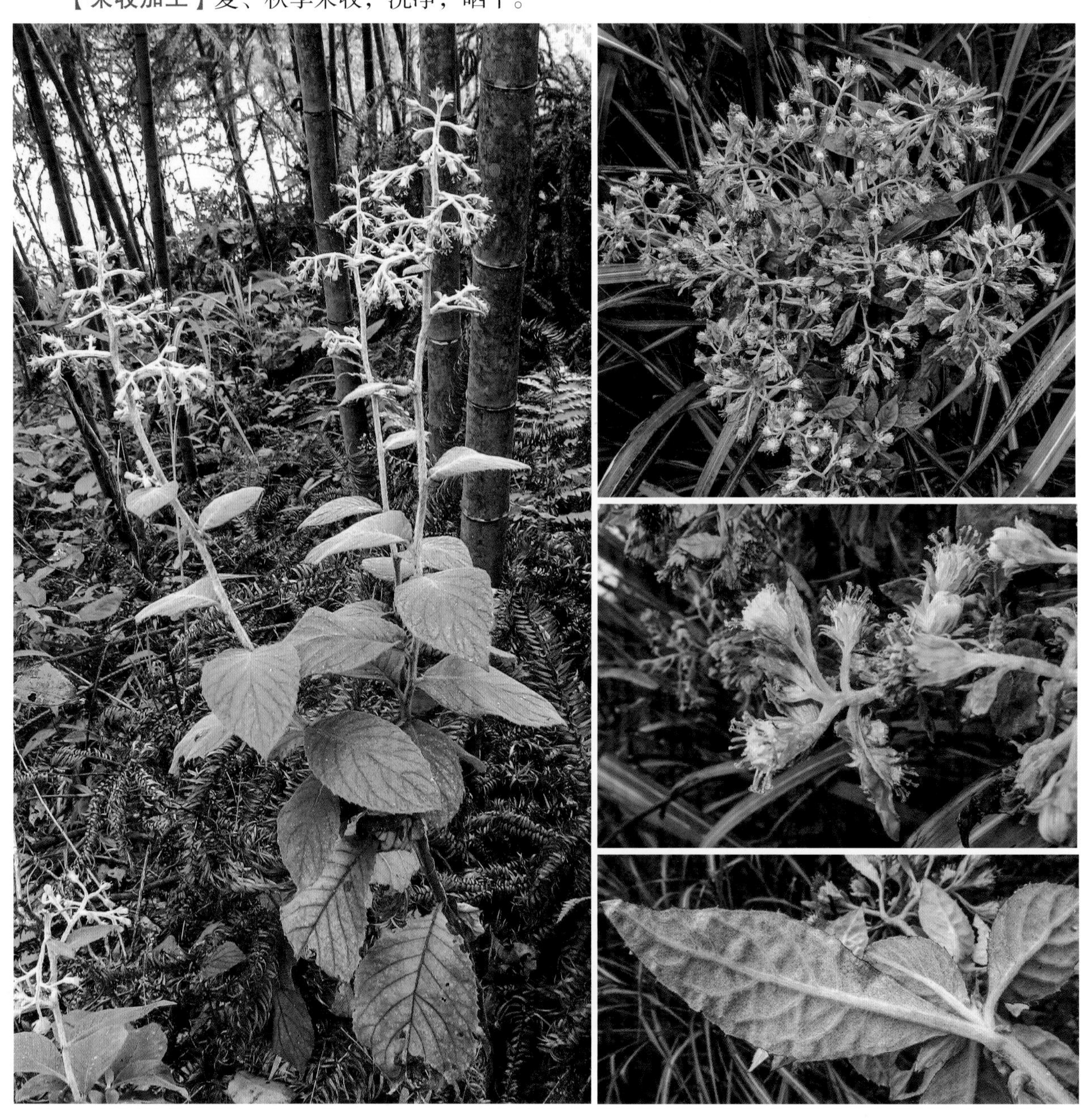

大阳关

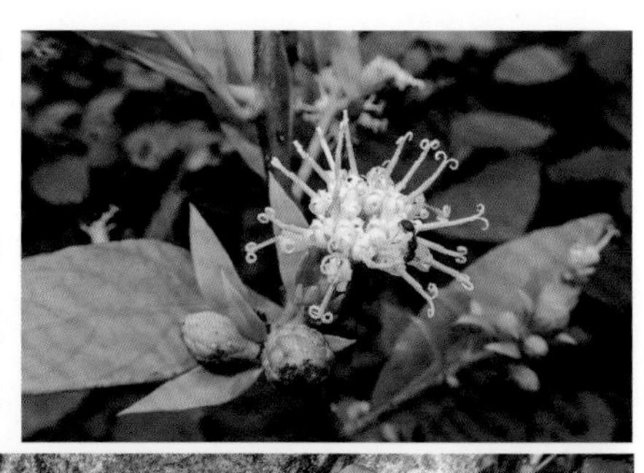

【基原】为菊科广西斑鸠菊*Vernonia chingiana* Hand.-Mazz.的根、叶。

【别名】棠菊。

【形态特征】攀缘灌木。叶片革质，倒卵状长圆形或长椭圆状长圆形。头状花序3~6个；总苞片背面无毛，仅边缘有软缘毛；花多数，花冠管状，白色，有芳香味。瘦果圆柱形，无毛或上部被疏微毛；冠毛黄色或淡黄褐色，2层，外层短，易脱落，内层糙毛状。花果期5~9月。

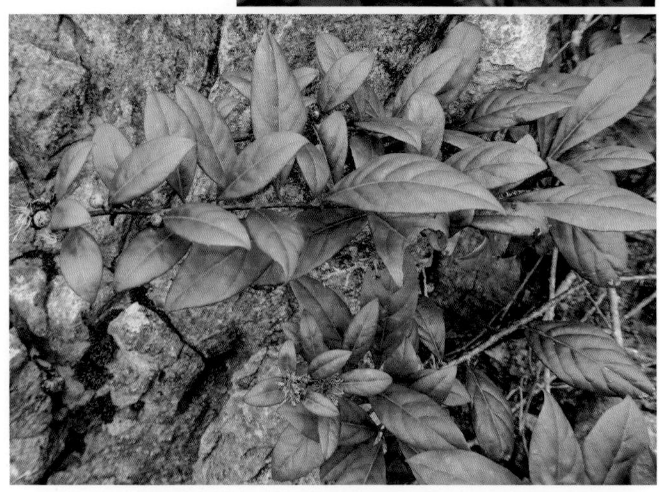

【分布】生于石山疏林、岩石上或山坡灌木丛中。产于广西。

【性能主治】根、叶味苦，性凉。具有清热解毒、止痉的功效。主治小儿惊风，烂疮，目赤肿痛。

【采收加工】全年均可采收，晒干或鲜用。

伤寒草

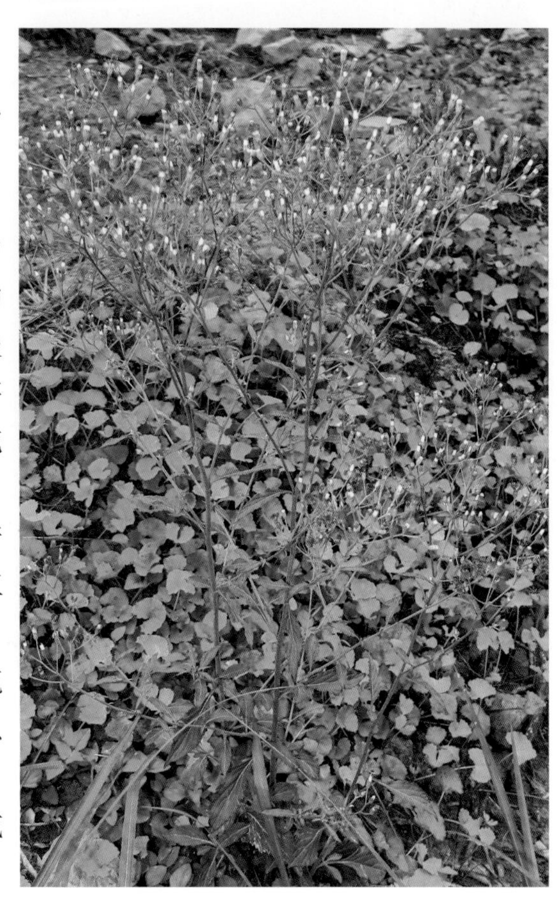

【基原】为菊科夜香牛*Vernonia cinerea* (L.) Less.的全草或根。

【别名】夜牵牛、星拭草、寄色草。

【形态特征】一年生或多年生草本。下部叶和中部叶具柄，菱状长圆形或卵形，基部楔状狭成具翅的柄，边缘有具小尖的疏齿或波状，背面被灰白色或淡黄色短柔毛，两面均有腺点；上部叶渐尖。头状花序多个在茎枝端排成伞房状圆锥花序；花淡红紫色，花冠管状。花期全年。

【分布】生于山坡旷野、荒地、田边、路边。产于广西、广东、云南、四川、湖南、湖北、浙江、江西、福建、台湾等地。

【性能主治】全草或根味苦、辛，性凉。具有疏风清热、除湿、解毒的功效。主治感冒发热，咳嗽，急性湿热腹泻，白带异常，乳腺炎，鼻炎，毒蛇咬伤。

【采收加工】夏、秋季采收全草，洗净，鲜用或晒干。秋、冬季挖根，洗净，切片，晒干。

发痧藤

【基原】为菊科毒根斑鸠菊*Vernonia cumingiana* Benth. 的藤茎或根。

【别名】过山龙、惊风红、夜牵牛。

【形态特征】攀缘灌木或藤本。枝具条纹，被锈色或灰褐色密茸毛。叶片卵状长圆形、长圆状椭圆形或长圆状披针形，边缘全缘或稀具疏浅齿，两面均有树脂状腺体。头状花序通常在枝端或上部叶腋排成顶生或腋生疏圆锥花序；花淡红色或淡红紫色。瘦果近圆柱形，被短柔毛。花期10月至翌年4月。

【分布】生于河边、溪边、山谷阴处灌木丛或疏林中，常攀缘于乔木上。产于广西、广东、台湾、福建、贵州、云南、四川等地。

【性能主治】藤茎或根味苦，性凉；有毒。具有祛风解表、舒筋活络的功效。主治感冒，疟疾，喉痛，牙痛，风火赤眼，风湿痹痛，腰肌劳损，跌打损伤。

【采收加工】全年均可采收，洗净，切片，鲜用或晒干。

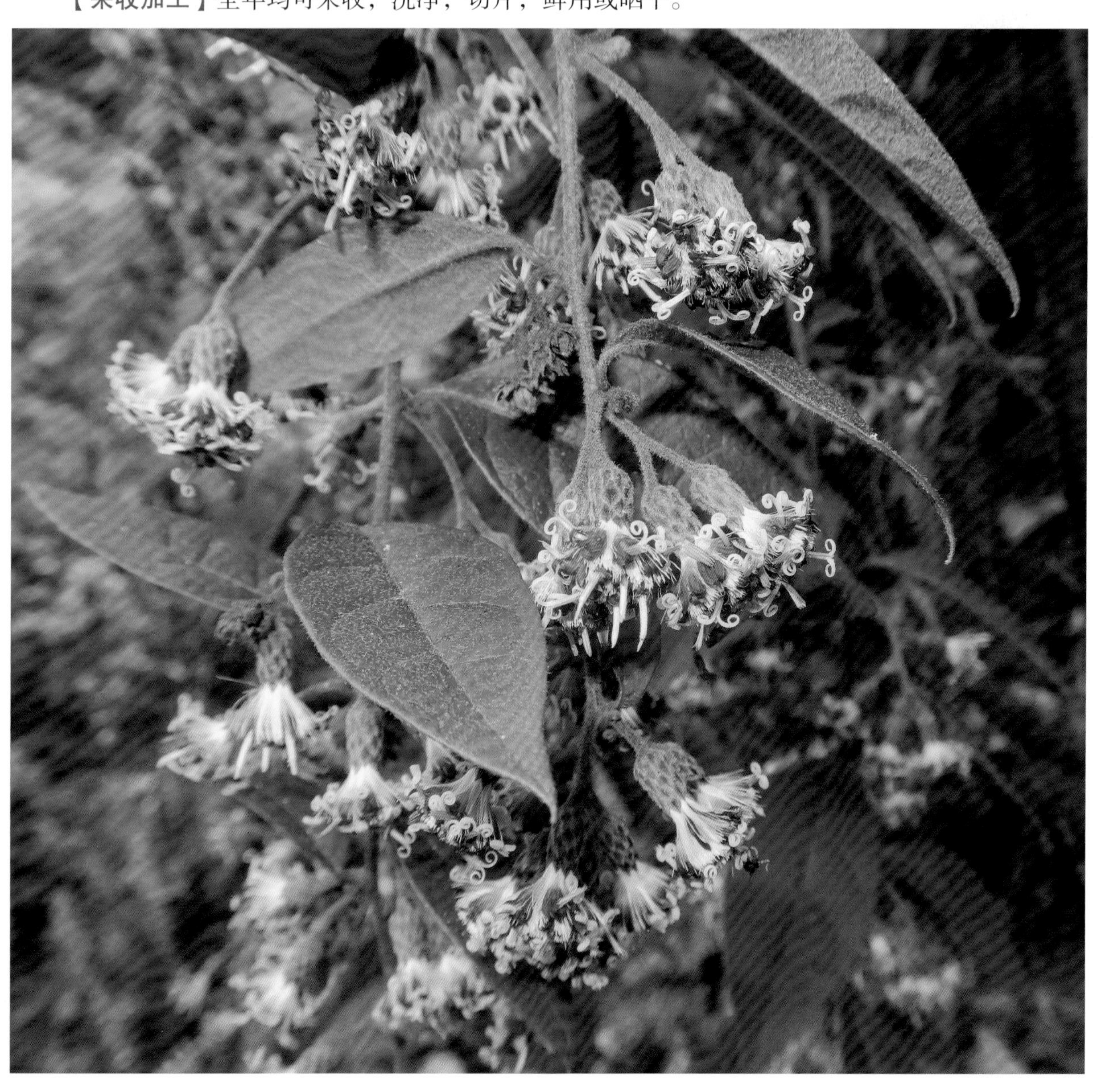

狗仔花

【基原】为菊科咸虾花*Vernonia patula* (Dryand.) Merr. 的全草。

【别名】狗仔菜、鲫鱼草。

【形态特征】一年生粗壮草本。茎直立，具明显条纹，被灰色短柔毛，具腺体。基部叶和下部叶在花期常凋落；中部叶具柄，卵形或卵状椭圆形，背面被灰色绢状柔毛，具腺点。头状花序通常2~3个生于枝顶端，或排列成分枝宽圆锥状或伞房状；花淡红紫色。花期7月至翌年5月。

【分布】生于荒地、旷野、田边、路边。产于广西、广东、海南、云南、贵州、福建、台湾等地。

【性能主治】全草味苦、辛，性平。具有发表散寒、凉血解毒、清热止泻的功效。主治感冒发热，疟疾，热泻，痧气，湿疹，荨麻疹，久热不退，高血压，乳腺炎。

【采收加工】夏、秋季采收，除去杂质，切段，晒干。

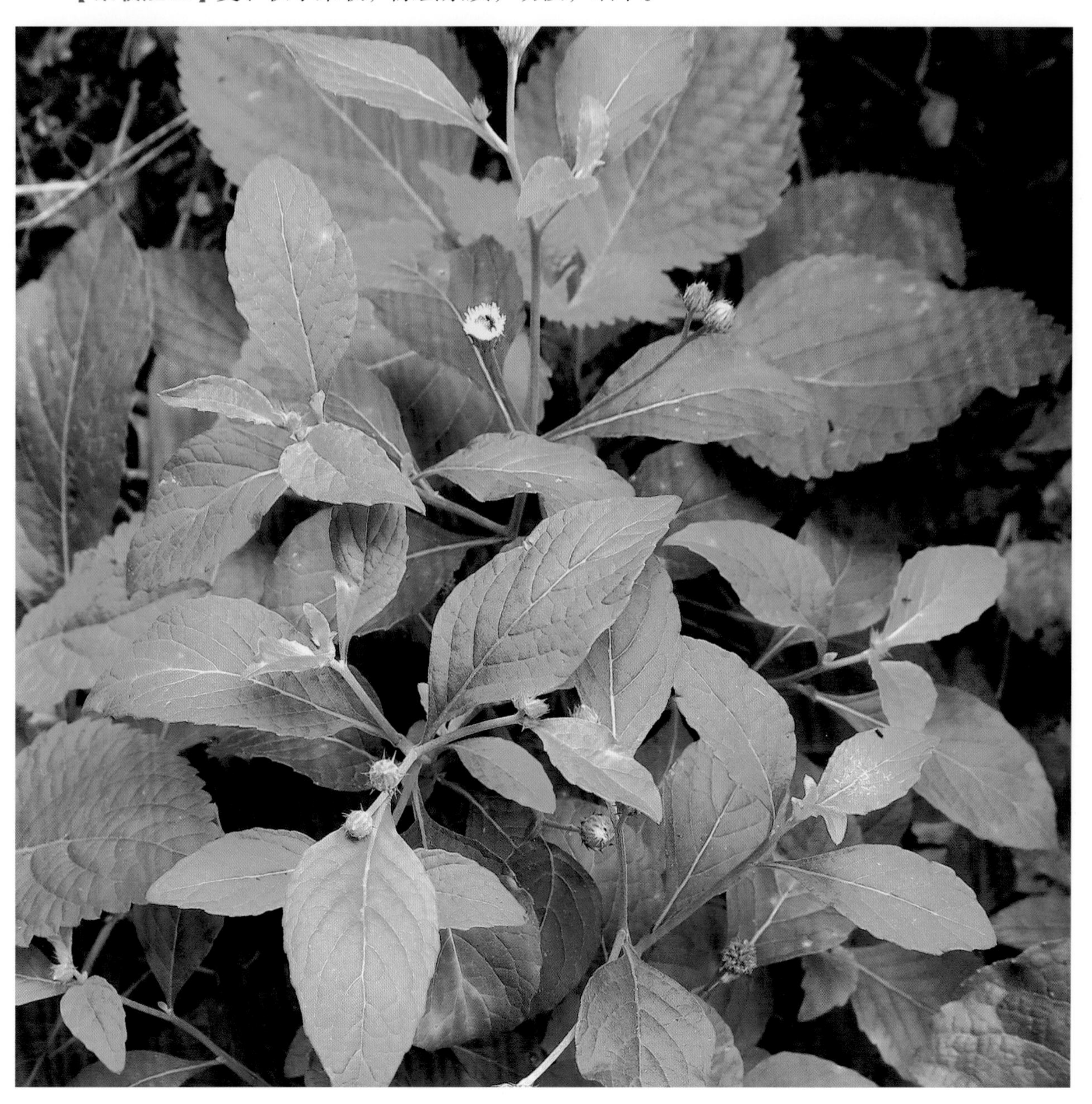

北美苍耳

【基原】为菊科北美苍耳*Xanthium chinense* Mill. 的成熟带总苞的果实。

【别名】苍子、毛苍子。

【形态特征】一年生草本。叶片三角状卵形或心形，近全缘或有3~5条不明显的浅裂，具3条基出脉，腹面绿色，背面苍白色，被糙伏毛。雄头状花序球形；花冠钟形；雌头状花序椭圆形。成熟瘦果的总苞变坚硬，刺果长12~20 mm，苞刺长约2 mm，苞刺略密，顶端两喙近相等。花期7~9月，果期8~11月。

【分布】生于丘陵及山地草丛中。广泛分布于西南、华南、华东、华北、西北地区及东北各地。

【性能主治】果实味辛、苦，性温；有毒。具有散风寒、通鼻窍、祛风湿的功效。主治风寒头痛，鼻塞流涕，鼻鼽，鼻渊，风疹瘙痒，湿痹拘挛。

【采收加工】秋季果实成熟时采收，干燥，除去梗、叶等杂质。

【备注】北美苍耳原产于墨西哥，现广泛分布于各地，药用功效与苍耳*X. sibiricum*相似。

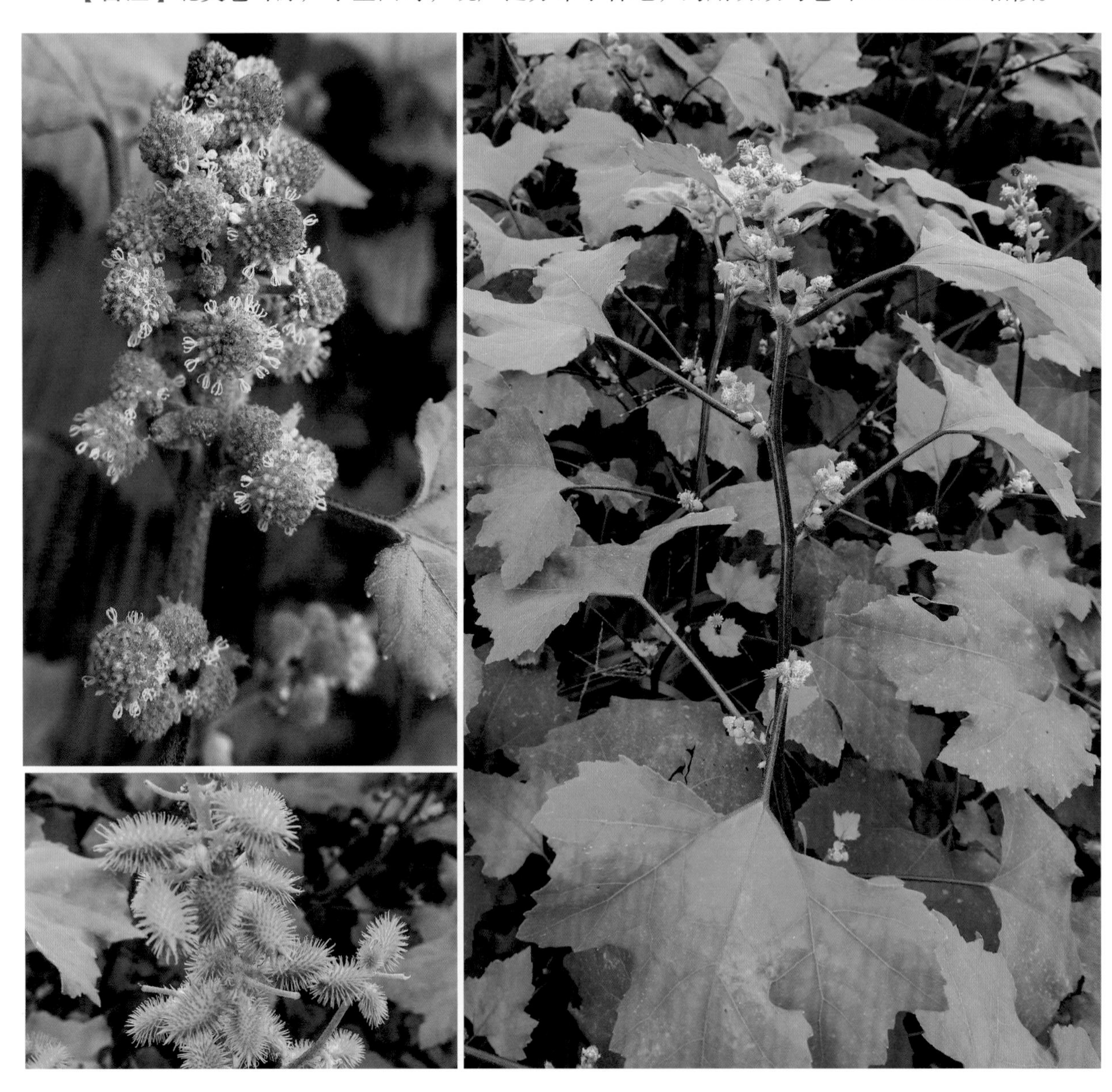

穿心草

【基原】为龙胆科穿心草*Canscora lucidissima* (H. Lévl. et Vaniot) Hand.-Mazz. 的全草。

【别名】顶心风、穿线草、狮子钱。

【形态特征】一年生草本。全株光滑无毛。基生叶对生，具短柄，卵形；茎生叶为圆形的贯穿叶，背面灰绿色，具突起的清晰网脉。复聚伞花序呈假二叉状分枝，具多花，有叶状苞片；花冠白色或淡黄白色，钟状。蒴果内藏，无柄，宽矩圆形。种子多数，扁平，黄褐色。花、果期8月。

【分布】生于石灰岩山坡较阴湿的岩壁下或石缝中。产于广西、贵州等地。

【性能主治】全草味微甘、微苦，性凉。具有清热解毒、理气活血的功效。主治肺热咳嗽，肝炎，胸痛，胃痛，跌打损伤，毒蛇咬伤。

【采收加工】秋、冬季采收，洗净，鲜用或扎把晒干。

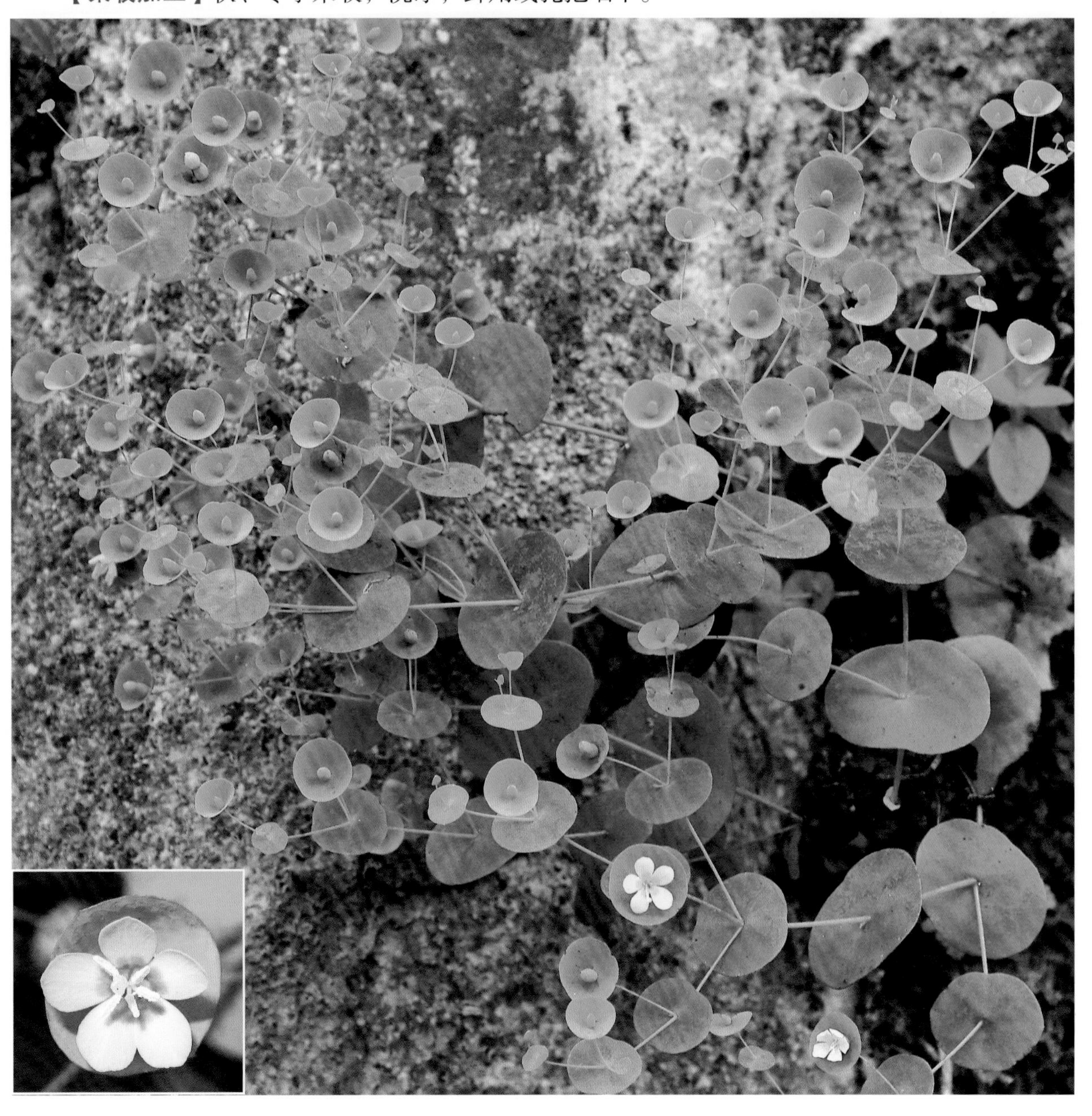

风寒草

【基原】为报春花科临时救*Lysimachia congestiflora* Hemsl. 的全草。

【别名】过路黄、小过路黄。

【形态特征】茎下部匍匐，节上生根，上部及分枝上升，密被多细胞卷曲柔毛。叶对生；叶片有时沿中肋和侧脉染紫红色，边缘具褐色或紫红色腺点。花2~4朵集生于茎端和枝端成近头状的总状花序，在花序下方的1对叶腋有时具单生花；花冠黄色，内面基部紫红色。花期5~6月，果期7~10月。

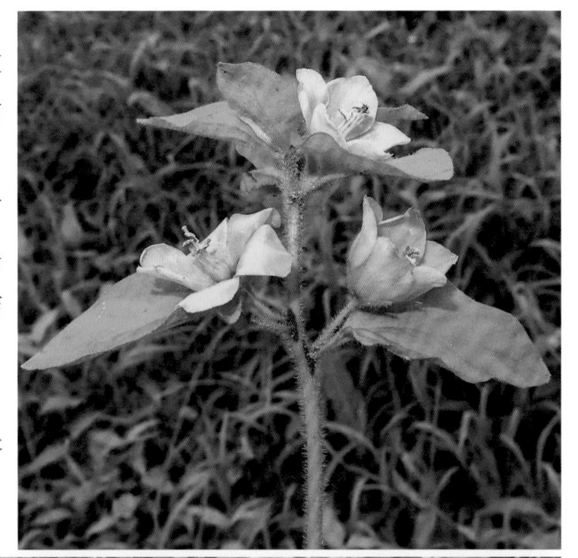

【分布】生于水沟边、田埂上和山坡林缘、草地等湿润处。产于长江以南各地以及陕西、甘肃南部和台湾。

【性能主治】全草味辛、微苦，性微温。具有祛风散寒、止咳化痰、消积解毒的功效。主治风寒头痛，咳嗽痰多，咽喉肿痛，黄疸，胆道结石，尿路结石，小儿府积，痈疽疔疮，毒蛇咬伤。

【采收加工】在栽种当年10~11月可采收1次，以后第二、第三年的5~6月和10~11月可采收2次，齐地面割下，择净杂草，晒干或炕干。

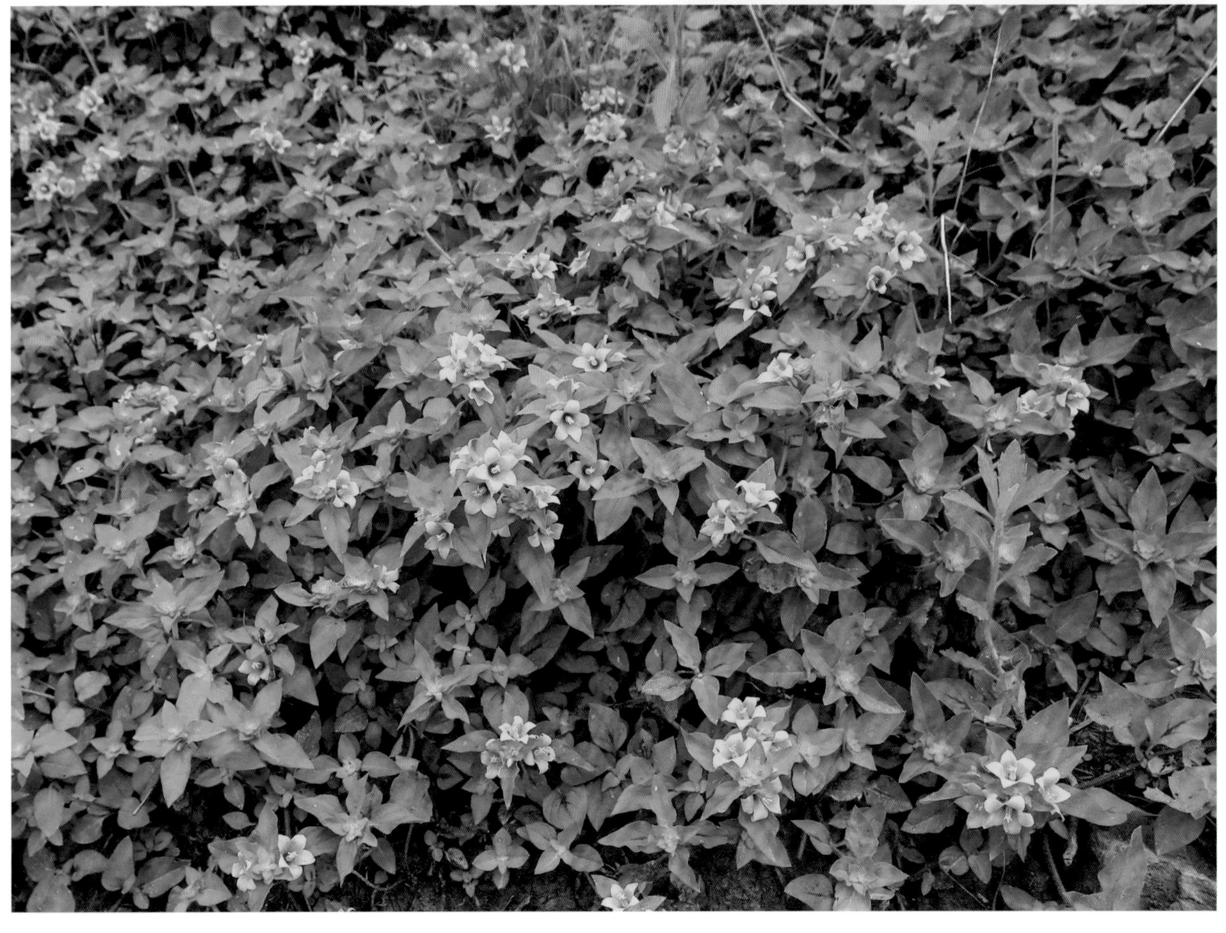

大田基黄

【基原】为报春花科星宿菜*Lysimachia fortunei* Maxim. 的全草或根。

【别名】红头绳、假辣蓼。

【形态特征】多年生草本。全株无毛。根状茎横走，紫红色；茎直立，有黑色腺点，基部紫红色，嫩梢和花序轴具褐色腺体。叶互生，近于无柄；叶片两面均有黑色腺点，干后呈粒状突起。总状花序顶生，细瘦；花冠白色，有黑色腺点。蒴果球形。花期6~8月，果期8~11月。

【分布】生于沟边、田边等湿润处。产于中南、华南、华东地区。

【性能主治】全草或根味苦、辛，性凉。具有清热利湿、凉血活血、解毒消肿的功效。主治黄疸，泻痢，目赤，吐血，血淋，白带异常，崩漏，痛经，闭经，咽喉肿痛，痈肿疮毒，跌打损伤，蛇虫咬伤。

【采收加工】4~8月采收，鲜用或晒干。

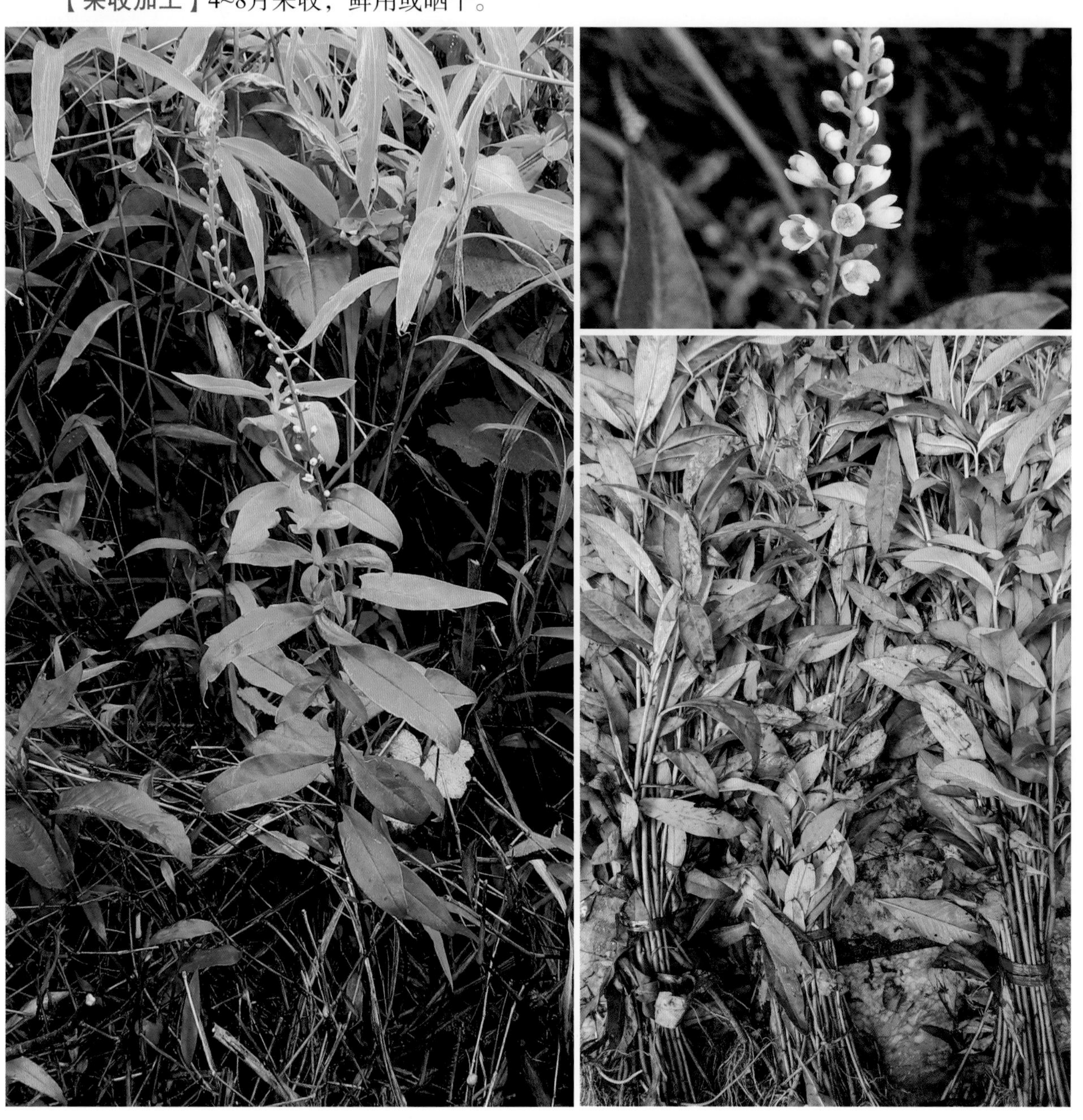

追风伞

【基原】为报春花科狭叶落地梅*Lysimachia paridiformis* Franch. var. *stenophylla* Franch. 的全草或根。

【别名】破凉伞、惊风伞、一把伞。

【形态特征】根簇生，密被黄褐色茸毛。根状茎粗短或成块状；茎通常2条至数条簇生，直立。叶6~18片轮生于茎端，披针形至线状披针形，无柄，两面散生黑色腺条。花集生于茎端成伞形花序，有时亦有少数花生于近茎端的1对鳞片状的叶腋；花冠黄色。蒴果近球形。花期5~6月，果期7~9月。

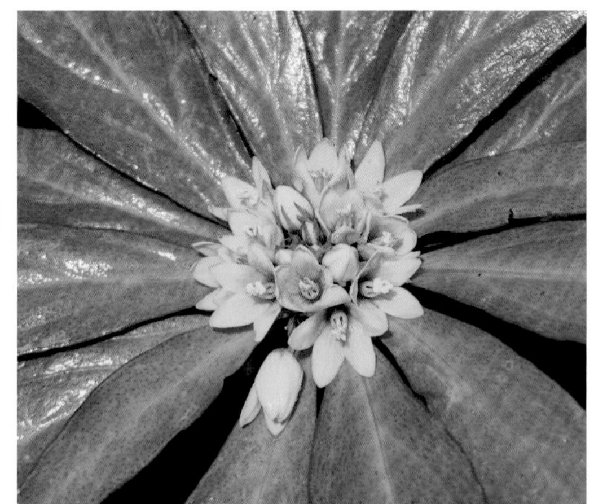

【分布】生于林下和阴湿沟边。产于广西、四川、贵州、湖北、湖南等地。

【性能主治】全草或根味辛，性温。具有祛风通络、活血止痛的功效。主治风湿痹痛，小儿惊风，半身不遂，跌打损伤，骨折。

【采收加工】全年均可采收，洗净，鲜用或晒干。

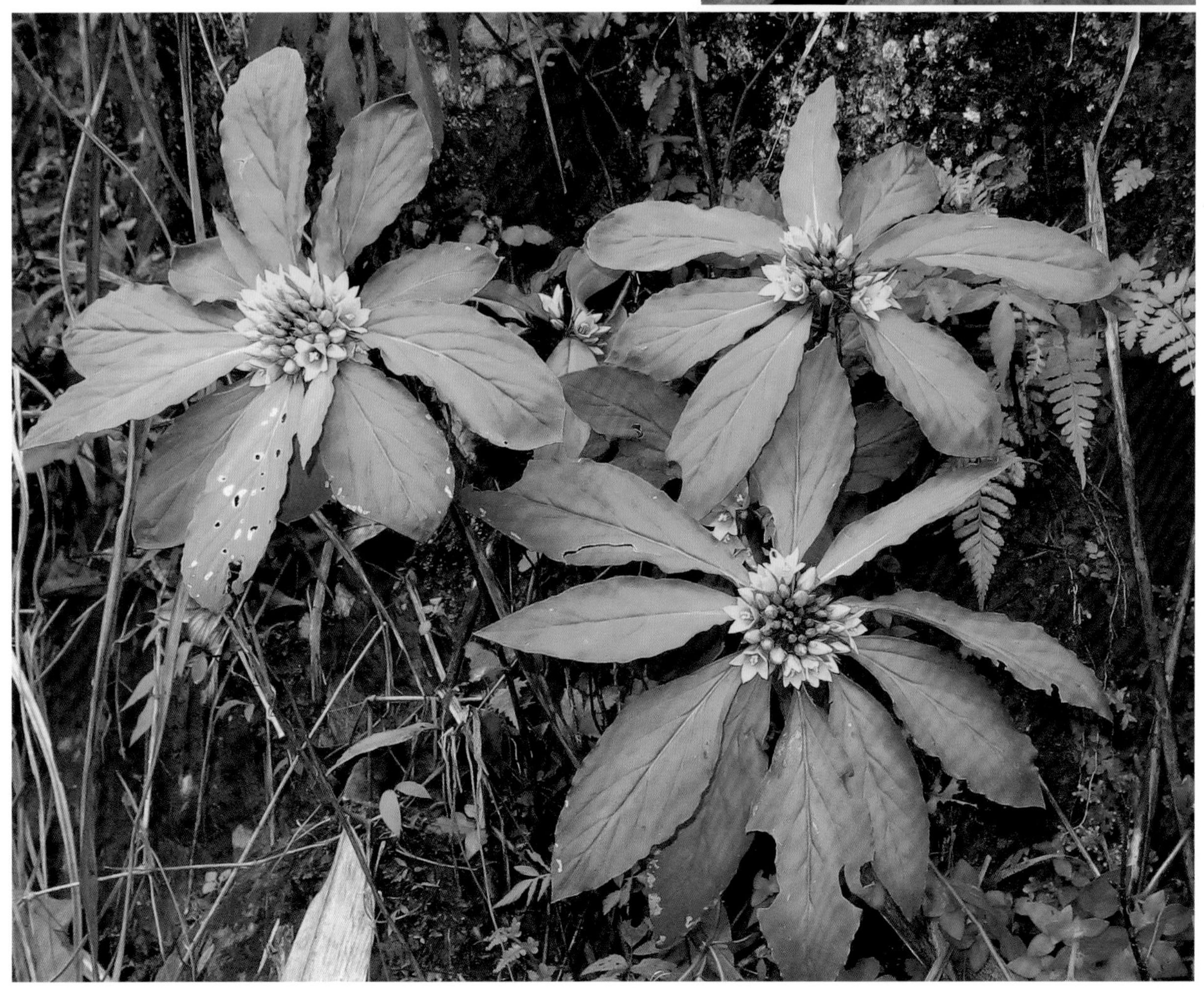

白花丹

【基原】为白花丹科白花丹*Plumbago zeylanica* L.的全草。

【别名】猛老虎、火灵丹、余笑花。

【形态特征】常绿半灌木。高1~3 m。枝条开散或上端蔓状，常被明显钙质颗粒，除具腺外无毛。叶片薄，通常长卵形。穗状花序顶生；花轴与花序梗皆有头状或具柄的腺体；花冠白色或微带蓝白色。蒴果长圆形，淡黄褐色。种子红褐色。花期10月至翌年3月，果期12月至翌年4月。

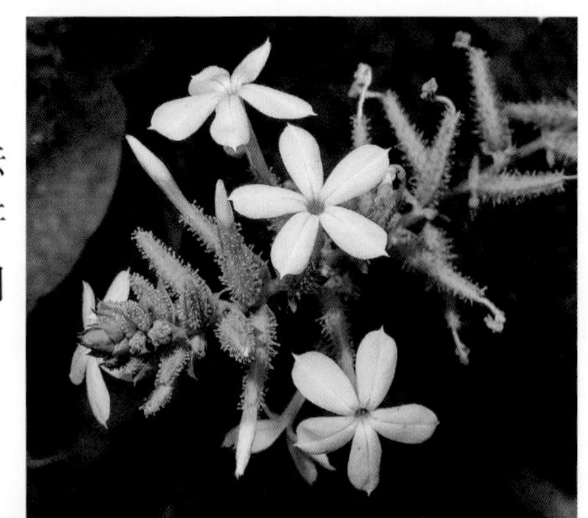

【分布】生于污秽阴湿处或半遮荫处。产于广西、广东、贵州南部、云南、四川、台湾、福建等地。

【性能主治】全草味辛、苦、涩，性温；有毒。具有祛风、散瘀、解毒、杀虫的功效。主治风湿性关节疼痛，慢性肝炎，肝区疼痛，血瘀闭经，跌打损伤，肿毒恶疮，疥癣，肛周脓肿，急性淋巴腺炎，乳腺炎，蜂窝组织炎，瘰疬未溃。

【采收加工】全年均可采收，干燥。

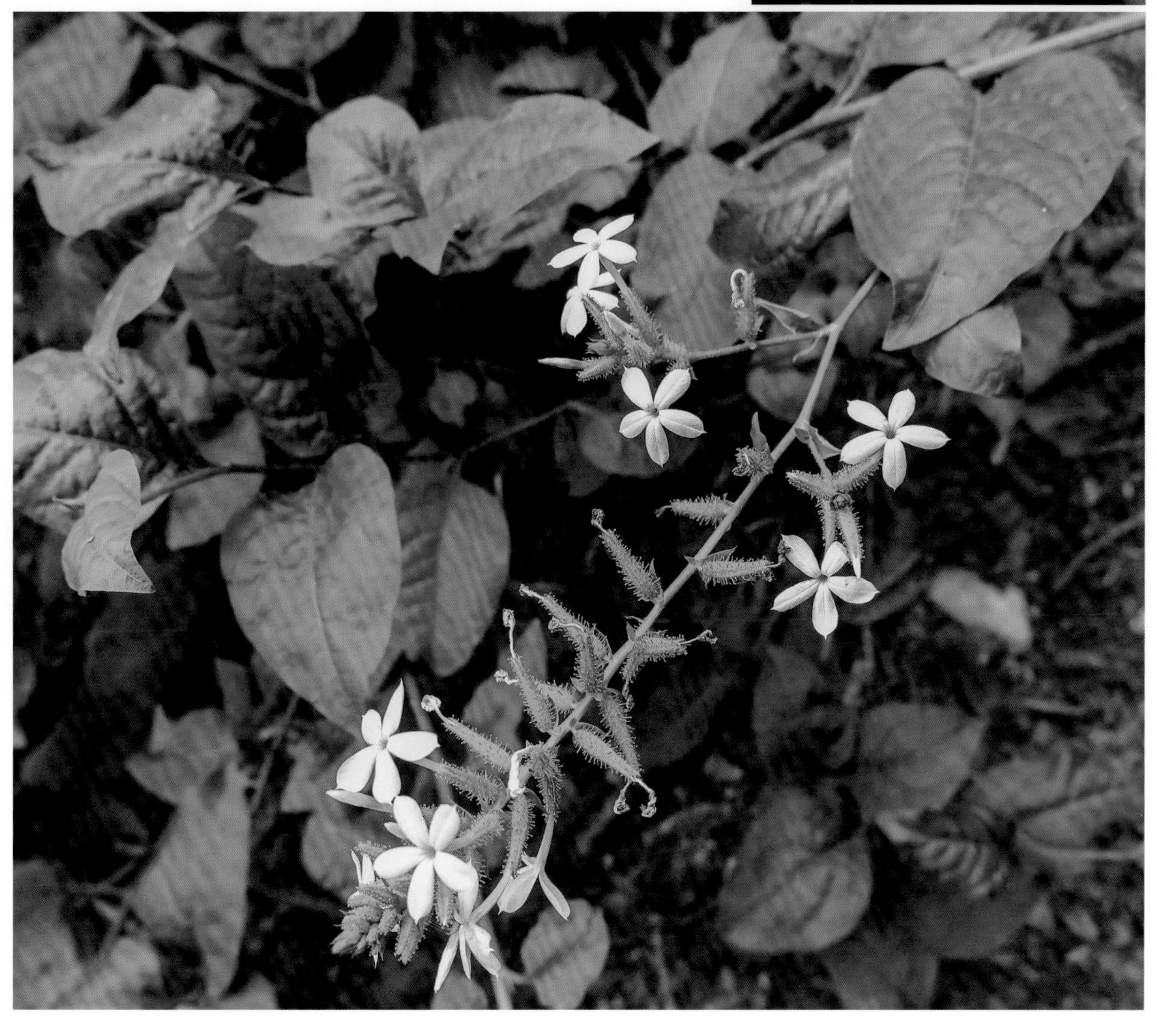

红果参

【基原】为桔梗科长叶轮钟草*Cyclocodon lancifolius* (Roxb.) Kurz 的根。

【别名】蜘蛛果、山荸荠。

【形态特征】直立或蔓性草本。茎高可达3 m，中空，分枝多而长。叶对生，偶有3片轮生；叶片卵形、卵状披针形至披针形。花白色或淡红色，管状钟形，5~6裂至中部，通常单朵顶生兼腋生，有时3朵组成聚伞花序。浆果球状，熟时紫黑。种子极多数，呈多角体。花期7~10月。

【分布】生于灌木丛、草地中。产于广西、广东、贵州、四川、湖北、福建等地。

【性能主治】根味甘、微苦，性平。具有益气、祛瘀、止痛的功效。主治气虚乏力，跌打损伤。

【采收加工】夏、秋季采挖，洗净，鲜用或晒干。

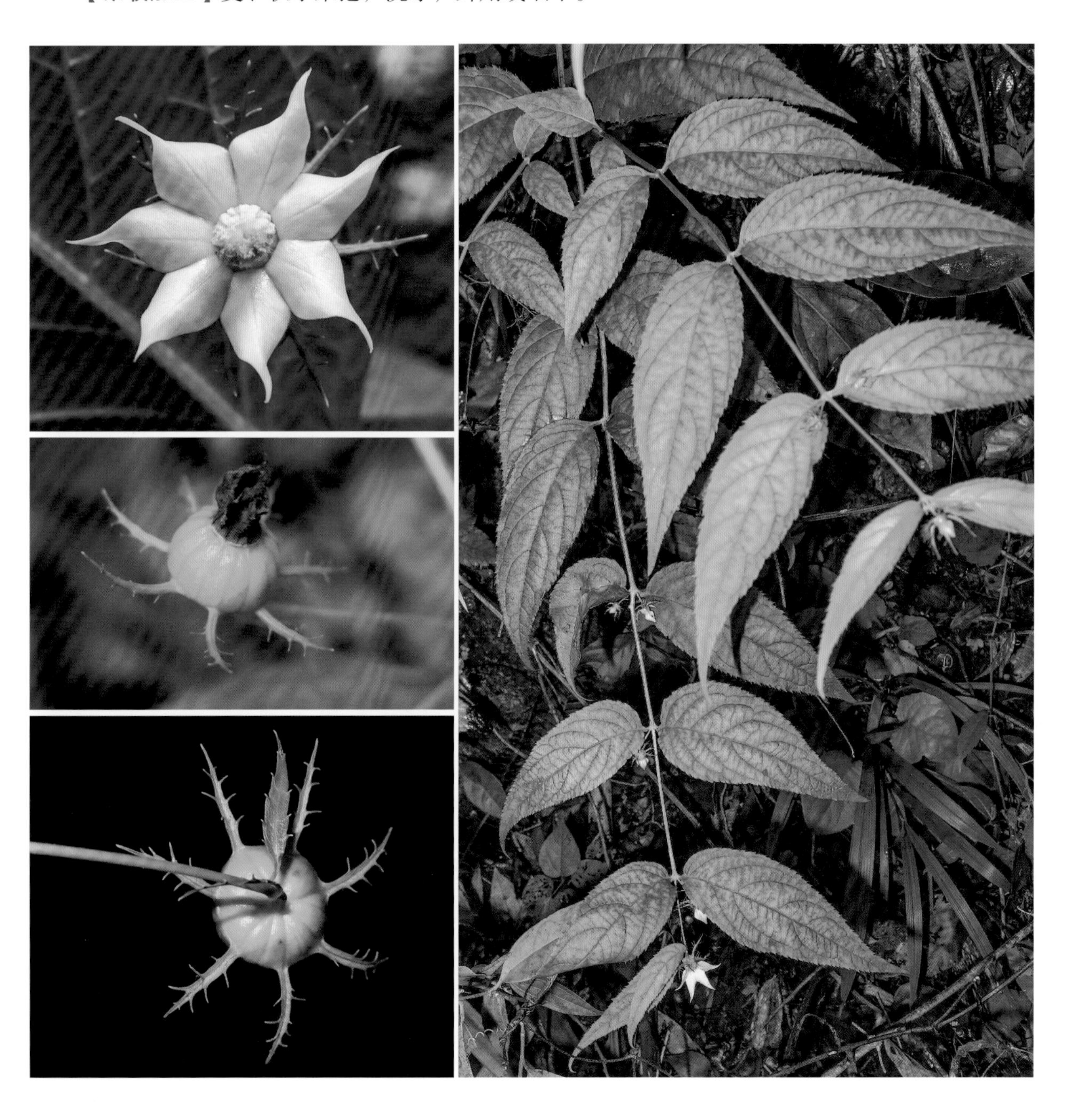

铜锤玉带草

【基原】为半边莲科铜锤玉带草*Lobelia angulata* Forst. 的全草、果实。

【别名】小铜锤、扣子草、铜锤草。

【形态特征】多年生匍匐草本。有白色乳汁。茎平卧，被开展的柔毛，节上生根。叶互生；叶片卵形或心形，边缘具细齿，叶脉掌状至掌状羽脉。花单生于叶腋；花冠紫红色、淡紫色、绿色或黄白色。浆果紫红色，椭圆状球形。种子多数，近圆球状，稍压扁状，表面有小疣突。花、果期全年。

【分布】生于田边、路边或疏林中潮湿处。产于广西、广东、湖南、湖北、四川等地。

【性能主治】全草味辛、苦，性平。具有祛风除湿、活血、解毒的功效。主治风湿疼痛，跌打损伤，月经不调，目赤肿痛，乳痈，无名肿毒。果实味苦、辛，性平。具有祛风利湿、理气散瘀的功效。主治风湿痹痛，疝气，跌打损伤，遗精，白带异常。

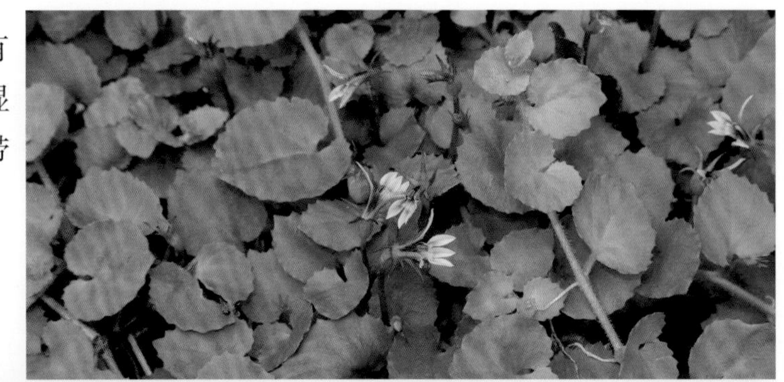

【采收加工】全草全年均可采收，洗净，晒干或鲜用。果实8~9月采收，鲜用或晒干。

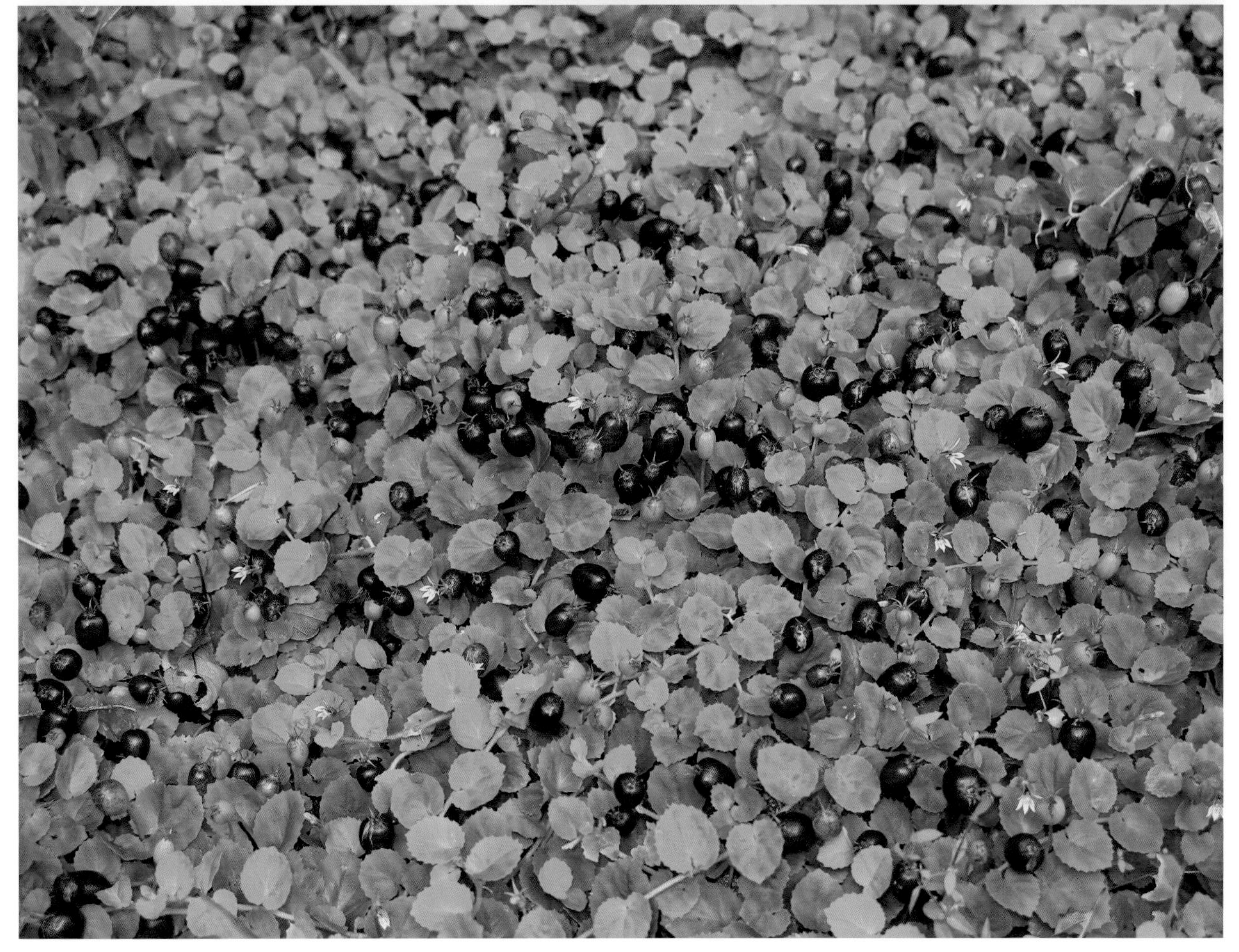

半边莲

【基原】为半边莲科半边莲*Lobelia chinensis* Lour. 的全草。

【别名】急救索、蛇利草。

【形态特征】多年生草本。茎细弱，匍匐，节上生根。叶互生；叶片线形至披针形，边缘全缘或顶部有明显的齿，无毛。花单生于分枝的上部叶腋；花冠粉红色或白色，喉部以下生白色柔毛，裂片全部平展于下方，呈一个平面。蒴果倒锥形。种子椭圆状，稍扁压，近肉色。花、果期5~10月。

【分布】生于水田边、沟边及草地上。产于长江中、下游及以南各省区。

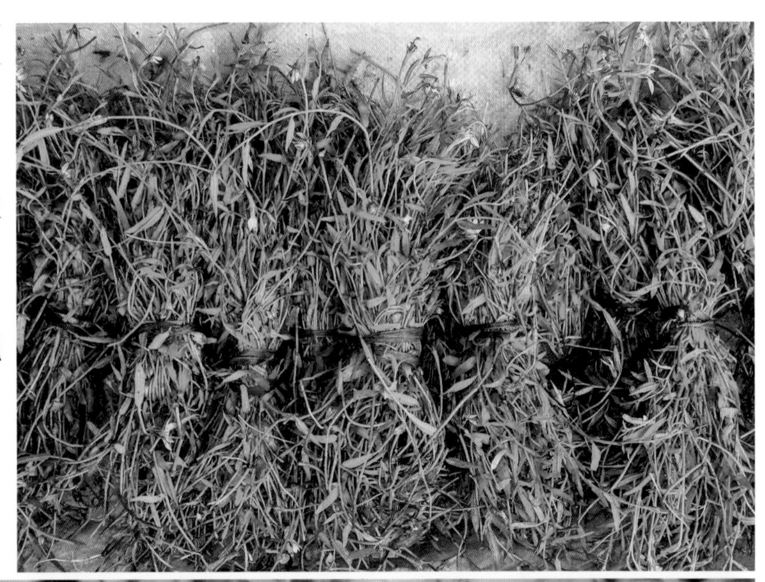

【性能主治】全草味辛，性平。具有利尿消肿、清热解毒的功效。主治痈肿疔疮，蛇虫咬伤，臌胀水肿，湿热黄疸，湿疹湿疮。

【采收加工】夏季采收，除去泥沙，洗净，晒干。

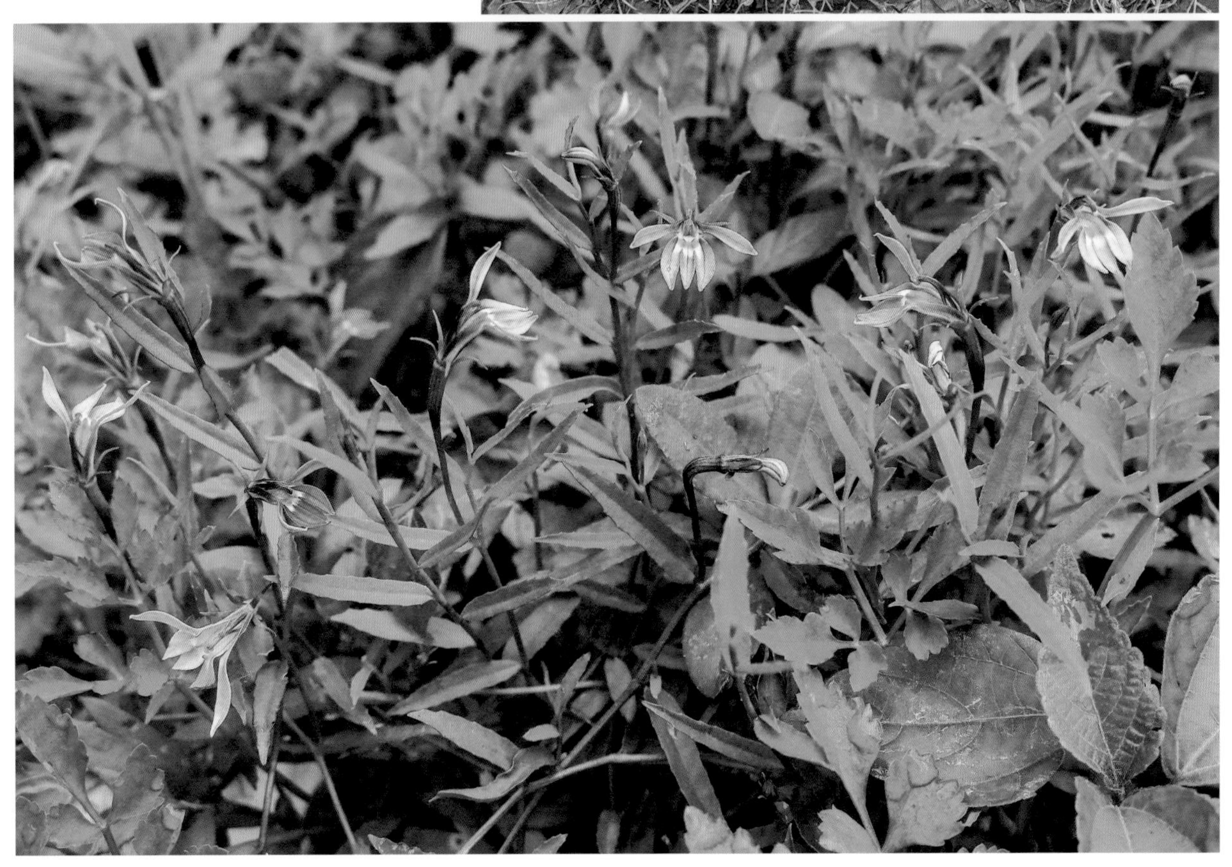

毛药

【基原】为茄科红丝线*Lycianthes biflora* (Lour.) Bitter 的全株。

【别名】十萼茄、双花红丝线、红珠草。

【形态特征】亚灌木。小枝、叶背、叶柄、花梗及萼的外面密被淡黄色毛。叶常假双生，大小不相等，大叶片椭圆状卵形，小叶片宽卵形。花2~5朵生于叶腋；花冠淡紫色或白色，星形；萼齿10枚，钻状线形。浆果球形，熟时呈绯红色。种子淡黄色，水平压扁。花期5~8月，果期7~11月。

【分布】生于山谷林下、路边、水边。产于广西、广东、云南、四川、江西等地。

【性能主治】全株味苦，性凉。具有清热解毒、祛痰止咳的功效。主治热淋，狂犬咬伤，咳嗽，哮喘，外伤出血。

【采收加工】夏季采收，通常鲜用。

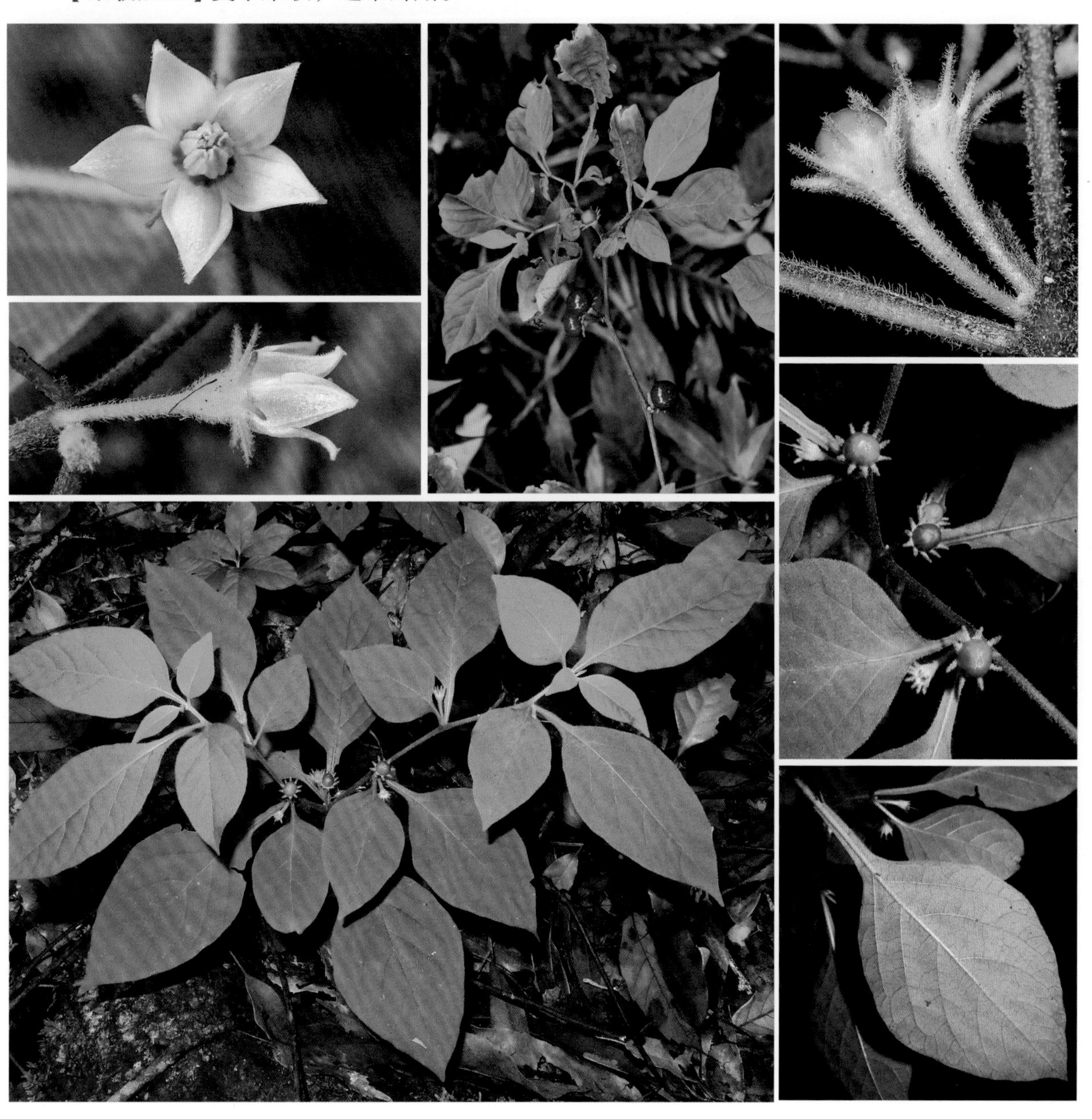

地骨皮

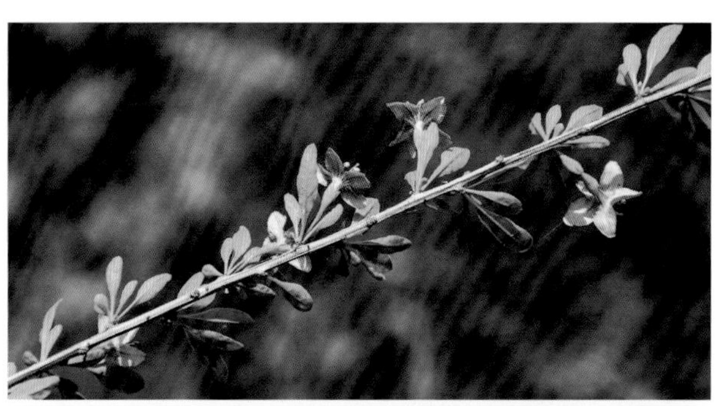

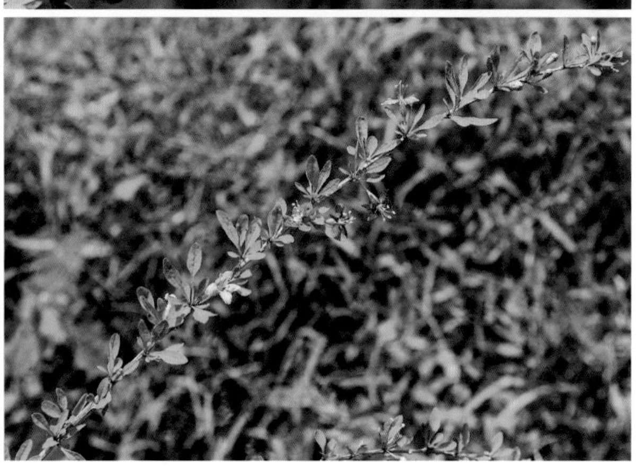

【基原】为茄科枸杞*Lycium chinense* Mill. 的根皮。

【别名】杞根、地骨。

【形态特征】多分枝灌木。枝条细弱，弓状弯曲或俯垂，淡灰色，有纵条纹；小枝顶端锐尖成棘刺状，顶端急尖，基部楔形。花在长枝上单生或双生于叶腋，在短枝上则同叶簇生；花冠漏斗状，淡紫色。浆果红色，卵状，果皮肉质。种子扁肾脏形。花期5~10月，果期6~11月。

【分布】生于山坡、路边或村边屋旁。产于我国大部分地区。

【性能主治】根皮味甘，性寒。具有凉血除蒸、清肺降火的功效。主治阴虚潮热，骨热盗汗，肺热咳嗽，咯血，吐血，内热消渴。

【采收加工】春初或秋后采挖根部，洗净，剥取根皮，晒干。

菟丝子

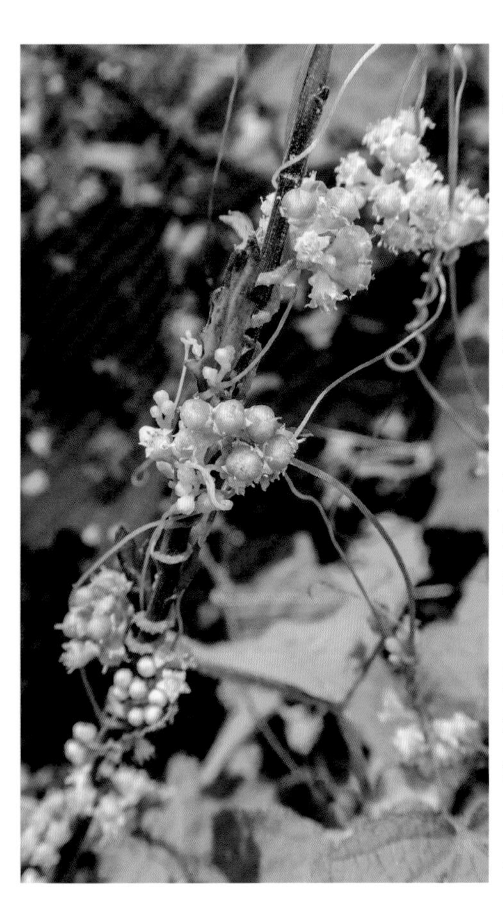

【基原】为旋花科南方菟丝子*Cuscuta australis* R. Br. 的种子。

【别名】豆寄生、无根草、黄丝。

【形态特征】一年生寄生缠绕草本。茎缠绕，金黄色，直径1 mm左右。无叶。花序侧生，少花或多花簇生成小伞形或小团伞花序；花序梗近无；花萼杯状，基部连合；花冠杯形，白色或淡黄色。蒴果扁球形，直径3 mm。通常有4粒种子，淡褐色，卵形，表面粗糙。花果期9~12月。

【分布】寄生于田边、路边的豆科、菊科蒿属、马鞭草科牡荆属等草本或小灌木上。产于广西、广东、福建、安徽、浙江、湖南、湖北、贵州、云南、四川、陕西甘肃、宁夏、新疆等地。

【性能主治】种子味辛、甘，性平。具有补益肝肾、固精缩尿、安胎、明目、止泻的功效；外用消风祛斑。主治肝肾不足，腰膝酸软，阳痿遗精，遗尿尿频，肾虚胎漏，胎动不安，目昏耳鸣，脾肾虚泻；外用治白癜风。

【采收加工】秋季果实成熟时采收，晒干，打下种子，除去杂质。

菟丝

【基原】为旋花科金灯藤*Cuscuta japonica* Choisy 的全草。

【别名】雾水藤、红无根藤、金丝草。

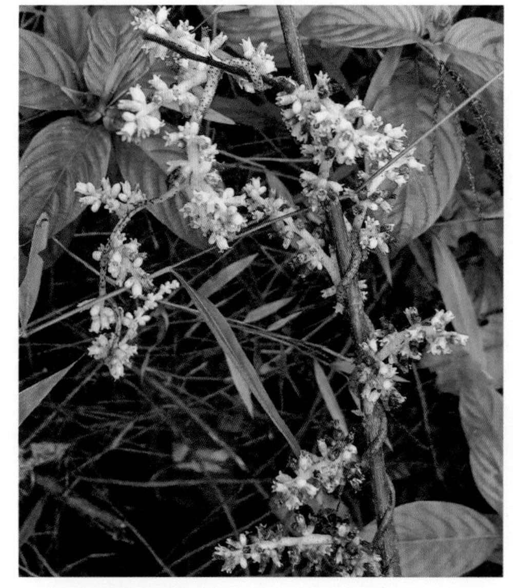

【形态特征】一年生寄生缠绕草本。茎较粗壮，肉质，黄色，常带紫黑色瘤状斑点。无叶。穗状花序，基部常多分枝；苞片及小苞片鳞片状，卵圆形；花冠钟形，淡红色或绿白色，顶端5浅裂；裂片卵状三角形。蒴果卵圆形，近基部周裂。种子光滑，褐色。花期8月，果期9月。

【分布】寄生于草本植物或灌木上。分布于我国南北各省区。

【性能主治】全草味甘、苦，性平。具有清热解毒、凉血止血、健脾利湿的功效。主治吐血，衄血，便血，血崩，淋浊，带下，痢疾，黄疸，便溏，目赤肿痛，咽喉肿痛，痈疽肿毒，痱子。

【采收加工】秋季采收，鲜用或晒干。

野甘草

【基原】为玄参科野甘草*Scoparia dulcis* L. 的全株。

【别名】土甘草、假枸杞、珠子草。

【形态特征】直立草本或为半灌木状。茎多分枝，枝有棱角及狭翅，无毛。叶对生或轮生；叶片菱状卵形至菱状披针形，边缘全缘，具短柄，前半部有齿，两面无毛。花单朵或更多成对生于叶腋，花梗细，花冠小，白色。蒴果卵状至球形，花柱宿存，熟后开裂。花果期夏、秋季或几全年。

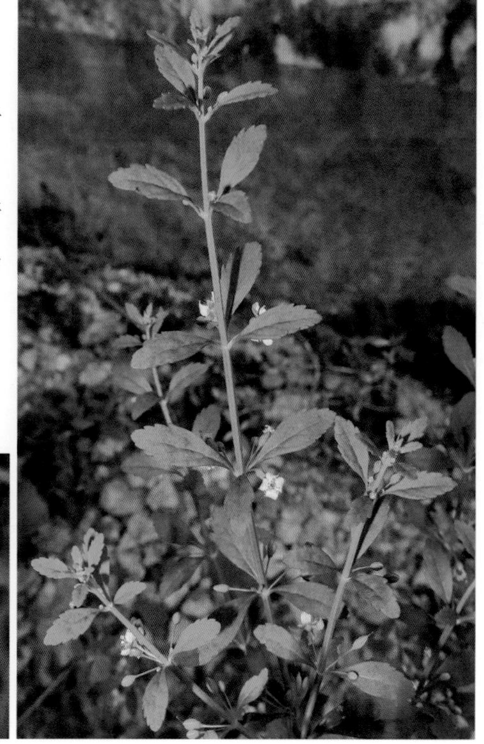

【分布】喜生于荒地、路边，亦偶见于山坡。分布于广西、广东、云南、福建等地。

【性能主治】全株味甘，性凉。具有疏风止咳、清热利湿的功效。主治感冒发热，肺热咳嗽，咽喉肿痛，肠炎，痢疾，小便不利，脚气，水肿，湿疹，痱子。

【采收加工】全年均可采收，鲜用或晒干。

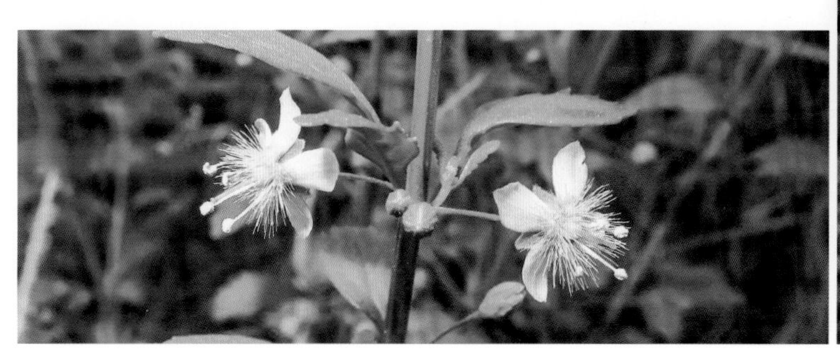

金钟茵陈

【基原】为玄参科阴行草*Siphonostegia chinensis* Benth. 的全草。

【别名】黄花茵陈、吊钟草、灵茵陈。

【形态特征】一年生直立草本。干时变为黑色，密被锈色短毛。叶对生；叶片厚纸质，广卵形，羽状分裂，两面皆密被短毛。花单朵腋生及顶生，排成总状花序，二唇形，上唇红紫色，下唇黄色，外面密被长纤毛，内面被短毛。蒴果披针状长圆形，被包于宿存的萼内。花期6~8月。

【分布】生于干山坡与草地中。产于西南、华南、华中、华北、东北地区及内蒙古。

【性能主治】全草味味苦，性凉。具有清热利湿、凉血止血、祛瘀止痛的功效。主治湿热黄疸，肠炎痢疾，小便淋浊，痈疽丹毒，尿血，便血，外伤出血，痛经，瘀血闭经，跌打损伤，关节炎。

【采收加工】8~9月采收，鲜用或晒干。

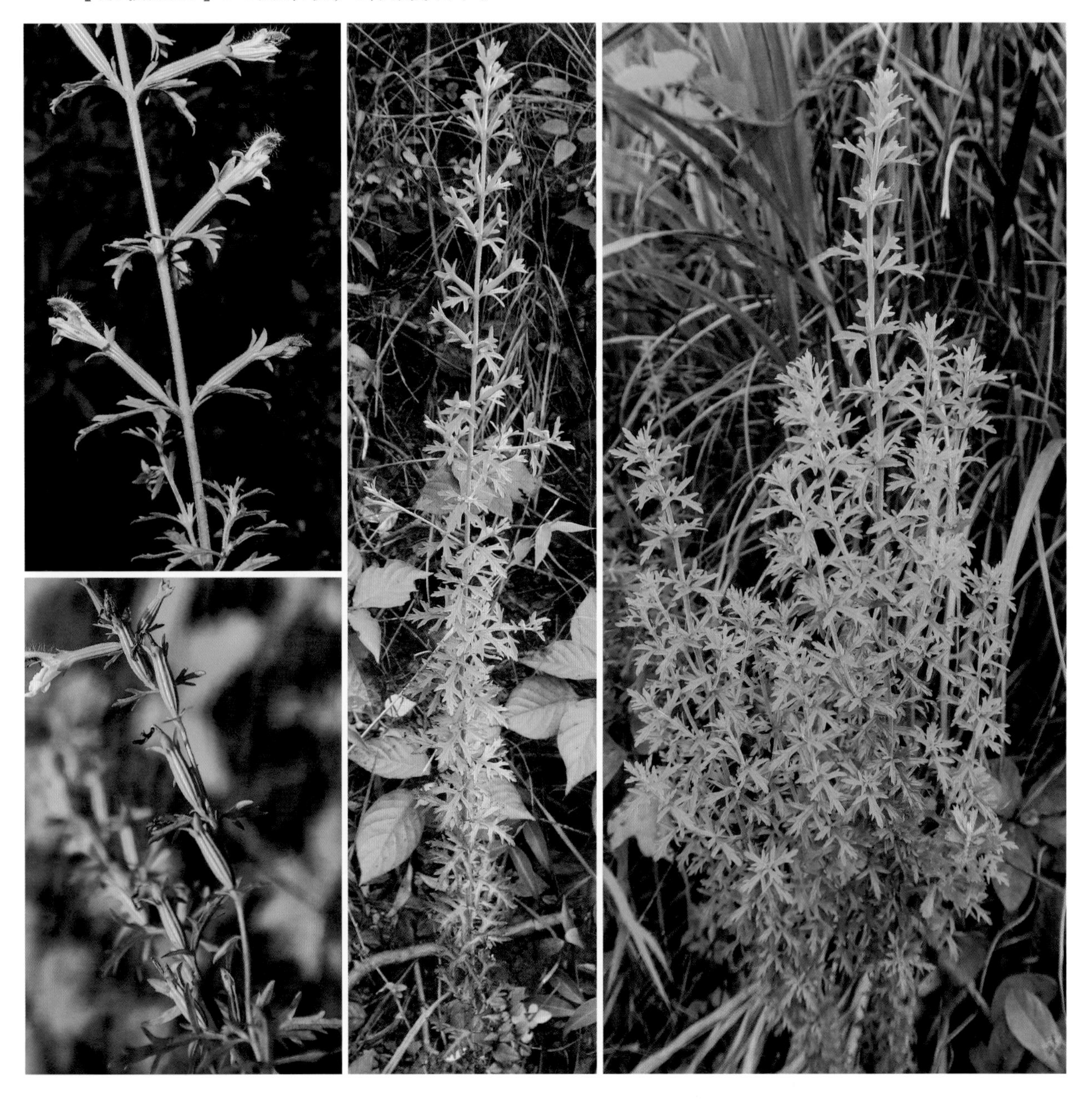

野菰

【基原】为列当科野菰*Aeginetia indica* L. 的全草。

【别名】马口含珠、鸭肢板、烟斗花。

【形态特征】一年生寄生草本。茎黄褐色或紫红色。叶肉红色，无毛。花常单生于茎端，稍俯垂；花梗粗壮，常直立，具紫红色的条纹；花冠带黏液，不明显的二唇形，上唇裂片和下唇的侧裂片较短，下唇中间裂片稍大，凋谢后变绿黑色。蒴果圆锥状或长卵球形。花期4~8月，果期8~10月。

【分布】生于土层深厚、湿润及枯叶多的地方，常寄生于芒属和蔗属等禾草类植物根上。产于广西、广东、湖南、贵州、云南、四川、江西、浙江、江苏等地。

【性能主治】全草味苦，性凉；有小毒。具有清热解毒的功效。主治咽喉肿痛，咳嗽，小儿高热，尿路感染，骨髓炎，毒蛇咬伤，疔疮。

【采收加工】春、夏季采收，鲜用或晒干。

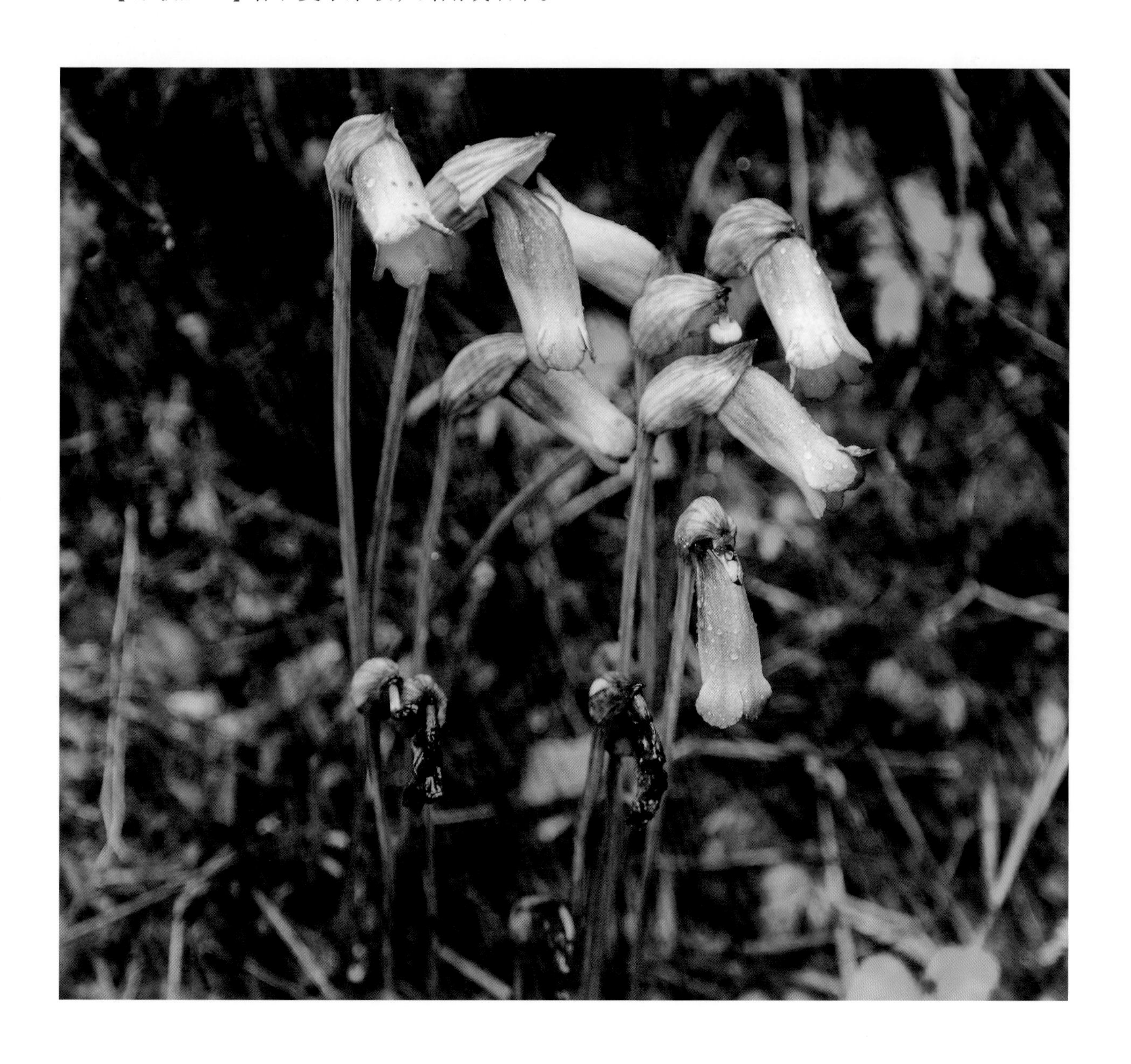

牛耳岩白菜

【基原】为苦苣苔科牛耳朵 *Primulina eburnea* (Hance) Yin Z. Wang的根状茎或全草。

【别名】呆白菜、矮白菜、石三七。

【形态特征】多年生草本。叶均基生，肉质；叶片卵形或狭卵形，边缘全缘，两面均密被贴伏的短柔毛。聚伞花序，被短柔毛；苞片2片，对生，卵形、宽卵形或圆卵形；花冠紫色或淡紫色，有时白色；喉部黄色，两面疏被短柔毛。蒴果被短柔毛。花期4~7月。

【分布】生于石灰山林中石上或沟边林下。产于广西、广东、贵州、湖南、四川、湖北等地。

【性能主治】根状茎或全草味甘、微苦，性凉。具有清肺止咳、凉血止血、解毒消痈的功效。主治阴虚肺热，咳嗽咯血，崩漏带下，痈肿疮毒，外伤出血。

【采收加工】全年均可采收，鲜用或晒干。

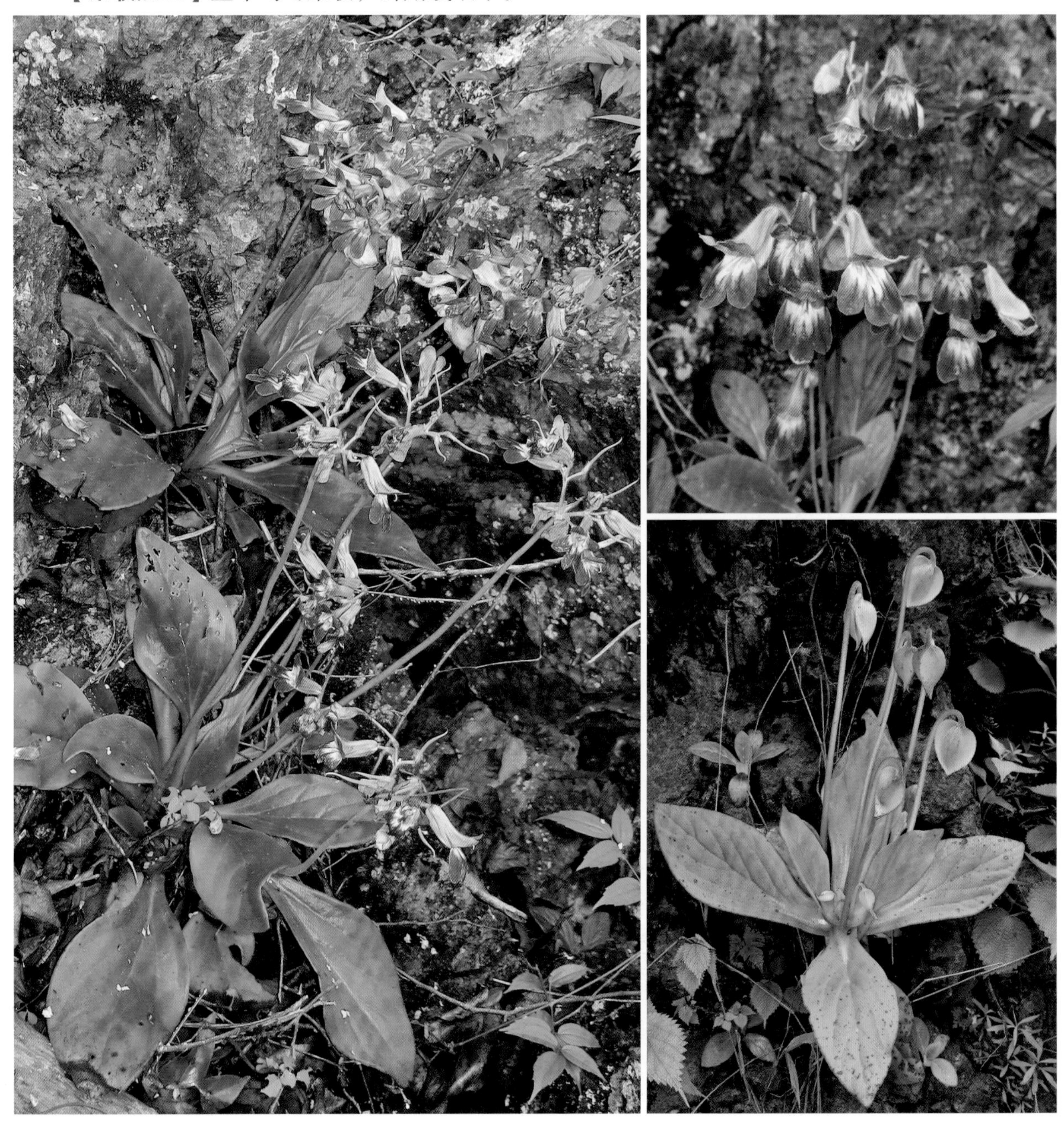

石蜈蚣

【基原】为苦苣苔科蚂蟥七*Primulina fimbrisepala* (Hand.-Mazz.) Yin Z. Wang的根状茎或全草。

【别名】石螃蟹、红蚂蝗七、石棉。

【形态特征】多年生草本。具粗壮根状茎。叶均基生；叶片草质，两侧不对称，卵形、宽卵形或近圆形，边缘有小齿或粗齿，腹面密被短柔毛并散生长糙毛，背面疏被短柔毛。聚伞花序1~7个，有1~5朵花；花淡紫色或紫色。蒴果长6~8 cm，被短柔毛。种子纺锤形，长6~8 mm。花期3~4月。

【分布】生于山地林中石、石崖上或山谷溪边。产于广西、广东、贵州、湖南、福建等地。

【性能主治】根状茎或全草味苦、微辛，性凉。具有清热利湿、行滞消积、止血活血、解毒消肿的功效。主治痢疾，肝炎，小儿疳积，胃痛，外伤出血，跌打损伤，痈肿疮毒。

【采收加工】全年均可采收，鲜用或晒干。

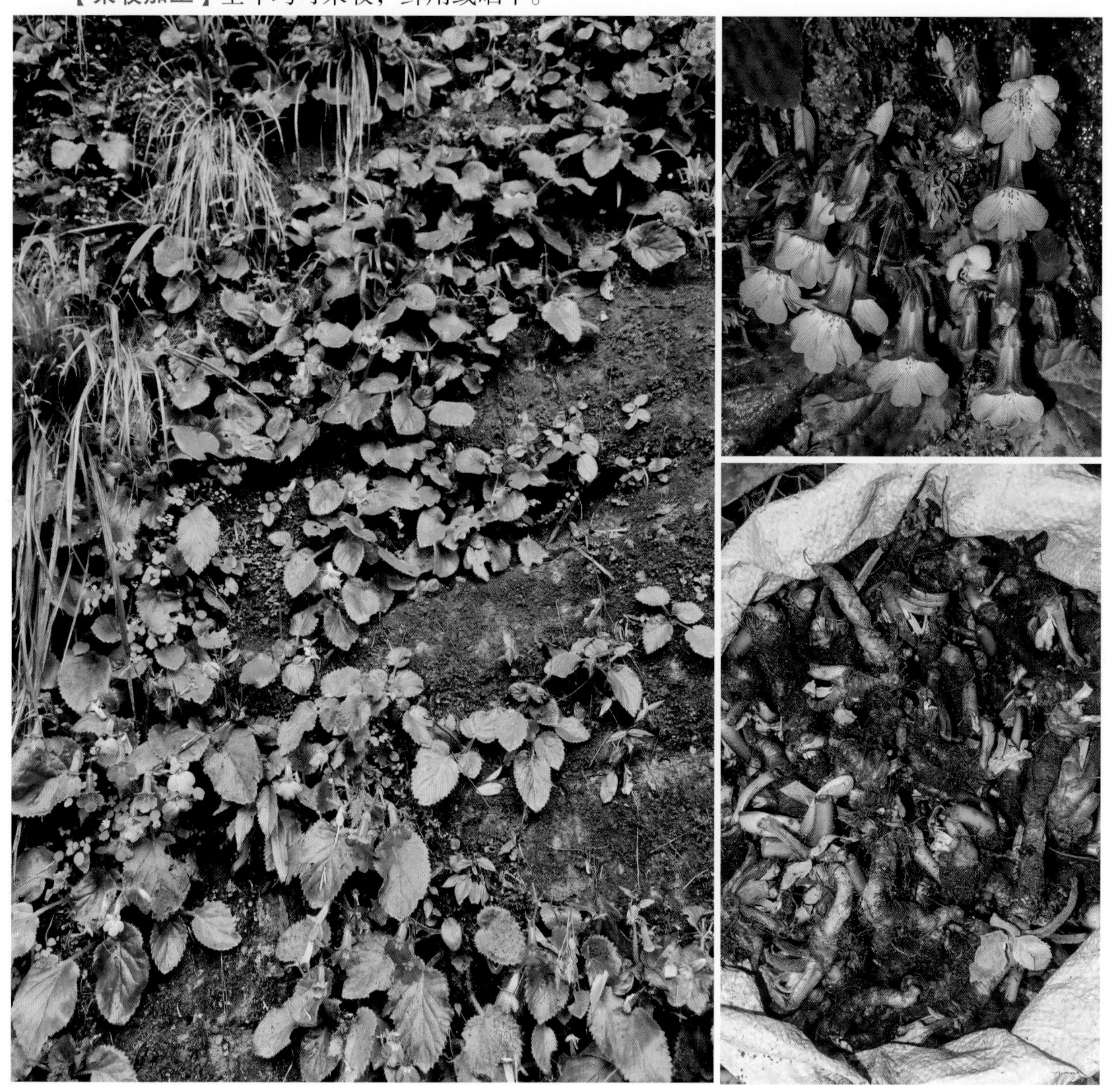

降龙草

【基原】为苦苣苔科半蒴苣苔*Hemiboea subcapitata* C. B. Clarke 的全草。

【别名】马拐、牛耳朵、水泡菜。

【形态特征】多年生草本。茎肉质，散生紫斑。叶对生；叶片稍肉质，干时草质，椭圆形或倒卵状椭圆形，边缘全缘或有波状浅钝齿；叶柄聚合生成船形的翅。聚伞花序近顶生或腋生；花冠白色，具紫色斑点；总苞球形，开放后呈船形。蒴果线状披针形。花期9~10月，果期10~12月。

【分布】生于山谷林下石上或沟边阴湿处。产于广西、广东、云南东南部、贵州、四川、湖南、湖北、江西、浙江南部、陕西南部、甘肃南部等地。

【性能主治】全草味甘，性寒。具有清暑利湿解毒的功效。主治外感暑湿，痈肿疮疖，毒蛇咬伤。

【采收加工】秋季采收，鲜用或晒干。

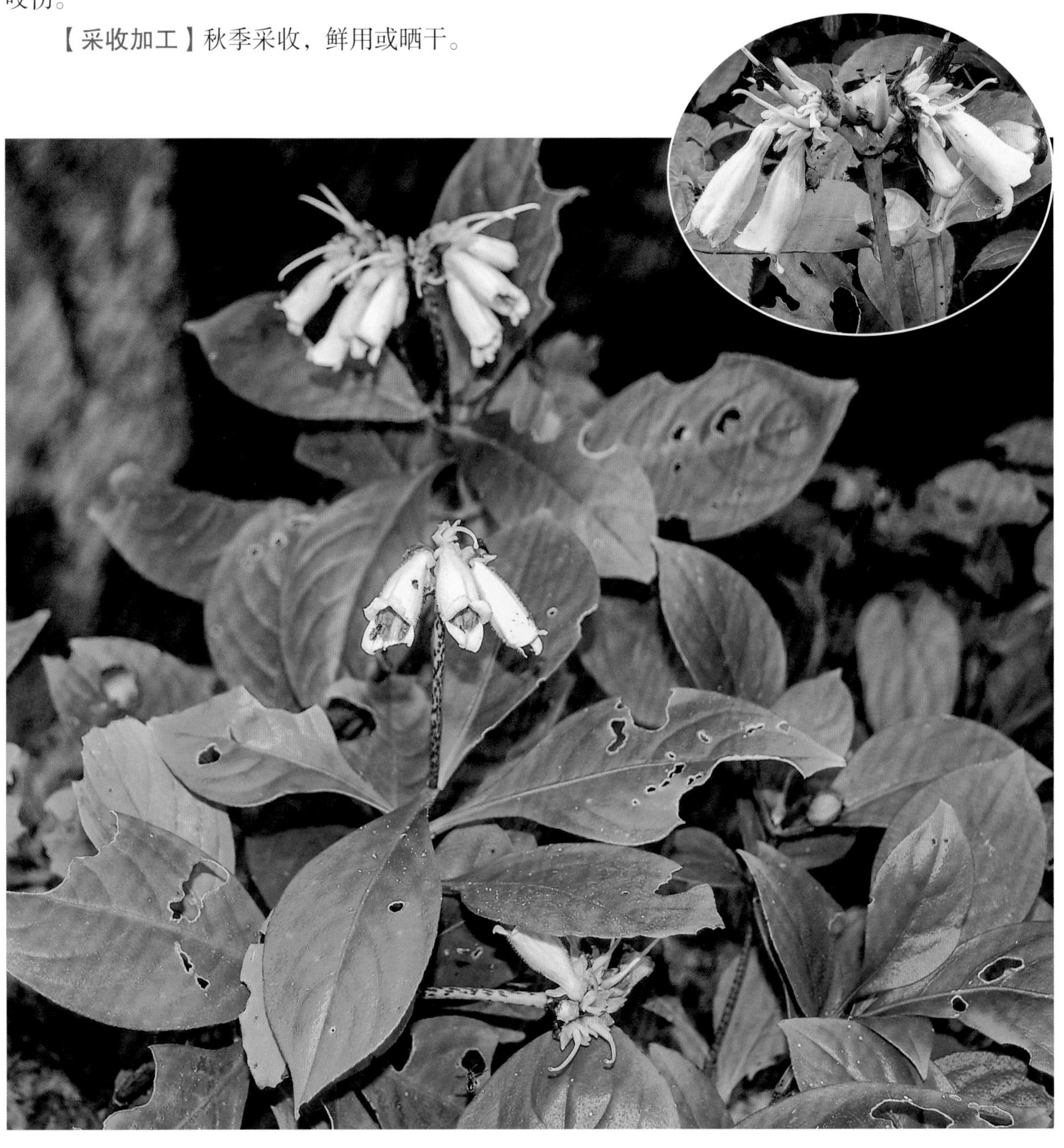

石吊兰

【基原】为苦苣苔科吊石苣苔*Lysionotus pauciflorus* Maxim. 的全草。

【别名】黑乌骨、石豇豆、石泽兰。

【形态特征】小灌木。茎分枝或不分枝，无毛或上部疏被短毛。叶3片轮生，有时对生或数片轮生；叶片革质，形状变化大，线形、线状倒披针形、狭长圆形或倒卵状长圆形。花序有1~2朵花；花冠筒漏斗状，白色带紫色。蒴果线形，无毛。种子纺锤形。花期7~10月，果期9~11月。

【分布】生于丘陵或山地林中、阴处石崖上或树上。产于广西、广东、云南、贵州、四川、江西、福建、台湾、湖南、湖北、安徽、浙江、江苏、陕西等地。

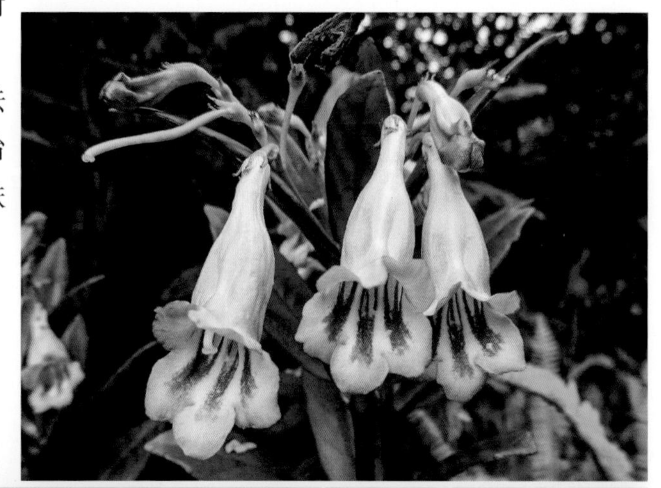

【性能主治】全草味苦，性凉。具有祛风除湿、化痰止咳、祛瘀通经的功效。主治风湿痹痛，咳喘痰多，月经不调，痛经，跌打损伤。

【采收加工】8~9月采收，鲜用或晒干。

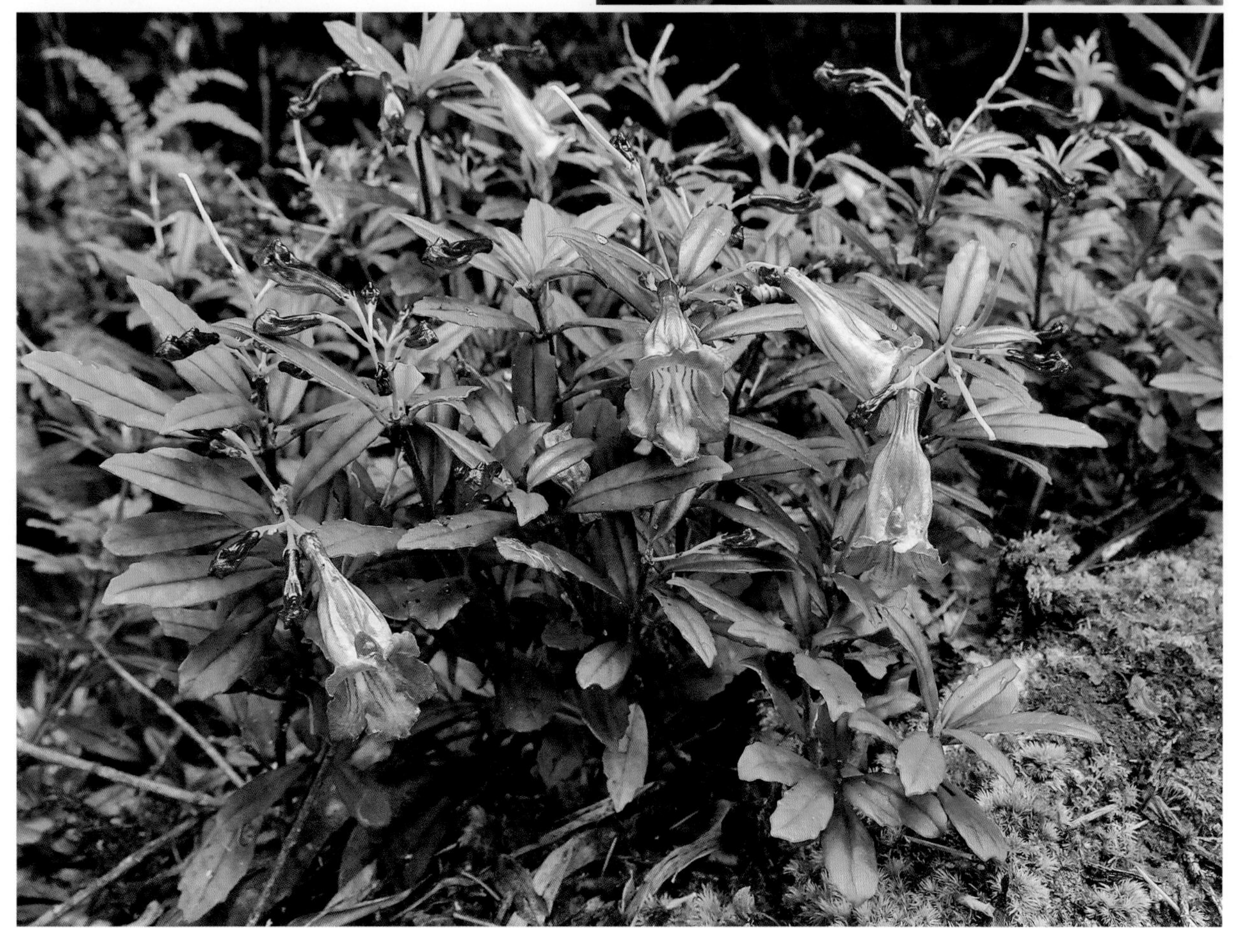

黑芝麻

【基原】为胡麻科芝麻*Sesamum indicum* L. 的种子。

【别名】胡麻、巨胜、狗虱。

【形态特征】一年生直立草本。枝中空或具有白色髓部，微有毛。叶片矩圆形或卵形，中部叶有齿缺，上部叶边缘近全缘。花单生或2~3朵同生于叶腋内；花萼裂片披针形，被柔毛；花冠筒状，白色而常有紫红色或黄色的彩晕。蒴果矩圆形，被毛，分裂至中部或至基部。种子有黑白之分。花期夏末秋初。

【分布】种植于疏松土壤或沙土中。除西藏外，全国各地均有栽培。

【性能主治】种子味甘，性平。具有补益肝肾、养血益精、润肠通便的功效。主治肝肾不足所致的头晕耳鸣，腰脚痿软，须发早发，肌肤干燥，肠燥便秘，妇人乳少，痈疮湿疹，风癞疬疡，小儿瘰疬，烧烫伤，痔疮。

【采收加工】8~9月果实呈黄黑色时采收，割取全株，晒干，打下种子，去除杂质后再晒干。

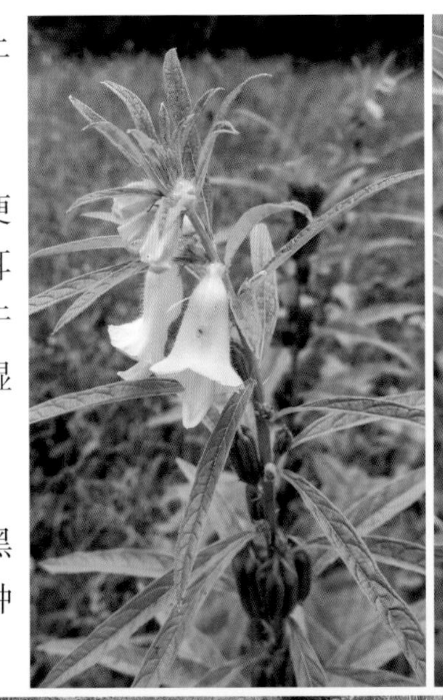

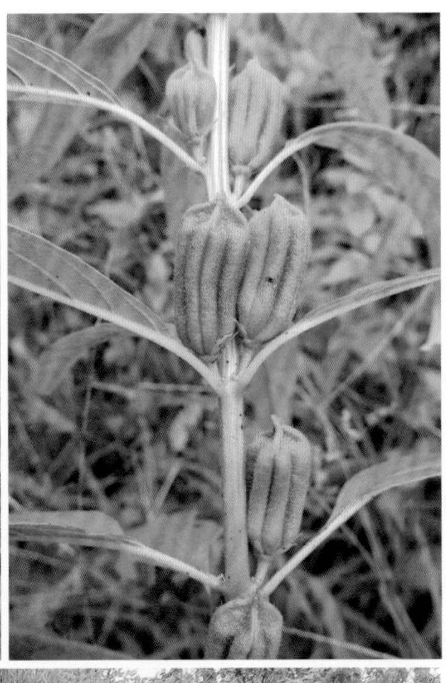

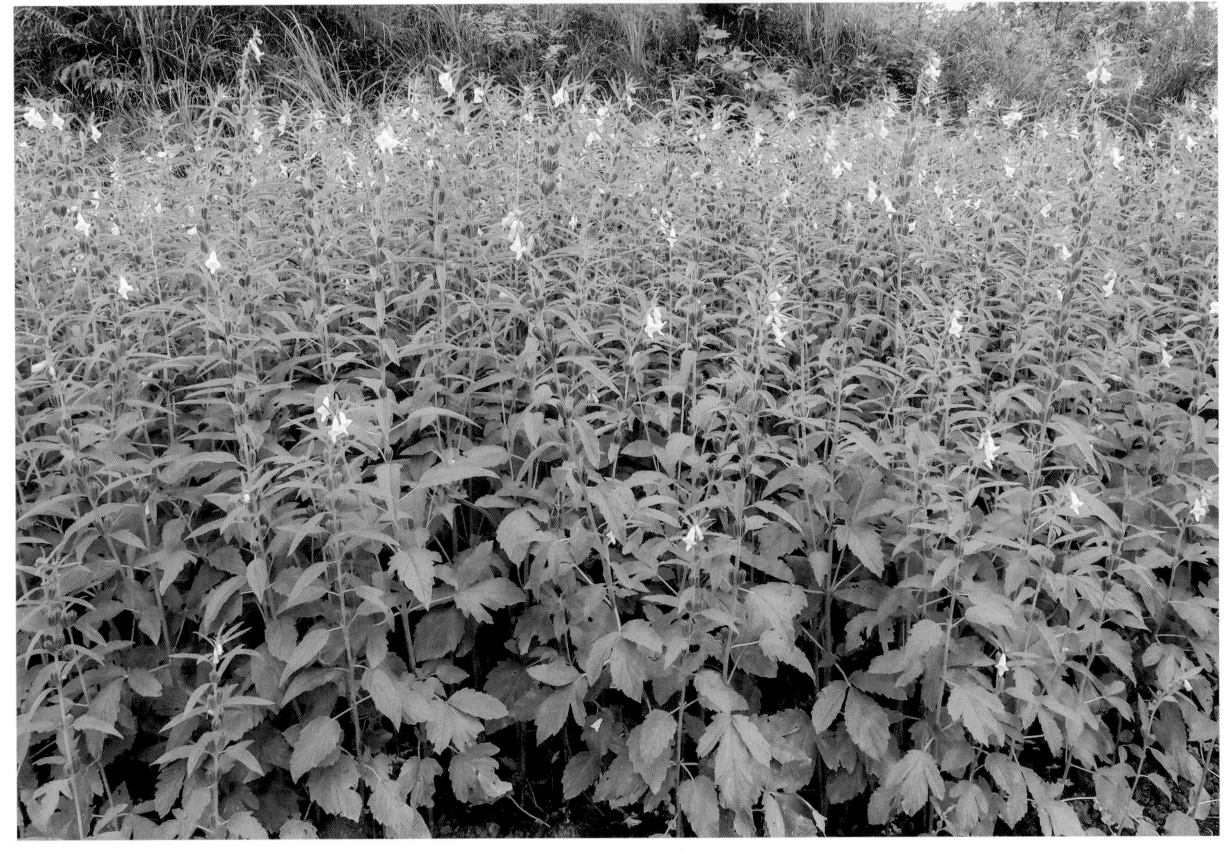

狗肝菜

【基原】为爵床科狗肝菜*Dicliptera chinensis* (L.) Juss. 的全草。

【别名】金龙棒、猪肝菜、青蛇。

【形态特征】草本。茎外倾或上升，具6条钝棱和浅沟；节常膨大膝曲状。叶片纸质，卵状椭圆形，两面近无毛或背面脉上被疏柔毛。花序腋生或顶生，由3~4个聚伞花序组成；花冠淡紫红色，二唇形，上唇阔卵状近圆形，有紫红色斑点，下唇长圆形。蒴果，具种子4粒。花期10~11月，果期翌年2~3月。

【分布】生于疏林下、溪边、路边。产于广西、广东、福建、台湾、海南、香港、澳门、云南、贵州、四川等地。

【性能主治】全草味甘、微苦，性寒。具有清热、凉血、利湿、解毒的功效。主治感冒发热，热病发斑，吐衄血，便血，尿血，崩漏，肺热咳嗽，咽喉肿痛，肝热目赤，小儿惊风，小便淋沥，带下，带状疱疹，痈肿疔疖，蛇犬咬伤。

【采收加工】夏、秋季采收，洗净，鲜用或晒干。

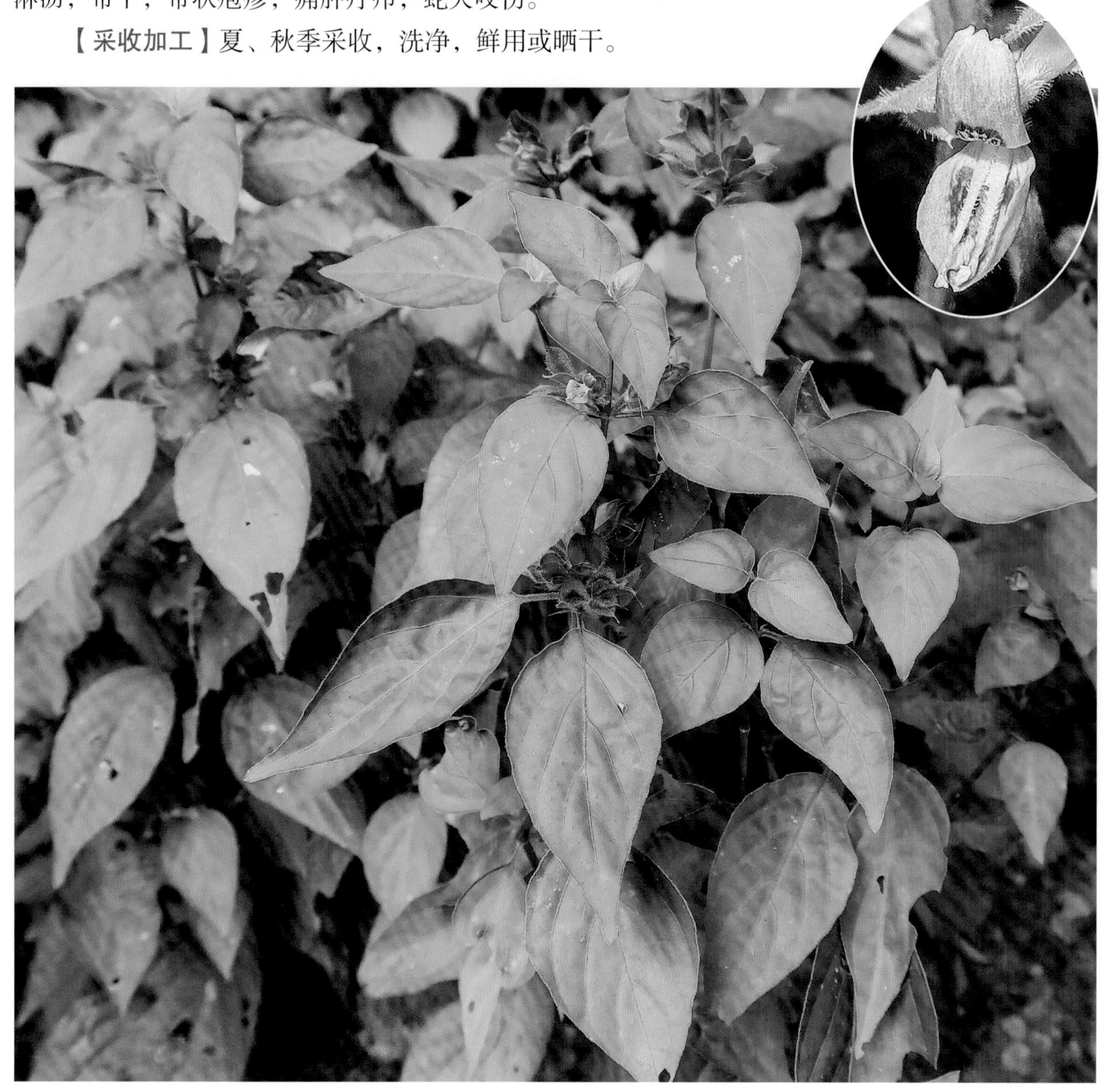

青黛

【基原】为爵床科板蓝*Strobilanthes cusia* (Nees) Kuntze 的叶或莲叶经加工制得的粉末、团块或颗粒。

【别名】靛花、靛沫、蓝靛。

【形态特征】草本。多年生一次性结实。茎直立或基部外倾，稍木质化，通常成对分枝，幼嫩部分和花序均被锈色、鳞片状毛。叶片柔软，纸质，椭圆形或卵形，顶端短渐尖，基部楔形，边缘有稍粗的齿，两面无毛，干时黑色。穗状花序直立；苞片对生。蒴果，无毛。种子卵形。花期11月。

【分布】生于潮湿处。产于广西、广东、海南、香港、云南、贵州、四川、福建、台湾、浙江等地。

【性能主治】味咸，性寒。具有清热解毒、凉血消斑、泻火定惊的功效。主治温毒发斑，血热吐血，胸痛咳血，口疮，痄腮，喉痹，小儿惊痫。

【采收加工】夏、秋季采收茎叶，置缸内，用清水浸2~3昼夜，至叶烂脱枝时，捞去枝条，每5 kg叶加入石灰0.5 kg，充分搅拌，至浸液成紫红色时，捞取液面泡沫，晒干，即为青黛。

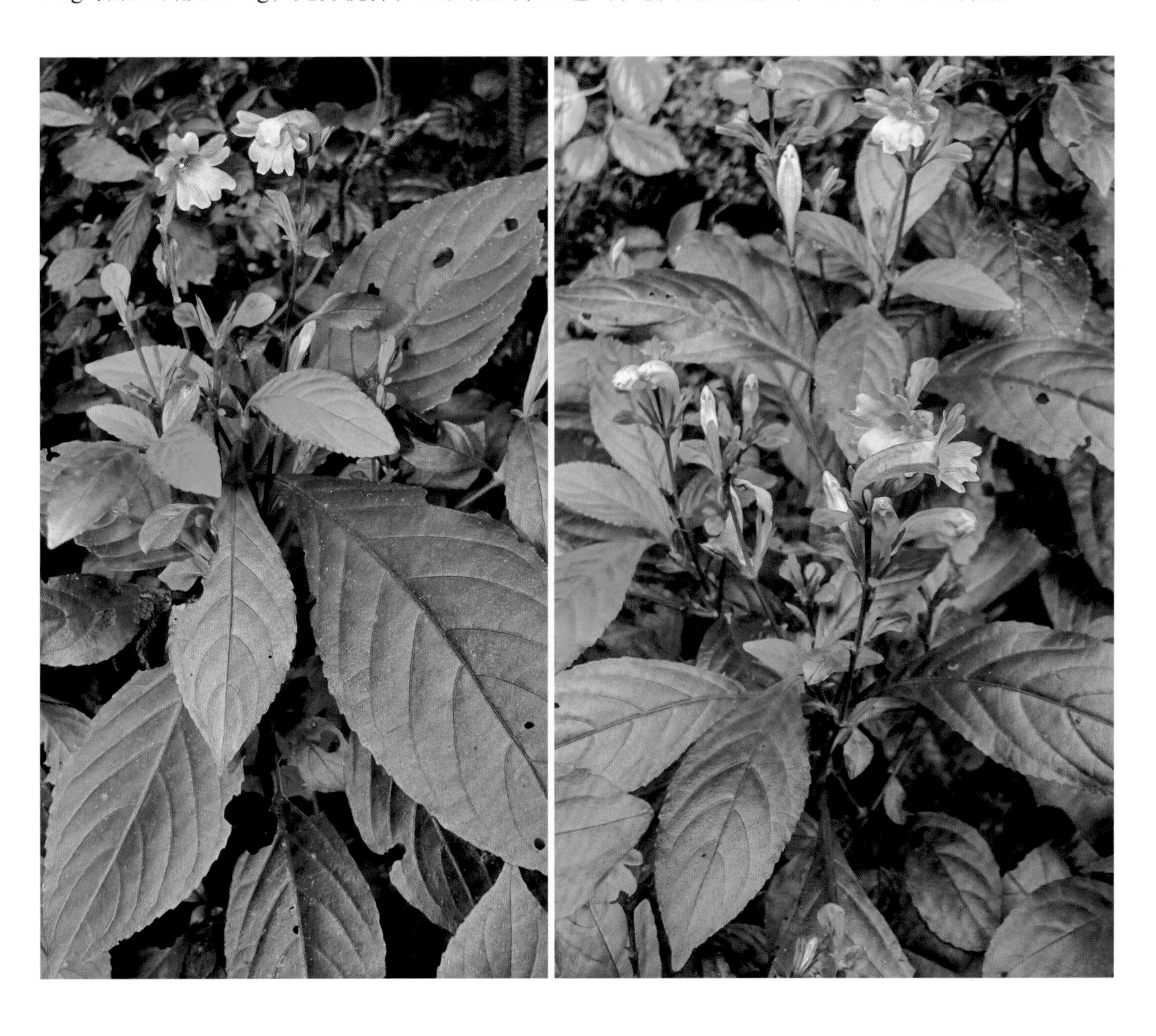

尖尾风

【基原】为马鞭草科尖尾枫*Callicarpa longissima* (Hemsl.) Merr. 的根、茎、叶。

【别名】粘手风、穿骨枫、黑节风。

【形态特征】灌木或小乔木。高1~3 m。小枝紫褐色，四棱形，节上有毛环。叶片披针形，腹面脉上有多细胞的单毛，背面无毛，腺点不明显，网脉深下陷，干后有明显的蜂窝状小洼点。花序被多细胞的单毛，5~7次分歧；花小而密集，淡紫色。果扁球形，有细小腺点。花期7~9月，果期10~12月。

【分布】生于荒野、山坡、谷地丛林中。产于广西、广东、台湾、福建、江西、四川等地。

【性能主治】根、茎、叶味辛、微苦，性温。茎、叶有祛风散寒、散瘀止血、解毒消肿的功效。主治风寒咳嗽，寒积腹痛，风湿痹痛，内外伤出血，跌打损伤，无名肿毒。根有祛风止痛、活血的功效。主治风湿痹痛，跌打瘀肿，龋齿痛。

【采收加工】根全年均可采收，洗净，切片，鲜用或晒干。茎及叶夏、秋季采收，鲜用或晒干。

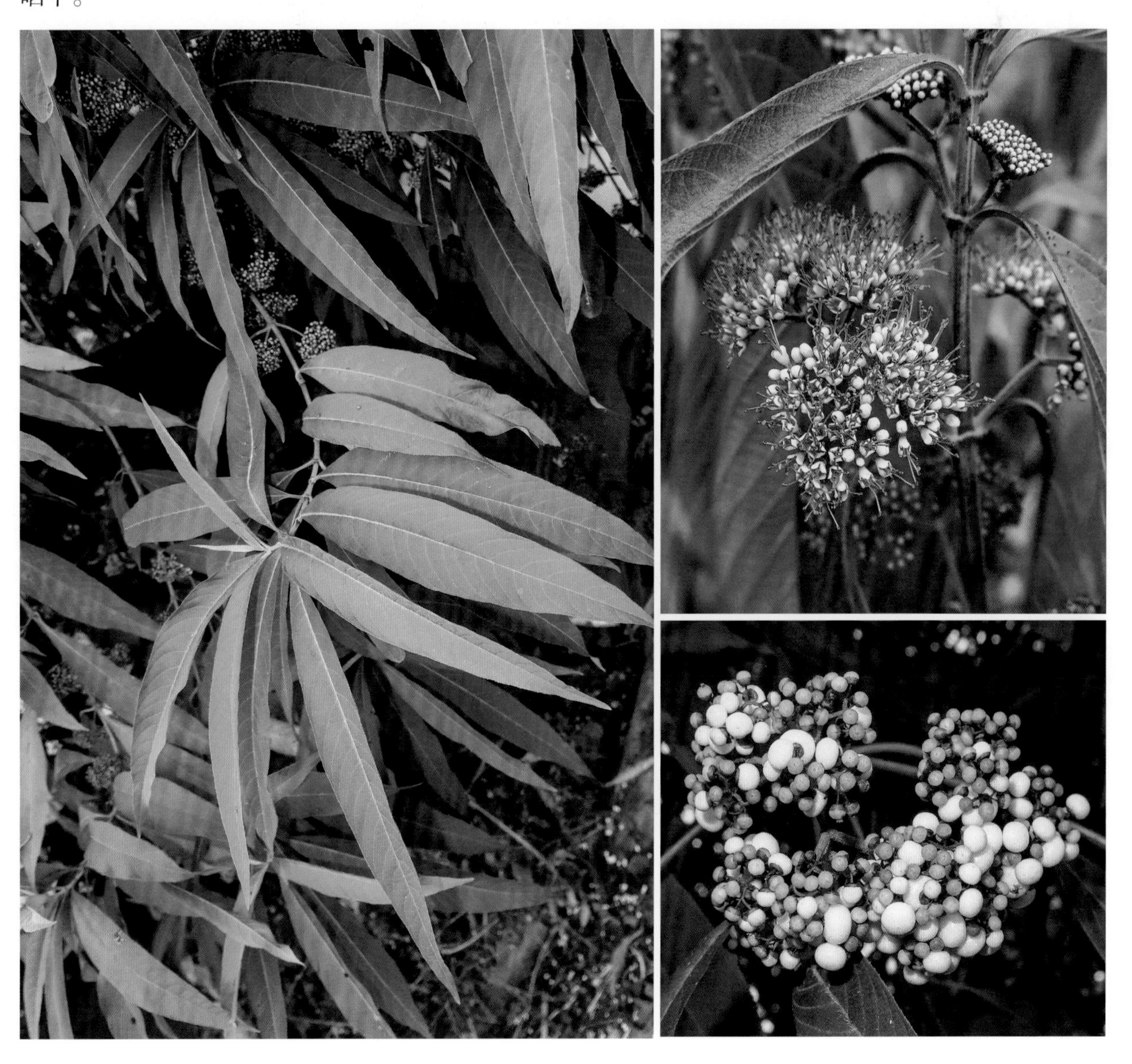

红紫珠

【基原】为马鞭草科红紫珠*Callicarpa rubella* Lindl. 的叶及嫩枝。

【别名】山霸王、野蓝靛、空壳树。

【形态特征】灌木，高约2 m。小枝被黄褐色星状毛并杂有多细胞的腺毛。叶片倒卵形或倒卵状椭圆形，顶端尾尖或渐尖，基部心形，有时偏斜。聚伞花序宽2~4 cm；花紫红色、黄绿色或白色；花萼被星状毛或腺毛，具黄色腺点；花冠紫红色、黄绿色或白色。果紫红色。花期5~7月，果期7~11月。

【分布】生于山坡、溪边林中或灌木丛中。产于广西、广东、湖南、云南、贵州、四川、浙江、江西等地。

【性能主治】叶及嫩枝味微苦，性平。具有解毒消肿、凉血止血的功效。主治吐血，咯血，痔疮，痈肿疮毒，跌打损伤，外伤出血。

【采收加工】夏、秋季采收，鲜用或晒干。

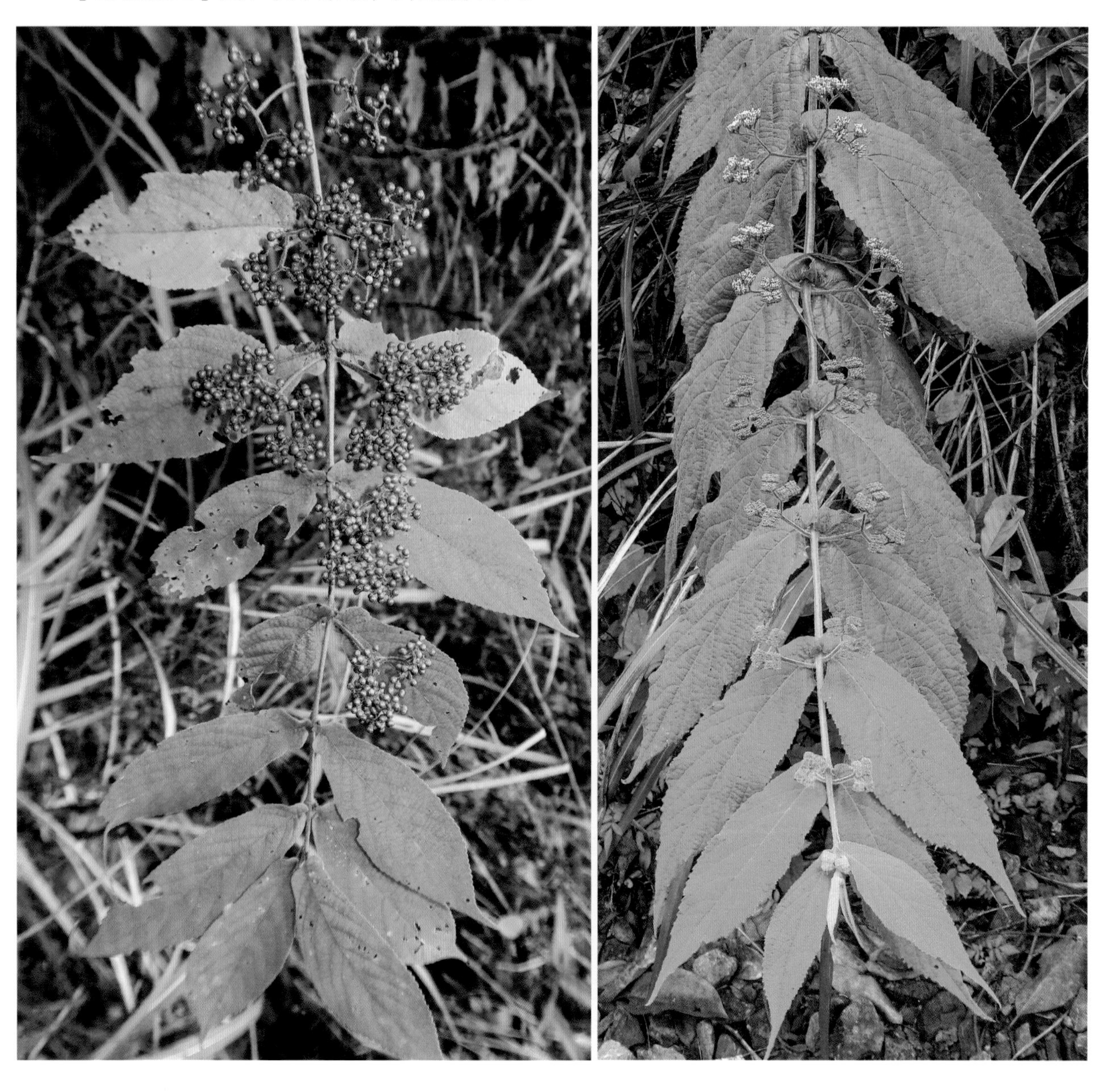

大青

【基原】为马鞭草科大青*Clerodendrum cyrtophyllum* Turcz. 的茎、叶。

【别名】路边青、猪屎青、鬼点灯。

【形态特征】灌木或小乔木。叶片椭圆形至长圆状披针形，边缘全缘，两面无毛或沿脉疏生短柔毛，背面常有腺点，侧脉6~10对。伞房状聚伞花序；花小，白色，有橘香味，萼杯状且果后增大，雄蕊与花柱同伸出花冠外。果实近球形，熟时蓝紫色，为红色的宿萼所托。花果期6月至翌年2月。

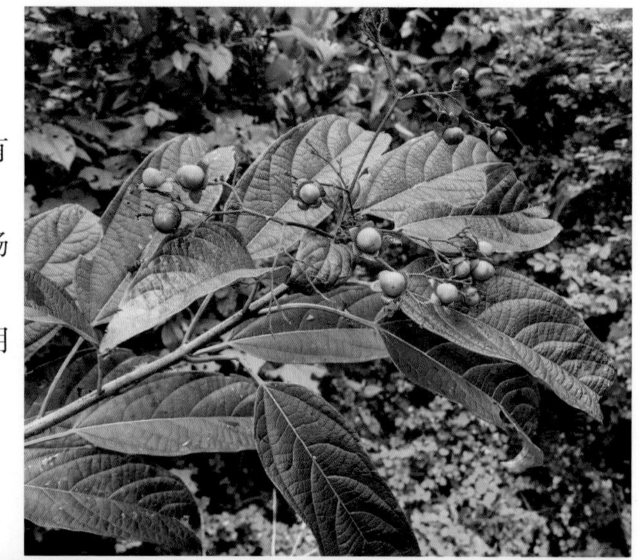

【分布】生于丘陵、山地林下或溪谷旁。产于西南、中南、华东地区。

【性能主治】茎、叶味苦，性寒。具有清热解毒、凉血止血的功效。主治外感热病，热盛烦渴，咽喉肿痛，黄疸，热毒痢，急性肠炎，痈疽肿毒，外伤出血。

【采收加工】夏、秋季采收，洗净，鲜用或切段晒干。

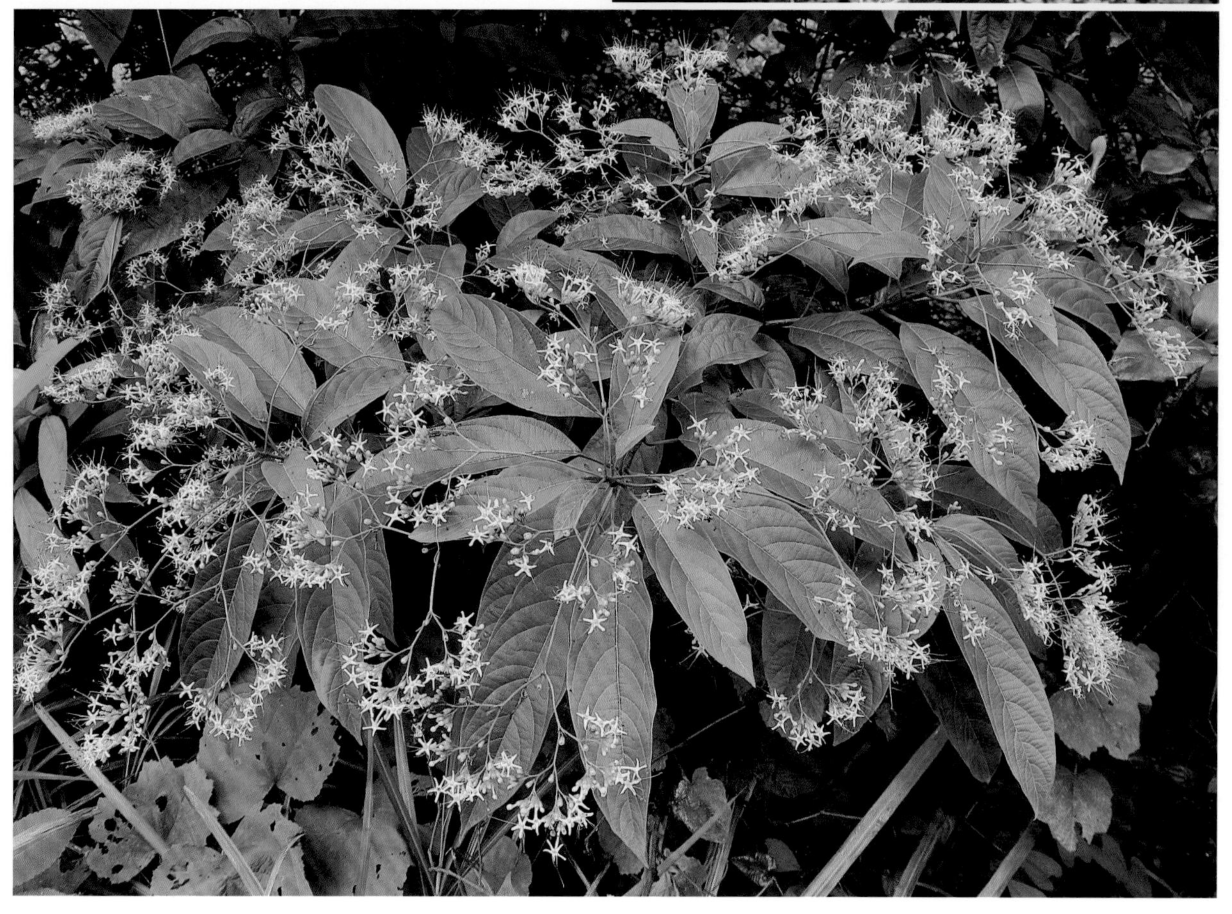

赪桐

【基原】为马鞭草科赪桐*Clerodendrum japonicum* (Thunb.) Sweet 的花、叶。

【别名】状元红、红龙船花、贞桐花。

【形态特征】灌木。小枝四棱形，有茸毛。叶对生；叶片卵形或椭圆形，边缘有疏短尖齿，表面疏生伏毛，脉基具较密的锈褐色短柔毛，背面密具锈黄色盾形腺体。聚伞花序组成大型的顶生圆锥花序；花萼大，红色，5深裂；花冠鲜红色，筒部细长，顶端5裂并开展。果近球形，蓝黑色。花、果期5~11月。

【分布】生于丘陵及山地灌木丛或林中。产于广西、广东、台湾、福建、江苏、浙江、湖南、江西、贵州、四川、云南等地。

【性能主治】花味甘，性平。具有安神、止血的功效。主治心悸失眠，痔疮出血。叶味辛、甘，性平。具有祛风、散瘀、解毒消肿的功效。主治偏头痛，跌打瘀肿，痈肿疮毒。

【采收加工】花6~7月花开时采收花，晒干。叶全年均可采收，晒干，研末或鲜用。

【附注】《中华本草》记载赪桐以花、叶入药的药材名分别为荷苞花、赪桐叶。

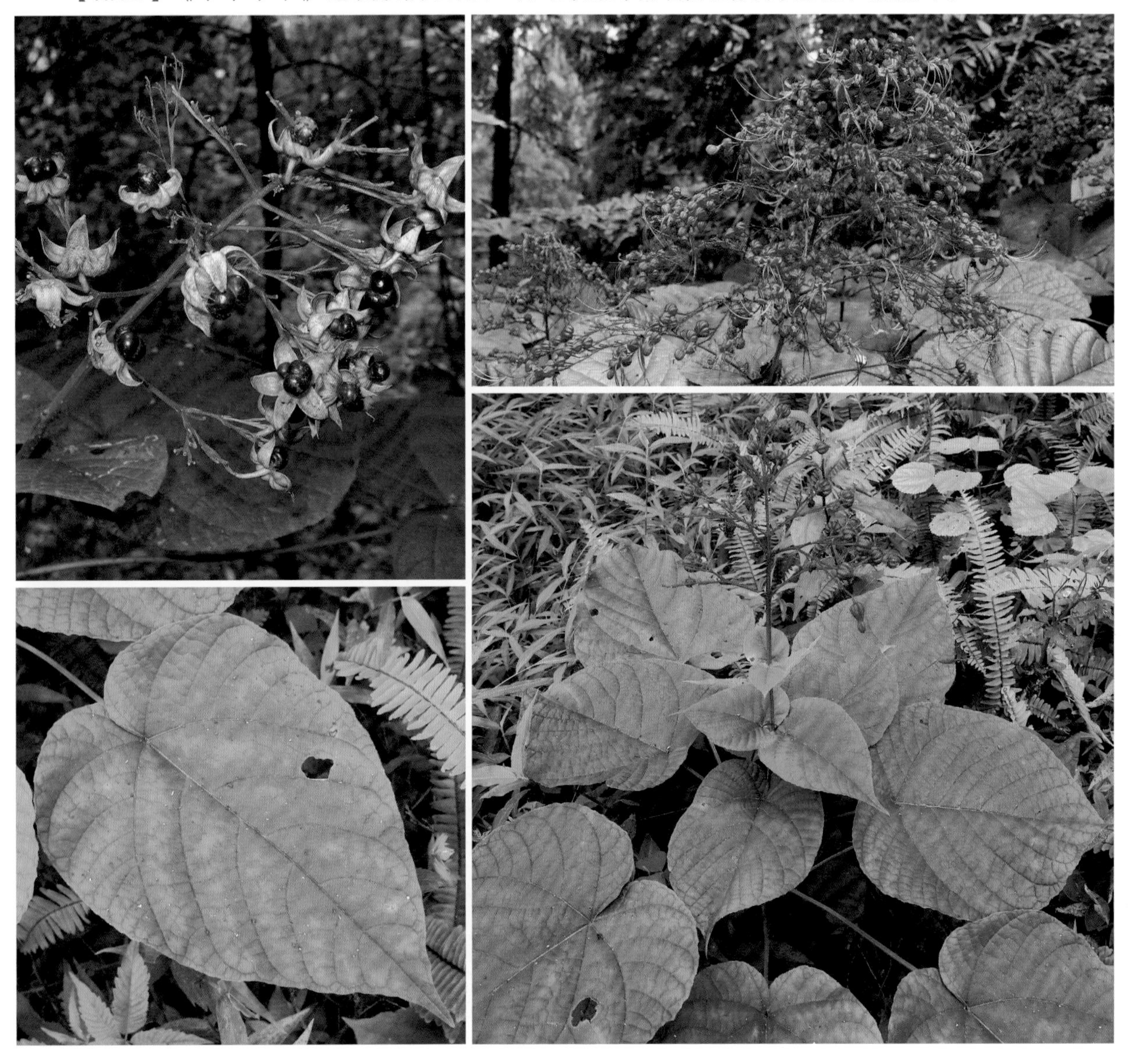

五色梅

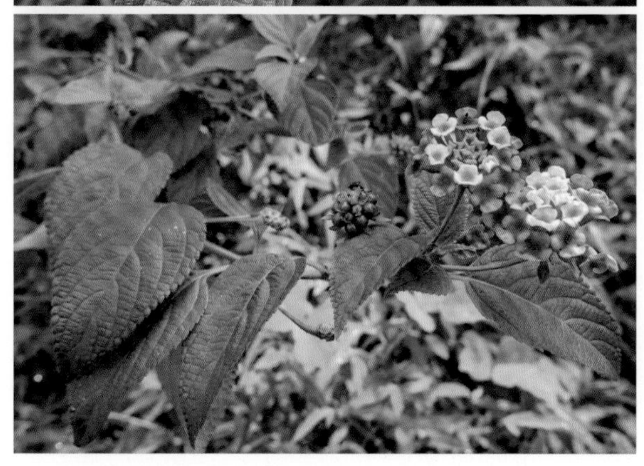

【基原】为马鞭草科马缨丹*Lantana camara* L.的根、花及叶。

【别名】臭冷风、五色花、土红花。

【形态特征】直立或蔓性灌木，高1~2 m；有时藤状，长达4 m。单叶对生，揉烂后有强烈气味；叶片卵形至卵状长圆形，长3~8.5 cm，宽1.5~5 cm，腹面有粗糙的皱纹和短柔毛，背面有小刚毛。花序梗粗壮，长于叶柄；花冠黄色或橙黄色，开花后不久转为深红色。果圆球形，熟时紫黑色。全年开花。

【分布】生于山坡路边、村旁、空旷地带或灌木丛中。原产于美洲热带地区，我国广西、广东、福建和台湾有逸生。

【性能主治】根、花及叶味苦，性寒。具有清热解毒的作用功效。主治痈肿疮毒，湿疹，跌打损伤。

【采收加工】根、花全年均可采收，鲜用或晒干。叶或嫩枝叶春、夏季采收，鲜用或晒干。

臭牡丹

【基原】为马鞭草科臭牡丹*Clerodendrum bungei* Steud. 的茎叶。

【别名】臭枫根、大红袍、臭梧桐。

【形态特征】灌木，高1~2 m。植株有臭味，花序轴、叶柄密被褐色或紫色脱落性的柔毛，小枝皮孔显著。叶片宽卵形或卵形，基部脉腋有数个盘状腺体。伞房状聚伞花序顶生，密集；花淡红色、红色或紫红色，花萼裂片三角形，长约1.8 cm。核果近球形，熟时蓝黑色。花、果期5~11月。

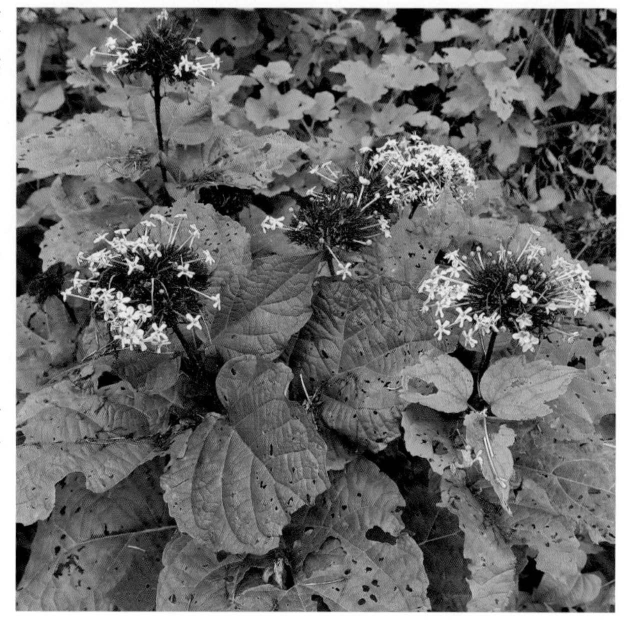

【分布】生于山坡、林缘、沟谷、路边等的湿润处。产于广西、江苏、安徽、浙江、江西、湖南、湖北、华北、华西北以及华西南等地。

【性能主治】茎叶味苦、辛，性平。具有解毒消肿、祛风湿、降血压的功效。主治痈疽，疔疮，发背，乳痈，痔疮，湿疹，丹毒，风湿痹痛，高血压病。

【采收加工】夏季采收，鲜用或切段晒干。

黄荆

【基原】为马鞭草科黄荆*Vitex negundo* L. 的根、枝、叶及果实。

【别名】五指风、黄荆条、山荆。

【形态特征】灌木或小乔木。枝四棱柱形，小枝、叶背、花序梗均密被灰白色茸毛。掌状复叶；小叶5片，偶有3片，长圆状披针形，边缘全缘或每边有少数粗齿。聚伞花序排成圆锥状，顶生，长10~27 cm；花序梗密生灰白色茸毛；花冠淡紫色，二唇形。核果近球形，宿萼接近果实的长度。花期4~6月，果期7~10月。

【分布】生于向阳处的山坡、路边及山地灌木丛中。产于长江以南各地。

【性能主治】根味辛、微苦，性温。具有解表、止咳、祛风除湿、理气止痛的功效。主治感冒，慢性气管炎，风湿痹痛，胃痛，痧气，腹痛。枝味辛、微苦，性平。具有祛风解表、消肿止痛的功效。主治感冒发热，咳嗽，喉痹肿痛，风湿骨痛，牙痛，烫伤。叶味辛、苦，性凉。具有解表散热、化湿和中、杀虫止痒的功效。主治感冒发热，伤暑吐泻，痧气腹痛，肠炎，痢疾，疟疾，湿疹，癣，疥，蛇虫咬伤。果实味辛、苦，性温。具有祛风解表、止咳平喘、理气消食、止痛的功效。主治伤风感冒，咳嗽，哮喘，胃痛吞酸，消化不良，食积泻痢，胆囊炎，胆结石，疝气。

【采收加工】根2月或8月采收，洗净，鲜用或切片晒干。枝春、夏、秋季均可采收，切段，晒干。叶夏末开花时采收，鲜用或堆叠踏实，使其发汗，倒出晒至半干，再堆叠踏实，等绿色变黑润，再晒至足干。果实8~9月采摘，晾晒干燥。

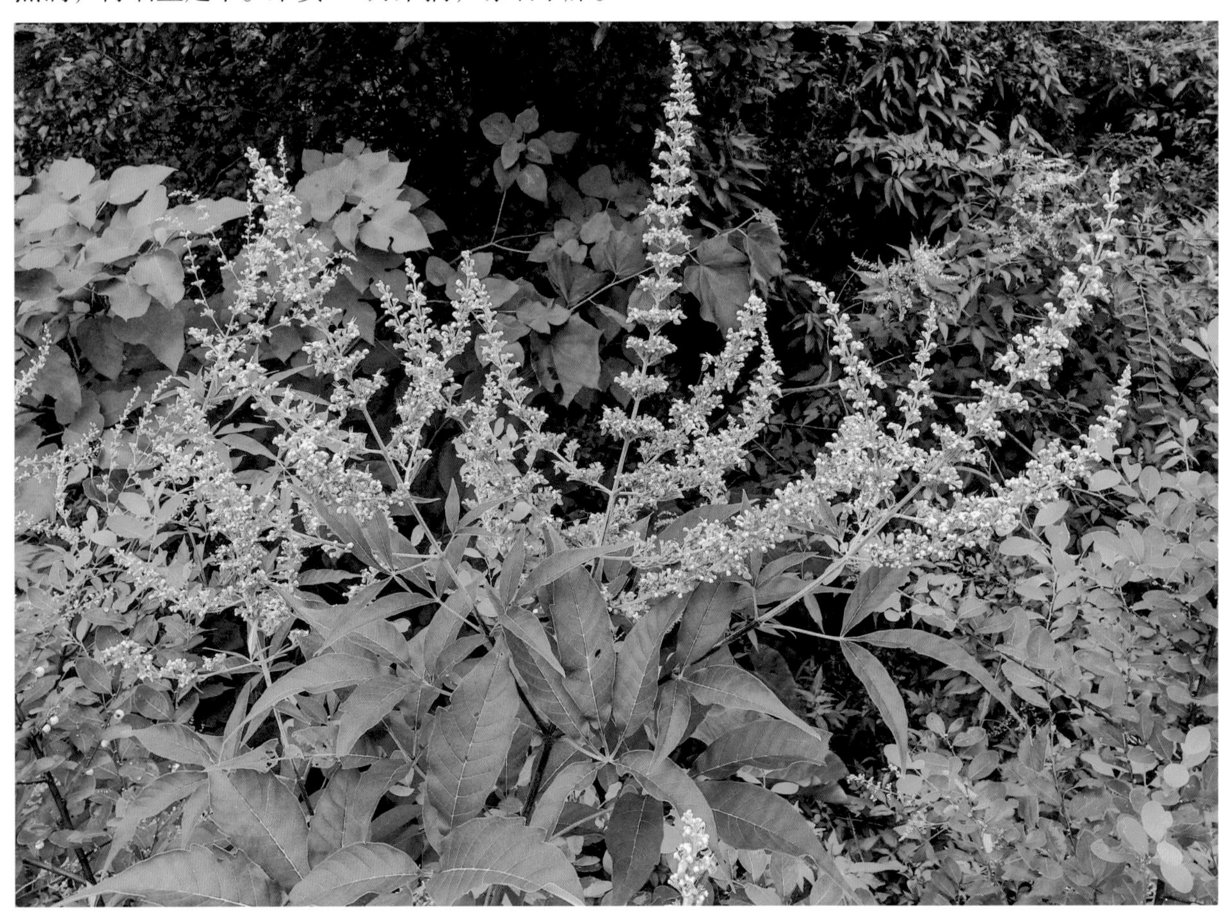

白毛夏枯草

【基原】为唇形科金疮小草*Ajuga decumbens* Thunb. 的全草。

【别名】青鱼胆、苦地胆、散血草。

【形态特征】一年生或二年生匍匐草本。茎被白色长柔毛。基生叶较多，比茎生叶长而大，叶片匙形或倒卵状披针形，边缘具波状圆齿或近全缘，叶脉在腹面微隆起。轮伞花序多花，排成长7~12 cm的穗状花序，位于下部的轮伞花序疏离，上部者密集；花冠淡蓝色或淡红紫色。花期3~7月，果期5~11月。

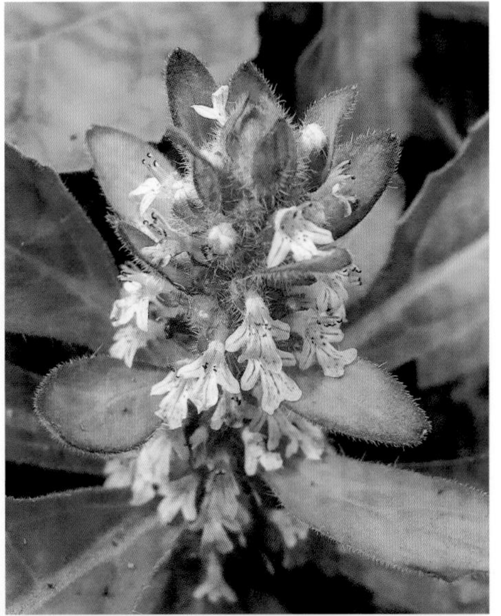

【分布】生于溪边、路边及湿润的草坡上。产于广西、广东、江西、湖南、湖北、福建等地。

【性能主治】全草味苦、甘，性寒。具有清热解毒、化痰止咳、凉血散血的功效。主治咽喉肿痛，肺热咳嗽，肺痈，目赤肿痛，痢疾，痈肿疔疮，毒蛇咬伤，跌打损伤。

【采收加工】春、夏、秋季均可采收，鲜用或晒干。

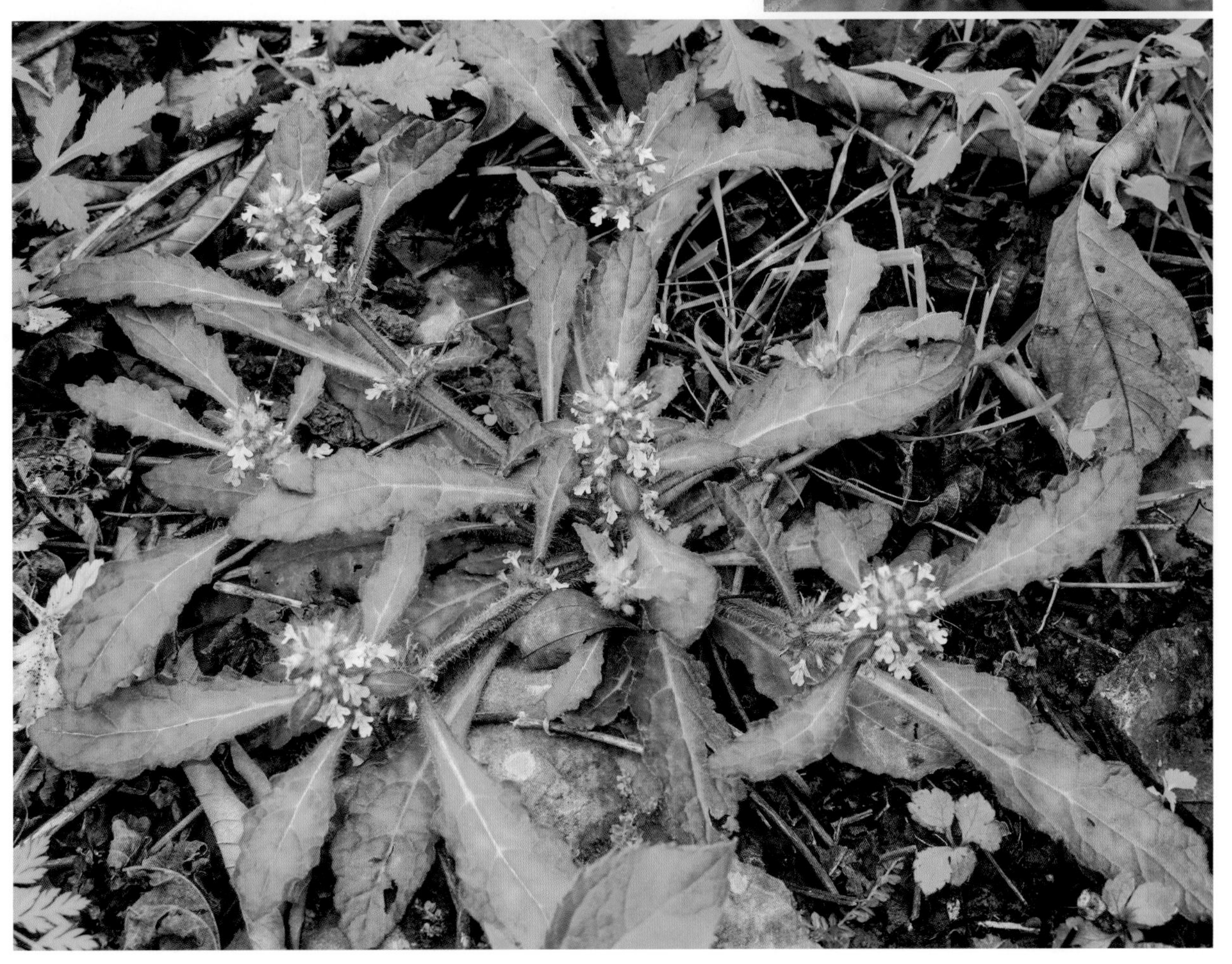

断血流

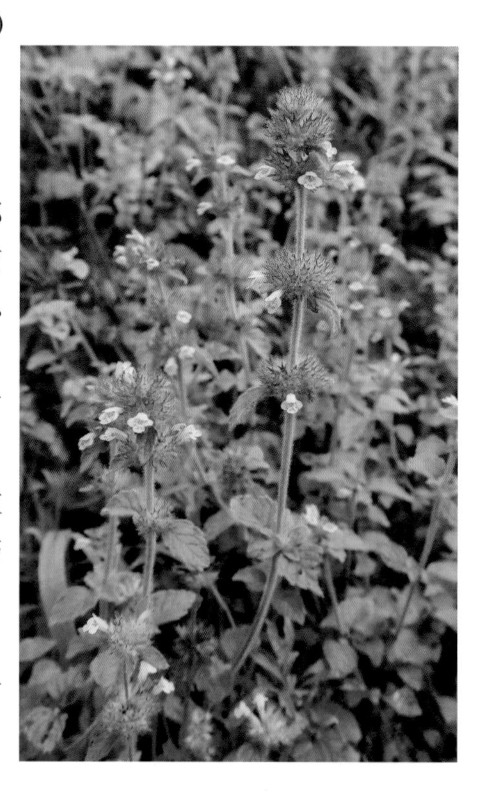

【基原】为唇形科风轮菜*Clinopodium chinense* (Benth.) Kuntze 的全草。

【别名】野凉粉藤、苦刀草、九层塔。

【形态特征】多年生草本。茎基部匍匐生根，多分枝，四棱形，具细条纹，密被短柔毛及腺微柔毛。叶片卵形，基部圆形或宽楔形，边缘具圆齿状齿，腹面密被平伏短硬毛，背面灰白色，被疏柔毛。轮伞花序具多花，半球形；花紫红色。小坚果倒卵球形，黄褐色。花期5~8月，果期8~10月。

【分布】生于山坡、路边、灌木丛中或林下。产于广西、广东、云南、湖南、湖北等地。

【性能主治】地上部分味微苦、涩，性凉。具有收敛止血的功效。主治崩漏，尿血，鼻出血，牙龈出血，创伤出血。

【采收加工】夏季开花前采收，除去泥沙，晒干。

【附注】据《中国药典》（2020年版）记载，本种及灯笼草*Clinopodium polycephalum*均可作中药材断血流用。

老虎耳

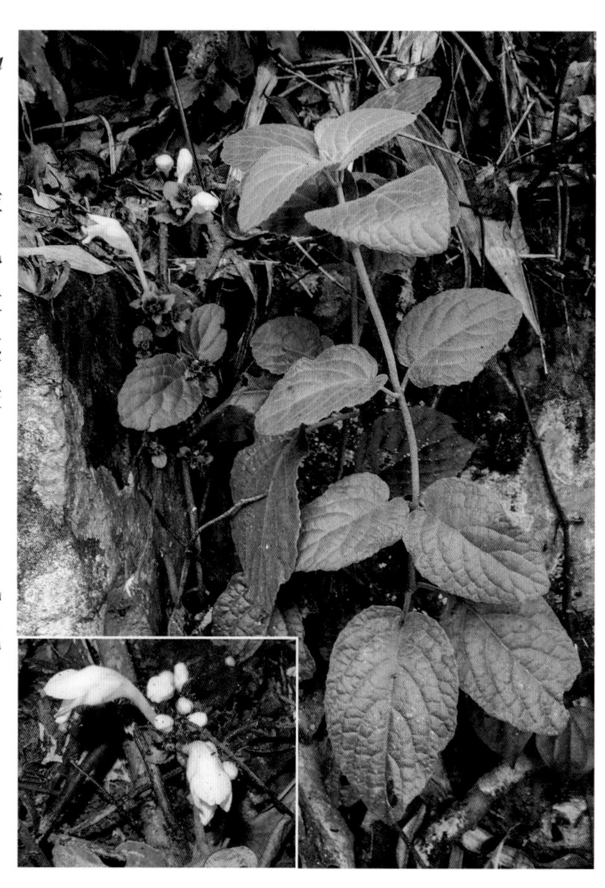

【基原】为唇形科中华锥花*Gomphostemma chinense* Oliv. 的全草。

【别名】山继谷、棒丝花、白腊锁。

【形态特征】草本。茎直立，密被星状茸毛。叶片椭圆形或卵状椭圆形，边缘具粗齿或几乎全缘，腹面被星状柔毛及短硬毛，背面被星状茸毛。聚伞花序单生或组成圆锥花序对生生于茎基部；花浅黄色至白色。小坚果4个，倒卵状三棱形。花期7~8月，果期10~12月。

【分布】生于山谷林下阴湿处。产于广西、广东、福建、江西等地。

【性能主治】全草味苦，性凉。具有祛风湿、益气血、通经络、消肿毒的功效。主治气亏血虚，风湿痹痛，拘挛麻木，刀伤出血，口疮。

【采收加工】7月采收，鲜用或晒干。

夏枯草

【基原】为唇形科夏枯草*Prunella vulgaris* L. 的果穗。

【别名】铁色草、紫花草、毛虫药。

【形态特征】草本。具匍匐根状茎，多为紫红色，茎被糙毛。茎生叶长圆形，大小不相等，基部下延至叶柄成狭翅。轮伞花序密集组成顶生长2~4 cm的穗状花序，每个轮伞花序下承托有浅紫红色、宽心形的叶状苞片；花冠紫色、蓝紫色或红紫色，外面无毛。小坚果黄褐色，长圆状卵珠形。花期4~6月，果期7~10月。

【分布】生于草地、沟边及路边等湿润处。产于广西、广东、贵州、湖南、湖北、福建、台湾、浙江、江西、河南、甘肃、新疆等地。

【性能主治】果穗味辛、苦，性寒。具有清肝泻火、明目、散结消肿的功效。主治目赤肿痛，目珠夜痛，头痛眩晕，瘰疬，瘿瘤，乳痈，乳癖，乳房胀痛。

【采收加工】夏季果穗呈棕红色时采收，除去杂质，晒干。

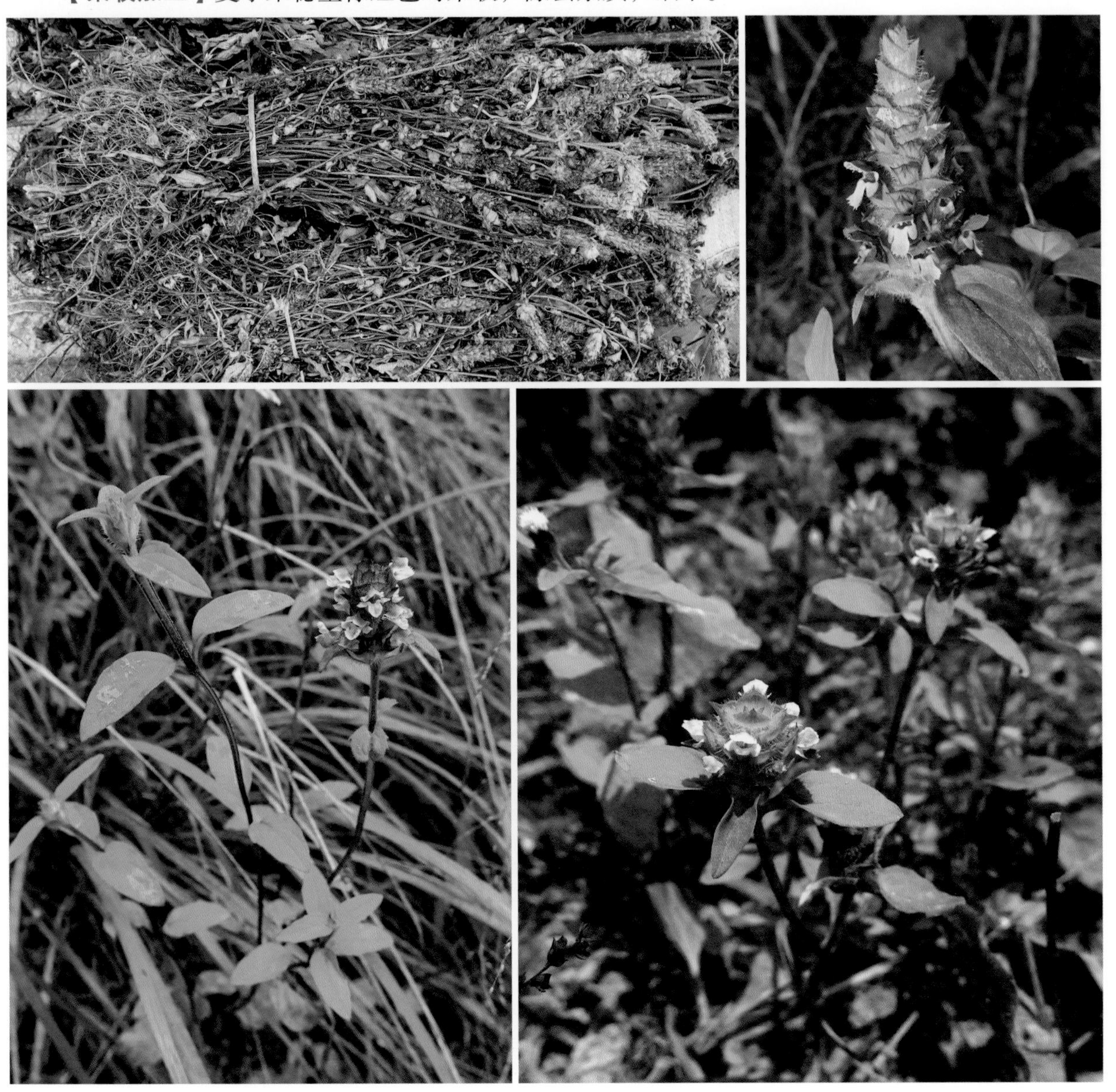

荔枝草

【基原】为唇形科荔枝草*Salvia plebeia* R. Br. 的全草。

【别名】野芥菜、癞子草、大塔花。

【形态特征】一年生或二年生草本。茎多分枝，被向下疏柔毛。叶片椭圆状卵圆形或椭圆状披针形，边缘具齿，腹面被稀疏的微硬毛，背面被短疏柔毛。轮伞花序具6朵花，在茎、枝顶端密集成总状或总状圆锥花序；花冠淡红色、淡紫色、紫色、蓝紫色至蓝色，稀白色。小坚果倒卵圆形。花期4~5月，果期6~7月。

【分布】生于山坡、沟边、田野潮湿处。产于除新疆、甘肃、青海及西藏外全国大部分省区。

【性能主治】全草味苦、辛，性凉。具有清热解毒、利水消肿的功效。主治感冒发热，肺热咳嗽，咳血，肾炎水肿，白浊，痢疾，痈肿疮毒，湿疹瘙痒。

【采收加工】6~7月采收，除去泥土，扎成小把，鲜用或晒干。

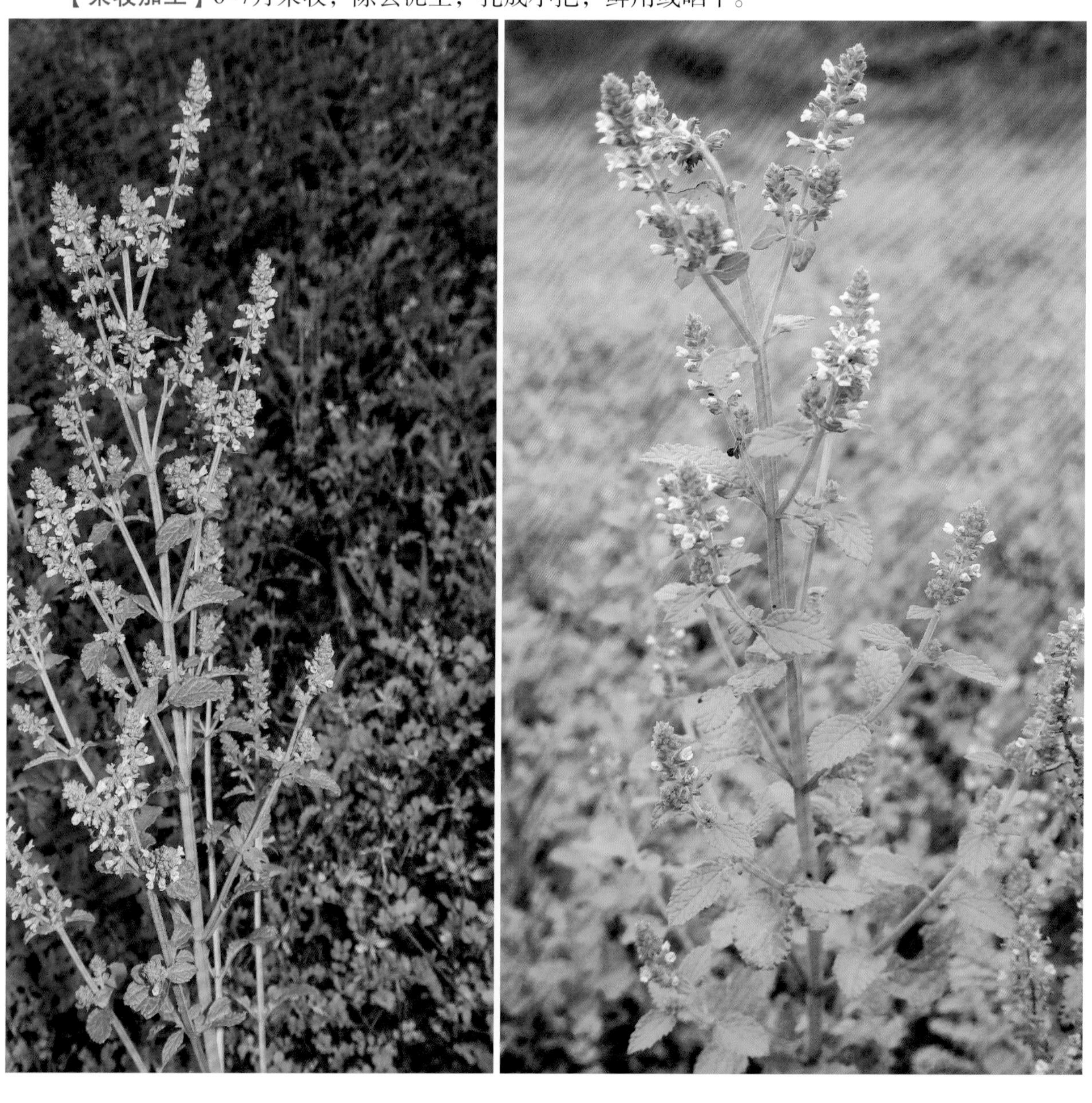

半枝莲

【基原】为唇形科半枝莲*Scutellaria barbata* D. Don 的全草。

【别名】耳挖草、小韩信草。

【形态特征】直立草本。茎四棱形。叶对生；叶片三角状卵形或卵状披针形，边缘具圆齿。花对生，偏向一侧，排成4~10列的顶生或腋生的总状花序；花冠二唇形，棕黄色或浅蓝紫色，长约1.2 cm，外被短柔毛，内在喉部疏被疏柔毛。小坚果褐色，扁球形，具小疣状突起。花期4~10月，果期10~11月。

【分布】生于水田边、溪边或湿润草地上。产于广西、广东、云南、贵州、四川、湖南、湖北、江西、福建、台湾、江苏、浙江、河南、河北、山东、陕西南部等地。

【性能主治】全草味辛、苦，性寒。具有清热解毒、散瘀止血、利尿消肿的功效。主治热毒痈肿，咽喉疼痛，肺痈，肠痈，瘰疬，毒蛇咬伤，跌打损伤，吐血，血淋，水肿，腹水及癌症。

【采收加工】夏、秋季茎叶茂盛时采收，洗净，晒干。

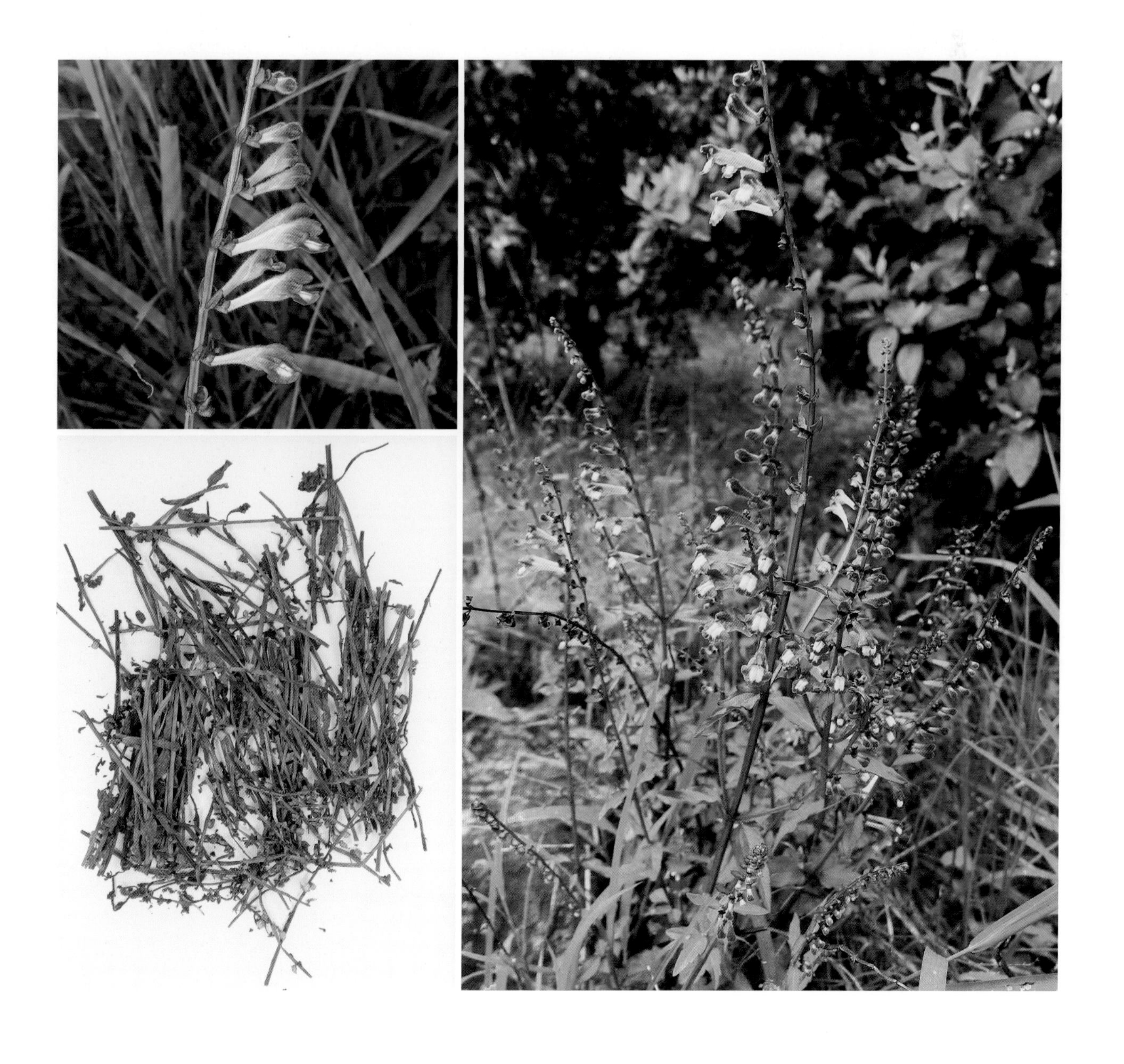

山藿香

【基原】为唇形科血见愁*Teucrium viscidum* Bl. 的全草。

【别名】消炎草、四方草、假紫苏。

【形态特征】多年生草本。具匍匐茎。茎直立，高30~70 cm。叶片卵圆形至卵圆状长圆形；叶柄长1~3 cm。假穗状花序生于茎及短枝上部；苞片披针形，较开放的花稍短或等长；花冠白色，淡红色或淡紫色，长6.5~7.5 mm，唇片与冠筒成大角度的钝角。小坚果扁球形，黄棕色。花期6~11月。

【分布】生于山地林下阴湿处。产于广西、广东、湖南、云南、浙江、江西、福建、江苏等地。

【性能主治】全草味辛，性凉。具有消肿解毒、凉血止血的功效。主治咳血，吐血，肺痈，跌打损伤，痈疽肿毒，痔疮肿痛，漆疮，脚癣，狂犬及毒蛇咬伤。

【采收加工】7~8月采收，洗净，鲜用或晒干。

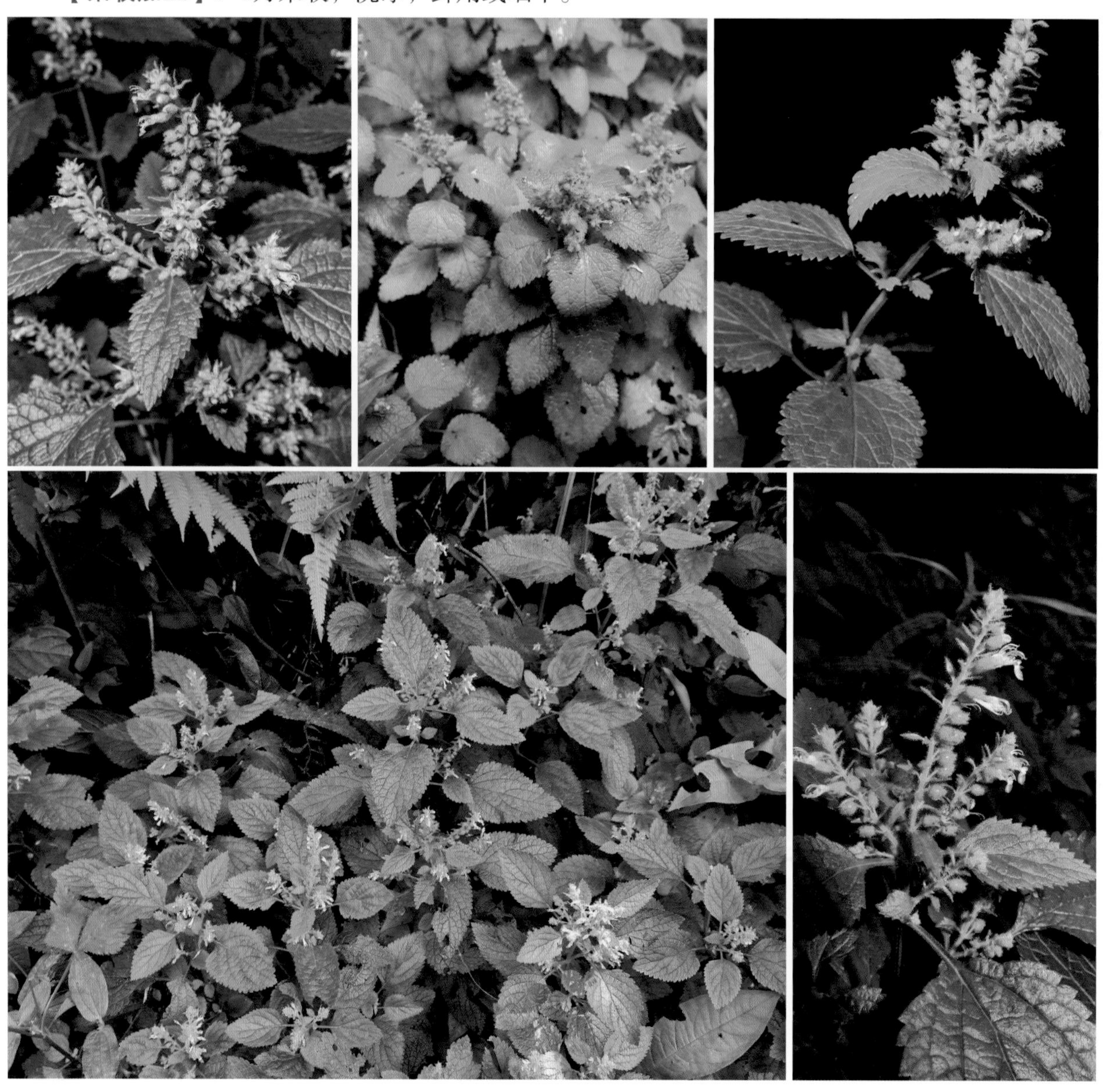

穿鞘花

【基原】为鸭跖草科穿鞘花*Amischotolype hispida* (Less. et A. Rich.) D. Y. Hong 的全株。

【别名】独竹草、纳闹红。

【形态特征】多年生粗大草本。根状茎长，节上生根，无毛。叶鞘长达4 cm，密生褐黄色细长硬毛；叶片椭圆形，基部楔状渐狭成带翅的柄，两面近边缘处及背面主脉的下半端密生褐黄色的细长硬毛。头状花序大，常有花数十朵。蒴果卵球状三棱形，顶端钝，近顶端疏被细硬毛。花期7~8月，果期9月以后。

【分布】生于林下及山谷溪边。产于广西、广东、海南、福建、台湾、云南、贵州等地。

【性能主治】全株味甘，性寒。具有清热利尿、解毒的作用。主治尿路感染，小便不利，毒蛇咬伤。

【采收加工】夏、秋季采收，洗净，晒干。

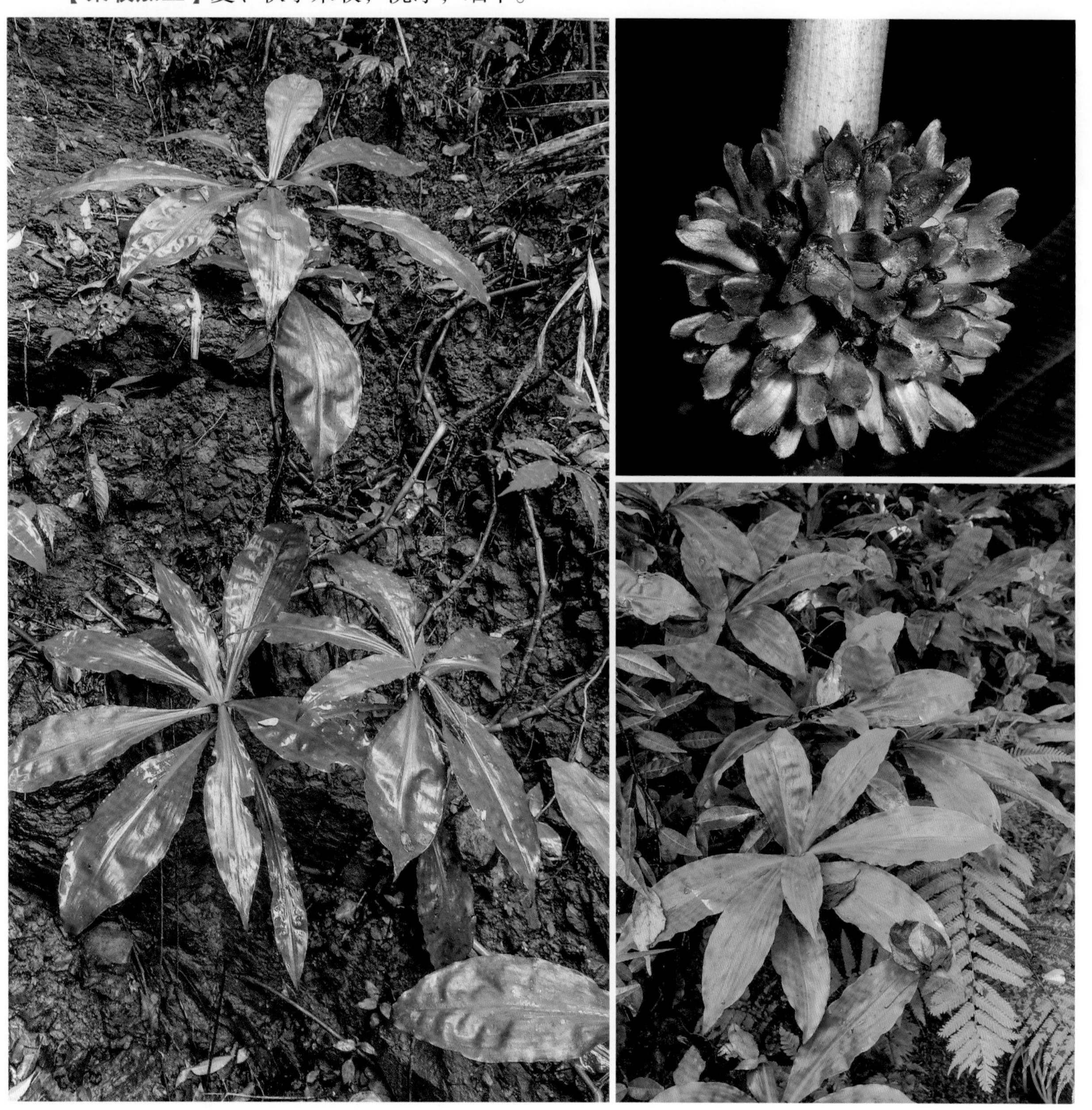

山姜

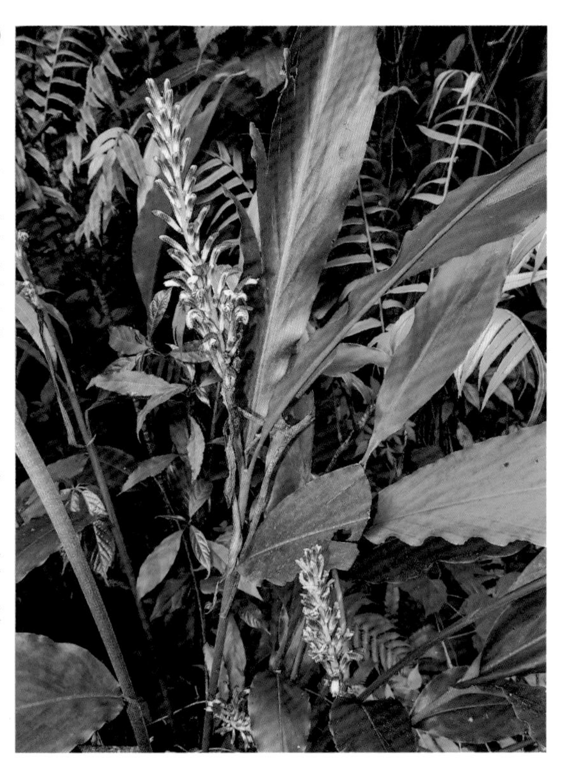

【基原】为姜科山姜*Alpinia japonica* (Thunb.) Miq. 的根状茎。

【别名】九姜连、九龙盘、鸡爪莲。

【形态特征】株高35~70 cm。具横生、分枝的根状茎。叶片披针形或狭长椭圆形，长25~40 cm，宽4~7 cm，两面特别是背面密被短柔毛；叶舌2裂，被短柔毛。总状花序顶生，长10~30 cm；花序轴密被短柔毛；花冠红色。果近球形，直径1~2 cm，橙红色。花期4~8月，果期7~12月。

【分布】生于林下阴湿处。产于东南部、南部至西南部地区。

【性能主治】根状茎味辛，性温。具有温中散寒、祛风活血的功效。主治肺寒咳嗽，风湿痹痛，跌打损伤，月经不调，劳伤吐血。

【采收加工】3~4月采挖，洗净，晒干。

箭秆风

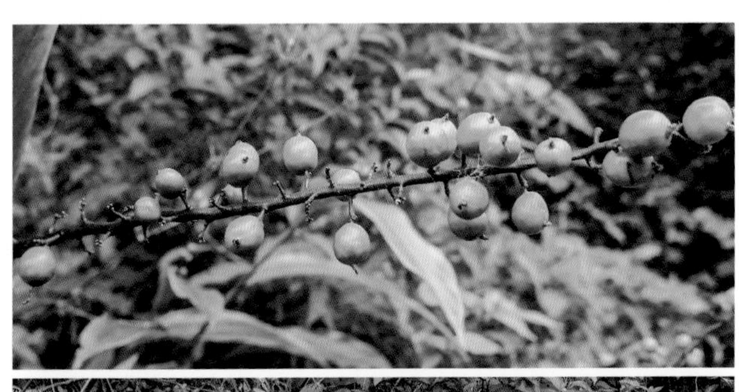

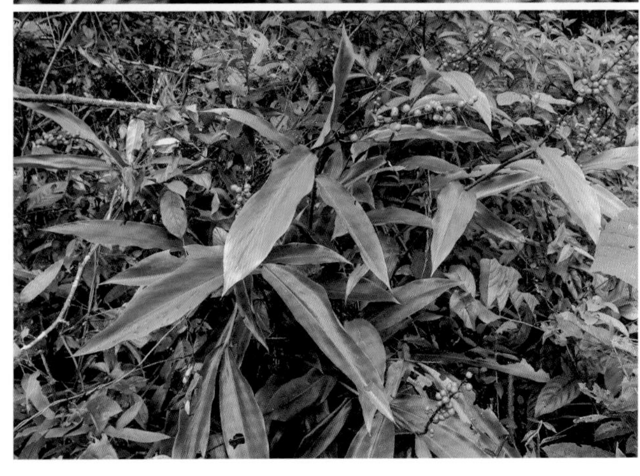

【基原】为姜科华山姜*Alpinia oblongifolia* Hayata的根状茎。

【别名】山姜、假砂仁。

【形态特征】株高约1 m。叶片披针形或卵状披针形，长20~30 cm，宽3~10 cm。圆锥花序狭窄；小苞片花时脱落；花白色，花冠管略超出花萼；唇瓣卵形，顶端微凹。果近球形，直径5~8 mm。花期5~7月，果期6~12月。

【分布】生于林下阴湿处。产于我国东南部至西南部各省区。

【性能主治】根状茎味辛，性温。具有止咳平喘、散寒止痛、除风湿、解疮毒的功效。主治风寒咳喘，胃气痛，风湿关节疼痛，跌损瘀血停滞，月经不调，无名肿毒。

【采收加工】夏季采收，洗净，晒干。

樟柳头

【基原】为姜科闭鞘姜*Costus speciosus* (Koen.) Smith 的根状茎。

【别名】白石笋、水蕉花、广商陆。

【形态特征】多年生宿根草本，高1~3 m，具匍匐的根状茎。叶片螺旋状排列，长圆形或披针形，长15~20 cm，宽6~10 cm，背面密被绢毛。穗状花序顶生，椭圆形或卵形，长5~15 cm；苞片红色，革质；花冠白色或顶部红色；唇瓣宽喇叭形，纯白色。蒴果稍木质，红色。花期7~9月，果期9~11月。

【分布】生于疏林下、山谷阴湿地、路边草丛、荒坡、水沟边等处。产于广西、广东、台湾、云南等地。

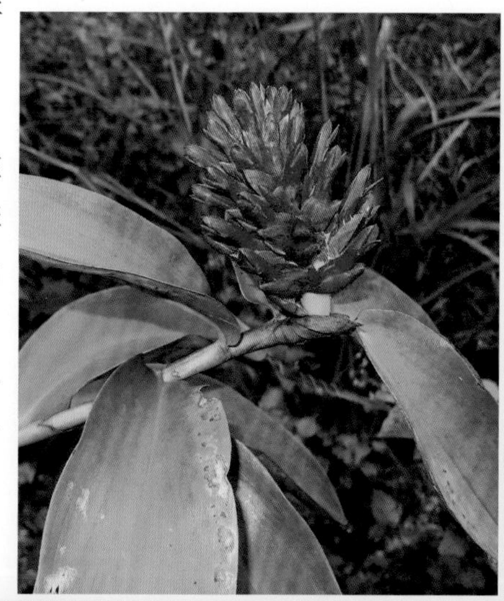

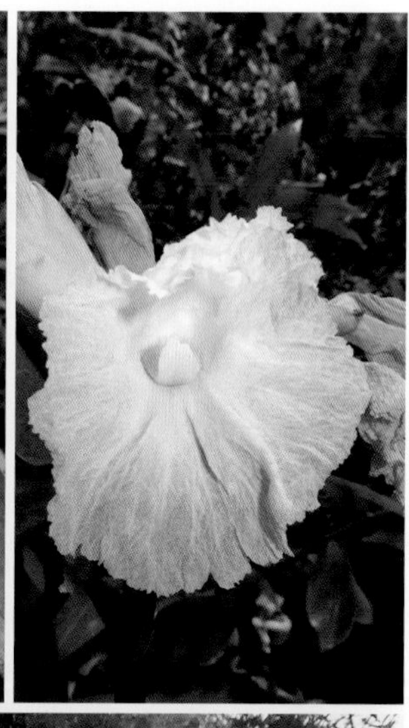

【性能主治】根状茎味辛，性寒；有毒。具有利水消肿、解毒止痒的功效。主治水肿膨胀，淋证，白浊，痈肿恶疮。

【采收加工】秋季采收，除去茎叶、须根，鲜用或晒干，或切片晒干。

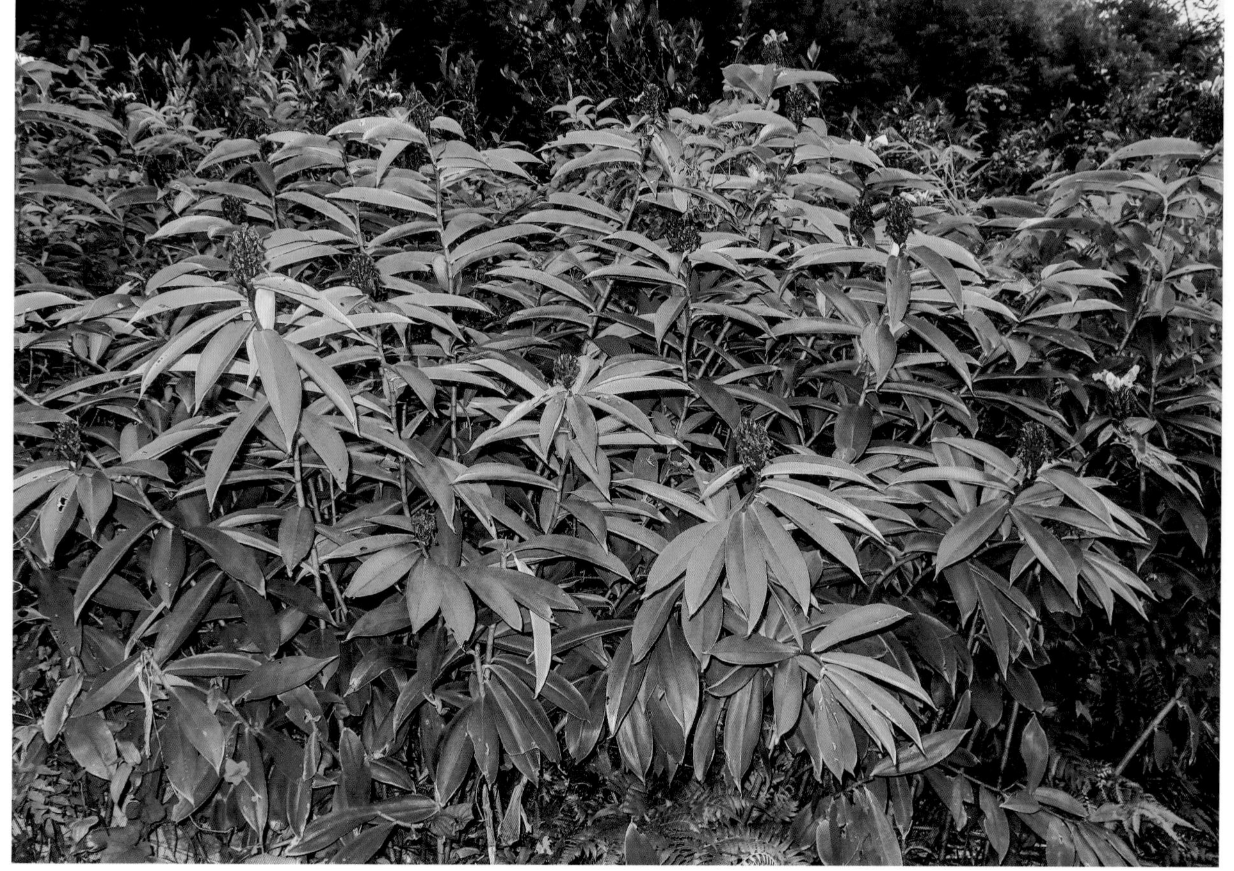

云南小草蔻

【基原】为姜科舞花姜*Globba racemosa* Sm. 的果实。

【别名】竹叶草、小黄姜。

【形态特征】多年生草本。茎基膨大。叶片长圆形或卵状披针形，顶端尾尖，基部急尖。圆锥花序顶生，长15~20 cm；花黄色，各部均具橙色腺点；花萼管漏斗形，长4~5 mm，顶端具3齿；花冠管长约1 cm，裂片反折；唇瓣倒楔形，顶端2裂，反折，生于花丝基部稍上处。蒴果椭圆形。花期6~9月。

【分布】生于林下阴湿处。产于我国南部至西南部地区。

【性能主治】果实味辛，性温。具有健胃消食的功效。主治胃脘胀痛，食欲不振，消化不良。

【采收加工】秋、冬季果实成熟时采收，晒干。

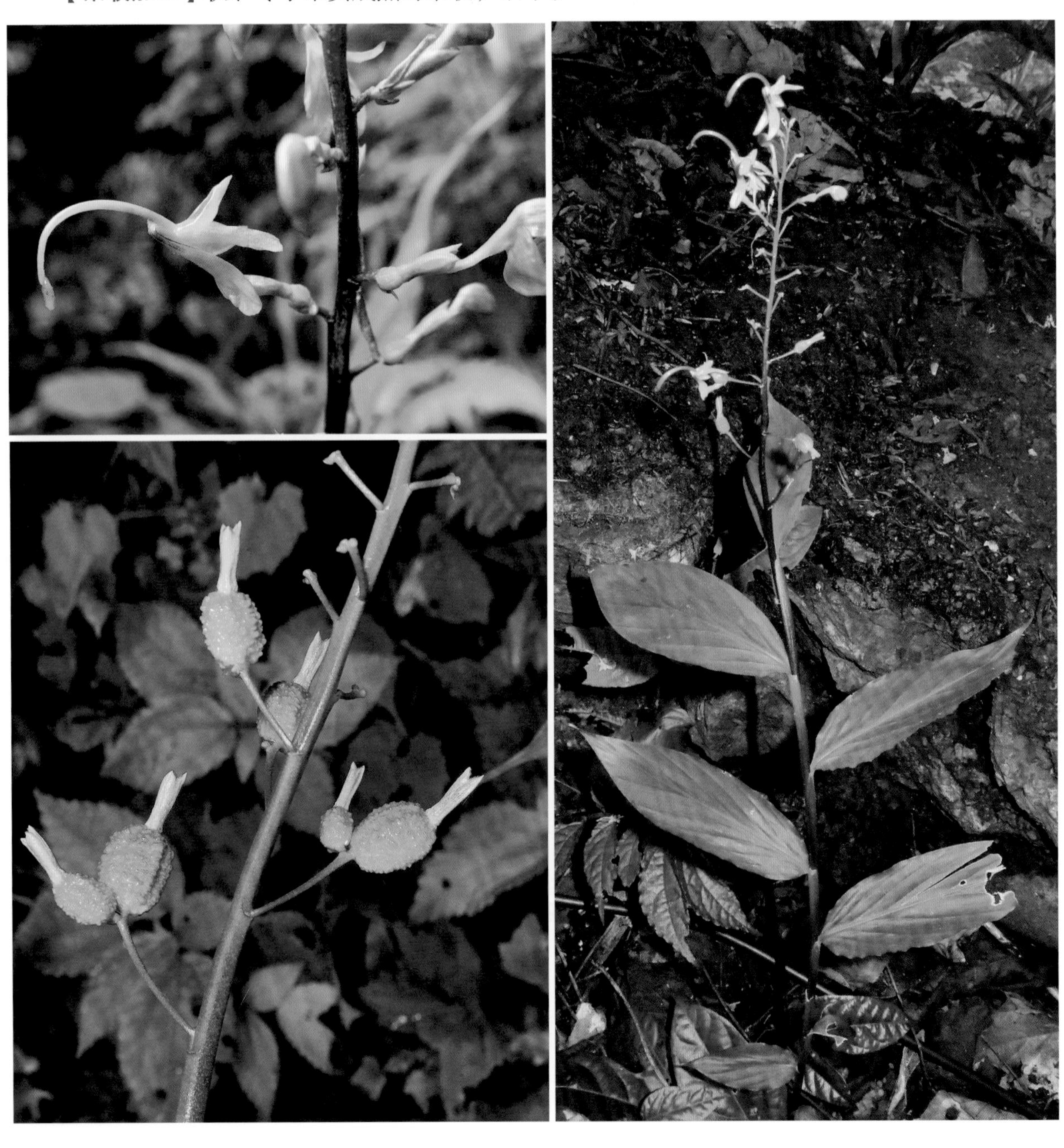

竹叶参

【基原】为百合科万寿竹*Disporum cantoniense* (Lour.) Merr. 的根状茎。

【别名】竹叶七、竹节参、竹根七。

【形态特征】多年生草本。茎高0.5~1.5 m，上部有较多叉状分枝。根状茎横出，质地硬，呈结节状。叶片纸质，披针形至狭椭圆状披针形，有明显的3~7脉，背面脉上和边缘有乳头状突起。伞形花序有花3~10朵，着生在与上部叶对生的短枝顶端，花紫色。浆果直径约1 cm。花期5~7月，果期8~10月。

【分布】生于灌木丛中或林下。产于广西、广东、贵州、台湾、福建、湖南、湖北、安徽等地。

【性能主治】根状茎味苦、辛，性凉。具有祛风湿、舒筋活血、清热、祛痰止咳的功效。主治风湿痹症，关节腰腿疼痛，跌打损伤，骨折，虚劳，骨蒸潮热，肺痨咯血，肺热咳嗽，烧烫伤。

【采收加工】夏、秋季采挖，洗净，鲜用或晒干。

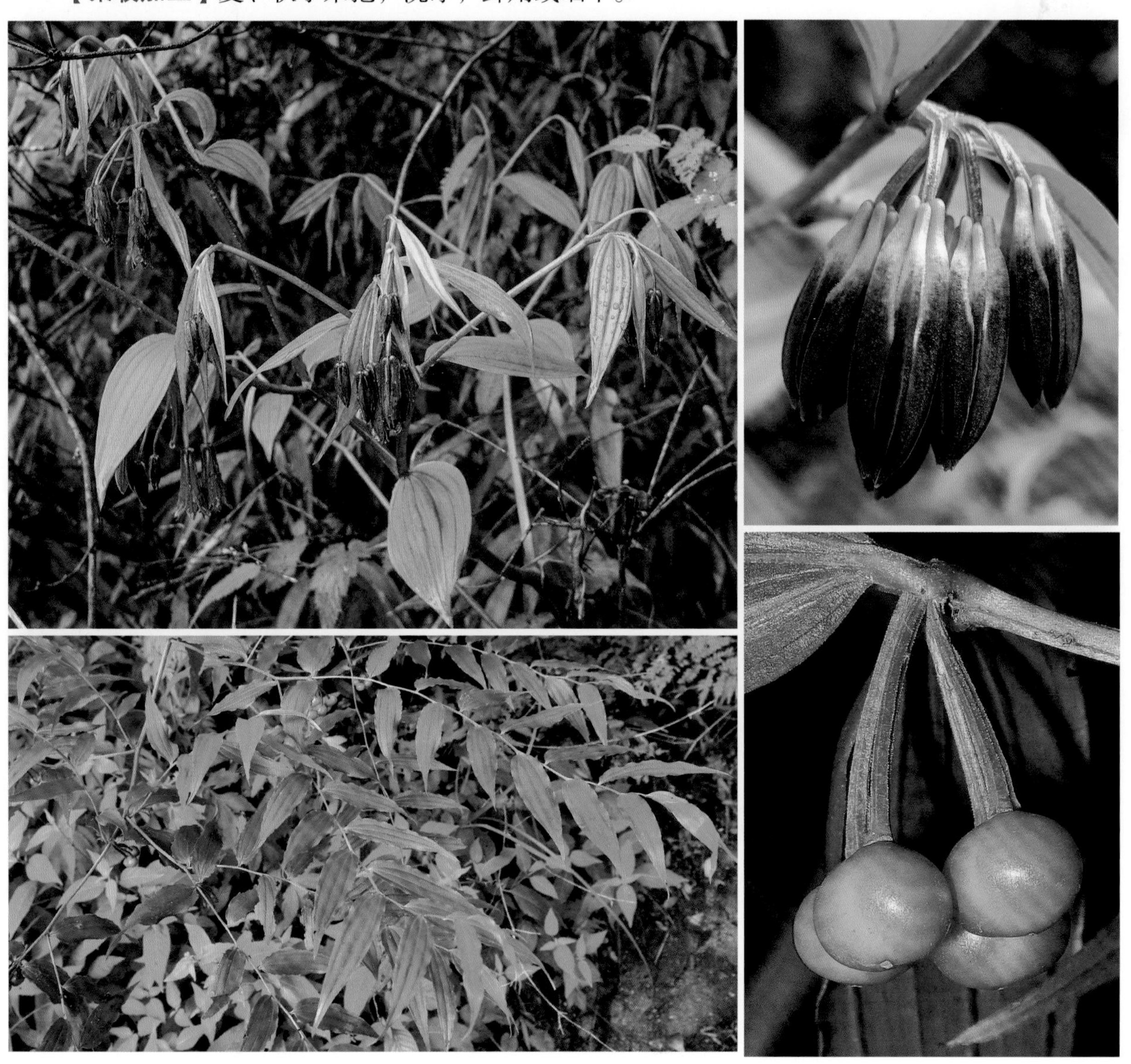

百合

【基原】为百合科野百合*Lilium brownii* F. E. Brown ex Miellez 的肉质鳞茎。

【别名】山百合、药百合、家百合。

【形态特征】多年生草本。鳞茎球形，鳞片卵状披针形，白色。叶散生；叶片披针形或线形，具5~7脉，边缘全缘，两面无毛。花单生或2~3朵排成顶生的伞形花序；花梗长3~10 cm；花大，芳香，喇叭形，乳白色，外面稍紫红色；花柱长8.5~11 cm，柱头3裂。蒴果圆柱形，具6条棱。花期5~6月，果期9~10月。

【分布】生于山坡草地。产于广西、广东、贵州、湖南、江苏、江西、湖北、山东等地。

【性能主治】肉质鳞茎味甘，性寒。具有清心安神、养阴润肺的功效。主治虚烦惊悸，失眠多梦，精神恍惚，阴虚久咳，劳嗽咳血，痰中带血。

【采收加工】秋季采挖收，洗净，除去杂质，剥取鳞叶，置沸水中略烫，干燥。

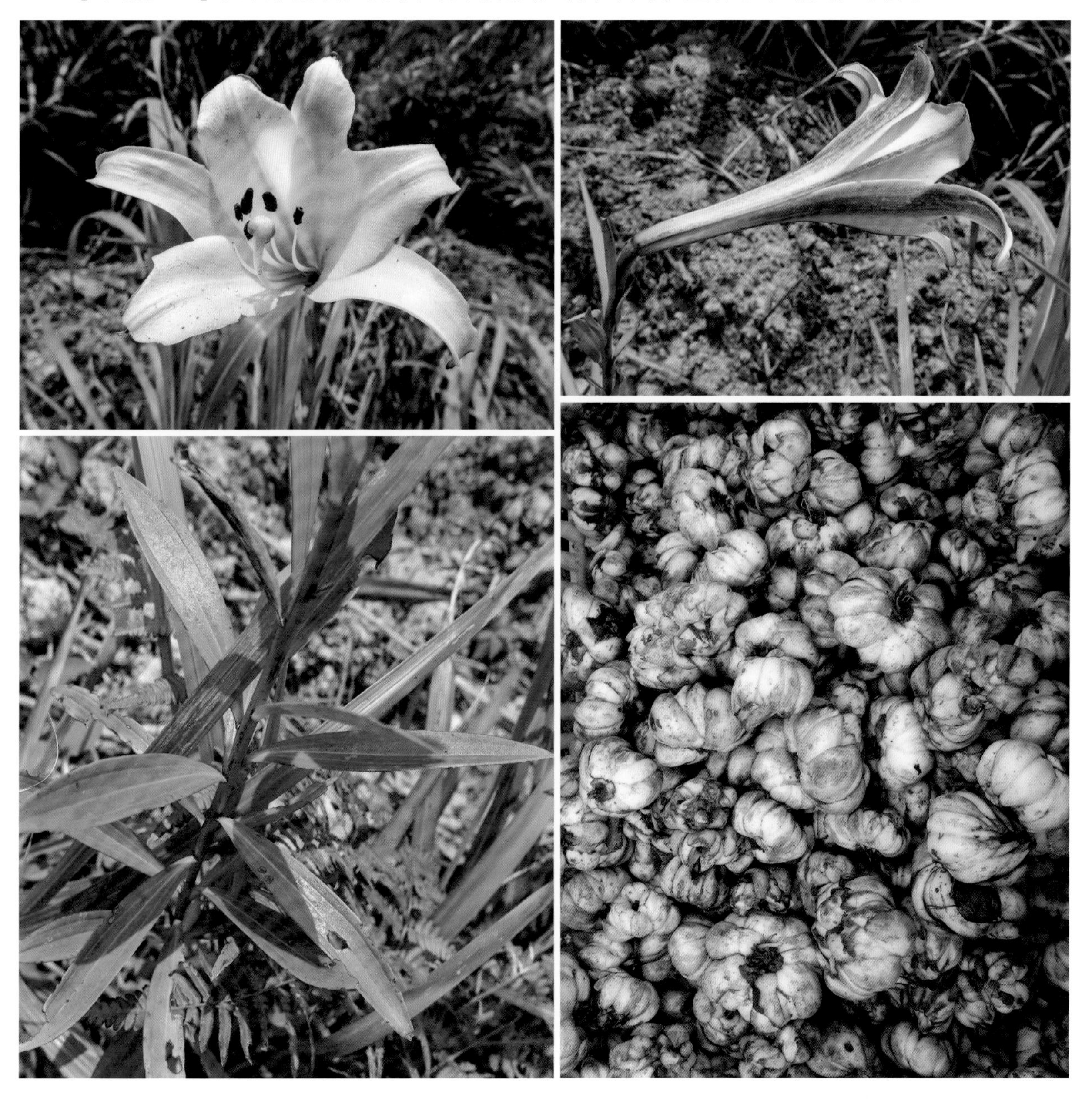

菝葜

【基原】为菝葜科菝葜*Smilax china* L. 的根状茎。

【别名】金刚兜、金刚头、红金刚藤。

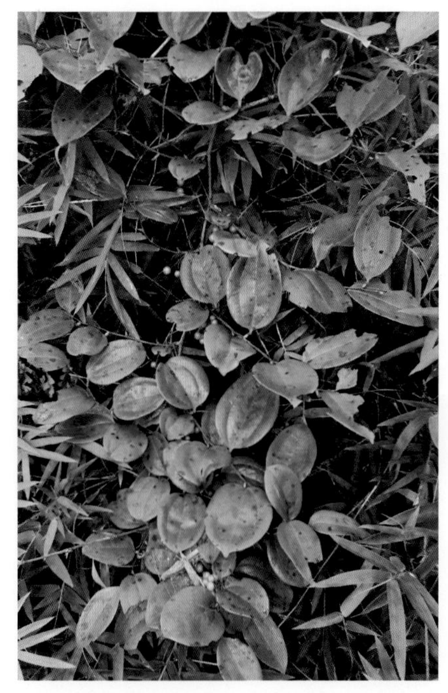

【形态特征】攀缘灌木。根状茎粗厚，坚硬，为不规则的块状。茎疏生刺。叶干后通常红褐色或古铜色，圆形、卵形或其他形状，叶柄脱落点位于靠近卷须处。伞形花序生于叶尚幼嫩的小枝上，具十几朵或更多的花，常呈球形；花绿黄色。浆果熟时红色，有粉霜。花期2~5月，果期9~11月。

【分布】生于山坡、灌木丛中、林下、路边。产于广西、广东、云南、贵州、四川、湖南等地。

【性能主治】根状茎味甘、微苦、涩，性平。具有利湿去浊、祛风除痹、解毒散瘀的功效。主治小便淋浊，风湿痹痛，疔疮痈肿。

【采收加工】秋末至翌年春采挖，除去须根，洗净，晒干或趁鲜切片，干燥。

【附注】本品为《中国药典》（2020年版）收录，炮制成饮片，呈不规则的片，切面棕黄色或红棕色，可见点状维管束，质硬，折断时有粉尘飞扬。

土茯苓

【基原】为菝葜科土茯苓*Smilax glabra* Roxb. 的根状茎。

【别名】光叶菝葜、地胡苓、久老薯。

【形态特征】攀缘灌木。根状茎粗厚，块状。茎光滑，无刺。叶片狭椭圆状披针形至狭卵状披针形，背面常苍白色；叶柄有卷须。伞形花序通常具10多朵花；花绿白色，六棱状球形。浆果熟时紫黑色，具粉霜。花期7~11月，果期11月至翌年4月。

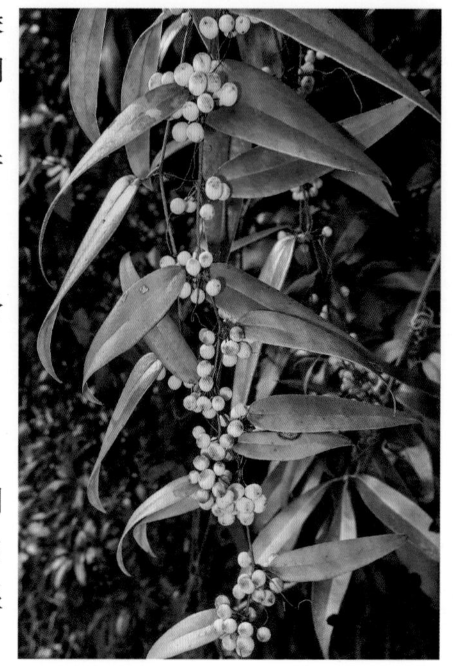

【分布】生于丘陵及山地灌木丛中、疏林或山谷中。产于广西、广东、湖南、湖北、浙江等地。

【性能主治】根茎味甘、淡，性平。具有除湿、解毒、通利关节的功效。主治梅毒及汞中毒所致的肢体拘挛，筋骨疼痛，湿热淋浊，带下。

【采收加工】夏、秋季采挖，除去须根，洗净，干燥，或趁鲜切成薄片，干燥。

【附注】本品为《中国药典》（2020年版）收录，炮制成饮片，呈长圆形或不规则的薄片，边缘不整齐，切面黄白色或红棕色，粉性，可见点状维管束及多数小亮点；以水湿润后有黏滑感。

九牛力

【基原】为菝葜科抱茎菝葜*Smilax ocreata* A. DC. 的根状茎。

【别名】大金刚、土萆薢。

【形态特征】攀缘灌木。茎常疏生刺。叶革质；叶片卵形或椭圆形，基部宽楔形至浅心形；叶柄长2~3.5 cm，基部两侧具耳状鞘，有卷须；鞘穿茎状抱茎。伞形花序2~7个聚成；伞形花序单个着生，具10~30朵花；花黄绿色，稍带淡红色。浆果熟时暗红色，具粉霜。花期3~6月，果期7~10月。

【分布】生于林中、坡地、山谷阴湿处。产于广西、广东、四川、贵州、云南等地。

【性能主治】根状茎味甘、淡，性平。具有健脾胃、强筋骨的功效。主治脾虚少食，耳鸣，乏力，腰膝酸软。

【采收加工】秋、冬季采收，洗净，切片，晒干。

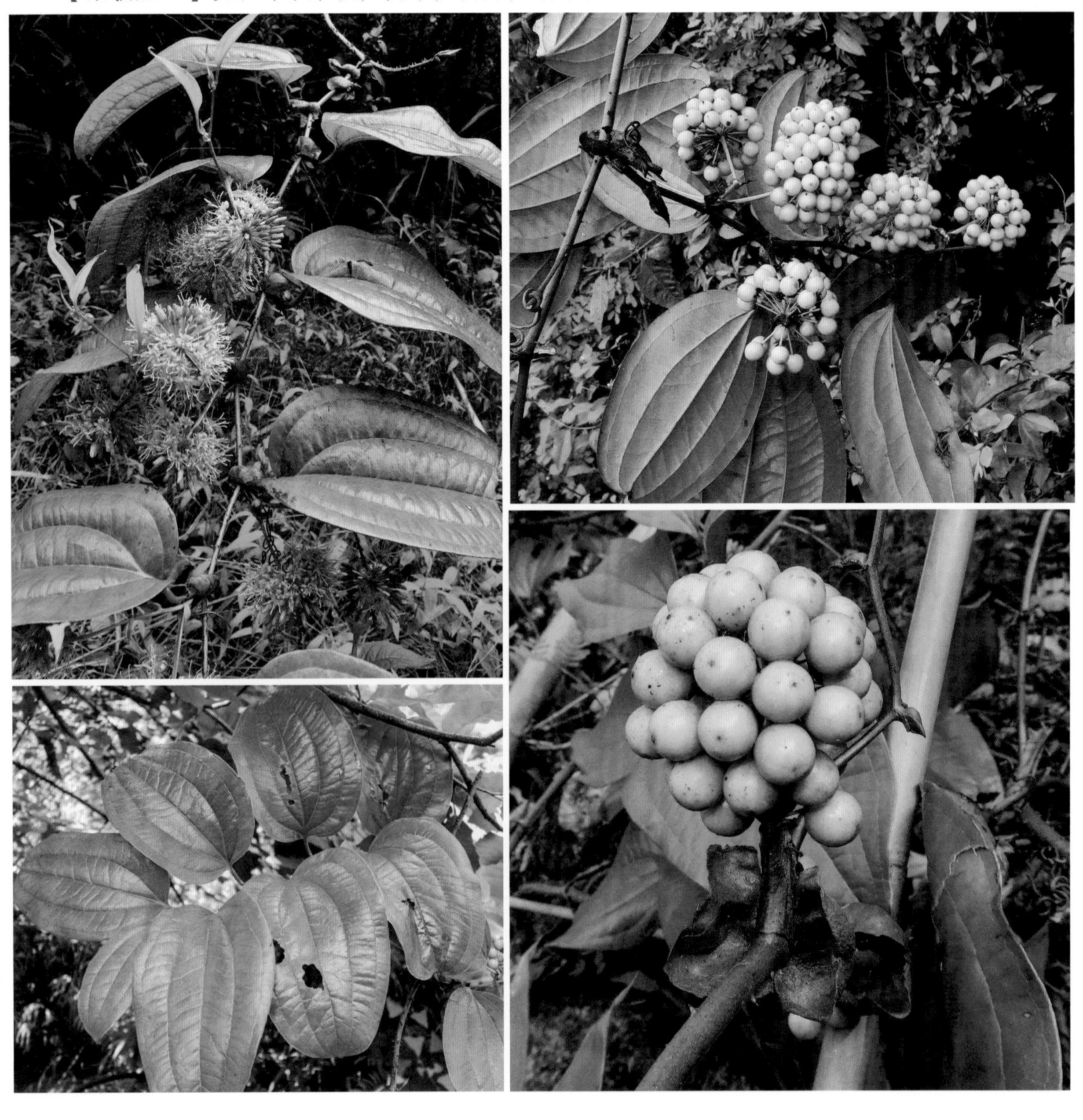

牛尾菜

【基原】为菝葜科牛尾菜*Smilax riparia* A. DC. 的根及根状茎。

【别名】白须公、软叶菝葜、牛尾草。

【形态特征】多年生草质藤本。具密结节状根状茎。根细长弯曲，密生于节上，长15~40 cm，质坚韧不易折断。叶片长圆状卵形或披针形，长7~15 cm，宽2.5~11 cm，无毛，主脉5条；叶柄具卷须。伞形花序有花多朵；花序梗纤细。浆果直径7~9 mm，熟时黑色。花期6~7月，果期8~10月。

【分布】生于山坡林下、灌木丛或草丛中。产于广西、广东、贵州、陕西、浙江、江苏、江西等地。

【性能主治】根及根状茎味甘、苦，性平。具有祛痰止咳、祛风活络的功效。主治支气管炎，肺结核咳嗽咯血，风湿性关节炎，筋骨疼痛，腰肌劳损，跌打损伤。

【采收加工】夏、秋季采收，洗净，晾干。

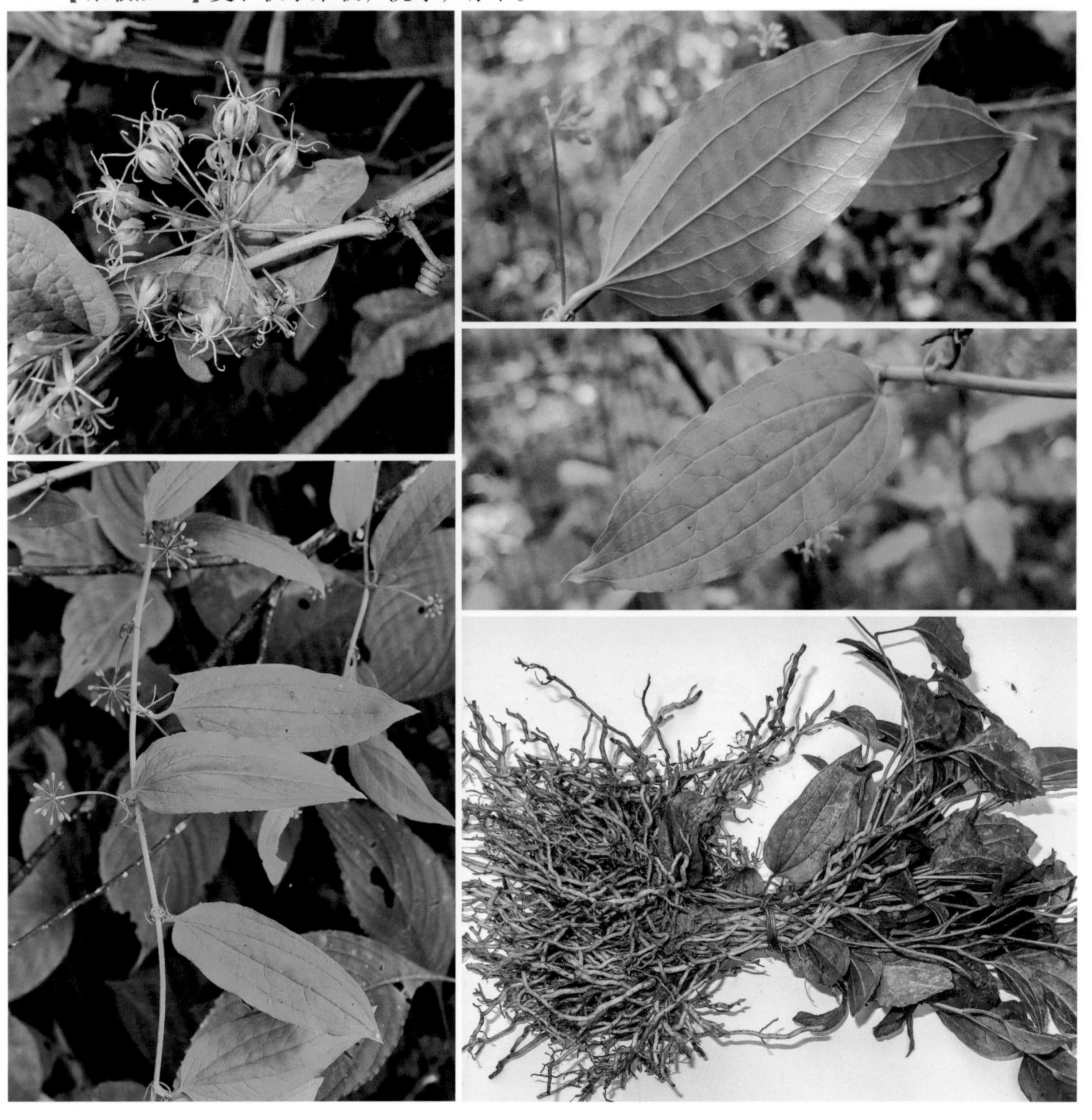

犁头尖

【基原】为天南星科犁头尖*Typhonium blumei* Nicolson et Sivadasan 的块茎或全草。

【别名】土半夏、假慈菇、山茨菇。

【形态特征】多年生草本。块茎近球形、头状或椭圆形。叶基出；幼株叶1~2片，叶片深心形、卵状心形至戟形；多年生植株有叶4~8片，叶片戟状三角形。花序柄直立，长9~11 cm；佛焰苞暗紫色，顶端长尾状；肉穗花序无柄，雌花序圆锥形，长1.5~3 mm，雄花序长4~9 mm，具强烈的粪臭。花期4~5月。

【分布】生于山地路边、田间或疏林中。产于广西、广东、福建、浙江、江西、湖南、四川和云南等地。

【性能主治】块茎或全草味苦、辛，性温；有毒。具有解毒消肿、散瘀止血的功效。主治痈疽疔疮，无名肿毒，瘰疬，血管瘤，毒蛇咬伤，蜂螯伤，跌打损伤，外伤出血。

【采收加工】秋季采收，洗净，鲜用或晒干。

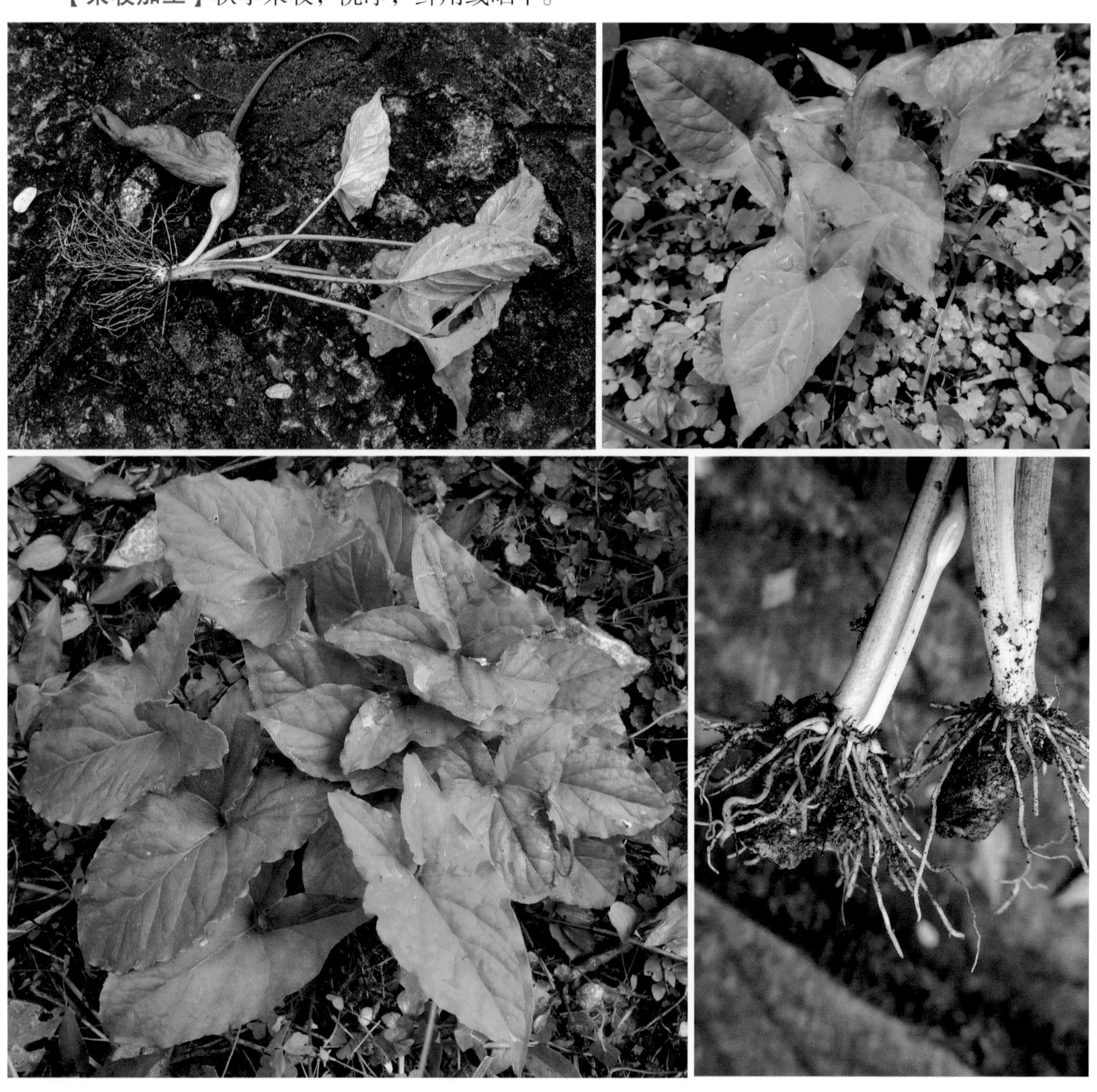

半夏

【基原】为天南星科半夏*Pinellia ternata* (Thunb.) Breitenb 的块茎。

【别名】珠半夏、地茨菇、地雷公。

【形态特征】多年生草本。块茎圆球形，直径1~2 cm。一年生珠芽或块茎仅生1片卵状心形至戟形的全缘叶，多年生块茎生2~5叶；叶片3全裂，裂片长圆状椭圆形或披针形。雌雄同株；花序梗长25~35 cm，长于叶柄；佛焰苞绿色或绿白色。浆果卵圆形，黄绿色，先端渐狭为明显的花柱。花期5~7月，果期8月。

【分布】生于山坡、田边或疏林下。产于除青海、西藏、内蒙古和新疆外的全国大部分省区。

【性能主治】块茎味辛，性温；有毒。具有燥湿化痰、健脾和胃、消肿消结的功效。主治咳喘痰多，呕吐反胃，头痛眩晕，痈疽肿毒。

【采收加工】夏、秋季采收，洗净，除去外皮及须根，晒干或烘干。

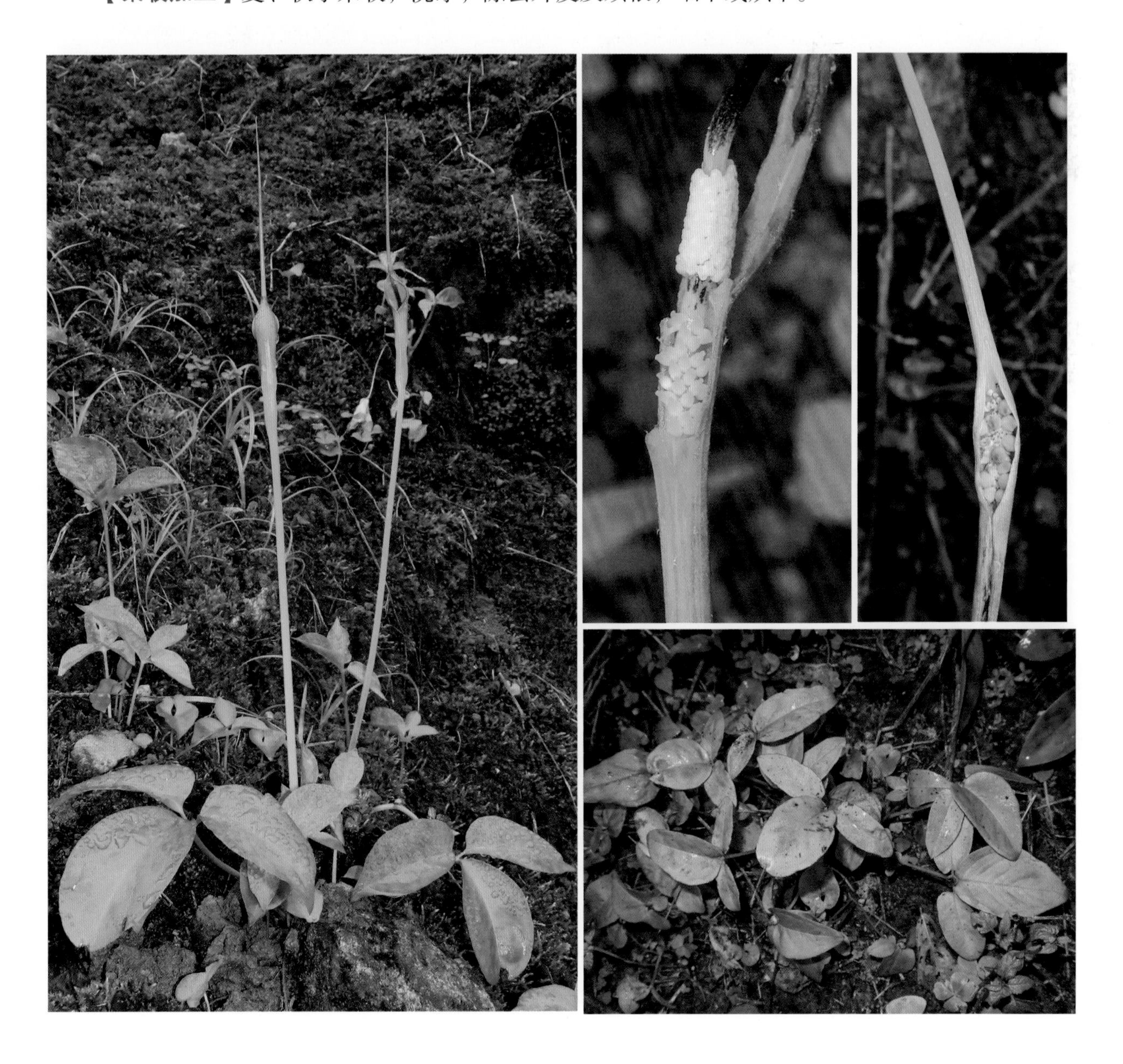

天南星

【基原】为天南星科一把伞南星*Arisaema erubescens* (Wall.) Schott的块茎。

【别名】七托莲、土南星。

【形态特征】多年生草本。块茎扁球形，直径可达6 cm。叶放射状分裂，裂片3~20片不等，披针形、长圆形至椭圆形。佛焰苞绿色，背面有白色或淡紫色条纹；雄肉穗花序花密，雄花淡绿色、紫色至暗褐色；雌花序附属器棒状或圆柱形。浆果红色。花期5~7月，果期9月。

【分布】生于林下、草坡、灌木丛中。产于除山东、江苏、东北、内蒙古和新疆外的全国大部分省区。

【性能主治】块茎味辛、苦，性温；有毒。具有散结消肿、燥湿化痰、祛风止痉的功效。主治口眼歪斜，半身不遂，惊风，风痰眩晕，破伤风；外用治痈肿，蛇虫咬伤。

【采收加工】秋、冬季茎叶枯萎时采收，除去须根及外皮，干燥。

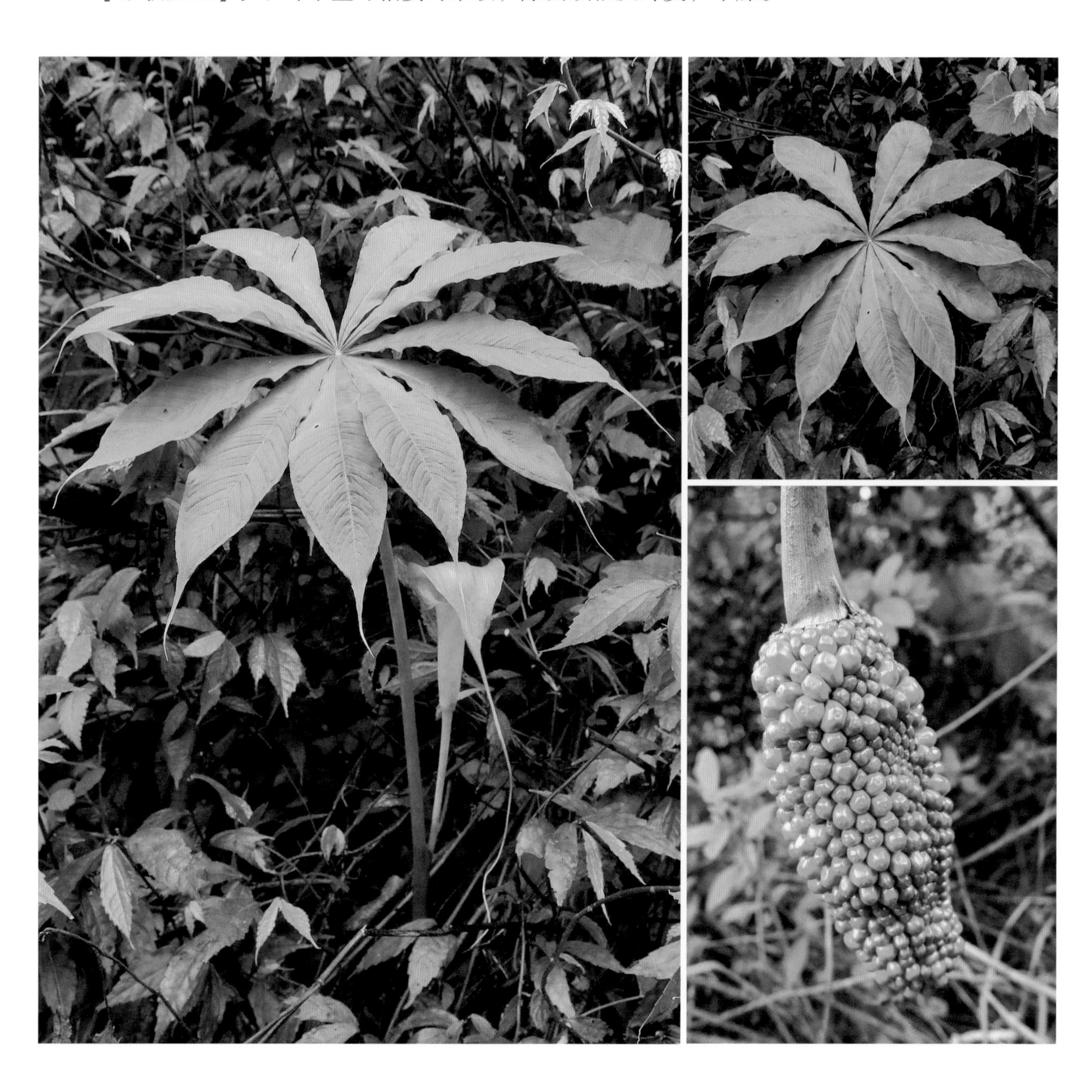

铁色箭

【基原】为石蒜科忽地笑*Lycoris aurea* (L' Hér.) Herb. 的鳞茎。

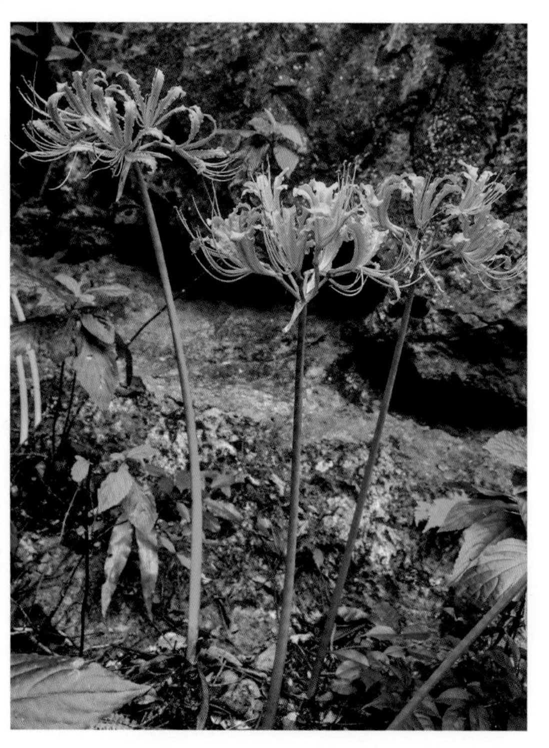

【别名】黄花石蒜、岩大蒜、独脚蒜头。

【形态特征】多年生草本。鳞茎肥大，卵球形，直径5~6 cm，外皮棕褐色。秋季出叶，叶片剑形，质厚，宽17~25 cm。花葶先叶抽出；伞形花序有花3~8朵；花鲜黄色至橙黄色；花被裂片6枚，背面具淡绿色中肋，倒披针形，强反卷和皱缩，花被筒长12~15 cm。蒴果具3条棱。花期8~10月。

【分布】生于山坡阴湿处。产于广西、广东、云南、湖北等地。

【性能主治】鳞茎味辛、甘，微寒；有毒。具有润肺止咳、解毒消肿的功效。主治肺热咳嗽，小便不利，痈肿疮毒，疔疮结核，烧烫伤。

【采收加工】秋季彩收，洗净，鲜用或晒干。

石蒜

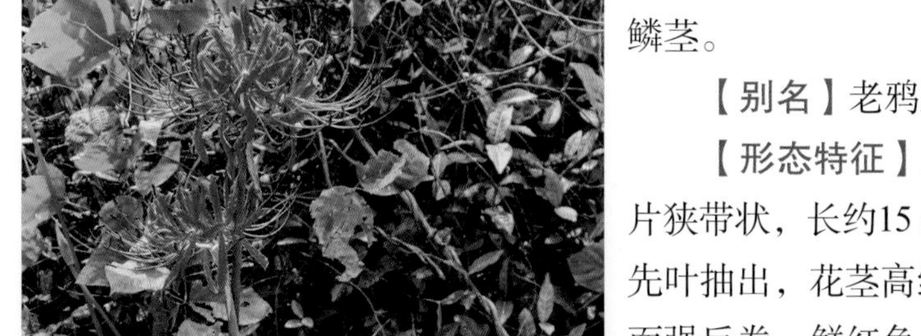

【基原】为石蒜科石蒜*Lycoris radiata* (L'Hér.) Herb. 的鳞茎。

【别名】老鸦蒜、乌蒜、银锁匙。

【形态特征】多年生草本。鳞茎近球形。秋季出叶，叶片狭带状，长约15 cm，宽1 cm以下，顶端钝，深绿色。花葶先叶抽出，花茎高约30 cm；伞形花序具花4~7朵；花瓣广展而强反卷，鲜红色；花被裂片狭倒披针形；雄蕊显著伸出于花被外，比花被长1倍左右。花期8~9月，果期10月。

【分布】生于山地阴湿处、路边或石灰岩缝隙中。产于广西、广东、湖南、四川、贵州等地。

【性能主治】鳞茎味辛、甘，性温；有毒。具有祛痰催吐、解毒散结的功效。主治咽喉肿痛，恶疮肿毒，跌打损伤。

【采收加工】秋季采收，洗净，晒干。野生品四季均可采收，鲜用或晒干。

【附注】野生资源少见，常见栽培于庭园或药圃。

文殊兰

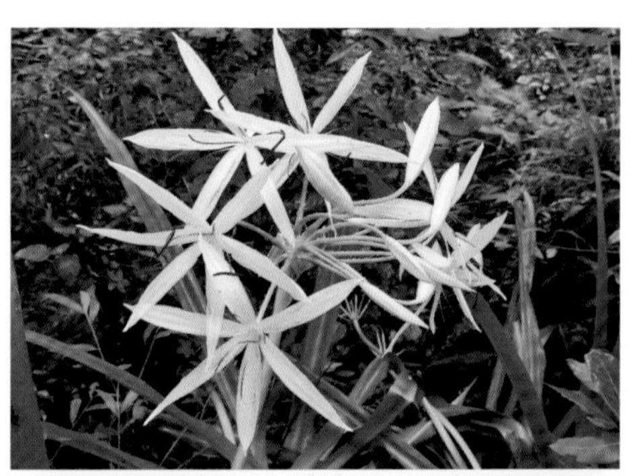

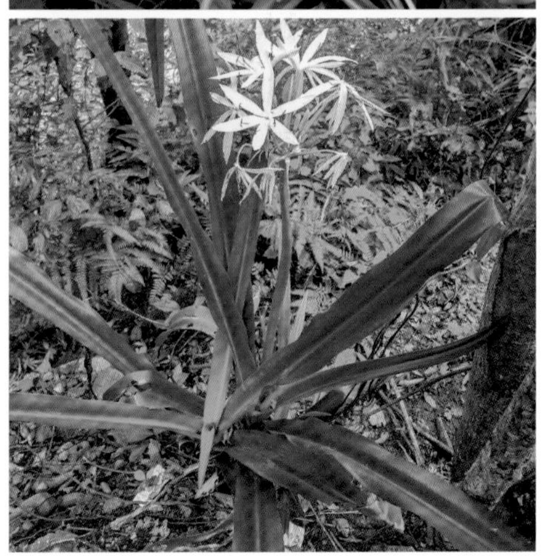

【基原】为石蒜科文殊兰*Crinum asiaticum* L. var. *sinicum* (Roxb. ex Herb.) Baker 的叶和鳞茎。

【别名】罗裙带、白花石蒜、金腰带。

【形态特征】多年生粗壮草本。鳞茎长圆柱形。叶20~30片，多列，螺旋状排列，带状披针形。花茎从叶丛中伸出，直立，与叶近等长；伞形花序有花10~24朵；佛焰苞状总苞片披针形，长6~10 cm；花芳香，花被高脚碟状，白色；雄蕊淡红色，花丝长4~5 cm。蒴果近球形，直径3~5 cm。花期7~8月，果期11~12月。

【分布】生于海滨地区或河旁沙地，现栽培供观赏。产于广西、广东、台湾、福建等地。

【性能主治】叶和鳞茎味辛，性凉；有小毒。具有行血散瘀、消肿止痛的功效。主治咽喉炎，跌打损伤，痈疖肿毒，蛇咬伤。

【采收加工】全年均可采收，鲜用或洗净晒干。

小红蒜根

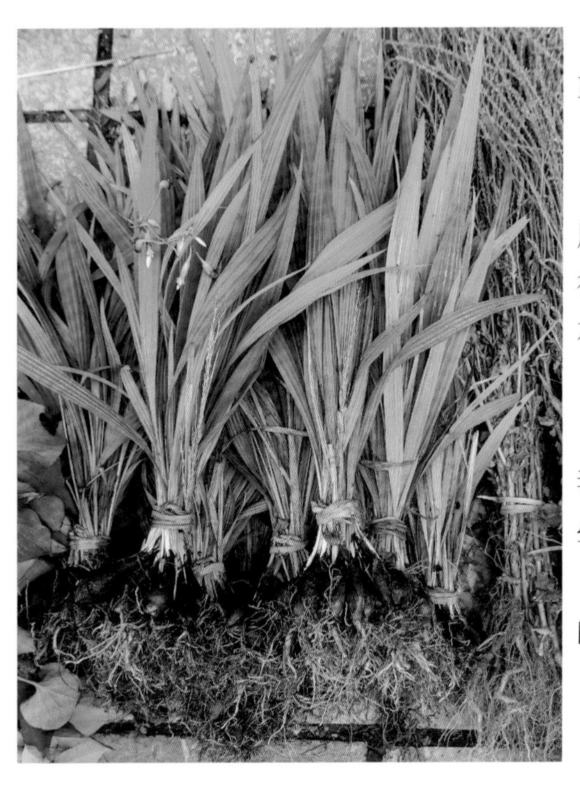

【基原】为鸢尾科红葱*Eleutherine plicata* Herb.的鳞茎。

【别名】小红葱、红葱头。

【形态特征】多年生草本。鳞茎卵圆形；鳞片肥厚，紫红色。叶片宽条形或披针形，4~5条主脉平行而突出，有明显的皱褶。花茎高30~42 cm，伞形花序生于分枝顶端，花白色。花期6月。

【分布】各地常见栽培，并常逸为半野生。

【性能主治】鳞茎味苦，性凉。具有清热解毒、散瘀消肿、止血的功效。主治体虚乏力，头晕心悸，关节痛，跌打肿痛，外伤出血。

【采收加工】秋、冬季采收，洗净，鲜用或晒干。

百部

【基原】为百部科大百部*Stemona tuberosa* Lour. 的块根。

【别名】对叶百部、山百根、野天门冬。

【形态特征】多年生缠绕草本。块根肉质，纺锤形，数个簇生成束。叶通常对生或轮生；叶片卵状披针形、卵形或宽卵形，基部心形，边缘稍波状，纸质或薄革质；叶柄长3~10 cm。花单生或2~3朵排成总状花序，腋生；花被片4枚，披针形，黄绿色，具紫色脉纹。蒴果扁倒卵形。花期4~7月，果期7~8月。

【分布】生于山坡疏林下或旷野。产于长江以南各省区。

【性能主治】块根味甘、苦，性微温。具有润肺下气止咳、杀虫灭虱的功效。主治新久咳嗽，肺痨咳嗽，顿咳；外用治头虱，体虱，蛲虫病，阴痒。

【采收加工】春、秋季采挖，除去须根，洗净，置沸水中略烫或蒸至无白心，取出，晒干。

【附注】本种为《中国药典》（2020年版）收录，炮制成饮片呈不规则厚片或不规则条形斜片，切面灰白色、淡黄棕色或黄白色。

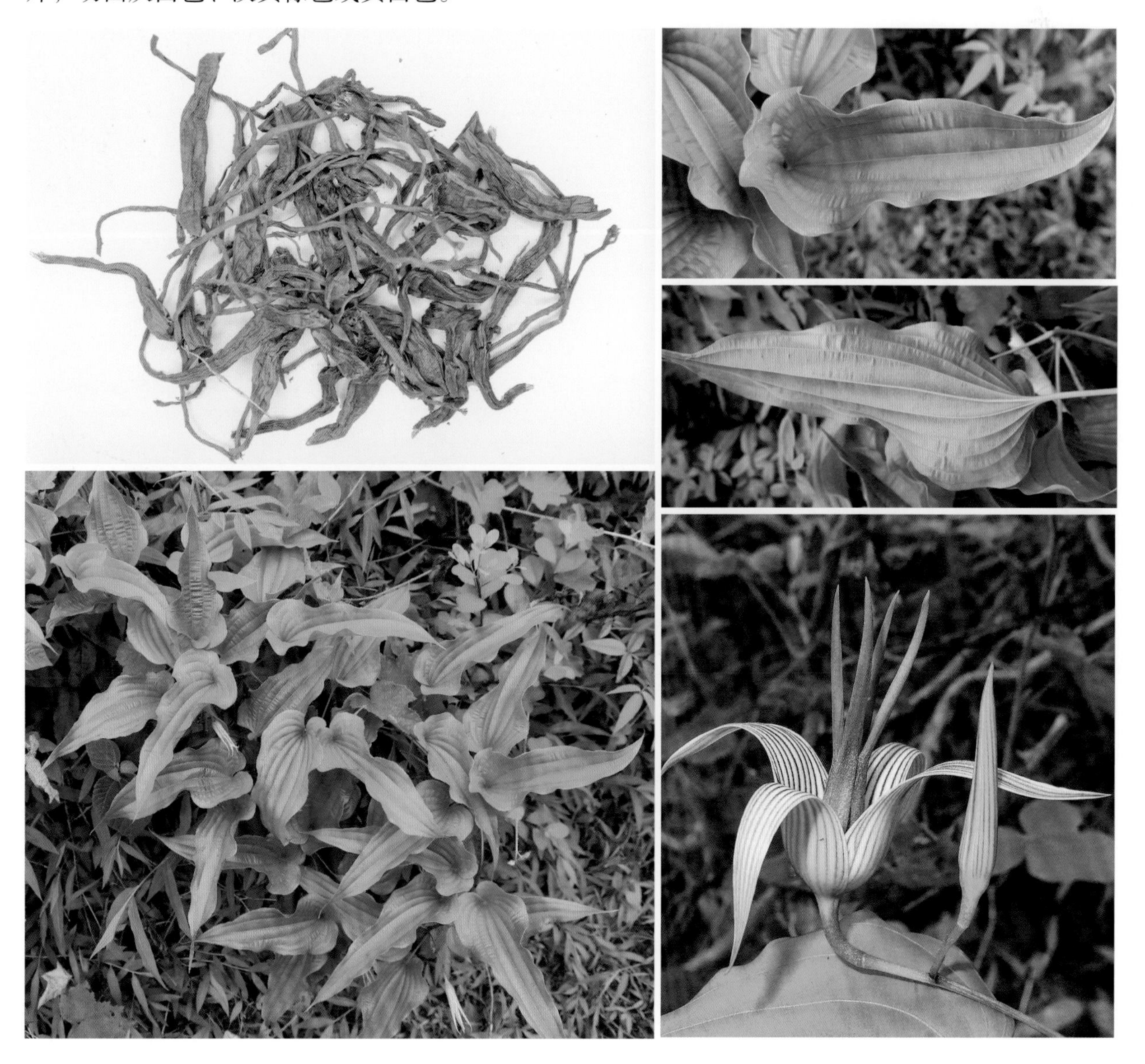

独脚仙茅

【基原】为仙茅科仙茅*Curculigo orchioides* Gaertn. 的根状茎。

【别名】黄茅参、独脚黄茅、仙茅参。

【形态特征】多年生草本。根状茎近圆柱状，直立。叶片较窄，线形、线状披针形，大小变化甚大，长10~45（90）cm，宽5~25 mm，两面散生疏柔毛或无毛；叶柄短或近无柄。花葶长2~7 cm；总状花序多少呈伞房状，通常具4~6朵花；花黄色。浆果近纺锤形，顶端具长喙。花、果期4~9月。

【分布】生于林中、草地或荒坡上。产于广西、广东、云南、贵州、湖南、四川、福建、台湾、浙江、江西功效。

【性能主治】根状茎味辛，性温；有毒。具有补肾壮阳、祛除寒湿的功效。主治阳萎精冷，小便失禁，脘腹冷痛，腰膝酸痛，筋骨软弱，下肢拘挛，更年期综合征。

【采收加工】秋、冬季采收，除去根头和须根，洗净，干燥。

【附注】野生资源少见，有少量栽培，通常在移栽后生长2年，在10月倒苗后至翌年春季末发芽前采挖。

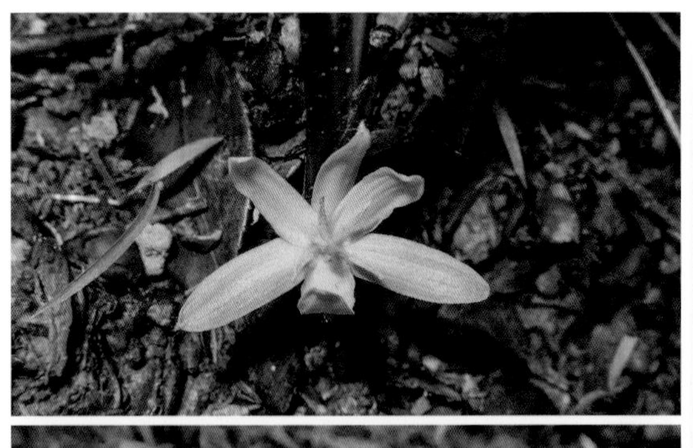

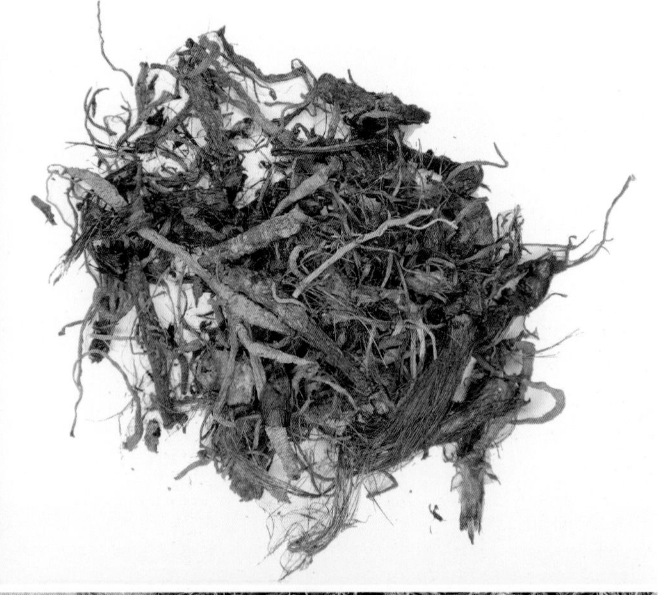

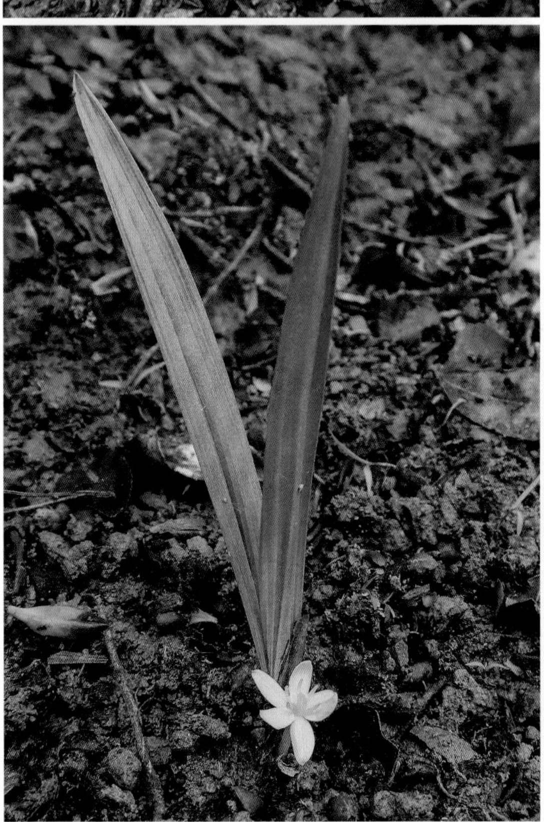

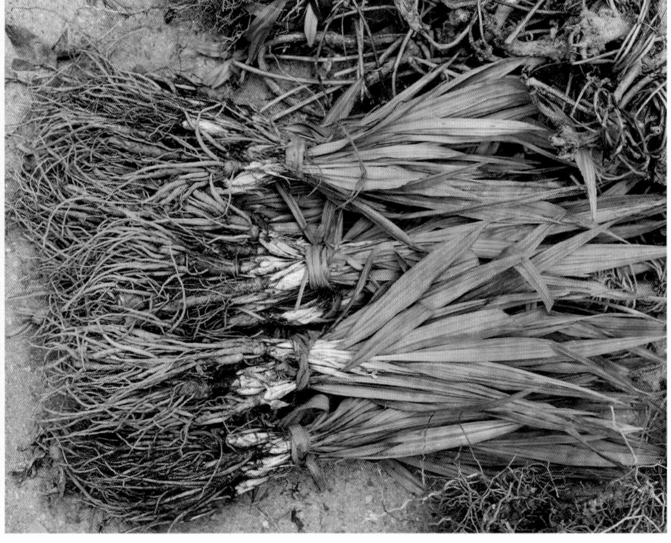

水田七

【基原】为蒟蒻薯科裂果薯*Schizocapsa plantaginea* Hance 的块根。

【别名】水鸡仔、屈头鸡、长须果。

【形态特征】多年生草本。块根粗短，常弯曲。叶基生；叶片狭椭圆形，长10~25 cm，宽4~8 cm，基部下延，沿叶柄两侧有狭翅。花葶长6~13 cm，总苞片4片，卵形或三角状卵形；伞形花序有花10多朵；花被裂片6枚，2轮，外面淡绿色，内面淡紫色。蒴果近倒卵形，3片开裂。花、果期4~11月。

【分布】生于海拔200~600 m的沟边、山谷、林下、路边潮湿处。产于广西、广东、湖南、江西、贵州、云南等地。

【性能主治】块根味甘、苦，性凉；有小毒。具有清热解毒、止咳祛痰、理气止痛、散瘀止血的功效。主治感冒发热，痰热咳嗽，百日咳，脘腹胀痛，泻痢腹痛，消化不良，小儿疳积，肝炎，咽喉肿痛，牙痛，痄腮，瘰疬，疮肿，烧烫伤，带状疱疹，跌打损伤，外伤出血。

【采收加工】春、夏季采挖，洗净，鲜用或切片晒干。

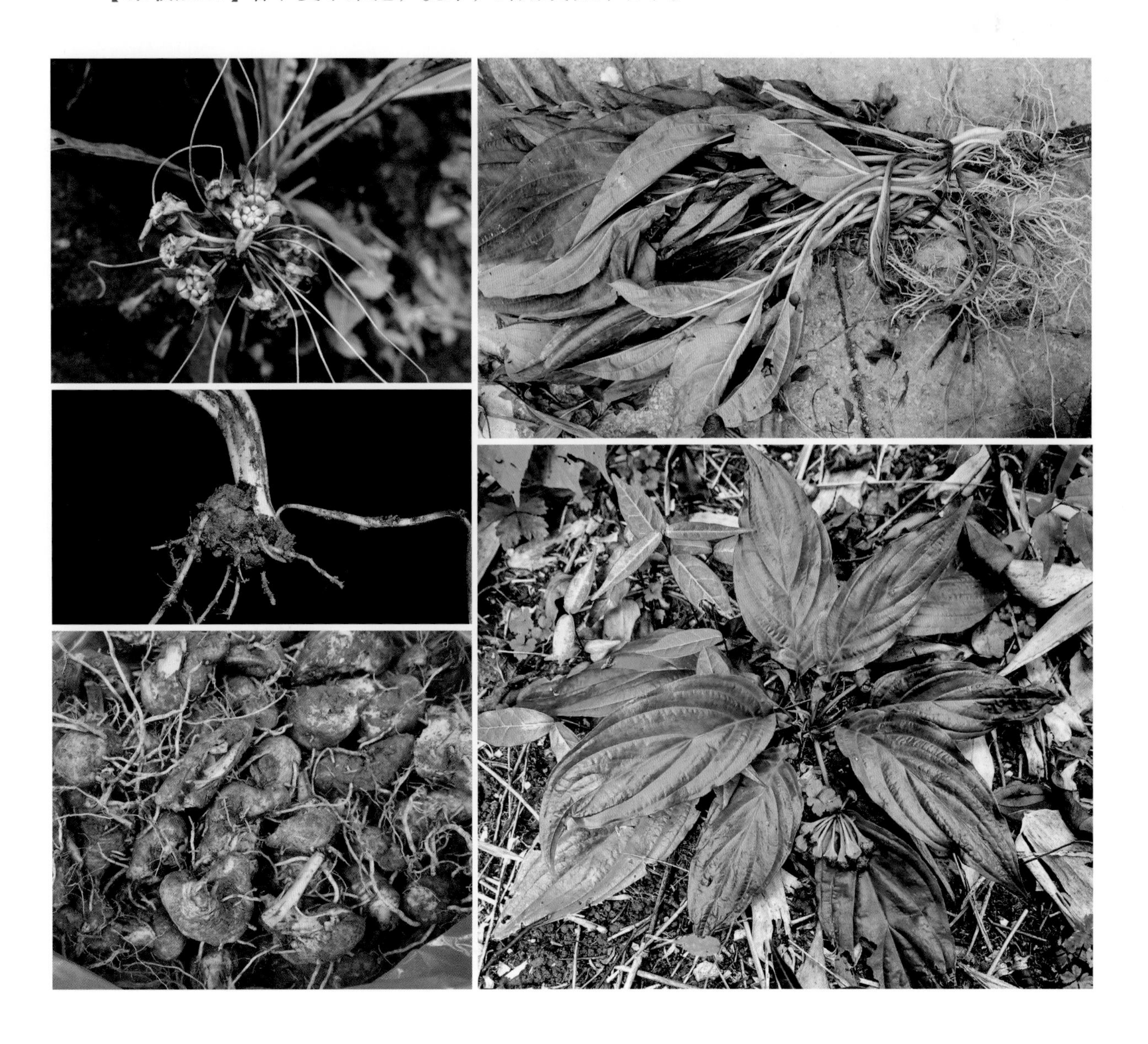

蜢臂兰

【基原】为兰科半柱毛兰*Eria corneri* Rchb. f. 的全草。

【别名】上石虾、石壁风、黄绒兰。

【形态特征】附生兰。植株无毛。假鳞茎密生，幼时卵形，成熟时圆柱形，粗短，直径1~2.5 cm，顶端具2~3片叶。叶椭圆状披针形至倒卵状披针形。花葶从叶的外侧发出，具10多朵花，有时可多达60朵；花白色或略带黄色，唇瓣具3条褶片。花期8~9月，果期10~12月，翌年3~4月蒴果开裂。

【分布】生于林中树上或林下岩石上。产于广西、广东、海南、福建、贵州、云南等地。

【性能主治】全草味甘，性平。具有滋阴清热、生津止渴的功效。主治热病伤津，烦渴，盗汗，肺结核，瘰疬，疮疡肿毒。

【采收加工】夏、秋季采收，洗净，蒸后晒干。

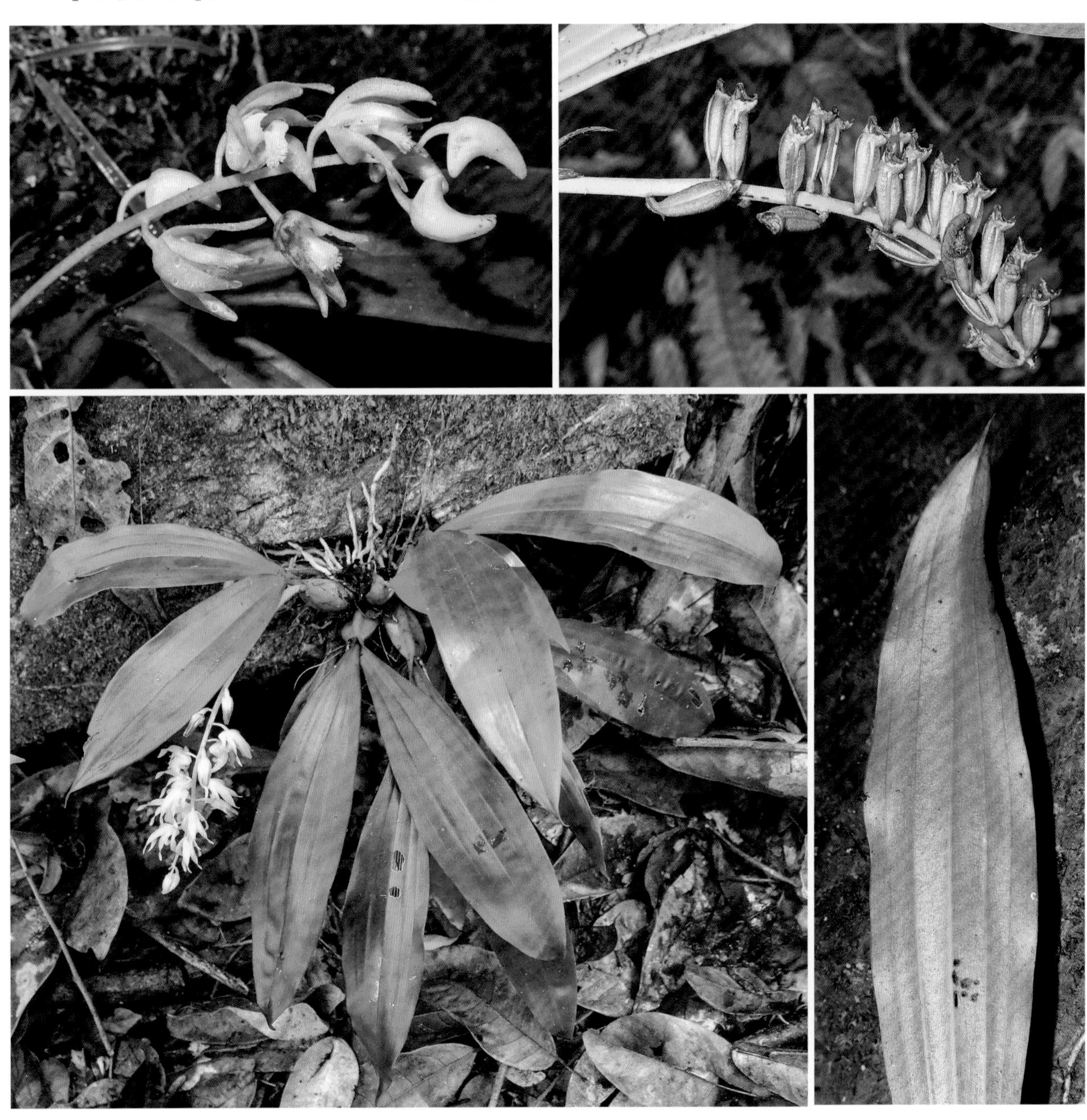

橙黄玉凤花

【基原】为兰科橙黄玉凤花*Habenaria rhodocheila* Hance 的块茎。

【别名】龙虎草、飞花羊、鸡母虫草。

【形态特征】地生兰。具肉质的块茎，植株高8~35 cm。茎直立粗壮，下部具4~6片叶。叶片线状披针形至近长圆形，长10~15 cm，宽1.5~2 cm，基部抱茎。总状花序具2~10多朵花；花橙黄色，唇瓣4裂，形似飞机而易于识别。蒴果纺锤形，长约1.5 cm，先端具喙。花期7~8月，果期10~11月。

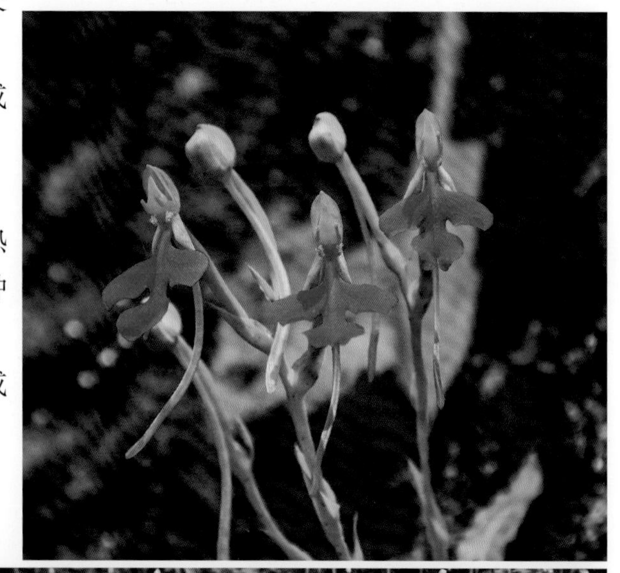

【分布】生于山坡或沟谷林下阴处地上，或岩石上覆土中。产于广西、广东、香港、海南、江西、福建、湖南、贵州等地。

【性能主治】块茎味甘，性平。具有清热解毒、活血止痛的功效。主治肺热咳嗽，疮疡肿毒，跌打损伤。

【采收加工】全年均可采收，洗净，鲜用或晒干。

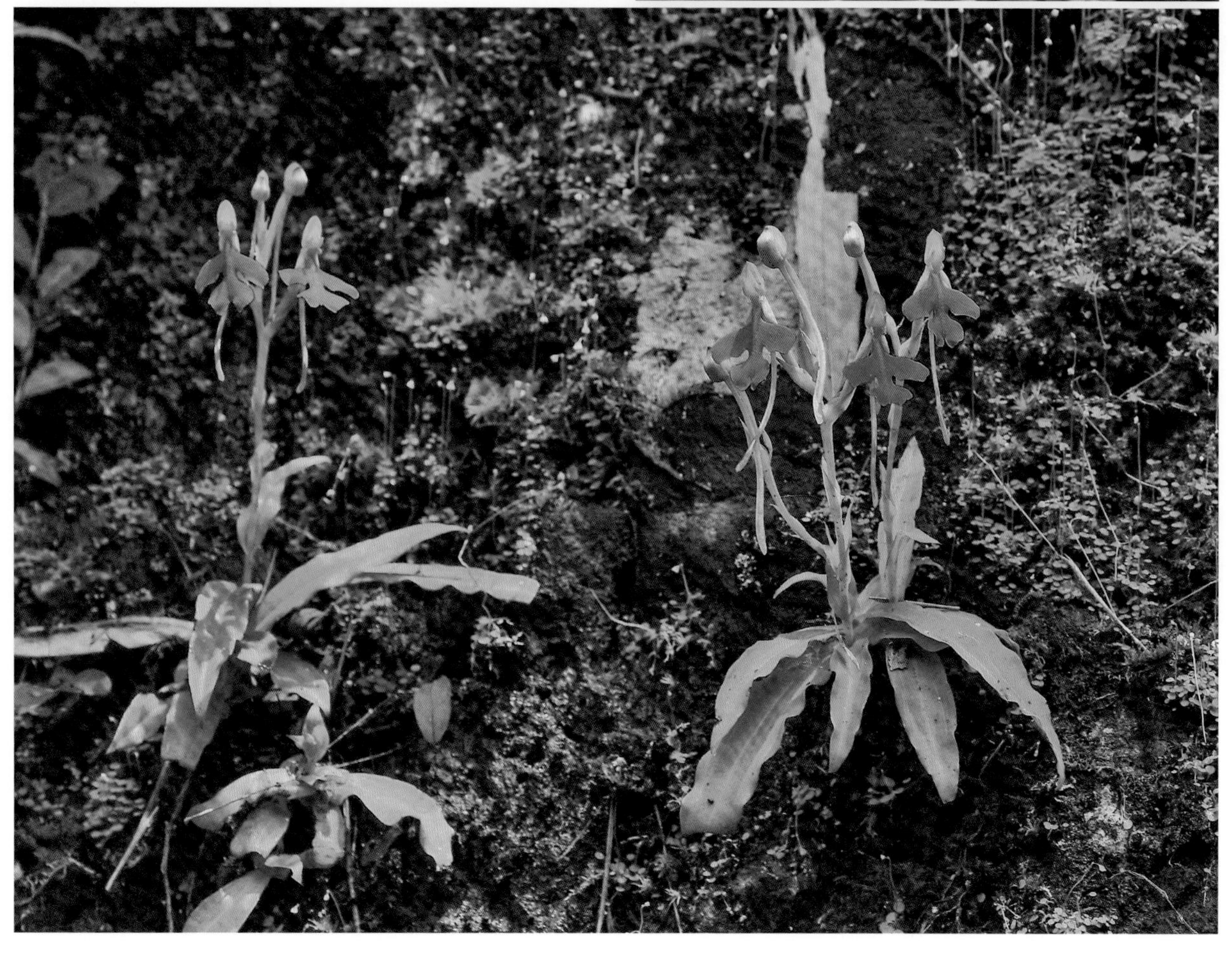

虎石头

【基原】为兰科大花羊耳蒜*Liparis distans* C. B. Clarke 的全草。

【别名】虾仔兰、草斛、石泥鳅。

【形态特征】附生草本，较高大。假鳞茎密集，近圆柱形或狭卵状圆柱形，顶端具2片叶。叶片纸质至厚纸质，倒披针形或线状倒披针形，长15~35 cm。花葶长14~39 cm；总状花序具数朵至10多朵花；花黄绿色或橘黄色；花瓣丝状，长1.2~1.6 cm。花期10月至翌年2月，果期6~7月。

【分布】生于密林中乔木上或荫蔽处岩石上。产于广西、海南、台湾、四川、贵州和云南。

【性能主治】全草味甘，性寒。具有清热止咳的功效。主治肺热咳嗽。

【采收加工】夏、秋季采收，切段，晒干。

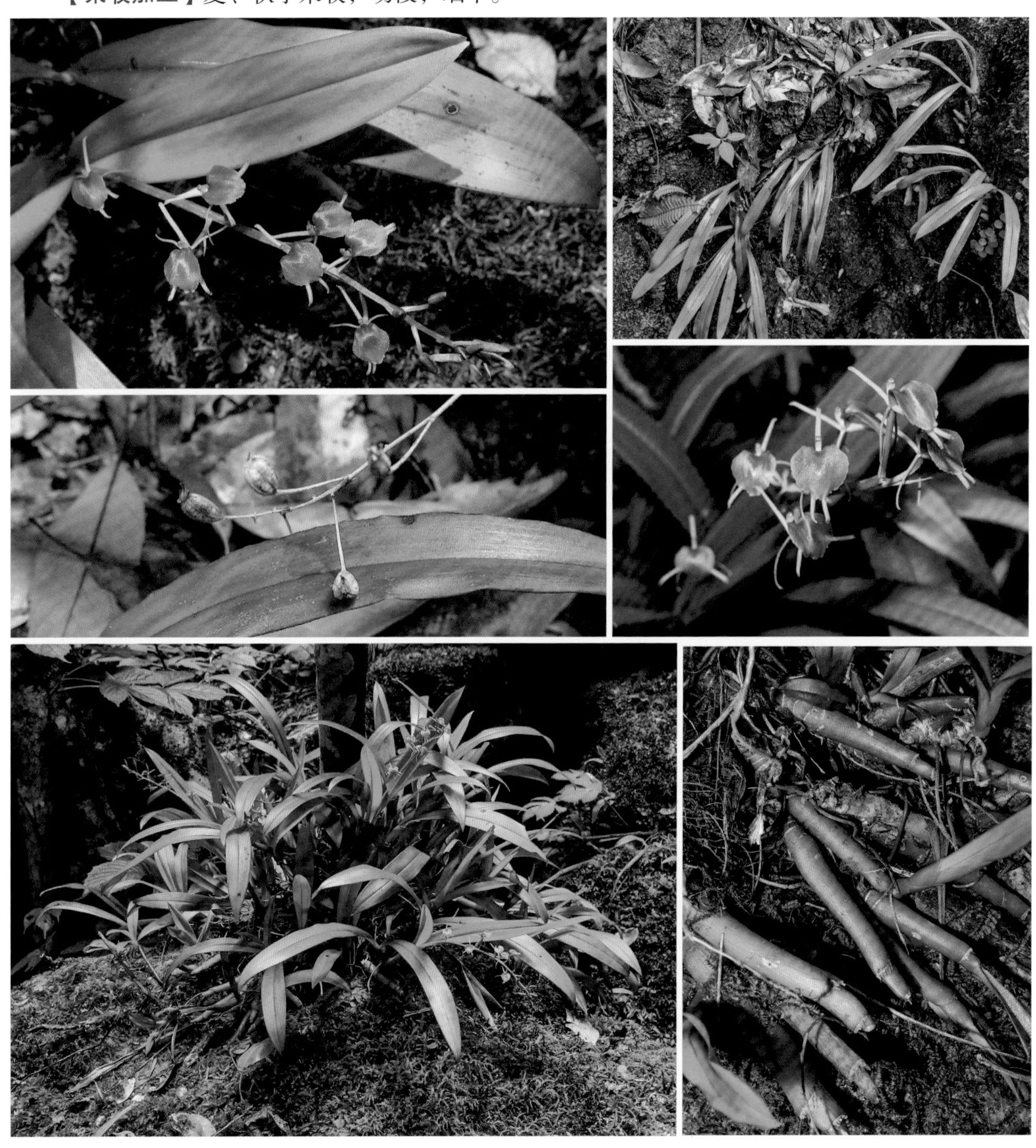

见血清

【基原】为兰科见血青*Liparis nervosa* (Thunb. ex A. Murray) Lindl. 的全草。

【别名】羊耳蒜、立地好、毛慈姑、岩芋。

【形态特征】地生兰。植株具圆柱形的、多节的肉质茎。叶（2）3~5片，草质或膜质，卵形至卵状椭圆形，长5~16 cm，宽3~8 cm，边缘全缘，基部收狭并下延成鞘状柄。花葶发自茎顶端，长10~25 cm；总状花序具数朵至10多朵花；花紫色；花瓣丝状，唇瓣长圆状倒卵形，长约6 mm。花期2~7月，果期10月。

【分布】生于林中湿地、阴处或山谷水旁。产于广西、广东、云南、湖南南部、贵州、浙江南部、江西、福建、台湾、四川南部和西藏东南部等地。

【性能主治】全草味苦、涩，性凉。具有凉血止血、清热解毒的功效。主治胃热吐血，肺热咯血，肠风下血，崩漏，手术出血，创伤出血，疮疡肿毒，毒蛇咬伤，跌打损伤。

【采收加工】夏、秋季采收，鲜用或切段晒干。

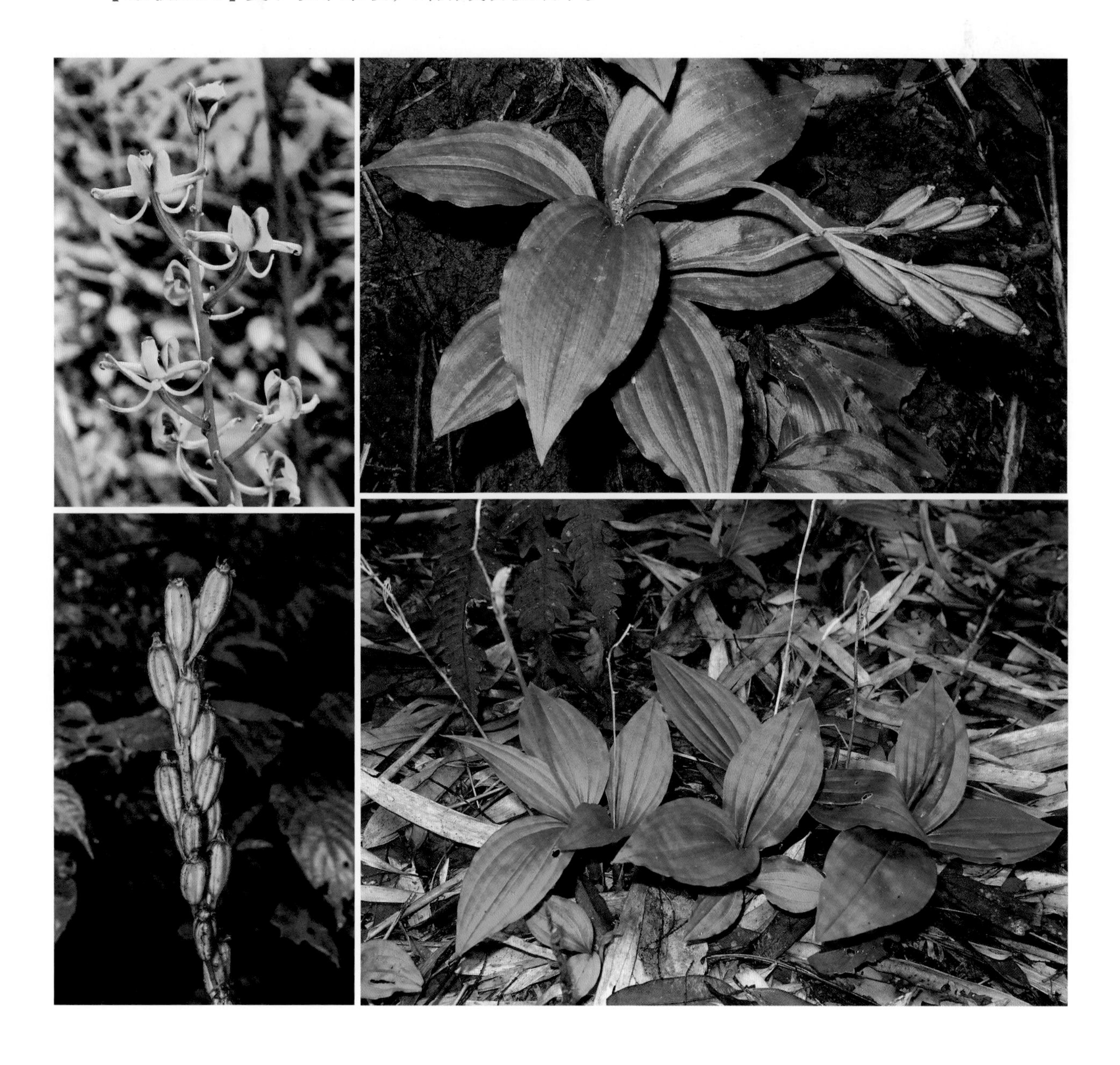

石仙桃

【基原】为兰科石仙桃*Pholidota chinensis* Lindl. 的全草。

【别名】石穿盘、石上莲、石橄榄。

【形态特征】附生兰。假鳞茎狭卵状长圆形，大小变化甚大。叶2片，生于假鳞茎顶端；叶片长圆形或椭圆形；叶柄长1~5 cm。花葶生于幼嫩假鳞茎顶端，长12~38 cm；总状花序下弯，具数朵至20多朵花；花白色或带浅黄色。蒴果倒卵状椭圆形，有6条棱，3条棱上具翅。花期4~5月，果期9月至翌年1月。

【分布】附生于阔叶林树上、崖壁上或沟边石上。产于广西、广东、海南、浙江、福建、贵州、云南、西藏等地。

【性能主治】全草味甘、微苦，性凉。具有养阴润肺、清热解毒、利湿、消瘀的功效。主治肺热咳嗽，咳血，吐血，眩晕，头痛，梦遗，咽喉肿痛，风湿疼痛，湿热浮肿，痢疾，白带异常，疳积，瘰疬，跌打损伤。

【采收加工】秋季采收，鲜用，或以开水烫后晒干。

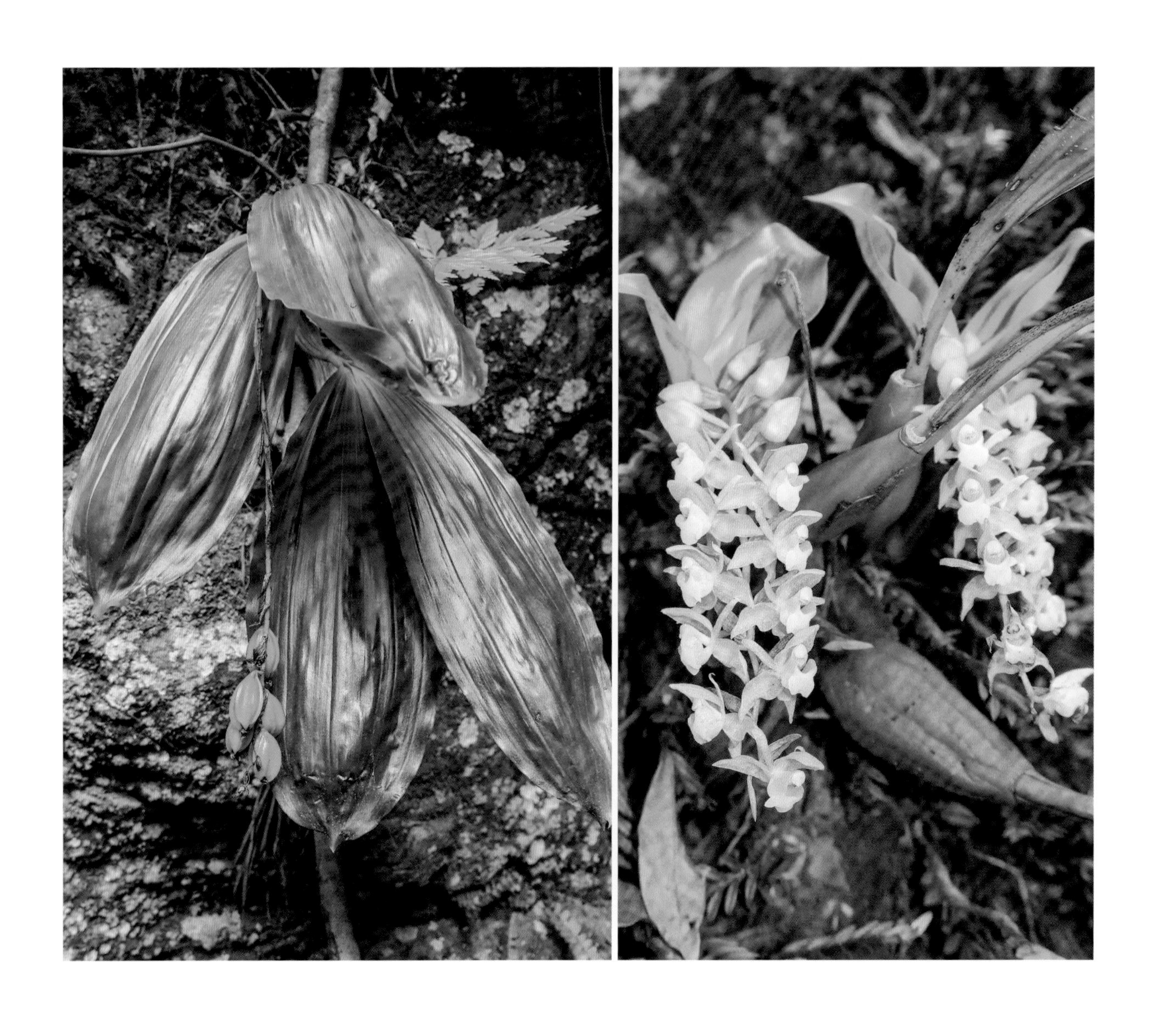

黄花独蒜

【基原】为兰科苞舌兰*Spathoglottis pubescens* Lindl. 的假鳞茎。

【别名】土白芨、白芨。

【形态特征】假鳞茎扁球形，被革质鳞片状鞘，顶生1~3片叶。叶片带状或狭披针形，长达43 cm，两面无毛。花葶长达50 cm，密布柔毛，下部被数枚紧抱于花序柄的筒状鞘；总状花序长2~9 cm，疏生2~8朵花；花梗和子房长2~2.5 cm，密布柔毛；花黄色；唇瓣约等长于花瓣，3裂，唇盘上具3条纵向的龙骨脊。花期7~10月。

【分布】生于海拔380~1700 m的山坡草丛中或疏林下。产于广西、广东、福建、江西、浙江、湖南、四川、贵州、云南等地。

【性能主治】假鳞茎味苦、甘，性寒。具有补肺、止咳、清热解毒的功效。主治肺痨，咳嗽，咳血，咯血，痈疽疔疮，跌打损伤。

【采收加工】秋季采收，鲜用或晒干。

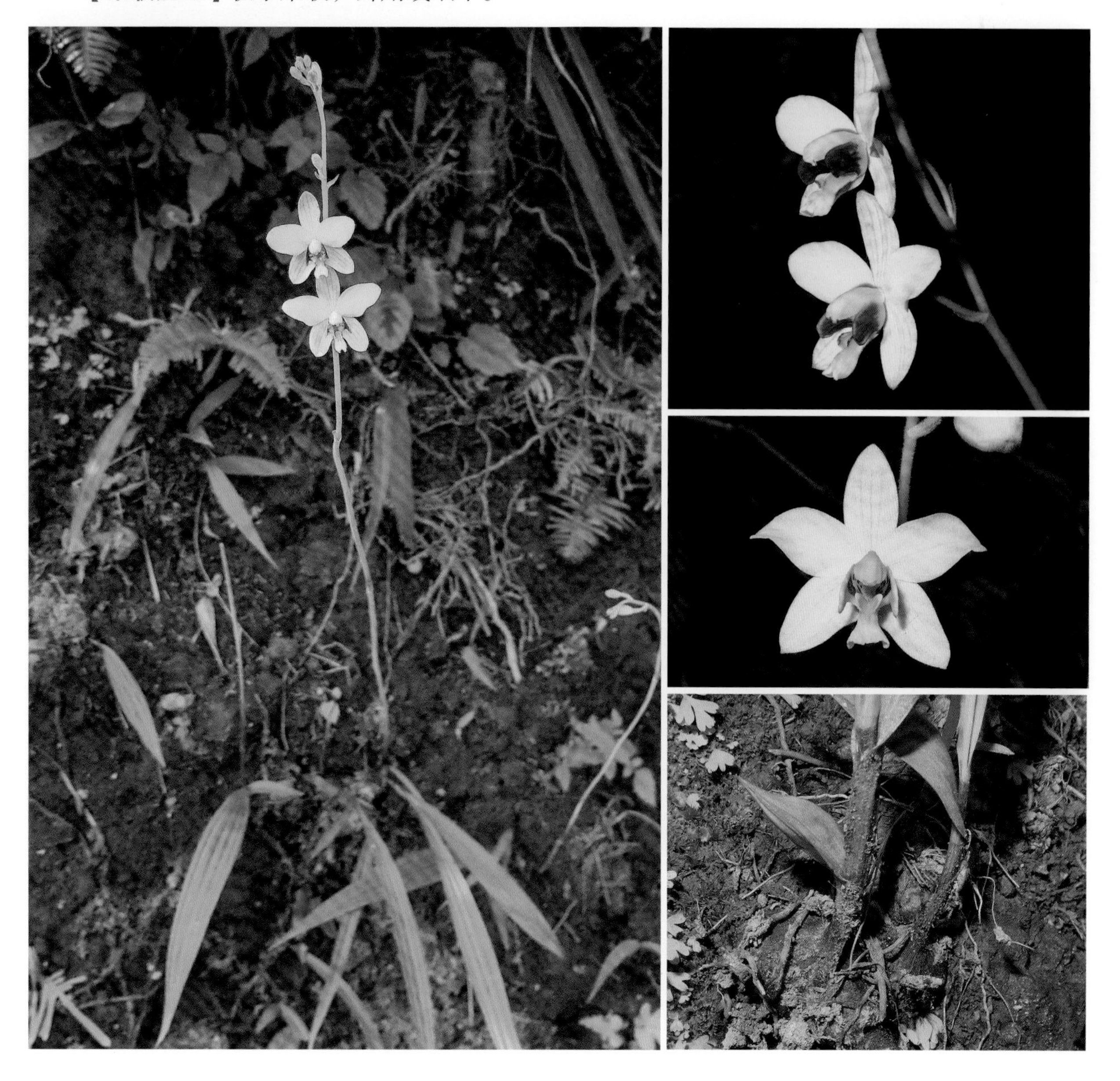

盘龙参

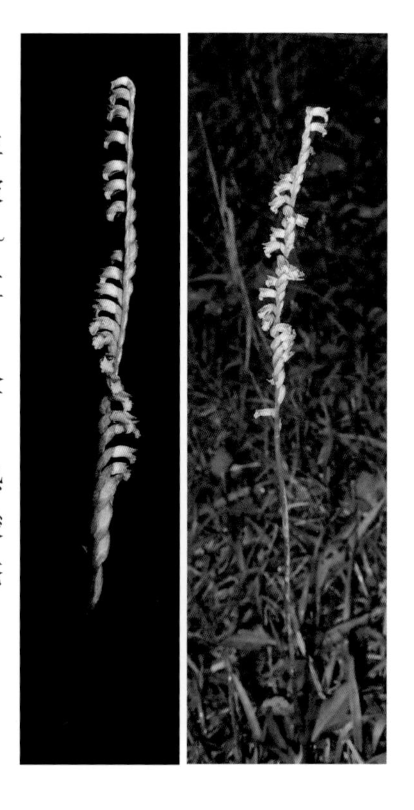

【基原】为兰科绶草*Spiranthes sinensis* (Pers.) Ames 的根或全草。

【别名】猪牙参、龙抱柱、扭兰、胜杖草。

【形态特征】植株高13~30 cm。根数条，指状，肉质，簇生于茎基部。茎较短，近基部生2~5片叶。叶片宽线形或宽线状披针形。花茎直立，长10~25 cm；总状花序具多数密生的花，长4~10 cm，呈螺旋状扭转；花苞片卵状披针形；花小，紫红色、粉红色或白色，在花序轴上呈螺旋状排生。花期7~8月。

【分布】生于山坡林下、灌木丛中、草地或沟边草丛。产于全国各地。

【性能主治】根或全草味甘、苦，性平。具有滋阴益气、清热解毒的功效。主治病后虚弱，阴虚内热，咳嗽吐血，头晕，腰痛酸软，糖尿病，遗精，淋浊带下，咽喉肿痛，毒蛇咬伤，烧烫伤，疮疡痛肿。

【采收加工】根秋季采收，除去茎叶，洗净，晒干。全年春、夏季采收，洗净晒干。

荸荠

【基原】为莎草科荸荠*Eleocharis dulcis* (Burm. f.) Trin. ex Hensch. 的球茎。

【别名】马蹄、地栗、红慈菇。

【形态特征】多年生水生草本。高30~100 cm。匍匐根状茎细长，顶端膨大成球茎。秆丛生，圆柱状，光滑，无叶片。小穗圆柱状，淡绿色，具多花；鳞片卵状长圆形螺旋状排列；下位刚毛7条，较小坚果长1.5倍，有倒刺；柱头3裂。小坚果宽倒卵形，双凸状，有颈并成领状的环，棕色，光滑。花、果期5~10月。

【分布】栽植于水田中。我国大部分地区有栽培。

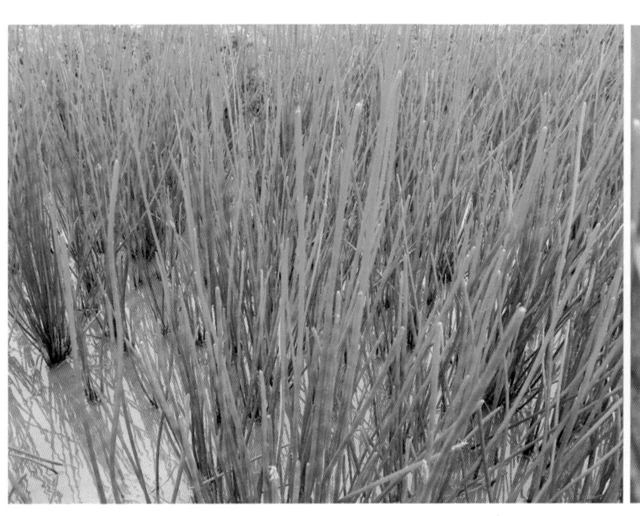

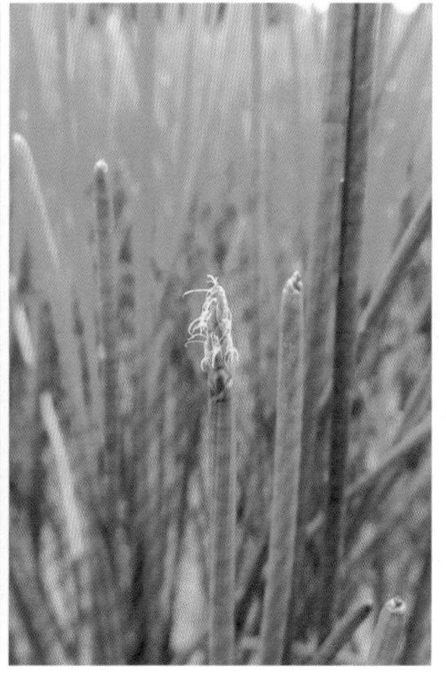

【性能主治】球茎味甘，性寒。具有清热生津、化痰消积的功效。主治温病口渴，咽喉肿痛，痰热咳嗽，目赤，消渴，痢疾，黄疸，热淋，食积，赘疣。

【采收加工】冬季采收，洗净泥土，鲜用或风干。

白茅根

【基原】为禾亚科大白茅*Imperata cylindrica* (L.) Raeuschel var. *major* (Nees) C. E. Hubb. 的根状茎。

【别名】茅针、黄茅、茅根。

【形态特征】多年生草本。具横走多节被鳞片的长根状茎。秆高25~90 cm，节具长白柔毛。叶片线形或线状披针形，长15~60 cm。圆锥花序长5~20 cm；小穗圆柱状，基部生长约1.5 cm的白色丝状毛，成对着生；颖长圆状披针形，第一颖有脉3~4条，第二颖有脉4~6条；雄蕊2枚，柱头紫黑色。花、果期5~8月。

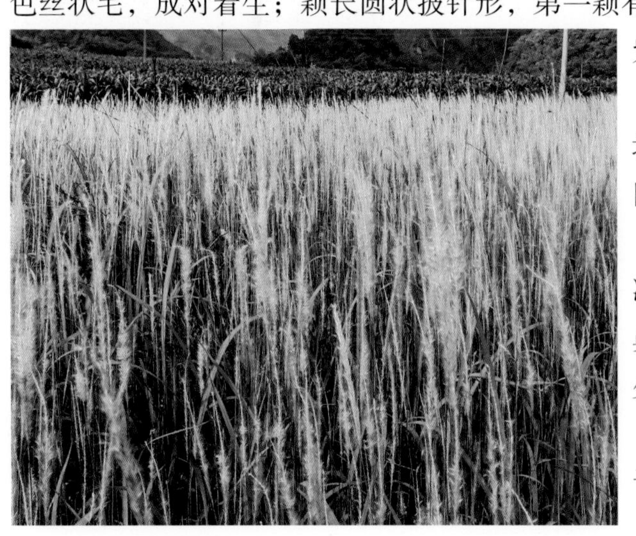

【分布】生于低山带平原河岸草地、山坡、疏林下。产于广西、海南、安徽、浙江、四川、西藏、河北、河南等地。

【性能主治】根状茎味甘，性寒。具有凉血止血、清热利尿的功效。主治血热吐血，鼻出血，尿血，热病烦渴，湿热黄疸，水肿尿少，热淋涩痛。

【采收加工】春、秋季采收，洗净，晒干，除去须根和膜质叶鞘，捆成小把。

棕叶芦

【基原】为禾亚科棕叶芦*Thysanolaena latifolia* (Roxb. ex Hornem.) Honda 的根或笋。

【别名】莽草、棕叶草、扫地草。

【形态特征】多年生、丛生草本。秆高2~3 m，直立粗壮，不分枝。叶鞘无毛；叶舌长1~2 cm，质硬，截平。叶片披针形，长20~50 cm，宽3~8 cm，具横脉，基部心形。圆锥花序大型，长达50 cm，分枝多；小穗具关节，长1.5~1.8 mm。颖果长圆形，长约0.5 mm。一年有两次花果期，为春、夏季和秋季。

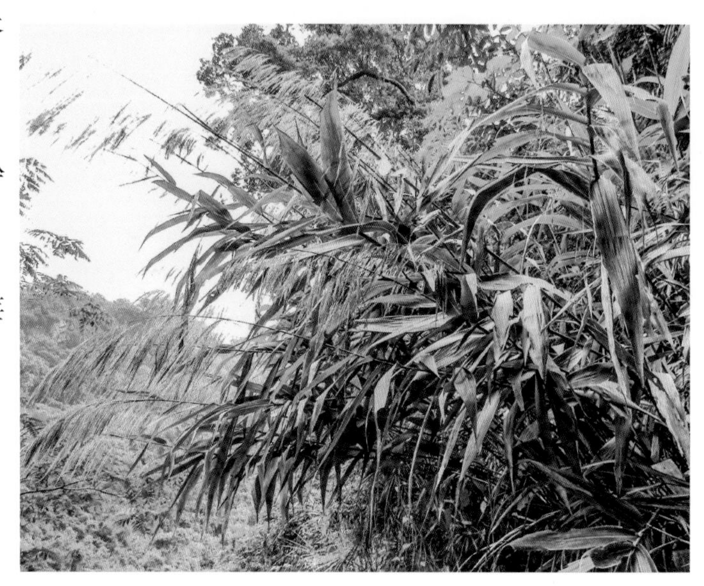

【分布】生于山坡、山谷或灌木丛中。产于广西、广东、贵州、台湾等地。

【性能主治】根或笋味甘，性凉。具有清热截疟、止咳平喘的功效。主治疟疾，烦渴，腹泻，咳喘。

【采收加工】夏、秋季采收，洗净，晒干。

【附注】民间常用其叶子包裹粽子，野生资源常见。

总名录

荔浦市药用植物名录

真菌门 Eumycota

霜霉科 Peronosporaceae

禾生指梗菌

Sclerospora graminicola (Sacc.) Schroet.

功效来源：《广西中药资源名录》

肉座菌科 Hypocreaceae

藤仓赤霉

Gibberella fujikuroi (Saw.) Wollenw.

功效来源：《广西中药资源名录》

银耳科 Tremellaceae

银耳

Tremella fuciformis Berk.

功效来源：《广西中药资源名录》

木耳科 Auriculariaceae

毛木耳

Auricularia polytricha (Mont.) Sacc.

功效来源：《广西中药资源名录》

裂褶菌科 Schizophyllaceae

裂褶菌

Schizophyllum commune Fr.

功效来源：《广西中药资源名录》

多孔菌科 Polyporaceae

云芝

Polystictus versicolor (L.) Fr.

功效来源：《广西中药资源名录》

血朱栓菌

Trametes cinnabarina (Jacq.) Fr. var. *sanguinea* (L. ex Fr.) Pilat

功效来源：《广西中药资源名录》

口蘑科 Tricholomataceae

密环

Armillaria mellea (Vahl ex Fr.) Quel.

功效来源：《广西中药资源名录》

鸡枞

Termitomyces albuminosus (Berk.) Heim.

功效来源：《广西中药资源名录》

硬皮马勃科 Sclerodermataceae

豆包菌

Pisolithus tinctorius (Pers.) Coker et Couch

功效来源：《广西中药资源名录》

多根硬皮马勃

Scleroderma Polyrhizum Pers.

功效来源：《广西中药资源名录》

苔藓植物门 Bryophyta

葫芦藓科 Funariaceae

葫芦藓

Funaria hygrometrica Hedw.

功效来源：《广西中药资源名录》

真藓科 Bryaceae

真藓

Bryum argenteum Hedw.

功效来源：《广西中药资源名录》

提灯藓科 Mniaceae

尖叶提灯藓

Mnium cuspidatum Hedw.

功效来源：《广西中药资源名录》

灰藓科 Hypnaceae

大灰藓

Hypnum plumaeforme Wils.

功效来源：《广西中药资源名录》

金发藓科 Polytrichaceae

东亚小金发藓

Pogonatum inflexum (Lindb.) Lac.

功效来源：《广西中药资源名录》

蛇苔科 Conocephalaceae

蛇苔

Conocephalum conicum (Linn.) Dum.

功效来源：《广西中药资源名录》

地钱科 Marchantiaceae

地钱

Marchantia polymorpha Linn.

功效来源：《广西中药资源名录》

蕨类植物门 Pteridophyta

F.2. 石杉科 Huperziaceae

石杉属 *Huperzia* Bernh.

蛇足石杉 千层塔

Huperzia serrata (Thunb. ex Murray) Trevis.

凭证标本：荔浦县普查队 450331181109016LY (IBK)

功效：全草，散瘀消肿、解毒、止痛。

功效来源：《全国中草药汇编》

F.3. 石松科 Lycopodiaceae

藤石松属 *Lycopodiastrum* Holub ex Dixit

藤石松 舒筋草

Lycopodiastrum casuarinoides (Spring) Holub ex Dixit

凭证标本：荔浦县普查队 450331170729017LY (IBK)

功效：地上部分，舒筋活血、祛风湿。

功效来源：《广西壮族自治区瑶药材质量标准 第一卷》（2014年版）

石松属 *Lycopodium* L.

石松 伸筋草

Lycopodium japonicum Thunb. ex Murrary

凭证标本：荔浦县普查队 450331170729044LY (IBK)

功效：全草，祛风除湿、舒筋活络。

功效来源：《中国药典》（2020年版）

垂穗石松属 *Palhinhaea* Franco et Vasc.

垂穗石松 伸筋草

Palhinhaea cernua (L.) Vasc et Franco.

凭证标本：荔浦县普查队 450331170713014LY (IBK)

功效：全草，祛风除湿、舒筋活络。

功效来源：《中国药典》（2020年版）

F.4. 卷柏科 Selaginellaceae

卷柏属 *Selaginella* P. Beauv.

深绿卷柏 石上柏

Selaginella doederleinii Hieron.

凭证标本：荔浦县普查队 450331170726014LY (IBK)

功效：全草，清热解毒、抗癌、止血。

功效来源：《广西壮族自治区壮药质量标准 第二卷》（2011年版）

异穗卷柏

Selaginella heterostachys Baker

凭证标本：荔浦县普查队 450331180822045LY (IBK)

功效：全草，清热解毒、凉血止血。

功效来源：《中华本草》

江南卷柏

Selaginella moellendorffii Hieron.

凭证标本：荔浦县普查队 450331170710011LY (IBK)

功效：全草，清热利尿、活血消肿。

功效来源：《中药大辞典》

翠云草

Selaginella uncinata (Desv.) Spring

凭证标本：荔浦县普查队 450331170727002LY (IBK)

功效：全草，清热利湿、解毒、止血。

功效来源：《广西壮族自治区壮药质量标准 第一卷》（2008年版）

F.6. 木贼科 Equisetaceae

木贼属 *Equisetum* L.

笔管草 笔筒草

Equisetum ramosissimum Desf. subsp. *debile* (Roxb. ex Vauch.) Hauke

凭证标本：荔浦县普查队 450331180827013LY (IBK)

功效：地上部分，疏风散热、明目退翳、止血。

功效来源：《广西壮族自治区壮药质量标准 第二卷》（2011年版）

F.8. 阴地蕨科 Botrychiaceae

阴地蕨属 *Botrychium* Sw.

薄叶阴地蕨 西南小阴地蕨

Botrychium daucifolium Wall. ex Hook. et Grev.

功效：全草或根状茎，清肺止咳、解毒消肿。

功效来源：《中华本草》

注：《广西植物名录》有记载。

F.11. 观音座莲科 Angiopteridaceae

观音座莲属 *Angiopteris* Hoffm.

福建观音座莲 马蹄蕨

Angiopteris fokiensis Hieron.

凭证标本：荔浦县普查队 450331180824005LY (IBK)

功效：根状茎，清热凉血、祛瘀止血、镇痛安神。

功效来源：《广西壮族自治区壮药质量标准 第三卷》（2018年版）

F.13. 紫萁科 Osmundaceae

紫萁属 *Osmunda* L.

紫萁 紫萁贯众

Osmunda japonica Thunb.

功效：根状茎和叶柄残基，清热解毒、止血、杀虫。

功效来源：《中国药典》（2020年版）

注：《广西植物名录》有记载。

华南紫萁

Osmunda vachellii Hook.

凭证标本：荔浦县普查队 450331181107009LY (IBK)

功效：根状茎及叶柄的髓部，祛湿舒筋、清热解毒、驱虫。

功效来源：《中华本草》

F.14. 瘤足蕨科 Plagiogyriaceae

瘤足蕨属 *Plagiogyria* Mett.

瘤足蕨 镰叶瘤足蕨

Plagiogyria adnata (Blume) Bedd.

凭证标本：荔浦县普查队 450331180521018LY (IBK)

功效：全草或根状茎，发表清热、祛风止痒、透疹。

功效来源：《中华本草》

F.15. 里白科 Gleicheniaceae

芒萁属 *Dicranopteris* Bernh.

芒萁

Dicranopteris pedata (Houtt.) Nakaike

凭证标本：荔浦县普查队 450331170729068LY (IBK)

功效：叶柄、根状茎，化瘀止血、清热利尿、解毒消肿。

功效来源：《中华本草》

里白属 *Diplopterygium* (Diels) Nakai

中华里白

Diplopterygium chinense (Rosenst.) De Vol

凭证标本：荔浦县普查队 450331170729045LY (IBK)

功效：根状茎，止血、接骨。

功效来源：《中华本草》

F.17. 海金沙科 Lygodiaceae

海金沙属 *Lygodium* Sw.

海金沙

Lygodium japonicum (Thunb.) Sw.

凭证标本：荔浦县普查队 450331170725038LY (IBK)

功效：成熟孢子，清热利湿、通淋止痛。

功效来源：《中国药典》（2020年版）

F.18. 膜蕨科 Hymenophyllaceae

蕗蕨属 *Mecodium* Presl

蕗蕨

Mecodium badium (Hook. et Grev.) Copel.

功效：全草，解毒清热、生肌止血。

功效来源：《中华本草》

注：《广西植物名录》有记载。

瓶蕨属 *Vandenboschia* Copel.

瓶蕨

Vandenboschia auriculata (Blume) Copel.

凭证标本：荔浦县普查队 450331180821009LY (IBK)

功效：全草，止血生肌。

功效来源：《中华本草》

F.19. 蚌壳蕨科 Dicksoniaceae

金毛狗属 *Cibotium* Kaulf.

金毛狗 狗脊

Cibotium barometz (L.) J. Sm.

凭证标本：荔浦县普查队 450331170725027LY (IBK)

功效：根状茎，祛风湿、补肝肾、强腰膝。

功效来源：《中国药典》（2020年版）

F.22. 碗蕨科 Dennstaedtiaceae

鳞盖蕨属 *Microlepia* Presl

粗毛鳞盖蕨

Microlepia strigosa (Thunb.) C. Presl

凭证标本：荔浦县普查队 450331170710027LY (IBK)

功效：全草，清热利湿。

功效来源：《中华本草》

F.23. 鳞始蕨科 Lindsaeaceae

鳞始蕨属 *Lindsaea* Dry.

团叶鳞始蕨

Lindsaea orbiculata (Lam.) Mett.

凭证标本：荔浦县普查队 450331170725011LY (IBK)

功效：全草，清热解毒、止血。

功效来源：《中华本草》

乌蕨属 *Sphenomeris* Maxon

乌蕨 金花草

Sphenomeris chinensis (L.) Maxon

凭证标本：荔浦县普查队 450331170729067LY (IBK)

功效：全草，清热解毒、利湿。

功效来源：《全国中草药汇编》

F.27. 凤尾蕨科 Pteridaceae

凤尾蕨属 *Pteris* L.

粗糙凤尾蕨

Pteris cretica L. var. *laeta* (Wall. ex Ettingsh.) C. Chr. et Tard.-Blot

功效：全草，清热解毒、活血、接骨、消炎、利尿。

功效来源：《药用植物辞典》

注：《广西植物名录》有记载。

阔叶凤尾蕨

Pteris esquirolii Christ

凭证标本：荔浦县普查队 450331170710037LY (IBK)

功效：根、茎或全草，清热利湿、活血消肿。

功效来源：《药用植物辞典》

溪边凤尾蕨

Pteris excelsa Gaud.

功效：全草，清热解毒、祛风解痉。

功效来源：《药用植物辞典》

注：《广西植物名录》有记载。

变异凤尾蕨
Pteris excelsa Gaud. var. *inaequalis* (Baker) S. H. Wu
功效：全草，清热解毒、祛风除湿。
功效来源：《药用植物辞典》
注：《广西植物名录》有记载。

傅氏凤尾蕨
Pteris fauriei Hieron.
凭证标本：荔浦县普查队 450331170727022LY (IBK)
功效：全草或叶，收敛止血。
功效来源：《药用植物辞典》

井栏凤尾蕨 凤尾草
Pteris multifida Poir.
凭证标本：荔浦县普查队 450331170725002LY (IBK)
功效：全草，清热利湿、凉血止血、解毒止痢。
功效来源：《全国中草药汇编》

栗柄凤尾蕨 五齿剑
Pteris plumbea Christ
凭证标本：荔浦县普查队 450331180824002LY (IBK)
功效：全草，清热利湿、活血止血。
功效来源：《中华本草》

半边旗
Pteris semipinnata L.
凭证标本：荔浦县普查队 450331170725020LY (IBK)
功效：全草，清热解毒、消肿止痛。
功效来源：《广西壮族自治区壮药质量标准 第二卷》（2011年版）

蜈蚣草
Pteris vittata L.
功效：全草或根状茎，祛风活血、解毒杀虫。
功效来源：《全国中草药汇编》

F.30. 中国蕨科 Sinopteridaceae

碎米蕨属 *Cheilosoria* Trev.

毛轴碎米蕨 川层草
Cheilosoria chusana (Hook.) Ching et K. H. Shing
凭证标本：荔浦县普查队 450331170727054LY (IBK)
功效：全草，清热利湿、解毒。
功效来源：《中华本草》

隐囊蕨属 *Notholaena* R. Br.

中华隐囊蕨
Notholaena chinensis Baker
凭证标本：荔浦县普查队 450331170728032LY (IBK)
功效：全草，用于痢疾。
功效来源：《药用植物辞典》

金粉蕨属 *Onychium* Kaulf.

野雉尾金粉蕨 小叶金花草
Onychium japonicum (Thunb.) Kunze
凭证标本：杨玉庾 50253 (GXMI)
功效：全草，清热解毒、利湿、止血。
功效来源：《广西壮族自治区壮药质量标准 第三卷》（2018年版）

F.31. 铁线蕨科 Adiantaceae

铁线蕨属 *Adiantum* L.

铁线蕨 猪鬃草
Adiantum capillus-veneris L. f. *capillus-veneris*
凭证标本：荔浦县普查队 450331170726103LY (IBK)
功效：全草，清热解毒、利水通淋。
功效来源：《中华本草》

鞭叶铁线蕨
Adiantum caudatum L.
功效：全草，清热解毒、利水消肿。
功效来源：《中华本草》
注：《广西植物名录》有记载。

扇叶铁线蕨 铁线草
Adiantum flabellulatum L.
凭证标本：荔浦县普查队 450331170725037LY (IBK)
功效：全草，清热解毒、利湿消肿。
功效来源：《广西中药材标准 第一册》

白垩铁线蕨
Adiantum gravesii Hance
凭证标本：荔浦县普查队 450331170728033LY (IBK)
功效：全草，利水通淋、清热解毒。
功效来源：《中华本草》

假鞭叶铁线蕨 岩风子
Adiantum malesianum Ghatak
凭证标本：荔浦县普查队 450331170713035LY (IBK)
功效：全草，利水通淋、清热解毒。
功效来源：《中华本草》

F.33. 裸子蕨科 Hemionitidaceae

凤丫蕨属 *Coniogramme* Fée

凤丫蕨 凤丫草
Coniogramme japonica (Thunb.) Diels
凭证标本：荔浦县普查队 450331180824004LY (IBK)
功效：根状茎或全草，祛风除湿、活血止痛、清热解毒。
功效来源：《全国中草药汇编》

F.35. 书带蕨科 Vittariaceae

书带蕨属 *Haplopteris* Presl

书带蕨

Haplopteris flexuosa (Fée) E. H. Crane

凭证标本：荔浦县普查队 450331180821026LY (IBK)

功效：全草，疏风清热、舒筋止痛、健脾消疳、止血。

功效来源：《中华本草》

F.36. 蹄盖蕨科 Athyriaceae

双盖蕨属 *Diplazium* Sw.

厚叶双盖蕨

Diplazium crassiusculum Ching

凭证标本：荔浦县普查队 450331170729069LY (IBK)

功效：全株，清热凉血、利尿、通淋。

功效来源：《药用植物辞典》

单叶双盖蕨

Diplazium subsinuatum (Wall. ex Hook. et Grev.) Tagawa

凭证标本：荔浦县普查队 450331170726009LY (IBK)

功效：全草，凉血止血、利尿通淋。

功效来源：《广西中药材标准 第一册》

F.38. 金星蕨科 Thelypteridaceae

毛蕨属 *Cyclosorus* Link

华南毛蕨

Cyclosorus parasiticus (L.) Farwell.

凭证标本：荔浦县普查队 450331170725035LY (IBK)

功效：全草，祛风、除湿。

功效来源：《中华本草》

F.39. 铁角蕨科 Aspleniaceae

铁角蕨属 *Asplenium* L.

线裂铁角蕨

Asplenium coenobiale Hance

凭证标本：荔浦县普查队 450331170710032LY (IBK)

功效：全草，用于风湿痹痛、小儿麻痹、月经不调。

功效来源：《广西中药资源名录》

毛轴铁角蕨

Asplenium crinicaule Hance

凭证标本：荔浦县普查队 450331190420004LY (IBK)

功效：全草，清热解毒、透疹。

功效来源：《中华本草》

切边铁角蕨

Asplenium excisum C. Presl

凭证标本：荔浦县普查队 450331180822042LY (IBK)

功效：全株，清热利湿。

功效来源：《药用植物辞典》

倒挂铁角蕨 倒挂草

Asplenium normale D. Don

凭证标本：荔浦县普查队 450331170727025LY (IBK)

功效：全草，清热解毒、镇痛止血。

功效来源：《中华本草》

石生铁角蕨 石上铁角蕨

Asplenium saxicola Rosenst.

凭证标本：荔浦县普查队 450331170712010LY (IBK)

功效：全草，清热润肺、解毒消肿。

功效来源：《中华本草》

铁角蕨

Asplenium trichomanes L.

凭证标本：荔浦县普查队 450331181111026LY (IBK)

功效：全草，清热解毒、收敛止血、补肾调经、散瘀利湿。

功效来源：《药用植物辞典》

巢蕨属 *Neottopteris* J. Sm.

狭翅巢蕨 斩妖剑

Neottopteris antrophyoides (Christ) Ching

凭证标本：荔浦县普查队 450331170712024LY (IBK)

功效：全草，利尿通淋、解毒消肿。

功效来源：《中华本草》

F.42. 乌毛蕨科 Blechnaceae

狗脊蕨属 *Woodwardia* Smith

狗脊蕨

Woodwardia japonica (L. f.) Sm.

凭证标本：荔浦县普查队 450331170725007LY (IBK)

功效：根状茎，用于虫积腹痛、流行性感冒、风湿痹痛、蛇咬伤。

功效来源：《广西中药资源名录》

F.45. 鳞毛蕨科 Dryopteridaceae

复叶耳蕨属 *Arachniodes* Blume

斜方复叶耳蕨

Arachniodes rhomboidea (Wall. ex Mett.) Ching

凭证标本：荔浦县普查队 450331180520014LY (IBK)

功效：根状茎，祛风散寒。

功效来源：《药用植物辞典》

贯众属 *Cyrtomium* Presl

阔羽贯众 冷蕨子草

Cyrtomium yamamotoi Tagawa

凭证标本：荔浦县普查队 450331170712025LY (IBK)

功效：根状茎，清热解毒、凉血、杀虫。

功效来源：《中华本草》

鳞毛蕨属 *Dryopteris* Adans.

红盖鳞毛蕨

Dryopteris erythrosora (Eaton) Kuntze

凭证标本：荔浦县普查队 450331170729042LY (IBK)

功效：含有绵马素 (aspidin AA)。

功效来源：《药用植物辞典》

稀羽鳞毛蕨

Dryopteris sparsa (Buch.-Ham. ex D. Don) Kuntze

凭证标本：荔浦县普查队 450331170726003LY (IBK)

功效：根状茎，驱虫、解毒。

功效来源：《药用植物辞典》

变异鳞毛蕨

Dryopteris varia (L.) Kuntze

凭证标本：荔浦县普查队 450331170729008LY (IBK)

功效：根状茎，清热、止痛。

功效来源：《中华本草》

黔蕨属 *Phanerophlebiopsis* Ching

粗齿黔蕨

Phanerophlebiopsis blinii (H. Lév.) Ching

凭证标本：荔浦县普查队 450331170729002LY (IBK)

功效：根状茎，用于腰痛、瘰疬。

功效来源：《广西药用植物名录》

F.46. 叉蕨科 Tectariaceae

轴脉蕨属 *Ctenitopsis* Ching ex Tard.–Blot et C. Chr.

毛叶轴脉蕨

Ctenitopsis devexa (Kuntze) Ching et Chu H. Wang

凭证标本：荔浦县普查队 450331170726073LY (IBK)

功效：全草，清热解毒。

功效来源：《中华本草》

地耳蕨属 *Quercifilix* Copel.

地耳蕨 散血草

Quercifilix zeylanica (Houtt.) Copel.

凭证标本：荔浦县普查队 450331180520016LY (IBK)

功效：全草，清热利湿、凉血止血。

功效来源：《全国中草药汇编》

F.49. 舌蕨科 Elaphoglossaceae

舌蕨属 *Elaphoglossum* Schott

华南舌蕨

Elaphoglossum yoshinagae (Yatabe) Makino

凭证标本：荔浦县普查队 450331180821003LY (IBK)

功效：根，清热利湿。

功效来源：《中华本草》

F.50. 肾蕨科 Nephrolepidaceae

肾蕨属 *Nephrolepis* Schott

肾蕨

Nephrolepis cordifolia (L.) C. Presl

凭证标本：荔浦县普查队 450331170726093LY (IBK)

功效：根状茎，清热利湿、通淋止咳、消肿解毒。

功效来源：《广西壮族自治区壮药质量标准 第二卷》(2011年版)

F.52. 骨碎补科 Davalliaceae

阴石蕨属 *Humata* Cav.

圆盖阴石蕨 白毛蛇

Humata tyermannii T. Moore

凭证标本：荔浦县普查队 450331180521082LY (IBK)

功效：根状茎，祛风除湿、止血、利尿。

功效来源：《全国中草药汇编》

F.56. 水龙骨科 Polypodiaceae

线蕨属 *Colysis* C. Presl

线蕨 羊七莲

Colysis elliptica (Thunb.) Ching

凭证标本：荔浦县普查队 450331170712026LY (IBK)

功效：全草，活血散瘀、清热利尿。

功效来源：《中华本草》

断线蕨

Colysis hemionitidea (C. Presl) C. Presl

凭证标本：荔浦县普查队 450331180821038LY (IBK)

功效：叶，解毒、清热利尿。

功效来源：《中华本草》

矩圆线蕨

Colysis henryi (Baker) Ching

凭证标本：荔浦县普查队 450331170711003LY (IBK)

功效：全草，凉血止血、利湿解毒。

功效来源：《中华本草》

绿叶线蕨 狭绿叶线蕨

Colysis leveillei (Christ) Ching

凭证标本：兴坪组 6-5503 (GXMI)

功效：全草，活血通络、清热利湿。

功效来源：《中华本草》

褐叶线蕨 蓝天草

Colysis wrightii (Hook.) Ching

凭证标本：荔浦县普查队 450331180821028LY (IBK)

功效：全草，补肺镇咳、散瘀止血、止带。

功效来源：《中华本草》

伏石蕨属 *Lemmaphyllum* C. Presl

伏石蕨

Lemmaphyllum microphyllum C. Presl

凭证标本：荔浦县普查队 IBK00289686 (IBK)

功效：全草，清热解毒、凉血止血、润肺止咳。

功效来源：《药用植物辞典》

骨牌蕨属 *Lepidogrammitis* Ching

披针骨牌蕨

Lepidogrammitis diversa (Rosenst.) Ching

凭证标本：荔浦县普查队 450331170729009LY (IBK)

功效：全草，清热利湿、止痛止血。

功效来源：《药用植物辞典》

抱石莲 鱼鳖金星

Lepidogrammitis drymoglossoides (Baker) Ching

凭证标本：荔浦县普查队 450331170710013LY (IBK)

功效：全草，清热解毒、祛风化痰、凉血祛瘀。

功效来源：《全国中草药汇编》

骨牌蕨 上树咳

Lepidogrammitis rostrata (Bedd.) Ching

凭证标本：荔浦县普查队 450331180821015LY (IBK)

功效：全草，清热利尿、止咳、除烦、解毒消肿。

功效来源：《中华本草》

星蕨属 *Microsorum* Link

江南星蕨 大叶骨牌草

Microsorum fortunei (T. Moore) Ching

凭证标本：荔浦县普查队 450331170710023LY (IBK)

功效：全草，清热利湿、凉血解毒。

功效来源：《中华本草》

有翅星蕨

Microsorum pteropus (Blume) Copel.

凭证标本：荔浦县普查队 450331180821025LY (IBK)

功效：全株，清热利尿。

功效来源：《药用植物辞典》

盾蕨属 *Neolepisorus* Ching

盾蕨 大金刀

Neolepisorus ovatus (Bedd.) Ching

功效：全草或叶，清热利湿、凉血止血。

功效来源：《全国中草药汇编》

石韦属 *Pyrrosia* Mirbel

相近石韦

Pyrrosia assimilis (Baker) Ching

凭证标本：荔浦县普查队 450331180505014LY (IBK)

功效：全草或根、地上部分，镇静、镇痛、利尿、止血、止咳、调经。

功效来源：《药用植物辞典》

光石韦

Pyrrosia calvata (Baker) Ching

凭证标本：荔浦县普查队 450331180520018LY (IBK)

功效：全草，清热、利尿、止咳、止血。

功效来源：《中华本草》

石韦

Pyrrosia lingua (Thunb.) Farwell

功效：干燥叶，利尿通淋、清肺止咳、凉血止血。

功效来源：《中国药典》（2020年版）

F.57. 槲蕨科 Drynariaceae

槲蕨属 *Drynaria* (Bory) J. Sm.

槲蕨 骨碎补

Drynaria roosii Nakaike

凭证标本：荔浦县普查队 450331170713039LY (IBK)

功效：干燥根状茎，疗伤止痛、补肾强骨、消风祛斑。

功效来源：《中国药典》（2020年版）

F.61. 蘋科 Marsileaceae

蘋属 *Marsilea* L.

蘋

Marsilea quadrifolia L.

功效：全草，清热解毒、消肿利湿、止血、安神。

功效来源：《新华本草纲要》

注：《广西植物名录》有记载。

F.62. 槐叶蘋科 Salviniaceae

槐叶蘋属 *Salvinia* Adans.

槐叶蘋

Salvinia natans (L.) All.

功效：全草，用于虚劳发热，外用治湿疹、丹毒、疔疮。

功效来源：《广西中药资源名录》

种子植物门 Spermatophyta

G.2. 银杏科 Ginkgoaceae

银杏属 *Ginkgo* L.

银杏

Ginkgo biloba L.

功效：干燥叶及成熟种子，活血化瘀、通络止痛、敛肺平喘、化浊降脂。

功效来源：《中国药典》（2020年版）

注：《广西植物名录》有记载。

G.2. 松科 Pinaceae

松属 *Pinus* L.

马尾松 油松节

Pinus massoniana Lamb.

凭证标本：荔浦县普查队 450331170713026LY (IBK)

功效：分支节、瘤状节，祛风除湿、通络止痛。花粉，收敛止血、燥湿敛疮。

功效来源：《中国药典》（2020年版）

G.5. 杉科 Taxodiaceae

杉木属 *Cunninghamia* R. Br.

杉木 杉木叶

Cunninghamia lanceolata (Lamb.) Hook.

凭证标本：荔浦县普查队 450331181109019LY (IBK)

功效：干燥叶或带叶嫩枝，祛风止痛、散瘀止血。

功效来源：《广西中药材标准 第一册》

G.6. 柏科 Cupressaceae

刺柏属 *Juniperus* L.

圆柏

Juniperus chinensis L.

凭证标本：荔浦县普查队 450331180822020LY (IBK)

功效：枝、叶、树皮，祛风散寒、活血消肿、解毒利尿。

功效来源：《全国中草药汇编》

侧柏属 *Platycladus* Spach

侧柏

Platycladus orientalis (L.) Franco

凭证标本：荔浦县普查队 450331180505009LY (IBK)

功效：枝梢和叶、成熟种仁，凉血止血、化痰止咳、生发乌发。

功效来源：《中国药典》（2020年版）

G.7. 罗汉松科 Podocarpaceae

竹柏属 *Nageia* Gaertn.

竹柏

Nageia nagi (Thunb.) Kuntze

功效：叶，止血、接骨、消肿。树皮、根，祛风除湿。

功效来源：《药用植物辞典》

注：《广西植物名录》有记载。

罗汉松属 *Podocarpus* L'Hér. ex Pers.

罗汉松 罗汉松根皮

Podocarpus macrophyllus (Thunb.) Sweet

凭证标本：荔浦县普查队 450331180822027LY (IBK)

功效：根皮，活血祛瘀、祛风除温、杀虫止痒。枝叶，止血。

功效来源：《中华本草》

G.8. 三尖杉科 Cephalotaxaceae

三尖杉属 *Cephalotaxus* Sieb. et Zucc.

三尖杉

Cephalotaxus fortunei Hook.

功效：种子及枝、叶，驱虫、消积。

功效来源：《全国中草药汇编》

粗榧

Cephalotaxus sinensis (Rehder et E. H. Wilson) H. L. Li

凭证标本：吕清华 148 (IBK)

功效：枝叶，抗癌。根、树皮，祛风除湿。

功效来源：《中华本草》

G.10. 买麻藤科 Gnetaceae

买麻藤属 *Gnetum* L.

小叶买麻藤 买麻藤

Gnetum parvifolium (Warb.) Chun

凭证标本：荔浦县普查队 450331170727014LY (IBK)

功效：藤茎，祛风活血、消肿止痛、化痰止咳。

功效来源：《广西中药材标准 第一册》

被子植物亚门 Angiospermae

1. 木兰科 Magnoliaceae

厚朴属 *Houpoëa* N. H. Xia et C. Y. Wu

厚朴

Houpoëa officinalis (Rehder et E. H. Wilson) N. H. Xia et C. Y. Wu

功效：茎皮、根皮及花蕾，燥湿消痰、下气除满。

功效来源：《中国药典》（2020年版）

注：民间常见栽培物种。

木莲属 *Manglietia* Blume

桂南木莲

Manglietia conifera Dandy

功效：树皮，消积、下气。

功效来源：《药用植物辞典》

注：《广西植物名录》有记载。

含笑属 *Michelia* L.

白兰 白兰花

Michelia alba DC.

功效：根、叶、花，芳香化湿、利尿、止咳化痰。

功效来源：《全国中草药汇编》

注：民间常见栽培物种。

含笑花

Michelia figo (Lour.) Spreng.

功效：花，用于月经不调。叶，用于跌打损伤。

功效来源：《药用植物辞典》

注：《广西植物名录》有记载。

深山含笑
Michelia maudiae Dunn
凭证标本：荔浦县普查队 450331180521034LY (IBK)
功效：花，散风寒、通鼻窍、行气止痛。根、花，清热解毒、行气化浊、止咳、凉血、消炎。
功效来源：《药用植物辞典》

2a. 八角科 Illiciaceae

八角属 *Illicium* L.

八角 八角茴香
Illicium verum Hook. f.
凭证标本：荔浦县普查队 450331180825048LY (IBK)
功效：果实，温阳散寒、理气止痛。
功效来源：《中国药典》（2020年版）

3. 五味子科 Schisandraceae

南五味子属 *Kadsura* Juss.

黑老虎 大钻
Kadsura coccinea (Lem.) A. C. Sm.
凭证标本：荔浦县普查队 450331180521003LY (IBK)
功效：根，行气活血、祛风止痛。
功效来源：《广西壮族自治区壮药质量标准 第二卷》（2011年版）

异形南五味子 海风藤
Kadsura heteroclita (Roxb.) Craib
功效：藤茎，祛风散寒、行气止痛、舒筋活络。
功效来源：《广西壮族自治区壮药质量标准 第一卷》（2008年版）
注：《广西植物名录》有记载。

五味子属 *Schisandra* Michx.

绿叶五味子
Schisandra arisanensis Hayata subsp. *viridis* (A. C. Sm.) R. M. K. Saunders
凭证标本：韦立辉 10010 (IBK)
功效：藤茎、根，祛风活血、行气止痛。
功效来源：《中华本草》

翼梗五味子 紫金血藤
Schisandra henryi C. B. Clarke
凭证标本：荔浦县普查队 450331180825063LY (IBK)
功效：藤茎、根，祛风除湿、行气止痛、活血止血。
功效来源：《中华本草》

8. 番荔枝科 Annonaceae

假鹰爪属 *Desmos* Lour.

毛叶假鹰爪
Desmos dumosus (Roxb.) Saff.
凭证标本：荔浦县普查队 450331180827025LY (IBK)
功效：根，用于风湿骨痛、疟疾。
功效来源：《广西药用植物名录》

瓜馥木属 *Fissistigma* Griff.

白叶瓜馥木
Fissistigma glaucescens (Hance) Merr.
凭证标本：荔浦县普查队 450331170727004LY (IBK)
功效：根，祛风除湿、通经活血、止血。
功效来源：《全国中草药汇编》

瓜馥木 钻山风
Fissistigma oldhamii (Hemsl.) Merr.
凭证标本：荔浦县普查队 450331181107037LY (IBK)
功效：根、藤茎，祛风镇痛、活血化瘀。
功效来源：《广西壮族自治区瑶药材质量标准 第一卷》（2014年版）

香港瓜馥木
Fissistigma uonicum (Dunn) Merr.
凭证标本：韦立辉 10096 (IBK)
功效：茎，祛风活络、消肿止痛。
功效来源：《药用植物辞典》

野独活属 *Miliusa* Lesch. ex A. DC.

野独活
Miliusa balansae Finet et Gagnepa.
凭证标本：荔浦县普查队 450331170712017LY (IBK)
功效：根、茎，用于心胃气痛、疝痛、肾虚腰痛、风湿痹痛、痛经。
功效来源：《广西中药资源名录》

11. 樟科 Lauraceae

樟属 *Cinnamomum* Schaeff.

毛桂 山桂皮
Cinnamomum appelianum Schewe
功效：树皮，温中理气、发汗解肌。
功效来源：《中华本草》

阴香
Cinnamomum burmannii (Nees et T. Nees) Blume
凭证标本：荔浦县普查队 450331170725029LY (IBK)
功效：树皮、根，温中止痛、祛风散寒、解毒消肿、止血。
功效来源：《广西壮族自治区壮药质量标准 第二卷》（2011年版）

樟 香樟
Cinnamomum camphora (L.) Presl
凭证标本：荔浦县普查队 450331170725032LY (IBK)
功效：根、茎基，祛风散寒、行气止痛。
功效来源：《广西壮族自治区壮药质量标准 第一卷》（2008年版）

山胡椒属 *Lindera* Thunb.

香叶树
Lindera communis Hemsl.
凭证标本：荔浦县普查队 450331170726085LY (IBK)
功效：枝叶、茎皮，解毒消肿、散瘀止痛。
功效来源：《中华本草》

红果山胡椒 詹糖香
Lindera erythrocarpa Makino
凭证标本：荔浦县普查队 450331181107008LY (IBK)
功效：树皮、叶，祛风除湿、解毒杀虫。
功效来源：《中华本草》

山胡椒
Lindera glauca (Sieb. et Zucc.) Blume
凭证标本：荔浦县普查队 450331181110003LY (IBK)
功效：果实、根，温中散寒、行气止痛、平喘。
功效来源：《中华本草》

香粉叶
Lindera pulcherrima (Wall.) Benth. var. *attenuata* C. K. Allen
凭证标本：韦立辉 10074 (IBK)
功效：树皮，碾碎制成糊剂，清凉消食。
功效来源：《药用植物辞典》

木姜子属 *Litsea* Lam.

山鸡椒 荜澄茄
Litsea cubeba (Lour.) Per.
凭证标本：荔浦县普查队 450331170729024LY (IBK)
功效：果实，温中散寒、行气止痛。
功效来源：《中国药典》（2020年版）

黄丹木姜子
Litsea elongata (Wall. ex Nees) Hook. f.
凭证标本：荔浦县普查队 450331180521044LY (IBK)
功效：根，祛风除湿。
功效来源：《药用植物辞典》

润楠属 *Machilus* Rumphius ex Nees

建润楠
Machilus oreophila Hance
凭证标本：荔浦县普查队 450331170726026LY (IBK)
功效：树皮，有的地区混作厚朴药用。
功效来源：《药用植物辞典》

绒毛润楠
Machilus velutina Champ. ex Benth.
凭证标本：荔浦县普查队 450331181110006LY (IBK)
功效：根、叶，化痰止咳、消肿止痛、收敛止血。
功效来源：《药用植物辞典》

新木姜子属 *Neolitsea* (Benth.) Merr.

锈叶新木姜子 大叶樟
Neolitsea cambodiana Lec.
凭证标本：吕清华 133 (IBK)
功效：叶，清热解毒、祛湿止痒。
功效来源：《中华本草》

鸭公树 鸭公树子
Neolitsea chui Merr.
凭证标本：吕清华 146 (IBK)
功效：种子，行气止痛、利水消肿。
功效来源：《中华本草》

大叶新木姜子 土玉桂
Neolitsea levinei Merr.
功效：树皮，祛风除湿。
功效来源：《中华本草》
注：《广西植物名录》有记载。

楠属 *Phoebe* Nees

石山楠
Phoebe calcarea S. Lee et F. N. Wei
凭证标本：荔浦县普查队 450331170727063LY (IBK)
功效：枝叶，用于风湿痹痛。
功效来源：《广西中药资源名录》

紫楠 紫楠叶
Phoebe sheareri (Hemsl.) Gamble
凭证标本：韦立辉 10040 (IBK)
功效：叶，顺气、暖胃、祛湿、散瘀。
功效来源：《中华本草》

檫木属 *Sassafras* J. Presl

檫木 檫树
Sassafras tzumu (Hemsl.) Hemsl.
凭证标本：荔浦县普查队 450331181112004LY (IBK)
功效：根、树皮、叶，祛风除湿、活血散瘀。
功效来源：《全国中草药汇编》

13a. 青藤科 Illigeraceae

青藤属 *Illigera* Blume

宽药青藤
Illigera celebica Miq.
凭证标本：荔浦县普查队 450331180823004LY (IBK)
功效：根、藤茎，祛风除湿、行气止痛。
功效来源：《药用植物辞典》

小花青藤
Illigera parviflora Dunn
凭证标本：荔浦县普查队 450331170726043LY (IBK)
功效：根、茎，祛风除湿、消肿止痛。

功效来源：《中华本草》

红花青藤 三叶青藤
Illigera rhodantha Hance
凭证标本：荔浦县普查队 450331181108043LY (IBK)
功效：地上部分，祛风散瘀、消肿止痛。
功效来源：《广西壮族自治区壮药质量标准 第一卷》（2008年版）

15. 毛茛科 Ranunculaceae

银莲花属 *Anemone* L.

打破碗花花
Anemone hupehensis (Lemoine) Lemoine
功效：根或全草，清热利湿、解毒杀虫、消肿散瘀。
功效来源：《中华本草》
注：《广西植物名录》有记载。

铁线莲属 *Clematis* L.

女萎 棉花藤
Clematis apiifolia DC. var. *apiifolia*
凭证标本：荔浦县普查队 450331180505039LY (IBK)
功效：藤茎，消食止痢、利尿消肿、通经下乳。
功效来源：《中华本草》

钝齿铁线莲 川木通
Clematis apiifolia DC. var. *argentilucida* (H. Lév. et Vaniot) W. T. Wang
凭证标本：荔浦县普查队 450331170711015LY (IBK)
功效：藤茎，消食止痢、利尿消肿、通经下乳。
功效来源：《广西中药材标准 第一册》

小木通 川木通
Clematis armandii Franch.
凭证标本：荔浦县普查队 450331170729072LY (IBK)
功效：藤茎，清热利尿、利尿通淋、清心除烦、通经下乳。
功效来源：《中国药典》（2020年版）

威灵仙
Clematis chinensis Osbeck
凭证标本：荔浦县普查队 450331180822026LY (IBK)
功效：根、根状茎，祛风除湿、通经络。
功效来源：《中国药典》（2020年版）

山木通
Clematis finetiana H. Lév. et Vaniot
凭证标本：荔浦县普查队 450331170729004LY (IBK)
功效：根、茎、叶，祛风活血、利尿通淋。
功效来源：《中药大辞典》

锈毛铁线莲
Clematis leschenaultiana DC.
凭证标本：荔浦县普查队 450331181108035LY (IBK)
功效：全株，用于风湿痹痛、骨鲠痛、外用治骨折、蛇咬伤、疮疖。
功效来源：《广西中药资源名录》

毛柱铁线莲 威灵仙
Clematis meyeniana Walp. var. *meyeniana*
凭证标本：韦立辉 100167 (IBK)
功效：根、根状茎，祛风湿、通经络。
功效来源：《中国药典》（2020年版）

沙叶铁线莲 软骨过山龙
Clematis meyeniana Walp. var. *granulata* Finet et Gagnep.
功效：全株，清热利尿、通经活络。
功效来源：《全国中草药汇编》
注：《广西植物名录》有记载。

柱果铁线莲
Clematis uncinata Champ. ex Benth.
凭证标本：荔浦县普查队 450331170710019LY (IBK)
功效：根、叶，祛风除湿、舒筋活络、镇痛。
功效来源：《全国中草药汇编》

尾叶铁线莲
Clematis urophylla Franch.
功效：茎，祛风利湿、通筋活络。
功效来源：《药用植物辞典》
注：《广西植物名录》有记载。

毛茛属 *Ranunculus* L.

禺毛茛 自扣草
Ranunculus cantoniensis DC.
凭证标本：荔浦县普查队 450331170728067LY (IBK)
功效：全草，清肝明目、除湿解毒、截疟。
功效来源：《中华本草》

毛茛
Ranunculus japonicus Thunb.
凭证标本：荔浦县普查队 450331190418031LY (IBK)
功效：全草，利湿、消肿、止痛、退翳、截疟、杀虫。
功效来源：《全国中草药汇编》

扬子毛茛 鸭脚板草
Ranunculus sieboldii Miq.
凭证标本：荔浦县普查队 450331190418001LY (IBK)
功效：全草，除痰截疟、解毒消肿。
功效来源：《中华本草》

天葵属 *Semiaquilegia* Makino

天葵 天葵子

Semiaquilegia adoxoides (DC.) Makino

凭证标本：荔浦县普查队 450331190419004LY (IBK)

功效：块根，清热解毒、消肿散结。

功效来源：《中国药典》（2020年版）

唐松草属 *Thalictrum* L.

盾叶唐松草

Thalictrum ichangense Lecoy. ex Oliv.

凭证标本：荔浦县普查队 450331180520043LY (IBK)

功效：全草或根，清热解毒、除湿、通经、活血。

功效来源：《全国中草药汇编》

18. 睡莲科 Nymphaeaceae

莲属 *Nelumbo* Adans.

莲藕

Nelumbo nucifera Gaertn.

凭证标本：荔浦县普查队 450331170728058LY (IBK)

功效：根状茎，收敛止血、化瘀。

功效来源：《中国药典》（2020年版）

19. 小檗科 Berberidaceae

南天竹属 *Nandina* Thunb.

南天竹

Nandina domestica Thunb.

凭证标本：荔浦县普查队 450331170727064LY (IBK)

功效：果实、叶、茎枝，敛肺镇咳。

功效来源：《中华本草》

21. 木通科 Lardizabalaceae

木通属 *Akebia* Decne.

白木通 八月炸

Akebia trifoliata (Thunb.) Koidz. subsp. *australis* (Diels) T. Shimizu

凭证标本：荔浦县普查队 450331170728044LY (IBK)

功效：果实、根，疏肝、补肾、止痛。

功效来源：《全国中草药汇编》

三叶木通 八月炸

Akebia trifoliata (Thunb.) Koidz.

凭证标本：荔浦县普查队 450331181112007LY (IBK)

功效：果实、根，疏肝、补肾、止痛。

功效来源：《全国中草药汇编》

22. 大血藤科 Sargentodoxaceae

大血藤属 *Sargentodoxa* Rehd. et Wils.

大血藤

Sargentodoxa cuneata (Oliv.) Rehder et E. H. Wilson

功效：藤茎，清热解毒、活血、祛风止痛。

功效来源：《中国药典》（2020年版）

23. 防己科 Menispermaceae

木防己属 *Cocculus* DC.

樟叶木防己 衡州乌药

Cocculus laurifolius DC.

凭证标本：荔浦县普查队 450331170710039LY (IBK)

功效：根，顺气宽胸、祛风止痛。

功效来源：《中华本草》

轮环藤属 *Cyclea* Arn. ex Wight

粉叶轮环藤 百解藤

Cyclea hypoglauca (Schauer) Diels

凭证标本：荔浦县普查队 450331170710010LY (IBK)

功效：根、藤茎，清热解毒、祛风止痛、利水通淋。

功效来源：《广西壮族自治区壮药质量标准 第一卷》（2008年版）

细圆藤属 *Pericampylus* Miers

细圆藤 黑风散

Pericampylus glaucus (Lam.) Merr.

凭证标本：荔浦县普查队 450331180827002LY (IBK)

功效：藤茎、叶，清热解毒、息风止痉、祛除风湿。

功效来源：《中华本草》

千金藤属 *Stephania* Lour.

血散薯

Stephania dielsiana Y. C. Wu

凭证标本：荔浦县调查队 6-5519 (GXMI)

功效：块根，清热解毒、散瘀止痛。

功效来源：《中华本草》

金线吊乌龟

Stephania cephalantha Hayata

凭证标本：荔浦县普查队 450331180821001LY (IBK)

功效：块根，散瘀止痛、清热解毒。

功效来源：《广西壮族自治区壮药质量标准 第一卷》（2008年版）

24. 马兜铃科 Aristolochiaceae

细辛属 *Asarum* L.

尾花细辛

Asarum caudigerum Hance

凭证标本：荔浦县普查队 450331181112013LY (IBK)

功效：全草，温经散寒、消肿止痛、化痰止咳。

功效来源：《中华本草》

地花细辛 大块瓦

Asarum geophilum Hemsl.

凭证标本：荔浦县普查队 450331180520017LY (IBK)

功效：根、根状茎或全草，疏风散寒、宣肺止咳、消肿止痛。

功效来源：《中华本草》

28. 胡椒科 Piperaceae

胡椒属 *Piper* L.

变叶胡椒

Piper mutabile C. DC.

凭证标本：荔浦县普查队 450331181112019LY (IBK)

功效：全草，活血、消肿、止痛。

功效来源：《中华本草》

假蒟

Piper sarmentosum Roxb.

功效：地上部分，温中散寒、祛风利湿、消肿止痛。

功效来源：《广西壮族自治区壮药质量标准 第二卷》（2011年版）

29. 三白草科 Saururaceae

蕺菜属 *Houttuynia* Thunb.

蕺菜 鱼腥草

Houttuynia cordata Thunb.

凭证标本：荔浦县普查队 450331170729051LY (IBK)

功效：新鲜全草或地上部分，清热解毒、消痈排脓、利尿通淋。

功效来源：《中国药典》（2020年版）

三白草属 *Saururus* L.

三白草

Saururus chinensis (Lour.) Baill.

凭证标本：荔浦县普查队 450331180520010LY (IBK)

功效：地上部分，利尿消肿、清热解毒。

功效来源：《中国药典》（2020年版）

30. 金粟兰科 Chloranthaceae

草珊瑚属 *Sarcandra* Gardn.

草珊瑚 肿节风

Sarcandra glabra (Thunb.) Nakai

凭证标本：荔浦县普查队 450331170725009LY (IBK)

功效：全株，清热凉血、活血消斑、祛风通络。

功效来源：《中国药典》（2020年版）

32. 罂粟科 Papaveraceae

博落回属 *Macleaya* R. Br.

博落回

Macleaya cordata (Willd.) R. Br.

功效：根或全草，散瘀、祛风、解毒、止痛、杀虫。

功效来源：《中华本草》

33. 紫堇科 Fumariaceae

紫堇属 *Corydalis* DC.

北越紫堇

Corydalis balansae Prain

功效：全草，清热解毒、消肿拔毒。

功效来源：《药用植物辞典》

注：《广西植物名录》有记载。

黄堇

Corydalis pallida (Thunb.) Pers.

凭证标本：荔浦县普查队 450331190419008LY (IBK)

功效：全草或根，清热解毒、消炎、消肿、杀虫。

功效来源：《药用植物辞典》

36. 白花菜科 Cleomaceae

黄花草属 *Arivela* Raf.

黄花草

Arivela viscosa (L.) Raf.

凭证标本：荔浦县普查队 450331181106010LY (IBK)

功效：全草，散瘀消肿、去腐生肌。

功效来源：《药用植物辞典》

山柑属 *Capparis* L.

广州山柑

Capparis cantoniensis Lour.

凭证标本：荔浦县普查队 450331180825064LY (IBK)

功效：根、种子、茎叶，清热解毒、止咳、止痛。

功效来源：《中华本草》

小绿刺 尾叶山柑

Capparis urophylla F. Chun

凭证标本：荔浦县普查队 450331180821045LY (IBK)

功效：叶，解毒消肿。

功效来源：《全国中草药汇编》

鱼木属 *Crateva* L.

台湾鱼木

Crateva formosensis (M. Jacobs) B. S. Sun

凭证标本：荔浦县普查队 450331180824044LY (IBK)

功效：叶，用于肠炎、痢疾、感冒。根、茎，治痢疾、胃病、风湿、月内风。

功效来源：《药用植物辞典》

39. 十字花科 Brassicaceae

荠属 *Capsella* Medik.

荠

Capsella bursa-pastoris (L.) Medic.

凭证标本：荔浦县普查队 450331181109040LY (IBK)

功效：全草或花序、种子，凉肝止血、平肝明目、清热利湿。

功效来源：《中华本草》

碎米荠属 *Cardamine* L.

碎米荠 白带草
Cardamine hirsuta L.
凭证标本：荔浦县普查队 450331170729038LY (IBK)
功效：全草，清热利湿、安神、止血。
功效来源：《中华本草》

弹裂碎米荠
Cardamine impatiens L.
凭证标本：荔浦县普查队 450331190419005LY (IBK)
功效：全草，活血调经、清热解毒、利尿通淋。
功效来源：《中华本草》

蔊菜属 *Rorippa* Scop.

广州蔊菜
Rorippa cantoniensis (Lour.) Ohwi
凭证标本：荔浦县普查队 450331170725022LY (IBK)
功效：全草，清热解毒、镇咳。
功效来源：《药用植物辞典》

无瓣蔊菜 焯菜
Rorippa dubia (Pers.) H. Hara
凭证标本：荔浦县普查队 450331180505056LY (IBK)
功效：全草，祛痰止咳、解表散寒、活血解毒、利湿退黄。
功效来源：《中华本草》

蔊菜
Rorippa indica (L.) Hiern
凭证标本：荔浦县普查队 450331170727060LY (IBK)
功效：全草，祛痰止咳、解表散寒、活血解毒、利湿退黄。
功效来源：《中华本草》

菥蓂属 *Thlaspi* Linn.

菥蓂
Thlaspi arvense L.
凭证标本：荔浦县普查队 450331180505004LY (IBK)
功效：全草，和中益气、利肝明目。
功效来源：《药用植物辞典》

40. 堇菜科 Violaceae

堇菜属 *Viola* L.

如意草
Viola arcuata Blume
凭证标本：荔浦县普查队 450331170729013LY (IBK)
功效：全草，清热解毒、散瘀止血。
功效来源：《中华本草》

七星莲 地白草
Viola diffusa Ging.
凭证标本：荔浦县普查队 450331180519011LY (IBK)
功效：全草，清热解毒、散瘀消肿。
功效来源：《中华本草》

柔毛堇菜
Viola fargesii H. Boissieu
凭证标本：荔浦县普查队 450331170710007LY (IBK)
功效：全草，清热解毒、散结、祛瘀生新。
功效来源：《药用植物辞典》

光叶堇菜
Viola hossei W. Becker
凭证标本：荔浦县普查队 450331170729006LY (IBK)
功效：全草，清热解毒、散结、凉血、消肿。
功效来源：《药用植物辞典》

长萼堇菜
Viola inconspicua Blume
功效：全草，清热解毒、散瘀消肿。
功效来源：《药用植物辞典》

紫花地丁
Viola philippica Cav.
凭证标本：荔浦县普查队 450331180519026LY (IBK)
功效：全草，清热解毒、凉血消肿。
功效来源：《中国药典》（2020年版）

42. 远志科 Polygalaceae

远志属 *Polygala* L.

华南远志 大金不换
Polygala chinensis L.
凭证标本：荔浦县普查队 450331180519022LY (IBK)
功效：全草，祛痰、消积、散瘀、解毒。
功效来源：《广西壮族自治区壮药质量标准 第二卷》（2011年版）

黄花倒水莲
Polygala fallax Hemsl.
凭证标本：荔浦县普查队 450331180825041LY (IBK)
功效：根，补益、强壮、祛湿、散瘀。
功效来源：《广西壮族自治区瑶药材质量标准 第一卷》（2014年版）

瓜子金
Polygala japonica Houtt.
凭证标本：荔浦县普查队 450331180826027LY (IBK)
功效：全草，镇咳、化痰、活血、止血、安神、解毒。
功效来源：《广西壮族自治区瑶药材质量标准 第一卷》（2014年版）

大叶金牛
Polygala latouchei Franch.
凭证标本：荔浦县普查队 450331181109020LY (IBK)
功效：全草，清热解毒、祛痰止咳、活血散瘀。
功效来源：《药用植物辞典》

长毛籽远志 木本远志
Polygala wattersii Hance.
功效：根、叶，解毒、散瘀。
功效来源：《中华本草》
注：《广西植物名录》有记载。

齿果草属 *Salomonia* Lour.
齿果草 吹云草
Salomonia cantoniensis Lour.
凭证标本：荔浦县普查队 450331180827014LY (IBK)
功效：全草，解毒消肿、散瘀止痛。
功效来源：《中华本草》

蝉翼藤属 *Securidaca* L.
蝉翼藤 五味藤
Securidaca inappendiculata Hassk.
凭证标本：荔浦县普查队 450331180825012LY (IBK)
功效：根或全株，祛风除湿、散瘀止痛。
功效来源：《广西壮族自治区壮药质量标准 第一卷》(2008年版)

45. 景天科 Crassulaceae
落地生根属 *Bryophyllum* Salisb.
落地生根
Bryophyllum pinnatum (L. f.) Oken
功效：根或全草，解毒消肿、活血止痛、拔毒。
功效来源：《中华本草》

景天属 *Sedum* L.
大叶火焰草 龙鳞草
Sedum drymarioides Hance.
凭证标本：荔浦县普查队 450331170727077LY (IBK)
功效：全草，清热解毒、消肿止痛。
功效来源：《全国中草药汇编》

凹叶景天 马牙半支
Sedum emarginatum Migo
功效：全草，清热解毒、凉血止血、利湿。
功效来源：《中华本草》

佛甲草
Sedum lineare Thunb.
凭证标本：荔浦县普查队 450331190419001LY (IBK)
功效：茎叶，清热解毒、利湿、止血。
功效来源：《中华本草》

石莲属 *Sinocrassula* A. Berger
石莲 石上开花
Sinocrassula indica (Decne.) A. Berger
凭证标本：荔浦县普查队 450331181111019LY (IBK)
功效：全草，清热解毒、凉血止血、收敛生肌、止咳。
功效来源：《中华本草》

47. 虎耳草科 Saxifragaceae
扯根菜属 *Penthorum* L.
扯根菜 赶黄草
Penthorum chinense Pursh
凭证标本：荔浦县普查队 450331181113009LY (IBK)
功效：全草，利水除湿、祛瘀止痛。
功效来源：《全国中草药汇编》

53. 石竹科 Caryophyllaceae
无心菜属 *Arenaria* L.
无心菜 铃铃草
Arenaria serpyllifolia L.
凭证标本：荔浦县普查队 450331180505065LY (IBK)
功效：全草，止咳、清热明目。
功效来源：《全国中草药汇编》

卷耳属 *Cerastium* L.
球序卷耳 婆婆指甲菜
Cerastium glomeratum Thuill.
功效：全草，清热、利湿、凉血解毒。
功效来源：《中华本草》

荷莲豆草属 *Drymaria* Willd. ex Schult.
荷莲豆草 荷莲豆菜
Drymaria cordata (L.) Willd. ex Schult.
凭证标本：荔浦县普查队 450331180827004LY (IBK)
功效：全草，清热解毒、利湿、消食化痰。
功效来源：《广西壮族自治区壮药质量标准 第二卷》(2011年版)

鹅肠菜属 *Myosoton* Moench
鹅肠菜 鹅肠草
Myosoton aquaticum (L.) Moench
功效：全草，清热解毒、散瘀消肿。
功效来源：《中华本草》

漆姑草属 *Sagina* L.
漆姑草
Sagina japonica (Sw.) Ohwi
凭证标本：荔浦县普查队 450331190420012LY (IBK)
功效：全草，凉血解毒、杀虫止痒。
功效来源：《中华本草》

繁缕属 *Stellaria* L.

雀舌草 天蓬草

Stellaria alsine Grimm

凭证标本：荔浦县普查队 450331181109047LY (IBK)

功效：全草，祛风散寒、续筋接骨、活血止痛、解毒。

功效来源：《全国中草药汇编》

繁缕

Stellaria media (L.) Vill.

功效：全草，清热解毒、化瘀止痛、催乳。

功效来源：《全国中草药汇编》

56. 马齿苋科 Portulacaceae

马齿苋属 *Portulaca* L.

马齿苋

Portulaca oleracea L.

凭证标本：荔浦县普查队 450331170727023LY (IBK)

功效：全草，清热解毒、凉血止痢、除湿通淋。

功效来源：《广西壮族自治区壮药质量标准 第二卷》（2011年版）

土人参属 *Talinum* Adans.

土人参

Talinum paniculatum (Jacq.) Gaertn.

凭证标本：荔浦县普查队 450331170711034LY (IBK)

功效：根，补气润肺、止咳、调经。

功效来源：《中华本草》

57. 蓼科 Polygonaceae

金线草属 *Antenoron* Raf.

金线草

Antenoron filiforme (Thunb.) Rob. et Vaut. var. *filiforme*

凭证标本：荔浦县普查队 450331180823031LY (IBK)

功效：全草，凉血止血、清热利湿、散瘀止痛。

功效来源：《中华本草》

短毛金线草

Antenoron filiforme (Thunb.) Roberty et Vautier var. *neofiliforme* (Nakai) A. J. Li

凭证标本：荔浦县普查队 450331170729021LY (IBK)

功效：全草，活血散瘀、理气止痛、调经。

功效来源：《药用植物辞典》

荞麦属 *Fagopyrum* Mill.

金荞麦

Fagopyrum dibotrys (D. Don) H. Hara

凭证标本：荔浦县普查队 450331181110025LY (IBK)

功效：根状茎，清热解毒、排脓祛瘀。

功效来源：《中国药典》（2020年版）

何首乌属 *Fallopia* Adans.

何首乌

Fallopia multiflora (Thunb.) Haraldso

凭证标本：荔浦县普查队 450331180505024LY (IBK)

功效：块根，解毒、消痈、截疟、润肠通便。

功效来源：《中国药典》（2020年版）

蓼属 *Polygonum* L.

头花蓼 石荞草

Polygonum capitatum Buch.-Ham. ex D. Don

凭证标本：荔浦县普查队 450331180521066LY (IBK)

功效：全草，清热利湿、活血止痛。

功效来源：《中华本草》

火炭母

Polygonum chinense L.

凭证标本：荔浦县普查队 450331181108017LY (IBK)

功效：全草，清热解毒、利湿止痒、明目退翳。

功效来源：《广西壮族自治区壮药质量标准 第一卷》（2008年版）

长箭叶蓼

Polygonum hastatosagittatum Makino

凭证标本：荔浦县普查队 450331181108021LY (IBK)

功效：全草，清热解毒、祛风除湿、活血止痛。

功效来源：《药用植物辞典》

蚕茧草

Polygonum japonicum Meisn.

凭证标本：荔浦县普查队 450331170711019LY (IBK)

功效：全草，解毒、止痛、透疹。

功效来源：《中华本草》

酸模叶蓼 大马蓼

Polygonum lapathifolium L.

凭证标本：荔浦县普查队 450331170728060LY (IBK)

功效：全草，清热解毒、利湿止痒。

功效来源：《全国中草药汇编》

尼泊尔蓼 猫儿眼睛

Polygonum nepalense Meisn.

凭证标本：荔浦县普查队 450331170729031LY (IBK)

功效：全草，收敛固肠。

功效来源：《全国中草药汇编》

掌叶蓼

Polygonum palmatum Dunn

凭证标本：荔浦县普查队 450331181107038LY (IBK)

功效：全草，止血、清热。

功效来源：《中华本草》

杠板归 扛板归
Polygonum perfoliatum L.
凭证标本：荔浦县普查队 450331170725051LY (IBK)
功效：全草，清热解毒、利湿消肿、散瘀止血。
功效来源：《广西壮族自治区壮药质量标准 第一卷》（2008年版）

戟叶蓼
Polygonum thunbergii Sieb. et Zucc.
凭证标本：荔浦县普查队 450331180519028LY (IBK)
功效：全草，祛风、清热、活血止痛。
功效来源：《桂本草第二卷上》

虎杖属 *Reynoutria* Houtt.

虎杖
Reynoutria japonica Houtt.
功效：根状茎和根，消痰、软坚散结、利水消肿。
功效来源：《中国药典》（2020年版）

酸模属 *Rumex* L.

皱叶酸模
Rumex crispus L.
凭证标本：荔浦县普查队 450331180505052LY (IBK)
功效：根、根状茎、叶或全草，清热解毒、凉血止血、杀虫、收敛、化痰止咳。
功效来源：《药用植物辞典》

羊蹄
Rumex japonicus Houtt.
凭证标本：荔浦县普查队 450331170711037LY (IBK)
功效：根或全草，清热解毒、止血、通便、杀虫。
功效来源：《全国中草药汇编》

59. 商陆科 Phytolaccaceae

商陆属 *Phytolacca* L.

商陆
Phytolacca acinosa Roxb.
功效：根，逐水消肿、通利二便。
功效来源：《中国药典》（2020年版）

垂序商陆 商陆
Phytolacca americana L.
凭证标本：荔浦县普查队 450331170711039LY (IBK)
功效：根，逐水消肿、通利二便。
功效来源：《中国药典》（2020年版）

61. 藜科 Chenopodiaceae

藜属 *Chenopodium* L.

藜
Chenopodium album L.
功效：全草或果实、种子，清热祛湿、解毒消肿、杀虫止痒。
功效来源：《中华本草》
注：《广西植物名录》有记载。

小藜
Chenopodium ficifolium Sm.
功效：全草，清热解毒、祛湿、止痒透疹、杀虫。
功效来源：《药用植物辞典》

刺藜属 *Dysphania* R. Br.

土荆芥
Dysphania ambrosioides (L.) Mosyakin et Clemants
凭证标本：荔浦县普查队 450331170728078LY (IBK)
功效：全草，杀虫、祛风、通经、止痛。
功效来源：《广西壮族自治区壮药质量标准 第三卷》（2018年版）

地肤属 *Kochia* Roth

地肤 地肤子
Kochia scoparia (L.) Schrad.
凭证标本：荔浦县普查队 450331170728073LY (IBK)
功效：果实，清热利湿、祛风止痒。
功效来源：《中国药典》（2020年版）

63. 苋科 Amaranthaceae

牛膝属 *Achyranthes* L.

土牛膝 倒扣草
Achyranthes aspera L.
凭证标本：荔浦县普查队 450331181108004LY (IBK)
功效：全草，解表清热、利湿。
功效来源：《广西壮族自治区壮药质量标准 第一卷》（2008年版）

牛膝
Achyranthes bidentata Blume
功效：根，逐瘀通经、补肝肾、强筋骨、引血下行。
功效来源：《中国药典》（2020年版）
注：《广西植物名录》有记载。

柳叶牛膝 土牛膝
Achyranthes longifolia (Makino) Makino
凭证标本：荔浦县普查队 450331181106016LY (IBK)
功效：根、根状茎，活血化瘀、泻火解毒、利尿通淋。
功效来源：《中华本草》

白花苋属 *Aerva* Forssk.

白花苋
Aerva sanguinolenta (L.) Blume
凭证标本：荔浦县普查队 450331170713036LY (IBK)
功效：根、花，活血散瘀、清热除湿。

功效来源：《中华本草》

莲子草属 *Alternanthera* Forssk.

喜旱莲子草 空心苋

Alternanthera philoxeroides (Mart.) Griseb.

凭证标本：荔浦县普查队 450331170729041LY (IBK)

功效：全草，清热利尿、凉血解毒。

功效来源：《广西壮族自治区壮药质量标准 第三卷》（2018年版）

莲子草 节节花

Alternanthera sessilis (L.) R. Br. ex DC.

凭证标本：荔浦县普查队 450331181106005LY (IBK)

功效：全草，凉血散瘀、清热解毒、除湿通淋。

功效来源：《中华本草》

苋属 *Amaranthus* L.

繁穗苋 老鸦谷

Amaranthus cruentus L.

凭证标本：荔浦县普查队 450331170713008LY (IBK)

功效：根，滋补强壮。

功效来源：《全国中草药汇编》

刺苋

Amaranthus spinosus L.

凭证标本：荔浦县普查队 450331170728042LY (IBK)

功效：全草，清热利湿、解毒消肿、凉血止血。

功效来源：《广西壮族自治区壮药质量标准 第三卷》（2018年版）

苋

Amaranthus tricolor L.

功效：茎叶，清肝明目、通利二便。

功效来源：《中华本草》

注：民间常见栽培物种。

皱果苋 野苋菜

Amaranthus viridis L.

功效：全草，清热利湿。

功效来源：《全国中草药汇编》

注：《广西植物名录》有记载。

青葙属 *Celosia* L.

青葙 青箱子

Celosia argentea L.

凭证标本：荔浦县普查队 450331170725039LY (IBK)

功效：成熟种子，清虚热、除骨蒸、解暑热、截疟、退黄。

功效来源：《中国药典》（2020年版）

64. 落葵科 Basellaceae

落葵薯属 *Anredera* Juss.

落葵薯 藤三七

Anredera cordifolia (Ten.) Steenis

凭证标本：荔浦县普查队 450331170728052LY (IBK)

功效：珠芽，补肾强腰、散瘀消肿。

功效来源：《中华本草》

65. 亚麻科 Linaceae

青篱柴属 *Tirpitzia* Hallier f.

青篱柴

Tirpitzia sinensis (Hemsl.) Hallier

凭证标本：荔浦县普查队 450331170710028LY (IBK)

功效：根，用于风湿骨痛、跌打扭伤。叶，用于白带异常，外用治骨折、跌打肿痛。

功效来源：《广西中药资源名录》

67. 牻牛儿苗科 Geraniaceae

老鹳草属 *Geranium* L.

野老鹳草 老鹳草

Geranium carolinianum L.

凭证标本：荔浦县普查队 450331190418002LY (IBK)

功效：地上部分，祛风湿、通经络、止泻利。

功效来源：《中国药典》（2020年版）

69. 酢浆草科 Oxalidaceae

酢浆草属 *Oxalis* L.

酢浆草

Oxalis corniculata L.

凭证标本：荔浦县普查队 450331170727073LY (IBK)

功效：全草，清热利湿、消肿解毒。

功效来源：《广西壮族自治区壮药质量标准 第二卷》（2011年版）

红花酢浆草 铜锤草

Oxalis corymbosa DC.

凭证标本：荔浦县普查队 450331180519018LY (IBK)

功效：全草，散瘀消肿、清热利湿、解毒。

功效来源：《中华本草》

71. 凤仙花科 Balsaminaceae

凤仙花属 *Impatiens* L.

凤仙 凤仙花

Impatiens balsamina L.

凭证标本：荔浦县普查队 450331180520005LY (IBK)

功效：花，祛风除湿、活血止痛、解毒杀虫。

功效来源：《中华本草》

华凤仙 水边指甲花
Impatiens chinensis L.
凭证标本：荔浦县普查队 450331180824036LY (IBK)
功效：全草，清热解毒、活血散瘀、消肿拔脓。
功效来源：《全国中草药汇编》

黄金凤
Impatiens siculifer Hook. f.
凭证标本：荔浦县普查队 450331180521017LY (IBK)
功效：全草或根、种子，祛瘀消肿、清热解毒、祛风、活血止痛。
功效来源：《药用植物辞典》

72. 千屈菜科 Lythraceae

水苋菜属 *Ammannia* L.

水苋菜
Ammannia baccifera L.
凭证标本：荔浦县普查队 450331181113008LY (IBK)
功效：全草，散瘀止血、除湿解毒。
功效来源：《中华本草》

紫薇属 *Lagerstroemia* L.

紫薇
Lagerstroemia indica L.
凭证标本：荔浦县普查队 450331170725001LY (IBK)
功效：根、树皮，活血、止血、解毒、消肿。
功效来源：《全国中草药汇编》

南紫薇
Lagerstroemia subcostata Koehne
凭证标本：荔浦县普查队 450331170728021LY (IBK)
功效：花、根，败毒消瘀。
功效来源：《药用植物辞典》

千屈菜属 *Lythrum* L.

千屈菜 千屈草
Lythrum salicaria L.
凭证标本：荔浦县普查队 450331170729050LY (IBK)
功效：全草，清热解毒、凉血止血。
功效来源：《全国中草药汇编》

节节菜属 *Rotala* L.

圆叶节节菜 水苋菜
Rotala rotundifolia (Buch.-Ham. ex Roxb.) Koehne
凭证标本：荔浦县普查队 450331190418015LY (IBK)
功效：全草，清热利湿、解毒。
功效来源：《全国中草药汇编》

77. 柳叶菜科 Onagraceae

露珠草属 *Circaea* L.

南方露珠草
Circaea mollis Sieb. et Zucc.
凭证标本：荔浦县普查队 450331180827003LY (IBK)
功效：全草或根，祛风除湿、活血消肿、清热解毒。
功效来源：《中华本草》

丁香蓼属 *Ludwigia* L.

水龙 过塘蛇
Ludwigia adscendens (L.) Hara
凭证标本：荔浦县普查队 450331180822015LY (IBK)
功效：全草，清热解毒、利尿消肿。
功效来源：《广西中药材标准 第一册》

毛草龙
Ludwigia octovalvis (Jacq.) P. H. Raven
凭证标本：荔浦县普查队 450331180822004LY (IBK)
功效：全草，清热利湿、解毒消肿。
功效来源：《中华本草》

78. 小二仙草科 Haloragaceae

小二仙草属 *Gonocarpus* Thunb.

小二仙草
Gonocarpus micrantha Thunb.
凭证标本：荔浦县普查队 450331170729064LY (IBK)
功效：全草，止咳平喘、清热利湿、调经活血。
功效来源：《中华本草》

狐尾藻属 *Myriophyllum* L.

穗状狐尾藻
Myriophyllum spicatum L.
凭证标本：荔浦县普查队 450331180822016LY (IBK)
功效：全草，用于痢疾，外用治烧烫伤。
功效来源：《广西中药资源名录》

79. 水马齿科 Callitrichaceae

水马齿属 *Callitriche* L.

沼生水马齿
Callitriche palustris L.
凭证标本：荔浦县普查队 450331190421008LY (IBK)
功效：全草，清热解毒、利尿消肿。
功效来源：《中华本草》

81. 瑞香科 Thymelaeaceae

瑞香属 *Daphne* L.

长柱瑞香
Daphne championii Benth.
凭证标本：荔浦县普查队 450331181110008LY (IBK)
功效：根皮、茎皮，祛风除湿、解毒消肿、消疳散积。全株，消疳散积、消炎。

功效来源：《药用植物辞典》

结香属 *Edgeworthia* Meisn.

结香 黄瑞香

Edgeworthia chrysantha Lindl.

凭证标本：荔浦县普查队 450331181112020LY (IBK)

功效：全株，舒筋络、益肝肾。

功效来源：《广西壮族自治区瑶药材质量标准 第一卷》（2014年版）

荛花属 *Wikstroemia* Endl.

了哥王

Wikstroemia indica (L.) C. A. Mey.

凭证标本：荔浦县普查队 450331180505062LY (IBK)

功效：茎、叶，消热解毒、化痰散结、消肿止痛。

功效来源：《广西壮族自治区壮药质量标准 第一卷》（2008年版）

83. 紫茉莉科 Nyctaginaceae

叶子花属 *Bougainvillea* Comm. ex Juss.

叶子花

Bougainvillea spectabilis Willd.

凭证标本：荔浦县普查队 450331170725052LY (IBK)

功效：花，活血调经、化湿止带。

功效来源：《中华本草》

紫茉莉属 *Mirabilis* L.

紫茉莉

Mirabilis jalapa L.

凭证标本：荔浦县普查队 450331170726088LY (IBK)

功效：叶、果实，清热解毒、祛风、渗湿、活血。

功效来源：《中华本草》

84. 山龙眼科 Proteaceae

山龙眼属 *Helicia* Lour.

小果山龙眼

Helicia cochinchinensis Lour.

凭证标本：荔浦县普查队 450331181112008LY (IBK)

功效：根、叶，行气活血、祛瘀止痛。

功效来源：《药用植物辞典》

网脉山龙眼

Helicia reticulata W. T. Wang

凭证标本：荔浦县普查队 450331181109014LY (IBK)

功效：枝、叶，止血。

功效来源：《中华本草》

88. 海桐花科 Pittosporaceae

海桐花属 *Pittosporum* Banks ex Sol.

海金子 海桐树

Pittosporum illicioides Makino

凭证标本：韦立辉 1007 (IBK)

功效：根、种子，祛风活络、散瘀止痛。

功效来源：《全国中草药汇编》

薄萼海桐

Pittosporum leptosepalum Gowda

凭证标本：荔浦县普查队 450331170713030LY (IBK)

功效：根皮，祛风湿。叶，止血。

功效来源：《药用植物辞典》

小果海桐

Pittosporum parvicapsulare H. T. Chang et S. Z. Yan

凭证标本：荔浦县普查队 450331170727005LY (IBK)

功效：根、叶、种子，消肿解毒、利湿、活血。

功效来源：《药用植物辞典》

少花海桐 海金子

Pittosporum pauciflorum Hook. et Arn.

凭证标本：荔浦县普查队 450331170726056LY (IBK)

功效：茎、枝，祛风活络、散寒止痛、镇静。

功效来源：《广西壮族自治区瑶药材质量标准 第一卷》（2014年版）

93. 大风子科 Flacourtiaceae

山桂花属 *Bennettiodendron* Merr.

山桂花

Bennettiodendron leprosipes (Clos) Merr.

凭证标本：荔浦县普查队 450331170726099LY (IBK)

功效：树皮、叶，清热解毒、消炎、止血生肌。

功效来源：《药用植物辞典》

柞木属 *Xylosma* G. Forst.

柞木

Xylosma congesta (Lour.) Merr.

凭证标本：荔浦县普查队 450331180520013LY (IBK)

功效：叶、根皮、茎皮，清热利湿、散瘀止血、消肿止痛。

功效来源：《全国中草药汇编》

南岭柞木

Xylosma controversa Clos

凭证标本：荔浦县普查队 450331170727058LY (IBK)

功效：根、叶，清热凉血、散瘀消肿。

功效来源：《药用植物辞典》

101. 西番莲科 Passifloraceae

西番莲属 *Passiflora* L.

鸡蛋果

Passiflora edulis Sims
凭证标本：荔浦县普查队 450331170713023LY (IBK)
功效：果实，清热解毒、镇痛安神。
功效来源：《全国中草药汇编》

蝴蝶藤

Passiflora papilio H. L. Li
凭证标本：荔浦县普查队 450331180826028LY (IBK)
功效：全草，活血止血、祛湿止痛、清热解毒。
功效来源：《中华本草》

103. 葫芦科 Cucurbitaceae

盒子草属 *Actinostemma* Griff.

盒子草

Actinostemma tenerum Griff.
凭证标本：荔浦县普查队 450331170728063LY (IBK)
功效：全草或种子，利水消肿、清热解毒。
功效来源：《中华本草》

金瓜属 *Gymnopetalum* Arn.

金瓜

Gymnopetalum chinensis (Lour.) Merr.
凭证标本：荔浦县普查队 450331180824013LY (IBK)
功效：全草，用于瘰疬、妇科病、全身痛、手脚萎缩。
功效来源：《药用植物辞典》

绞股蓝属 *Gynostemma* Blume

绞股蓝

Gynostemma pentaphyllum (Thunb.) Makino
凭证标本：荔浦县普查队 450331170712016LY (IBK)
功效：全草，清热解毒、止咳祛痰、益气养阴、延缓衰老。
功效来源：《广西壮族自治区壮药质量标准 第三卷》（2018年版）

葫芦属 *Lagenaria* Ser.

葫芦

Lagenaria siceraria (Molina) Standl.
凭证标本：荔浦县普查队 450331170728074LY (IBK)
功效：果皮、种子，利尿、消肿、散结。
功效来源：《全国中草药汇编》

丝瓜属 *Luffa* Mill.

广东丝瓜 丝瓜络

Luffa acutangula (L.) Roxb.
凭证标本：荔浦县普查队 450331170725050LY (IBK)
功效：果实的维管束，通络、活血、祛风。
功效来源：《广西中药材标准 第一册》

苦瓜属 *Momordica* L.

苦瓜 苦瓜干

Momordica charantia L.
凭证标本：荔浦县普查队 450331170728053LY (IBK)
功效：果实，清暑涤热、明目、解毒。
功效来源：《广西壮族自治区壮药质量标准 第二卷》（2011年版）

木鳖子

Momordica cochinchinensis (Lour.) Spreng.
凭证标本：荔浦县普查队 450331180823026LY (IBK)
功效：干燥成熟种子，散结消肿、攻毒疗疮。
功效来源：《中国药典》（2020年版）

凹萼木鳖

Momordica subangulata Blume
凭证标本：荔浦县普查队 450331170726068LY (IBK)
功效：根，用于结膜炎、腮腺炎、喉咙肿痛、瘰疬、疮疡肿毒。
功效来源：《广西中药资源名录》

罗汉果属 *Siraitia* Merr.

罗汉果

Siraitia grosvenorii (Swingle) C. Jeffrey ex A. M. Lu et Z. Y. Zhang
功效：干燥果实，清热润肺、利咽开音、滑肠通便。
功效来源：《中国药典》（2020年版）

茅瓜属 *Solena* Lour.

茅瓜

Solena amplexicaulis (Lam.) Gandhi
凭证标本：荔浦县普查队 450331181108037LY (IBK)
功效：块根、叶，清热解毒、化瘀散结、化痰利湿。
功效来源：《中华本草》

赤瓟属 *Thladiantha* Bunge

大苞赤瓟

Thladiantha cordifolia (Blume) Cogn.
凭证标本：荔浦县普查队 450331180821023LY (IBK)
功效：块根，消炎解毒。
功效来源：《药用植物辞典》

栝楼属 *Trichosanthes* L.

王瓜

Trichosanthes cucumeroides (Ser.) Maxim.
凭证标本：荔浦县普查队 450331170711022LY (IBK)
功效：种子、果实，清热利湿、凉血止血。
功效来源：《中华本草》

糙点栝楼

Trichosanthes dunniana H. Lév.

凭证标本：荔浦县普查队 450331180823047LY (IBK)

功效：种子，润肺、祛痰、滑肠。

功效来源：《药用植物辞典》

长萼栝楼

Trichosanthes laceribractea Hayata

凭证标本：荔浦县普查队 450331180823020LY (IBK)

功效：果实，润肺、化痰、散结、滑肠。种子，润肺、化痰、滑肠。

功效来源：《药用植物辞典》

趾叶栝楼 石蟾蜍

Trichosanthes pedata Merr. et Chun

凭证标本：荔浦县普查队 450331181108045LY (IBK)

功效：全草，清热解毒。

功效来源：《中华本草》

两广栝楼

Trichosanthes reticulinervis C. Y. Wu ex S. K. Chen

凭证标本：荔浦县普查队 450331170726019LY (IBK)

功效：根，用于热病烦渴、肺热燥咳、内热消渴、疮疡肿毒。

功效来源：《广西中药资源名录》

中华栝楼

Trichosanthes rosthornii Harms

凭证标本：荔浦县普查队 450331180822024LY (IBK)

功效：根、果实、种子，清热泻火、生津止渴、消肿排脓。

功效来源：《中国药典》（2020年版）

马㼎儿属 *Zehneria* Endl.

钮子瓜

Zehneria maysorensis (Wight et Arn.) Arn.

凭证标本：荔浦县普查队 450331170726045LY (IBK)

功效：全草或根，清热解毒、通淋。

功效来源：《中华本草》

104. 秋海棠科 Begoniaceae

秋海棠属 *Begonia* L.

周裂秋海棠

Begonia circumlobata Hance

功效：全草，散瘀消肿、消炎止咳。

功效来源：《中华本草》

注：《广西植物名录》有记载。

紫背天葵 红天葵

Begonia fimbristipula Hance

凭证标本：荔浦县普查队 450331170729071LY (IBK)

功效：块茎或全草，清热凉血、散瘀消肿、止咳化痰。

功效来源：《广西中药材标准 第一册》

大香秋海棠

Begonia handelii Irmsch.

功效：全草，清热解毒、利咽、消食、散瘀消肿。

功效来源：《药用植物辞典》

癞叶秋海棠 团扇叶秋海棠

Begonia leprosa Hance

凭证标本：荔浦县普查队 450331170711004LY (IBK)

功效：全草，用于咳血、吐血、跌打损伤。

功效来源：《广西中药资源名录》

粗喙秋海棠 大半边莲

Begonia longifolia Blume

凭证标本：荔浦县普查队 450331170726070LY (IBK)

功效：根状茎，清热解毒、消肿止痛。

功效来源：《广西壮族自治区壮药质量标准 第二卷》（2011年版）

掌裂叶秋海棠 水八角

Begonia pedatifida H. Lév.

凭证标本：荔浦县普查队 450331180824007LY (IBK)

功效：根状茎，祛风活血、利水、解毒。

功效来源：《中药大辞典》

裂叶秋海棠 红孩儿

Begonia palmata D. Don

凭证标本：荔浦县普查队 450331170726033LY (IBK)

功效：全草，清热解毒、化瘀消肿。

功效来源：《广西壮族自治区壮药质量标准 第二卷》（2011年版）

106. 番木瓜科 Caricaceae

番木瓜属 *Carica* L.

番木瓜

Carica papaya L.

功效：果实，健胃消食、滋补催乳、舒筋通络。

功效来源：《全国中草药汇编》

注：民间常见栽培物种。

107. 仙人掌科 Cactaceae

仙人掌属 *Opuntia* Mill.

仙人掌

Opuntia stricta (Haw.) Haw. var. *dillenii* (Ker Gawl.) L. D. Benson

功效：干燥地上部分，行气活血、清热解毒。

功效来源：《广西壮族自治区壮药质量标准 第二卷》（2011年版）

注：民间常见栽培物种。

108. 山茶科 Theaceae

杨桐属 *Adinandra* Jack

川杨桐

Adinandra bockiana E. Pritz. ex Diels
凭证标本：荔浦县普查队 450331170729056LY (IBK)
功效：叶，消炎、止血。
功效来源：《药用植物辞典》

杨桐

Adinandra millettii (Hook. et Arn.) Benth. et Hook. f. ex Hance
凭证标本：荔浦县普查队 450331180521068LY (IBK)
功效：根、嫩叶，凉血止血、消肿解毒。
功效来源：《药用植物辞典》

亮叶杨桐

Adinandra nitida Merr. ex H. L. Li
凭证标本：荔浦县普查队 450331170726054LY (IBK)
功效：叶，民间当茶饮，消炎、退热、降压、止血。
功效来源：《药用植物辞典》

山茶属 *Camellia* L.

长尾毛蕊茶

Camellia caudata Wall.
凭证标本：韦立辉 10060 (IBK)
功效：茎、叶、花，活血止血、祛腐生新。
功效来源：《药用植物辞典》

贵州连蕊茶

Camellia costei H. Lév.
凭证标本：荔浦县普查队 450331180521049LY (IBK)
功效：全株，健脾消食、滋补强壮。
功效来源：《药用植物辞典》

毛花连蕊茶

Camellia fraterna Hance
凭证标本：荔浦县普查队 450331180821037LY (IBK)
功效：根、叶、花，消肿、活血、清热解毒、生肌散瘀。
功效来源：《药用植物辞典》

落瓣油茶

Camellia kissii Wall.
凭证标本：荔浦县普查队 IBK00295972 (IBK)
功效：种子，行气、疏滞。
功效来源：《药用植物辞典》

油茶

Camellia oleifera Abel
凭证标本：荔浦县普查队 450331180519024LY (IBK)
功效：根、茶子饼，清热解毒、活血散瘀、止痛。
功效来源：《全国中草药汇编》

茶 茶叶

Camellia sinensis (L.) O. Ktze.
凭证标本：荔浦县普查队 450331170729060LY (IBK)
功效：嫩叶、嫩芽，清头目、除烦渴、消食化痰、利尿止泻。
功效来源：《广西壮族自治区壮药质量标准 第三卷》（2018年版）

柃木属 *Eurya* Thunb.

短柱柃

Eurya brevistyla Kobuski
凭证标本：吕清华 125 (IBK)
功效：叶，用于烧烫伤。
功效来源：《药用植物辞典》

二列叶柃 山禾串

Eurya distichophylla Hemsl.
凭证标本：荔浦县普查队 450331180521032LY (IBK)
功效：全株，清热、解毒、消炎、止痛。
功效来源：《全国中草药汇编》

微毛柃

Eurya hebeclados Ling
凭证标本：荔浦县普查队 450331170713020LY (IBK)
功效：根、茎、果实、枝叶，截疟、祛风、消肿、止血、解毒。
功效来源：《药用植物辞典》

贵州毛柃

Eurya kueichowensis Hu et L. K. Ling ex P. T. Li
凭证标本：荔浦县普查队 450331181109017LY (IBK)
功效：枝、叶，清热解毒、消肿止血、祛风除湿。
功效来源：《药用植物辞典》

四角柃

Eurya tetragonoclada Merr. et Chun
凭证标本：荔浦县普查队 450331181111006LY (IBK)
功效：根，消肿止痛。
功效来源：《药用植物辞典》

大头茶属 *Polyspora* Sweet ex G. Don

大头茶

Polyspora axillaris (Roxb. ex Ker Gawl.) Sweet
凭证标本：荔浦县普查队 450331181112023LY (IBK)
功效：芽、叶、花，清热解毒。茎皮、根、果实，清热止痒、活络止痛、温中止泻。

功效来源：《药用植物辞典》

木荷属 *Schima* Reinw. ex Blume

木荷 木荷叶

Schima superba Gardner et Champ.

凭证标本：荔浦县普查队 450331170729020LY (IBK)

功效：叶，解毒疗疮。

功效来源：《中华本草》

厚皮香属 *Ternstroemia* Mutis ex L. f.

厚皮香

Ternstroemia gymnanthera (Wight et Arn.) Sprague

凭证标本：吕清华 128 (IBK)

功效：叶、花、果实，清热解毒、消痈肿。

功效来源：《药用植物辞典》

厚叶厚皮香

Ternstroemia kwangtungensis Merr.

凭证标本：荔浦县普查队 450331180825031LY (IBK)

功效：元江哈尼族药。

功效来源：《药用植物辞典》

尖萼厚皮香

Ternstroemia luteoflora L. K. Ling

凭证标本：韦立辉 100174 (IBK)

功效：根、叶，清热解毒、舒筋活络、消肿止痛、止泻。

功效来源：《药用植物辞典》

112. 猕猴桃科 Actinidiaceae

猕猴桃属 *Actinidia* Lindl.

黄毛猕猴桃

Actinidia fulvicoma Hance

凭证标本：荔浦县普查队 450331180521013LY (IBK)

功效：根、叶、果实，清热止渴、除烦、下气和中、利尿。

功效来源：《药用植物辞典》

阔叶猕猴桃 多花猕猴桃

Actinidia latifolia (Gardn. et Champ.) Merr.

凭证标本：荔浦县普查队 450331180521087LY (IBK)

功效：茎、叶，清热解毒、消肿止痛、除湿。

功效来源：《中华本草》

美丽猕猴桃

Actinidia melliana Hand.-Mazz.

凭证标本：荔浦县普查队 450331170729036LY (IBK)

功效：根，止血、消炎、祛风除湿、解毒、接骨。

功效来源：《药用植物辞典》

118. 桃金娘科 Myrtaceae

子楝树属 *Decaspermum* J. R. Forst. et G. Forst.

子楝树 子楝树叶

Decaspermum gracilentum (Hance) Merr. et Perry

凭证标本：荔浦县普查队 450331180823038LY (IBK)

功效：叶，理气化湿、解毒杀虫。

功效来源：《中华本草》

五瓣子楝树

Decaspermum parviflorum (Lam.) A. J. Scott

凭证标本：荔浦县普查队 450331170710021LY (IBK)

功效：叶、果实，理气止痛、芳香化湿。

功效来源：《药用植物辞典》

桃金娘属 *Rhodomyrtus* (DC.) Rchb.

桃金娘

Rhodomyrtus tomentosa (Aiton) Hassk.

凭证标本：荔浦县普查队 450331170727041LY (IBK)

功效：果实，补血滋养、涩肠固精。根，理气止痛、利湿止泻、化瘀止血、益肾养血。

功效来源：《广西壮族自治区壮药质量标准 第一卷》(2008年版)

蒲桃属 *Syzygium* R. Br. ex Gaertn.

华南蒲桃

Syzygium austrosinense (Merr. et L. M. Perry) H. T. Chang et R. H. Miau

凭证标本：荔浦县普查队 450331181110041LY (IBK)

功效：全株，收敛、涩肠止泻。

功效来源：《药用植物辞典》

120. 野牡丹科 Melastomataceae

柏拉木属 *Blastus* Lour.

长瓣金花树

Blastus apricus (Hand. -Mazz.) H. L. Li var. *longiflorus* (Hand. -Mazz.) C. Chen

凭证标本：荔浦县普查队 450331180821012LY (IBK)

功效：全株，外治疮疥。

功效来源：《广西中药资源名录》

匙萼柏拉木

Blastus cavaleriei H. Lév. et Vaniot

凭证标本：韦立辉 10018 (IBK)

功效：叶，用于白带多。

功效来源：《广西中药资源名录》

野海棠属 *Bredia* Blume

叶底红

Bredia fordii (Hance) Diels

凭证标本：荔浦县普查队 450331170726025LY (IBK)

功效：全株，养血调经。
功效来源：《中华本草》

异药花属 *Fordiophyton* Stapf

肥肉草
Fordiophyton fordii (Oliv.) Krasser
凭证标本：荔浦县普查队 450331170729028LY (IBK)
功效：全草，清热利湿、凉血消肿。
功效来源：《中华本草》

野牡丹属 *Melastoma* L.

地菍
Melastoma dodecandrum Lour.
凭证标本：荔浦县普查队 450331170713011LY (IBK)
功效：全株，清热解毒、活血止血。
功效来源：《广西壮族自治区壮药质量标准 第三卷》（2018年版）

野牡丹
Melastoma malabathricum L.
凭证标本：荔浦县普查队 450331170726037LY (IBK)
功效：根、茎，收敛止血、消食、清热解毒。
功效来源：《广西壮族自治区瑶药材质量标准 第一卷》（2014年版）

展毛野牡丹 羊开口
Melastoma normale D. Don
凭证标本：荔浦县普查队 450331180505061LY (IBK)
功效：根、茎，收敛、止血、解毒。
功效来源：《广西壮族自治区壮药质量标准 第一卷》（2008年版）

金锦香属 *Osbeckia* L.

金锦香 天香炉
Osbeckia chinensis L.
凭证标本：荔浦县普查队 450331181109008LY (IBK)
功效：全草或根，化痰利湿、祛瘀止血、解毒消肿。
功效来源：《中华本草》

星毛金锦香 朝天罐
Osbeckia stellata Ham. ex D. Don
凭证标本：荔浦县普查队 450331170729012LY (IBK)
功效：根、枝叶，止血、解毒。
功效来源：《广西壮族自治区壮药质量标准 第三卷》（2018年版）

锦香草属 *Phyllagathis* Blume

锦香草 短毛熊巴掌
Phyllagathis cavaleriei (H. Lév. et Vaniot) Guillaumin
凭证标本：荔浦县普查队 450331190421015LY (IBK)
功效：全株，清热解毒、利湿消肿、清凉、滋补。
功效来源：《药用植物辞典》
注：《广西植物名录》有记载。

121. 使君子科 Combretaceae

风车子属 *Combretum* Loefl.

风车子 华风车子
Combretum alfredii Hance
凭证标本：荔浦县普查队 450331170727031LY (IBK)
功效：根，清热、利胆。叶，驱虫。
功效来源：《全国中草药汇编》

123. 金丝桃科 Hypericaceae

金丝桃属 *Hypericum* L.

赶山鞭
Hypericum attenuatum Fisch. ex Choisy
凭证标本：宠成发 7 (IBSC)
功效：全草，止血、镇痛、通乳。
功效来源：《全国中草药汇编》

挺茎遍地金 遍地金
Hypericum elodeoides Choisy
凭证标本：荔浦县普查队 450331170729047LY (IBK)
功效：全草，清热解毒、通经活血。
功效来源：《全国中草药汇编》

地耳草
Hypericum japonicum Thunb. ex Murray
凭证标本：荔浦县普查队 450331180519005LY (IBK)
功效：全草，清热利湿、散瘀消肿。
功效来源：《广西壮族自治区壮药质量标准 第二卷》（2011年版）

元宝草
Hypericum sampsonii Hance
凭证标本：荔浦县普查队 450331170727070LY (IBK)
功效：全草，凉血止血、清热解毒、活血调经、祛风通络。
功效来源：《中华本草》

126. 藤黄科 Clusiaceae

藤黄属 *Garcinia* L.

木竹子
Garcinia multiflora Champ. ex Benth.
凭证标本：荔浦县普查队 450331170726023LY (IBK)
功效：树皮、果实，清热解毒、收敛生肌。
功效来源：《中华本草》

128. 椴树科 Tiliaceae

田麻属 *Corchoropsis* Sieb. et Zucc.

田麻

Corchoropsis crenata Sieb. et Zucc.

凭证标本：荔浦县普查队 450331180826020LY (IBK)

功效：全草，平肝、利湿、解毒、止血。

功效来源：《全国中草药汇编》

黄麻属 *Corchorus* L.

甜麻 野黄麻

Corchorus aestuans L.

凭证标本：荔浦县普查队 450331170725016LY (IBK)

功效：全草，清热利湿、消肿拔毒。

功效来源：《全国中草药汇编》

黄麻

Corchorus capsularis L.

凭证标本：荔浦县普查队 450331180825023LY (IBK)

功效：根，利尿、止泻止痢。叶，理气止血、排脓生肌。

功效来源：《药用植物辞典》

扁担杆属 *Grewia* L.

扁担杆

Grewia biloba G. Don

凭证标本：荔浦县普查队 450331170710016LY (IBK)

功效：根或全株，健脾益气、固精止带、祛风除湿。

功效来源：《全国中草药汇编》

刺蒴麻属 *Triumfetta* L.

毛刺蒴麻 黐头婆

Triumfetta cana Blume

凭证标本：荔浦县普查队 450331180825033LY (IBK)

功效：全株，祛风除湿、利尿消肿。

功效来源：《中华本草》

长勾刺蒴麻 金纳香

Triumfetta pilosa Roth

凭证标本：荔浦县普查队 450331181106024LY (IBK)

功效：根、叶，活血行气、散瘀消肿。

功效来源：《中华本草》

128a. 杜英科 Elaeocarpaceae

杜英属 *Elaeocarpus* L.

中华杜英 高山望

Elaeocarpus chinensis (Gardn. et Champ.) Hook. f. ex Benth.

凭证标本：荔浦县普查队 450331180825047LY (IBK)

功效：根，散瘀、消肿。

功效来源：《中华本草》

猴欢喜属 *Sloanea* L.

薄果猴欢喜

Sloanea leptocarpa Diels

凭证标本：韦立辉 10051 (IBK)

功效：根，消肿止痛、祛风除湿。

功效来源：《药用植物辞典》

猴欢喜

Sloanea sinensis (Hance) Hemsl.

凭证标本：荔浦县普查队 450331180825039LY (IBK)

功效：根，健脾和胃、祛风、益肾、壮腰。

功效来源：《药用植物辞典》

130. 梧桐科 Sterculiaceae

梧桐属 *Firmiana* Marsili

梧桐

Firmiana simplex (L.) W. Wight

功效：树皮、花、种子，祛风除湿、调经止血、解毒疗疮。

功效来源：《中华本草》

注：《广西植物名录》有记载。

马松子属 *Melochia* L.

马松子 木达地黄

Melochia corchorifolia L.

凭证标本：荔浦县普查队 450331170728008LY (IBK)

功效：茎、叶，清热利湿。

功效来源：《全国中草药汇编》

翅子树属 *Pterospermum* Schreb.

翻白叶树

Pterospermum heterophyllum Hance

凭证标本：荔浦县普查队 450331181108047LY (IBK)

功效：全株，祛风除湿、舒筋活络。

功效来源：《广西壮族自治区瑶药材质量标准 第一卷》（2014年版）

苹婆属 *Sterculia* L.

粉苹婆

Sterculia euosma W. W. Sm.

凭证标本：荔浦县普查队 450331170711011LY (IBK)

功效：树皮，止咳平喘。

功效来源：《药用植物辞典》

假苹婆 红郎伞

Sterculia lanceolata Cav.

凭证标本：荔浦县普查队 450331170712022LY (IBK)

功效：叶，散瘀止痛。

功效来源：《全国中草药汇编》

苹婆

Sterculia monosperma Vent.

凭证标本：荔浦县普查队 450331180823013LY (IBK)

功效：树皮、果壳、种子，下气平喘。

功效来源：《中华本草》

132. 锦葵科 Malvaceae

秋葵属 *Abelmoschus* Medicus

黄蜀葵

Abelmoschus manihot (L.) Medikcus

凭证标本：韦立辉 100139 (IBK)

功效：根、茎、茎皮、叶、花、种子，利水、通经、解毒。

功效来源：《中华本草》

黄葵

Abelmoschus moschatus (L.) Medikcus

凭证标本：荔浦县普查队 450331170711021LY (IBK)

功效：根、叶、花，清热利湿、拔毒排脓。

功效来源：《全国中草药汇编》

苘麻属 *Abutilon* Mill.

苘麻 筒麻子

Abutilon theophrasti Medicus

凭证标本：荔浦县普查队 450331170727044LY (IBK)

功效：种子，清肺止咳、降逆止呕。

功效来源：《中国药典》（2020年版）

木槿属 *Hibiscus* L.

木芙蓉 芙蓉叶

Hibiscus mutabilis L.

凭证标本：荔浦县普查队 450331170725015LY (IBK)

功效：叶，清肺凉血、解毒、消肿排脓。

功效来源：《广西壮族自治区壮药质量标准 第一卷》（2008年版）

赛葵属 *Malvastrum* A. Gray

赛葵

Malvastrum coromandelianum (L.) Garcke

凭证标本：荔浦县普查队 450331170711030LY (IBK)

功效：全草，清热利湿、解毒消肿。

功效来源：《中华本草》

黄花稔属 *Sida* L.

黄花稔

Sida acuta Burm. f.

凭证标本：荔浦县普查队 450331170726051LY (IBK)

功效：叶、根，清热解毒、消肿止痛、收敛生肌。

功效来源：《中华本草》

白背黄花稔 黄花稔

Sida rhombifolia L.

凭证标本：荔浦县普查队 450331180519037LY (IBK)

功效：全株，清热利湿、排脓止痛。

功效来源：《全国中草药汇编》

梵天花属 *Urena* L.

地桃花

Urena lobata L.

凭证标本：荔浦县普查队 450331170726098LY (IBK)

功效：根或全草，祛风利湿、消热解毒、活血消肿。

功效来源：《广西壮族自治区壮药质量标准 第一卷》（2008年版）

135. 古柯科 Erythroxylaceae

古柯属 *Erythroxylum* P. Browne

东方古柯

Erythroxylum sinense C. Y. Wu

凭证标本：荔浦县普查队 450331180521059LY (IBK)

功效：叶，提神、强壮、局部麻醉。根，用于腹痛。

功效来源：《药用植物辞典》

136. 大戟科 Euphorbiaceae

山麻杆属 *Alchornea* Sw.

红背山麻杆 红背娘

Alchornea trewioides (Benth.) Müll. Arg.

凭证标本：荔浦县普查队 450331180520038LY (IBK)

功效：全株，清热解毒、杀虫止痒。

功效来源：《广西壮族自治区壮药质量标准 第三卷》（2018年版）

绿背山麻杆

Alchornea trewioides (Benth.) Müll. Arg. var. *sinica* H. S. Kiu

凭证标本：荔浦县普查队 450331170726101LY (IBK)

功效：根，用于肾炎水肿。枝叶，用于外伤出血、疮疡肿毒。

功效来源：《广西中药资源名录》

五月茶属 *Antidesma* L.

日本五月茶

Antidesma japonicum Sieb. et Zucc.

凭证标本：荔浦县普查队 450331180521004LY (IBK)

功效：全株，祛风湿、止泻、生津。

功效来源：《药用植物辞典》

秋枫属 *Bischofia* Blume

秋枫

Bischofia javanica Bl.

功效：根、树皮及叶，行气活血、消肿解毒。

功效来源：《全国中草药汇编》

注：《广西植物名录》有记载。

黑面神属 *Breynia* J. R. Forst. et G. Forst.

小叶黑面神 小叶黑面叶
Breynia vitisidaea (Burm.) C. E. C. Fisch.
凭证标本：荔浦调查队 6-5529 (GXMI)
功效：根、叶，清热解毒、止血止痛。
功效来源：《全国中草药汇编》

土蜜树属 *Bridelia* Willd.

大叶土蜜树
Bridelia retusa (L.) A. Jussieu
凭证标本：荔浦县普查队 450331170726109LY (IBK)
功效：全株，清热利尿、活血调经。
功效来源：《药用植物辞典》

棒柄花属 *Cleidion* Blume

棒柄花 大树三台
Cleidion brevipetiolatum Pax et Hoffm.
凭证标本：荔浦县普查队 450331170712018LY (IBK)
功效：树皮，消炎解表、利湿解毒、通便。
功效来源：《广西壮族自治区壮药质量标准 第一卷》（2008年版）

巴豆属 *Croton* L.

石山巴豆 巴豆
Croton euryphyllus W. W. Sm.
凭证标本：荔浦县普查队 450331180505013LY (IBK)
功效：干燥成熟果实、种子，泻下祛积、逐水消肿。根，温中散寒、祛风活络。叶，外用治冻疮、并可杀孑孓、蝇蛆。
功效来源：《中国药典》（2020年版）

毛果巴豆 小叶双眼龙
Croton lachnocarpus Benth.
凭证标本：荔浦县普查队 450331170729059LY (IBK)
功效：根、叶，散寒除湿、祛风活血。
功效来源：《中华本草》

大戟属 *Euphorbia* L.

乳浆大戟 猫眼草
Euphorbia esula L.
凭证标本：荔浦县普查队 450331180522014LY (IBK)
功效：全草，利尿消肿、拔毒止痒。
功效来源：《全国中草药汇编》

白苞猩猩草 叶象花
Euphorbia heterophylla L.
凭证标本：荔浦县普查队 450331180824040LY (IBK)
功效：全草，凉血调经、散瘀消肿。
功效来源：《中华本草》

飞扬草
Euphorbia hirta L.
功效：全草，清热解毒、止痒利湿、通乳。
功效来源：《中国药典》（2020年版）
注：《广西植物名录》有记载。

地锦 地锦草
Euphorbia humifusa Willd. ex Schltdl.
功效：全草，清热解毒、凉血止血、利湿退黄。
功效来源：《中国药典》（2020年版）

通奶草
Euphorbia hypericifolia L.
凭证标本：荔浦县普查队 450331170713027LY (IBK)
功效：全草，清热解毒、利水、健脾通奶。
功效来源：《药用植物辞典》

大戟 京大戟
Euphorbia pekinensis Rupr.
凭证标本：荔浦县普查队 450331180823010LY (IBK)
功效：根，泻水逐饮、消肿散结。
功效来源：《中国药典》（2020年版）

匍匐大戟 铺地草
Euphorbia prostrata Aiton
凭证标本：荔浦县普查队 450331170728022LY (IBK)
功效：全草，清热利湿、凉血解毒、催乳。
功效来源：《中华本草》

千根草 小飞扬草
Euphorbia thymifolia L.
功效：全草，清热利湿、收敛止痒。
功效来源：《全国中草药汇编》

白饭树属 *Flueggea* Willd.

白饭树
Flueggea virosa (Roxb. ex Willd.) Voigt
凭证标本：荔浦县普查队 450331170711002LY (IBK)
功效：全株，清热解毒、消肿止痛、止痒止血。
功效来源：《广西壮族自治区壮药质量标准 第三卷》（2018年版）

算盘子属 *Glochidion* J. R. Forst. et G. Forst.

毛果算盘子
Glochidion eriocarpum Champ. ex Benth.
凭证标本：荔浦县普查队 450331170725040LY (IBK)
功效：地上部分，清热利湿、散瘀消肿、解毒止痒。
功效来源：《广西壮族自治区壮药质量标准 第一卷》（2008年版）

算盘子

Glochidion puberum (L.) Hutch.

凭证标本：荔浦县普查队 450331170727038LY (IBK)

功效：全株，清热利湿、解毒消肿。

功效来源：《广西壮族自治区壮药质量标准 第三卷》（2018年版）

白背算盘子

Glochidion wrightii Benth.

凭证标本：荔浦县普查队 450331180823036LY (IBK)

功效：根，用于湿热泄泻、小便不利。

功效来源：《广西中药资源名录》

野桐属 *Mallotus* Lour.

白背叶

Mallotus apelta (Lour.) Müll. Arg.

凭证标本：荔浦县普查队 450331170713013LY (IBK)

功效：根、叶，柔肝活血、健脾化湿、收敛固脱。

功效来源：《广西壮族自治区壮药质量标准 第一卷》（2008年版）

毛桐

Mallotus barbatus (Wall.) Müll. Arg.

凭证标本：荔浦县普查队 450331181111003LY (IBK)

功效：根，清热利尿。

功效来源：《广西壮族自治区壮药质量标准 第三卷》（2018年版）

粗糠柴 粗糠柴根

Mallotus philippinensis (Lam.) Müll. Arg.

凭证标本：荔浦县普查队 450331170712023LY (IBK)

功效：根，清热利湿。

功效来源：《广西壮族自治区壮药质量标准 第一卷》（2008年版）

石岩枫 杠香藤

Mallotus repandus (Willd.) Müll. Arg.

凭证标本：荔浦县普查队 450331180520024LY (IBK)

功效：全株，祛风除湿、活血通络、解毒消肿、驱虫止痒。

功效来源：《中华本草》

木薯属 *Manihot* Mill.

木薯

Manihot esculenta Crantz

凭证标本：荔浦县普查队 450331180826003LY (IBK)

功效：叶、根，解毒消肿。

功效来源：《中华本草》

叶下珠属 *Phyllanthus* L.

叶下珠

Phyllanthus urinaria L.

凭证标本：荔浦县普查队 450331170711035LY (IBK)

功效：全草，平肝清热、利水解毒。

功效来源：《广西壮族自治区壮药质量标准 第二卷》（2011年版）

蓖麻属 *Ricinus* L.

蓖麻 蓖麻子

Ricinus communis L.

凭证标本：荔浦县普查队 450331170726105LY (IBK)

功效：种子，消肿拔毒、泻下通滞。

功效来源：《中国药典》（2020年版）

乌桕属 *Sapium* Jacq.

山乌桕

Sapium discolor (Champ. ex Benth.) Müll. Arg.

凭证标本：荔浦县普查队 450331180521052LY (IBK)

功效：根皮、树皮、叶，泻下逐水、消肿散瘀。

功效来源：《全国中草药汇编》

圆叶乌桕

Sapium rotundifolium Hemsl.

凭证标本：荔浦县普查队 450331170710014LY (IBK)

功效：叶、果实，解毒消肿、杀虫。

功效来源：《中华本草》

乌桕 乌桕根

Sapiun sebrferum (L.) Roxb.

凭证标本：荔浦县普查队 450331170710025LY (IBK)

功效：根，泻下逐水、消肿散结、解蛇虫毒。

功效来源：《广西壮族自治区壮药质量标准 第二卷》（2011年版）

守宫木属 *Sauropus* Blume

方枝守宫木

Sauropus quadrangularis (Willd.) Müll. Arg.

凭证标本：荔浦县普查队 450331170725046LY (IBK)

功效：全草，治疗毒蛇咬伤。

功效来源：《广西中药资源名录》

油桐属 *Vernicia* Lour.

油桐

Vernicia fordii (Hemsl.) Airy Shaw

功效：全株或种子所榨出的油，下气消积、利水化痰、驱虫。

功效来源：《中华本草》

木油桐
Vernicia montana Lour.
凭证标本：荔浦县普查队 450331170713022LY (IBK)
功效：根、叶、果实，杀虫止痒、拔毒生肌。
功效来源：《药用植物辞典》

136a. 虎皮楠科 Daphniphyllaceae

虎皮楠属 *Daphniphyllum* Blume

牛耳枫
Daphniphyllum calycinum Benth.
凭证标本：荔浦县普查队 450331170725017LY (IBK)
功效：全株，清热解毒、活血化瘀。
功效来源：《广西壮族自治区壮药质量标准 第一卷》（2008年版）

交让木
Daphniphyllum macropodum Miq.
凭证标本：荔浦县普查队 450331180521063LY (IBK)
功效：种子及叶，消肿拔毒、杀虫。
功效来源：《全国中草药汇编》

虎皮楠
Daphniphyllum oldhamii (Hemsl.) Rosenthal
凭证标本：荔浦县普查队 450331170729018LY (IBK)
功效：根、叶，清热解毒、活血散瘀。
功效来源：《中华本草》

139a. 鼠刺科 Iteaceae

鼠刺属 *Itea* L.

毛脉鼠刺
Itea indochinensis Merr. var. *pubinervia* (H. T. Chang) C. Y. Wu
凭证标本：荔浦县普查队 450331180519015LY (IBK)
功效：叶，止血、消肿。
功效来源：《药用植物辞典》

198b. 伯乐树科 Bretschneideraceae

伯乐树属 *Bretschneidera* Hemsl.

伯乐树
Bretschneidera sinensis Hemsl.
凭证标本：韦立辉 100114 (IBK)
功效：树皮，祛风活血。
功效来源：《药用植物辞典》

142. 绣球花科 Hydrangeaceae

常山属 *Dichroa* Lour.

常山
Dichroa febrifuga Lour.
凭证标本：荔浦县普查队 450331170726001LY (IBK)
功效：干燥根，涌吐痰涎、截疟。
功效来源：《中国药典》（2020年版）

绣球属 *Hydrangea* L.

中国绣球
Hydrangea chinensis Maxim.
凭证标本：荔浦县普查队 450331180827019LY (IBK)
功效：根，利尿、抗疟、祛瘀止痛、活血生新。
功效来源：《药用植物辞典》

圆锥绣球 土常山
Hydrangea paniculata Sieb.
凭证标本：荔浦县普查队 450331170729023LY (IBK)
功效：根，截疟退热、消积和中。
功效来源：《全国中草药汇编》

冠盖藤属 *Pileostegia* Hook. f. et Thomson

星毛冠盖藤 青棉花藤
Pileostegia tomentella Hand.-Mazz.
凭证标本：荔浦县普查队 450331181110015LY (IBK)
功效：根、藤、叶，祛风除湿、散瘀止痛、接骨。
功效来源：《全国中草药汇编》

冠盖藤 青棉花藤叶
Pileostegia viburnoides Hook. f. et Thomson
凭证标本：韦立辉 100112 (IBK)
功效：根，祛风除湿、散瘀止痛、消肿解毒。
功效来源：《中华本草》

143. 蔷薇科 Rosaceae

龙芽草属 *Agrimonia* L.

龙芽草 仙鹤草
Agrimonia pilosa Ledeb.
凭证标本：荔浦县普查队 450331170727074LY (IBK)
功效：地上部分，收敛止血、杀虫。
功效来源：《广西壮族自治区壮药质量标准 第二卷》（2011年版）

山楂属 *Crataegus* L.

云南山楂
Crataegus scabrifolia (Franch.) Rehder
凭证标本：荔浦县普查队 450331180505033LY (IBK)
功效：果实，消食积、助消化、散瘀血、强心、镇痛、驱绦虫。
功效来源：《药用植物辞典》

蛇莓属 *Duchesnea* Sm.

皱果蛇莓
Duchesnea chrysantha (Zoll. et Moritzi) Miq.
凭证标本：荔浦县普查队 450331180519009LY (IBK)
功效：全草，止血。
功效来源：《药用植物辞典》

蛇莓
Duchesnea indica (Andrews) Focke
凭证标本：荔浦县普查队 450331170727061LY (IBK)
功效：全草，清热解毒、散瘀消肿、凉血止血。
功效来源：《中华本草》

枇杷属 *Eriobotrya* Lindl.

枇杷 枇杷叶
Eriobotrya japonica (Thunb.) Lindl.
凭证标本：荔浦县普查队 450331181106027LY (IBK)
功效：叶，清肺止咳、降逆止呕。
功效来源：《中国药典》（2020年版）

路边青属 *Geum* L.

柔毛路边青 蓝布正
Geum japonicum Thunb. var. *chinense* F. Bolle
功效：全草，益气健脾、补血养阴、润肺化痰。
功效来源：《中国药典》（2020年版）

桂樱属 *Laurocerasus* Duham.

腺叶桂樱
Laurocerasus phaeosticta (Hance.) C. K. Schneid. f. *phaeosticta*
凭证标本：荔浦县普查队 450331180825018LY (IBK)
功效：全株或种子，活血祛瘀、镇咳利尿、润燥滑肠。
功效来源：《药用植物辞典》

刺叶桂樱
Laurocerasus spinulosa (Sieb. et Zucc.) C. K. Schneid.
凭证标本：荔浦县普查队 450331181112018LY (IBK)
功效：果实、种子，祛风除湿、消肿止血。
功效来源：《药用植物辞典》

尖叶桂樱
Laurocerasus undulata (Buch.-Ham. ex D. Don) M. Roem.
凭证标本：吕清华 1327 (IBK)
功效：根，用于关节肿痛、水肿。
功效来源：《广西中药资源名录》

苹果属 *Malus* Mill.

光萼林檎
Malus leiocalyca S. Z. Huang
凭证标本：韦立辉 (IBK)
功效：果实，消积、健胃、助消化。
功效来源：《药用植物辞典》

石楠属 *Photinia* Lindl.

广西石楠
Photinia kwangsiensis H. L. Li
凭证标本：韦立辉 10061 (IBK)
功效：叶，用于风湿关节痛。
功效来源：《药用植物辞典》

小叶石楠
Photinia parvifolia (E. Pritz.) C. K. Schneid.
凭证标本：荔浦县普查队 450331180826017LY (IBK)
功效：根，清热解毒、活血止痛。
功效来源：《中华本草》

桃叶石楠
Photinia prunifolia (Hook. et Arn.) Lindl.
凭证标本：荔浦县普查队 450331180825036LY (IBK)
功效：叶，祛风、通络、益肾。
功效来源：《药用植物辞典》

石楠
Photinia serratifolia (Desf.) Kalkman
凭证标本：荔浦县普查队 450331180823032LY (IBK)
功效：根、叶，祛风止痛。
功效来源：《全国中草药汇编》

委陵菜属 *Potentilla* L.

三叶委陵菜 地蜂子
Potentilla freyniana Bornm.
凭证标本：荔浦县普查队 450331180505066LY (IBK)
功效：根或全草，清热解毒、止痛止血。
功效来源：《全国中草药汇编》

蛇含委陵菜 蛇含
Potentilla kleiniana Wight et Arn.
凭证标本：荔浦县普查队 450331180505063LY (IBK)
功效：全草，清热定惊、截疟、止咳化痰、解毒活血。
功效来源：《中华本草》

火棘属 *Pyracantha* M. Roem.

全缘火棘
Pyracantha atalantioides (Hance) Stapf
凭证标本：荔浦县普查队 450331170713031LY (IBK)
功效：叶、果实，清热解毒、止血。
功效来源：《中华本草》

梨属 *Pyrus* L.

豆梨
Pyrus calleryana Decne.
凭证标本：荔浦县普查队 450331170727046LY (IBK)
功效：根皮、果实，清热解毒、敛疮、健脾消食、涩肠止痢。
功效来源：《中华本草》

麻梨
Pyrus serrulata Rehder
凭证标本：荔浦县普查队 450331181107010LY (IBK)
功效：果实，生津润燥、清热、消暑健胃、收敛、止咳化痰、消食积。
功效来源：《药用植物辞典》

蔷薇属 *Rosa* L.

小果蔷薇 金樱根
Rosa cymosa Tratt.
凭证标本：荔浦县普查队 450331170710029LY (IBK)
功效：根、根状茎，清热解毒、利湿消肿、收敛止血、活血散瘀、固涩益肾。
功效来源：《广西壮族自治区瑶药材质量标准 第一卷》（2014年版）

软条七蔷薇
Rosa henryi Boulenger
功效：根，祛风除湿、活血调经、化痰、止血。
功效来源：《药用植物辞典》
注：《广西植物名录》有记载。

金樱子
Rosa laevigata Michx.
凭证标本：荔浦县普查队 450331170710018LY (IBK)
功效：果实，固精缩尿、固崩止带、涩肠止泻。
功效来源：《中国药典》（2020年版）

悬钩子蔷薇
Rosa rubus H. Lév. et Vaniot f.
凭证标本：荔浦县普查队 450331190418021LY (IBK)
功效：根，清热利湿、收敛、固涩。果实，清肝热、解毒。
功效来源：《药用植物辞典》

悬钩子属 *Rubus* L.

粗叶悬钩子
Rubus alceifolius Poir.
功效：根、叶，清热利湿、止血、散瘀。
功效来源：《中华本草》

寒莓 寒莓根
Rubus buergeri Miq.
凭证标本：荔浦县普查队 450331170726016LY (IBK)
功效：根，清热解毒、活血止痛。
功效来源：《中华本草》

小柱悬钩子
Rubus columellaris Tutcher
凭证标本：荔浦县普查队 450331181107012LY (IBK)
功效：根，外用治跌打损伤。
功效来源：《药用植物辞典》

山莓
Rubus corchorifolius L. f.
功效：根和叶，活血、止血、祛风利湿。
功效来源：《全国中草药汇编》

华南悬钩子
Rubus hanceanus Kuntze
凭证标本：荔浦县普查队 450331180519045LY (IBK)
功效：根、叶，用于跌打肿痛、刀伤出血、月经不调、产后恶露不尽。
功效来源：《药用植物辞典》

高粱泡 高粱泡叶
Rubus lambertianus Ser.
凭证标本：荔浦县普查队 450331170728011LY (IBK)
功效：叶，清热凉血、解毒疗疮。
功效来源：《中华本草》

茅莓
Rubus parvifolius L.
凭证标本：荔浦县普查队 450331190419006LY (IBK)
功效：地上部分、根，清热解毒、散瘀止血、杀虫疗疮。
功效来源：《广西壮族自治区壮药质量标准 第一卷》（2008年版）

深裂悬钩子 七爪风
Rubus reflexus Ker Gawl. var. *lanceolobus* F. P. Metcalf
凭证标本：荔浦县普查队 450331181109004LY (IBK)
功效：根，祛风除湿、活血通络。
功效来源：《全国中草药汇编》

空心泡 倒触伞
Rubus rosifolius Sm.
凭证标本：荔浦县普查队 450331190418013LY (IBK)
功效：根或嫩枝叶，清热解毒、止咳、收敛止血、接骨。
功效来源：《中华本草》

红腺悬钩子 牛奶莓
Rubus sumatranus Miq.
凭证标本：荔浦县普查队 450331180521074LY (IBK)
功效：根，清热解毒、开胃、利水。
功效来源：《中华本草》

灰白毛莓
Rubus tephrodes Hance
凭证标本：荔浦县普查队 450331170711027LY (IBK)
功效：果实、种子，补肝肾、缩小便、补气益精。叶，止血解毒。
功效来源：《药用植物辞典》

花楸属 *Sorbus* L.

石灰花楸

Sorbus folgneri (Schneid.) Rehd.

凭证标本：韦立辉 10070 (IBK)

功效：果实、茎，祛风除湿、舒筋活络。

功效来源：《药用植物辞典》

146. 含羞草科 Mimosaceae

猴耳环属 *Archidendron* F. Muell

亮叶猴耳环

Archidendron lucidum (Benth.) I. C. Nielsen

凭证标本：荔浦县普查队 450331181110024LY (IBK)

功效：枝、叶，消肿、祛风湿、凉血、消炎生肌。

功效来源：《药用植物辞典》

金合欢属 *Acacia* Mill.

台湾相思

Acacia confusa Merr.

凭证标本：荔浦县普查队 450331180522009LY (IBK)

功效：枝、叶，去腐生肌。

功效来源：《药用植物辞典》

藤金合欢

Acacia concinna (Lour.) Merr.

凭证标本：荔浦县普查队 450331170727034LY (IBK)

功效：叶，解毒消肿。

功效来源：《全国中草药汇编》

合欢属 *Albizia* Durazz.

山槐

Albizia kalkora (Roxb.) Prain

凭证标本：荔浦县普查队 450331180521047LY (IBK)

功效：根、树皮、花，舒筋活络、活血、消肿止痛、解郁安神。

功效来源：《药用植物辞典》

147. 苏木科 Caesalpiniaceae

羊蹄甲属 *Bauhinia* L.

龙须藤 九龙藤

Bauhinia championii (Benth.) Benth.

凭证标本：荔浦县普查队 450331180826016LY (IBK)

功效：藤茎，祛风除湿、活血止痛、健脾理气。

功效来源：《广西壮族自治区壮药质量标准 第一卷》（2008年版）

云实属 *Caesalpinia* L.

华南云实

Caesalpinia crista L.

凭证标本：荔浦县普查队 450331180520021LY (IBK)

功效：叶，祛瘀止痛、清热解毒。种子，行气祛瘀、消肿止痛、泻火解毒。根，祛瘀活血、利尿。

功效来源：《药用植物辞典》

云实 云实根

Caesalpinia decapetala (Roth) Alston

凭证标本：韦立辉 100138 (IBK)

功效：根、茎，解表散寒、祛风除湿。

功效来源：《广西中药材标准 第一册》

喙荚云实 南蛇簕

Caesalpinia minax Hance

功效：干燥茎，清热利湿、散瘀止痛。干燥成熟果实，泻火解毒、祛湿。

功效来源：《广西壮族自治区壮药质量标准 第二卷》（2011年版）

山扁豆属 *Chamaecrista* Moench

山扁豆 含羞草决明

Chamaecrista mimosoides (L.) Greene

凭证标本：荔浦县普查队 450331181111005LY (IBK)

功效：全草，清热解毒、散瘀化积、利尿通便。种子，利尿、健胃。

功效来源：《药用植物辞典》

皂荚属 *Gleditsia* L.

皂荚

Gleditsia sinensis Lam.

功效：棘刺、干燥不育果实，消肿托毒、排脓、杀虫。

功效来源：《中国药典》（2020年版）

注：《广西植物名录》有记载。

仪花属 *Lysidice* Hance

仪花 铁罗伞

Lysidice rhodostegia Hance

凭证标本：荔浦县普查队 450331180519044LY (IBK)

功效：根、叶，活血散瘀、消肿止痛。

功效来源：《全国中草药汇编》

老虎刺属 *Pterolobium* R. Br. ex Wight et Arn.

老虎刺

Pterolobium punctatum Hemsl.

凭证标本：荔浦县普查队 450331170710004LY (IBK)

功效：根，消炎、解热、止痛。

功效来源：《全国中草药汇编》

决明属 *Senna* Mill.

望江南 望江南子

Senna occidentalis (L.) Link

凭证标本：荔浦县普查队 450331181106009LY (IBK)

功效：种子，清肝明目、健胃、通便、解毒。

功效来源：《广西中药材标准 第一册》

决明 决明子
Senna tora (L.) Roxb.
功效：种子，清热明目、润肠通便。
功效来源：《中国药典》（2020年版）
注：县域内各地普遍分布。

148. 蝶形花科 Papilionaceae

落花生属 *Arachis* L.

落花生 花生衣
Arachis hypogaea L.
凭证标本：荔浦县普查队 450331170711042LY (IBK)
功效：种皮，止血、散瘀、消肿。
功效来源：《全国中草药汇编》

黄芪属 *Astragalus* L.

紫云英 红花菜
Astragalus sinicus L.
凭证标本：荔浦县普查队 450331190418019LY (IBK)
功效：全草，清热解毒、祛风明目、凉血止血。
功效来源：《中华本草》

鸡血藤属 *Callerya* Endl.

亮叶鸡血藤
Callerya nitida (Benth.) R. Geesink
凭证标本：荔浦县普查队 450331170711025LY (IBK)
功效：根、藤茎，活血补血、通经活络、解热解毒、止痢。
功效来源：《药用植物辞典》

网络鸡血藤 鸡血藤
Callerya reticulata (Benth.) Schot
凭证标本：荔浦县普查队 450331170727047LY (IBK)
功效：藤茎，补血、活血、通络。
功效来源：《中国药典》（2020年版）

美丽鸡血藤 牛大力
Callerya speciosa (Champ. ex Benth.) Schot
凭证标本：荔浦县普查队 450331180822008LY (IBK)
功效：根，补虚润肺、强筋活络。
功效来源：《广西壮族自治区壮药质量标准 第一卷》（2008年版）

杭子梢属 *Campylotropis* Bunge

杭子梢 壮筋草
Campylotropis macrocarpa (Bunge) Rehder
凭证标本：荔浦县普查队 450331181111025LY (IBK)
功效：根、枝叶，疏风解表、活血通络。
功效来源：《中华本草》

刀豆属 *Canavalia* DC.

刀豆
Canavalia gladiata (Jacq.) DC.
凭证标本：荔浦县普查队 450331181111014LY (IBK)
功效：种子，温中、下气、止呃。
功效来源：《中国药典》（2020年版）

蝙蝠草属 *Christia* Moench

铺地蝙蝠草 半边钱
Christia obcordata (Poir.) Bakh. f.
凭证标本：荔浦县普查队 450331181113003LY (IBK)
功效：全株，利水通淋、散瘀止血、清热解毒。
功效来源：《中华本草》

舞草属 *Codoriocalyx* Hassk.

圆叶舞草
Codoriocalyx gyroides (Roxb. ex Link) Hassk.
凭证标本：韦立辉 100166 (IBK)
功效：全株，用于小儿疳积、口腔炎、小便不利。
功效来源：《广西中药资源名录》

小叶三点金
Codoriocalyx microphyllus (Thunb.) H. Ohashi
功效：根，清热利湿、止血、通络。
功效来源：《药用植物辞典》
注：《广西植物名录》有记载。

猪屎豆属 *Crotalaria* L.

响铃豆
Crotalaria albida B. Heyne ex Roth
凭证标本：荔浦县普查队 450331180520042LY (IBK)
功效：根或全草，清热解毒、止咳平喘。
功效来源：《全国中草药汇编》

大猪屎豆 自消容
Crotalaria assamica Benth.
功效：茎叶，清热解毒、凉血止血、利水消肿。
功效来源：《中华本草》
注：《广西植物名录》有记载。

假地蓝 响铃草
Crotalaria ferruginea Graham ex Benth.
凭证标本：荔浦县普查队 450331181106015LY (IBK)
功效：全草，敛肺气、补脾肾、利小便、消肿毒。
功效来源：《中药大辞典》

猪屎豆
Crotalaria pallida Aiton
凭证标本：荔浦县普查队 450331181113006LY (IBK)
功效：全草，清热利湿、解毒散结。
功效来源：《中华本草》

野百合

Crotalaria sessiliflora L.

凭证标本：荔浦县普查队 450331180823008LY (IBK)

功效：全草，清热、利湿、解毒；治痢疾、疮疖、小儿疳积。

功效来源：《中药大辞典》

黄檀属 *Dalbergia* L. f.

南岭黄檀 秧青

Dalbergia assamica Benth.

凭证标本：荔浦县普查队 450331170711032LY (IBK)

功效：木材，行气止痛、解毒消肿。

功效来源：《中华本草》

两粤黄檀

Dalbergia benthamii Prain

凭证标本：荔浦县普查队 450331181108024LY (IBK)

功效：茎，活血通经。

功效来源：《药用植物辞典》

藤黄檀

Dalbergia hancei Benth.

凭证标本：荔浦县普查队 450331180521022LY (IBK)

功效：根，理气止痛、舒筋活络、强壮筋骨。

功效来源：《广西壮族自治区壮药质量标准 第二卷》（2011年版）

黄檀 檀根

Dalbergia hupeana Hance

凭证标本：荔浦县普查队 450331180521053LY (IBK)

功效：根、根皮，清热解毒、止血消肿。

功效来源：《中华本草》

降香

Dalbergia odorifera T. Chen

凭证标本：荔浦县普查队 450331170726090LY (IBK)

功效：树干和根的心材，化瘀止血、理气止痛。

功效来源：《中国药典》（2020年版）

多裂黄檀

Dalbergia rimosa Roxb.

凭证标本：荔浦县普查队 450331180519046LY (IBK)

功效：根，止痛、接骨。叶，用于疔疮。

功效来源：《药用植物辞典》

假木豆属 *Dendrolobium* (Wight et Arn.) Benth.

假木豆

Dendrolobium triangulare (Retz.) Schindl.

凭证标本：荔浦县普查队 450331180823018LY (IBK)

功效：根、叶，清热凉血、舒筋活络、健脾利湿。

功效来源：《中华本草》

鱼藤属 *Derris* Lour.

中南鱼藤 毒鱼藤

Derris fordii Oliv.

凭证标本：荔浦县普查队 450331170726091LY (IBK)

功效：茎、叶，解毒杀虫。

功效来源：《中华本草》

山蚂蝗属 *Desmodium* Desv.

大叶山蚂蝗 红母鸡草

Desmodium gangeticum (L.) DC.

凭证标本：荔浦县普查队 450331170728005LY (IBK)

功效：茎叶，祛瘀调经、解毒、止痛。

功效来源：《中华本草》

长波叶山蚂蝗

Desmodium sequax Wall.

凭证标本：荔浦县普查队 450331180825056LY (IBK)

功效：根，润肺止咳、平喘、补虚、驱虫。果实，止血。全草，健脾补气。

功效来源：《药用植物辞典》

野扁豆属 *Dunbaria* Wight et Arn.

野扁豆

Dunbaria villosa (Thunb.) Makino

凭证标本：荔浦县普查队 450331180824027LY (IBK)

功效：全草或种子，清热解毒、消肿止带。

功效来源：《中华本草》

千斤拔属 *Flemingia* Roxb. ex W. T. Aiton

千斤拔

Flemingia prostrata Roxb. f. ex Roxb.

凭证标本：荔浦县普查队 450331180824024LY (IBK)

功效：根，祛风湿、强腰膝。

功效来源：《广西壮族自治区壮药质量标准 第一卷》（2008年版）

乳豆属 *Galactia* P. Browne

乳豆

Galactia tenuiflora (Klein ex Willd.) Wight et Arn.

凭证标本：荔浦县普查队 450331180824022LY (IBK)

功效：全株，用于腹痛、吐泻、外治骨折。

功效来源：《广西中药资源名录》

大豆属 *Glycine* Willd.

野大豆

Glycine soja Sieb. et Zucc.

凭证标本：荔浦县普查队 450331180823005LY (IBK)

功效：种子，益肾、止汗。

功效来源：《全国中草药汇编》

长柄山蚂蝗属 *Hylodesmum* H. Ohashi et R. R. Mill

尖叶长柄山蚂蝗

Hylodesmum podocarpum subsp. *oxyphyllum* (DC.) H. Ohashi et R. R. Mill

凭证标本：荔浦县普查队 450331180827021LY (IBK)

功效：根或全草，祛风活络、解毒消肿。

功效来源：《药用植物辞典》

长柄山蚂蝗

Hylodesmum podocarpum (DC.) H. Ohashi et R. R. Mill

凭证标本：荔浦县普查队 450331180825043LY (IBK)

功效：全草或根、叶，发表散寒、止血、破瘀消肿、健脾化湿。

功效来源：《药用植物辞典》

木蓝属 *Indigofera* L.

深紫木蓝 野饭豆

Indigofera atropurpurea Buch.-Ham. ex Hornem

凭证标本：荔浦县普查队 450331180823016LY (IBK)

功效：根，祛风、消炎、止痛、截疟。

功效来源：《全国中草药汇编》

河北木蓝 马棘

Indigofera bungeana Walp.

凭证标本：荔浦县普查队 450331180824042LY (IBK)

功效：根或全株，清热解毒、消肿散结。

功效来源：《全国中草药汇编》

三叶木蓝

Indigofera trifoliata L.

凭证标本：荔浦县普查队 450331180824015LY (IBK)

功效：全草，清热消肿。

功效来源：《中药大辞典》

鸡眼草属 *Kummerowia* (A. K.) Schindl.

长萼鸡眼草 鸡眼草

Kummerowia stipulacea (Maxim.) Makino

凭证标本：荔浦县普查队 450331180824041LY (IBK)

功效：全草，清热解毒、活血、利湿止泻。

功效来源：《全国中草药汇编》

鸡眼草

Kummerowia striata (Thunb.) Schindl.

功效：全草，清热解毒、健脾利湿、活血止血。

功效来源：《中华本草》

胡枝子属 *Lespedeza* Michx.

截叶铁扫帚 铁扫帚

Lespedeza cuneata (Dum. Cours.) G. Don

凭证标本：荔浦县普查队 450331181106032LY (IBK)

功效：地上部分，补肝肾、益肺阴、散瘀消肿。

功效来源：《广西壮族自治区壮药质量标准 第一卷》（2008年版）

百合属 *Lilium* L.

野百合 百合

Lilium brownii F. E. Br. ex Miellez

凭证标本：荔浦县普查队 450331170729066LY (IBK)

功效：肉质鳞茎，清心安神、养阴润肺。

功效来源：《中国药典》（2020年版）

崖豆藤属 *Millettia* Wight et Arn.

厚果崖豆藤 苦檀子

Millettia pachycarpa Benth.

凭证标本：荔浦县普查队 450331170727056LY (IBK)

功效：根、叶及种子，散瘀消肿。

功效来源：《全国中草药汇编》

印度崖豆

Millettia pulchra (Benth.) Kurz

凭证标本：荔浦县普查队 450331170727019LY (IBK)

功效：藤茎、根，活血止血、散瘀、止痛、消肿、宁神。

功效来源：《药用植物辞典》

疏叶崖豆 玉郎伞

Millettia pulchra (Benth.) Kurz var. *laxior* (Dunn) Z. Wei

凭证标本：荔浦县普查队 450331180520039LY (IBK)

功效：块根，散瘀、消肿、止痛、宁神。

功效来源：《广西壮族自治区壮药质量标准 第一卷》（2008年版）

宽序崖豆藤

Millettia eurybotrya Drake

凭证标本：荔浦县普查队 450331170727008LY (IBK)

功效：全株、藤茎，祛风湿、解毒。

功效来源：《药用植物辞典》

喙果崖豆藤

Millettia tsui Metc.

凭证标本：荔浦县普查队 450331180825024LY (IBK)

功效：根、藤茎，行血、补气、祛风。

功效来源：《药用植物辞典》

油麻藤属 *Mucuna* Adans.

刺毛黧豆

Mucuna pruriens (L.) DC.

凭证标本：荔浦县普查队 450331170727032LY (IBK)

功效：种子，印度自古以来用于神经疾患。印第安人用于驱虫、催欲。

功效来源：《药用植物辞典》

小槐花属 *Ohwia* H. Ohashi
小槐花
Ohwia caudata (Thunb.) Ohashi
凭证标本：荔浦县普查队 450331180823048LY (IBK)
功效：根或全株，清热解毒、祛风利湿。
功效来源：《广西壮族自治区壮药质量标准 第一卷》（2008年版）

红豆属 *Ormosia* Jacks.
光叶红豆
Ormosia glaberrima Y. C. Wu
凭证标本：韦立辉 10097 (IBK)
功效：种子，用于痢疾。
功效来源：《药用植物辞典》

豆薯属 *Pachyrhizus* Rich. ex DC.
豆薯
Pachyrhizus erosus (L.) Urb.
凭证标本：荔浦县普查队 450331170727021LY (IBK)
功效：块根，用于暑热口渴、慢性酒精中毒。
功效来源：《广西中药资源名录》

葛属 *Pueraria* DC.
葛 葛根
Pueraria montana (Lour.) Merr. var. *lobata* (Willd.) Maesen et S. M. Almeida ex Sanjappa et Predeep
功效：根，解肌退热、生津止渴、透疹、升阳止泻、通经活络、解酒毒。
功效来源：《广西壮族自治区瑶药材质量标准 第一卷》（2014年版）
注：《广西植物名录》有记载。

粉葛
Pueraria montana (Lour.) Merr. var. *thomsonii* (Benth.) M. R. Almeida
凭证标本：荔浦县普查队 450331181106028LY (IBK)
功效：干燥根，解肌退热、生津止渴、透疹、升阳止泻、通经活络、解酒毒。
功效来源：《广西壮族自治区瑶药材质量标准 第一卷》（2014年版）

鹿藿属 *Rhynchosia* Lour.
鹿藿
Rhynchosia volubilis Lour.
凭证标本：荔浦县普查队 450331180826001LY (IBK)
功效：根、茎叶，活血止痛、解毒、消积。
功效来源：《中华本草》

槐属 *Sophora* L.
槐
Sophora japonica L.
凭证标本：荔浦县普查队 450331170728015LY (IBK)
功效：花及花蕾、果实，凉血止血、清肝泻火。
功效来源：《中国药典》（2020年版）

狸尾豆属 *Uraria* Desv.
狸尾豆 狸尾草
Uraria lagopodioides (L.) Desv. ex DC.
凭证标本：荔浦县普查队 450331180824026LY (IBK)
功效：全草，清热解毒、散结消肿。
功效来源：《全国中草药汇编》

野豌豆属 *Vicia* L.
救荒野豌豆 野豌豆
Vicia sativa L.
凭证标本：荔浦县普查队 450331190421007LY (IBK)
功效：全草，补肾调经、祛痰止咳。
功效来源：《全国中草药汇编》

豇豆属 *Vigna* Savi
赤小豆
Vigna umbellata (Thunb.) Ohwi et H. Ohashi
凭证标本：荔浦县普查队 450331180823043LY (IBK)
功效：种子，利水消肿、解毒排脓。
功效来源：《中国药典》（2020年版）

151. 金缕梅科 Hamamelidaceae
马蹄荷属 *Exbucklandia* R. W. Br.
大果马蹄荷
Exbucklandia tonkinensis (Lecomte) Steenis
凭证标本：荔浦县普查队 450331180827005LY (IBK)
功效：树皮、根，祛风湿、活血舒筋、止痛。
功效来源：《药用植物辞典》

枫香树属 *Liquidambar* L.
枫香树 枫香脂
Liquidambar formosana Hance
凭证标本：荔浦县普查队 450331170726020LY (IBK)
功效：树脂，活血止痛、解毒生肌、凉血止血。
功效来源：《中国药典》（2020年版）

檵木属 *Loropetalum* R. Br. ex Rchb.
檵木 檵花
Loropetalum chinense (R. Br.) Oliv.
凭证标本：荔浦县普查队 450331170728046LY (IBK)
功效：花，清热、止血。
功效来源：《中药大辞典》

159. 杨梅科 Myricaceae
杨梅属 *Myrica* L.
杨梅
Myrica rubra (Lour.) Sieb. et Zucc.

凭证标本：荔浦县普查队 450331180505034LY (IBK)
功效：果，生津解烦、和中消食、解酒、止血。
功效来源：《中华本草》

161. 桦木科 Betulaceae

桦木属 *Betula* L.

华南桦

Betula austrosinensis Chun ex P. C. Li
凭证标本：荔浦县普查队 450331181109001LY (IBK)
功效：树皮，利水通淋、清热解毒。
功效来源：《中华本草》

163. 壳斗科 Fagaceae

栗属 *Castanea* Mill.

栗

Castanea mollissima Blume
凭证标本：张启芳 195 (IBK)
功效：果实，滋阴补肾。花序，止泻。
功效来源：《全国中草药汇编》

锥属 *Castanopsis* (D. Don) Spach

米槠

Castanopsis carlesii (Hemsl.) Hayata
凭证标本：韦立辉 10067 (IBK)
功效：种仁，用于痢疾。
功效来源：《药用植物辞典》

甜槠

Castanopsis eyrei (Champ. ex Benth.) Tutcher
凭证标本：韦立辉 10099 (IBK)
功效：根皮，止泻。种仁，健胃燥湿、催眠。
功效来源：《药用植物辞典》

栲

Castanopsis fargesii Franch.
凭证标本：韦立辉 10062 (IBK)
功效：总苞，清热、消炎、消肿止痛、止泻。
功效来源：《药用植物辞典》

罴蒴锥

Castanopsis fissa (Champ. ex Benth.) Rehder et E. H. Wilson
凭证标本：荔浦县普查队 450331181108007LY (IBK)
功效：叶，外用治跌打损伤、疮疖。果实，用于咽喉肿痛。
功效来源：《药用植物辞典》

钩锥 钩栗

Castanopsis tibetana Hance
凭证标本：荔浦县普查队 450331181107013LY (IBK)
功效：果实，厚肠、止痢。
功效来源：《中华本草》

青冈属 *Cyclobalanopsis* Oerst.

小叶青冈

Cyclobalanopsis myrsinifolia (Blume) Oerst.
凭证标本：荔浦县普查队 450331180521075LY (IBK)
功效：种仁，止泻痢、消食、健行。树皮、叶，止血、敛疮。
功效来源：《药用植物辞典》

栎属 *Quercus* L.

槲栎

Quercus aliena Blume
凭证标本：荔浦县普查队 450331180505049LY (IBK)
功效：根、树皮、壳斗、种仁，清热利湿、收敛、止痢。
功效来源：《药用植物辞典》

枹栎

Quercus serrata Thunb.
凭证标本：荔浦县普查队 450331180505032LY (IBK)
功效：果实，养胃健脾。果壳，清热润肺、收敛固涩。
功效来源：《药用植物辞典》

165. 榆科 Ulmaceae

糙叶树属 *Aphananthe* Planch.

糙叶树

Aphananthe aspera (Thunb.) Planch.
凭证标本：韦立辉 10030 (IBK)
功效：根皮、树皮，舒筋活络、止痛。
功效来源：《药用植物辞典》

朴属 *Celtis* L.

紫弹树

Celtis biondii Pamp.
凭证标本：荔浦县普查队 450331170728020LY (IBK)
功效：全株，清热解毒、祛痰、利尿。
功效来源：《全国中草药汇编》

朴树

Celtis sinensis Pers.
凭证标本：荔浦县普查队 450331170712020LY (IBK)
功效：树皮或根皮，调经。
功效来源：《药用植物辞典》

假玉桂 香胶木叶

Celtis timorensis Span
凭证标本：荔浦县普查队 450331170727036LY (IBK)
功效：叶，祛瘀止血。
功效来源：《中华本草》

青檀属 *Pteroceltis* Maxim.

青檀

Pteroceltis tatarinowii Maxim.

凭证标本：荔浦县普查队 450331180519063LY (IBK)

功效：茎、叶，祛风、止血、止痛。

功效来源：《药用植物辞典》

山黄麻属 *Trema* Lour.

光叶山黄麻

Trema cannabina Lour.

凭证标本：荔浦县普查队 450331170713007LY (IBK)

功效：根皮或全株，利水、解毒、活血祛瘀。

功效来源：《中华本草》

银毛叶山黄麻

Trema nitida C. J. Chen

凭证标本：荔浦县普查队 450331181108026LY (IBK)

功效：叶，外用治外伤出血。

功效来源：《广西中药资源名录》

167. 桑科 Moraceae

波罗蜜属 *Artocarpus* J. R. Forst. et G. Forst.

白桂木 将军树

Artocarpus hypargyreus Hance

功效：根，祛风利湿、止痛。

功效来源：《全国中草药汇编》

注：《广西植物名录》有记载。

红山梅

Artocarpus styracifolius Pierre

凭证标本：荔浦县普查队 450331180825060LY (IBK)

功效：根，祛风除湿、舒筋活血。

功效来源：《药用植物辞典》

构属 *Broussonetia* L'Hér. ex Vent.

藤构 谷皮藤

Broussonetia kaempferi Sieb. var. *australis* T. Suzuki

凭证标本：荔浦县普查队 450331190418010LY (IBK)

功效：全株，清热养阴、平肝、益肾。

功效来源：《中华本草》

小构树 谷皮树

Broussonetia kazinoki Sieb. et Zucc.

功效：根、根皮，散瘀止痛。叶、树皮汁，解毒、杀虫。

功效来源：《全国中草药汇编》

构树 楮实子

Broussonetia papyrifera (L.) L'Hér. ex Vent.

凭证标本：韦立辉 100141 (IBK)

功效：果实，明目、补肾、强筋骨、利尿。

功效来源：《中国药典》（2020年版）

水蛇麻属 *Fatoua* Gaud.

水蛇麻

Fatoua villosa (Thunb.) Nakai

凭证标本：荔浦县普查队 450331170728016LY (IBK)

功效：根皮，清热解毒、凉血止血。全株，清热解毒。

功效来源：《药用植物辞典》

榕属 *Ficus* L.

石榕树

Ficus abelii Miq.

凭证标本：荔浦县普查队 450331180520004LY (IBK)

功效：全株，清热解毒、止血、消肿止痛、祛腐生新。

功效来源：《药用植物辞典》

矮小天仙果 天仙果

Ficus erecta Thunb.

凭证标本：荔浦县普查队 450331170712008LY (IBK)

功效：果，润肠通便、解毒消肿。全株，补中健脾、祛风湿、活血通络。

功效来源：《中华本草》

黄毛榕

Ficus esquiroliana H. Lév.

凭证标本：荔浦县普查队 450331180825028LY (IBK)

功效：根皮，益气健脾、活血祛风。

功效来源：《中华本草》

台湾榕 奶汁树

Ficus formosana Maxim.

凭证标本：荔浦县普查队 450331170725026LY (IBK)

功效：根、叶，活血补血、催乳、祛风利湿、清热解毒。

功效来源：《中华本草》

异叶榕 奶浆果

Ficus heteromorpha Hemsl.

凭证标本：荔浦县普查队 450331170728047LY (IBK)

功效：果，下乳补血。

功效来源：《全国中草药汇编》

粗叶榕 五指毛桃

Ficus hirta Vahl

凭证标本：荔浦县普查队 450331180505053LY (IBK)

功效：根，健脾补肺、行气利湿、舒筋活络。茎叶，健脾化湿、祛瘀消肿、止咳。

功效来源：《广西壮族自治区壮药质量标准 第二卷》（2011年版）

榕树

Ficus microcarpa L. f.

凭证标本：荔浦县普查队 450331170725031LY (IBK)

功效：叶，清热祛湿、化痰止咳、活血散瘀。气根，发汗、清热、透疹。

功效来源：《广西壮族自治区壮药质量标准 第二卷》（2011年版）

薜荔 王不留行

Ficus pumila L.

功效：花序托，补肾固精、利湿通乳。

功效来源：《广西壮族自治区壮药质量标准 第一卷》（2008年版）

注：《广西植物名录》有记载。

舶梨榕 梨果榕

Ficus pyriformis Hook. et Arn.

凭证标本：荔浦县普查队 450331180821024LY (IBK)

功效：茎，清热利水、止痛。

功效来源：《中华本草》

匍茎榕

Ficus sarmentosa Buch.-Ham. ex J. E. Sm.

凭证标本：韦立辉 100115 (IBK)

功效：茎、叶，祛风除湿、止痛。藤、根，祛风化湿。果实，消肿败毒、止血。

功效来源：《药用植物辞典》

珍珠榕 珍珠莲

Ficus sarmentosa Buch.-Ham. ex Sm. var. *henryi* (King ex Oliv.) Corner

凭证标本：荔浦县普查队 450331170726096LY (IBK)

功效：藤、根，祛风除湿、消肿解毒、杀虫。

功效来源：《全国中草药汇编》

薄叶爬藤榕

Ficus sarmentosa Buch.-Ham. ex Sm. var. *lacrymans* (H. Lév.) Corner

凭证标本：荔浦县普查队 450331170712005LY (IBK)

功效：根、藤、种子，清热解毒、祛风通络、舒筋活血、止痛。

功效来源：《药用植物辞典》

长柄匍茎榕

Ficus sarmentosa Buch.-Ham. ex Sm. var. *luducca* Corner

凭证标本：荔浦县普查队 450331170729046LY (IBK)

功效：花托，用于内痔、便血。

功效来源：《药用植物辞典》

竹叶榕

Ficus stenophylla Hemsl.

凭证标本：荔浦县普查队 450331170725048LY (IBK)

功效：全株，祛痰止咳、行气活血、祛风除湿。

功效来源：《全国中草药汇编》

地果 地瓜榕

Ficus tikoua Bureau

功效：果实，清热解毒、涩精止遗。

功效来源：《中华本草》

斜叶榕

Ficus tinctoria G. Forst. subsp. *gibbosa* (Blume) Corner

凭证标本：荔浦县普查队 450331170725003LY (IBK)

功效：树皮，清热利湿、解毒。

功效来源：《中华本草》

岩木瓜

Ficus tsiangii Merr. ex Corner

凭证标本：荔浦县普查队 450331170727016LY (IBK)

功效：根，用于肝炎。

功效来源：《药用植物辞典》

变叶榕

Ficus variolosa Lindl. ex Benth.

功效：根，祛风除湿、活血止痛。

功效来源：《中华本草》

黄葛树 雀榕叶

Ficus virens Aiton

凭证标本：荔浦县普查队 450331180505026LY (IBK)

功效：叶，清热解毒、除湿止痒。根，清热解毒。

功效来源：《中华本草》

柘属 *Maclura* Nutt.

构棘 穿破石

Maclura cochinchinensis (Lour.) Corner

凭证标本：荔浦县普查队 450331170727062LY (IBK)

功效：根，祛风通络、清热除湿、解毒消肿。

功效来源：《广西壮族自治区壮药质量标准 第三卷》（2018年版）

柘 穿破石

Maclura tricuspidata Carrière

凭证标本：荔浦县普查队 450331170725043LY (IBK)

功效：根，祛风通络、清热除湿、解毒消肿。

功效来源：《广西壮族自治区壮药质量标准 第三卷》（2018年版）

桑属 *Morus* L.

桑 桑椹

Morus alba L.

凭证标本：荔浦县普查队 450331170728043LY (IBK)
功效：果穗，补血滋阴、生津润燥。
功效来源：《中国药典》（2020年版）

鸡桑 鸡桑叶
Morus australis Poir.
凭证标本：荔浦县普查队 450331180519056LY (IBK)
功效：叶，清热解表、宣肺止咳。根或根皮，清肺、凉血、利湿。
功效来源：《中华本草》

蒙桑
Morus mongolica (Bureau) Schneid.
凭证标本：荔浦县普查队 450331180505028LY (IBK)
功效：叶，清肺止咳、凉血明目。桑根白皮，利尿消肿、止咳平喘。果实，益肠胃、补肝肾、养血祛风。
功效来源：《药用植物辞典》

169. 荨麻科 Urticaceae

苎麻属 *Boehmeria* Jacq.

序叶苎麻 水火麻
Boehmeria clidemioides Miq. var. *diffusa* (Wedd.) Hand.-Mazz.
凭证标本：荔浦县普查队 450331181110043LY (IBK)
功效：全草，祛风除湿。
功效来源：《中华本草》

密球苎麻
Boehmeria densiglomerata W. T. Wang
凭证标本：荔浦县普查队 450331170711006LY (IBK)
功效：全草，祛风除湿。
功效来源：《药用植物辞典》

苎麻 苎麻根
Boehmeria nivea (L.) Gaudich.
凭证标本：荔浦县普查队 450331170729039LY (IBK)
功效：根、根状茎，清热解毒、凉血止血。
功效来源：《广西壮族自治区壮药质量标准 第一卷》（2008年版）

小赤麻 小赤麻根
Boehmeria spicata (Thunb.) Thunb.
凭证标本：荔浦县普查队 450331170726079LY (IBK)
功效：全草，利尿消肿、解毒透疹。根，活血消肿、止痛。
功效来源：《中华本草》

八角麻 赤麻
Boehmeria tricuspis (Hance) Makino
凭证标本：荔浦县普查队 450331170729073LY (IBK)
功效：根、嫩茎叶，收敛止血、清热解毒。
功效来源：《中华本草》

楼梯草属 *Elatostema* J. R. Forst. et G. Forst.

锐齿楼梯草 毛叶楼梯草
Elatostema cyrtandrifolium (Zoll. et Moritzi) Miq.
凭证标本：荔浦县普查队 450331170712002LY (IBK)
功效：全草，祛风除湿、解毒杀虫。
功效来源：《中华本草》

糯米团属 *Gonostegia* Turcz.

糯米团 糯米藤
Gonostegia hirta (Blume ex Hassk.) Miq.
功效：全草，清热解毒、止血、健脾。
功效来源：《中华本草》

紫麻属 *Oreocnide* Miq.

紫麻
Oreocnide frutescens (Thunb.) Miq.
凭证标本：荔浦县普查队 450331170712004LY (IBK)
功效：全株，行气、活血。
功效来源：《中华本草》

冷水花属 *Pilea* Lindl.

石油菜
Pilea cavaleriei H. Lév. subsp. *valida* C. J. Chen
凭证标本：荔浦县普查队 450331180519059LY (IBK)
功效：全草，清热解毒、润肺止咳、消肿止痛。
功效来源：《全国中草药汇编》

长茎冷水花 白淋草
Pilea longicaulis Hand.-Mazz.
凭证标本：荔浦县普查队 450331181109029LY (IBK)
功效：全草，散瘀消肿、解毒敛疮。
功效来源：《中华本草》

长序冷水花 大冷水麻
Pilea melastomoides (Poir.) Wedd.
功效：全草，祛瘀止痛、清热解毒。
功效来源：《中华本草》
注：《广西植物名录》有记载。

小叶冷水花 透明草
Pilea microphylla (L.) Liebm.
凭证标本：荔浦县普查队 450331180505003LY (IBK)
功效：全草，清热解毒。
功效来源：《全国中草药汇编》

冷水花
Pilea notata C. H. Wright
凭证标本：荔浦县普查队 450331170727013LY (IBK)
功效：全草，清热利湿。
功效来源：《全国中草药汇编》

盾叶冷水花 背花疮
Pilea peltata Hance
凭证标本：荔浦县普查队 450331170710043LY (IBK)
功效：全草，清热解毒、祛痰化瘀。
功效来源：《中华本草》

雾水葛属 *Pouzolzia* Gaudich.

雾水葛
Pouzolzia zeylanica (L.) Benn. et R. Br.
凭证标本：荔浦县普查队 450331170711031LY (IBK)
功效：全草，清热利湿、解毒排脓。
功效来源：《全国中草药汇编》

多枝雾水葛 石珠
Pouzolzia zeylanica (L.) Benn. et R. Br. var. *microphylla* (Wedd.) W. T. Wang
凭证标本：荔浦县普查队 450331180824020LY (IBK)
功效：全草，解毒消肿、接骨。
功效来源：《中华本草》

171. 冬青科 Aquifoliaceae

冬青属 *Ilex* L.

满树星
Ilex aculeolata Nakai
凭证标本：荔浦县普查队 450331190418006LY (IBK)
功效：根皮或叶，清热解毒、止咳化痰。
功效来源：《中华本草》

冬青 四季青
Ilex chinensis Sims
凭证标本：荔浦县普查队 450331170727029LY (IBK)
功效：根皮、叶，清热解毒、生肌敛疮、活血止血。
功效来源：《全国中草药汇编》

台湾冬青
Ilex formosana Maxim.
凭证标本：韦立辉 10087 (IBK)
功效：树皮黏液，用于作扑蝇胶、拌创膏、皮肤病治疗剂。
功效来源：《药用植物辞典》

矮冬青
Ilex lohfauensis Merr.
功效：根，清热解毒、凉血、通脉止痛、消肿消炎。叶，清热解毒、止痛、消炎。
功效来源：《药用植物辞典》
注：《广西植物名录》有记载。

毛冬青
Ilex pubescens Hook. et Arn.
凭证标本：荔浦县普查队 450331180821042LY (IBK)
功效：根，清热解毒、活血通脉、消肿止痛。
功效来源：《广西壮族自治区壮药质量标准 第二卷》（2011年版）

铁冬青 救必应
Ilex rotunda Thunb.
凭证标本：荔浦县普查队 450331190422004LY (IBK)
功效：干燥树皮，清热解毒、利湿止痛。
功效来源：《中国药典》（2020年版）

三花冬青 小冬青
Ilex triflora Blume
凭证标本：韦立辉 1009 (IBK)
功效：根，清热解毒。
功效来源：《桂本草第二卷上》

173. 卫矛科 Celastraceae

南蛇藤属 *Celastrus* L.

窄叶南蛇藤
Celastrus oblanceifolius C. H. Wang et P. C. Tsoong
凭证标本：荔浦县普查队 450331170726021LY (IBK)
功效：根、茎，祛风除湿、活血行气、解毒消肿。
功效来源：《中华本草》

卫矛属 *Euonymus* L.

刺果卫矛
Euonymus acanthocarpus Franch.
功效：藤、茎皮，祛风除湿、通筋活络、止痛止血。根，祛风湿、散寒。
功效来源：《药用植物辞典》
注：《广西植物名录》有记载。

扶芳藤
Euonymus fortunei (Turcz.) Hand.-Mazz.
功效：地上部分，益气血、补肝肾、舒筋活络。
功效来源：《广西壮族自治区壮药质量标准 第一卷》（2008年版）

疏花卫矛 山杜仲
Euonymus laxiflorus Champ. ex Benth.
凭证标本：荔浦县普查队 450331170726022LY (IBK)
功效：根皮、树皮，祛风湿、强筋骨。
功效来源：《全国中草药汇编》

178. 翅子藤科 Hippocrateaceae

扁蒴藤属 *Pristimera* Miers

扁蒴藤
Pristimera indica (Willdenow) A. C. Smith
凭证标本：荔浦县普查队 450331181110034LY (IBK)
功效：根，含扁蒴藤素，为抗菌、抗肿瘤的有效成分。在印度已作为抗菌药物用于治疗痢疾。

功效来源：《药用植物辞典》

185. 桑寄生科 Loranthaceae

离瓣寄生属 *Helixanthera* Lour.

离瓣寄生 五瓣寄生

Helixanthera parasitica Lour.

凭证标本：荔浦县普查队 450331190420008LY (IBK)

功效：带叶茎枝，祛风湿、止咳、止痢。

功效来源：《广西药用植物名录》

鞘花属 *Macrosolen* (Blume) Rchb.

鞘花 杉寄生

Macrosolen cochinchinensis (Lour.) Tiegh.

凭证标本：荔浦县普查队 450331180519032LY (IBK)

功效：茎枝、叶，祛风湿、补肝肾、活血止痛、止咳。

功效来源：《中华本草》

梨果寄生属 *Scurrula* L.

红花寄生

Scurrula parasitica L.

凭证标本：荔浦县普查队 450331181108008LY (IBK)

功效：枝叶，祛风湿、强筋骨、活血解毒。

功效来源：《中华本草》

大苞寄生属 *Tolypanthus* (Blume) Blume

大苞寄生

Tolypanthus maclurei (Merr.) Danser

凭证标本：荔浦县普查队 450331170728050LY (IBK)

功效：带叶茎枝，补肝肾、强筋骨、祛风除湿。

功效来源：《中华本草》

槲寄生属 *Viscum* L.

扁枝槲寄生 枫香寄生

Viscum articulatum Burm. f.

凭证标本：荔浦县普查队 450331180823033LY (IBK)

功效：全株，祛风利湿、舒筋活络、止血。

功效来源：《中华本草》

190. 鼠李科 Rhamnaceae

勾儿茶属 *Berchemia* Neck. ex DC.

多叶勾儿茶 鸭公藤

Berchemia polyphylla Wall. ex Lawson

凭证标本：荔浦县普查队 450331181106008LY (IBK)

功效：全株，清热利湿、解毒散结。

功效来源：《中华本草》

枳椇属 *Hovenia* Thunb.

枳椇 枳椇子

Hovenia acerba Lindl.

凭证标本：荔浦县普查队 450331170725008LY (IBK)

功效：带果序轴的果实，止渴除烦、解酒毒、利尿通便。

功效来源：《广西壮族自治区壮药质量标准 第二卷》（2011年版）

光叶毛果枳椇

Hovenia trichocarpa Chun et Tsiang var. *robusta* (Nakai et Y. Kimura) Y. L. Chou et P. K. Chou

凭证标本：荔浦县普查队 450331180519048LY (IBK)

功效：根，行气活血。根皮、茎皮，活血舒筋。果实，健胃、补血。

功效来源：《药用植物辞典》

马甲子属 *Paliurus* Mill.

铜钱树 金钱木根

Paliurus hemsleyanus Rehder

凭证标本：荔浦县普查队 450331170712006LY (IBK)

功效：根，补气。

功效来源：《中华本草》

马甲子 铁篱笆

Paliurus ramosissimus (Lour.) Poir.

凭证标本：荔浦县普查队 450331170728038LY (IBK)

功效：刺、花及叶，清热解毒。

功效来源：《中华本草》

猫乳属 *Rhamnella* Miq.

苞叶木 十两叶

Rhamnella rubrinervis (H. Lév.) Rehder

凭证标本：荔浦县普查队 450331180823015LY (IBK)

功效：全株，利胆退黄、祛风止痛。

功效来源：《中华本草》

鼠李属 *Rhamnus* L.

长叶冻绿 黎辣根

Rhamnus crenata Sieb. et Zucc.

凭证标本：荔浦县普查队 450331170725028LY (IBK)

功效：根、根皮，清热解毒、杀虫利湿。

功效来源：《中华本草》

钩齿鼠李

Rhamnus lamprophylla C. K. Schneid.

凭证标本：荔浦县普查队 450331170710017LY (IBK)

功效：根，用于肺热咳嗽。果，用于腹胀便秘。

功效来源：《药用植物辞典》

薄叶鼠李 绛梨木

Rhamnus leptophylla C. K. Schneid.

凭证标本：荔浦县普查队 450331170725044LY (IBK)

功效：根、果实，消食顺气、活血祛瘀。

功效来源：《全国中草药汇编》

尼泊尔鼠李
Rhamnus napalensis (Wall.) Lawson
凭证标本：荔浦县普查队 450331170710012LY (IBK)
功效：叶、根、果实，祛风除湿、利水消肿。
功效来源：《药用植物辞典》

雀梅藤属 *Sageretia* Brongn.

皱叶雀梅藤
Sageretia rugosa Hance
凭证标本：荔浦县普查队 450331180823041LY (IBK)
功效：根，舒筋活络。
功效来源：《药用植物辞典》

枣属 *Ziziphus* Mill.

枣 大枣
Ziziphus jujuba Mill.
凭证标本：荔浦县普查队 450331170725041LY (IBK)
功效：果实，补中益气、养血安神。
功效来源：《中国药典》（2020年版）

191. 胡颓子科 Elaeagnaceae

胡颓子属 *Elaeagnus* L.

密花胡颓子
Elaeagnus conferta Roxb.
凭证标本：荔浦县普查队 450331181107035LY (IBK)
功效：根，祛风通络、行气止痛。果实，收敛止泻。
功效来源：《药用植物辞典》

巴东胡颓子
Elaeagnus difficilis Servettaz
凭证标本：荔浦县普查队 450331181111023LY (IBK)
功效：根，温下焦、祛寒湿、收敛止泻。
功效来源：《药用植物辞典》

193. 葡萄科 Vitaceae

蛇葡萄属 *Ampelopsis* Michx.

羽叶蛇葡萄
Ampelopsis chaffanjonii (H. Lév.) Rehder
凭证标本：荔浦县普查队 450331180521065LY (IBK)
功效：藤茎，祛风除湿。
功效来源：《药用植物辞典》

三裂蛇葡萄 金刚散
Ampelopsis delavayana Planch. ex Franch.
凭证标本：荔浦县普查队 450331180522016LY (IBK)
功效：根、藤茎，清热利湿、活血通络、止血生肌、解毒消肿。
功效来源：《中华本草》

蛇葡萄 蝙蝠葛
Ampelopsis glandulosa (Wall.) Momiy.
凭证标本：荔浦县普查队 450331170728054LY (IBK)
功效：根、根状茎，利尿、消炎、止血。叶，清热解毒、消肿止痛。
功效来源：《广西壮族自治区壮药质量标准 第三卷》（2018年版）

异叶蛇葡萄
Ampelopsis glandulosa (Wall.) Momiy. var. *heterophylla* (Thunb.) Momiy.
凭证标本：荔浦县普查队 450331180520025LY (IBK)
功效：根、根皮，清热解毒、祛风活络。茎叶，利尿、消炎、止血。
功效来源：《药用植物辞典》

牯岭蛇葡萄
Ampelopsis glandulosa (Wall.) Momiy. var. *kulingensis* (Rehder) Momiy.
凭证标本：荔浦县普查队 450331170710030LY (IBK)
功效：根、茎、叶，清热解毒、祛风活络、消炎、利尿、消肿、止血。
功效来源：《药用植物辞典》

显齿蛇葡萄 甜茶藤
Ampelopsis grossedentata (Hand.-Mazz.) W. T. Wang
凭证标本：荔浦县普查队 450331170713024LY (IBK)
功效：茎叶、根，清热解毒、利湿消肿。
功效来源：《中华本草》

乌蔹莓属 *Cayratia* Juss.

乌蔹莓
Cayratia japonica (Thunb.) Gagnep.
凭证标本：荔浦县普查队 450331170711026LY (IBK)
功效：全草，解毒消肿、清热利湿。
功效来源：《中华本草》

白粉藤属 *Cissus* L.

苦郎藤 风叶藤
Cissus assamica (M. A. Lawson) Craib
凭证标本：荔浦县普查队 450331180521016LY (IBK)
功效：根，拔脓消肿、散瘀止痛。
功效来源：《全国中草药汇编》

地锦属 *Parthenocissus* Planch.

异叶地锦 异叶爬山虎
Parthenocissus dalzielii Gagnep
凭证标本：荔浦县普查队 450331180520001LY (IBK)
功效：带叶藤茎，祛风除湿、散瘀止痛、解毒消肿。
功效来源：《广西壮族自治区壮药质量标准 第三卷》（2018年版）

绿叶地锦

Parthenocissus laetevirens Rehder

凭证标本：荔浦县普查队 450331170711014LY (IBK)

功效：藤，舒筋活络、消肿散瘀、接骨。

功效来源：《药用植物辞典》

崖爬藤属 *Tetrastigma* (Miq.) Planch.

三叶崖爬藤 三叶青

Tetrastigma hemsleyanum Diels et Gilg

凭证标本：荔浦县普查队 450331180520032LY (IBK)

功效：块根或全草，清热解毒、祛风化痰、活血止痛。

功效来源：《广西壮族自治区壮药质量标准 第三卷》（2018年版）

扁担藤

Tetrastigma planicaule (Hook.) Gagnep.

凭证标本：荔浦县普查队 450331180827026LY (IBK)

功效：藤茎，祛风除湿、舒筋活络。

功效来源：《广西壮族自治区壮药质量标准 第二卷》（2011年版）

葡萄属 *Vitis* L.

毛葡萄

Vitis heyneana Roem. et Schult.

凭证标本：韦立辉 100179 (IBK)

功效：根皮，调经活血、补虚止带、清热解毒、生肌、利湿。全株，止血、祛风湿、安胎、解热。叶，清热利湿、消肿解毒。

功效来源：《药用植物辞典》

绵毛葡萄

Vitis retordii Roman.

凭证标本：荔浦县普查队 450331170727015LY (IBK)

功效：根，用于风湿、跌打损伤。

功效来源：《药用植物辞典》

葡萄

Vitis vinifera L.

凭证标本：张启芳 434 (IBK)

功效：果，解表透疹、利尿、安胎。根、藤，祛风湿、利尿。

功效来源：《全国中草药汇编》

俞藤属 *Yua* C. L. Li

大果俞藤

Yua austro-orientalis (Metcalf) C. L. Li

凭证标本：韦立辉 100128 (IBK)

功效：全株，祛风通络、散瘀消肿、活血止痛。

功效来源：《药用植物辞典》

194. 芸香科 Rutaceae

柑橘属 *Citrus* L.

柚 橘红

Citrus maxima (Burm.) Merr.

凭证标本：石芳？ 424 (IBK)

功效：未成熟或近成熟的外层果皮，理气宽中、燥湿化痰。叶，行气止痛、解毒消肿。花蕾或开放的花，行气、化痰、镇痛。

功效来源：《广西壮族自治区壮药质量标准 第二卷》（2011年版）

黄皮属 *Clausena* Burm. f.

齿叶黄皮 野黄皮

Clausena dunniana H. Lév.

凭证标本：荔浦县普查队 450331181111030LY (IBK)

功效：叶、根，疏风解表、除湿消肿、行气散瘀。

功效来源：《中华本草》

黄皮

Clausena lansium (Lour.) Skeels

凭证标本：荔浦县普查队 450331170728014LY (IBK)

功效：叶，疏风解表、除痰行气。成熟种子，理气、消滞、散结、止痛。

功效来源：《广西壮族自治区壮药质量标准 第一卷》（2008年版）

蜜茱萸属 *Melicope* J. R. Forst. et G. Forst.

三桠苦 三叉苦

Melicope pteleifolia (Champ. ex Benth.) Hartley

功效：茎，清热解毒、祛风除湿、消肿止痛。

功效来源：《广西壮族自治区壮药质量标准 第一卷》（2008年版）

蜜茱萸 三叉苦

Melicope pteleifolia (Champ. ex Benth.) Hartley

凭证标本：荔浦县普查队 450331181108009LY (IBK)

功效：茎，清热解毒、祛风除湿、消肿止痛。

功效来源：《广西壮族自治区壮药质量标准 第一卷》（2008年版）

小芸木属 *Micromelum* Blume

小芸木

Micromelum integerrimum (Buch.-Ham. ex Colebr.) M. Roem.

凭证标本：荔浦县普查队 450331180522007LY (IBK)

功效：根、树皮或叶，疏风解表、温中行气、散瘀消肿。

功效来源：《中华本草》

九里香属 *Murraya* J. König ex L.

九里香

Murraya exotica L.

功效：叶和带叶嫩枝，行气止痛、活血散瘀。

功效来源：《中国药典》（2020年版）

注：《广西植物名录》有记载。

千里香 九里香

Murraya paniculata (L.) Jack

凭证标本：荔浦县普查队 450331180824038LY (IBK)

功效：叶和带叶嫩枝，行气止痛、活血散瘀。

功效来源：《中国药典》（2020年版）

枳属 *Poncirus* Raf.

枳 枸橘

Poncirus trifoliata (L.) Raf.

凭证标本：荔浦县普查队 450331180522013LY (IBK)

功效：果，健胃消食、理气止痛。叶，行气消食、止呕。

功效来源：《全国中草药汇编》

吴茱萸属 *Tetradium* Lour.

华南吴萸

Tetradium austrosinense (Hand.-Mazz.) Hartley

凭证标本：韦立辉 10044 (IBK)

功效：果实，温中散寒、行气止痛。

功效来源：《药用植物辞典》

吴茱萸

Tetradium ruticarpum (A. Juss.) Hartley

凭证标本：荔浦县普查队 450331180825035LY (IBK)

功效：成熟果实，散寒止痛、降逆止呕、助阳止泻。

功效来源：《广西壮族自治区壮药质量标准 第三卷》（2018年版）

飞龙掌血属 *Toddalia* Juss.

飞龙掌血

Toddalia asiatica (L.) Lam.

凭证标本：荔浦县普查队 450331180826021LY (IBK)

功效：根，祛风止痛、散瘀止血。

功效来源：《广西壮族自治区壮药质量标准 第二卷》（2011年版）

花椒属 *Zanthoxylum* L.

竹叶花椒

Zanthoxylum armatum DC.

凭证标本：荔浦县普查队 450331170710020LY (IBK)

功效：干燥成熟果实，散寒、止痛、驱蛔虫。

功效来源：《广西中药材标准 第一册》

花椒簕

Zanthoxylum scandens Blume

凭证标本：荔浦县普查队 450331180826011LY (IBK)

功效：根、果实，活血化瘀、镇痛、清热解毒、祛风行气。

功效来源：《药用植物辞典》

197. 楝科 Meliaceae

米仔兰属 *Aglaia* Lour.

米仔兰

Aglaia odorata Lour.

功效：枝叶，活血化瘀、消肿止痛。花，行气解郁。

功效来源：《全国中草药汇编》

注：《广西植物名录》有记载。

浆果楝属 *Cipadessa* Blume

灰毛浆果楝 野茶辣

Cipadessa baccifera (Roth) Miq.

凭证标本：荔浦县普查队 450331170725010LY (IBK)

功效：根、叶，祛风化湿、行气止痛。

功效来源：《中华本草》

楝属 *Melia* L.

楝 苦楝

Melia azedarach L.

凭证标本：荔浦县普查队 450331170728069LY (IBK)

功效：果实、叶、树皮及根皮，行气止痛、杀虫。

功效来源：《中华本草》

香椿属 *Toona* (Endl.) M. Roem.

香椿

Toona sinensis (Juss.) Roem.

凭证标本：荔浦县普查队 450331170728066LY (IBK)

功效：果实、树皮或根皮韧皮部、花、树干流出的液汁，祛风、散寒、止痛。

功效来源：《中华本草》

198. 无患子科 Sapindaceae

倒地铃属 *Cardiospermum* L.

倒地铃 三角泡

Cardiospermum halicacabum L.

凭证标本：李树刚 s.n. (IBSC)

功效：全草，清热利湿、凉血解毒。

功效来源：《广西壮族自治区壮药质量标准 第二卷》（2011年版）

栾树属 *Koelreuteria* Laxm.

复羽叶栾树

Koelreuteria bipinnata Franch.

凭证标本：荔浦县普查队 450331180823003LY (IBK)

功效：根，消肿止痛、活血、驱虫。花，清肝明目、清热止咳。
功效来源：《药用植物辞典》

200. 槭树科 Aceraceae

槭属 *Acer* L.

青榨槭
Acer davidii Franch.
凭证标本：荔浦县普查队 450331170729034LY (IBK)
功效：根、根皮、树皮，消炎、止痛、止血、祛风除湿、活血化瘀。枝叶，清热解毒、行气止痛。
功效来源：《药用植物辞典》

罗浮槭 蝴蝶果
Acer fabri Hance
凭证标本：荔浦县普查队 450331170726030LY (IBK)
功效：果实，清热、利咽喉。
功效来源：《广西中药材标准 第一册》

五裂槭
Acer oliverianum Pax
凭证标本：荔浦县普查队 450331180825050LY (IBK)
功效：枝、叶，清热解毒、理气止痛。
功效来源：《药用植物辞典》

201. 清风藤科 Sabiaceae

泡花树属 *Meliosma* Blume

香皮树
Meliosma fordii Hemsl.
凭证标本：荔浦县普查队 450331180825019LY (IBK)
功效：树皮、叶，滑肠通便。
功效来源：《药用植物辞典》

清风藤属 *Sabia* Colebr.

灰背清风藤 广藤根
Sabia discolor Dunn
凭证标本：荔浦县普查队 450331180521057LY (IBK)
功效：藤茎，祛风除湿、活血止痛。
功效来源：《广西壮族自治区瑶药材质量标准 第一卷》（2014年版）

柠檬清风藤
Sabia limoniacea Wall. ex Hook. f. et Thomson
凭证标本：荔浦县普查队 450331181110032LY (IBK)
功效：根、茎，广西民间常用产后要药、治产后瘀血不尽、风湿痹痛。
功效来源：《药用植物辞典》

尖叶清风藤
Sabia swinhoei Hemsl.
凭证标本：荔浦县普查队 450331180822037LY (IBK)
功效：根、茎、叶，祛风止痛。
功效来源：《药用植物辞典》

204. 省沽油科 Staphyleaceae

山香圆属 *Turpinia* Vent.

锐尖山香圆 山香圆叶
Turpinia arguta Seem.
凭证标本：韦立辉 10095 (IBK)
功效：叶，清热解毒、消肿止痛。
功效来源：《中国药典》（2020年版）

大果山香圆
Turpinia pomifera (Roxb.) DC.
凭证标本：吕清华 126 (IBK)
功效：全株，祛风活血、通经络。
功效来源：《新华本草纲要 第二册》

205. 漆树科 Anacardiaceae

南酸枣属 *Choerospondias* Burtt et A. W. Hill

南酸枣 广枣
Choerospondias axillaris (Roxb.) B. L. Burtt et A. W. Hill
凭证标本：荔浦县普查队 450331170726010LY (IBK)
功效：干燥果实，行气活血、养心安神。
功效来源：《中国药典》（2020年版）

黄连木属 *Pistacia* L.

黄连木 黄楝树
Pistacia chinensis Bunge
凭证标本：荔浦县普查队 450331180522005LY (IBK)
功效：叶芽、叶、根、树皮，清热解毒、生津。
功效来源：《中华本草》

清香木
Pistacia weinmanniifolia J. Poiss. ex Franch.
凭证标本：荔浦县普查队 450331180824030LY (IBK)
功效：树皮、茎、叶，清热解毒、利湿消肿。
功效来源：《药用植物辞典》

盐麸木属 *Rhus* L.

盐麸木 五倍子
Rhus chinensis Mill.
凭证标本：荔浦县普查队 450331170727055LY (IBK)
功效：虫瘿，敛肺降火、涩肠止泻、敛汗止血、收湿敛疮。
功效来源：《中国药典》（2020年版）

漆属 *Toxicodendron* Mill.

野漆 野漆树
Toxicodendron succedaneum (L.) Kuntze

凭证标本：荔浦县普查队 450331170711013LY (IBK)
功效：叶，散瘀止血、解毒。
功效来源：《中华本草》

206. 牛栓藤科 Connaraceae

红叶藤属 *Rourea* Aubl.

小叶红叶藤
Rourea microphylla (Hook. et Arn.) Planch.
凭证标本：荔浦县普查队 450331181110023LY (IBK)
功效：根、茎叶，止血止痛、活血通经。
功效来源：《药用植物辞典》

207. 胡桃科 Juglandaceae

黄杞属 *Engelhardia* Lesch. ex Bl.

黄杞 罗汉茶
Engelhardia roxburghiana Wallich
凭证标本：韦立辉 10098 (IBK)
功效：叶，清热解毒、生津解渴、解暑利湿。
功效来源：《广西壮族自治区壮药质量标准 第二卷》（2011年版）

化香树属 *Platycarya* Sieb. et Zucc.

化香树
Platycarya strobilacea Sieb. et Zucc.
凭证标本：荔浦县普查队 450331180519050LY (IBK)
功效：果实，顺气祛风、消肿止痛、燥湿杀虫。叶，理气、解毒、消肿止痛、杀虫止痒。
功效来源：《药用植物辞典》

枫杨属 *Pterocarya* Kunth

枫杨
Pterocarya stenoptera C. DC.
凭证标本：荔浦县普查队 450331180521024LY (IBK)
功效：树皮，解毒、杀虫止痒、祛风止痛。
功效来源：《药用植物辞典》

209. 山茱萸科 Cornaceae

桃叶珊瑚属 *Aucuba* Thunb.

喜马拉雅珊瑚
Aucuba himalaica Hook. f. et Thomson
功效：根，祛风除湿、舒筋活络。
功效来源：《药用植物辞典》
注：《广西植物名录》有记载。

山茱萸属 *Cornus* L.

香港四照花
Cornus hongkongensis Hemsl.
凭证标本：吕清华 135 (IBK)
功效：叶、花，收敛止血。
功效来源：《中华本草》

210. 八角枫科 Alangiaceae

八角枫属 *Alangium* Lam.

八角枫
Alangium chinense (Lour.) Harm
凭证标本：荔浦县普查队 450331180521012LY (IBK)
功效：根、叶及花，祛风除湿、舒筋活络、散瘀止痛。
功效来源：《广西壮族自治区壮药质量标准 第一卷》（2008年版）

小花八角枫 五代同堂
Alangium faberi Oliv.
凭证标本：荔浦县普查队 450331170712027LY (IBK)
功效：根，理气活血、祛风除湿。
功效来源：《中华本草》

211. 珙桐科 Nyssaceae

喜树属 *Camptotheca* Decne.

喜树
Camptotheca acuminata Decne.
功效：果实、根，清热解毒、散结消症。
功效来源：《中华本草》

212. 五加科 Araliaceae

楤木属 *Aralia* L.

长刺楤木 刺叶楤木
Aralia spinifolia Merr.
凭证标本：荔浦县普查队 450331181111004LY (IBK)
功效：根，祛风除湿、活血止血。
功效来源：《中华本草》

罗伞属 *Brassaiopsis* Decne. et Planch.

罗伞 鸭脚罗伞
Brassaiopsis glomerulata (Blume) Regel
凭证标本：荔浦县普查队 450331181108014LY (IBK)
功效：根、树皮或叶，祛风除湿、散瘀止痛。
功效来源：《中华本草》

树参属 *Dendropanax* Decne. et Planch.

树参 枫荷桂
Dendropanax dentiger (Harms) Merr.
凭证标本：荔浦县普查队 450331180825022LY (IBK)
功效：茎枝，祛风除湿、活血消肿。
功效来源：《广西壮族自治区瑶药材质量标准 第一卷》（2014年版）

五加属 *Eleutherococcus* Maxim.

白簕 三加
Eleutherococcus trifoliatus (L.) S. Y. Hu
凭证标本：荔浦县普查队 450331170725045LY (IBK)

功效：根、茎，清热解毒、祛风利湿、舒筋活血。
功效来源：《广西壮族自治区壮药质量标准 第一卷》（2008年版）

常春藤属 *Hedera* L.
常春藤 常春藤子
Hedera sinensis (Tobler) Hand.-Mazz.
凭证标本：荔浦县普查队 450331181112027LY (IBK)
功效：果实，补肝肾、强腰膝、行气止痛。
功效来源：《中华本草》

鹅掌柴属 *Schefflera* J. R. Forst. et G. Forst.
穗序鹅掌柴 大泡通皮
Schefflera delavayi (Franch.) Harms
凭证标本：荔浦县普查队 450331181112036LY (IBK)
功效：树皮，用于风湿麻木、关节肿痛、跌打瘀痛、腰膝酸痛、胃痛。叶，用于皮炎、湿疹、风疹。
功效来源：《全国中草药汇编》

鹅掌柴 鸭脚木根
Schefflera heptaphylla (L.) Frodin
凭证标本：荔浦县普查队 450331181107031LY (IBK)
功效：根皮、树皮，发汗解表、祛风除湿、舒筋活络、消肿止痛。
功效来源：《广西壮族自治区壮药质量标准 第二卷》（2011年版）

白花鹅掌柴 汉桃叶
Schefflera leucantha R. Vig.
凭证标本：荔浦县普查队 450331180823002LY (IBK)
功效：带叶的茎枝，祛风止痛、舒筋活络。
功效来源：《广西壮族自治区壮药质量标准 第一卷》（2008年版）

213. 伞形科 Apiaceae

当归属 *Angelica* L.
紫花前胡 前胡
Angelica decursiva (Miq.) Franch. et Sav.
凭证标本：荔浦县普查队 450331181109009LY (IBK)
功效：根，降气化痰、散风清热。
功效来源：《中国药典》（2020年版）

积雪草属 *Centella* L.
积雪草
Centella asiatica (L.) Urb.
凭证标本：荔浦县普查队 450331170727051LY (IBK)
功效：全草，清热利湿、解毒消肿。
功效来源：《中国药典》（2020年版）

芫荽属 *Coriandrum* L.
芫荽 胡荽
Coriandrum sativum L.
凭证标本：荔浦县普查队 450331180505064LY (IBK)
功效：根或全草，发表透疹、消食开胃、止痛解毒。
功效来源：《中华本草》

鸭儿芹属 *Cryptotaenia* DC.
鸭儿芹
Cryptotaenia japonica Hassk.
凭证标本：荔浦县普查队 450331170727053LY (IBK)
功效：茎叶，祛风止咳、活血祛瘀。
功效来源：《中华本草》

天胡荽属 *Hydrocotyle* L.
红马蹄草
Hydrocotyle nepalensis Hook.
凭证标本：荔浦县普查队 450331180821029LY (IBK)
功效：全草，清肺止咳、止血活血。
功效来源：《中华本草》

满天星 天胡荽
Hydrocotyle sibthorpioides Lam.
凭证标本：荔浦县普查队 450331170727069LY (IBK)
功效：全草，清热利尿、解毒消肿、祛痰止咳。
功效来源：《广西壮族自治区壮药质量标准 第一卷》（2008年版）

水芹属 *Oenanthe* L.
水芹
Oenanthe javanica (Blume) DC.
凭证标本：荔浦县普查队 450331190419011LY (IBK)
功效：根或全草，清热利湿、止血、降血压。
功效来源：《全国中草药汇编》

茴芹属 *Pimpinella* L.
杏叶茴芹 杏叶防风
Pimpinella candolleana Wight et Arn.
凭证标本：荔浦县普查队 450331190418030LY (IBK)
功效：根或全草，温中散寒、行气止痛、解毒消肿。
功效来源：《中华本草》

窃衣属 *Torilis* Adans.
小窃衣 窃衣
Torilis japonica (Houtt.) DC.
凭证标本：荔浦县普查队 450331170727078LY (IBK)
功效：果实或全草，杀虫止泻、收湿止痒。
功效来源：《中华本草》

窃衣

Torilis scabra (Thunb.) DC.

凭证标本：荔浦县普查队 450331190419009LY (IBK)

功效：果实或全草，杀虫止泻、收湿止痒。

功效来源：《中华本草》

214. 桤叶树科 Clethraceae

山柳属 *Clethra* L.

单毛桤叶树

Clethra bodinieri H. Lév.

凭证标本：荔浦县普查队 450331170729043LY (IBK)

功效：根，外用治疮疖肿毒。

功效来源：《药用植物辞典》

云南桤叶树

Clethra delavayi Franch.

凭证标本：韦立辉 10079 (IBK)

功效：树皮、根，活血祛瘀、强筋壮骨、祛风。

功效来源：《药用植物辞典》

215. 杜鹃花科 Ericaceae

白珠树属 *Gaultheria* Kalm ex L.

滇白珠 白珠树

Gaultheria leucocarpa Blume var. *yunnanensis* (Franch.) T. Z. Hsu et R. C. Fang

凭证标本：荔浦县普查队 450331181112024LY (IBK)

功效：全株，祛风除湿、舒筋活络、活血止痛。

功效来源：《中华本草》

珍珠花属 *Lyonia* Nutt.

狭叶珍珠花

Lyonia ovalifolia (Wall.) Drude var. *lanceolata* (Wall.) Hand.-Mazz.

凭证标本：荔浦县普查队 450331181107034LY (IBK)

功效：全株，用于感冒、痢疾、痧症夹色、骨鲠喉。叶，外治骨折。

功效来源：《广西中药资源名录》

杜鹃花属 *Rhododendron* L.

多花杜鹃

Rhododendron cavaleriei H. Lév.

凭证标本：韦立辉 100147 (IBK)

功效：枝、叶，清热解毒、止血通络。

功效来源：《药用植物辞典》

刺毛杜鹃

Rhododendron championiae Hook.

凭证标本：荔浦县普查队 450331180521001LY (IBK)

功效：根、茎、枝，祛风解表、活血止痛。

功效来源：《药用植物辞典》

毛棉杜鹃 丝线吊芙蓉

Rhododendron moulmainense Hook.

凭证标本：韦立辉 100147 (IBK)

功效：根皮、茎皮，利水、活血。

功效来源：《中华本草》

杜鹃 杜鹃花根

Rhododendron simsii Planch.

凭证标本：荔浦县普查队 450331180521085LY (IBK)

功效：根及根状茎，祛风湿、活血去瘀、止血。

功效来源：《广西中药材标准 第一册》

216. 乌饭树科 Vacciniaceae

越桔属 *Vaccinium* L.

南烛 南烛根

Vaccinium bracteatum Thunb.

凭证标本：韦立辉 10077 (IBK)

功效：根，散瘀、止痛。

功效来源：《中华本草》

短尾越桔

Vaccinium carlesii Dunn

功效：全株，清热解毒、固精驻颜、强筋益气、明目乌发、止血、止泻。

功效来源：《药用植物辞典》

注：《广西植物名录》有记载。

黄背越桔

Vaccinium iteophyllum Hance

凭证标本：韦立辉 1005 (IBK)

功效：全株，祛风除湿、利尿消肿、舒筋活络、散炎止痛。

功效来源：《药用植物辞典》

221. 柿科 Ebenaceae

柿属 *Diospyros* L.

柿 柿叶

Diospyros kaki Thunb.

凭证标本：韦立辉 1006 (IBK)

功效：叶，止咳定喘、生津止渴、活血止血。

功效来源：《广西壮族自治区壮药质量标准 第二卷》（2011年版）

野柿

Diospyros kaki Thunb. var. *silvestris* Makino

凭证标本：荔浦县普查队 450331170729061LY (IBK)

功效：果实，润肺止咳、生津、润肠。

功效来源：《药用植物辞典》

罗浮柿
Diospyros morrisiana Hance
凭证标本：荔浦县普查队 450331180521077LY (IBK)
功效：叶、茎皮，解毒消炎、收敛止泻。
功效来源：《中华本草》

油柿
Diospyros oleifera Cheng
功效：果实，清热、润肺。
功效来源：《药用植物辞典》
注：《广西植物名录》有记载。

223. 紫金牛科 Myrsinaceae

紫金牛属 *Ardisia* Sw.

九管血 血党
Ardisia brevicaulis Diels
凭证标本：荔浦县普查队 450331170729053LY (IBK)
功效：全株，祛风湿、活血调经、消肿止痛。
功效来源：《广西壮族自治区壮药质量标准 第二卷》（2011年版）

朱砂根
Ardisia crenata Sims
凭证标本：荔浦县普查队 450331181107033LY (IBK)
功效：根，行血祛风、解毒消肿。
功效来源：《中国药典》（2020年版）

百两金
Ardisia crispa (Thunb.) A. DC.
凭证标本：荔浦县普查队 450331170726060LY (IBK)
功效：根、根状茎，清热利咽、祛痰利湿、活血解毒。
功效来源：《中华本草》

月月红
Ardisia faberi Hemsl.
凭证标本：荔浦县普查队 450331180821014LY (IBK)
功效：全株，清热解毒、祛痰利湿、活血止血。
功效来源：《药用植物辞典》

郎伞树 凉伞盖珍珠
Ardisia hanceana Mez
功效：根，活血止痛。
功效来源：《中华本草》
注：《广西植物名录》有记载。

紫金牛 矮地茶
Ardisia japonica (Thunb.) Blume
凭证标本：荔浦县普查队 450331180826006LY (IBK)
功效：全株，止咳化痰、活血。
功效来源：《中药大辞典》

山血丹
Ardisia lindleyana D. Dietr.
功效：全株或根，活血调经、祛风除湿。
功效来源：《药用植物辞典》
注：《广西植物名录》有记载。

虎舌红 红毛走马胎
Ardisia mamillata Hance
凭证标本：荔浦县普查队 450331170726008LY (IBK)
功效：全株，散瘀止血、清热利湿、去腐生肌。
功效来源：《中华本草》

矮短紫金牛 花脉紫金牛
Ardisia pedalis E. Walker
凭证标本：荔浦县普查队 450331170710041LY (IBK)
功效：根，用于贫血、月经不调、产后血虚头痛。
功效来源：《广西中药资源名录》

莲座紫金牛 铺地罗伞
Ardisia primulifolia Gardner et Champ
凭证标本：荔浦县普查队 450331180825053LY (IBK)
功效：全株，祛风通络、散瘀止血、解毒消痈。
功效来源：《中华本草》

九节龙 小青
Ardisia pusilla A. DC.
凭证标本：荔浦县普查队 450331170727012LY (IBK)
功效：全株或叶，清热利湿、活血消肿。
功效来源：《中华本草》

罗伞树 大罗伞树
Ardisia quinquegona Bl.
凭证标本：韦立辉 100146 (IBK)
功效：地上部分，止咳化痰、祛风解毒、活血止痛。
功效来源：《广西壮族自治区壮药质量标准 第三卷》（2018年版）

南方紫金牛
Ardisia thyrsiflora D. Don
凭证标本：荔浦县普查队 450331170726049LY (IBK)
功效：嫩叶，清热解毒、止渴。
功效来源：《药用植物辞典》

酸藤子属 *Embelia* Burm. f.

酸藤子
Embelia laeta (L.) Mez
功效：根，清热解毒、散瘀止血。
功效来源：《广西壮族自治区瑶药材质量标准 第一卷》（2014年版）

当归藤
Embelia parviflora Wall. ex A. DC.
凭证标本：荔浦县普查队 450331181110014LY (IBK)
功效：地上部分，补血调经、强腰膝。
功效来源：《广西壮族自治区壮药质量标准 第一卷》（2008年版）

网脉酸藤子 了哥脷
Embelia rudis Hand.-Mazz.
凭证标本：荔浦县普查队 450331181107025LY (IBK)
功效：根、茎，活血通经。
功效来源：《中华本草》

平叶酸藤子
Embelia undulata (Wall.) Mez
凭证标本：韦立辉 10036 (IBK)
功效：全株，利湿散瘀，用于水肿、泄泻、跌打瘀肿。
功效来源：文献

杜茎山属 *Maesa* Forssk.

杜茎山
Maesa japonica (Thunb.) Moritzi et Zoll.
凭证标本：荔浦县普查队 450331181108013LY (IBK)
功效：根、茎叶，祛风邪、解疫毒、消肿胀。
功效来源：《中华本草》

鲫鱼胆
Maesa perlarius (Lour.) Merr.
凭证标本：荔浦县普查队 450331170726002LY (IBK)
功效：全株，接骨消肿、生肌祛腐。
功效来源：《全国中草药汇编》

224. 安息香科 Styracaceae

赤杨叶属 *Alniphyllum* Matsum.

赤杨叶 豆渣树
Alniphyllum fortunei (Hemsl.) Makino
凭证标本：荔浦县普查队 450331180521061LY (IBK)
功效：根、叶，祛风除湿、利水消肿。
功效来源：《中华本草》

陀螺果属 *Melliodendron* Hand.-Mazz.

陀螺果
Melliodendron xylocarpum Hand.-Mazz.
凭证标本：荔浦县普查队 450331180821051LY (IBK)
功效：根、叶，清热、杀虫。枝叶，滑肠。
功效来源：《药用植物辞典》

安息香属 *Styrax* L.

赛山梅
Styrax confusus Hemsl.
凭证标本：吕清华 121 (IBK)
功效：果实，清热解毒、消痈散结。全株，止泻、止痒。
功效来源：《药用植物辞典》

垂珠花 白克马叶
Styrax dasyanthus Perkins
凭证标本：荔浦县普查队 450331180521048LY (IBK)
功效：叶，润肺、生津、止咳。
功效来源：《中华本草》

白花龙
Styrax faberi Perkins
凭证标本：荔浦县普查队 450331170727039LY (IBK)
功效：全株，止泻、止痒。叶，止血、生肌、消肿。
功效来源：《药用植物辞典》

栓叶安息香 红皮
Styrax suberifolius Hook. et Arn.
凭证标本：吕清华 132 (IBK)
功效：叶、根，祛风湿、理气止痛。
功效来源：《中华本草》

225. 山矾科 Symplocaceae

山矾属 *Symplocos* Jacq.

越南山矾
Symplocos cochinchinensis (Lour.) S. Moore
凭证标本：荔浦县普查队 450331180825037LY (IBK)
功效：根，用于咳嗽、腹痛、泄泻。
功效来源：《广西中药资源名录》

黄牛奶树
Symplocos cochinchinensis (Lour.) S. Moore var. *laurina* (Retz.) Noot.
凭证标本：韦立辉 10080 (IBK)
功效：根、树皮，散热、清热。
功效来源：《药用植物辞典》

光叶山矾 刀灰树
Symplocos lancifolia Sieb. et Zucc.
功效：全株，和肝健脾、止血生肌。
功效来源：《全国中草药汇编》
注：《广西植物名录》有记载。

白檀
Symplocos paniculata (Thunb.) Miq.
凭证标本：荔浦县普查队 450331170727042LY (IBK)
功效：根、叶、花或种子，清热解毒、调气散结、祛风止痒。
功效来源：《中华本草》

山矾
Symplocos sumuntia Buch.-Ham. ex D. Don
凭证标本：荔浦县普查队 450331180521062LY (IBK)
功效：花，化痰解郁、生津止渴。根，清热利湿、凉血止血、祛风止痛。叶，清热解毒、收敛止血。
功效来源：《中华本草》

228. 马钱科 Loganiaceae

醉鱼草属 *Buddleja* L.

白背枫 白鱼尾
Buddleja asiatica Lour.
凭证标本：荔浦县普查队 450331170713009LY (IBK)
功效：全株，祛风利湿、行气活血。
功效来源：《中华本草》

醉鱼草
Buddleja lindleyana Fortune
凭证标本：荔浦县普查队 450331170713001LY (IBK)
功效：茎叶，祛风湿、壮筋骨、活血祛瘀。
功效来源：《中华本草》

钩吻属 *Gelsemium* Juss.

钩吻 断肠草
Gelsemium elegans (Gardn. et Champ.) Benth.
凭证标本：荔浦县普查队 450331181107020LY (IBK)
功效：根、茎，祛风、攻毒、止痛。
功效来源：《广西壮族自治区壮药质量标准 第一卷》（2008年版）

229. 木樨科 Oleaceae

素馨属 *Jasminum* L.

白萼素馨
Jasminum albicalyx Kobuski
凭证标本：荔浦县普查队 450331170725054LY (IBK)
功效：根，驱虫。叶或全株，生肌。
功效来源：《药用植物辞典》

华素馨 华清香藤
Jasminum sinense Hemsl.
凭证标本：荔浦县普查队 450331170711009LY (IBK)
功效：全株，清热解毒。
功效来源：《中华本草》

女贞属 *Ligustrum* L.

小蜡 小蜡树叶
Ligustrum sinense Lour.
凭证标本：荔浦县普查队 450331170710024LY (IBK)
功效：叶，清热利湿、解毒消肿。
功效来源：《广西壮族自治区壮药质量标准 第二卷》（2011年版）

光萼小蜡 毛女贞
Ligustrum sinense Lour. var. *myrianthum* (Diels) Hoefker
凭证标本：荔浦县普查队 450331181107017LY (IBK)
功效：枝、叶，泻火解毒。
功效来源：《中华本草》

木樨属 *Osmanthus* Lour.

桂花 木樨
Osmanthus fragrans (Thunb.) Lour.
凭证标本：荔浦县普查队 450331190420005LY (IBK)
功效：花，散寒破结、化痰止咳。果实，暖胃、平肝、散寒。根，祛风湿、散寒。
功效来源：《全国中草药汇编》

厚边木樨
Osmanthus marginatus (Champ. ex Benth.) Hemsl.
功效：花，提神、醒脑。
功效来源：《药用植物辞典》
注：《广西植物名录》有记载。

牛矢果 羊屎木
Osmanthus matsumuranus Hayata
凭证标本：荔浦县普查队 450331180821031LY (IBK)
功效：叶、树皮，解毒、排脓、消痈。
功效来源：《中华本草》

230. 夹竹桃科 Apocynaceae

链珠藤属 *Alyxia* Banks ex R. Br.

筋藤
Alyxia levinei Merr.
凭证标本：韦立辉 100155 (IBK)
功效：全株，祛风除湿、活血止痛。
功效来源：《中华本草》

链珠藤 瓜子藤
Alyxia sinensis Champ. ex Benth.
凭证标本：荔浦县普查队 450331180825049LY (IBK)
功效：全株，祛风活血、通经活络。
功效来源：《全国中草药汇编》

山橙属 *Melodinus* J. R. Forst. et G. Forst.

尖山橙
Melodinus fusiformis Champ. ex Benth.
凭证标本：荔浦县普查队 450331170726062LY (IBK)
功效：全株，祛风湿、活血。
功效来源：《广西壮族自治区瑶药材质量标准 第一卷》（2014年版）

萝芙木属 *Rauvolfia* L.

萝芙木
Rauvolfia verticillata (Lour.) Baill.

凭证标本：荔浦县普查队 450331180826008LY (IBK)
功效：根、茎，清热、降压、宁神。
功效来源：《广西壮族自治区壮药质量标准 第一卷》（2008年版）

络石属 *Trachelospermum* Lem.

络石 络石藤
Trachelospermum jasminoides (Lindl.) Lem.
凭证标本：荔浦县普查队 450331190419010LY (IBK)
功效：带叶藤茎，凉血消肿、祛风通络。
功效来源：《中国药典》（2020年版）

水壶藤属 *Urceola* Roxb.

毛杜仲藤 杜仲藤
Urceola huaitingii (Chun et Tsiang) D. J. Middleton
凭证标本：荔浦县普查队 450331180521079LY (IBK)
功效：老茎、根，祛风活络、壮腰膝、强筋骨、消肿。
功效来源：《中华本草》

杜仲藤 红杜仲
Urceola micrantha (Wall. ex G. Don) D. J. Middleton
凭证标本：荔浦县普查队 450331170726031LY (IBK)
功效：树皮，祛风活络、壮腰膝、强筋骨、消肿。
功效来源：《广西壮族自治区壮药质量标准 第二卷》（2011年版）

酸叶胶藤 红背酸藤
Urceola rosea (Hook. et Arn.) D. J. Middleton
凭证标本：荔浦县普查队 450331170726017LY (IBK)
功效：根、叶，清热解毒、利尿消肿。
功效来源：《中华本草》

231. 萝藦科 Asclepiadaceae

白叶藤属 *Cryptolepis* R. Br.

白叶藤
Cryptolepis sinensis (Lour.) Merr.
凭证标本：荔浦县普查队 450331170711008LY (IBK)
功效：全株，清热解毒、散瘀止痛、止血。
功效来源：《全国中草药汇编》

鹅绒藤属 *Cynanchum* L.

刺瓜
Cynanchum corymbosum Wight
凭证标本：荔浦县普查队 450331170726015LY (IBK)
功效：全草，益气、催乳、解毒。
功效来源：《全国中草药汇编》

醉魂藤属 *Heterostemma* Wight et Arn.

醉魂藤
Heterostemma alatum Wight
凭证标本：荔浦县普查队 450331181108018LY (IBK)
功效：根或全株，除湿、解毒、截疟。
功效来源：《全国中草药汇编》

鲫鱼藤属 *Secamone* R. Br.

鲫鱼藤
Secamone elliptica R. Br.
凭证标本：荔浦县普查队 450331170711038LY (IBK)
功效：根，用于乳汁不足、风湿骨痛、跌打损伤。
功效来源：《广西药用植物名录》

娃儿藤属 *Tylophora* R. Br.

通天连
Tylophora koi Merr.
凭证标本：荔浦县普查队 450331180827006LY (IBK)
功效：全株，解毒、消肿。
功效来源：《全国中草药汇编》

娃儿藤
Tylophora ovata (Lindl.) Hook. ex Steud.
凭证标本：荔浦县普查队 450331170726035LY (IBK)
功效：根，祛风化痰、解毒散瘀。
功效来源：《中药大辞典》

232. 茜草科 Rubiaceae

水团花属 *Adina* Salisb.

水团花
Adina pilulifera (Lam.) Franch. ex Drake
凭证标本：荔浦县普查队 450331181110029LY (IBK)
功效：根、枝叶、花果，清热利湿、解毒消肿。
功效来源：《中华本草》

细叶水团花 水杨梅
Adina rubella Hance
凭证标本：荔浦县普查队 450331170710005LY (IBK)
功效：根、茎皮、叶、花及果实，清热解毒、散瘀止痛。
功效来源：《全国中草药汇编》

茜树属 *Aidia* Lour.

茜树
Aidia cochinchinensis Lour.
凭证标本：荔浦县普查队 450331170712015LY (IBK)
功效：根，清热利湿、润肺止咳。全株，清热解毒、利湿消肿、润肺止咳。
功效来源：《药用植物辞典》

鱼骨木属 *Canthium* Lam.

鱼骨木
Canthium dicoccum (Gaertn.) Merr.
凭证标本：荔浦县普查队 450331170710001LY (IBK)

功效：树皮，解热。
功效来源：《广西药用植物名录》

风箱树属 *Cephalanthus* L.

风箱树
Cephalanthus tetrandrus (Roxb.) Ridsdale et Bakh. f.
凭证标本：荔浦县普查队 450331170711028LY (IBK)
功效：根、叶、花序，清热解毒、散瘀止痛、止血生肌、祛痰止咳。
功效来源：《全国中草药汇编》

流苏子属 *Coptosapelta* Korth.

流苏子 流苏子根
Coptosapelta diffusa (Champ. ex Benth.) Steenis
凭证标本：韦立辉 10075 (IBK)
功效：根，祛风除湿、止痒。
功效来源：《中华本草》

狗骨柴属 *Diplospora* DC.

狗骨柴
Diplospora dubia (Lindl.) Masam.
凭证标本：荔浦县普查队 450331170726011LY (IBK)
功效：根，消肿散结、解毒排脓。
功效来源：《药用植物辞典》

毛狗骨柴
Diplospora fruticosa Hemsl.
功效：根，益气养血、收敛止血。
功效来源：《药用植物辞典》
注：《广西植物名录》有记载。

拉拉藤属 *Galium* L.

拉拉藤
Galium aparine L. var. *echinospermum* (Wallr.) Cuf.
凭证标本：荔浦县普查队 450331180522010LY (IBK)
功效：全草，清热解毒、消肿止痛、散瘀止血、利尿通淋。
功效来源：《药用植物辞典》

四叶葎
Galium bungei Steud.
凭证标本：荔浦县普查队 450331181106020LY (IBK)
功效：全草，清热解毒、利尿、止血、消食。
功效来源：《全国中草药汇编》

栀子属 *Gardenia* J. Ellis

栀子
Gardenia jasminoides J. Ellis
凭证标本：荔浦县普查队 450331170725024LY (IBK)
功效：果实，泻火除烦、清热利湿、凉血解毒、消肿止痛。
功效来源：《中国药典》（2020年版）

耳草属 *Hedyotis* L.

纤花耳草
Hedyotis tenelliflora Miq.
凭证标本：荔浦调查队 6-5527 (GXMI)
功效：全草，清热解毒、消肿止痛。
功效来源：《全国中草药汇编》

剑叶耳草
Hedyotis caudatifolia Merr. et F. P. Metcalf
凭证标本：荔浦县普查队 450331190420010LY (IBK)
功效：全草，润肺止咳、消积、止血。
功效来源：《全国中草药汇编》

伞房花耳草 水线草
Hedyotis corymbosa (L.) Lam.
凭证标本：荔浦县普查队 450331170728040LY (IBK)
功效：全草，清热解毒、利尿消肿、活血止痛。
功效来源：《中药大辞典》

白花蛇舌草
Hedyotis diffusa Willd.
功效：全草，清热解毒、利湿消肿。
功效来源：《广西壮族自治区壮药质量标准 第一卷》（2008年版）
注：《广西植物名录》有记载。

牛白藤
Hedyotis hedyotidea (DC.) Merr.
凭证标本：荔浦县普查队 450331170726004LY (IBK)
功效：根、藤、叶，消肿止血、祛风活络。
功效来源：《广西壮族自治区壮药质量标准 第一卷》（2008年版）

粗毛耳草 卷毛耳草
Hedyotis mellii Tutcher
凭证标本：荔浦县普查队 450331170729062LY (IBK)
功效：全草或根，祛风、清热、消食、止血、解毒。
功效来源：《全国中草药汇编》

龙船花属 *Ixora* L.

白花龙船花
Ixora henryi H. Lév.
凭证标本：荔浦县普查队 450331170726040LY (IBK)
功效：全株，清热消肿、止痛、接骨。
功效来源：《广西药用植物名录》

粗叶木属 *Lasianthus* Jack

西南粗叶木
Lasianthus henryi Hutchins.

凭证标本：荔浦县普查队 450331180521014LY (IBK)
功效：全株，清热、消炎、止咳、行气活血、祛湿强筋、止痛。
功效来源：《药用植物辞典》

巴戟天属 *Morinda* L.

羊角藤
Morinda umbellata L. subsp. *obovata* Y. Z. Ruan
凭证标本：荔浦县普查队 450331170726058LY (IBK)
功效：根或全株，止痛止血、祛风除湿。
功效来源：《全国中草药汇编》

玉叶金花属 *Mussaenda* L.

楠藤
Mussaenda erosa Champ. ex Benth.
凭证标本：荔浦县普查队 450331170726038LY (IBK)
功效：茎叶，清热解毒。
功效来源：《中华本草》

贵州玉叶金花 大叶白纸扇
Mussaenda skikokiana Makino
功效：茎叶、根，清热解毒、解暑利湿。
功效来源：《中华本草》
注：《广西植物名录》有记载。

粗毛玉叶金花
Mussaenda hirsutula Miq.
凭证标本：荔浦县普查队 450331180521071LY (IBK)
功效：根、茎、叶，清热解毒、祛风利湿。
功效来源：《药用植物辞典》

大叶玉叶金花
Mussaenda macrophylla Wall.
凭证标本：荔浦县普查队 450331180521055LY (IBK)
功效：叶，敷黄水疮、皮肤溃疡。
功效来源：《药用植物辞典》

玉叶金花
Mussaenda pubescens W. T. Aiton
凭证标本：荔浦县普查队 450331170725018LY (IBK)
功效：茎、根，清热利湿、解毒消肿。
功效来源：《广西壮族自治区壮药质量标准 第一卷》（2008年版）

腺萼木属 *Mycetia* Reinw.

华腺萼木
Mycetia sinensis (Hemsl.) Craib
凭证标本：荔浦县普查队 450331170726006LY (IBK)
功效：根，祛风除湿、利尿通便。
功效来源：《药用植物辞典》

新耳草属 *Neanotis* W. H. Lewis

薄叶新耳草
Neanotis hirsuta (L. f.) W. H. Lewis
凭证标本：荔浦县普查队 450331170727009LY (IBK)
功效：全草，清热解毒、利尿退黄、消肿止痛。
功效来源：《药用植物辞典》

蛇根草属 *Ophiorrhiza* L.

日本蛇根草 蛇根草
Ophiorrhiza japonica Blume
凭证标本：荔浦县普查队 450331181112038LY (IBK)
功效：全草，止渴祛痰、活血调经。
功效来源：《全国中草药汇编》

鸡矢藤属 *Paederia* L.

耳叶鸡矢藤
Paederia cavaleriei H. Lév.
凭证标本：荔浦县普查队 450331170726048LY (IBK)
功效：根或全草，祛风利湿、消食化积、止咳、止痛。
功效来源：《药用植物辞典》

白毛鸡矢藤
Paederia pertomentosa Merr. ex H. L. Li
凭证标本：荔浦县普查队 450331170713021LY (IBK)
功效：根、叶，平肝熄风、健脾消食、壮肾固涩、祛风湿。
功效来源：《药用植物辞典》

鸡矢藤
Paederia scandens (Lour.) Merr.
凭证标本：荔浦县普查队 450331180821046LY (IBK)
功效：根或全草，祛风利湿、消食化积、止咳、止痛。
功效来源：《广西壮族自治区壮药质量标准 第一卷》（2008年版）

毛鸡矢藤 鸡矢藤
Paederia scandens (Lour.) Merr. var. *tomentosa* (Blume) Hand.-Mazz.
凭证标本：荔浦县普查队 450331170726095LY (IBK)
功效：根或全草，祛风利湿、消食化积、止咳、止痛。
功效来源：《全国中草药汇编》

云南鸡矢藤
Paederia yunnanensis (H. Lév.) Rehder
凭证标本：荔浦县普查队 450331170729026LY (IBK)
功效：根，消炎、止痛、接骨。
功效来源：《全国中草药汇编》

大沙叶属 *Pavetta* L.

香港大沙叶 大沙叶
Pavetta hongkongensis Bremek.
凭证标本：荔浦县普查队 450331180521028LY (IBK)
功效：全株或根、叶，清热解暑、活血祛瘀。
功效来源：《全国中草药汇编》

九节属 *Psychotria* L.

驳骨九节 花叶九节木
Psychotria prainii H. Lév.
凭证标本：荔浦县普查队 450331170710006LY (IBK)
功效：全株或清热解毒、祛风止痛、散瘀止血。
功效来源：《中华本草》

茜草属 *Rubia* L.

多花茜草
Rubia wallichiana Decne.
凭证标本：荔浦县普查队 450331181106004LY (IBK)
功效：根状茎及根，清热凉血，用于血病、扩散伤热、肺肾热邪、大小肠热。
功效来源：《药用植物辞典》

白马骨属 *Serissa* Comm. ex Juss.

白马骨
Serissa serissoides (DC.) Druce
凭证标本：荔浦县普查队 450331170728077LY (IBK)
功效：全草，祛风利湿、清热解毒。
功效来源：《中华本草》

乌口树属 *Tarenna* Gaertn.

白皮乌口树
Tarenna depauperata Hutchins.
凭证标本：荔浦县普查队 450331180519057LY (IBK)
功效：叶，用于治痈疮溃疡。
功效来源：《广西药用植物名录》

白花苦灯笼 麻糖风
Tarenna mollissima (Hook. et Arn.) Rob.
凭证标本：荔浦县普查队 450331180821022LY (IBK)
功效：根、叶，清热解毒、消肿止痛。
功效来源：《全国中草药汇编》

钩藤属 *Uncaria* Schreb.

毛钩藤 钩藤
Uncaria hirsuta Havil
凭证标本：荔浦县普查队 450331170726075LY (IBK)
功效：带钩茎枝，清热平肝、息风定惊。
功效来源：《中国药典》（2020年版）

钩藤
Uncaria rhynchophylla (Miq.) Miq. ex Havil.
凭证标本：欧阳、韦、秦 6120057 (IBK)
功效：带钩茎枝，清热平肝、息风定惊。
功效来源：《中国药典》（2020年版）

233. 忍冬科 Caprifoliaceae

忍冬属 *Lonicera* L.

菰腺忍冬 山银花
Lonicera hypoglauca Miq.
凭证标本：荔浦县普查队 450331180826023LY (IBK)
功效：花蕾或初开的花，清热解毒、疏散风热。
功效来源：《中国药典》（2020年版）

忍冬
Lonicera japonica Thunb.
凭证标本：荔浦县普查队 450331180505050LY (IBK)
功效：花蕾或初开的花、茎枝，清热解毒、凉散风热。
功效来源：《中国药典》（2020年版）

皱叶忍冬
Lonicera reticulata Champ.ex Benth.
凭证标本：荔浦县普查队 450331170729022LY (IBK)
功效：花蕾，清热解毒、凉血、止痢。
功效来源：《药用植物辞典》

接骨木属 *Sambucus* L.

接骨草
Sambucus javanica Blume
凭证标本：荔浦县普查队 450331170727066LY (IBK)
功效：全草或根，祛风除湿、活血散瘀、活络消肿。
功效来源：《药用植物辞典》

荚蒾属 *Viburnum* L.

伞房荚蒾
Viburnum corymbiflorum P. S. Hsu et S. C. Hsu
凭证标本：韦立辉 100127 (IBK)
功效：根、叶、种子，用于痈毒。
功效来源：《药用植物辞典》

水红木 揉白叶
Viburnum cylindricum Buch.-Ham. ex D. Don
功效：根、叶、花，清热解毒。
功效来源：《全国中草药汇编》

南方荚蒾 满山红
Viburnum fordiae Hance
凭证标本：荔浦县普查队 450331190422002LY (IBK)
功效：根，祛风清热、散瘀活血。
功效来源：《广西壮族自治区壮药质量标准 第二

卷》（2011年版）

淡黄荚蒾 罗盖叶
Viburnum lutescens Bl.
功效：叶，活血、除湿。
功效来源：《中华本草》
注：《广西植物名录》有记载。

珊瑚树 早禾树
Viburnum odoratissimum Ker Gawl.
凭证标本：荔浦县普查队 450331180825061LY (IBK)
功效：叶、树皮、根，祛风除湿、通经活络。
功效来源：《中华本草》

蝴蝶戏珠花
Viburnum plicatum Thunb. var. *tomentosum* Miq.
凭证标本：荔浦县普查队 450331181107041LY (IBK)
功效：根、茎，清热解毒、接骨续筋。
功效来源：《药用植物辞典》

台东荚蒾 对叶油麻根
Viburnum taitoense Hayata
凭证标本：荔浦县普查队 450331180520029LY (IBK)
功效：茎、叶，散瘀止痛、通便。
功效来源：《中华本草》

三脉叶荚蒾
Viburnum triplinerve Hand.-Mazz.
凭证标本：荔浦县普查队 450331180823042LY (IBK)
功效：全株，止血、消肿止痛、接骨续筋。
功效来源：《药用植物辞典》

235. 败酱科 Valerianaceae

败酱属 *Patrinia* Juss.

异叶败酱 墓头回
Patrinia heterophylla Bunge
凭证标本：荔浦县普查队 450331170713041LY (IBK)
功效：根或全草，清热燥湿、止血、止带、截疟。
功效来源：《全国中草药汇编》

败酱
Patrinia scabiosifolia Fisch. ex Trevir.
功效：全草，清热解毒、活血排脓。
功效来源：《中华本草》
注：《广西植物名录》有记载。

白花败酱 败酱草
Patrinia villosa (Thunb.) Juss.
凭证标本：荔浦县普查队 450331180827020LY (IBK)
功效：根状茎、根或全草，清热解毒、消痈排脓、活血行瘀。
功效来源：《全国中草药汇编》

238. 菊科 Asteraceae

下田菊属 *Adenostemma* J. R. Forst. et G. Forst.

下田菊
Adenostemma lavenia (L.) Kuntze
功效：全草，清热解毒、利湿、消肿。
功效来源：《全国中草药汇编》
注：《广西植物名录》有记载。

宽叶下田菊
Adenostemma lavenia (L.) Kuntze var. *latifolium* (D. Don) Hand.-Mazz.
凭证标本：荔浦县普查队 450331181110010LY (IBK)
功效：全株，祛风除湿、解毒。
功效来源：《药用植物辞典》

藿香蓟属 *Ageratum* L.

藿香蓟 胜红蓟
Ageratum conyzoides L.
凭证标本：荔浦县普查队 450331170713004LY (IBK)
功效：全草，清热解毒、利咽消肿。
功效来源：《广西壮族自治区壮药质量标准 第三卷》（2018年版）

蒿属 *Artemisia* L.

茵陈蒿 茵陈
Artemisia capillaris Thunb.
凭证标本：荔浦县普查队 450331180824016LY (IBK)
功效：地上部分，清利湿热、利胆退黄。
功效来源：《中国药典》（2020年版）

五月艾
Artemisia indica Willd.
凭证标本：荔浦县普查队 450331181106001LY (IBK)
功效：叶，理气血、逐寒湿、止血通经、安胎。全草，利膈开胃、温经。
功效来源：《药用植物辞典》

牡蒿 牡蒿根
Artemisia japonica Thunb.
凭证标本：荔浦县普查队 450331180824018LY (IBK)
功效：根，祛风、补虚、杀虫截疟。
功效来源：《中华本草》

白苞蒿 刘寄奴
Artemisia lactiflora Wall. ex DC.
凭证标本：荔浦县普查队 450331181106031LY (IBK)
功效：全草，活血散瘀、通经止痛、利湿消肿、消积除胀。
功效来源：《广西中药材标准 第一册》

紫菀属 *Aster* L.

三脉紫菀 山白菊

Aster ageratoides Turcz.

凭证标本：荔浦县普查队 450331181109025LY (IBK)

功效：全草或根，清热解毒、祛痰镇咳、凉血止血。

功效来源：《中华本草》

马兰 路边草

Aster indicus Heyne

凭证标本：荔浦县普查队 450331181106018LY (IBK)

功效：全草或根，清热解毒、散瘀止血、消积。

功效来源：《全国中草药汇编》

鬼针草属 *Bidens* L.

白花鬼针草 鬼针草

Bidens pilosa L.

凭证标本：荔浦县普查队 450331170713002LY (IBK)

功效：全草，疏表清热、解毒、散瘀。

功效来源：《广西壮族自治区壮药质量标准 第二卷》（2011年版）

百能葳属 *Blainvillea* Cass.

百能葳 鱼鳞菜

Blainvillea acmella (L.) Philipson

功效：全草，疏风清热、止咳。

功效来源：《中华本草》

艾纳香属 *Blumea* DC.

东风草

Blumea megacephala (Randeria) C. C. Chang et Y. Q. Tseng

功效：全草，清热明目、祛风止痒、解毒消肿。

功效来源：《中华本草》

注：《广西植物名录》有记载。

天名精属 *Carpesium* L.

天名精 鹤虱

Carpesium abrotanoides L.

凭证标本：荔浦县普查队 450331170727045LY (IBK)

功效：果实，杀虫消积。

功效来源：《中国药典》（2020年版）

棉毛尼泊尔天名精 地朝阳

Carpesium nepalense Less. var. *lanatum* (Hook. f. et Thomson ex C. B. Clarke) Kitam.

凭证标本：荔浦队 6-5553 (GXMI)

功效：全草，清热解毒。

功效来源：《中华本草》

烟管头草 挖耳草

Carpesium cernuum L.

凭证标本：荔浦县普查队 450331180522015LY (IBK)

功效：全草，清热解毒、消肿止痛。

功效来源：《全国中草药汇编》

飞机草属 *Chromolaena* DC.

飞机草

Chromolaena odorata (L.) R. King et H. Rob.

功效：全草，散瘀消肿、止血、杀虫。

功效来源：《全国中草药汇编》

菊属 *Chrysanthemum* L.

野菊

Chrysanthemum indicum L.

凭证标本：荔浦县普查队 450331181109035LY (IBK)

功效：花序，清热解毒、泻火平肝。

功效来源：《中国药典》（2020年版）

蓟属 *Cirsium* Mill.

大蓟

Cirsium japonicum (Thunb.) Fisch. ex DC.

凭证标本：荔浦县普查队 450331190420001LY (IBK)

功效：地上部分或根，凉血止血、祛瘀消肿。

功效来源：《中华本草》

刺儿菜 小蓟

Cirsium setosum (Willd.) M. Bieb.

凭证标本：荔浦县普查队 450331180824019LY (IBK)

功效：全草，凉血止血、祛瘀消肿。根状茎，用于肝炎。

功效来源：《全国中草药汇编》

藤菊属 *Cissampelopsis* (DC.) Miq.

藤菊

Cissampelopsis volubilis (Blume) Miq.

功效：藤茎，舒筋活络、祛风除湿。

功效来源：《药用植物辞典》

注：《广西植物名录》有记载。

白酒草属 *Conyza* Less.

小蓬草 小飞蓬

Conyza canadensis (L.) Cronq.

功效：全草，清热利湿、散瘀消肿。

功效来源：《中华本草》

野茼蒿属 *Crassocephalum* Moench

野茼蒿 假茼蒿

Crassocephalum crepidioides (Benth.) S. Moore

凭证标本：荔浦县普查队 450331170713006LY (IBK)

功效：全草，清热解毒、健脾利湿。

功效来源：《广西壮族自治区壮药质量标准 第三卷》（2018年版）

鱼眼草属 *Dichrocephala* L'Hér. ex DC.

鱼眼草 蚯疽草
Dichrocephala auriculata (Thunb.) Druce
凭证标本：荔浦县普查队 450331180505001LY (IBK)
功效：全草，活血调经、消肿解毒。
功效来源：《中华本草》

小鱼眼草
Dichrocephala benthamii C. B. Clarke
功效：全草，清热解毒、祛风明目。
功效来源：《全国中草药汇编》
注：《广西植物名录》有记载。

东风菜属 *Doellingeria* Nees

东风菜
Doellingeria scabra (Thunb.) Nees
凭证标本：荔浦县普查队 450331181106023LY (IBK)
功效：根状茎或全草，清热解毒、明目、利咽。
功效来源：《中华本草》

鳢肠属 *Eclipta* L.

鳢肠 墨旱莲
Eclipta prostrata (L.) L.
凭证标本：荔浦县普查队 450331170711033LY (IBK)
功效：地上部分，滋补肝肾、凉血止血。
功效来源：《中国药典》（2020年版）

地胆草属 *Elephantopus* L.

地胆草 苦地胆根
Elephantopus scaber L.
凭证标本：荔浦县普查队 450331170725005LY (IBK)
功效：根，清热解毒、除湿。
功效来源：《广西壮族自治区壮药质量标准 第一卷》（2008年版）

一点红属 *Emilia* Cass.

小一点红
Emilia prenanthoidea DC.
凭证标本：荔浦县普查队 450331170729029LY (IBK)
功效：全草，清热解毒、消肿止痛、利水、凉血。
功效来源：《药用植物辞典》

一点红
Emilia sonchifolia DC.
凭证标本：荔浦县普查队 450331170725019LY (IBK)
功效：全草，清热解毒、散瘀消肿。
功效来源：《广西壮族自治区壮药质量标准 第一卷》（2008年版）

球菊属 *Epaltes* Cass.

鹅不食草 球菊
Epaltes australis DC.
凭证标本：荔浦县普查队 450331181106026LY (IBK)
功效：全草，用于风寒感冒、疟疾、百日咳、小儿疳积，外用治鼻炎。
功效来源：《广西药用植物名录》

泽兰属 *Eupatorium* L.

多须公
Eupatorium chinense L.
凭证标本：荔浦县普查队 450331181106013LY (IBK)
功效：根，清热解毒、利咽化痰。
功效来源：《全国中草药汇编》

佩兰
Eupatorium fortunei Turcz.
凭证标本：荔浦县普查队 450331181109028LY (IBK)
功效：干燥地上部分，芳香化湿、醒脾开胃、发表解暑。
功效来源：《中国药典》（2020年版）

白头婆 山佩兰
Eupatorium japonicum Thunb.
凭证标本：荔浦县普查队 450331170729010LY (IBK)
功效：全草，祛暑发表、化湿和中、理气活血、解毒。
功效来源：《中华本草》

牛膝菊属 *Galinsoga* Ruiz et Pav.

牛膝菊 辣子草
Galinsoga parviflora Cav.
凭证标本：荔浦县普查队 450331170729063LY (IBK)
功效：全草，止血、消炎。
功效来源：《全国中草药汇编》

鼠麴草属 *Gnaphalium* L.

鼠麴草 鼠曲草
Gnaphalium affine D. Don
凭证标本：荔浦县普查队 450331170729048LY (IBK)
功效：全草，化痰止咳、祛风除湿、解毒。
功效来源：《中华本草》

多茎鼠麴草
Gnaphalium polycaulon Pers.
凭证标本：荔浦县普查队 450331181107019LY (IBK)
功效：全草，用于痢疾、咽喉炎、月经不调、感冒发热。
功效来源：《广西药用植物名录》

田基黄属 *Grangea* Adans.

田基黄

Grangea maderaspatana (L.) Poir.

功效：全草，清热利湿、解毒、散瘀消肿。

功效来源：《中华本草》

菊三七属 *Gynura* Cass.

红凤菜

Gynura bicolor (Roxb. ex Willd.) DC.

功效：根，行气、活血、截疟。全草，清热解毒、凉血止血、活血消肿。

功效来源：《药用植物辞典》

注：《广西植物名录》有记载。

平卧菊三七 蛇接骨

Gynura procumbens (Lour.) Merr.

凭证标本：荔浦县普查队 450331181107023LY (IBK)

功效：全草，散瘀、消肿、清热止咳。

功效来源：《中华本草》

旋覆花属 *Inula* L.

羊耳菊

Inula cappa (Buch.-Ham. ex D. Don) DC.

凭证标本：荔浦县普查队 450331181107011LY (IBK)

功效：地上部分，祛风、利湿、行气化滞。

功效来源：《广西壮族自治区壮药质量标准　第一卷》（2008年版）

小苦荬属 *Ixeridium* (A. Gray) Tzvelev

中华小苦荬 山苦荬

Ixeridium chinense (Thunb.) Tzvelev

凭证标本：荔浦县普查队 450331190421011LY (IBK)

功效：全草或根，清热解毒、消肿排脓、凉血止血。

功效来源：《中华本草》

苦荬菜属 *Ixeris* (Cass.) Cass.

苦荬菜 多头苦荬

Ixeris polycephala Cass.

功效：全草，清热解毒、利湿消痞，外用消炎退肿。

功效来源：《全国中草药汇编》

注：《广西植物名录》有记载。

假福王草属 *Paraprenanthes* C. C. Chang ex C. Shih

假福王草 堆莴苣

Paraprenanthes sororia (Miq.) C. Shih

凭证标本：荔浦县普查队 450331180521042LY (IBK)

功效：根或全草，清热解毒、止血。

功效来源：《中华本草》

千里光属 *Senecio* L.

千里光

Senecio scandens Buch.-Ham. ex D. Don

凭证标本：荔浦县普查队 450331181106019LY (IBK)

功效：全草，清热解毒、明目退翳、杀虫止痒。

功效来源：《中华本草》

豨莶属 *Siegesbeckia* L.

豨莶 豨莶草

Siegesbeckia orientalis L.

凭证标本：荔浦县普查队 450331180505018LY (IBK)

功效：地上部分，祛风湿、通经络、清热解毒。

功效来源：《广西壮族自治区壮药质量标准　第二卷》（2011年版）

蒲儿根属 *Sinosenecio* B. Nord.

蒲儿根 肥猪苗

Sinosenecio oldhamianus (Maxim.) B. Nord.

凭证标本：荔浦县普查队 450331190419018LY (IBK)

功效：全草，清热解毒、利湿、活血。

功效来源：《中华本草》

一枝黄花属 *Solidago* L.

一枝黄花

Solidago decurrens Lour.

凭证标本：荔浦县普查队 450331181109012LY (IBK)

功效：全草或根，疏风泄热、解毒消肿。

功效来源：《广西壮族自治区壮药质量标准　第一卷》（2008年版）

裸柱菊属 *Soliva* Ruiz et Pavón

裸柱菊

Soliva anthemifolia (Juss.) R. Br.

凭证标本：荔浦县普查队 450331180505055LY (IBK)

功效：全草，化气散结、消肿、清热解毒；有小毒。

功效来源：《药用植物辞典》

苦苣菜属 *Sonchus* L.

苣荬菜

Sonchus arvensis L.

功效：全草，清热解毒、凉血利湿。

功效来源：《全国中草药汇编》

金钮扣属 *Spilanthes* Jacq.

金钮扣

Spilanthes paniculata Wall. ex DC.

凭证标本：荔浦县普查队 450331170711024LY (IBK)

功效：全草，清热解毒、消肿止痛、祛风除湿、止咳定喘。

功效来源：《广西壮族自治区壮药质量标准　第三卷》（2018年版）

金腰箭属 *Synedrella* Gaertn.

金腰箭

Synedrella nodiflora (L.) Gaertn.
功效：全草，清热解毒、散瘀消肿。
功效来源：《全国中草药汇编》

合耳菊属 *Synotis* (C. B. Clarke) C. Jeffrey et Y. L. Chen

锯叶合耳菊 白叶火草

Synotis nagensium (C. B. Clarke) C. Jeffrey et Y. L. Chen
凭证标本：荔浦县普查队 450331181107029LY (IBK)
功效：全草，散风热、定喘咳、利水湿。
功效来源：《中华本草》

斑鸠菊属 *Vernonia* Schreb.

广西斑鸠菊 大阳关

Vernonia chingiana Hand.-Mazz.
凭证标本：荔浦县普查队 450331170710026LY (IBK)
功效：根、叶，清热解毒、止痉。
功效来源：《中华本草》

夜香牛 伤寒草

Vernonia cinerea (L.) Less.
凭证标本：荔浦县普查队 450331180521073LY (IBK)
功效：全草，疏风清热、凉血解毒、安神。
功效来源：《广西壮族自治区壮药质量标准 第三卷》（2018年版）

毒根斑鸠菊 发痧藤

Vernonia cumingiana Benth.
凭证标本：荔浦县普查队 450331181108029LY (IBK)
功效：藤茎、根，祛风解表、舒筋活络。
功效来源：《中华本草》

咸虾花 狗仔花

Vernonia patula (Dryand.) Merr.
凭证标本：荔浦县普查队 450331170728068LY (IBK)
功效：全草，发表散寒、凉血解毒、清热止泻。
功效来源：《广西壮族自治区壮药质量标准 第三卷》（2018年版）

蟛蜞菊属 *Wedelia* Jacq.

麻叶蟛蜞菊 滴血根

Wedelia urticifolia DC
凭证标本：荔浦县普查队 450331170711017LY (IBK)
功效：根，补肾、养血、通络。
功效来源：《中华本草》

苍耳属 *Xanthium* L.

北美苍耳

Xanthium chinense Mill.
凭证标本：荔浦县普查队 450331180824039LY (IBK)
功效：成熟带总苞的果实，散风寒、通鼻窍、祛风湿。
功效来源：《中国药典》（2020年版）

黄鹌菜属 *Youngia* Cass.

黄鹌菜

Youngia japonica (L.) DC.
凭证标本：荔浦县普查队 450331170728041LY (IBK)
功效：全草或根，清热解毒、利尿消肿、止痛。
功效来源：《全国中草药汇编》

239. 龙胆科 Gentianaceae

穿心草属 *Canscora* Lam.

罗星草

Canscora andrographioides Griff. ex C. B. Clarke
凭证标本：荔浦县普查队 450331181109015LY (IBK)
功效：全草，清热解毒、散瘀接骨。
功效来源：《中华本草》

穿心草

Canscora lucidissima (H. Lév. et Vaniot) Hand.-Mazz.
凭证标本：荔浦县普查队 450331170728034LY (IBK)
功效：全草，清热解毒、理气活血。
功效来源：《中华本草》

蔓龙胆属 *Crawfurdia* Wall.

福建蔓龙胆

Crawfurdia pricei (C. Mar.) H. Sm.
凭证标本：荔浦县普查队 450331181112037LY (IBK)
功效：全草，清热解毒。
功效来源：《药用植物辞典》

龙胆属 *Gentiana* L.

五岭龙胆 落地荷花

Gentiana davidii Franch.
凭证标本：荔浦县普查队 450331181112025LY (IBK)
功效：带花全草，清热解毒、利湿。
功效来源：《中华本草》

华南龙胆 龙胆地丁

Gentiana loureirii (G. Don) Griseb.
凭证标本：荔浦县普查队 450331190418029LY (IBK)
功效：全草，清热利湿、解毒消痈。
功效来源：《中华本草》

双蝴蝶属 *Tripterospermum* Blume

双蝴蝶 肺形草

Tripterospermum chinense (Migo) Harry Sm.
凭证标本：荔浦县普查队 450331181107014LY (IBK)
功效：全草，清热解毒、止咳止血。

功效来源：《全国中草药汇编》

240. 报春花科 Primulaceae

点地梅属 *Androsace* L.

点地梅 喉咙草

Androsace umbellata (Lour.) Merr.

凭证标本：荔浦县普查队 450331190419019LY (IBK)

功效：全草或果实，清热解毒、消肿止痛。

功效来源：《中华本草》

珍珠菜属 *Lysimachia* L.

石山细梗香草 香排草

Lysimachia capillipes Hemsl. var. *cavaleriei* (H. Lév.) Hand.-Mazz.

凭证标本：荔浦县普查队 450331170710034LY (IBK)

功效：全草，祛风除湿、行气止痛、调经、解毒。

功效来源：《中华本草》

临时救 风寒草

Lysimachia congestiflora Hemsl.

凭证标本：荔浦县普查队 450331180505044LY (IBK)

功效：全草，祛风散寒、止咳化痰、消积解毒。

功效来源：《中华本草》

延叶珍珠菜 疬子草

Lysimachia decurrens G. Forst.

凭证标本：荔浦县普查队 450331190419012LY (IBK)

功效：全草，清热解毒、活血散结。

功效来源：《中华本草》

大叶过路黄 大叶排草

Lysimachia fordiana Oliv.

凭证标本：荔浦县普查队 450331170726074LY (IBK)

功效：全草，清热利湿、消肿解毒。

功效来源：《中华本草》

星宿菜 大田基黄

Lysimachia fortunei Maxim.

凭证标本：荔浦县普查队 450331170713003LY (IBK)

功效：全草或根，清热利湿、凉血活血、解毒消肿。

功效来源：《中华本草》

落地梅 四块瓦

Lysimachia paridiformis Franch.

功效：根，祛风除湿、活血止痛、止咳、解毒。

功效来源：《中华本草》

注：《广西植物名录》有记载。

狭叶落地梅 追风伞

Lysimachia paridiformis Franch. var. *stenophylla* Franch.

凭证标本：荔浦县普查队 450331170726007LY (IBK)

功效：全草或根，祛风通络、活血止痛。

功效来源：《中华本草》

假婆婆纳属 *Stimpsonia* C. Wright ex A. Gray

假婆婆纳

Stimpsonia chamaedryoides Wright ex A. Gray

凭证标本：荔浦县普查队 450331190418016LY (IBK)

功效：全草，清热解毒、活血、消肿止痛。

功效来源：《药用植物辞典》

241. 白花丹科 Plumbaginaceae

白花丹属 *Plumbago* L.

白花丹

Plumbago zeylanica L.

凭证标本：荔浦县普查队 450331170728070LY (IBK)

功效：全草，祛风、散瘀、解毒、杀虫。

功效来源：《广西壮族自治区壮药质量标准 第一卷》（2008年版）

242. 车前科 Plantaginaceae

车前属 *Plantago* L.

车前 车前草

Plantago asiatica L.

凭证标本：荔浦县普查队 450331170713017LY (IBK)

功效：全草，清热、利尿通淋、祛痰、凉血、解毒。种子，清热利尿、渗湿通淋、明目、祛痰。

功效来源：《中国药典》（2020年版）

243. 桔梗科 Campanulaceae

沙参属 *Adenophora* Fisch.

杏叶沙参 沙参

Adenophora petiolata Pax et Hoffm. subsp. *hunanensis* (Nannf.) D. Y. Hong et S. Ge

凭证标本：荔浦县普查队 450331180826024LY (IBK)

功效：根，养阴清热、润肺化痰、益胃生津。

功效来源：《中华本草》

轮叶沙参 南沙参

Adenophora tetraphylla (Thunb.) Fisch.

凭证标本：荔浦县普查队 450331190420017LY (IBK)

功效：根，养阴清肺、益胃生津、化痰、益气。

功效来源：《中国药典》（2020年版）

牧根草属 *Asyneuma* Griseb. et Schenck

球果牧根草

Asyneuma chinense D. Y. Hong

凭证标本：荔浦县普查队 450331190422001LY (IBK)

功效：根，养阴清肺、清虚火、止咳。

功效来源：《药用植物辞典》

金钱豹属 *Campanumoea* Blume

金钱豹 土党参

Campanumoea javanica Blume subsp. *japonica* (Maxim. ex Makino) D. Y. Hong

凭证标本：荔浦县普查队 450331180825003LY (IBK)

功效：根，补中益气、润肺生津。

功效来源：《全国中草药汇编》

党参属 *Codonopsis* Wall.

羊乳 山海螺

Codonopsis lanceolata (Sieb. et Zucc.) Benth. et Hook. f.

凭证标本：韦立辉 100172 (IBK)

功效：根，益气养阴、解毒消肿、排脓、通乳。

功效来源：《中华本草》

土党参属 *Cyclocodon* Griff.

长叶轮钟草 红果参

Cyclocodon lancifolius (Roxb.) Kurz

凭证标本：荔浦县普查队 450331180821017LY (IBK)

功效：根，益气、祛瘀、止痛。

功效来源：《中华本草》

蓝花参属 *Wahlenbergia* Schrad. ex Roth

蓝花参

Wahlenbergia marginata (Thunb.) A. DC.

凭证标本：荔浦县普查队 450331190418020LY (IBK)

功效：根或全草，益气补虚、祛痰、截疟。

功效来源：《全国中草药汇编》

244. 半边莲科 Lobeliaceae

半边莲属 *Lobelia* L.

铜锤玉带草

Lobelia angulata Forst.

凭证标本：荔浦县普查队 450331190420015LY (IBK)

功效：全草，祛风利湿、活血散瘀。

功效来源：《广西壮族自治区壮药质量标准 第三卷》（2018年版）

半边莲

Lobelia chinensis Lour.

凭证标本：荔浦县普查队 450331170728071LY (IBK)

功效：全草，利尿消肿、清热解毒。

功效来源：《中国药典》（2020年版）

249. 紫草科 Boraginaceae

斑种草属 *Bothriospermum* Bunge

柔弱斑种草 鬼点灯

Bothriospermum zeylanicum (J. Jacq.) Druce

凭证标本：荔浦县普查队 450331181109041LY (IBK)

功效：全草，止咳、止血。

功效来源：《中华本草》

厚壳树属 *Ehretia* P. Browne

厚壳树

Ehretia acuminata (DC.) R. Br.

凭证标本：荔浦县普查队 450331170725030LY (IBK)

功效：叶，清热解暑、去腐生肌。

功效来源：《全国中草药汇编》

长花厚壳树

Ehretia longiflora Champ. ex Benth.

凭证标本：荔浦县普查队 450331170726059LY (IBK)

功效：根，用于产后腹痛。

功效来源：《广西药用植物名录》

盾果草属 *Thyrocarpus* Hance

盾果草

Thyrocarpus sampsonii Hance

凭证标本：荔浦县普查队 450331170727075LY (IBK)

功效：全草，清热解毒、消肿。

功效来源：《全国中草药汇编》

附地菜属 *Trigonotis* Steven

附地菜

Trigonotis peduncularis (Trevis.) Benth. ex Baker et S. Moore

凭证标本：荔浦县普查队 450331180519002LY (IBK)

功效：全草，温中健胃、消肿止痛、止血。

功效来源：《全国中草药汇编》

250. 茄科 Solanaceae

番茉莉属 *Brunfelsia* L.

鸳鸯茉莉

Brunfelsia acuminata Benth.

凭证标本：荔浦县普查队 450331190421005LY (IBK)

功效：叶，清热消肿。

功效来源：《药用植物辞典》

红丝线属 *Lycianthes* (Dunal) Hassl.

红丝线 毛药

Lycianthes biflora (Lour.) Bitter

凭证标本：荔浦县普查队 450331170710040LY (IBK)

功效：全株，清热解毒、祛痰止咳。

功效来源：《中华本草》

枸杞属 *Lycium* L.

枸杞 地骨皮

Lycium chinense Mill.

凭证标本：荔浦县普查队 450331170727033LY (IBK)

功效：根皮，凉血除蒸、清肺降火。

功效来源：《中国药典》（2020年版）

假酸浆属 *Nicandra* Adan.

假酸浆

Nicandra physalodes (L.) Gaertn.

凭证标本：荔浦县普查队 450331170728079LY (IBK)

功效：全草或果实、花，清热解毒、利尿镇静。

功效来源：《中华本草》

酸浆属 *Physalis* L.

小酸浆 灯笼泡

Physalis minima L.

凭证标本：荔浦县普查队 450331170711016LY (IBK)

功效：全草，清热利湿、祛痰止咳、软坚散结。

功效来源：《全国中草药汇编》

茄属 *Solanum* L.

喀西茄 野颠茄

Solanum aculeatissimum Jacquin

凭证标本：荔浦县普查队 450331170726102LY (IBK)

功效：全株，镇咳平喘、散瘀止痛。

功效来源：《中华本草》

少花龙葵 古钮菜

Solanum americanum Mill.

凭证标本：荔浦县普查队 450331170711010LY (IBK)

功效：全草，清热解毒、利湿消肿。

功效来源：《中华本草》

白英

Solanum lyratum Thunb.

功效：全草，清热利湿、解毒消肿。

功效来源：《广西壮族自治区壮药质量标准 第二卷》（2011年版）

注：《广西植物名录》有记载。

海桐叶白英

Solanum pittosporifolium Hemsl.

凭证标本：荔浦县普查队 450331181112029LY (IBK)

功效：全草，清热解毒、散瘀消肿、祛风除湿、抗癌。

功效来源：《药用植物辞典》

珊瑚樱 玉珊瑚根

Solanum pseudocapsicum L.

凭证标本：荔浦县普查队 450331170728001LY (IBK)

功效：根，活血止痛。

功效来源：《中华本草》

龙珠属 *Tubocapsicum* (Wettst.) Makino

龙珠

Tubocapsicum anomalum (Franch. et Sav.) Makino

凭证标本：荔浦县普查队 450331181112017LY (IBK)

功效：果实，清热解毒、除烦热。

功效来源：《全国中草药汇编》

251. 旋花科 Convolvulaceae

菟丝子属 *Cuscuta* L.

南方菟丝子 菟丝子

Cuscuta australis R. Br.

凭证标本：荔浦县普查队 450331170727067LY (IBK)

功效：种子，补益肝肾、固精缩尿、安胎、明目、止泻。

功效来源：《中国药典》（2020年版）

金灯藤 菟丝

Cuscuta japonica Choisy

凭证标本：荔浦县普查队 450331181106021LY (IBK)

功效：全草，清热解毒、凉血止血、健脾利湿。

功效来源：《中华本草》

飞蛾藤属 *Dinetus* Buch.-Ham. ex Sweet

飞蛾藤

Dinetus racemosus (Roxb.) Buch.-Ham. ex Sweet

凭证标本：荔浦县普查队 450331181108039LY (IBK)

功效：全草，发表、消食积。

功效来源：《全国中草药汇编》

番薯属 *Ipomoea* L.

蕹菜

Ipomoea aquatica Forsskal

凭证标本：荔浦县普查队 450331170728075LY (IBK)

功效：全草或根，清热解毒、利尿、止血。

功效来源：《全国中草药汇编》

番薯 甘薯

Ipomoea batatas (L.) Lam.

凭证标本：荔浦县普查队 450331170727026LY (IBK)

功效：根，补中、生津、止血、排脓。

功效来源：《全国中草药汇编》

毛牵牛

Ipomoea biflora (L.) Pers.

凭证标本：荔浦县普查队 450331180505068LY (IBK)

功效：全草，清热解毒、消疳祛积。

功效来源：《药用植物辞典》

牵牛 牵牛子

Ipomoea nil (L.) Roth

功效：成熟种子，利水通便、祛痰逐饮、消积杀虫。

功效来源：《中华本草》

小心叶薯

Ipomoea obscura (L.) Ker-Gawl.

凭证标本：荔浦县普查队 450331180520040LY (IBK)

功效：种子，逐水、利尿。

功效来源：《药用植物辞典》

茑萝松

Ipomoea quamoclit L.

凭证标本：荔浦县普查队 450331180824045LY (IBK)

功效：根，用于头痛和作泻剂。

功效来源：《药用植物辞典》

鱼黄草属 *Merremia* Dennst. ex Endl.

篱栏网 篱栏子

Merremia hederacea (Burm. f.) Hallier f.

凭证标本：荔浦县普查队 450331180823051LY (IBK)

功效：种子或全株，清热、利咽、凉血。

功效来源：《广西壮族自治区壮药质量标准 第一卷》（2008年版）

252. 玄参科 Scrophulariaceae

毛麝香属 *Adenosma* R. Br.

毛麝香 黑头茶

Adenosma glutinosum (L.) Druce

凭证标本：荔浦县普查队 450331181109024LY (IBK)

功效：全草，祛风止痛、散瘀消肿、解毒止痒。

功效来源：《广西中药材标准 第二册》（1996年版）

钟萼草属 *Lindenbergia* Lehm.

野地钟萼草

Lindenbergia muraria (Roxb. ex D. Don) Brühl

凭证标本：荔浦县普查队 450331170712001LY (IBK)

功效：全草，清热解毒。

功效来源：《药用植物辞典》

母草属 *Lindernia* All.

泥花母草 水虾子草

Lindernia antipoda (L.) Alston

凭证标本：荔浦县普查队 450331170728076LY (IBK)

功效：全草，清热、解毒、消肿。

功效来源：《全国中草药汇编》

旱田草

Lindernia ruellioides (Colsm.) Pennell

凭证标本：荔浦县普查队 450331170725021LY (IBK)

功效：全草，理气活血、消肿止痛。

功效来源：《广西壮族自治区壮药质量标准 第三卷》（2018年版）

通泉草属 *Mazus* Lour.

通泉草

Mazus pumilus (Burm. f.) Steenis

凭证标本：荔浦县普查队 450331180823017LY (IBK)

功效：全草，清热解毒、消炎消肿、利尿、止痛、健胃消积。

功效来源：《药用植物辞典》

泡桐属 *Paulownia* Sieb. et Zucc.

台湾泡桐

Paulownia kawakamii Ito

凭证标本：荔浦县普查队 450331180521002LY (IBK)

功效：树皮，解毒消肿、止血。

功效来源：《中华本草》

野甘草属 *Scoparia* L.

野甘草

Scoparia dulcis L.

凭证标本：荔浦县普查队 450331170726082LY (IBK)

功效：全株，疏风止咳、清热利湿。

功效来源：《中华本草》

阴行草属 *Siphonostegia* Benth.

阴行草 金钟茵陈

Siphonostegia chinensis Benth.

凭证标本：荔浦县普查队 450331170728031LY (IBK)

功效：全草，清热利湿、凉血止血、祛瘀止痛。

功效来源：《中华本草》

蝴蝶草属 *Torenia* L.

光叶蝴蝶草 水韩信草

Torenia asiatica L.

凭证标本：荔浦县普查队 450331170725023LY (IBK)

功效：全株，清热利湿、解毒、散瘀。

功效来源：《中华本草》

单色蝴蝶草 蓝猪耳

Torenia concolor Lindl.

功效：全草，清热解毒、利湿、止咳、和胃止呕、化瘀。

功效来源：《全国中草药汇编》

注：《广西植物名录》有记载。

紫萼蝴蝶草

Torenia violacea (Azaola ex Blanco) Pennell

凭证标本：荔浦县普查队 450331170728025LY (IBK)

功效：全草，清热解毒、利湿止咳、化痰。

功效来源：《药用植物辞典》

婆婆纳属 *Veronica* L.

蚊母草 仙桃草

Veronica peregrina L.

凭证标本：荔浦县普查队 450331190418004LY (IBK)

功效：带虫瘿的全草，活血、止血、消肿、止痛。

功效来源：《全国中草药汇编》

阿拉伯婆婆纳 灯笼婆婆纳

Veronica persica Poir.

凭证标本：荔浦县普查队 450331180505042LY (IBK)

功效：全草，解热毒。

功效来源：《全国中草药汇编》

腹水草属 *Veronicastrum* Heist. ex Fabr.

四方麻

Veronicastrum caulopterum (Hance) T. Yamaz.

凭证标本：荔浦县普查队 450331181106029LY (IBK)

功效：全草，清热解毒、消肿止痛。

功效来源：《全国中草药汇编》

253. 列当科 Orobanchaceae

野菰属 *Aeginetia* L.

野菰

Aeginetia indica L.

凭证标本：荔浦县普查队 450331181107045LY (IBK)

功效：全草，解毒消肿、清热凉血。

功效来源：《全国中草药汇编》

254. 狸藻科 Lentibulariaceae

狸藻属 *Utricularia* L.

挖耳草

Utricularia bifida L.

凭证标本：荔浦县普查队 450331181109048LY (IBK)

功效：叶，用于小儿发疹。全草，用于中耳炎。

功效来源：《药用植物辞典》

256. 苦苣苔科 Gesneriaceae

半蒴苣苔属 *Hemiboea* C. B. Clarke

贵州半蒴苣苔

Hemiboea cavaleriei H. Lév.

凭证标本：荔浦县普查队 450331181108001LY (IBK)

功效：全草，清热解毒、利水除湿。

功效来源：《药用植物辞典》

华南半蒴苣苔

Hemiboea follicularis C. B. Clarke

凭证标本：荔浦县普查队 450331170713038LY (IBK)

功效：全草，用于咳嗽、肺炎、骨折。

功效来源：《广西药用植物名录》

半蒴苣苔 降龙草

Hemiboea subcapitata C. B. Clarke

凭证标本：荔浦县普查队 450331180825051LY (IBK)

功效：全草，清暑、利湿、解毒。

功效来源：《中华本草》

吊石苣苔属 *Lysionotus* D. Don

吊石苣苔 石吊兰

Lysionotus pauciflorus Maxim.

凭证标本：荔浦县普查队 450331180520008LY (IBK)

功效：全株，清热利湿、祛痰止咳、活血调经。

功效来源：《中国药典》（2020年版）

马铃苣苔属 *Oreocharis* Benth.

石上莲

Oreocharis benthamii C. B. Clarke var. *reticulata* Dunn

凭证标本：荔浦县普查队 450331180821018LY (IBK)

功效：叶，外用治湿疹。

功效来源：《广西药用植物名录》

报春苣苔属 *Primulina* Hence

牛耳朵 牛耳岩白菜

Primulina eburnea (Hance) Yin Z. Wang

凭证标本：荔浦县普查队 450331170711029LY (IBK)

功效：根状茎或全草，清肺止咳、凉血止血、解毒消痈。

功效来源：《中华本草》

蚂蟥七 石蜈蚣

Primulina fimbrisepala (Hand.-Mazz.) Yin Z. Wang

凭证标本：荔浦县普查队 450331181110017LY (IBK)

功效：根状茎或全草，清热利湿、行滞消积、止血活血、解毒消肿。

功效来源：《中华本草》

羽裂小花苣苔

Primulina bipinnatifida (W. T. Wang) Yin Z. Wang et J. M. Li

凭证标本：荔浦县普查队 450331170726081LY (IBK)

功效：全草，外用治疮疡肿毒。

功效来源：《药用植物辞典》

线柱苣苔属 *Rhynchotechum* Blume

椭圆线柱苣苔

Rhynchotechum ellipticum (Wall. ex Dietr.) A. DC.

凭证标本：荔浦县普查队 450331180827001LY (IBK)

功效：全草，清肝、解毒。

功效来源：《药用植物辞典》

257. 紫葳科 Bignoniaceae

蓝花楹属 *Jacaranda* Juss.

蓝花楹

Jacaranda mimosifolia D. Don

凭证标本：荔浦县普查队 450331180824043LY (IBK)

功效：嫩枝，水提取物干燥制品有明显的抗菌作用。

功效来源：《药用植物辞典》

菜豆树属 *Radermachera* Zoll. et Moritzi

海南菜豆树

Radermachera hainanensis Merr.

凭证标本：荔浦县普查队 450331170710035LY (IBK)

功效：根、叶、花、果实，凉血消肿。

功效来源：《药用植物辞典》

258. 胡麻科 Pedaliaceae

胡麻属 *Sesamum* L.

芝麻 黑芝麻

Sesamum indicum L.

凭证标本：荔浦县普查队 450331170728049LY (IBK)

功效：种子，补益肝肾、养血益精、润肠通便。

功效来源：《中华本草》

259. 爵床科 Acanthaceae

白接骨属 *Asystasiella* Lindau

白接骨

Asystasiella neesiana (Wall.) Lindau

凭证标本：荔浦县普查队 450331181108010LY (IBK)

功效：全草，化瘀止血、续筋接骨、利尿消肿、清热解毒。

功效来源：《中华本草》

狗肝菜属 *Dicliptera* Juss.

狗肝菜

Dicliptera chinensis (L.) Juss.

凭证标本：荔浦县普查队 450331181109031LY (IBK)

功效：全草，清热、凉血、利湿、解毒。

功效来源：《广西壮族自治区壮药质量标准 第一卷》（2008年版）

爵床属 *Justicia* L.

爵床

Justicia procumbens L.

凭证标本：荔浦调查队 6-5528 (GXMI)

功效：全草，清热解毒、利湿消积、活血止痛。

功效来源：《中华本草》

杜根藤

Justicia quadrifaria (Nees) T. Anderson

凭证标本：荔浦县普查队 450331170729011LY (IBK)

功效：全草，清热解毒。

功效来源：《药用植物辞典》

观音草属 *Peristrophe* Nees

九头狮子草

Peristrophe japonica (Thunb.) Bremek.

凭证标本：荔浦县普查队 450331180827011LY (IBK)

功效：全草，发汗解表、清热解毒、镇痉。

功效来源：《全国中草药汇编》

紫云菜属 *Strobilanthes* Blume

肖笼鸡

Strobilanthes affinis (Griff.) Bremek.

凭证标本：韦立辉 100123 (IBK)

功效：全草，解毒、凉血、消肿止痛。

功效来源：《药用植物辞典》

板蓝 青黛

Strobilanthes cusia (Nees) Kuntze

凭证标本：荔浦县普查队 450331181107028LY (IBK)

功效：叶或莲叶经加工制得的干燥粉末、团块或颗粒，清热解毒、凉血消斑、泻火定惊。

功效来源：《中国药典》（2020年版）

山牵牛属 *Thunbergia* Retz.

山牵牛 老鸦嘴

Thunbergia grandiflora Roxb.

凭证标本：荔浦县普查队 450331180824009LY (IBK)

功效：全株，舒筋活络、散瘀消肿。

功效来源：《广西壮族自治区壮药质量标准 第一卷》（2008年版）

263. 马鞭草科 Verbenaceae

紫珠属 *Callicarpa* L.

紫珠 珍珠风子

Callicarpa bodinieri H. Lév.

凭证标本：荔浦县普查队 450331170725012LY (IBK)

功效：果实，发表散寒。

功效来源：《中华本草》

老鸦糊 紫珠

Callicarpa giraldii Hesse ex Rehder

凭证标本：荔浦县普查队 450331170727043LY (IBK)

功效：叶，收敛止血、清热解毒。

功效来源：《中华本草》

枇杷叶紫珠 牛舌癀

Callicarpa kochiana Makino

凭证标本：荔浦县普查队 450331170726034LY (IBK)

功效：根、茎、叶，祛风除湿、活血止血。

功效来源：《中华本草》

长柄紫珠

Callicarpa longipes Dunn

凭证标本：荔浦县普查队 450331170726005LY (IBK)

功效：叶，祛风除湿、止血。

功效来源：《药用植物辞典》

尖尾枫

Callicarpa longissima (Hemsl.) Merr.

凭证标本：荔浦县普查队 450331180823029LY (IBK)

功效：茎、叶，祛风散寒、散瘀止血、解毒消肿。根，祛风止痛、活血。

功效来源：《中华本草》

红紫珠

Callicarpa rubella Lindl.

凭证标本：荔浦县普查队 450331170729058LY (IBK)

功效：叶、嫩枝，解毒消肿、凉血止血。

功效来源：《中华本草》

大青属 *Clerodendrum* L.

臭牡丹

Clerodendrum bungei Steud.

凭证标本：荔浦县普查队 450331180505027LY (IBK)

功效：茎叶，解毒消肿、祛风湿、降血压。

功效来源：《中华本草》

灰毛大青 大叶白花灯笼

Clerodendrum canescens Wall. ex Walp.

凭证标本：荔浦县普查队 450331170713028LY (IBK)

功效：全株，清热解毒、凉血止血。

功效来源：《中华本草》

腺茉莉

Clerodendrum colebrookianum Walp.

凭证标本：荔浦县普查队 450331180827018LY (IBK)

功效：根，清热解毒、凉血利尿、泻火。

功效来源：《药用植物辞典》

大青 路边青

Clerodendrum cyrtophyllum Turcz.

凭证标本：荔浦县普查队 450331170725025LY (IBK)

功效：全株，清热解毒、凉血、利湿。

功效来源：《广西壮族自治区壮药质量标准 第二卷》（2011年版）

赪桐

Clerodendrum japonicum (Thunb.) Sweet

凭证标本：荔浦县普查队 450331170726080LY (IBK)

功效：地上部分，清肺热、散瘀肿、凉血止血、利尿。

功效来源：《广西壮族自治区壮药质量标准 第二卷》（2011年版）

广东大青

Clerodendrum kwangtungense Hand.-Mazz.

凭证标本：荔浦县普查队 450331170713025LY (IBK)

功效：根，清热利湿、祛风止咳、壮腰健胃。

功效来源：《药用植物辞典》

尖齿臭茉莉 过墙风

Clerodendrum lindleyi Decne. ex Planch.

凭证标本：张本能 406093 (IBK)

功效：全株，祛风除湿、活血消肿。

功效来源：《中华本草》

马缨丹属 *Lantana* L.

马缨丹 五色梅

Lantana camara L.

凭证标本：荔浦县普查队 450331170728010LY (IBK)

功效：根、花、叶，清热泻火、解毒散结。

功效来源：《中华本草》

四棱草属 *Schnabelia* Hand.–Mazz.

四棱草 四棱筋骨草

Schnabelia oligophylla Hand.-Mazz.

凭证标本：荔浦县普查队 450331180519054LY (IBK)

功效：全草，祛风除湿、活血通络。

功效来源：《中华本草》

马鞭草属 *Verbena* L.

马鞭草

Verbena officinalis L.

凭证标本：荔浦县普查队 450331170728081LY (IBK)

功效：地上部分，活血散瘀、解毒、利水、退黄、截疟。

功效来源：《中国药典》（2020年版）

牡荆属 *Vitex* L.

黄荆 五指柑

Vitex negundo L.

凭证标本：荔浦县普查队 450331170710015LY (IBK)

功效：全株，祛风解表、止咳化痰、理气止痛。

功效来源：《广西壮族自治区壮药质量标准 第一卷》（2008年版）

山牡荆

Vitex quinata (Lour.) F. N. Williams

凭证标本：荔浦县普查队 450331180825016LY (IBK)

功效：根、茎，止咳定喘、镇静退热。

功效来源：《广西壮族自治区壮药质量标准 第三卷》（2018年版）

264. 唇形科 Lamiaceae

筋骨草属 *Ajuga* L.

金疮小草 白毛夏枯草
Ajuga decumbens Thunb.
凭证标本：荔浦县普查队 450331181106014LY (IBK)
功效：全草，清热解毒、化痰止咳、凉血散血。
功效来源：《中华本草》

紫背金盘 紫背金盘草
Ajuga nipponensis Makino
凭证标本：荔浦县普查队 450331190420006LY (IBK)
功效：全草或根，清热解毒、凉血散瘀、消肿止痛。
功效来源：《中华本草》

广防风属 *Anisomeles* R. Br.

广防风
Anisomeles indica (L.) Kuntze
凭证标本：荔浦县普查队 450331181108038LY (IBK)
功效：全草，祛风解表、理气止痛。
功效来源：《药用植物辞典》

风轮菜属 *Clinopodium* L.

风轮菜 断血流
Clinopodium chinense (Benth.) Kuntze
凭证标本：荔浦县普查队 450331170726032LY (IBK)
功效：全草，收敛止血。
功效来源：《中国药典》（2020年版）

邻近风轮菜
Clinopodium confine (Hance.) Kuntze
凭证标本：荔浦县普查队 450331170727068LY (IBK)
功效：全草，清热解毒、散瘀消肿、止血。
功效来源：《药用植物辞典》

细风轮菜
Clinopodium gracile (Benth.) Matsum.
凭证标本：荔浦县普查队 450331180519004LY (IBK)
功效：全草，清热解毒、消肿止痛、凉血止痢、祛风止痒、止血。
功效来源：《药用植物辞典》

香薷属 *Elsholtzia* Willd.

紫花香薷
Elsholtzia argyi H. Lév.
凭证标本：荔浦县普查队 450331181107002LY (IBK)
功效：全草，祛风、散寒解表、发汗、解暑、利尿、止咳。
功效来源：《药用植物辞典》

香薷 土香薷
Elsholtzia ciliata (Thunb.) Hyland.
凭证标本：荔浦县普查队 450331181108030LY (IBK)
功效：全草，发汗、解暑、利尿。
功效来源：《全国中草药汇编》

野草香
Elsholtzia cyprianii (Pavol.) S. Chow ex P. S. Hsu
凭证标本：荔浦县普查队 450331181111015LY (IBK)
功效：叶、茎叶，清热发表、解毒截疟。
功效来源：《中华本草》

水香薷
Elsholtzia kachinensis Prain
凭证标本：荔浦县普查队 450331181107040LY (IBK)
功效：全草，消食健胃。
功效来源：《药用植物辞典》

小野芝麻属 *Galeobdolon* Adans.

小野芝麻 地绵绵
Galeobdolon chinense (Benth.) C. Y. Wu
凭证标本：荔浦县普查队 450331190419007LY (IBK)
功效：块根，外伤止血。
功效来源：《全国中草药汇编》

活血丹属 *Glechoma* L.

活血丹 连钱草
Glechoma longituba (Nakai) Kuprian
凭证标本：荔浦县普查队 450331190422003LY (IBK)
功效：地上部分，利湿通淋、清热解毒、散瘀消肿。
功效来源：《广西壮族自治区壮药质量标准 第一卷》（2008年版）

锥花属 *Gomphostemma* Wall. ex Benth.

中华锥花 老虎耳
Gomphostemma chinense Oliv.
凭证标本：荔浦县普查队 450331180821020LY (IBK)
功效：全草，祛风湿、益气血、通经络、消肿毒。
功效来源：《中华本草》

香茶菜属 *Isodon* (Schrad. ex Benth.) Spach

香茶菜
Isodon amethystoides (Benth.) Hara
凭证标本：荔浦县普查队 450331181108012LY (IBK)
功效：地上部分，清热利湿、活血散瘀、解毒消肿。
功效来源：《中华本草》

线纹香茶菜 溪黄草
Isodon lophanthoides (Buch.-Ham. ex D. Don) Hara
凭证标本：荔浦县普查队 450331181107016LY (IBK)
功效：地上部分，清热利湿、凉血散瘀。

功效来源：《广西壮族自治区瑶药材质量标准 第一卷》（2014年版）

溪黄草
Isodon serra (Maxim.) Kudo
凭证标本：荔浦县普查队 450331181113007LY (IBK)
功效：全草，清热解毒、利湿消炎、凉血、消肿散瘀。
功效来源：《药用植物辞典》

益母草属 *Leonurus* L.

益母草
Leonurus japonicus Houtt.
凭证标本：荔浦县普查队 450331180505007LY (IBK)
功效：地上部分，活血调经、利尿消肿、清热解毒。
功效来源：《中国药典》（2020年版）

地笋属 *Lycopus* L.

硬毛地笋 泽兰
Lycopus lucidus Turcz. ex Benth. var. *hirtus* Regel
凭证标本：荔浦县普查队 450331170711018LY (IBK)
功效：地上部分，活血调经、祛瘀消痈、利水消肿。
功效来源：《中国药典》（2020年版）

石荠苎属 *Mosla* (Benth.) Buch.-Ham. ex Maxim.

石香薷 香薷
Mosla chinensis Maxim.
凭证标本：荔浦县普查队 450331170729003LY (IBK)
功效：地上部分，发汗解表、和中利湿。
功效来源：《中国药典》（2020年版）

小鱼仙草 热痱草
Mosla dianthera (Buch.-Ham. ex Roxb.) Maxim.
凭证标本：荔浦县普查队 450331181108003LY (IBK)
功效：全草，发表祛暑、利湿和中、消肿止血、散风止痒。
功效来源：《中华本草》

石荠苎 小鱼仙草
Mosla scabra (Thunb.) C. Y. Wu et H. W. Li
凭证标本：荔浦县普查队 450331180827009LY (IBK)
功效：全草，疏风解表、清暑除温、解毒止痒。
功效来源：《广西中药材标准 第一册》

罗勒属 *Ocimum* L.

罗勒 九层塔
Ocimum basilicum L.
凭证标本：荔浦县普查队 450331180823006LY (IBK)
功效：全草，疏风解表、化湿和中、行气活血、解毒消肿。
功效来源：《广西中药材标准 第一册》

假糙苏属 *Paraphlomis* Prain

假糙苏
Paraphlomis javanica (Blume) Prain
凭证标本：荔浦县普查队 450331170726047LY (IBK)
功效：全草，清肝、发表、滋阴润燥、润肺止咳、补血调经。叶、茎，清肝火、发表。
功效来源：《药用植物辞典》

紫苏属 *Perilla* L.

紫苏
Perilla frutescens (L.) Britton
功效：果实，降气化痰、止咳平喘、润肠通便。茎，理气宽中、止痛、安胎。
功效来源：《中国药典》（2020年版）
注：《广西植物名录》有记载。

夏枯草属 *Prunella* L.

夏枯草
Prunella vulgaris L.
凭证标本：荔浦县普查队 450331170729033LY (IBK)
功效：果穗，清肝泻火、明目、散结消肿。
功效来源：《中国药典》（2020年版）

鼠尾草属 *Salvia* L.

南丹参
Salvia bowleyana Dunn
凭证标本：荔浦县普查队 450331180522001LY (IBK)
功效：根，活血化瘀、调经止痛。
功效来源：《中华本草》

荔枝草
Salvia plebeia R. Br.
凭证标本：荔浦县普查队 450331181109034LY (IBK)
功效：全草，清热解毒、利水消肿。
功效来源：《中华本草》

黄芩属 *Scutellaria* L.

半枝莲
Scutellaria barbata D. Don
凭证标本：荔浦县普查队 450331190418018LY (IBK)
功效：全草，清热解毒、散瘀止血、利尿消肿。
功效来源：《广西壮族自治区壮药质量标准 第二卷》（2011年版）

韩信草
Scutellaria indica L.
凭证标本：荔浦县普查队 450331190420016LY (IBK)
功效：全草，祛风活血、解毒止痛。
功效来源：《中药大辞典》

水苏属 *Stachys* L.

细柄针筒菜 针筒菜细柄变种

Stachys oblongifolia Benth. var. *leptopoda* (Hayata) C. Y. Wu

凭证标本：荔浦县普查队 450331190420007LY (IBK)

功效：全草，用于小儿疳积、肺结核咳嗽。

功效来源：《广西中药资源名录》

针筒菜

Stachys oblongifolia Wall. ex Benth.

凭证标本：荔浦县普查队 450331190418009LY (IBK)

功效：全草或根，补中益气、止血生肌。

功效来源：《药用植物辞典》

香科科属 *Teucrium* L.

庐山香科科

Teucrium pernyi Franch

凭证标本：荔浦县普查队 450331180826014LY (IBK)

功效：全草，清热解毒、凉肝活血。

功效来源：《中华本草》

铁轴草

Teucrium quadrifarium Buch.-Ham. ex D. Don

凭证标本：荔浦县普查队 450331170729055LY (IBK)

功效：全草或根、叶，利湿消肿、祛风解暑、凉血解毒。

功效来源：《中华本草》

血见愁 山藿香

Teucrium viscidum Bl.

凭证标本：荔浦县普查队 450331170711001LY (IBK)

功效：全草，消肿解毒、凉血止血。

功效来源：《中华本草》

266. 水鳖科 Hydrocharitaceae

苦草属 *Vallisneria* L.

苦草

Vallisneria natans (Lour.) Hara

凭证标本：荔浦县普查队 450331180824008LY (IBK)

功效：全草，燥湿止带、行气活血。

功效来源：《中华本草》

276. 眼子菜科 Potamogetonaceae

眼子菜属 *Potamogeton* L.

小眼子菜

Potamogeton pusillus L.

凭证标本：荔浦县普查队 450331180823001LY (IBK)

功效：全草，清热解毒。

功效来源：《药用植物辞典》

280. 鸭跖草科 Commelinaceae

穿鞘花属 *Amischotolype* Hassk.

穿鞘花

Amischotolype hispida (A. Rich.) D. Y. Hong

凭证标本：荔浦县普查队 450331181108015LY (IBK)

功效：全株，清热利尿、解毒。

功效来源：《中华本草》

鸭跖草属 *Commelina* L.

鸭跖草

Commelina communis L.

功效：干燥地上部分，清热泻火、解毒、利水消肿。

功效来源：《中国药典》（2020年版）

节节草 鸡谷草

Commelina diffusa Burm.

凭证标本：荔浦县普查队 450331170726071LY (IBK)

功效：全草，清热利湿。

功效来源：《全国中草药汇编》

聚花草属 *Floscopa* Lour.

聚花草

Floscopa scandens Lour.

凭证标本：荔浦县普查队 450331181107042LY (IBK)

功效：全草，清热解毒、利水。

功效来源：《中华本草》

水竹叶属 *Murdannia* Royle

裸花水竹叶 红毛草

Murdannia nudiflora (L.) Brenan

凭证标本：荔浦县普查队 450331181110022LY (IBK)

功效：全草，清肺止咳、凉血止血。

功效来源：《全国中草药汇编》

杜若属 *Pollia* Thunb.

杜若 竹叶莲

Pollia japonica Thunb.

凭证标本：韦立辉 100131 (IBK)

功效：根状茎或全草，清热利尿、解毒消肿。

功效来源：《中华本草》

紫万年青属 *Tradescantia* L.

吊竹梅

Tradescantia zebrina Bosse

凭证标本：荔浦县普查队 450331170728029LY (IBK)

功效：全草，清热解毒、凉血、利尿、止咳。

功效来源：《药用植物辞典》

287. 芭蕉科 Musaceae

芭蕉属 *Musa* L.

野蕉 山芭蕉子
Musa balbisiana Colla
功效：种子，破瘀血、通大便。
功效来源：《中华本草》

290. 姜科 Zingiberaceae

山姜属 *Alpinia* Roxb.

狭叶山姜
Alpinia graminifolia D. Fang et J. Y. Luo
凭证标本：荔浦县普查队 450331180521056LY (IBK)
功效：根状茎，行气。
功效来源：《药用植物辞典》

山姜
Alpinia japonica (Thunb.) Miq.
凭证标本：荔浦县普查队 450331180822041LY (IBK)
功效：根状茎，温中散寒、祛风活血。
功效来源：《中华本草》

长柄山姜
Alpinia kwangsiensis T. L. Wu et S. J. Chen
凭证标本：荔浦县普查队 450331170727027LY (IBK)
功效：根状茎、果实、种子，用于脘腹冷痛、呃逆、寒湿吐泻。
功效来源：《药用植物辞典》

华山姜
Alpinia oblongifolia Hayata
凭证标本：荔浦县普查队 450331170726024LY (IBK)
功效：根状茎，温中暖胃、散寒止痛、消食、除风湿、解疮毒。种子，祛寒暖胃、燥湿、止呃。
功效来源：《药用植物辞典》

闭鞘姜属 *Costus* L.

闭鞘姜 樟柳头
Costus speciosus (Koen.) Smith
凭证标本：荔浦县普查队 450331180826004LY (IBK)
功效：根块茎，利水消肿、解毒止痒。
功效来源：《中华本草》

舞花姜属 *Globba* L.

舞花姜 云南小草蔻
Globba racemosa Sm.
凭证标本：荔浦县普查队 450331180821002LY (IBK)
功效：果实，健胃消食。
功效来源：《中华本草》

姜花属 *Hedychium* J. König

姜花
Hedychium coronarium Koen.
凭证标本：荔浦县普查队 450331170728006LY (IBK)
功效：根状茎，祛风除湿、温中散寒、消肿止痛。
功效来源：《药用植物辞典》

291. 美人蕉科 Cannaceae

美人蕉属 *Canna* L.

美人蕉 蕉芋
Canna indica L.
凭证标本：荔浦县普查队 450331170726089LY (IBK)
功效：根状茎，清热利湿、解毒。
功效来源：《中华本草》

293. 百合科 Liliaceae

葱属 *Allium* L.

藠头 薤白
Allium chinense G. Don
凭证标本：荔浦县普查队 450331181108028LY (IBK)
功效：鳞茎，通阳散结、行气导滞。
功效来源：《中国药典》（2020年版）

宽叶韭
Allium hookeri Thwaites
凭证标本：荔浦县普查队 450331181112014LY (IBK)
功效：全草，理气宽中、通阳散结、祛瘀、消肿止痛、活血通络。
功效来源：《药用植物辞典》

韭 韭菜
Allium tuberosum Rottler ex Spreng.
凭证标本：荔浦县普查队 450331170725033LY (IBK)
功效：根，补肾、温中行气、散瘀、解毒。
功效来源：《广西壮族自治区壮药质量标准 第二卷》（2011年版）

蜘蛛抱蛋属 *Aspidistra* Ker Gawl.

广西蜘蛛抱蛋
Aspidistra retusa K. Y. Lang et S. Z. Huang
凭证标本：荔浦县普查队 450331170710042LY (IBK)
功效：根状茎，用于跌打损伤。
功效来源：《药用植物辞典》

开口箭属 *Campylandra* Baker

开口箭
Campylandra chinensis (Baker) M. N. Tamura, S. Yun Liang et Turland
功效：根状茎，清热解毒、祛风除湿、散瘀止痛。
功效来源：《中华本草》
注：《广西植物名录》有记载。

山菅属 *Dianella* Lam.

山菅 山猫儿
Dianella ensifolia (L.) DC.
功效：根状茎或全草，拔毒消肿、散瘀止痛。
功效来源：《中华本草》

万寿竹属 *Disporum* Salisb. ex D. Don

万寿竹 竹叶参
Disporum cantoniense (Lour.) Merr.
凭证标本：荔浦县普查队 450331180823022LY (IBK)
功效：根状茎，祛风湿、舒筋活血、清热、祛痰止咳。
功效来源：《中华本草》

山麦冬属 *Liriope* Lour.

矮小山麦冬
Liriope minor (Maxim.) Makino
凭证标本：林荣 42855 (IBK)
功效：块根，养阴生津、润肺、清心。
功效来源：《药用植物辞典》

阔叶山麦冬
Liriope muscari (Decne.) L. H. Bailey
凭证标本：荔浦县普查队 450331170710038LY (IBK)
功效：块根，养阴生津、润肺、清心、止咳养胃。
功效来源：《药用植物辞典》

沿阶草属 *Ophiopogon* Ker-Gawl.

褐鞘沿阶草 八宝镇心丹
Ophiopogon dracaenoides (Baker) Hook. f.
凭证标本：荔浦县普查队 450331181110027LY (IBK)
功效：块根，定心安神、止咳化痰。
功效来源：《全国中草药汇编》

间型沿阶草
Ophiopogon intermedius D. Don
凭证标本：荔浦县普查队 450331170713037LY (IBK)
功效：块根，清热润肺、养阴生津、止咳。
功效来源：《药用植物辞典》

麦冬
Ophiopogon japonicus (Linn. f.) Ker-Gawl.
凭证标本：林荣 42854 (IBK)
功效：块根，养阴生津、润肺清心。
功效来源：《中国药典》（2020年版）

球子草属 *Peliosanthes* Andrews

大盖球子草
Peliosanthes macrostegia Hance
功效：根、根状茎，祛痰止咳、舒肝止痛。全草，止血开胃、健脾补气。
功效来源：《药用植物辞典》
注：《广西植物名录》有记载。

黄精属 *Polygonatum* Mill.

多花黄精 黄精
Polygonatum cyrtonema Hua
凭证标本：荔浦县普查队 450331190419017LY (IBK)
功效：根状茎，补气养阴、健脾润肺、益肾。
功效来源：《中国药典》（2020年版）

油点草属 *Tricyrtis* Wall.

油点草
Tricyrtis macropoda Miq.
凭证标本：荔浦县普查队 450331181112041LY (IBK)
功效：全草或根，补虚止咳。
功效来源：《药用植物辞典》

296. 雨久花科 Pontederiaceae

凤眼蓝属 *Eichhornia* Kunth

凤眼蓝 凤眼兰
Eichhornia crassipes (Mart.) Solms
凭证标本：荔浦县普查队 450331170728080LY (IBK)
功效：全草，清热解暑、利尿消肿。
功效来源：《全国中草药汇编》

雨久花属 *Monochoria* C. Presl

鸭舌草
Monochoria vaginalis (Burm.f.) C.Presl
功效：全草，清热解毒。
功效来源：《全国中草药汇编》
注：《广西植物名录》有记载。

297. 菝葜科 Smilacaceae

肖菝葜属 *Heterosmilax* Kunth

肖菝葜 白土茯苓
Heterosmilax japonica Kunth
凭证标本：荔浦县普查队 450331180824017LY (IBK)
功效：块茎，清热利湿、解毒消肿。
功效来源：《中华本草》

云南肖菝葜
Heterosmilax yunnanensis Gagnep.
凭证标本：荔浦县普查队 450331180520023LY (IBK)
功效：根状茎，清热解毒、祛风利湿、利筋骨、消肿。
功效来源：《药用植物辞典》

菝葜属 *Smilax* L.

圆锥菝葜
Smilax bracteata C. Presl
凭证标本：荔浦县普查队 450331181108020LY (IBK)

功效：根状茎，祛风除湿、消肿止痛。
功效来源：《药用植物辞典》

菝葜
Smilax china L.
凭证标本：荔浦县普查队 450331180505043LY (IBK)
功效：根状茎，利湿去浊、祛风除痹、解毒散瘀。
功效来源：《中国药典》（2020年版）

筐条菝葜
Smilax corbularia Kunth
凭证标本：荔浦县普查队 450331181110031LY (IBK)
功效：根状茎，祛风除湿、消肿解毒。
功效来源：《药用植物辞典》

长托菝葜 刺萆薢
Smilax ferox Wall. ex Kunth
凭证标本：荔浦县普查队 450331170729030LY (IBK)
功效：块状茎，祛风利湿、解毒。
功效来源：《全国中草药汇编》

土茯苓
Smilax glabra Roxb.
凭证标本：荔浦县普查队 450331181111002LY (IBK)
功效：根状茎，除湿、解毒、通利关节。
功效来源：《中国药典》（2020年版）

黑果菝葜 金刚藤头
Smilax glaucochina Warb.
凭证标本：荔浦县普查队 450331170711041LY (IBK)
功效：根状茎或嫩叶，祛风、清热、利湿、解毒。
功效来源：《中华本草》

马甲菝葜
Smilax lanceifolia Roxb.
凭证标本：荔浦县普查队 450331181109003LY (IBK)
功效：根状茎，用于腰膝疼痛、水肿、腹胀。
功效来源：《广西中药资源名录》

粗糙菝葜
Smilax lebrunii H. Lév.
功效：根状茎，消肿止痛、祛风除湿。
功效来源：《药用植物辞典》
注：《广西植物名录》有记载。

抱茎菝葜 九牛力
Smilax ocreata A. DC.
凭证标本：荔浦县普查队 450331170728024LY (IBK)
功效：根状茎，健脾胃、强筋骨。
功效来源：《中华本草》

牛尾菜
Smilax riparia A. DC.
凭证标本：荔浦县普查队 450331170726041LY (IBK)
功效：根、根状茎或全草，补气活血、舒筋通络、祛痰止咳。
功效来源：《广西壮族自治区壮药质量标准 第一卷》（2008年版）

302. 天南星科 Araceae

菖蒲属 *Acorus* L.

石菖蒲
Acorus tatarinowii Schott
功效：根状茎，醒神益智、化湿开胃、开窍豁痰。
功效来源：《中国药典》（2020年版）

芋属 *Colocasia* Schott

野芋
Colocasia esculentum var. *antiquorum* (Schott) Hubbard et Rehder
凭证标本：荔浦县普查队 450331170728082LY (IBK)
功效：块茎、叶或全草，清热解毒、消肿止痛、杀虫。
功效来源：《药用植物辞典》

半夏属 *Pinellia* Ten.

半夏
Pinellia ternata (Thunb.) Breitenb
凭证标本：荔浦县普查队 450331190418027LY (IBK)
功效：块茎，燥湿化痰、健脾和胃、消肿散结。
功效来源：《中华本草》

大薸属 *Pistia* L.

大薸
Pistia stratiotes L.
凭证标本：荔浦县普查队 450331170711020LY (IBK)
功效：全草，凉血活血、疏风解表、祛湿止痒。
功效来源：《广西壮族自治区壮药质量标准 第二卷》（2011年版）

石柑属 *Pothos* L.

石柑子
Pothos chinensis (Raf.) Merr.
功效：全草，舒筋活络、散瘀消肿、导滞去积。
功效来源：《广西壮族自治区壮药质量标准 第三卷》（2018年版）

犁头尖属 *Typhonium* Schott

犁头尖
Typhonium blumei Nicolson et Sivadasan
凭证标本：荔浦县普查队 450331180505020LY (IBK)
功效：块茎或全草，解毒消肿、散瘀止血。

功效来源：《中华本草》

305. 香蒲科 Typhaceae

香蒲属 *Typha* L.

香蒲 蒲黄

Typha orientalis C. Presl

凭证标本：荔浦县普查队 450331170725047LY (IBK)

功效：雄花粉，止血、化瘀、通淋。

功效来源：《中国药典》（2020年版）

306. 石蒜科 Amaryllidaceae

文殊兰属 *Crinum* L.

文殊兰

Crinum asiaticum L. var. *sinicum* (Roxb. ex Herb.) Baker

凭证标本：荔浦县普查队 450331170711023LY (IBK)

功效：叶和鳞茎，行血散瘀、消肿止痛。

功效来源：《全国中草药汇编》

石蒜属 *Lycoris* Herb.

忽地笑 铁色箭

Lycoris aurea (L'Hér.) Herb.

凭证标本：荔浦县普查队 450331180824014LY (IBK)

功效：鳞茎，润肺止咳、解毒消肿。

功效来源：《中华本草》

石蒜

Lycoris radiata (L'Hér.) Herb.

凭证标本：荔浦县普查队 450331180825040LY (IBK)

功效：鳞茎，祛痰催吐、解毒散结。

功效来源：《中华本草》

葱莲属 *Zephyranthes* Herb.

韭莲 赛番红花

Zephyranthes carinata Herb.

凭证标本：荔浦县普查队 450331180505067LY (IBK)

功效：全草，活血凉血、解毒消肿。

功效来源：《中华本草》

310. 百部科 Stemonaceae

百部属 *Stemona* Lour.

大百部 百部

Stemona tuberosa Lour.

凭证标本：荔浦县普查队 450331180824023LY (IBK)

功效：块根，润肺下气止咳、杀虫灭虱。

功效来源：《中国药典》（2020年版）

311. 薯蓣科 Dioscoreaceae

薯蓣属 *Dioscorea* L.

薯莨

Dioscorea cirrhosa Lour.

凭证标本：荔浦县普查队 450331180825030LY (IBK)

功效：块茎，活血补血、收敛固涩。

功效来源：《中华本草》

山薯

Dioscorea fordii Prain et Burkill

凭证标本：韦立辉 10091 (IBK)

功效：块茎，补脾养胃、生津益肺、补肾涩精。

功效来源：《药用植物辞典》

日本薯蓣 山药

Dioscorea japonica Thunb.

凭证标本：荔浦县普查队 450331180505015LY (IBK)

功效：根状茎，生津益肺、补肾涩精、补脾养胃。

功效来源：《中国药典》（2020年版）

褐苞薯蓣 山药（广山药）

Dioscorea persimilis Prain et Burkill

凭证标本：荔浦县普查队 450331170729049LY (IBK)

功效：块茎，补脾养胃、生津益肺、补肾涩精。

功效来源：《广西壮族自治区壮药质量标准 第一卷》（2008年版）

马肠薯蓣

Dioscorea simulans Prain et Burkill

凭证标本：荔浦县普查队 450331170713033LY (IBK)

功效：块茎，解毒、散血、消肿。

功效来源：《中华本草》

314. 棕榈科 Arecaceae

省藤属 *Calamus* L.

杖藤

Calamus rhabdocladus Burret

凭证标本：荔浦县普查队 450331181108019LY (IBK)

功效：幼苗，用于跌打损伤。

功效来源：《药用植物辞典》

315. 露兜树科 Pandanaceae

露兜树属 *Pandanus* Parkinson

露兜草

Pandanus austrosinensis T. L. Wu

凭证标本：荔浦县普查队 450331180825027LY (IBK)

功效：根，清热除湿。

功效来源：《药用植物辞典》

318. 仙茅科 Hypoxidaceae

仙茅属 *Curculigo* Gaertn.

仙茅

Curculigo orchioides Gaertn.

凭证标本：荔浦县普查队 450331190418028LY (IBK)

功效：根状茎，补肾壮阳、祛除寒湿。

功效来源：《广西壮族自治区壮药质量标准 第二卷》（2011年版）

321. 蒟蒻薯科 Taccaceae

裂果薯属 *Schizocapsa* Hance

裂果薯 水田七

Schizocapsa plantaginea Hance

凭证标本：荔浦县普查队 450331170725004LY (IBK)

功效：块根，清热解毒、止咳祛痰、理气止痛、散瘀止血。

功效来源：《广西壮族自治区壮药质量标准 第二卷》（2011年版）

326. 兰科 Orchidaceae

开唇兰属 *Anoectochilus* Blume

花叶开唇兰 金线兰

Anoectochilus roxburghii (Wall.) Lindl.

功效：全草，清热解毒、祛风除湿、凉血平肝、固肾。

功效来源：《广西壮族自治区壮药质量标准 第三卷》（2018年版）

虾脊兰属 *Calanthe* Ker Gawl.

密花虾脊兰

Calanthe densiflora Lindl.

功效：全草，活血化瘀、消肿散结、祛风除湿。

功效来源：《药用植物辞典》

注：《广西植物名录》有记载。

长距虾脊兰

Calanthe sylvatica (Thouars) Lindl.

凭证标本：韦立辉 100126 (IBK)

功效：全草，解毒止痛、活血化瘀、拔毒生肌。

功效来源：《药用植物辞典》

兰属 *Cymbidium* Sw.

兔耳兰

Cymbidium lancifolium Hook.

功效：全草，补肝肺、祛风除湿、强筋骨、清热解毒、消肿、润肺、宁神、固气、利水。

功效来源：《药用植物辞典》

毛兰属 *Eria* Lindl.

半柱毛兰 蜢臂兰

Eria corneri Rchb. f.

凭证标本：荔浦县普查队 450331181108048LY (IBK)

功效：全草，滋阴清热、生津止渴。

功效来源：《中华本草》

斑叶兰属 *Goodyera* R. Br.

多叶斑叶兰

Goodyera foliosa (Lindl.) Benth. ex Clarke

功效：全草，用于肺痨、肝炎、痈疖疮肿、毒蛇咬伤。

功效来源：《药用植物辞典》

注：《广西植物名录》有记载。

玉凤花属 *Habenaria* Willd.

鹅毛玉凤花 白花草

Habenaria dentata (Sw.) Schltr.

凭证标本：荔浦县普查队 450331180823053LY (IBK)

功效：茎叶、块茎，清热利湿。

功效来源：《中华本草》

线瓣玉凤花

Habenaria fordii Rolfe

凭证标本：荔浦县普查队 450331170726097LY (IBK)

功效：块根，消食化积。

功效来源：《药用植物辞典》

橙黄玉凤花

Habenaria rhodocheila Hance

凭证标本：荔浦县普查队 450331170726053LY (IBK)

功效：块茎，清热解毒、活血止痛。

功效来源：《中华本草》

羊耳蒜属 *Liparis* Rich.

镰翅羊耳蒜 九莲灯

Liparis bootanensis Griff.

凭证标本：荔浦县普查队 450331181108011LY (IBK)

功效：全草，解毒、利湿、润肺止咳。

功效来源：《中华本草》

大花羊耳蒜 虎石头

Liparis distans C. B. Clarke

凭证标本：荔浦县普查队 450331170712013LY (IBK)

功效：全草，清热止咳。

功效来源：《中华本草》

见血青 见血清

Liparis nervosa (Thunb. ex A. Murray) Lindl.

凭证标本：荔浦县普查队 450331170726029LY (IBK)

功效：全草，凉血止血、清热解毒。

功效来源：《中华本草》

钗子股属 *Luisia* Gaudich.

纤叶钗子股

Luisia hancockii Rolfe

凭证标本：荔浦县普查队 450331170713040LY (IBK)

功效：全草，散风祛痰、解毒消肿。

功效来源：《药用植物辞典》

石仙桃属 *Pholidota* Lindl. ex Hook.

石仙桃

Pholidota chinensis Lindl.

凭证标本：荔浦县普查队 450331170726063LY (IBK)

功效：全草，养阴润肺、清热解毒、利湿、消瘀。

功效来源：《中华本草》

苞舌兰属 *Spathoglottis* Blume

苞舌兰 黄花独蒜

Spathoglottis pubescens Lindl.

凭证标本：荔浦县普查队 450331170729065LY (IBK)

功效：假鳞茎，补肺、止咳、清热解毒。

功效来源：《中华本草》

绶草属 *Spiranthes* Rich.

绶草 盘龙参

Spiranthes sinensis (Pers.) Ames

凭证标本：荔浦县普查队 450331190419015LY (IBK)

功效：根或全草，滋阴益气、清热解毒。

功效来源：《广西壮族自治区壮药质量标准 第一卷》（2008年版）

327. 灯心草科 Juncaceae

灯心草属 *Juncus* L.

灯心草

Juncus effusus L.

功效：茎髓，清心火、利尿。

功效来源：《中国药典》（2020年版）

331. 莎草科 Cyperaceae

薹草属 *Carex* L.

浆果薹草 山稗子

Carex baccans Nees

凭证标本：荔浦县普查队 450331181108042LY (IBK)

功效：种子，透疹止咳、补中利水。

功效来源：《中华本草》

褐果薹草

Carex brunnea Thunb.

凭证标本：荔浦县普查队 450331180823049LY (IBK)

功效：全草，收敛、止痒。

功效来源：《药用植物辞典》

签草

Carex doniana Spreng.

凭证标本：荔浦县普查队 450331180505036LY (IBK)

功效：全草，利湿通淋、催产。

功效来源：《药用植物辞典》

条穗薹草

Carex nemostachys Steud.

凭证标本：荔浦县普查队 450331181108040LY (IBK)

功效：全草，利水。

功效来源：《药用植物辞典》

花葶薹草 翻天红

Carex scaposa C. B. Clarke

凭证标本：荔浦县普查队 450331170729025LY (IBK)

功效：全草，清热解毒、活血散瘀。

功效来源：《中华本草》

莎草属 *Cyperus* L.

砖子苗

Cyperus cyperoides (L.) Kuntze

凭证标本：荔浦县普查队 450331180519031LY (IBK)

功效：全草，祛风解表、止咳化痰、解郁调经。

功效来源：《中华本草》

异型莎草 王母钗

Cyperus difformis L.

凭证标本：荔浦县普查队 450331170728064LY (IBK)

功效：全草，利尿通淋、行气活血。

功效来源：《中华本草》

畦畔莎草

Cyperus haspan L.

凭证标本：荔浦县普查队 450331180519007LY (IBK)

功效：全草，解热、息风止痉、镇惊。

功效来源：《药用植物辞典》

碎米莎草 野席草

Cyperus iria L.

凭证标本：荔浦县普查队 450331180519035LY (IBK)

功效：全草，祛风除湿、调经利尿。

功效来源：《全国中草药汇编》

垂穗莎草

Cyperus nutans Vahl

凭证标本：荔浦县普查队 450331181113005LY (IBK)

功效：根，用于小儿发热。

功效来源：《广西药用植物名录》

荸荠属 *Eleocharis* R. Br.

荸荠

Eleocharis dulcis (Burm. f.) Trin. ex Hensch.

凭证标本：荔浦县普查队 450331170711040LY (IBK)

功效：球茎，清热生津、化痰消积。

功效来源：《中华本草》

飘拂草属 *Fimbristylis* Vahl

复序飘拂草

Fimbristylis bisumbellata (Forsk.) Bubani

凭证标本：荔浦县普查队 450331180823007LY (IBK)

功效：全草，清热解毒、祛痰定喘、止血消肿、利尿。

功效来源：《药用植物辞典》

水虱草

Fimbristylis miliacea (L.) Vahl

凭证标本：荔浦县普查队 450331180823009LY (IBK)

功效：全草，清热利尿、活血解毒。

功效来源：《中华本草》

水蜈蚣属 *Kyllinga* Rottb.

单穗水蜈蚣 一箭球

Kyllinga nemoralis (J. R. et G. Forst.) Dandy ex Hatch. et Dalziel

凭证标本：荔浦县普查队 450331180519006LY (IBK)

功效：全草，宣肺止咳、清热解毒、散瘀消肿、杀虫截疟。

功效来源：《中华本草》

水葱属 *Schoenoplectus* (Rchb.) Palla

萤蔺

Schoenoplectus juncoides (Roxb.) Palla

凭证标本：荔浦县普查队 450331180519008LY (IBK)

功效：全草，清热解毒、凉血利水、清心火、止吐血。

功效来源：《药用植物辞典》

332. 禾本科 Poaceae

水蔗草属 *Apluda* L.

水蔗草

Apluda mutica L.

凭证标本：荔浦县普查队 450331180505060LY (IBK)

功效：根、茎叶，祛腐解毒、壮阳。

功效来源：《中华本草》

荩草属 *Arthraxon* P. Beauv.

荩草

Arthraxon hispidus (Thunb.) Makino

凭证标本：荔浦县普查队 450331180519019LY (IBK)

功效：全草，清热、降逆、止咳平喘、解毒、祛风湿。

功效来源：《全国中草药汇编》

矛叶荩草

Arthraxon lanceolatus (Roxb.) Hochst.

凭证标本：李用华 115 (IBSC)

功效：全草，止咳定喘、杀虫。

功效来源：《药用植物辞典》

薏苡属 *Coix* L.

薏苡

Coix lacryma-jobi L.

凭证标本：荔浦县普查队 450331180825008LY (IBK)

功效：根，健脾和中、清热祛湿、利尿、杀虫。种仁，健脾补肺、清热、渗湿、止泻、排脓、杀虫。

功效来源：《药用植物辞典》

马唐属 *Digitaria* Haller

马唐

Digitaria sanguinalis (L.) Scopoli

功效：全草，明目、润肺。

功效来源：《中华本草》

注：《广西植物名录》有记载。

稗属 *Echinochloa* P. Beauv.

光头稗

Echinochloa colona (L.) Link

凭证标本：荔浦县普查队 450331170727076LY (IBK)

功效：全草，利尿、止血。

功效来源：《药用植物辞典》

穇属 *Eleusine* Gaertn.

穇 穇子

Eleusine coracana (Linn.) Gaertn.

凭证标本：荔浦县普查队 450331170726094LY (IBK)

功效：种仁，补中益气。

功效来源：《中华本草》

牛筋草

Eleusine indica (L.) Gaertn.

凭证标本：荔浦县普查队 450331170728057LY (IBK)

功效：全草，清热解毒、祛风利湿、散瘀止血。

功效来源：《全国中草药汇编》

画眉草属 *Eragrostis* Wolf

乱草 香榧草

Eragrostis japonica (Thunb.) Trin.

凭证标本：荔浦县普查队 450331181109042LY (IBK)

功效：全草，凉血止血。

功效来源：《中华本草》

白茅属 *Imperata* Cyrillo

白茅

Imperata cylindrica (L.) Reauschel

功效：根、茎，清热、抗炎、祛瘀、利尿、凉血、止血。

功效来源：《药用植物辞典》

注：《广西植物名录》有记载。

大白茅 白茅根

Imperata cylindrica (L.) Reauschel var. *major* (Nees) C. E. Hubb.

凭证标本：荔浦县普查队 450331181111008LY (IBK)

功效：根状茎、初生未放花序、花穗及叶，凉血止血、清热利尿。

功效来源：《中国药典》（2020年版）

假稻属 *Leersia* Sw.

李氏禾 游草

Leersia hexandra Sw.

凭证标本：荔浦县普查队 450331180823028LY (IBK)

功效：全草，疏风解表、利湿、通络止痛。

功效来源：《中华本草》

淡竹叶属 *Lophatherum* Brongn.

淡竹叶

Lophatherum gracile Brongn.

功效：茎叶，清热泻火、除烦止渴、利尿通淋。

功效来源：《中国药典》（2020年版）

注：《广西植物名录》有记载。

芒属 *Miscanthus* Andersson

五节芒 苦芦骨

Miscanthus floridulus (Labill.) Warburg ex K. Schumann

凭证标本：荔浦县普查队 450331180521020LY (IBK)

功效：虫瘿，发表、理气、调经。

功效来源：《全国中草药汇编》

类芦属 *Neyraudia* Hook. f.

类芦 篱笆竹

Neyraudia reynaudiana (Kunth) Keng ex Hitchc.

凭证标本：荔浦县普查队 450331180505059LY (IBK)

功效：嫩苗，清热利湿、消肿解毒。

功效来源：《全国中草药汇编》

求米草属 *Oplismenus* P. Beauv.

求米草

Oplismenus undulatifolius (Ard.) Roemer et Schult.

凭证标本：荔浦县普查队 450331170728013LY (IBK)

功效：全草，用于跌打损伤。

功效来源：《药用植物辞典》

稻属 *Oryza* L.

稻 稻芽

Oryza sativa L.

凭证标本：荔浦县普查队 450331170711036LY (IBK)

功效：果实经发芽干燥，消食和中、健脾开胃。

功效来源：《中国药典》（2020年版）

狼尾草属 *Pennisetum* Rich. ex Pers.

狼尾草

Pennisetum alopecuroides (L.) Spreng.

凭证标本：荔浦县普查队 450331170728007LY (IBK)

功效：根、根状茎或全草，清肺止咳、凉血明目。

功效来源：《全国中草药汇编》

显子草属 *Phaenosperma* Munro ex Benth.

显子草

Phaenosperma globosa Munro ex Benth.

凭证标本：荔浦县普查队 450331180505016LY (IBK)

功效：全草，补虚、健脾、活血、调经。

功效来源：《全国中草药汇编》

金发草属 *Pogonatherum* P. Beauv.

金丝草

Pogonatherum crinitum (Thunb.) Kunth

凭证标本：荔浦县普查队 450331170713019LY (IBK)

功效：全草，清热凉血、利尿通淋。

功效来源：《广西药用植物名录》

筒轴茅属 *Rottboellia* L. f.

筒轴茅 筒轴草

Rottboellia cochinchinensis (Lour.) Clayton

凭证标本：荔浦县普查队 450331170727065LY (IBK)

功效：全草，用于小便不利。

功效来源：《广西中药资源名录》

囊颖草属 *Sacciolepis* Nash

囊颖草

Sacciolepis indica (L.) Chase

凭证标本：荔浦县普查队 450331180519014LY (IBK)

功效：全草，生肌埋口、止血。

功效来源：《药用植物辞典》

狗尾草属 *Setaria* P. Beauv.

大狗尾草

Setaria faberi R. A. W. Herrmann

凭证标本：荔浦县普查队 450331170727071LY (IBK)

功效：全草，清热消疳、杀虫止痒。

功效来源：《全国中草药汇编》

皱叶狗尾草

Setaria plicata (Lam.) T. Cooke

凭证标本：荔浦县普查队 450331170728017LY (IBK)

功效：全草，解毒杀虫、驱风。

功效来源：《全国中草药汇编》

狗尾草

Setaria viridis (L.) P. Beauv.

凭证标本：荔浦县普查队 450331180522011LY (IBK)

功效：全草，祛风明目、清热利尿。
功效来源：《全国中草药汇编》

高粱属 *Sorghum* Moench

高粱

Sorghum bicolor (L.) Moench
凭证标本：荔浦县普查队 450331170728027LY (IBK)
功效：种仁，温中、涩肠胃、止泻、止霍乱、利气、利尿、碎石。根，平喘、利尿、止血。
功效来源：《药用植物辞典》

鼠尾粟属 *Sporobolus* R. Br.

鼠尾粟

Sporobolus fertilis (Steud.) Clayton
凭证标本：荔浦县普查队 450331180519021LY (IBK)
功效：全草或根，清热、凉血、解毒、利尿。
功效来源：《中华本草》

粽叶芦属 *Thysanolaena* Nees

粽叶芦 粽叶草

Thysanolaena latifolia (Roxb. ex Hornem.) Honda
凭证标本：荔浦县普查队 450331180521021LY (IBK)
功效：根或笋，清热截疟、止咳平喘。
功效来源：《中华本草》

玉蜀黍属 *Zea* L.

玉蜀黍

Zea mays L.
功效：花柱、花头，利尿消肿、平肝利胆。
功效来源：《全国中草药汇编》
注：民间常见栽培物种。

荔浦市药用动物名录

环节动物门 Annelida

寡毛纲 Oligochaeta

后孔寡毛目 Opisthopora

背暗异唇蚓
Allolobophora caliginosa trapezoides
功效来源：《中国药典》（2020年版）

蛭纲 Hirudinea

无吻蛭目 Arhynchobdellida

日本医蛭
Hirudo nipponica
功效来源：《中国动物药资源》

光润金线蛭
Whitmania laevis
功效来源：《中国动物药资源》

宽体金线蛭
Whitmania pigra
功效来源：《广西中药资源名录》

软体动物门 Mollusca

腹足纲 Gastropoda

中腹足目 Mesogastropda

方形环棱螺
Bellamya quadrata
功效来源：《广西中药资源名录》

梨形环棱螺
Bellamya purificata
功效来源：《中国动物药资源》

中国圆田螺
Cipangopaludina chinensis
功效来源：《中国动物药资源》

长螺旋圆田螺
Cipangopaludina longispira
功效来源：《广西中药资源名录》

胀肚圆田螺
Cipangopaludina ventricosa
功效来源：《广西中药资源名录》

柄眼目 Stylommatophova

野蛞蝓
Agriolimax agrestis
功效来源：《广西中药资源名录》

黄蛞蝓
Limax flavus
功效来源：《中国动物药资源》

双线嗜黏液蛞蝓
Philomycus bilineatus
功效来源：《广西中药资源名录》

江西巴蜗牛
Bradybaena kiangsiensis
功效来源：《中国动物药资源》

灰巴蜗牛
Bradybaena ravida ravida
功效来源：《中国动物药资源》

同型巴蜗牛
Bradybaena similaris
功效来源：《中国动物药资源》

褐云玛瑙螺
Achatina fulica
功效来源：《中国动物药资源》

皱疤坚螺
Camaena cicatricosa
功效来源：《广西中药资源名录》

双壳纲 Bivalvia

真瓣鳃目 Eulamellibranchia

圆蚌
Anodonta pacifica
功效来源：《广西中药资源名录》

背角无齿蚌
Anodonta woodiana
功效来源：《广西中药资源名录》

褶纹冠蚌
Cristaria plicata
功效来源：《广西中药资源名录》

背瘤丽蚌
Lamprotula leai
功效来源：《广西中药资源名录》

佛耳丽蚌
Lamprotula mansuyi
功效来源：《广西中药资源名录》

失衡丽蚌
Lamprotula tortuosa
功效来源：《广西中药资源名录》

河蚬
Corbicula fluminea
功效来源：《中国动物药资源》

节肢动物门 Arthropoda

甲壳纲 Crustacea

十足目 Detapoda

平甲虫
Armadillidium vulgare
功效来源：《广西中药资源名录》

日本沼虾
Macrobrachium nipponense
功效来源：《广西中药资源名录》

罗氏沼虾
Macrobrachium rosenbergii
功效来源：《广西中药资源名录》

秀丽白虾
Palaemon modestus
功效来源：《广西中药资源名录》

中华绒螯蟹
Eriocheir sinensis
功效来源：《中国动物药资源》

蛛形纲 Arachnida

蜘蛛目 Araneae

大腹园蛛
Araneus ventricosus
功效来源：《中国动物药资源》

迷宫漏斗网蛛
Agelena labyrinthica
功效来源：《中国动物药资源》

巴氏垃土蛛
Latouchia pavlovi
功效来源：《广西中药资源名录》

华南壁钱
Uroctea compactilis
功效来源：《中国动物药资源》

花背跳蛛
Menemerus confusus
功效来源：《广西中药资源名录》

倍足纲 Diplopoda

蟠形目 Sphaerotheriida

宽跗陇马陆
Kronopolites svenhedini
功效来源：《广西中药资源名录》

燕山蛩
Spirobolus bungii
功效来源：《广西中药资源名录》

唇足纲 Chilopoda

蜈蚣目 Scolopendromorpha

少棘蜈蚣
Scolopendra subspinipes mutilans
功效来源：《中国动物药资源》

内颚纲 Entognatha

衣鱼目 Thysanura

毛衣鱼
Ctenolepisma viuosa
功效来源：《广西中药资源名录》

衣鱼
Lepisma saccharina
功效来源：《中国动物药资源》

昆虫纲 Insecta

蜻蜓目 Odonata

碧伟蜓
Anax parthnope
功效来源：《广西中药资源名录》

赤蜻蜓
Crocothemis servilia
功效来源：《广西中药资源名录》

蜚蠊目 Blattaria

东方蜚蠊
Blatta orientalis
功效来源：《广西中药资源名录》

澳洲蜚蠊
Periplaneta australasiae
功效来源：《广西中药资源名录》

等翅目 Isoptera

家白蚁
Coptotermes formosanus
功效来源：《广西中药资源名录》

螳螂目 Mantodea

巨斧螳螂
Hierodula patellifera
功效来源：《广西中药资源名录》

薄翅螳螂
Mantis religiosa
功效来源：《广西中药资源名录》

中华螳螂
Paratenodera sinensis
功效来源：《广西中药资源名录》

直翅目 Orthoptera

中华蚱蜢
Acrida chinensis
功效来源：《广西中药资源名录》

飞蝗
Locusta migratoria
功效来源：《广西中药资源名录》

二齿稻蝗
Oxya bidentata
功效来源：《广西中药资源名录》

中华稻蝗
Oxya chinensis
功效来源：《中国动物药资源》

小稻蝗
Oxyahyla intricata
功效来源：《广西中药资源名录》

长翅稻蝗
Oxya velox
功效来源：《广西中药资源名录》

蝈蝈
Gampsocleis gratiosa
功效来源：《广西中药资源名录》

纺织娘
Mecopoda elongata
功效来源：《广西中药资源名录》

花生大蟋蟀
Brachytrupes portentosus
功效来源：《广西中药资源名录》

油葫芦
Gryllus testaceus
功效来源：《广西中药资源名录》

棺头蟋蟀
Loxoblemmus doenitzi
功效来源：《广西中药资源名录》

迷卡斗蟋
Scapsipedus aspersus
功效来源：《广西中药资源名录》

非洲蝼蛄
Gryllotalpa africana
功效来源：《中国动物药资源》

台湾蝼蛄
Gryllotalpa formosana
功效来源：《中国动物药资源》

半翅目 Hemiptera

黑蚱蝉
Cryptotympana atrata
功效来源：《中国动物药资源》

华南蚱蝉
Cryptotympana mandarina
功效来源：《广西中药资源名录》

蚱蝉
Cryptotympana pustulata
功效来源：《中国动物药资源》

褐翅红娘子
Huechys philaemata
功效来源：《广西中药资源名录》

黑翅红娘子
Huechys sanguine
功效来源：《广西中药资源名录》

九香虫
Aspongonpus chinensis
功效来源：《中国动物药资源》

水黾
Rhagadotarsus kraepelini
功效来源：《广西中药资源名录》

温带臭虫
Cimex lectularius
功效来源：《广西中药资源名录》

脉翅目 Neuroptera

黄足蚁蛉
Hagenomyia micans
功效来源：《广西中药资源名录》

蚁狮
Myrmeleon formicarius
功效来源：《广西中药资源名录》

鳞翅目 Lepidoptera

黄刺蛾
Cnidocampa flavescens
功效来源：《广西中药资源名录》

高粱条螟
Proceras venosatus
功效来源：《广西中药资源名录》

玉米螟
Ostrinia nubilalis
功效来源：《广西中药资源名录》

家蚕
Bombyx mori
功效来源：《广西中药资源名录》

柞蚕
Antheraea pernyi
功效来源：《广西中药资源名录》

蓖麻蚕
Philosamia cynthia ricini
功效来源：《广西中药资源名录》

灯蛾
Arctia caja phaeosoma
功效来源：《广西中药资源名录》

白粉蝶
Pieris rapae
功效来源：《广西中药资源名录》

黄凤蝶
Papilio machaon
功效来源：《广西中药资源名录》

柑橘凤蝶
Papilio xuthus
功效来源：《广西中药资源名录》

双翅目 Diptera

江苏虻
Tabanus kiangsuensis
功效来源：《广西中药资源名录》

中华虻
Tabanus mandarinus
功效来源：《广西中药资源名录》

褐虻
Tabanus sapporensis
功效来源：《广西中药资源名录》

鬣虻
Tabanus trigeminus
功效来源：《广西中药资源名录》

长尾管蚜蝇
Eristalis tenax
功效来源：《广西中药资源名录》

大头金蝇
Chrysomya megacephala
功效来源：《广西中药资源名录》

鞘翅目 Coleoptera

豉虫
Gyrinus curtus
功效来源：《广西中药资源名录》

黄边大龙虱
Cybister japonicus
功效来源：《广西中药资源名录》

东方潜龙虱
Cybister tripunctatus
功效来源：《广西中药资源名录》

虎斑步甲
Pheropsophus jessoensis
功效来源：《中国动物药资源》

行夜
Pheropsophus jessoensis
功效来源：《广西中药资源名录》

萤火虫
Luciola vitticollis
功效来源：《广西中药资源名录》

有沟叩头虫
Pleonomus canaliculatus
功效来源：《广西中药资源名录》

中华豆芫菁
Epicauta chinensis
功效来源：《广西中药资源名录》

锯角豆芫菁
Epicauta gorhami
功效来源：《广西中药资源名录》

毛角豆芫菁
Epicauta hirticornis
功效来源：《广西中药资源名录》

胫毛豆芫菁
Epicauta tibialis
功效来源：《广西中药资源名录》

绿芫菁
Lytta caraganae
功效来源：《广西中药资源名录》

眼斑芫菁
Mylabris cichorii
功效来源：《广西中药资源名录》

大斑芫菁
Mylabris phalerata
功效来源：《广西中药资源名录》

竹蠹虫
Lyctus brunneus
功效来源：《广西中药资源名录》

桑褐天牛
Apriona germari
功效来源：《广西中药资源名录》

云斑天牛
Batocera horsfieldi
功效来源：《中国动物药资源》

桔褐天牛
Nadezhdiella cantori
功效来源：《广西中药资源名录》

柑橘星天牛
Anoplophora chinensis
功效来源：《广西中药资源名录》

黑色金龟子
Alissonotum impreassicolle
功效来源：《广西中药资源名录》

蜣螂虫
Catharsius molossus
功效来源：《广西中药资源名录》

独角蜣螂
Allomyrina dichotoma
功效来源：《广西中药资源名录》

竹象鼻虫
Cyrtotrachelus longimanus
功效来源：《广西中药资源名录》

日本吉丁虫
Chalcophora japonica
功效来源：《广西中药资源名录》

膜翅目 Hymenoptera

华黄蜂
Polistes chinensis
功效来源：《广西中药资源名录》

胡蜂
Polistes jadwigae
功效来源：《广西中药资源名录》

梨长足黄蜂
Polistes hebraeus
功效来源：《广西中药资源名录》

大胡蜂
Vespa magnifica nobiris
功效来源：《广西中药资源名录》

斑胡蜂
Vespa mandarinia
功效来源：《广西中药资源名录》

蜾蠃
Allorhynchium chinense
功效来源：《中国动物药资源》

中华蜜蜂
Apis cerana
功效来源：《中国动物药资源》

意大利蜂
Apis mellifera
功效来源：《中国动物药资源》

黄胸木蜂
Xylocopa appendiculata
功效来源：《广西中药资源名录》

竹蜂
Xylocopa dissimilis
功效来源：《广西中药资源名录》

灰胸木蜂
Xylocopa phalothorax
功效来源：《广西中药资源名录》

中华木蜂
Xylocopa sinensis
功效来源：《广西中药资源名录》

黑蚂蚁
Formica fusca
功效来源：《广西中药资源名录》

脊椎动物门 Vertebrata
硬骨鱼纲 Osteichthyes
鲤形目 Cypriniformes

鳙鱼
Aristichthys nobilis
功效来源：《广西中药资源名录》

鲫鱼
Carassius auratus
功效来源：《广西中药资源名录》

金鱼
Carassius auratus
功效来源：《广西中药资源名录》

鲮鱼
Cirrhinus molitorella
功效来源：《广西中药资源名录》

草鱼
Ctenopharyngodon idellus
功效来源：《广西中药资源名录》

鲤鱼
Cyprinus carpio
功效来源：《广西中药资源名录》

鲦鱼
Hemiculter leucisculus
功效来源：《广西中药资源名录》

鲢鱼
Hypophthalmichthys molitrix
功效来源：《广西中药资源名录》

青鱼
Mylopharyngodon piceus
功效来源：《广西中药资源名录》

泥鳅
Misgurnus anguillicaudatus
功效来源：《广西中药资源名录》

鲇形目 Siluriformes

海鲇
Arius thalassinus
功效来源：《广西中药资源名录》

小胡子鲇
Clarias abbreviatus
功效来源：《广西中药资源名录》

胡子鲇
Clarias fuscus
功效来源：《广西中药资源名录》

鲇鱼
Parasilurus asotus
功效来源：《广西中药资源名录》

合鳃鱼目 Symbranchiformes

黄鳝
Monopterus albus
功效来源：《广西中药资源名录》

鲈形目 Perciformes

鳜鱼
Siniperca chuatsi
功效来源：《广西中药资源名录》

圆尾斗鱼
Macropodus chinensis
功效来源：《广西中药资源名录》

叉尾斗鱼
Macropodus opercularis
功效来源：《广西中药资源名录》

月鳢
Channa asiatica
功效来源：《广西中药资源名录》

斑鳢
Channa maculata
功效来源：《广西中药资源名录》

两栖纲 Amphibia

无尾目 Anura

大蟾蜍华西亚种
Bufo bufo andrewsi
功效来源：《广西中药资源名录》

黑眶蟾蜍
Bufo melanostictus
功效来源：《中国动物药资源》

沼蛙
Rana guentheri
功效来源：《广西中药资源名录》

泽蛙
Rana limnocharis
功效来源：《广西中药资源名录》

虎纹蛙
Hoplobatrachus chinensis
功效来源：《中国动物药资源》

斑腿树蛙
Polypedates megacephalus
功效来源：《广西中药资源名录》

花姬蛙
Microhyla pulchra
功效来源：《广西中药资源名录》

爬行纲 Reptilia

龟鳖目 Testudines

乌龟
Chinemys reevesii
功效来源：《广西中药资源名录》

眼斑水龟
Clemmys bealei
功效来源：《广西中药资源名录》

黄喉水龟
Clemmys mutica
功效来源：《广西中药资源名录》

三线闭壳龟
Cuora trifasciata
功效来源：《广西中药资源名录》

中华花龟
Ocadia sinensis
功效来源：《广西中药资源名录》

平胸龟
Platysternon megacephalum
功效来源：《广西中药资源名录》

中华鳖
Trionyx sinensis
功效来源：《爬行类动物药概述》《中国动物药资源》

山瑞鳖
Trionyx steindachneri
功效来源：《中国动物药资源》

有鳞目 Squamata

中国壁虎
Gekko chinensis
功效来源：《广西中药资源名录》

蹼趾壁虎
Gekko subpalmatus
功效来源：《广西中药资源名录》

石龙子
Eumeces chinensis
功效来源：《广西中药资源名录》

尖吻蝮
Deinagkistrodon acutus
功效来源：《中国动物药资源》

白唇竹叶青
Trimeresurus albolabris
功效来源：《广西中药资源名录》

竹叶青
Trimeresurus stejnegeri
功效来源：《广西中药资源名录》

王锦蛇
Elaphe carinata
功效来源：《中国动物药资源》

三索锦蛇
Elaphe radiata
功效来源：《中国动物药资源》

黑眉锦蛇
Elaphe taeniura
功效来源：《中国动物药资源》

中国水蛇
Enhydris chinensis
功效来源：《广西中药资源名录》

铅色水蛇
Enhydris plumbea
功效来源：《中国动物药资源》

锈链游蛇
Natrix craspedogaster
功效来源：《广西中药资源名录》

乌游蛇
Natrix percarinata
功效来源：《广西中药资源名录》

渔游蛇
Natrix piscator
功效来源：《中国动物药资源》

草游蛇
Natrix stolata
功效来源：《广西中药资源名录》

虎斑游蛇
Natrix tigrina lateralis
功效来源：《广西中药资源名录》

灰鼠蛇
Ptyas korros
功效来源：《广西中药资源名录》

滑鼠蛇
Ptyas mucosus
功效来源：《广西中药资源名录》

乌风蛇
Zaocys dhumnades
功效来源：《广西中药资源名录》

银环蛇
Bungarus multicinctus
功效来源：《爬行类动物药概述》

眼镜蛇
Naja naja
功效来源：《广西中药资源名录》

鸟纲 Aves

鹈形目 Pelecaniformes

鸬鹚
Phalacrocorax carbo
功效来源：《广西中药资源名录》

雁形目 Anserformes

绿头鸭
Anas platyrhynchos
功效来源：《广西中药资源名录》

家鸭
Anas platyrhynchos domestica
功效来源：《中国动物药资源》

家鹅
Anas cygnoides domestica
功效来源：《中国动物药资源》

麝鸭
Cairina moschata
功效来源：《广西中药资源名录》

隼形目 Falconiformes

草原鹞
Circus macrourus
功效来源：《广西中药资源名录》

鸡形目 Galliformes

灰胸竹鸡指名亚种
Bambusicola thoracica thoracica
功效来源：《广西中药资源名录》

红腹锦鸡
Chrysolophus pictus
功效来源：《中国动物药资源》

鹌鹑
Coturnix coturnix
功效来源：《中国动物药资源》

鹧鸪
Francolinus pintadeanus
功效来源：《广西中药资源名录》

家鸡
Gallus gallus domesticus
功效来源：《中国动物药资源》

乌骨鸡
Gallus gallus domesticus
功效来源：《中国动物药资源》

白鹇指名亚种
Lophura nycthemera nycthemera
功效来源：《广西中药资源名录》

鹤形目 Gruiformes
棕三趾鹑华南亚种
Turnix suscitator blakistoni
功效来源：《广西中药资源名录》

鸽形目 Columbiforms
家鸽
Columba livia domestica
功效来源：《中国动物药资源》

佛法僧目 Coraciiformes
普通翠鸟
Alcedo atthis
功效来源：《中国动物药资源》

鴷形目 Paciformes
蚁鴷普通亚种
Jynx torquilla chinensis
功效来源：《广西中药资源名录》

雀形目 Passeriformes
家燕普通亚种
Hirundo rustica gutturalis
功效来源：《广西中药资源名录》

八哥指名亚种
Acridotheres cristatellus cristatellus
功效来源：《广西中药资源名录》

喜鹊普通亚种
Pica pica sericea
功效来源：《广西中药资源名录》

麻雀
Passer montanus
功效来源：《广西中药资源名录》

山麻雀
Passer rutilans
功效来源：《广西中药资源名录》

黄胸鹀指名亚种
Emberiza aureola aureola
功效来源：《广西中药资源名录》

灰头鹀东方亚种
Emberiza spodocephala sordida
功效来源：《广西中药资源名录》

黑尾蜡嘴雀指名亚种
Eophona migratoria migratoria
功效来源：《广西中药资源名录》

哺乳纲 Mammalia
食虫目 Insetivora
华南缺齿鼹
Mogera insularis
功效来源：《广西中药资源名录》

灵长目 primates
猕猴
Macaca mulatta
功效来源：《广西中药资源名录》

短尾猴指名亚种
Macaca speciosa speciosa
功效来源：《广西中药资源名录》

啮齿目 Rodentia
赤腹松鼠
Callosciurus erythraeus
功效来源：《中国动物药资源》

中华竹鼠
Rhizomys sinensis
功效来源：《广西中药资源名录》

大家鼠
Rattus norvegicus
功效来源：《广西中药资源名录》

沼泽田鼠
Microtus fortis
功效来源：《广西中药资源名录》

兔形目 Lagomrpha

灰尾兔
Lepus oiostolus
功效来源：《广西中药资源名录》

华南兔
Lepus sinensis
功效来源：《广西中药资源名录》

家兔
Oryctolagus cuniculus domesticus
功效来源：《广西中药资源名录》

鳞甲目 Pholidota

中国穿山甲
Manis pentadactyla
功效来源：《广西中药资源名录》

食肉目 Carnivora

鼬獾
Melogale moschata
功效来源：《广西中药资源名录》

黄鼬
Mustela sibrica
功效来源：《中国动物药资源》

豹猫
Prionailurus bengalensis
功效来源：《中国动物药资源》

家猫
Felis catus
功效来源：《中国动物药资源》

小灵猫
Viverricula indica
功效来源：《广西中药资源名录》

偶蹄目 Artiodactyla

野猪
Sus scrofa
功效来源：《广西中药资源名录》

家猪
Sus scrofa domesticus
功效来源：《中国动物药资源》

小麂
Muntiacus reevesi
功效来源：《广西中药资源名录》

黄牛
Bos taurus
功效来源：《中国动物药资源》

水牛
Bubalus bubalis
功效来源：《中国动物药资源》

山羊
Capra hircus
功效来源：《中国动物药资源》

鬣羚
Capricornis sumatraensis
功效来源：《广西中药资源名录》

奇蹄目 Perissodactyla

驴
Equus asinus
功效来源：《中国动物药资源》

马
Equus caballus
功效来源：《中国动物药资源》

荔浦市药用矿物名录

伏龙肝

久经草或木柴熏烧的灶心土。在修拆柴火灶或柴火烧的窑时，将烧结成的土块取下，用刀削去焦黑部分及杂质即得。

功效：温中、止呕、止血。

功效来源：《广西中药资源名录》

黄土

含三氧化二铝和二氧化硅的黄土层地带地下黄土。

功效：用于野蕈中毒。

功效来源：《广西中药资源名录》

钟乳石

碳酸盐类矿物方解石族方解石，主含碳酸钙。采挖后，除去杂石，洗净，砸成小块，干燥。

功效：温肺、助阳、平喘、制酸、通乳。

功效来源：《中国药典》（2020年版）

钟乳鹅管石

含碳酸钙的碳酸盐类矿物钟乳石顶端细长而中空如管状部分。

功效：功用与钟乳石相同，常作为钟乳石入药。

功效来源：《广西中药资源名录》

石灰

含碳酸钙的石灰岩，经加热煅烧而成的白色块状生石灰，水解而成的白色粉末状熟石灰。

功效：用于烧烫伤、外伤出血。有毒、忌内服。

功效来源：《广西中药资源名录》

绿青

含碳酸铜的碳酸盐类矿物孔雀石的矿石。

功效：用于腋下狐臭。

功效来源：《广西中药资源名录》

铜绿

铜器表面所含碱式碳酸铜经二氧化碳或醋酸作用后生成的绿色锈衣。

功效：用于面部神经麻痹。

功效来源：《广西中药资源名录》

寒水石

含碳酸钙的碳酸盐类矿物方解石的矿石。

功效：用于发热、烧烫伤。

功效来源：《广西中药资源名录》

无名异

含二氧化锰的氧化物类矿物结核状软锰矿石。

功效：用于跌打损伤、外伤肿痛。

功效来源：《广西中药资源名录》

参考文献

［1］黄燮才. 广西药用植物补遗［J］. 广西科学，1999，1：76–80.

［2］莫大同. 广西通志（自然地理志）［M］. 南宁：广西人民出版社. 1994.

［3］肖永孜. 中国西部概览（广西）［M］. 北京：民族出版社. 2000.

［4］陆益新，梁畴芬. 广西植物地理的基本情况和基本特征［J］. 广西植物，1983，3：153–165.

［5］荔浦县地方志编纂委员会. 荔浦县志（1991—2005）［M］. 北京：中国时代经济出版社. 2014.

［6］荔浦县地方志编纂委员会. 荔浦年鉴［M］. 南宁：广西人民出版社，2017.

［7］广西中药资源普查办公室. 广西中药资源名录［M］. 南宁：广西民族出版社，1993.110–113.

［8］中国科学院植物研究所. 中国高等植物图鉴及其补编［M］. 北京，科学出版社，1972–1983.

［9］吴兆洪，秦仁昌. 中国蕨类植物科属志［M］. 北京：科学出版社，1991.

［10］广西科学院广西植物研究所. 广西植物志（第1~3卷）［M］. 南宁：广西科学技术出版社，1991–2011.

［11］广西科学院广西植物研究所. 广西植物志（第5~6卷）［M］. 南宁：广西科学技术出版社，2013–2016.

［12］Flora of China Editorial Committee. Flora of China［M］. Beijing/St. Louis：Science Press/Missouri Botanical Garden Press. Retrieved November，1994，23：2005.

［13］全国中草药汇编编写组. 全国中草药汇编（上、下册）［M］. 北京：人民卫生出版社，1975–1978.

［14］南京中医药大学. 中药大辞典［M］. 上海：上海科学技术出版社，2006.

［15］李时珍. 本草纲目［M］. 昆明：云南人民出版社，2011.

［16］南京药学院药材学教研组. 药材学［M］. 北京：人民卫生出版社，1960.

［17］广西壮族自治区卫生厅. 广西中药志（1–2）［M］. 南宁：广西人民出版社，1959–1963.

［18］广西壮族自治区革命委员会卫生局. 广西本草选编（上、下册）［M］. 南宁：广西人民出版社，1974.

［19］中国土农药志编辑委员会. 中国土农药志［M］. 北京：科学出版社，1959.

［20］贾敏如，李星炜. 中国民族药志要［M］. 北京：中国医药科技出版社，2005.

［21］广西医药研究所药用植物园. 药用植物名录［M］. 南宁：广西医药研究所，1974.

［22］汪松，解焱. 中国物种红色名录（第一卷）［M］. 北京：高等教育出版社，2004.

［23］IUCN. IUCN Red List Categories and Criteria：Version 3.1［R］. Second edition. Gland，Switzerland and Cambridge，UK，2012：iv+32pp.